现代消化内科疾病诊治与护理

戴文玲等主编

吉林科学技术出版社

图书在版编目（ＣＩＰ）数据

现代消化内科疾病诊治与护理 / 戴文玲等主编. -- 长春：
吉林科学技术出版社, 2020.6
ISBN 978-7-5578-7226-7

Ⅰ. ①现… Ⅱ. ①戴… Ⅲ. ①消化系统疾病—诊疗②
消化系统疾病—护理 Ⅳ. ①R57②R473.5

中国版本图书馆 CIP 数据核字(2020)第 074782 号

现代消化内科疾病诊治与护理

主　　编　戴文玲等
出 版 人　宛　霞
责任编辑　王聪慧　郝沛龙
书籍装帧　裴立娟
开　　本　185mm×260mm　1/16
字　　数　799 千字
页　　数　512
印　　张　32.25
印　　数　1-1500 册
版　　次　2020 年 6 月第 1 版
印　　次　2021 年 5 月第 2 次印刷

出　　版　吉林科学技术出版社
发　　行　吉林科学技术出版社
地　　址　长春市南关区福祉大路 5788 号出版集团 A 座
邮　　编　130118
网　　址　www.jlstp.net
电　　话　0431-81629511
印　　刷　保定市铭泰达印刷有限公司

书　　号　ISBN 978-7-5578-7226-7
定　　价　118.00 元

编 委 会

张　华　贵州省余庆县人民医院
李　磊　寿光市台头中心卫生院
郭玺庆　招远市人民医院
段守成　大同市第五人民医院

前　言

　　消化系统疾病是包括食管、胃、肠、肝与胆、胰腺等器官的器质性和功能性疾病。随着人们生活水平的提高和生活习惯的改变,消化系统疾病的危险因素持续增长,使得消化系统疾病的发病率和病死率居高不下,加强消化系统疾病的防治已刻不容缓。为了提高患者的生存质量,改善预后,消除或缓解症状,降低并发症,提高生存率,加强临床医务工作者对消化系统疾病更有效的诊治与护理,鉴于此,编者在参考文献的基础上,结合自身经验编写了本书。全书系统地论述了消化系统疾病临床研究的最新理论及诊断、治疗的新方法及护理,本书紧贴临床工作实践,注重系统性和实践性的有机结合,内容全面翔实,重点突出,力求深入浅出,方便阅读,具有很强的实用性。

　　本书的编写设置:主编戴文玲编写了前言、第三章第一节至第六节、第五章第一节至第十二节,共105.87千字;主编杜小娟编写了第三章第七节至第十节、第五章第十九节,共33.56千字;主编李伟编写了第四章第十五节、第十八节,共33.54千字;主编聂虹编写了第四章第十七节,共33.51千字;主编刘桂兰编写了第八章第一节至第三节、第六节至第八节、第十节至第十四节、第九章第一节至第七节,共105.79千字;主编马翠云编写了第八章第五节、第三十五节、第九章第八节至第十一节,共23.54千字;副主编代双编写了第三章第十一节至第十二节、第四章第十一节,共23.51千字;副主编王新玲编写了第八章第三十一节至第三十三节,共13.56千字;副主编李旭刚编写了第四章第八节至第十节、第五章第十三节至第十五节,共56.16千字;副主编李婷编写了第八章第十五节至第二十八节,共54.60千字;副主编邵付劼编写了第二章第一节至第四节、第七章,共84.52千字;副主编刘誉华编写了第三章第十四节、第四章第十二节至第十四节、第六章第一节至第二节,共53.21千字;副主编赖莉编写了第一章第五节、第三章第十五节、第五章第十六节至第十八节、第六章第三节至第六节,共53.19千字;副主编张冬青编写了第四章第一节至第三节,共13.54千字;副主编王莉编写了第八章第三十四节,共5.58千字;副主编于辉编写了第四章第十六节，共5.54千字；副主编邵金华编写了第一章第三节至第四节，共5.53千字；副主编王颖琦编写了第八章第二十九节至第三十节，共5.51千字；副主编李瑞莉编写了第二章第六节，共5.48千字；副主编梁君蓉编写了第四章第四节至第七节，共6.23千字；副主编谈麟编写了第四章第二十节至第二十一节，共5.41千字；编委程晓梅编写了第八章第四节，共3.31千字；编委潘思静编写了第三章第十三节，共5.39千字；编委宋洁编写了第二章第七节，共3.29千字；编委布力布·吉力斯汉编写了第五章第二十节，共3.26千字；编委王东编写了第一章第一节，共3.25千字；编委谢晓芬编写了第八章第九节，共3.23千字；编委刘建东编写了第一章第二节，共3.22千字；编委张华编写了第四章第十九节，共3.21千字；编委李磊编写了第二章第五节，共5.38千字；编委郭玺庆编写了第八章第三十六节，共2.29千字；编委段守成编写了第四章第二十二节，共2.18千字。

本书在编写过程中，参阅和借鉴了许多文献资料，简明实用，便于广大读者掌握。但由于认识水平和知识面有限，书中难免有不当错误之处，恳请学界同仁与读者批评指正。

《现代消化内科疾病诊治与护理》编委会

目　录

第一章 消化系统疾病常见症状

第一节 上消化道出血

上消化道出血是指食管、胃、十二指肠以及胰腺、胆管的出血,为常见临床急症,以呕血、黑便为主要症状,常伴有血容量不足的临床表现。

一、病因

上消化道各种疾病和某些全身性疾病均可引起上消化道出血。临床上最常见的病因是消化性溃疡、食管胃底静脉曲张破裂、急性胃黏膜病变和胃癌。反流性食管炎、剧烈呕吐引起的贲门黏膜撕裂综合征也是常见病因。其他原因见下。

(1)食管疾病:食管静脉曲张、食管贲门黏膜撕裂、食管糜烂、溃疡、食管癌。

(2)胃部疾病:胃溃疡、急性胃黏膜损害、胃底静脉曲张、门脉高压性胃黏膜变、胃癌、胃息肉、糜烂性胃炎。

(3)十二指肠疾病:溃疡、十二指肠炎、憩室。

(4)邻近器官疾病:胆管出血(胆石症、肝胆管肿瘤)、胰腺疾病(假性囊肿、胰腺癌等)、主动脉瘤破裂入上消化道。

(5)全身性疾病:血液病(白血病、血小板减少性紫癜等)、尿毒症、血管性疾病(遗传性出血性血管扩张等)。

二、诊断步骤

1. 上消化道出血的确立

(1)出血的直接证据:呕吐咖啡样物或鲜血、解柏油样黑便。

(2)血容量不足的临床表现:头晕、眼花、出冷汗、心悸气促昏厥等。

(3)实验室证据:呕吐物或粪便潜血强阳性,红细胞计数和血红蛋白浓度下降。

2. 出血严重程度的估计

粪便潜血阳性表示每日出血量超过5mL。当出血量每日超过60mL时可表现为黑便。呕血则提示出血量大或出血速度快。若出血在500mL以内,通常症状轻微或不出现症状;若出血超过500mL,则可出现血容量不足的表现,如头晕、心悸、出冷汗等。当短时间内出血量大于1000mL,或达全身血量的20%时,可出现循环衰竭的表现,如四肢厥冷、少尿、昏厥、休克等。

3. 出血的病因诊断

病史、症状与体征可为病因诊断提供重要线索。出血后24～48d内行紧急内镜检查对出血原因的诊断具有十分重要的意义。选择性肠系膜上动脉造影对明确出血部位也有帮助。

(1)消化性溃疡。慢性、周期性、节律性、上腹痛史,出血前疼痛加剧,出血后减轻或缓解有助于消化性溃疡的诊断。

(2)急性胃黏膜损害。出血前有服非甾体类抗感染药史,或患者处于严重创伤、感染性休克、心肌梗死、脑出血等应激状态。一般出血量大,多同时出现呕血与黑便。确诊需靠紧急内镜检查。

(3)食管胃底静脉曲张破裂。多有慢性病毒性肝炎、血吸虫感染或长期酗酒史。体检时发现巩膜皮肤黄疸、肝掌、蜘蛛痣、脾大、腹腔积液征阳性有助于肝硬化、脉高压的诊断。

(4)胃癌。中老年患者,近期内出现上腹痛或原有上腹痛节律性改变,伴有胃纳降低、体重下降者,应注意胃癌的可能性。晚期患者可出现明显消瘦、上腹部包块、左锁骨上淋巴结肿大等体征。

(5)其他。各种原因引起的剧烈呕吐,先呕出胃内容物,再呕出血液者,应注意食管贲门黏膜撕裂综合征(mallory - weiss 综合征)。其他病因可根据各自的临床特点进行鉴别诊断。

三、治疗方案

上消化道出血病情急、变化快,严重者危及生命,应采取积极措施进行抢救。抗休克、迅速补充血容量应放在一切医疗措施的首位。

1.一般急救措施

患者应卧床休息,保持安静。严密监测出血情况与血压、脉搏、呼吸、尿量及神态变化,必要时行中心静脉压测定,对老年患者根据情况进行心电监护。一般出血量不大者不需禁食,可予流质饮食。频繁呕血或疑食管胃底静脉出血者则需禁食。必需时可留置鼻胃管监测出血情况。

2.积极补充血容量

积极补充血容量是治疗上消化道出血的最重要措施。可选用生理盐水、林格氏液、右旋糖酐或其他血浆代用品。出现下列情况应紧急输血:改变体位时出现昏厥或血压下降;血红蛋白浓度低于 70g/L;收缩压低于 90mmHg(12kPa)。

3.止血措施

(1)抑制胃酸分泌,提高胃内 pH 值。研究表明,与其他部位的出血相比,胃肠道黏膜出血时间较长,失血量相对较多,出血停止后可能发生再出血,这与胃肠道黏膜血液供应丰富有关外,也与胃、十二指肠处于酸性环境而不利于凝血有关。基于上述理由,应用抑制胃酸分泌药物抑制胃酸分泌,提高胃内 pH 值,有利于止血与防止再出血。常用抑制胃酸分泌药物有质子泵抑制剂如奥美拉唑(omeprazole)每次 40mg,每日 2 次静脉推注或滴注。国外有报道奥美拉唑首剂 80mg 静脉注射,然后以每小时 8mg 的速度静脉滴注,可以稳定提高胃内 pH 值,提高止血率,预防再出血。

(2)生长抑素的应用。该类药可降低门静脉压力,用于治疗食管胃底静脉破裂出血,以及其他原因引起的严重上消化道出血。

(3)三腔二囊管压迫止血。适用于明确是门脉高压食管胃底曲张静脉破裂而由暂时无条件行内镜治疗者。其止血效果确切,但应注意长时间压迫可引起食管、胃底黏膜糜烂,拔管后容易再出血。

(4)内镜下止血。对于食管静脉曲张破裂出血者,可在内镜直视下注射硬化剂止血或行橡皮圈套扎术,对胃底静脉曲张破裂出血者,可行组织胶注射止血。对消化性溃疡出血者,则可行热凝固法止血(高频电灼、热探头凝固或微波直接止血)。也可在出血部位附近直接注射高渗盐水或 1/10000 肾上腺素溶液,以达到止血的目的。

（5）外科手术治疗指征。经积极内科治疗 24h 后仍有活动性出血者；严重出血经内科积极治疗后仍不止血，血压难以维持正常，或血压虽已正常，但又再次大出血；既往曾有多次大出血，间隔时间较短后又再次出血者；合并幽门梗阻、穿孔或疑有癌变者。门脉高压引起的食管胃底静脉曲张破裂出血者，一般认为无黄疸、腹腔积液，人血清蛋白浓度 30g/L 以上，转氨酶正常或接近正常，经内科积极治疗无效者，可考虑手术治疗。

（王　东）

第二节　下消化道出血

下消化道出血系指肛门、直肠、盲肠、回肠及空肠的出血。便血是下消化道出血的主要症状，其颜色随消化道出血的部位、出血量与血液在肠道停留的时间而有不同。出血部位愈低、出血量愈大，排出愈快，则粪便颜色愈鲜红。上消化道出血量大，有肠蠕动增快时，排出的粪便颜色可呈暗红色，而不呈柏油样。小肠出血时，如血液在肠内停滞过久，粪便的颜色可转变为黑色。高位结肠出血时，血常与粪便混杂；而乙状结肠和直肠出血时，常有鲜血附着于成形粪便的表面。

一、病因

引起下消化道出血的病因较多，少数经反复检查仍不能明确诊断。

（一）下消化道疾病

1. 肛门疾病

痔、肛裂、瘘管。

2. 结肠直肠疾病

感染性疾病（细菌性痢疾、阿米巴痢疾、肠结核）、炎症性肠病（溃疡性结肠炎、克罗恩病）、肿瘤（息肉、癌）、结肠憩室炎、缺血性结肠炎。

3. 小肠疾病

急性出血坏死性肠炎、肠结核、肠伤寒、克罗恩病、憩室炎、肠系膜血管栓塞和血栓形成、肠套叠、小肠肿瘤、小肠血管畸形。

（二）其他系统疾病

各种血液病（如各类紫癜、白血病、血友病）、急性传染病（流行性出血热、伤寒、副伤寒、钩端螺旋体病、重症病毒性肝炎）、维生素缺乏病（维生素 C 或维生素 K 缺乏病）、尿毒症、遗传性毛细血管扩张症等。

二、诊断步骤

须参考问诊、体格检查、实验室检查、特殊器械检查等资料。

（一）问诊

1. 发病年龄

儿童、少年便血以直肠、结肠息肉、过敏性紫癜、肠套叠、急性出血坏死性肠炎、Meckel 憩室为多见;中年以上患者应注意结、直肠癌,但年轻患者也不能忽视;老年人尚应注意缺血性结肠炎。

2.便血量

少量便血常来自肛管、直肠、乙状结肠或降结肠疾病,少量鲜血在排便后滴下,与粪便不相混杂者多见于痔或肛裂,也见于直肠息肉或直肠癌;中等量便血多见于肠结核、结肠息肉病、溃疡性结肠炎、克罗恩病、急性出血坏死性肠炎;大量出血可见于缺血性结肠炎、憩室炎或溃疡、伤寒,以及来自上消化道的食管胃底静脉曲张破裂出血等。

3.病史

遗传性毛细血管扩张症、血友病、黑色素斑—胃肠息肉病可有家族病史;急性传染病所致病史有相应的流行病学史。

4.伴随症状

伴有发热者可见于急性传染病、肠结核、败血症、小肠淋巴瘤、急性出血坏死性肠炎、结肠癌等,可根据不同的热型加以鉴别。便血伴急性腹痛须注意急性胆管出血、急性出血坏死性肠炎、肠套叠、急性门静脉栓形成、缺血性结肠炎;儿童少年便血患者有类似消化性溃疡的节律性腹痛,而进食之后并不减轻,应考虑 Meckel 憩室溃疡的可能。

(二)体格检查

便血伴皮肤紫癜者见于血液病、急性传染病、败血症、过敏性紫癜等;伴皮肤、口腔黏膜色素沉着斑者须注意黑色素斑—胃肠息肉病。皮肤与黏膜有成簇的、细小的毛细血管,呈紫红色或鲜红色的点,多位于手背部,或伴出血现象,常提示便血由于遗传出血性毛细管扩张症。伴腹部包块者应考虑小肠恶性淋巴瘤、结肠癌、肠结核、肠套叠等。伴瘘管形成者常为克罗恩病。对下消化道出血患者应常规行直肠指检。

(三)实验室检查

1.粪便常规镜检

可发现红细胞、白细胞、溶组织阿米巴滋养体、钩虫卵等。

2.粪便致病菌培养

可发现痢疾杆菌、伤寒杆菌等致病菌。

3.凝血机制检查

可发现由凝血机制障碍而引起的便血。

(四)器械检查

(1)结肠镜检查,可发现由直肠至回盲部、甚至回肠末端的病变,是诊断结肠出血最有价值的检查。

(2)X 线钡餐全胃肠道透视或钡剂灌肠造影,有助于部分病变的诊断,但在明显活动性出血期间不宜进行,一般要求在大出血停止至少 3d 之后进行。

(3)腹腔动脉造影或肠系膜上(下)动脉造影术,对经上述方法检查仍无法明确病变部位者可考虑行此检查。

(4)放射性同位素示踪扫描,也有助于出血灶的定位诊断。

近年用于临床的胶囊内镜及全小肠镜对原因不明的消化道出血,特别是小肠疾病所引起的出血具有重要的诊断价值,前者属无创检查,较易为患者所接受,后者可行黏膜活检,对病因诊断有帮助。有条件的单位在常规内镜检查未发现出血病灶时应尽早行胶囊内镜或全小肠镜检查,以明确出血病因,为治疗提供依据。

三、治疗方案

（一）病因治疗

尽快查清病因以便进行针对性治疗是治疗的要点。首先应肯定是否为需外科手术治疗的疾病,如肠套叠、肠血管病等。对慢性便血者应力求排除恶性肿瘤。单纯结直肠小腺瘤或息肉可在内镜下予以电灼或圈套摘除。

（二）对症治疗

（1）出血量大者应注意生命体征的监测。

（2）活动性出血者应以流质或半流质饮食为宜,必要时禁食。

（3）补充血容量、输血及止血药的使用参阅上消化道出血有关内容。

（刘建东）

第三节　呕　吐

呕吐是胃内容物反流入食管,经口吐出的一种反射动作。引起呕吐的原因很多,频繁而剧烈的呕吐可引起脱水、电解质紊乱、酸碱平衡失调、营养障碍,甚至出现食管贲门黏膜撕裂综合征(mallory - weiss 综合征)。

一、病因

（一）反射性呕吐

由消化道及其他器官病变引起,以呕吐为主要症状者多见于上消化道病变。

1. 消化道病变

贲门失弛缓症,反流性食管炎,急、慢性胃炎,消化性溃疡,胃肿瘤,各种原因引起的幽门梗阻,十二指肠壅积症,急性胃肠炎等。此类病变多与进食有关,胃与十二指肠炎症性及痉挛性病变者常于食后不久即呕吐;幽门或幽门以下的梗阻性病变则常于食后数小时才呕吐大量隔宿发酵食物,若呕吐物内不含胆汁,则梗阻部位可能在幽门,若含有胆汁,则梗阻部位在幽门以下。低位肠梗阻者呕吐物常有粪臭味。毕氏Ⅱ式胃空肠吻合术后出现周期性呕吐胆汁,应考虑输出袢综合征的可能。腹部其他器官的急性炎症(如急性胆囊炎、急性胰腺炎等)均可引起呕吐。

2. 其他脏器病变引起的反射性呕吐

各种原因引起的急性腹痛(如肾绞痛、急性腹膜炎、急性盆腔炎)等均可引起呕吐;急性心肌梗死、充血性心力衰竭、急、慢性肝炎等疾病也可引起呕吐,但均伴有其他相应症状。

（二）中枢性呕吐

1. 中枢神经系统疾病

任何中枢神经系统病变引起颅内压升高均可出现呕吐,患者多伴有明显头痛,呕吐呈喷射状,与进食无关。脑血管病变、中枢神经感染、偏头痛、脑肿瘤、脑积水、脑外伤等均可引起呕吐。结核性脑膜炎及脑肿瘤可以呕吐为首发症状而其他症状不明显,应予以注意。

2. 药物毒性作用

吗啡、阿扑吗啡、洋地黄、雌激素、吐根碱(依米丁),各种抗癌药物等均可兴奋化学感受器触发带,引起呕吐。

3. 其他

代谢障碍、体内毒素的刺激、放射性损害、低钠血症、尿毒症、糖尿病酮症酸中毒、甲状腺危象、甲状旁腺危象、肾上腺危象、妊娠呕吐、败血症、放射性照射治疗等均可引起呕吐。

(三)前庭功能障碍性呕吐

化脓性中耳炎引起的迷路炎、梅尼埃病、乘坐飞机、汽车或火车、轮船等引起的晕动病,均可引起前庭功能障碍而引起呕吐。

(四)神经官能性呕吐

神经官能性呕吐多见于女性及神经不稳定的人。其特点是呕吐发作和精神刺激有关,嗅到不愉快的气味、听到不悦噪音或见厌恶的食物则可出现呕吐。呕吐可于食后立即发生,呕吐全不费力,每口吐出量不多,吐毕又可进食,虽长期反复发作但对营养状态影响不大。

二、诊断步骤

详细询问呕吐有无恶心的先兆,和食物、药物、精神等的关系,有无酗酒史,既往发作史等。呕吐时间和进食时间的关系。呕吐物的质和量。腹部疾病或腹部手术史,颅脑外伤及疾病史,以及高血压、心脏病、肾脏病、糖尿病与内分泌疾病史。生育期妇女要注意月经史。

体格检查应注意腹部压痛与反跳痛、胃肠蠕动波与肠型、腹块、肠鸣音、振水音等。必要时行神经系统、前庭神经功能与眼科检查。

根据具体情况行有关的实验室与器械检查,如血生化、尿糖、尿酮体、脑脊液常规检查,有指征时行 X 线腹部透视或平片、胃肠钡餐检查、胃肠内镜检查、超声、CT 等检查。

三、治疗方案

(1)针对病因进行治疗。

(2)对症治疗。氧氯普胺(metoclopramide,灭吐灵)10mg 肌内注射,或 10mg 口服,每日 3 次。多潘立酮(domperidone)每次 10mg,每日 3 次口服。对放射治疗或化疗引起的呕吐,可用格雷司琼、雷莫司琼、托烷司琼等止吐。

(邵金华)

第四节　吞咽困难

吞咽困难(dysphagia)是指患者的正常吞咽功能发生障碍所导致的吞咽食物或饮水时有梗阻感觉或发噎感,它可由口咽部、食管或贲门的功能或器质性病变引起,它是常见的消化道症状之一。常见的原因有食管癌、贲门癌、食管狭窄和食管动力性疾病(如贲门失弛缓症)等。

一、病因

根据病变部位不同,吞咽困难分为口咽性和食管源性吞咽困难,根据梗阻原因不同分为机械性梗阻和动力障碍性梗阻。

(一)口咽性吞咽困难

口炎、外伤、咽炎、咽后壁脓肿、咽喉结核、急性化脓性扁桃体炎、扁桃体周围脓肿、咽喉部肿瘤、中枢神经系统疾病(脑血管意外、帕金森病、肌萎缩性侧索硬化症、脑干肿瘤等)、周围神经系统疾病(脊髓灰质炎、周围神经病变等)、肌肉疾病(原发性肌病、代谢性肌病、重症肌无力、皮肌炎、多发性肌炎等)、全身感染中毒性疾病(破伤风、狂犬病等)、环咽肌失弛缓症。

(二)食管源性吞咽困难

急慢性食管炎、食管憩室炎、食管结核、Brett 食管、食管黏膜下脓肿、食管癌、贲门癌、手术后吻合口狭窄、放疗后、酸碱烧伤瘢痕、食管先天性疾病(食管蹼、先天性食管闭锁、先天性食管狭窄)、食管良性肿瘤、食管内异物、食管裂孔疝、食管受压(纵隔疾病、心血管疾病、甲状腺肿大)、风湿免疫性疾病(皮肌炎、硬皮病等)、贲门失弛缓症、弥散性食管痉挛。

二、发病机制

正常吞咽过程是指食物在口腔内咀嚼后经过口咽部进入食管,再通过食管进入胃内的过程。包括口咽部吞咽、食管上括约肌(upper esophageal sphincter,UES)松弛、食管原发性蠕动和食管下括约肌(LES)松弛四个阶段,其中任何一个阶段发生障碍,均可引起吞咽困难。

(一)口咽性吞咽困难

口咽性吞咽困难是指食团不能或难以从咽部进入食管。主要影响的是吞咽的前两个阶段。当口咽部有炎症或创伤时,患者可因疼痛不敢吞咽。脑血管意外时,由于损伤了吞咽中枢或控制咽下部及食管上段横纹肌的运动神经节而引起吞咽困难。重症肌无力患者由于咽部肌肉、UES 和食管横纹肌运动终板病变,反复吞咽引起横纹肌疲劳,进而导致吞咽困难。皮肌炎、多发性肌炎可累及咽肌和食管横纹肌,导致咽肌收缩减弱或无力,进而引起吞咽困难。

(二)食管源性吞咽困难

食管源性吞咽困难是指食团在食管内通过困难,不能顺利达到胃内。主要影响的是吞咽的后两个阶段。食管的梗阻性病变是其主要原因。当食管腔内机械性梗阻或闭塞,如食管癌、贲门癌、食管良性狭窄等;或食管壁外来性压迫,如纵隔肿瘤、主动脉瘤等;以及食管蠕动减弱、消失或异常,如弥散性食管痉挛、皮肌炎、硬皮病等,均可引起吞咽困难。食管下括约肌(LES)引起吞咽困难的主要机制是食管下括约肌松弛障碍,多见于贲门失弛缓症。

三、诊断

对吞咽困难的患者应仔细询问病史、查体并结合相关检查,首先确定病变部位,是口咽性吞咽困难还是食管源性吞咽困难;对后者应进一步确定其是梗阻性还是动力性;并确定病变性质是良性还是恶性。

(一)病史

1. 年龄

出生后或哺乳期即有频繁反食者,要考虑先天性食管疾病,如先天性食管狭窄、先天性食管闭锁;先天性食管过短等;儿童突然出现吞咽困难,多考虑食管异物可能;青壮年出现吞咽困难,要考虑动力障碍性疾病,如贲门失弛缓症;老年人出现吞咽困难,应考虑有无食管癌等恶性疾病。

2. 前驱病史

患者有反流、反食、胸骨后疼痛等病史应考虑反流性食管炎;既往有食管、胃手术史,应考虑食管胃吻合口狭窄;吞咽困难同情绪有关,应考虑弥散性食管痉挛或贲门失弛缓症。

3. 与饮食的关系

进行性吞咽困难应考虑食管恶性肿瘤,进干食和流质均有梗阻感则应考虑动力障碍性疾病。

4. 吞咽疼痛

口咽部的炎症、溃疡或外伤,进食时吞咽疼痛;食管源性吞咽困难伴有轻重不一的疼痛,部位亦不确切,涉及胸骨后、剑突下、肩胛区、肩部、颈部等处。如果进食酸性饮食或酒精,即刻引起疼痛,多见于食管炎症和溃疡;如进食过冷或过热饮食诱发疼痛,多为弥散性食管痉挛。

5. 食物反流

进流质饮食立即反流至鼻腔及呛咳者,应考虑咽部神经肌肉病变;餐后较久才有反流,多为食管梗阻的近段有扩张或食管憩室内有潴留引起;贲门失弛缓反流物量常较多,常在夜间平卧位时出现,并引起呛咳。

6. 声音嘶哑

吞咽困难伴有声音嘶哑,应考虑食管癌引起的纵隔浸润侵及喉返神经;或主动脉瘤、纵隔肿瘤或纵隔淋巴结结核压迫喉返神经。

7. 呛咳

吞咽困难伴发呛咳,应考虑是否患有食管癌、贲门癌、贲门失弛缓症或食管憩室等疾病;呛咳较重者须考虑咽部神经肌肉病变或食管癌并发食管气管瘘。

(二)体格检查

体格检查时应注意患者的营养状况,有无消瘦、贫血,有无浅表淋巴结肿大、甲状腺肿大、颈部包块,有无口咽炎、溃疡或外伤,有无舌和软腭麻痹等,必要时做神经系统检查以确定与吞咽有关的脑神经(第Ⅸ、Ⅹ、Ⅺ对脑神经)功能有无障碍。

(三)辅助检查

1. X线检查

胸部X线片可以了解有无肺部炎症、纵隔增大、主动脉瘤、左心房增大或心包积液。食管钡餐造影有助于鉴别机械性梗阻和动力性梗阻,腔内梗阻或食管外压迫。

2. 内镜检查

内镜检查可直接观察到病变部位、范围、形态,结合病理组织学检查可确定病变的良恶性,确定病变是黏膜内还是黏膜下,对食管癌、食管良性肿瘤、食管良性狭窄、食管异物、食管裂孔疝、食管结核、食管真菌感染等疾病具有鉴别诊断意义。

3. 超声内镜检查

可确定病变来自黏膜下还是食管外,并可确定恶性病变的浸润深度。

4. 食管测压检查

食管测压检查对判断食管的运动功能十分重要。对一些运动功能异常的疾病具有诊断价值。

5. CT 或 MRI 检查

有助于发现有无纵隔占位性病变，以及食管癌或贲门癌的浸润情况和淋巴结转移情况；头颈部 CT 或 MRI 还可发现颅内病变。

四、治疗

引起吞咽困难最常见的原因是各种食管疾病，其次是口咽部疾病、与吞咽有关的神经肌肉病变及某些全身性疾病，由于病因不同，因此治疗的措施也不尽相同，但总的原则是减轻或缓解症状，治疗原发病，预防并发症，提高生活质量。

（一）生活方式指导

有机械性梗阻的患者应进少渣食物或流质食物；有动力障碍性梗阻的患者应进食温热食物，避免不良刺激；有反流的患者应避免睡前进食，睡觉时抬高床头，口咽部吞咽困难，由于易引起气道吸入或鼻咽反流，患者宜进较稠食物，严重者需经胃管鼻饲。

（二）药物治疗

1. 动力药物

对反流性食管炎、系统性硬化病可应用多潘立酮、莫沙必利、伊托必利等促胃肠动力药物促进食管蠕动；对贲门失弛缓症、弥散性食管痉挛等可选用硝酸异山梨酯（消心痛）10mg，每日3次，或硝苯地平（心痛定）10mg，每日3次，有助于改善症状；对重症肌无力可予以新斯的明0.5mg，肌内注射，能迅速缓解症状。

2. 抑酸剂

对反流性食管炎及 Barrett 食管患者应用质子泵抑制剂（proton pumpinhibitor，PPI）或 H_2 受体拮抗剂，可降低反流物的酸度，有助于黏膜修复、症状缓解。

3. 其他

肿瘤患者应用化疗药物，可使部分患者肿瘤缩小，皮肌炎等风湿免疫性疾病应用糖皮质激素治疗可明显减轻吞咽困难等症状，严重贫血导致的吞咽困难应积极纠正贫血，贫血改善后，吞咽困难即可消除。

（三）内镜治疗

1. 食管扩张治疗

食管扩张治疗分为探条扩张、水囊扩张和气囊扩张等方法。前两者适用于机械性梗阻（如各种炎性狭窄等），后者适用于动力障碍性狭窄（如贲门失弛缓症等）。

2. 肉毒杆菌毒素注射

内镜直视下 LES 注射肉毒杆菌毒素治疗贲门失弛缓，有较好的近期疗效。

3. 食管支架

对失去手术机会的食管贲门恶性病变，置入食管支架可缓解梗阻症状，改善生活质量。对食管炎性狭窄、术后吻合口狭窄反复扩张效果不佳、合并食管、胸腔或气管、支气管瘘的患者以及反复扩张效果不好的贲门失弛缓症患者，置入食管支架，有助于病变的修复及巩固内镜扩张治疗的效果。

4. 内镜下食管息肉、黏膜下良性包块切除术

在内镜下采用氩气刀、高频电刀及激光等器械切除包块，一般适用于 <3cm 的包块，但如

果包块未侵及外膜层,内镜下切除的指征不严格限于包块的大小。

(四)营养支持

鼻胃管适于短期(几周内)应用,根据患者的耐受程度,营养液可通过注射器注入,也可用泵持续滴注。经皮内镜下胃造瘘术能减少胃食管反流机会及鼻咽不适,可在家中管饲,操作简单、创伤小,临床应用甚广。

(五)手术治疗

主要用于食管癌或侵及外膜的间质瘤切除,对内镜扩张效果不佳和(或)支架治疗效果不佳的贲门失弛缓症及炎性狭窄的患者以及严重的食管酸碱烧伤患者,也可考虑手术解除梗阻。

(邵金华)

第五节　便　秘

健康人排便习惯多为1日1~2次或1~2日1次,粪便多为成形或为软便,少数健康人的排便次数可达每日3次,或3日1次,粪便可呈半成形或呈腊肠样硬便。便秘(constipation)是指排大便困难、粪便干结、次数减少或便不尽感。便秘是临床上常见的症状,发病率为3.6%~12.9%,女性多于男性,男女之比为1:(1.77~4.59),随着年龄的增长,发病率明显增高。便秘多长期存在,严重时影响患者的生活质量。由于排便的机制极其复杂,从产生便意到排便的过程中任何一个环节的障碍均可引起便秘,因此便秘的病因多种多样,但临床上以肠道疾病最常见,同时应慎重排除其他病因。

一、病因和发病机制

(一)排便生理

排便生理包括产生便意和排便动作两个过程。随着结肠的运动,粪便被逐渐推向结肠远段,到达直肠。直肠被充盈时,肛门内括约肌松弛,肛门外括约肌收缩,称为直肠肛门抑制反射。直肠壁受压力刺激并超过阈值时产生便意。睡醒及餐后,结肠的动作电位活动增强,更容易引发便意。

这种神经冲动沿盆神经传至腰骶部脊髓的排便中枢,再上传到丘脑达大脑皮质。若条件允许排便,则耻骨直肠肌、肛门内括约肌和肛门外括约肌均松弛,两侧肛提肌收缩,盆底下降,腹肌和膈肌也协调收缩,腹压增高,促使粪便排出。

(二)便秘的病因

以上排便生理过程中任何一个环节的障碍均可引起便秘,病因主要包括肠道病变、全身性疾病和神经系统病变,具体如下。

1.肠道病变

结肠梗阻:腔外(肿瘤、扭转、疝、直肠脱垂)、腔内(肿瘤、狭窄)。

结肠肌肉功能障碍:肠易激综合征、憩室病。

肛门狭窄/功能障碍。

其他:溃疡病、结肠冗长、纤维摄入及饮水不足。

2. 全身性疾病

代谢性：糖尿病酮症、卟啉病、淀粉样变性、尿毒症、低钾血症。

内分泌：全垂体功能减退症、甲状腺功能减退症、甲状腺功能亢进症合并高钙血症、肠源性高血糖素过多、嗜铬细胞瘤。

肌肉：进行性系统性硬化病、皮肌炎、肌强直性营养不良。

药物：止痛剂、麻醉剂、抗胆碱能药、抗抑郁药、降压药等。

3. 神经系统病变

周围神经：Hirschprung 病、肠壁神经节细胞减少或阙如、神经节瘤病、自主神经病。

中枢神经：肠易激综合征、脑血管意外、大脑肿瘤、帕金森病、脊髓创伤、多发性硬化、马尾肿瘤、脑脊膜膨出、精神／人为性因素。

此外，还有些患者便秘原因不清，治疗困难，又称为原发性便秘、慢性特发性或难治性便秘。

二、诊断

首先明确有无便秘，其次明确便秘的原因。便秘的原因多种多样，首先应除外有无器质性疾病，尤其是有报警症状时，如便血、消瘦、贫血等。因此，采集病史时应详细询问，包括病程的长短、发生的缓急、饮食习惯、食物的质和量、排便习惯、是否服用引起便秘的药物、有无腹部手术史、工作是否过度紧张、个性及情绪，有无腹痛、便血、贫血等伴随症状。体格检查时，常可触及存留在乙状结肠内的粪块，需与结肠肿瘤、结肠痉挛相鉴别。肛门指检可为诊断提供重要线索，如发现直肠肿瘤、肛门狭窄、内痔、肛裂等，根据病史及查体的结果，确定是否需要进行其他诊断性检查。

（一）结肠、直肠的结构检查

1. 内镜

内镜可直观地检查直肠、结肠有无肿瘤、憩室、炎症、狭窄等。必要时取活组织病理检查，可帮助确诊。

2. 钡剂灌肠

钡剂灌肠可了解直肠、结肠的结构，发现巨结肠和巨直肠。

3. 腹部 X 线

腹部 X 线能显示肠腔扩张、粪便存留和气液平面。

（二）结肠、直肠的功能检查

对肠道解剖结构无异常，病程达 6 个月以上，一般治疗无效的严重便秘患者，可进一步做运动功能检查。

1. 胃肠通过时间（GITT）测定

口服不同形态的不透 X 线标志物，定时摄片，可测算胃肠通过时间和结肠通过时间，有助于判断便秘的部位和机制，将便秘区分为慢通过便秘、排出道阻滞性便秘和通过正常的便秘，对后 2 种情况，可安排有关直肠肛门功能检查。

2. 肛门直肠测压检查

采用灌注或气囊法进行测定，可测定肛门内括约肌和肛门外括约肌的功能。痉挛性盆底综合征患者在排便时，肛门外括约肌、耻骨直肠肌及肛提肌不松弛。Hirschsprung 病时，肛门直肠抑制反射明显减弱或消失。

3.其他

包括肛门括约肌、直肠壁的感觉检查,肌电记录及直肠排便摄片检查等。

(三)其他相关检查

在询问病史及查体时,还应注意有无可引起便秘的全身性疾病或神经病变的线索,如发现异常,则安排相应的检查以明确诊断。

三、治疗

应采取主动的综合措施和整体治疗,注意引起便秘的病理生理及其可能的环节,合理应用通便药。治疗措施如下。

(1)治疗原发病和伴随疾病。

(2)改变生活方式,使其符合胃肠道通过和排便生理。膳食纤维本身不被吸收,能使粪便膨胀,刺激结肠运动,因此对膳食纤维摄取少的便秘患者,通过增加膳食纤维可能有效缓解便秘。含膳食纤维多的食物有麦麸、水果、蔬菜、大豆等。对有粪便嵌塞的患者,应先排出粪便,再补充膳食纤维。

(3)定时排便,建立正常排便反射。定时排便能防止粪便堆积,这对于有粪便嵌塞的患者尤其重要,需注意训练前先清肠。另外,要及时抓住排便的最佳时机,清晨醒来和餐后,结肠推进性收缩增加,有助于排便。因此,应鼓励、训练患者醒来和餐后排便,使患者逐渐恢复正常的排便习惯。

(4)适当选用通便药,避免滥用造成药物依赖甚至加重便秘。容积性泻剂能起到膳食纤维的作用,使粪便膨胀,刺激结肠运动,以利于排便。高渗性泻剂,包括聚乙烯乙二醇、乳果糖、山梨醇及高渗电解质液等,由于高渗透性,使肠腔内保留足够的水分,软化粪便,并刺激直肠产生便意,以利于排便。刺激性泻剂,如蓖麻油、蒽醌类药物、酚酞等,能刺激肠蠕动,增加肠动力,减少吸收,这些药物多在肝脏代谢,长期服用可引起结肠黑便病,反而加重便秘。润滑性泻剂,如液状石蜡能软化粪便,可口服或灌肠。

(5)尽可能避免药物因素,减少药物引起便秘。

(6)手术治疗。对 Hirschsprung 病,手术治疗可取得显著疗效。对顽固性慢通过性便秘,可考虑手术切除无动力的结肠,但应严格掌握手术适应证,必须具备以下几点:①有明确的结肠无张力的证据;②无出口梗阻的表现,不能以单项检查确诊出口梗阻性便秘;③肛管收缩有足够的张力;④患者无明显焦虑、抑郁及其他精神异常;⑤无肠易激综合征等弥散性肠道运动的证据;⑥发病时间足够长,对发病时间短的或轻型患者,首选保守治疗,长期保守治疗无效才考虑手术治疗。

四、Hirschsprung 病 (先天性巨结肠)

先天性巨结肠是由于胚胎时期肠管肌层副交感神经细胞白头端向尾端迁移过程中出现障碍所致。由于无神经节细胞的肠管无正常的肠蠕动波,因此对扩张反应表现为整体收缩,从而导致功能性肠梗阻。1888 年 Hirschsprung 系统描述该病以"结肠扩张与肥大引起新生儿便秘"为特征,因此国际上命名该病为 Hirschsprung 病,翻译为无神经节性巨结肠、肠无神经节症等。

发病率:性别差异很大,男女比为 3∶1～4∶1。5%～10% 的病例有家族史,以女性患者为甚。临床分型:神经细胞的阙如总是起始于肛门,而以不同的距离终止于近端肠管。临床上按照无神经节细胞肠管延伸的范围分为五型。①短段型:肠无神经节症仅累及直肠末端,约占该病的 10%;②普通型:病变累及乙状结肠,约占 75%;③长段型:病变累及降结肠以上,约占 10%;④全结肠型:全结肠及部分末段回肠受累,约占 5%;⑤全肠无神经节细胞症:罕见。

病理生理:正常肠管的运动是由肌间神经丛的神经节细胞支配,并与副交感神经纤维即节后胆碱能神经元相连接形成肌间 Auerbach 神经丛,自主地发动和调节肠管蠕动。本病的无神经节细胞肠管的肠壁肌间神经丛和黏膜下神经丛的神经节细胞阙如,丧失了对副交感神经的调节,直肠环肌不断地受副交感神经兴奋影响,经常呈痉挛状态;同时副交感神经纤维增生,释放乙酰胆碱增多,胆碱酯酶活性增强,导致肠管呈持续痉挛状态。临床上表现为功能性肠梗阻症状。

(一)诊断

1. 临床表现

(1)胎粪排出延迟:约 90% 病例出生后 24h 内无胎粪排出或仅排出极少量,2～3d 后方排出少量胎粪,严重者甚至延迟至生后 10d 以上,因而出现肠梗阻症状,当胎粪排出后症状多能缓解。

(2)便秘、腹胀:经常出现慢性便秘或间歇性便秘,继之出现进行性腹胀、食欲缺乏、腹泻、乏力、生长发育不良等。

(3)呕吐:约 60% 病例出现胆汁性呕吐,其严重程度与便秘和腹胀程度成正比。临床上所见病变肠管越短,腹胀、呕吐等症状越明显。

2. 辅助检查

(1)肛门检查:对短段型,肛门指诊可探及直肠内括约肌痉挛和直肠壶腹部的空虚感;对普通型,示指可达到移行区而感到有一缩窄环。指检同时可激发排便反射,当手指退出时,有大量粪便和气体随手指呈喷射状排出。对长段型,可用肛管检查,当肛管顶端进入扩张肠段后同样有大量稀便和气体由肛管溢出。

(2)影像学检查:①腹部 X 线片,为新生儿肠梗阻的常规检查,显示广泛的肠腔扩张、胀气,有液平面及呈弧形扩张的肠袢,直肠内多数不充气。②钡剂灌肠 X 线片是目前最常用的方法,可观察到肛管、直肠、乙状结肠及各段结肠的形态及蠕动。通常无神经节肠管呈痉挛状,其结肠袋袋形消失,变平直,无蠕动,有时因不规则异常的肠蠕动波而呈锯齿状;扩张段肠腔扩大,袋形消失,蠕动减弱;移行段多呈猪尾状,蠕动到此消失。在 24～48d 后重拍腹部正位 X 线片,可见肠道钡剂滞留,这种延迟拍片比最初检查时更能清楚显示移行段及异常的不规则蠕动波。

(3)直肠内测压检查:正常小儿直肠扩张时,内括约肌表现为松弛现象。因此,当安置双腔测压管于齿状线上方 5～6cm 处扩张气囊时,可看到肛门管的收缩波,2～3s 后,即见内括约肌压力下降现象,然后慢慢恢复到基线。巨结肠患儿当直肠扩张时并不出现内括约肌压力下降,反而表现为明显的收缩压力增高。但是由于新生儿的直肠内括约肌反射尚未建立,因此除了年长患儿外,这种检查很少应用。

(4)直肠活检:是最准确的确诊方法。正常的直肠壁内,副交感神经纤维细而少,胆碱酯酶活性低。先天性巨结肠症直肠壁内,无髓的副交感神经纤维释放乙酰胆碱酯酶增多,活性增强,副交感神经纤维增多并变粗,直肠活检表现为黏膜及黏膜下 Meissner 神经丛、肌间 Auerbach神经丛内特征性的神经节细胞阙如及神经干增生。

(二)鉴别诊断

首先应与先天性肛门、直肠闭锁和狭窄,以及新生儿器质性肠梗阻等相鉴别。此外,尚需与下列疾病进行鉴别。

(1)胎粪塞综合征或胎粪性肠梗阻:多发生在未成熟儿,由于胎粪过于黏稠而填塞直肠下端。表现为胎粪排出延迟、腹胀,但很少呕吐。通过开塞露诱导或温盐水灌肠排出胎粪后,粪便即可自行排泄,不遗留任何后遗症状。

(2)特发性便秘:其症状与先天性巨结肠相似,但较轻缓,并常有污粪表现,而先天性巨结肠患儿的便秘无污粪表现。病理切片检查,肠壁的神经组织完全正常。

(3)内分泌巨结肠:多见于甲状腺功能减退等疾病,应用甲状腺素等治疗可以改善便秘。

(4)高镁血症、低钙血症、低钾血症等。

(三)治疗

婴幼儿先天性巨结肠病情变化很多,如不及时治疗,婴儿期有80%的患儿将因并发非细菌性非病毒性小肠结肠炎而死亡。目前建议在新生儿期即开展巨结肠根治手术。

新生儿期便秘首先进行肛门检查,在排除肛门狭窄等导致的器质性便秘后,进行温盐水低压灌肠,严重时留置肛管持续排出结肠内的积气、积液,缓解便秘导致的腹胀。

手术的主要原则:切除大部或全部无神经节肠管,保留其周围支配盆腔器官的神经,在齿状线上0.5cm处行有神经节肠管与直肠吻合术。术前必须进行充分的肠道准备,包括至少2周的每日温盐水低压灌肠、口服甲硝唑和庆大霉素肠道杀菌、术前1日清洁灌肠等。传统的手术均通过下腹部切开进行,近年来,经腹腔镜途径成为一种新的可供选择的方法。单纯经肛门黏膜切除术仅适用于短段型巨结肠,对于全结肠病变的患者,需行回肠造瘘术。

(赖　莉)

第二章　食管疾病

第一节　胃食管反流病

胃食管反流病(gastroesophageal reflux disease,GERD)是指胃内容物异常反流至食管而引起了慢性症状和(或)组织损伤。与之相关的典型症状是烧心和反酸。胃食管反流病的蒙特利尔全球共识定义为:胃内容物反流所引起的一系列不适症状或并发症。轻度症状每周发作2次或以上,中(重)度症状每周发作1次以上,通常被认为患者有不适症状。这一定义的主要特点在于依靠患者的主观感受,而非外部的仪器检测来进行诊断。GERD包括食管黏膜有破损表现和无破损表现。其中,前者通常称为反流性食管炎(reflux esophagitis,RE),而后者通常称为非糜烂性或内镜阴性胃食管反流病(non-erosive GERD,non-erosive reflux disease,nega-tive-endoscopy reflux disease,NERD)。Barrett食管是指食管鳞状上皮被柱状上皮所取代,可以伴有或不伴有肠上皮化生,也属于GERD的范畴。GERD为一种多发病,近年我国学者对北京和上海城乡5000例问卷调查显示,伴有反流症状者分别为10.19%和7.76%,推测GERD的患病率为5.77%。在广东省社区人群中调查发现,社区人群中GERD的患病率为2.3%,而每周至少有1次胃灼热和(或)反酸症状者占6.2%。而国外对GERD患病率的报道多少不一,一般患病率为7%~15%,也有高达20%以上的。患者发病随年龄增长而增加,40~60岁为高峰发病年龄,男女发病无差异,但反流性食管炎患者中,男性多于女性。从目前看,无论西方还是亚洲,本病的发病率呈上升趋势,且有年轻化趋向,部分患者得病后很容易忽视,不能得到及时治疗,使病情加重。本病已经成为一种常见病、多发病,严重影响着患者的健康和生活质量。

一、病因和发病机制

GERD是由多种因素造成的消化道动力障碍性疾病。主要发病机制是抗反流防御机制减弱和反流物对食管黏膜攻击作用的结果。

(一)抗反流屏障

抗反流屏障指食管和胃交接的解剖结构,包括食管下括约肌(lower esophageal sphincter,LES)、膈肌脚、膈食管韧带、食管与胃底间的锐角(His角)等,其各部分结构和功能上的缺陷均可造成胃食管反流,其中最主要的是LES的功能状态。抗反流屏障的损伤是GERD病理生理学最重要的方面。食管裂孔疝大小、食管下端括约肌(LES)压力、食管酸暴露,以及反流发作持续>5min的次数均与食管炎的严重程度显著相关。与有持续膈压力峰和LES压力峰组相比,表现为平缓食管裂孔疝压力峰值的患者更易发生反流性疾病。

1. LES压力低下

LES压力降低是引起胃食管反流的主要原因。在生理情况下,正常人静息状态下的LES保持张力性收缩(高于胃内压,是10~30mmHg),当有吞咽动作时LES反射性松弛,压力下降,通过正常的食管蠕动推动食物进入胃内,然后又恢复到正常水平,并出现一个反应性的压力增高以防止食物反流,当胃内压和腹内压升高时,LES会发生反应性主动收缩使其压力超过增高的胃内压,起到抗反流作用。如LES压力降低(<6mmHg),就会造成胃内容物自由反流至食管。GERD患者LES压力降低多见,但无解剖结构异常。引起LES压力降低的因素有食物(高脂肪、巧克力、咖啡等)、药物(钙离子拮抗药、地西泮、茶碱等)、某些激素(胆囊收缩素、促胰液素、胰高血糖素、血管活性肠肽等)。如因某种因素使这种正常的功能发生紊乱时即可引起胃内容物反流入食管。

2. LES周围组织作用减弱

如缺少腹腔段食管,致使腹内压增高时不能传导腹内压至LES使之收缩达到抗反流的作用;小婴儿食管角(由食管和胃贲门形成的夹角、His角)较大(正常为30°~50°);横膈肌钳夹作用减弱;隔食管韧带和食管下端黏膜辨解剖结构发生器质性或功能性病变时等,均可破坏其正常的抗反流功能。最常见的异常为食管裂孔疝,它是指部分胃经过膈肌的食管裂孔进入胸腔,相当多的食管裂孔疝患者有GERD。裂孔疝并不总是伴有GERD,反之亦然。裂孔疝除了作为反流性食管炎的一个病因,在某些病例还可能是一个结果。

3. 一过性食管下括约肌松弛(TLESR)

TLESR是与吞咽无关的LES松弛,这类GERD患者LES无解剖学异常。过去的研究认为GERD患者较正常人有更多的短暂LES松弛。但更多的近期研究发现GERD患者短暂LES松弛次数并没有增加,但短暂LES松弛与GERD患者的酸反流和志愿者的非酸反流或气反流更为相关。而且,在胃食管交界处有无肠化生的患者总短暂LES松弛频率是相似的,但肠化生的患者与酸反流有关的短暂LES松弛百分率较高。另一方面,有非典型GERD症状的患者由于存在其他有别于短暂LES松弛的机制,常有反流至更为近端食管的反流发作。

(二)食管廓清能力降低

正常情况下,食管廓清能力是依靠食管的推动性蠕动、唾液的中和作用、食团的重力和食管黏膜下分泌的碳酸氢盐等多种因素发挥其对反流物的清除作用以缩短反流物和食管黏膜的接触时间。其中推进性蠕动最为重要,当食管蠕动振幅减弱或消失或出现病理性蠕动时,食管通过蠕动清除反流物的能力下降,同时也延长了反流的有害物质在食管内的停留时间,增加了对黏膜的损伤;当蠕动强度降低30mmHg以下时反流物无法被排空。食管裂孔疝患者因LES位于膈上,膈肌松弛时发生反流,而收缩时反流物又不易排空,不可复性裂孔疝尤为明显。

(三)食管黏膜的屏障功能破坏

食管黏膜防御屏障包括:①上皮前因素:黏液层、黏膜表面的HCO_3^-浓度;②上皮因素:上皮细胞间连接结构和上皮运输、细胞内缓冲系统、细胞代谢功能等;③上皮后因素:组织的基础酸状态和血液供应情况。任何导致食管黏膜屏障作用下降的因素(长期吸烟、饮酒以及抑郁等),将使食管黏膜不能抵御反流物的损害;当黏膜防御屏障受损时,即使正常反流也可导致GERD。因此,食管黏膜屏障作用下降在反流性食管炎发病中起着重要作用。反流物中的某些物质(主要是胃酸、胃蛋白酶,次为十二指肠反流入胃的胆盐和胰酶)使食管黏膜的屏障功能受损,黏膜抵抗力减弱,引起食管黏膜炎症。

(四)反流物对食管黏膜攻击作用

在食管抗反流防御机制下降的基础上,反流物刺激和损害食管黏膜,其受损程度与反流物的质和量有关,也与反流物与黏膜接触的时间、部位有关。胃酸与胃蛋白酶是反流物中损害食管黏膜的主要成分。典型的 GERD 症状更多地与胃酸反流有关。健康人和 GERD 患者反流发作总数相似。但是,GERD 患者胃酸反流发作次数较多,而健康人非胃酸反流较多。

近年对胃食管反流病监测证明存在胆汁反流,其中的非结合胆盐和胰酶成为主要的攻击因子,损害食管黏膜。十二指肠胃食管反流在 GERD 的发病中不仅起协同作用,而且可能起着独立和重要的作用,尤其是在 Barrett 食管中。

(五)胃、十二指肠功能失常

(1)胃排空功能低下使胃内容物和压力增加,当胃内压增高超过 LES 压力时可诱发 LES 开放;胃容量增加又导致胃扩张,致使贲门食管段缩短,使抗反流屏障功能降低。缓慢的近端(而非全胃)排空与反流发病次数增加和餐后酸暴露之间显著相关。

(2)十二指肠病变时,十二指肠胃反流可增加胃容量,贲门括约肌关闭不全导致十二指肠胃反流。

(六)食管感觉异常

研究发现 GERD 患者有食管感觉过敏,特别是 NERD 患者食管对球囊扩张感知阈和痛阈降低、酸敏感增加,抗酸治疗后食管对酸的敏感性恢复。

(七)其他因素

婴儿、妊娠、肥胖易发生胃食管反流,硬皮病、糖尿病、腹腔积液、高胃酸分泌状态也常有胃食管反流。心理因素:对只有胃灼热症状患者的问卷调查表明,60% 的患者认为应激是致病的主要因素,因此推测心理因素在本病中起着一定的作用。对胃食管反流病的患者进行放松训练,不但反酸的症状明显减轻,而且食管酸暴露的时间也缩短;而患者的焦虑、抑郁、强迫症等发病率与健康对照组比较显著升高。目前推测本病和心理因素之间的关系可能存在两种机制,即内源性身心因素的影响,心理因素导致胃肠道的敏感性增加,食管内感觉神经末梢对酸的敏感性增加,以及免疫和内分泌系统异常激活的机制。

(八)幽门螺杆菌(Helicobacter pylori,Hp)感染

有重要证据表明,Hp 感染与胃食管反流疾病无关。幽门螺杆菌感染相关的炎症并不影响括约肌动力功能,即幽门螺杆菌阳性患者有正常 LES 压力及正常频率的短暂 LES 松弛。

感染 Hp 的患者长期应用 PPI 治疗可以加重萎缩性胃炎的病情。对于胃食管反流疾病患者,如果 Hp 感染阳性,建议在进行长时间的 PPI 治疗前先进行根除 Hp 治疗。

(九)NERD 的病因和发病机制

与 RE 患者相比较,NERD 患者胃食管反流的病理生理学变化机制应该与 RE 患者相同。

食管功能异常可以导致酸反流事件持续时间延长,这对于理解有很严重的反流症状而没有食管黏膜损伤是很重要的。食管远端的酸暴露会导致食管上皮细胞间隙扩大,从而使酸性物质进入到上皮层刺激了感觉神经细胞。有学者报道 NERD 患者有三种情况导致有症状而无黏膜损伤:①伴有生理性反流而食管敏感性增强;②伴有病理性反流而食管黏膜抵抗力增强;③其他病理情况导致的非酸性物反流,如糖尿病所致胃排空障碍、心理疾患等。

(十)Barrett 食管的病因和发病机制

主要有两种学说:①先天性异常:Barrett 上皮的发生系先天性异常所致,即由胚胎期食管上皮发育障碍引起,胚胎期由前肠演变而来,表面被覆的单层柱状上皮,在胚胎 4~6 个月从食管中段逐渐向胃及口侧由鳞状上皮取代,至出生前完成,在发育过程中这种取代停止即形成

Barrett 上皮。依此假设则当食管下段表现柱状上皮时,相应的食管上段亦应有此上皮,但临床上并不支持。儿童期 BE 可能并非是先天性而与慢性胃食管反流有关;②获得性异常:多数学者认为本病是因胃食管反流造成食管下段黏膜长期处于酸性环境下的一种适应性变化,由耐酸的柱状上皮取代鳞状上皮,因此它是反流性食管炎的后期表现。24h pH 监测显示 BE 患者的食管廓清能力下降及基础胃酸分泌增加导致食管接触酸的总时间延长,因此高酸和酸反流是 BE 形成的重要原因。有学者提出 BE 的发生顺序是:①多种原因的食管反流;②食管呈现炎症和糜烂;③柱状上皮而不是鳞状上皮再生;④异常的被覆上皮累及食管下段。

二、病理

GERD 的组织学异常包括一系列提示上皮损害和修复的特征。这些改变进行过广泛的研究,虽然不具有特异性,但足以表现出 GERD 的特征。上皮增生表现为基底层增厚超过整个上皮厚度的 15%(增生超过 3 层)和固有膜乳头状隆起延长大于上皮厚度的 2/3。这些改变提示上皮增生和更新加快。这种改变可以见于正常个体食管远端 2~3cm,可以是健康人所患的短暂反流的表现。上皮损害的另外一个指征是气球状细胞,即肿胀的胞浆浅染的圆形鳞状细胞的存在。GERD 黏膜固有膜的反映包括毛细血管的明显扩张和充血,在表浅乳头处形成血管湖或出血。上皮内嗜酸粒细胞是 GERD 的另外一个指征,但仅见于 30%~50% 的 GERD 患者。上皮内淋巴细胞是食管黏膜的一个正常指征,但作为 GERD 炎症反应的一个部分,淋巴细胞数量可能增加,有时显著增加。通常,正常标本每个高倍视野大约少于 10 个淋巴细胞,而 GERD 可以超过 20 个。中性粒细胞浸润是一个不敏感的诊断指标,仅见于 15%~30% 的病例。黏膜糜烂和溃疡是食管黏膜有破损的表现。

最近研究表明,NERD 虽然在内镜下食管黏膜未见损伤,但可能存在超微结构方面的变化。食管细胞间隙扩大很可能是食管内酸、胆汁、胃蛋白酶损伤,造成细胞的钠泵功能障碍,通透性降低,水钠潴留所导致。细胞间隙增宽(DIS)是反流病发生的形态学上的早期表现。具有反流症状的患者较无反流症状的正常人,其鳞状细胞间隙扩大 2~3 倍,并且差异极具显著性。这种改变在 NERD 患者中也有表现,但其程度与 RE 无差异。经 PPI 治疗 3 个月后 DIS 可以明显减小,它与反流症状的改善相关。PPI 治疗延长到 6 个月,患者症状完全缓解,DIS 可恢复正常。这表明食管黏膜在酸和胃蛋白酶暴露下,黏膜屏障受到损害,细胞间隙扩大,H^+ 可以渗透到上皮内及上皮下,从而刺激黏膜感觉神经末梢,产生症状。而且这一改变在黏膜产生破损前已经出现。随着酸刺激的减少和控制,这种改变逐渐减轻,症状消失,细胞间隙恢复正常。

Barrett 食管是指食管与胃交界的齿状线以上出现柱状上皮替代鳞状上皮。Barrett 上皮的本质系食管黏膜的胃化生或肠化生性变化,上皮病理组织学特点将其分为 3 型:①胃底型上皮(完全胃化生),与胃底上皮相似,有胃小凹、黏液腺、壁细胞、主细胞,分泌胃酸和蛋白酶原,然而与正常胃黏膜相比,Barrett 上皮比较萎缩,腺体较少而且短小;②交界性上皮(不完全胃化生),与贲门上皮相似,有胃小凹、黏液腺,但无壁细胞和主细胞;③特殊型上皮(不完全型肠化生),与小肠上皮相似,表面有绒毛和凹陷,有杯状细胞、潘氏细胞等,但无小肠吸收功能,此型最常见而且癌变率高,其黏液组化显示化生细胞内含大量硫酸黏蛋白,可作为一种癌前特异标志。

三、临床表现

胃食管反流病的临床表现多样,轻重不一,主要有四组表现。其中,最典型的症状是胃灼热和反酸。患者症状的严重程度与病情的严重程度并不相关。

（一）反流症状为主

反酸、反食、反胃、嗳气等,多在餐后明显或加重,平卧或躯体前屈时易出现;因反流物多呈酸性,反酸常伴胃灼热,是胃食管反流病最常见的症状。反胃是指胃内容物在无恶心和不用力的情况下涌入口腔。

（二）反流物刺激食管引起的症状

胃灼热、胸痛、吞咽困难等。胃灼热是指胸骨后烧灼感,常由胸骨下段向上伸延,常在餐后1h出现,卧位、弯腰或腹压增高时可加重。反流物刺激食管痉挛导致胸痛,疼痛发生在胸骨后或剑突下。严重时可为剧烈刺痛,可放射到后背、胸部、肩部、颈部、耳后,有的酷似心绞痛;部分患者有吞咽困难,可能是由于食管痉挛或功能紊乱,症状呈间歇性,进食固体或液体食物均可发生。少部分患者吞咽困难是由食管狭窄引起,此时吞咽困难可呈持续性进行性加重。有严重食管炎或并发食管溃疡者,可伴吞咽疼痛。

（三）食管以外的刺激症状

如咳嗽、哮喘、咽喉炎和龋齿等。少部分患者以咳嗽与哮喘为首发或主要表现,反流引起的哮喘无季节性,常有阵发性、夜间咳嗽与气喘的特点。个别患者可发生吸入性肺炎,甚至出现肺间质纤维化。这是由于反流物吸入气道,刺激支气管黏膜引起炎症和痉挛所致。反流物刺激咽喉部可引起咽喉炎、声嘶。反流物侵蚀牙齿可引起龋齿。反流还可能导致鼻窦炎和反复发作的中耳炎,并引起相关症状。

（四）其他

一些患者诉咽部不适,有异物感、棉团感或堵塞感,但无真正吞咽困难,称为癔球症,其中部分患者可能与酸反流引起食管上段括约肌压力升高有关。

（五）并发症

GERD可导致许多严重的并发症,胃肠道的并发症主要包括溃疡、出血、狭窄、Barrett食管及食管腺癌（EAC）。

1. 上消化道出血

反流性食管炎患者,因食管黏膜炎症、糜烂及溃疡可以导致上消化道出血,临床表现可有呕血和黑便以及不同程度的缺铁性贫血。

2. 食管狭窄

食管炎反复发作使纤维组织增生,最终导致瘢痕狭窄,这是严重食管炎表现。

3. Barrett食管

在食管黏膜的修复过程中,食管贲门交界处的齿状线以上的食管鳞状上皮被特殊的柱状上皮取代称之为Barrett食管。Barrett食管发生溃疡时,又称Barrett溃疡。

Barrett食管尤其伴有特殊肠上皮化生者是食管腺癌的主要癌前病变。

四、实验室及其他检查

（一）钡剂检查

食管吞钡检查能发现部分食管病变,如食管溃疡或狭窄,但亦可能会遗漏一些浅表溃疡或糜烂。气钡双重造影对反流性食管炎的诊断特异性很高,但敏感性较差,但因其方法简单易行,设备及技术要求均不高,很多基层医院仍在广泛开展。钡剂还可以排除食管恶性疾病。

（二）内镜检查

内镜可对食管黏膜进行直视检查，是判断酸产生的食管黏膜损伤及其并发症的有效方法，并可评估疗效及预后。因此内镜加活检是评判反流形成食管损伤类型及程度的"金标准"。反流性食管炎内镜下表现为非特异性的，如弥散性黏膜红斑、水肿、脆性增加、糜烂、溃疡、狭窄及 Barrett 上皮。GERD 患者的内镜下表现可分为内镜阴性 GERD（非糜烂性 GERD）及内镜阳性 GERD（糜烂性 GERD）两大类。反流性食管炎内镜分型采用洛杉矶标准。A 级：食管可见一个或一个以上黏膜破损，长度 <5mm（局限于一个黏膜皱襞内）；B 级：食管可见一个或一个以上黏膜破损，长度 >5mm（局限于一个黏膜皱襞内），且病变没有融合；C 级：食管黏膜破损病变有融合，但是小于食管管周的 75%；D 级：食管黏膜破损病变有融合，且大于食管管周的 75%。

目前确诊 Barrett 食管（BE）的唯一可靠的方法是内镜检查，敏感性在 90% 左右。内镜下难以判断有无异型增生，需依靠活检病理学检查确诊。

（三）功能检查

1. 食管 24h pH 监测

已广泛应用于临床并成为诊断胃食管反流性疾病的重要方法。pH 监测的可重复性、敏感性和特异性均好。pH 监测可用来评价症状与酸反流的相关性，其对于内镜检查无食管炎，但有典型胃食管反流症状者及可疑症状（如非心源性胸痛、慢性声嘶等）是否系反流引起及抗反流疗效差时尤其有价值。24h pH 监测可确定是否存在食管酸反流、酸反流的程度（频率及时间）、类型以及症状是否与酸反流有关，从而推算出食管接触反流胃酸的时间等情况，pH <4 为确定反流存在的界限点。pH <4 的时间称为反流时间（refulxtime）或酸暴露时间（acid exposure time），其所占时间的百分比是反映胃食管反流最好的总体参数，是临床应用最广泛的反流变量。它可用分钟或时间百分比表示，因其计算简单明了而最为实用。当高度怀疑患者症状为胃食管反流所致时，可应用症状指数（SI）、症状敏感指数（SSI）和症状相关概率（SAP）等参数。症状指数，即 pH 监测证实有酸反流的症状的次数占总症状次数的百分比。症状指数的一个重要缺点是未考虑反流发作的次数，随着反流次数的增多，发生伴有 pH 降低的反流的可能性越大，因而症状指数 >50% 才有特异性和敏感性。症状指数在反流性疾病患者中的分布呈马鞍型（高值与低值均较中间值者多）。值得注意的是食管酸暴露的程度与症状指数间的相关性差，提示酸暴露与酸敏感是不同的现象。SPA 可避免 SI 的假阳性与假阴性。

对于一些患者的症状或食管炎予以强力的抑酸治疗但仍效果不佳时，若联合应用胃内及食管内 pH 监测可能有较大价值。在使用逐渐增大剂量的抑酸药物的同时反复作 pH 监测，可找到能有效抑制食管酸暴露的最佳剂量。一种带有双 pH 电极（食管与胃内各一）的导管可能更适合这类患者。

2. 食管胆汁动态监测

监测食管内胆汁含量可得到十二指肠胃食管反流（DGER）的频率和量。现有的 24h 胆汁监测仪可得到胆汁反流次数、长时间反流次数、最长反流时间和吸收值 ≥0.14 的总时间及其百分比，从而对胃食管反流病做出正确的评价。

3. 食管测压

大部分 GERD 患者并不需要进行食管测压检查。该检查对 GERD 患者选用适当的手术方式及术后疗效判断有重要指导意义，适用于拟进行抗反流手术的患者及对食管下端括约肌

（LES）低压力（5~6mmHg）的患者在药物治疗后的疗效观察。

4. 核素胃食管反流测定

放射性核素显像是一种非侵入性检查。通过测定胃以上放射性试餐量可判断有无胃食管反流。核素显像能对反流发作次数定量并计算 LES 以上放射性的百分比。利用特殊示踪剂还可用来观察胆汁反流，如乙氨基乙酰乙酸（IDA）示踪扫描可发现十二指肠内容物的反流。目前双核实法已成为测定胃排空的最佳方法，对疑有胃排空障碍者，用该法明确其部分反流机制，指导治疗。但因反流症状常间歇发作，短时间的扫描难以了解全面的反流情况，从而限制了胃食管闪烁扫描检查的价值。

5. 激发试验

最常用的食管激发试验为 Bernstein 试验（酸灌注试验），对于确定食管反流与非典型胸痛之间的关系具有一定价值。但是，检查阴性不能排除反流的存在，亦不能区别不同程度的反流。由于其观察时间较短，故敏感性较低。随着 24h 食管 pH 监测的应用日益广泛，临床上仅在无条件进行 24h pH 监测时才采用激发试验。

6. PPI 试验

对有胃灼热、反酸等反流症状而疑及 GERD 的患者，可服用奥美拉唑 20mg，每日 2 次，连服 1 周，以确定是否为 GERD。若症状消失或基本好转可诊断 GERD。

与内镜及食管 24h pH 监测相比，奥美拉唑试验的敏感性为 75%，特异性为 55%。对于有非典型症状患者，亦可运用此做试验性治疗。若治疗过程中出现吞咽困难、体重减轻等症状，则需进一步检查以排除其他病变。

7. 新技术

无线食管 pH 测定和腔内阻抗技术联合应用食管 pH 监测等。

五、诊断与鉴别诊断

在临床上，如患者①有典型的胃灼热和反流症状，又无幽门梗阻或消化道梗阻证据，临床上可考虑是 GERD；②有食管外症状，又有反流症状，可考虑是反流相关或可能相关的食管外症状，例如反流相关的咳嗽、反流相关的哮喘；③仅有食管外症状，而无典型的胃灼热和反流症状，尚不能诊断 GERD。宜进一步了解食管外症状发生的时间、与进餐和体位的关系以及其他诱因。需注意有无重叠症状（如同时有 GERD 和肠易激综合征或功能性消化不良）、焦虑抑郁状态以及睡眠障碍等。

虽然胃食管反流病的症状有其特点，临床上仍应与其他病因的食管炎、消化性溃疡、各种原因的消化不良、胆道疾病以及食管动力疾病等相鉴别。胸痛为主时，应与心源性、非心源性胸痛的各种病因进行鉴别，如怀疑心绞痛，应做心电图和运动试验，在除外心源性胸痛后，再进行有关食管性胸痛的检查。两种疾病的鉴别要点是：食管炎性胸痛表现为胸骨后或胸骨下烧灼痛、刺痛，也可以为钝痛；其发作与进食、体力活动、体位如卧位和弯腰等有关，进食牛乳、饮水、制酸药可缓解。而心绞痛多在夜间发病，劳累后加重，进食后不能缓解，体位对病情影响小，服用扩血管药物，如硝酸异山梨酯、硝酸甘油等明显有效。对有吞咽困难者，应与食管癌和食管贲门失弛缓症相鉴别。对有吞咽疼痛，同时内镜显示有食管炎的患者，应与感染性食管炎（如真菌性食管炎）、药物性食管炎等鉴别。

六、治疗

治疗 GERD 的目的是为了治愈食管炎,减轻症状,维持缓解,提高生活质量并防止出现并发症。

(一)一般治疗

生活方式的改变应作为治疗的基本措施。抬高床头 15～20cm 是简单而有效的方法,这样可在睡眠时利用重力作用加强酸清除能力,减少夜间反流。脂肪、巧克力、茶、咖啡等食物会降低 LES 压力,宜适当控制。烟草、酒精可削弱食管酸廓清能力,降低 LES 压力,削弱食管上皮的保护功能,故 GERD 患者应戒烟戒酒。避免睡前 3h 饱食,同样可以减少夜间反流。25% 的患者经改变上述生活习惯后症状可获改善。

(二)药物治疗

如果通过改变生活方式不能改善反流症状者,应开始系统的药物治疗。治疗目的为减少反流,缓解症状,降低反流物质对黏膜损害,增强食管黏膜抗反流防御功能,达到治愈食管炎,防止复发,预防和治疗重要并发症的作用。

1. H_2 受体阻滞药

H_2 受体阻滞药(H_2RAS)是目前临床治疗 GERD 的主要药物。此类药物与组胺竞争胃壁细胞上 H_2 受体并与之结合,抑制组胺刺激壁细胞的泌酸作用,减少胃酸分泌,从而降低反流液对食管黏膜的损害作用,缓解症状及促进损伤食管黏膜的愈合。

目前有四种 H_2 受体阻滞药在临床上广泛应用,即西咪替丁、雷尼替丁、法莫替丁及尼扎替丁。IT－006 是目前正在研究中的 H_2 受体阻滞药,其和受体结合力较雷尼替丁、法莫替丁强,对泌酸的抑制作用也较强。

2. 质子泵抑制药

PPI 是控制症状和治疗食管炎最有效的药物。PPI 治疗 GERD 的疗效已在世界各国得到认可。EE 患者中、短期应用 PPI 的临床试验表明,PPI 治愈食管炎和完全缓解胃灼热症状的速度较 H_2RA 更快。标准剂量的各种 PPI 治疗 EE 的疗效基本相同。PPI 对 H_2RA 抵抗的 EE 患者同样有疗效。PPI 治疗 EE 4 周和 8 周时的内镜下愈合率分别为 80% 和 90% 左右。基于 PPI 在疗效和症状缓解速度上的优势,治疗 EE 应首选标准剂量的 PPI。

部分患者症状控制不满意时可加大剂量。多项临床试验已证实,PPI 缓解 NERD 患者胃灼热症状的疗效低于 EE 患者,但在改善症状方面的疗效优于 H_2RA 和促动力药。对于 NERD 患者,应用 PPI 治疗的时限尚未明确,但已有研究资料显示其疗程应大于 4 周。GERD 的食管外症状,如反流性咽喉炎等,应用 PPI 治疗对大部分患者有一定疗效。对于反流性食管炎患者,持续的 PPI 治疗可以有效地缓解症状并预防复发。目前尚无对 NERD 患者进行 PPI 维持治疗的多中心、随机、双盲对照研究资料,已有的文献显示按需治疗对 NERD 患者也有效。

目前临床上常用的此类药物有奥美拉唑、埃索美拉唑、雷贝拉唑、兰索拉唑和泮托拉唑等。

3. 促动力药 GERD

促动力药 GERD 是一种动力障碍性疾病,常存在食管、胃运动功能异常,H_2RAS 及 PPI 治疗无效时,可应用促动力药。促动力药治疗 GERS 的疗效与 H_2RAS 相似,但对于伴随腹胀、嗳气等动力障碍症状者效果明显优于抑酸剂。比如多潘立酮(Domperidone)、西沙必利、左舒必利、红霉素等。促动力药可作为抑酸药物治疗的辅助用药。

4. 黏膜保护药

硫糖铝作为一种局部作用制剂,能通过黏附于食管黏膜表面,提供物理屏障抵御反流的胃内容物,对胃酸有温和的缓冲作用,但不影响胃酸或胃蛋白酶的分泌,对 LES 压力没有影响。硫糖铝每次 1g,每日 4 次服用对 GERD 症状的控制和食管炎的愈合与标准剂量的 H_2RAS 的疗效相似。但亦有学者认为,硫糖铝对 GERD 无效。

铝碳酸镁能结合反流的胆酸,减少其对黏膜的损伤,并能作为物理屏障黏附于黏膜表面。现已在临床上广泛应用。

5. 其他药物

现认为 TLESR 是造成反流的主要病理生理基础,很多研究者正致力于寻找能降低 TLESR 的药物用于治疗 GERD。其中阿托品和吗啡是最早针对 TLESR 的药物。

CCKa 拮抗药如 Loxiglumicle 能减少 TLESR,但不影响吞咽时 LES 的松弛。而且,Loxiglumicle 还能加快胃排空及结肠转运。临床研究发现其不良反应少,但需注意因其减慢胆囊排空而致胆石症的作用。另一类能降低 TLESR 的药物是 NO 合成酶抑制药,如 NG – 单甲基 – L – 精氨酸不仅能抑制由于胃扩张诱发的 TLESR,而且还能加速食管蠕动速度及振幅。此外存在于脑干的 γ 氨基丁酸(GABA)是一种重要的中枢性抑制性神经递质,其与 TLESR 发生有关。GABAB 受体激动药如 Baclofen 能使反流发作次数从 1.0 次/小时(0.3 ~ 2.7)显著降至 0.3 次/小时(0 ~ 1.0),使 TLESR 从 5.7 次/小时(4.9 ~ 7.8)降至 2.2 次/小时(1.3 ~ 3.8),使 LES 基础压从(8.7 ± 1.4)mmHg 提高至(10.8 ± 0.8)mmHg。因此 Baclofen 有望成为 GERD 治疗的有效药物。

6. 联合治疗

抑酸药治疗无效,且经食管测压证实有食管动力异常的患者可试用促动力药联合抑酸药治疗。2 ~ 3 级食管炎患者经西咪替丁 1g/d 联合西沙必利 40mg/d 治疗 12 周后,症状的缓解及食管炎的愈合均较单用西咪替丁为佳。长时间的 pH 监测显示联用西沙必利和雷尼替丁能有效地减少反流总数、直立位反流及餐后反流,减少 GERD 的复发。

7. 维持治疗

目前尚无 GERD 症状维持治疗最佳方案的一致意见。但是,胃食管反流病是一种慢性且极易复发的疾病,应长期治疗,强调维持治疗是控制 GERD 的关键。GERD 是一种慢性疾病,从控制症状、预防并发症的角度而言,GERD 需要维持治疗。以 PPI 标准剂量维持治疗,随访半年后 80% 以上的患者仍可维持正常。按需治疗是间歇治疗的一种,即只在症状出现时服用药物,持续使用至症状缓解。

（三）外科手术治疗

凡长期服药无效、需终身服药者、不能耐受扩张者、需反复扩张者都可考虑进行外科手术。Belsey、Nissen 及 Hill 胃底折叠术是目前临床上最广泛使用的三种抗反流手术。手术的目的是建立腹段食管,在胃食管连接处以胃底肌肉包围食管下段建立一个"活瓣"以提高 LES 压力。对于食管体部运动功能尚正常的患者,NiSSen 胃底折叠术常能取得较好疗效;食管体部运动功能障碍者手术疗效欠佳,且易发生术后吞咽困难,故不能手术或仅选择不完全性手术(即 Toupet 胃底折叠术)。抗反流手术对缓解症状及食管黏膜损伤的愈合有效率可达 85%,但长期随访发现仍有 10% 复发率。抗反流手术常见的并发症为吞咽困难。迷走神经切断术对 GERD 没有任何益处。

腹腔镜下抗反流手术的问世为临床医师提供了一种新的手术治疗方法,有些临床医师已将腹腔镜手术作为抗反流手术的首选方法之一。

(四)内镜下治疗

在过去的几年中,已发展了几种完全经口的内镜操作修复抗反流屏障来治疗GERD。内镜操作总体上可分为缝补、植入或注射合成药物,以及射频能量传递到胃食管交界处。

GERD的腔内治疗能改善症状,因而是可行的;但仍存在许多问题:操作的时间长度和成功率;对食管酸暴露无改善或疗效弱;患者数目少;随访时间相对短;缺乏"假操作"对照组;长期安全性(特别是射频)。这些操作手段应与药物治疗和外科治疗的长期前瞻性研究进行比较,有助于确认其在GERD治疗中的作用。

(五)并发症的治疗

胃食管反流病常见的并发症有食管狭窄、食管溃疡、食管缩短及Barrett食管等。对于轻微的食管狭窄,可以通过饮食限制及药物(PPI)治疗改善。短期单纯性狭窄可以用Teflon扩张器治疗,弯曲或成角的狭窄可以通过内镜预置的引导钢丝或在X线监视下进行扩张。食管腔重建至13~15mm时,则患者可无吞咽困难。如果狭窄进行性加重,每4~6个月宜扩张1次,必要时可行支架植入治疗。部分患者亦可进行外科抗反流手术。

对于食管溃疡,通常需要大剂量PPI和黏膜保护药的治疗。

Barrett食管是GERD严重的并发症。因其有恶变的可能,应进行内镜随访及活检以早期发现异型增生及腺癌。当患者有低度异型增生时,可采用大剂量的PPI治疗,3~6个月后内镜随访并活检,以观察病情的进展程度,中重度异型增生或出现结节状增生时可行内镜下激光、电凝、氩离子凝固术甚至局部食管切除。

(邵付劼)

第二节 食管癌

食管癌(carcinoma of esophagus)是原发于食管的恶性肿瘤,以鳞状上皮癌多见。临床上最典型的症状是进行性吞咽困难。

食管癌是世界一些国家和地区常见的恶性肿瘤。中国是世界上食管癌的高发国家,也是世界上食管癌高病死率的国家之一。本病具有地区性分布、男性高于女性以及中老年人群易患的流行病学特点。

一、病因

食管癌的确切病因目前尚不清楚。食管癌的发生与该地区的生活条件、饮食习惯、存在强致癌物、缺乏一些抗癌因素以及有遗传易感性有关。

二、病理

食管癌的病变部位以中段居多,下段次之,上段最少。部分胃贲门癌延伸至食管下段,常与食管下段癌在临床上不易区别,故又称为食管贲门癌。

1.临床病理分期

（1）早期食管癌的分期：早期食管癌是指癌变局限于黏膜层内,而没有突破黏膜肌层。

理论上可以分为 M_1（局限于上皮层内）、M_2（突破上皮层,而未累及黏膜肌层）、M_3（未突破黏膜肌层）,而依靠内镜检查很难分清楚。

（3）食管癌的 TNM 分类系统

1）肿瘤浸润（T）：原发肿瘤浸润的深度。

T_0:没有原发肿瘤的证据。

T_{is}:原位癌,上皮内肿瘤。

T_1:肿瘤只侵犯黏膜或黏膜下。

T_2:肿瘤侵犯固有肌层。

T_3:肿瘤侵犯外膜。

T_4:肿瘤侵犯邻近脏器。

2）区域性淋巴结受累（N）：恶性播散到局部。或区域的淋巴结。

N_0:没有局部或区域淋巴结的转移。

N_1:发现一个或更多恶性淋巴结受累。

N_2:不能评价淋巴结浸润。

3）远隔转移（M）。

M_0:没有远隔转移（腹腔轴线的淋巴结被认为是近端和中段食管癌的转移）。

M_1:有远隔转移。

M_x:不能评价转移（例如因为食管阻塞）甚至不能评价胃。

2.病理形态分型

（1）早期食管癌的病理形态分型:隐伏型、糜烂型、斑块型和乳头型。

（2）中晚期食管癌的病理形态分型:髓质型、蕈伞型、溃疡型、缩窄型和未定型。

3.组织学分类

我国约占90%为鳞状细胞癌。少数为腺癌,另有少数为恶性程度高的未分化癌。

4.食管癌的扩散和转移

（1）直接转移:早中期食管癌主要为壁内扩散,因食管无浆膜层,容易直接侵犯邻近器官。

（2）淋巴转移:食管癌的主要转移方式。

（3）血行转移:晚期可以转移到肝、肺、骨、肾、肾上腺、脑等处。

三、临床表现

1.早期症状

吞咽时胸骨后有烧灼感或针刺样轻微疼痛,尤以进粗糙过热或过刺激性食物时显著。食物通过缓慢或有滞留感。上述症状时轻时重,持续时间长短不一,甚至可无症状。

2.中晚期症状

进行性吞咽困难是最常见的主诉。狭窄的食管腔最初导致固体食物的吞咽困难,随着疾病的进展管腔进一步阻塞,导致液体食物吞咽困难。吞咽困难常常在管腔明显狭窄（超过50%）时才表现出来,并导致营养物质摄入的减少和体重下降。食管癌中晚期出现的症状可能与食管肿瘤的位置有关;疼痛可能与吞咽困难或肿瘤扩展到纵隔有关。

梗阻部位以上的食物或肿瘤侵入气道可以引起反流、咳嗽和误吸;声嘶或声音改变可能由于喉返神经受侵和(或)反复的反流引起。有长期反流症状的患者,如最近出现进行性吞咽困难,同时反流的症状减轻,则很有可能在他们 Barrett 食管的部位发生了腺癌。显性胃肠道出血如呕血或黑粪并不常见。贫血常常出现,且慢性的、亚临床的出血正是贫血的原因。

大出血很罕见,且一旦发生而内镜下治疗失败就需要外科急诊手术。

四、诊断

实验室检查:食管癌的患者没有特异的实验室改变。疾病的隐匿发展可能以贫血和低血清蛋白为特征。贫血可能是由于出血或营养不良,或继发与慢性疾病。血清蛋白的降低可以反映营养不良的程度。肝功能检查的异常可能提示肿瘤的肝脏转移。

对于食管癌的诊断来讲,胃镜检查结合活检病理诊断是食管癌诊断最好的方法,敏感性以及特异性均优于上消化道造影,诊断的准确率超过 95%。但对于早期食管癌,需要与色素内镜、放大内镜、窄带内镜以及超声内镜相结合,提高诊断的准确率。

1. 上消化道造影

早期食管癌 X 线钡剂造影的征象有:①黏膜皱襞增粗,迂曲及中断;②食管边缘毛刺状;③小充盈缺损与小龛影;④局限性管壁僵硬或有钡剂滞留。上消化道气钡双重造影对早期食管癌诊断的准确率最高只有 70%,特异性很低。

中晚期病例可见病变处管腔不规则狭窄、充盈缺损、管壁蠕动消失、黏膜紊乱、软组织影以及腔内型的巨大充盈缺损。如果造影表现为典型的"鸟嘴征"提示贲门失弛缓症的诊断,而患者吞咽困难病史较短、年龄超过 55 岁、食管狭窄段超过 3.5cm 而又缺乏近端扩张的表现应当考虑食管下段癌或贲门癌的诊断。在内镜检查前或者食管扩张治疗后怀疑食管穿孔时,应该考虑上消化道造影检查。如果食管近乎完全梗阻、食管狭窄扭曲,内镜难以完成时应该考虑上消化道造影检查。另外,食管气管瘘以及食管动力受损也是上消化道造影检查的指征。

2. 内镜检查

内镜检查是发现和诊断食管癌的首选方法。可直接观察病灶的形态,并可在直视下做活组织病理检查,以确定诊断。内镜下食管黏膜染色法有助于提高早期食管癌的检出率。用甲苯胺蓝染色,食管黏膜不着色,但癌组织可染成蓝色。用 Lugol 碘液,正常鳞状细胞因含糖原而着棕褐色,癌变黏膜则不着色。

早期食管癌内镜下表现为轻度的异常,如局部发红、凹陷、隆起或溃疡改变,有时普通内镜甚至不能发现明确的异常,而是通过色素内镜偶然发现的。而中晚期食管癌内镜下诊断多无困难。

在内镜诊断食管癌时。应该描述病变近端以及远端到门齿的距离;如果存在 Barrett 食管,应该描述其范围。

(1)色素内镜:由于食管早癌普通内镜不易发现,于是色素内镜应运而生,利用某些色素染料,使病变部位与正常部位的区别更为明显,达到早期发现病变的目的。在食管早癌的检查中,最常用的是卢戈碘液。卢戈碘液是一种以碘为基础的可吸收染剂,对非角化的鳞状上皮中的糖原有亲和力,而癌变和不典型增生的鳞状上皮细胞内糖原含量减少甚至消失,对碘溶液反应不着色或淡染色,故两者对比反差大,可指导活检的准确性,提高早期食管癌检出率。甲苯胺蓝染色有时也被采用,它是细胞核染色,由于癌细胞内 DNA 含量明显高于正常细胞核的含量,所以甲苯胺蓝染色后癌上皮与正常鳞状上皮的界线十分清楚。Dawsey 研究显示(Dawsey,1998):卢戈碘液染色发现的中、重度不典型增生,分别有 55% 和 22% 常规内镜不能发现。而王贵齐等研究发现:在食管癌高发区应用直接内镜下碘染进行普查,对早期食管癌及癌前病变有较高的检出率,其中早期食管癌的检出率可达到 1.6% ~ 4.59%。我们研究也发现,内镜下碘染可大大提高食管非典型增生和早期鳞癌的检出率。

卢戈碘液喷洒方法为:首先活检孔道内用清水冲洗食管中下段,尽量去除黏膜表面的黏液及血液等可能影响染色的附着物,然后用喷洒管(环喷者最好)从齿状线开始,从食管下段向上进行卢戈碘液喷洒,卢戈碘液用量约为 10mL,喷洒后等待 2min,再用清水冲洗食管中下段,然后进行内镜观察,对浅染或不染区域可以再次进行卢戈碘液染色,浅染或不染区域用侧向活检钳取活检,活检标本福尔马林液浸泡后送病理检查。吸净黏液池内残存的碘液,对于活检部位出血者用凝血酶局部喷洒,或者采用其他止血方法止血后方可结束检查。

胸痛明显者给予硫代硫酸钠对症止痛治疗。

(2)超声内镜:超声内镜食管检查可以显示食管壁各层次的结构,可以帮助判断肿瘤的浸润深度和有无淋巴结肿大。早期食管癌的内镜超声表现为管壁增厚、层次紊乱、中断及分界消失的不规则低回声。Shen 等检查 44 例可疑黏膜下损害患者,结果发现超声内镜有助于确定可疑黏膜内肿瘤的组织学特性。

(3)窄波成像技术:窄波成像技术是通过滤光片将红、绿、蓝光波长降低,结果蓝光占主导地位,可以提高黏膜血管与周围组织的对比。窄波成像技术与放大内镜相结合,通过观察乳头内毛细血管襻的形态,可以提高肿瘤浸润深度的识别,与病理诊断相比,对黏膜内癌和黏膜下癌诊断正确率可达到 85%。

(4)放大内镜:Kumagai 等结合对手术标本的实体显微镜观察和对应的病理结果,对放大内镜下食道黏膜表面的微小血管形态进行分类研究,提出乳头内毛细血管环的形态变化对区分正常、异常黏膜以及判断癌肿的浸润深度具有重要意义。乳头内毛细血管环是由黏膜下引流静脉分出的树状血管发出的,正常为环形。多形的乳头内毛细血管环有助于食管癌的诊断。

近年来,激光共聚焦内镜、激光激发自体荧光色谱内镜等新技术开始出现并应用于临床,初步研究发现这些技术能够提高食管癌的诊断率,但由于检查需要特殊的设备,技术较为复杂,其具体效果也有待于进一步检验。

3. 食管 CT 扫描检查

可清晰显示食管与邻近纵隔器官的关系。如食管壁厚度 >5cm,与周围器官分界模糊,表示有食管病变存在。CT 有助于制订外科手术方案,放疗的靶区及放疗计划。但 CT 扫描难以发现早期食管癌。

五、鉴别诊断

1. 食管结核

较少见的临床表现有进食发噎史。X 线所见病变部位缩窄发僵,有较大溃疡,周围的充盈缺损及黏膜破坏不如食管癌明显。胃镜检查可确定诊断。

2. 胃食管反流病

胃食管反流病是指胃十二指肠内容物异常反流至食管而引起了慢性症状和(或)组织损伤。临床症状主要表现为反酸、胃灼热、吞咽疼痛或吞咽困难。内镜检查可以有黏膜炎症、糜烂或溃疡,有并发症时可以出现食管狭窄,但没有肿瘤证据。

3. 贲门失弛缓症

贲门失弛缓症是一种原因不明的以下食管括约肌松弛障碍和食管体部无蠕动为主要特征的原发性食管动力紊乱性疾病。临床常见症状为吞咽困难、食物反流以及下段胸骨后不适或疼痛。X 线诊断最重要特征是:下食管括约肌(LES)不随吞咽出现松弛,而呈间歇性开放。远端食管光滑变细如鸟嘴状。狭窄部边缘是对称的、光滑的,食管壁柔软绝无僵硬感。吸入亚硝酸异戊酯或口服、舌下含服硝酸异山梨酯 5 ~ 10mg 可使贲门弛缓,钡剂随即通过。

4. 食管良性狭窄

一般由腐蚀性或反流性食管炎所致,也可因长期留置胃管、食管手术或食管胃手术引起。X 线可见食管狭窄、黏膜消失、管壁僵硬、狭窄与正常食管黏膜过渡边缘整齐、无钡影残缺特征。内镜检查可确定诊断。

5. 其他

尚需与肺纵隔淋巴结转移、纵隔肿瘤、纵隔淋巴结炎、食管裂孔疝、左心房明显增大、主动脉瘤外压等食管外压改变,以及食管平滑肌瘤,食管静脉曲张等疾病相鉴别。癔球症患者多为女性,有咽部球样异物感,进食时消失,常有精神因素诱发,无器质性食管疾患。

六、食管其他恶性肿瘤

1. 食管腺癌

占食管恶性肿瘤的 0.46% ~ 1.5% ,85% 的食管腺癌来自 Barrett 食管。主要症状如吞咽困难等与食管鳞癌相似,预后不良。

2. 食管肉瘤

食管肉瘤占食管恶性肿瘤的 0.1% ~ 0.5% ,多发生于老年人,男性多于女性,好发于食管下段。其来源均始于间叶组织,来自纤维细胞的纤维肉瘤最多见,占肉瘤的半数;来自于平滑肌细胞的平滑肌肉瘤少见;来自横纹肌细胞的横纹肌肉瘤最罕见。肉瘤的瘤体多较大,带蒂呈息肉样圆形、卵圆形或结节状。平滑肌肉瘤质地较实,而横纹肌肉瘤和纤维肉瘤较软,表面可有假包膜。一般认为食管肉瘤发生转移晚,对放射线敏感,手术切除率高,目前趋向于综合治疗。

3. 食管恶性黑色素瘤

原发性恶性黑色素瘤起源于食管内的黑色素母细胞。肿瘤绝大部分为有蒂的息肉状、结节状或分叶状,女性较多,多在 50 岁以上。病变一般局限于黏膜下层以上,少数病例肿瘤已侵犯肌层,肿瘤邻近上皮多有增生,基底细胞有黑色素母细胞或黑色素。临床症状主要是吞咽困难和胸骨后疼痛。X 线检查可见较大的充盈缺损,肿瘤突入到食管腔内,可发生于食管各段,但多见于食管中段。内镜下肿瘤呈黑色、棕色或灰白色。

组织学检查可见瘤细胞内含特殊染色证实的黑色素颗粒;肿瘤来自于相连的鳞状上皮。典型的显微镜下所见为黏膜与黏膜下层之间有不同程度活性的黑色素细胞。黑色素瘤对 ^{60}Co 和 β 射线的放射治疗有一定的敏感性,手术较易切除,但多数病例手术后 1 年内死亡,平均存活;7.4 个月,个别经术前放疗加手术综合治疗可存活 3 年多,总的预后不佳。

七、治疗

食管癌的治疗有手术、放疗、化疗、内镜下治疗和综合治疗。使用哪种方法应根据病史、病变部位、肿瘤扩展的范围以及患者的全身情况来决定。而本病的根治关键在于对食管癌的早期诊断。

1. 手术治疗

我国食管外科手术切除率已达80%～90%,早期切除常可达到根治效果。

2. 放射治疗

鳞癌和未分化癌对放疗有效,而腺癌相对不敏感。放疗主要适用于手术难度大的上段食管癌和不能切除的中、下段食管癌。上段食管癌的放疗效果不亚于手术,故放疗作为首选。手术前放疗可使肿瘤体积缩小,提高切除率和存活率。手术中未能完全清除的病灶或病灶附近有残余未清除的淋巴结进行术后放疗有益。

3. 化疗

食管癌的化疗敏感性较低,主要是因为食管增生细胞较少,生长比例小的原因。单独应用化疗效果很差。联合化疗比单药疗效有所提高,但总的化疗现状是不令人满意的。

4. 综合治疗

通常是放疗加化疗,两者可以同时进行或序贯应用,能提高食管癌的局部控制率,减少远处转移,延长生存期。化疗可加强放疗的作用,但严重不良反应发生率较高。

5. 内镜介入治疗

(1)食管早癌的内镜治疗:随着越来越多的早期癌的发现,内镜下黏膜切除(endoscopic mucosal resection,EMR)的应用越来越广泛,可以同时用来进行早期食管癌的诊断以及治疗。日本学者在这一方面做的工作较多。与外科手术相比,EMR治疗效果确切,创伤小,有成为早期食管癌一线治疗方法的趋势。Yoshida研究显示,如果适应证选择合适,食管早癌EMR治疗后5年生存率与手术效果相当。Pech等研究了EMR对于食管癌的治疗效果,研究包括39例入选者,其中原位癌10例,黏膜内癌19例,癌变侵犯黏膜下层10例。

EMR治疗后,6例患者发生少量出血,3例发生食管狭窄,经处理后均改善。原位癌组5年生存率90%,黏膜内癌为89%,而癌变侵犯黏膜下层组5年生存率为0。以上研究证明EMR治疗食管原位癌和黏膜内癌是有效的。

Noguchi等应用EMR治疗早期食管癌113例,采用日本食管疾病协会制订的标准:M_1和M_2为绝对适应证。M_3或SM_1为相对适应证,在M_3或更深浸润癌变中侵入淋巴管和淋巴结转移明显增加。多数学者认为EMR治疗早期食管癌的适应证为M_1或M_2病变,病变累及<50%食管。另有研究报道,M_1、M_2通过内镜可以治愈,SM_2、SM_3一般需要外科手术解决。而M_3和SM_1则根据内镜检查和超声内镜检查结果决定治疗方案。

国内吴明利等应用内镜套帽法治疗早期食管癌(33例)及癌前病变(中、重度不典型增生24例)57例,其中48例(84.2%)完全切除,1例发生术中出血,术后随访1～5年,1例术后复发,非癌死亡3例。

以上研究提示,应用EMR对食管早癌进行治疗是可行的。

适应证:①原位癌,黏膜内癌和重度不典型增生,后者基本上为不易逆转的癌前病灶;②病灶最大直径<3cm,这是相对指征,如果病灶较大,可以同期切除2次或更多;③病灶侵及食管周径不超过2/4,而2/4～3/4可作为相对适应证;④最佳部位,病灶位于食管中下段,3～9点时钟方位。但任何部位均可由转动内镜将病灶调整到容易操作的6点时钟方位。因黏膜切除术是新兴技术,目前上述适应证还是相对的,随着仪器改进,治疗经验积累,其适应证

还会拓宽。

禁忌证:①病变广泛,病灶 >3cm 或超过食管周径 3/4 的原位癌和黏膜内癌;②黏膜下浸润癌;③身体一般情况较差和心、肺、肝、肾等重要脏器功能不佳,不能承受内镜下手术操作者;④有食管静脉曲张者;⑤凝血时间不正常或有出血倾向者。

方法:方法主要为 EMR 和内镜下黏膜剥脱术(ESD)。

(2)进展期食管癌内镜下治疗

1)单纯扩张:方法简单,但作用时间短且需要反复扩张;对病变广泛者常无法应用。在内支架术出现后,已经很少单独应用。

2)食管内支架置放术:是治疗食管癌性狭窄的一种姑息治疗,可以较长时间的缓解梗阻,改善患者的生活质量。目前,已经出现覆膜内支架和防反流支架,可以使用在胃食管连接处肿瘤所致狭窄。

适应证:食管的恶性梗阻,患者已无手术机会;食管气管瘘是应用带膜支架的适应证;放疗引起的食管狭窄以及食管肿瘤复发。

禁忌证:穿孔引起的腹膜炎或张力性气腹;多发的食管狭窄,1 ~ 2 枚支架不能完全覆盖的;腹膜肿物是相对禁忌证。

放置技术。位置:食管中段狭窄对于支架放置来说最为适合,由于抗反流支架的出现,在胃食管结合部的狭窄部位放置支架逐渐增多,食管上段狭窄放置支架比较困难;长度:支架的上下端应该超出病变各 2.5cm,以防止肿瘤长入引起支架再狭窄;放置前食管扩张:如果管腔严重狭窄,有必要在支架放置前进行扩张治疗,并标记病变的范围;放置安全导丝:应该在 X 线监视下进行,导丝远端应该至少在狭窄远端 20cm 处。支架选择及释放:支架长度应长于病变长度 3 ~4cm,支架放置前撤出内镜,将支架释放装置沿导丝推进并释放支架。支架释放完后应常规拍摄胸片了解支架位置、展开程度以及有无相应的并发症。

3)内镜下消融术:最常用的是 Nd:YAG 激光。适用于外生型或息肉型肿瘤,并且病灶位于食管中段和下段的直线段,最好是 <5cm 的肿瘤。多次内镜激光治疗可以减小腔内肿瘤的大小而改善吞咽。

4)光动力治疗:是一种新的实验性治疗,用于治疗局部食管癌的闭塞。给患者注射一种光敏感化学物,它可以被良好的存留在于肿瘤组织内。在内镜的引导下,与可调的氩—汞染料激光相连的分散纤维被置于邻近肿瘤的部位。激光激活放射出有合适波长的冷光,可以造成敏感肿瘤的选择性坏死。

八、预后

食管癌总的预后是不好的。分期越早的肿瘤患者生存期越长,T_1 或 T_2 的患者和没有淋巴结侵犯的患者,5 年生存率超过 40% 。T_3、T_4 的患者,5 年生存率 <15% 。因此,术前分期对于指导治疗是必要的,并可以提示预后。0 期、I 期和 II 期的肿瘤被认为是可切除治愈的,5 年生存率分别可以达到或超过 85% 、50% 、40% 。III 期患者的肿瘤很少可以切除治愈,而大多数医师认为 IV 期肿瘤是不可切除和治疗的。有无淋巴结侵犯对预后也有显著的影响:N_0 期患者的 5 年生存率可以超过 70% ,而 N_1 期患者则接近 40% ,与 T 分期无关。一般说来,食管癌位于食管上段、病变长度超过 5cm、已经侵犯试管肌层、癌细胞分化程度差及已有转移者,预后不良。

九、预防

食管癌一旦诊断,除早癌外,预后很差,所以预防食管癌的发生非常关键,应从以下几个方面着手:①研究食管癌的诱发因素,并尽最大努力剔除,比如提高高发区群众生活,减少腌渍品的摄入,开展大规模的戒烟运动,戒酒等;②在高发区进行食管癌的普查,在普通人群中进行高危个体的筛查,积极推广色素内镜技术,提高早癌的以及癌前疾病的发现率,并尽早治疗,减少癌的发病;③研究并开展食管癌的化学预防,试验性应用比如 COX-2 抑制药、营养干预、中药等,减少食管癌的发病。

(邵付劼)

第三节　腐蚀性食管炎

一、病因

腐蚀性食管炎(corrosive esophagitis)为摄入化学腐蚀物而引起的食管损伤,早期发生管壁组织水肿、溃疡、坏死甚至穿孔,晚期可形成管腔狭窄。致病的化学腐蚀剂品种繁多,一般可分为碱和酸两大类。腐蚀性食管炎多为意外事故,常发生于 3 岁以下小儿,各种化学腐蚀剂易被小儿误服。在成人多为企图自杀,往往吞服强酸或强碱等化学腐蚀剂而造成食管严重损伤而引起,用盛饮料或酒类的容器存放强酸、碱而不慎被误服的病例也屡见不鲜。另外,临床药物所引起的食管炎亦越来越受到关注。常见的引起腐蚀性食管炎的药物有四环素及其衍生物、抗胆碱能药、氯化钾、奎尼丁、阿司匹林及 NSAID 等,其发病机制各异。四环素及其衍生物的水溶液可直接损伤黏膜;氯化钾具有高渗性,可使与之接触的黏膜脱水;抗胆碱能药可加重胃—食管的反流;阿司匹林和 NSAID 破坏黏膜屏障及内源性黏膜保护机制。

腐蚀性食管炎的严重程度与腐蚀剂的种类、浓度和数量等密切相关。强碱能与脂肪起皂化作用并使蛋白质溶解,引起黏膜肿胀、坏死和溃疡,导致食管壁深层甚至食管周围组织和器官的损害。强酸引起食管黏膜的凝固性坏死,即刻在黏膜浅表发生凝固坏死并形成焦痂,限制了病损向深层进展,故不易损害食管壁的深层,但较易引起胃、十二指肠的损害。另外,化学腐蚀剂与食管壁接触的时间及患者的年龄、食管的功能状态也影响着病变的程度。

二、临床表现

服入化学腐蚀物后立即会出现口腔、咽喉及胸骨后、上腹剧烈烧灼痛,可伴吞咽疼痛、吞咽困难、流涎、恶心、呕吐等,如发生剧烈胸痛、皮下气肿、感染症状或休克,提示食管穿孔;出现上腹痛、呕血表明胃可能被涉及;剧烈腹痛可能因胃穿孔所致。损伤呼吸道者可有呼吸困难、咳嗽。严重者还可有高热、大量呕血、休克、昏迷等表现。生存者约 1 周后临床症状可渐缓解。起病后 4~6 周,因食管瘢痕形成而致吞咽困难常持续或更趋明显,也有部分患者延迟至数月后才出现吞咽困难。

急性期口咽部黏膜损伤的体征,可因吞服的腐蚀剂不同而有差别,如吞服硫酸可见黑色痂,硝酸为黄色痂,盐酸为灰棕色痂,醋酸呈白色痂,强碱造成黏膜明显水肿,呈红或棕色并有溃疡。但口腔的烧伤程度与食管损失程度不一定平行。

药物引起的食管炎也可有急性症状,如胃灼热、吞咽困难和吞咽痛等。停药或换用剂型,经一般处理后症状可在 1 周内缓解。少数患者发生呕血、黑便。

三、实验室检查

当腐蚀性食管炎合并食管穿孔、出血或呼吸道感染时可见血白细胞计数升高,血红蛋白降低。

四、辅助检查

1. 放射学检查

X 线检查应在急性炎症消退后,能吞服流食后方可进行食管造影检查,急性期不宜做 X 线钡剂检查,此时食管壁水肿、痉挛,难以判断结果。如有食管瘘或穿孔,造影剂可流入呼吸道,必要时采用碘油造影。如怀疑食管穿孔,应摄立位胸、腹部 X 线片。

依据病变发展的不同阶段及损伤程度不同,X 线检查可分为①轻度:早期为食管下段继发性痉挛,黏膜纹理尚正常,也可轻度增粗、扭曲、后期瘢痕、狭窄不明显;②中度:食管受累长度增加,继发性痉挛显著,黏膜纹理不规则呈锯齿状或串珠状;③重症:管腔明显缩小,甚至呈鼠尾状。CT 对估计灼伤程度及深度的价值尚待评价。

2. 内镜检查

内镜检查是评估食管壁损伤范围及严重程度的最准确、可靠的方法,除休克或穿孔者外,应争取在发病后 24h 内尽早施行,以判断病变范围,防止因狭窄而形成梗阻。但操作需倍加小心,应注意下列事项:①临床表现提示已经发生或可能发生穿孔者应禁忌检查;②检查过程中应尽量少注气;③在条件许可下,力争检查到十二指肠;④如黏膜有明显黑色、棕色、灰色溃疡,且视野不清时,避免勉强通过;⑤尽量避免翻转镜身;⑥检查过程中保证气道通畅。

根据内镜所见,可对腐蚀性食管炎的严重程度进行分级。①0 级:黏膜外观正常;②1 级:黏膜充血,血管扩张,上皮脱落,轻度水肿,可形成小溃疡;③2a 级:黏膜发白,脆性增加,出血、糜烂、渗出、水疱,可见浅表溃疡形成;④2b 级:2a 所见伴散在或环壁深溃疡;⑤3 级:外观呈棕黑色或灰色,多发性深溃疡和坏死组织。0 级、1 级和 2a 级黏膜可完全无痂愈合,炎症消散后不留任何后遗症。2b 级和 3 级的患者中,约 3/4 因管壁很快形成肉芽组织、纤维细胞浸润、新生血管生成,在 3 周内可有胶原纤维形成,收缩后引起食管狭窄。6 周内重新生成上皮,长出致密纤维膜,导致管腔进一步狭窄,甚至完全阻塞或形成瘘管。3 级损伤常为穿壁性,内镜下难以估计其深度,管壁发黑提示组织坏疽、即将穿孔,患者有死亡的危险,这些重度患者应在 6 周时复查内镜。以后则根据需要,继续定期复查,直至病变完全愈合或证实狭窄已形成为止。

药物所致食管炎在内镜下偶见特征性的不连续的黏膜溃疡,有时位于相对的管壁上,形成"对吻"溃疡,以食管生理狭窄处最为好发。由于食管癌的发病率比正常食管要高,尤其是强碱所致而形成的食管狭窄,内镜定期的复查很有必要,并能定期扩张狭窄的食管。

五、诊断及鉴别诊断

腐蚀性食管炎一般根据其病史、症状及体征不难诊断,且常与腐蚀性胃炎并存。但在临床中应注意是否合并有食管的其他病变。对于中老年男性患者而言,还需注意与食管癌的鉴别,食管癌以吞咽困难、消瘦等为主要表现,病情呈进行性加重,X 线及胃镜结合活组织检查可明确诊断。

六、治疗

1. 早期处理

立即终止与致病物质接触,停用可疑药物,并促进已吸收的毒物排出。根据毒物的性质,可考虑选择应用相应的解毒药,如强酸中毒时可采用弱碱、肥皂水、氢氧化铝凝胶、蛋清及牛奶等中和。强碱可用弱酸中和,常用稀醋、果汁等。但也有研究结果表明,采用中和疗法其疗效并不可靠,因为腐蚀性食管炎常发生于食管壁与强酸、强碱接触之间,使用中和或解毒药已为时过晚。除以上治疗外,补充血容量、预防感染及其他支持疗法亦很必要。另外,要注意避免洗胃或催吐,以防已进入胃内的化学腐蚀物再次与食管、气管接触而加重损伤。抗酸药、H_2受体阻滞药、硫糖铝、质子泵抑制药等可能有助于控制化学品引起的食管炎,但确切效果有待进一步研究证实。亦有学者主张在急性期置入鼻胃管,既可以给予鼻饲营养支持,并为日后的扩张食管起到引导作用。

2. 晚期食管狭窄的治疗

晚期食管狭窄的治疗多采用探条扩张,其目的是防治食管腔狭窄,一般在 4~6 周进行扩张,亦可采用激光、微波等方法。如若上述治疗仍不满意,则应进行外科手术治疗,进行食管切除和食管胃吻合,或用结肠代食管以恢复消化道的功能。

七、并发症

吞服腐蚀物质后的并发症可以分为局部和全身两类。

1. 全身并发症

服毒量较多,则有全身中毒现象,重者在数小时内或 1~2d 内死亡。

2. 局部并发症

(1)出血:在服毒后数天内可出现少量呕血,但大量出血则多为坏死组织脱落所致,常出现于 1~2 周内,严重者可致死亡。

(2)食管穿孔:一般碱性腐蚀物较酸性者更易发生食管穿孔,多在食管下端破裂至左侧胸腔,有时穿至气管,形成气管食管瘘。

(3)腐蚀性胃炎、胃穿孔和腹膜炎:以酸性腐蚀物者为多,可呈急腹症表现,病情危重。

(4)呼吸系统并发症:喉水肿、吸入性肺炎、肺脓肿等可以并发于腐蚀性食管炎急性期和瘢痕狭窄时期,尤易发于儿童患者。

(5)食管瘢痕狭窄:常为难以避免的晚期并发症,胃瘢痕狭窄也常并发于吞咽酸性腐蚀物的患者中。

八、预后

轻度腐蚀性食管炎损伤的患者可无并发症。重度患者易出现食管穿孔、出血、气管食管瘘等急性并发症,病死率高。2b 或 3 级腐蚀性食管炎患者约 70% 以上可发生食管狭窄,碱类腐蚀损伤所致食管狭窄患者发生食管鳞癌的危险性是对照人群的 1000 倍。所以先前有腐蚀性食管炎病史的患者其症状发生变化时,应注意合并食管癌的可能。

(邵付劼)

第四节　真菌性食管炎

真菌性食管炎,即真菌侵入食管黏膜造成的食管感染。病原菌以念珠菌最为多见,其中最常见的是白色念珠菌,其次是热带念珠菌和克鲁斯念珠菌。其他少见的有放线菌、毛霉菌、组织胞浆菌、曲霉菌、隐球菌、芽生菌以及一些植物真菌等,这些菌是从外环境中获得的,而不是内生菌丛,其所引起的原发性食管感染仅见于严重免疫低下的患者。主要症状为咽痛、吞咽痛和咽下困难。其症状的轻重与炎症发生的缓急和程度有关。可有厌食、呕血甚至出血。婴儿常伴发口腔鹅口疮,成年念珠菌性食管炎可以在没有念珠菌性口炎的情况下发生。

一、流行病学

真菌在自然界中广泛分布,在已经发现的几千种真菌中可对人类致病的不到100种,而感染食管者只占其中极少数。真菌作为条件致病菌常存在于人体皮肤、黏膜。35%~50%正常人及70%住院患者口咽部可培养出白色念珠菌,当机体抵抗力减弱或正常机体微生物丛间的拮抗作用失衡时便乘虚侵犯多系统引起深部真菌感染。食管是较常侵犯的器官,自1956年Amdren报道以来国内外文献均有不少报道,近年来由于抗生素、激素、免疫抑制药、抗肿瘤药物的广泛应用以及器官移植和慢性衰竭患者日益增多,同时也由于内镜检查的应用诊断水平的提高,因此食管真菌感染屡有报道,尤其是艾滋病、食管癌合并真菌性食管炎颇为常见,但本病的发病率尚不明了,因为许多感染而无症状的患者未做内镜检查。有症状的真菌性食管炎发病率在艾滋病、白血病、淋巴瘤(特别是化疗后)以及一些先天性免疫缺陷综合征的患者中是很高的(艾滋病约占50%),而在一般的以胃肠病为主诉就诊患者中发病率低于5%。在器官移植的患者中有症状的真菌性食管炎发病率相对较低,这可能是由于这些患者进行免疫抑制治疗的同时又采取了有效的措施预防真菌感染,比如念珠菌性食管炎发病率在肾移植患者中为2.2%,心脏移植为0%,骨髓移植为10.9%。病因:念珠菌存在于正常人体的皮肤和黏膜,当机体全身和局部抵抗力降低或大量使用广谱抗生素使其他微生物的生长受到抑制时,念珠菌便会大量生长而致病。因此,念珠菌食管炎多见于:①肿瘤患者,尤其是晚期肿瘤,并接受放射治疗或抗肿瘤药物治疗者;②长期接受抗生素或类固醇激素治疗者;③某些慢性病,如糖尿病或再生障碍性贫血患者;④反流性食管炎,食管黏膜有明显糜烂或溃疡者;⑤艾滋病或艾滋病病毒携带者等免疫缺陷性疾病患者。

二、病因和发病机制

真菌是常存于人体皮肤、黏膜的条件致病菌,是否造成感染与其侵袭力和机体防御力有关。免疫功能低下或缺陷状态、激素或免疫抑制药治疗、长期使用广谱抗生素、慢性衰竭、糖尿病及一些内分泌疾病、肿瘤等均可增加机体对真菌的易感性,致真菌过度生长并侵犯食管等器官引起感染。食管梗阻或运动功能减弱及年老亦可能与真菌性食管炎的发病有关。真菌性食管炎的病原菌以白色念珠菌最为常见,多来自口腔。此病确切发病率尚不明了,Kodsi等发现其内镜检出率为7%。有报道食管癌旁增生上皮中真菌侵犯率高达50%,而真菌性食管炎患者食管癌发病率(17.3%)亦较正常人明显增高。

三、临床表现

真菌性食管炎临床表现轻重差别很大,与发病缓急及炎症范围有关。常见症状为吞咽疼痛,吞咽不畅感或吞咽困难以及胸骨后疼痛或烧灼感,多呈慢性发作,也可呈急性发作或亚急性表现。较少见症状有厌食、恶心、呕吐、出血或高热,严重者甚至可出现穿孔或播散性念珠菌病等,病程较长者可出现营养不良,轻者可无任何症状。真菌性食管炎可伴口腔念珠菌病(即鹅口疮,婴儿多见),口腔及咽部见白色或黄色斑片附着,但并不完全一致。

四、并发症

并发症有食管狭窄、真菌团引起的梗阻、上消化道出血、食管穿孔、食管—气管瘘、真菌扩散以及继发性细菌感染所致的败血症。

五、辅助检查

真菌性食管炎的诊断常需根据病史、临床症状及辅助检查综合得出。主要诊断措施有以下几个方面。

1. 血常规

血常规常可发现中性粒细胞减少。

2. 血清学试验测定

已感染患者血清凝集滴度有 2/3 患者高于 1∶160;用放免法和酶联法检测血清中甘露聚糖抗原(念珠菌细胞壁上的多糖);用琼脂凝胶扩散和反向免疫电泳检测念珠菌抗体;在已感染者血清中抗原及其抗体滴度有 1/3 迅速升高。

3. X 线检查

食管 X 线钡剂造影较常用,可见食管运动紊乱、黏膜弥散性不规则、毛糙或溃疡,因征象多种多样,无明显特异性,诊断价值相对较低。

4. 内镜

内镜检查是目前唯一具有确诊价值的方法,敏感性和特异性均高。内镜下典型征象为食管黏膜弥散性充血水肿,表面有散在的白色或黄色厚伪膜附着,不易剥脱,大小及程度不等,其下黏膜糜烂、质脆、易出血。严重者黏膜见大片豆腐渣样污秽斑块、广泛出血、变脆、糜烂溃疡或息肉样增生,完全剥脱则呈光滑、灰色、质脆,偶见真菌性肉芽肿。Kodsi 等把内镜下真菌性食管炎表现分为四级,1 级:少数隆起白斑,直径 <2mm,伴充血,无水肿或溃疡;2 级:多个隆起白斑,直径 >2mm,伴充血,无水肿或溃疡;3 级:融合的线状或结节样隆起斑块,伴充血和溃疡;4 级:3 级表现加黏膜易脆,有时伴管腔狭窄。

内镜下见食管黏膜附着白色斑块还可能是反流性食管炎、疱疹性食管炎、细菌性食管炎或服用硫糖铝等药物所致,需注意鉴别。真菌性食管炎的白斑附着以食管中下段较严重,但较少累及齿状线,此表现不同于反流性或其他原因所致食管炎,但若真菌性食管炎与其他食管病变合并存在时,内镜下表现可能不典型。诊断时还应注意与真菌性食管炎合并存在的恶性肿瘤。

5. 病原菌检查

多需在内镜下取材进行。真菌性食管炎确诊需内镜下刷检涂片见有真菌菌丝和芽孢,或活检组织病理学检查见组织有菌丝侵入。刷检阳性率显著高于活检,在溃疡底部取活检,用乌洛脱品银染法查菌丝阳性率较高。内镜检查时进行真菌培养主要用于鉴定致病菌株及药敏试验以指导治疗,培养阳性不能单独作为确诊依据。另外,血清凝集素试验大于1:160对确定念珠菌是否为侵入性感染有一定诊断价值。

六、诊断与鉴别诊断

主要依靠内镜检查,结合真菌检查。有上述严重的原发病、长期接受抗生素或类固醇激素治疗者及免疫缺陷患者,出现不同程度的吞咽疼痛和吞咽困难等症状,应及早进行内镜检查。本病须与下列疾病相鉴别。

1. 食管静脉曲张

本病大多有肝脏病史,查体可见门脉高压体征,如脾大、腹腔积液、腹壁静脉曲张等。无吞咽疼痛,也极少发生吞咽困难。胃镜可见食管黏膜呈灰蓝色串珠状、蚯蚓状或团块状曲张静脉。

2. 食管癌

本病多发于中老年人。临床主要表现有进行性吞咽困难、消瘦、贫血等。通过纤维胃镜检查及病理活检可确诊,可合并真菌性食管炎。

3. 其他类型食管炎

化脓性食管炎;疱疹性食管;食管结核:多数食管结核患者年龄轻,造影所见食管扩张性好,即使有狭窄通过亦较顺利,纤维内镜下食管黏膜本身为炎症浸润和溃疡,活检病理可发现干酪样肉芽肿,抗酸染色可找到抗酸杆菌。

七、治疗

抗真菌药物治疗是真菌性食管炎治疗的核心。目前临床上使用的抗真菌药物主要有氟康唑、酮康唑、制霉菌素、两性霉素B、伊曲康唑等,国内仍以霉菌素应用最广。治疗期间应密切注意药物不良反应,特别是肝功损害。氟康唑疗效最好,不良反应较少。还有氟胞嘧啶(5-氟胞嘧啶)和咪唑衍生物如克霉唑也可治疗念珠菌感染。前者脱氨后渗入RNA,破坏菌体蛋白质合成,肠道吸收,不良反应小。后者使真菌细胞质溶解,抑制其生长。常规治疗,一般持续10d,若症状未完全消失尚可延长,通常治疗后症状可迅速改善,X线及内镜下改变1周左右即可完全恢复,不留后遗症。如有全身性真菌感染,可选用两性霉素B静脉注射,其不良反应大,小心慎用,注意毒性反应。在治疗上尚应积极设法消除诱因,特别是合理应用抗生素和皮质激素。白色念珠菌以外的其他真菌感染或伴长期发热者应使用或加用两性霉素B静脉给药。另外,尽可能去除易感因素,消除诱因也很重要,如纠正营养不良、停用或改用部分药物以减少医源性因素、增强免疫力等,有助于增加疗效、防止感染扩散和复发。真菌性食管炎后期并发食管狭窄者可试行内镜下扩张治疗,扩张无效或不宜扩张以及狭窄范围广泛者需手术治疗。

八、预防及预后

正规抗真菌治疗常可取得良好效果,但对抗生素治疗原发感染的同时继发真菌感染,临床颇难处理,治疗效果也不佳。故应合理地应用抗生素和类固醇激素治疗。因真菌感染所致的食管严重狭窄,外科处理时需慎重考虑。食管真菌的医源性感染在临床上并不罕见,广谱抗生素、H_2受体拮抗药、质子泵抑制药均可破坏人体正常菌群间的生物平衡,导致真菌的过度增生及上皮感染。皮质类固醇激素以及其他免疫抑制药可引起机体免疫功能低下,导致食管和内脏的真菌感染。此外，硬皮病、贲门失弛缓症、食管癌也可因食管淤滞导致真菌的移生和感染。因此正确使用抗生素等药物是预防真菌性食管炎最有效的方法。

（邵付劼）

第五节　食管贲门黏膜撕裂综合征

食管贲门黏膜撕裂综合征，是指因频繁的剧烈呕吐，或因腹内压骤然增加的其他情况（如剧烈咳嗽、举重、用力排便等），导致食管下部和（或）食管胃贲门连接处或胃黏膜撕裂而引起以上消化道出血为主的综合征。本病是消化系统的常见急症，具有起病急，症状重，但一般预后良好的特点。

1929年，两位美国学者 Mallory 和 Weiss 最先对本病进行了描述，他们在对因酗酒所致上消化道出血死亡的4例患者进行尸体解剖时，发现有胃黏膜纵向撕裂，故本病又称为 Mallory Weis Syndrome（MWS）。

食管贲门黏膜撕裂症的主要临床表现为上消化道出血。随着20世纪70年代后内镜的广泛应用，发现率逐渐增多，在上消化道出血的患者中，国内报道发病率为1.3%～7.3%，国外为5%～15%。本病总病死率为3%～8%。

一、病因与发病机制

本病多发生在反复剧烈呕吐和酗酒的患者，由于反射性幽门括约肌收缩和胃窦剧烈痉挛，导致幽门闭锁，经实验测量，当幽门闭锁，胃内压升高到160mmHg时，下段食管黏膜和黏膜下层即可发生破裂，甚至发生食管肌层破裂。Atkinson 等测定的干呕健康人胃内压为120～160mmHg，最高可达200mmHg，而作为衡量胸腔内压的食管内压仅为50mmHg，胃和胸腔之间产生了瞬间的巨大压力梯度，这可解释为什么呕吐所致的黏膜撕裂在胸腔而不在腹腔，而且撕裂多在压力阶差最大的胃贲门附近。因压力梯度最大在胃食管连接处，且压力的大小与空腔脏器的直径成反比，所以90%的病例发生在此，仅约10%发生在食管下段。因黏膜纵向撕裂所需张力是水平的一半，故撕裂呈纵向。

临床上凡可引起剧烈恶心、呕吐或其他致腹内压增加的情况，均可导致食管贲门黏膜撕裂，其中较常见原因有大量饮酒、剧烈咳嗽、顽固性便秘、顽固性呃逆、妊娠反应、抬举重物、幽门梗阻、肿瘤患者应用化疗后剧烈呕吐、胃镜检查中 U 形反转观察贲门时手法过猛、观察时间过长等。

二、临床表现

本病可发生于任何年龄，但临床以40～50岁的男性病例多见。典型表现为突发急性上消化道出血，且出血前有反复干呕或呕吐，继之呕血，多为新鲜血液。但也有部分患者出血前无恶心呕吐，且有5%～10%的患者仅表现为黑粪或便血。由于是动脉出血，少数患者特别是有多处裂伤的患者，因出血量大可导致失血性休克而死亡。

三、辅助检查

1. 急诊胃镜检查

急诊胃镜检查为诊断本病最有效的方法。内镜表现为贲门部或胃食管连接处黏膜呈纵行撕裂,80% 病例为一处撕裂,一般长度为 3～50mm,宽度为 2～3mm,也可为多处。伤口呈红色,病变处可有鲜血流出。陈旧性撕裂伤可见裂隙状肿胀、糜烂,有白色苔状物附着,周围黏膜充血水肿,愈合期呈溃疡样改变,周边黏膜略红。内镜不但可明确病因,还可进行治疗,但最好在 24h 内急诊胃镜检查,因本病在发病 72h 后撕裂即可自愈。胃镜操作时 U 形反转检查可能使裂伤加重,应注意操作手法轻柔。

2. 双重对比钡剂造影

多于入院 24h 内或出血停止后进行检查,出血部位的小动脉可表现为一小的圆形透明影。钡剂不能顺利流过黏膜面,而是受阻出现异向流动,在出血灶附近形成一个钡剂充盈缺损区;钡剂不能涂布于活动性出血部位,严重出血时,可被血流截断或冲走形成特征性表现。然而因滞留于胃内的钡剂可妨碍内镜观察或选择性腹腔动脉造影检查,所以双重造影应安排在这些检查之后进行。

3. 选择性腹腔动脉造影

对无法耐受或有其他严重疾病而不能做急诊胃镜的患者,以及内镜或钡剂未发现病变者,可进行血管造影检查,可检出速度为每分钟 0.5mL 的出血。有出血的患者,血管造影可见造影剂自食管和胃交界处外溢,虽然造影可对本病做出诊断,但毕竟是有创检查,所以如患者情况允许,应尽量进行胃镜检查。

四、诊断与鉴别诊断

1. 诊断

根据病史,临床表现,特别是结合内镜检查,对本病做出正确诊断并不难,关键是要及时进行胃镜检查。

2. 鉴别诊断

MWS 需与下列疾病进行鉴别。

(1)糜烂出血性胃炎:可表现为呕咖啡样物,部分患者可呕鲜血。但一般伴有无规律的上腹部疼痛,发病前多有服用非甾体抗炎药或大量饮酒病史。另外,一些危急重症或严重感染的患者在晚期可出现因糜烂出血性胃炎所致的上消化道出血,胃镜见胃黏膜呈多处糜烂出血,可予鉴别。

(2)消化性溃疡并出血:以呕咖啡样物和排黑便多见,既往多有慢性上腹部疼痛,秋冬季发作,空腹痛及夜间痛多见,并伴有反酸、胃灼热等症状,出血后疼痛反而减轻,胃镜见胃或十二指肠溃疡形成,可确诊。

(3)食管胃底静脉曲张破裂出血:可表现为呕鲜血,但呕血量大,常合并失血性休克,既往多有慢性肝病史,查体可见蜘蛛痣、肝掌、脾大和腹腔积液等肝硬化或门脉高压表现,胃镜检查见食管和(或)胃底静脉曲张,可以鉴别。

(4)食管癌合并出血:可表现为呕血,但既往有进行性吞咽困难、消瘦、贫血等表现,胃镜可见食管腔内肿物,并通过活检病理证实。

(5)食管自发性破裂:表现为剧烈呕吐后出现突发胸痛、呼吸困难、纵隔或皮下气肿,也可有呕血,因为是食管全层破裂,不同于食管贲门黏膜撕裂症,后者是食管—胃黏膜的不完全撕裂。

五、治疗

因为75%～90%的患者出血可自行停止,且很少会发生再出血,所以治疗只需支持疗法和对症处理。

1. 一般治疗

卧床休息,严密监测生命体征及每小时尿量,保持呼吸道通畅,避免呕吐时引起窒息。定期复查血常规,必要时监测中心静脉压,尤其是老年患者。出血时给予禁食,必要时可以放置胃管抽出胃内容物,避免饱餐的胃加剧撕裂。

(1)积极补充血容量:保证充足的静脉通道,必要时输血,需保持血细胞比容(Hct)在30%以上,血红蛋白浓度在70g/L以上。但应避免输血及输液量过多引起急性肺水肿或再出血。

(2)制酸、止血:只有当胃内pH>6.0以上时,才能有效的形成血小板聚集及血液凝固,所以须快速提升胃内pH值,通常静脉给予制酸剂,H_2受体拮抗剂、质子泵抑制剂等,目前临床上多采用后者。

(3)止呕:呕吐剧烈者可以给予止呕药。大多数食管贲门黏膜撕裂出血患者经药物治疗完全可以治愈。

2. 药物治疗

只有当胃内pH>6.0以上时,才能有效的形成血小板聚集及血液凝固,所以须快速提升胃内pH,通常静脉给予制酸剂,H_2受体阻滞药(如西咪替丁、法莫替丁等),质子泵抑制剂(如奥美拉唑等,目前临床上多采用后者。加强黏膜保护,可口服硫糖铝、双八面体蒙脱石(思密达)、复方谷氨酰胺(麦滋林)等;静脉使用止血类药物:氨基己酸(6-氨基己酸)、氨甲苯酸(止血芳酸)、血凝酶(立止血)、垂体加压素等;口服止血药物:0.8%去甲肾上腺素生理盐水溶液、凝血酶等。

可静脉滴注雷尼替丁或法莫替丁。

(1)雷尼替丁注射液:50mg,稀释后缓慢静脉滴注(1～2h),或缓慢静脉推注(超过10min),或肌内注射50mg,以上方法可一日2次或每6～8h给药1次。

严重肝、肾功能不全患者慎用雷尼替丁注射液,必须使用时应减少剂量和进行血药浓度监测;妊娠和哺乳期妇女除非必要时才用。

(2)法莫替丁注射液:20mg,一日2次,用0.9%氯化钠注射液或葡萄糖注射液20mL进行溶解,缓慢静脉注射或与输液混合进行静脉点滴。

对于严重肾功能障碍的患者,会出现法莫替丁血中浓度的蓄积,所以应调整给药剂量;出现皮疹或荨麻疹、红斑等不良反应时,应停药就医;孕妇禁用;哺乳期妇女使用时应停止授乳。

(3)奥美拉唑:静脉滴注,首剂80mg,之后改为每小时8mg维持,至出血停止。

3. 内镜下治疗

随着内镜技术的发展,治疗内镜技术在消化道出血紧急止血中起着非常重要的作用,对出血量大,活动性出血或内镜发现有近期出血的患者都应进行内镜止血治疗。

(1)局部喷洒止血术:其机制是利用局部喷洒药物收缩血管或在创面形成收敛膜以达到止血的目的。主要用于活动性渗出性出血,尤其适用于撕裂较表浅者。常用药物如下。

1)0.8%去甲肾上腺素生理盐水溶液,每次可喷洒 20～40mL,有高血压者慎用,同时注意监测血压。

2)凝血酶,浓度为 5000U/40mL。

3)孟氏液,即碱式硫酸亚铁,浓度为 5%～10%,用量大时,可出现腹痛和呕吐等不良反应。在内镜下见到活动性渗出性出血后,用生理盐水先冲洗病灶表面渗出血块,直视下向出血灶喷洒止血药物。该方法止血效果确切,安全,不良反应小,操作简便。

(2)注射止血术:其机制是通过向撕裂边缘或出血点注射药物,以压迫、收缩血管或通过局部凝血作用达到止血目的。常用药物如下。

1)高渗盐水—肾上腺素(HSE),由 3%氯化钠液 9mL 与 1:1000 肾上腺素 1mL 配制而成,每点注射 0.5～2mL,总量为 5～10mL。

2)1:10000 肾上腺素 1mL,1:1000 肾上腺素加生理盐水至 10mL,每点注射 0.5～1mL,总量不超过 10mL。

3)1%聚多卡醇,总量不超过 5mL。

4)其他:15%～20%高渗盐水、生理盐水、95%～100%无水乙醇、凝血酶等也可选用。

在内镜直视下,先用生理盐水冲洗撕裂创面渗血,从活检道插入注射针,沿撕裂黏膜的边缘逐点注射或直接在出血点处注射止血。Josep 等对 63 例食管贲门黏膜撕裂综合征随机分为两组,一组行内镜下先注射 1:10000 肾上腺素,继之以 1%聚多卡醇注射,而另一组给予传统治疗,结果显示注射止血术能有效地止血,并且能降低再出血率,减少住院时间及输血量,但不能降低病死率。Yen 和 Ramon 等研究也显示注射止血术能成功治疗急性严重活动性出血。注射止血术操作简便,疗效确切,费用低廉。但要注意并发症的发生,如食管穿孔、食管贲门狭窄、高血压、心率失常等,故不宜反复注射,应严格控制注射药物的浓度,同时应注意监测血压、心率等。

(3)金属钛夹止血术:该方法是近年来国内外广泛开展的一种有效的内镜止血术。其基本方法是在内镜直视下,利用金属止血夹,直接将出血血管或撕裂的黏膜夹持住,起到机械压迫止血及缝合作用,能达到立即止血及预防再出血的目的。主要适用于有活动性及再出血迹象的撕裂患者。Yasuharu 等对 26 例食管贲门黏膜撕裂征患者放置了金属钛夹,平均放置了(2.8±1.6)个,疗效确切,无再出血及并发症的发生,内镜随访未发现金属夹造成组织损伤和撕裂。Shih 组的研究报道有 1 例患者发生再出血,再次放置止血夹后出血停止,长期随访未发现再出血。该方法止血率高,安全,操作简便,组织损伤小,并发症少,仅个别报道有穿孔发生。钛夹通常在 1～3 周自行脱落,随粪便排出体外。

(4)微波止血术:微波治疗可使组织中的极性离子在瞬间发生局部高速震荡,从而产生高温,使蛋白凝固,达到止血的目的。在内镜下将微波电极紧贴出血处行固化治疗,选择功率为 30～50W,通电时间 5～8s,辐射后病变处出现白色凝固斑或呈棕黑色,可多点辐射,直到出血停止。杨毅军等报道微波治疗一次治疗止血率达 100%,随访 3 个月,患者无继发症状出现,也未见瘢痕性贲门狭窄。该方法操作简便,疗效确切,不影响撕裂黏膜愈合。但由于食管没有浆膜层,撕裂的部位较薄,不宜反复操作,以防透壁性损伤和穿孔。

(5)其他:电凝止血术,该方法是利用高频电流通过人体产生热效应,使组织凝固,从而止血。方法与微波止血术相似。电凝止血术疗效可达 80%～90%,其并发症主要有穿孔和出血,在操作时电凝强度不能过高,通电时间不能太长,术后给予口服肠道抗生素、止血药及黏膜保护剂等,24h 内禁食。其他还有热探头止血术、激光光凝治疗等,其基本原理均为使局部产生高温,达到组织凝固止血目的。

4. 血管造影后栓塞治疗

如患者出血不止,胃镜检查又未能发现出血灶,则可选择血,管造影栓塞治疗,可将血管造影导管尽量接近动脉,多为胃左动脉,然后从导管注入吸收性明胶海绵和硅胶小球等,20min后重复造影了解出血情况,若仍有造影剂外溢,可重复注入栓塞剂。

5. 手术治疗

有 5% ~ 10% 的患者因大出血或持续性出血经内科治疗无效,最终需采取手术治疗,多采用撕裂黏膜叠层缝合术。

（李　磊）

第六节　贲门失弛缓症

贲门失弛缓症是一种原因不明的以下食管括约肌(lower esophageal sphincter, LES)松弛障碍和食管体部无蠕动为主要特征的原发性食管动力紊乱性疾病,也被称为巨食管症或贲门痉挛。临床常见症状主要有吞咽困难、食物反流以及下段胸骨后疼痛或不适,可伴有体重减轻,甚至营养不良,严重影响患者的生活质量。在我国尚缺乏本病的大样本流行病学资料,在欧美等西方国家,该病的发生率有逐渐上升趋势,约在 1/10 万,本病多见于 30 ~ 40 岁的成年人,男女发病比例大致相同,但其他年龄段也可发病,有 5% 的患者在成年前即已发病。

一、病因和发病机制

发病原因尚不十分清楚。发病机制有先天性、肌源性及神经源性三种学说。目前人们广泛接受的是神经源性学说,即贲门失弛缓症患者的病理改变主要在神经而不在肌肉。食管的正常运动和 LES 的正常舒缩功能受中枢迷走神经、颈、胸交感神经和食管壁内的肌间神经丛共同精细调节。食管远端包括 LES 壁内神经系统有两种重要神经元,一种为胆碱能神经元,释放乙酰胆碱兴奋食管平滑肌引起收缩,另一种是抑制环行肌层的非肾上腺能非胆碱能(NANC)神经元。NANC 神经元主要由氮能和肽能神经元构成。氮能神经释放的一氧化氮(NO)和肽能神经释放的血管活性肠肽(VIP)及降钙素相关肽(CGRP)等调节 LES 的松弛。研究发现贲门失弛缓症患者食管及胃底部 NO 神经元明显减少,NO 神经元减少进一步使 VIP 减少,从而导致 LES 压力升高。有研究表明,贲门失弛缓症肌间神经丛的乙酰胆碱酯酶(AchE)阳性神经减少,同时伴有 LES 乙酰胆碱酯酶活力的降低,LES 细胞膜,上的乙酰胆碱酯酶数量减少,进而降低乙酰胆碱的水解速度,使最终作用于平滑肌的乙酰胆碱量增加,平滑肌收缩能力升高,而导致贲门失弛缓症的发病。神经源性学说认为贲门失弛缓症的病变不在 LES 本身,而是支配 LES 的肌间神经丛中松弛 LES 的神经减少或缺乏引起。

继发性贲门失弛缓症是其他不同疾病所引起与贲门失弛缓症有相似症状的疾病,包括感染性疾病(如 Chagas 病)、神经肌肉变性(继发性假性小肠梗阻)及创伤性(胃底折叠术)等。其中 Chagas 病(南美洲锥虫病)为寄生虫感染破坏肌间神经丛的节细胞导致食管体部扩张及贲门部失弛缓。另外,有一些贲门失弛缓症病例可继发于胃食管反流病。

1. 病毒感染部分

患者的咽下困难突然发生,且具有食管壁肌层神经和迷走神经的退行性变,故有人认为本病可能与神经毒性病毒感染有关。也有报道用补体结合试验在部分患者血清中检测到水痘—带状疱疹病毒。但目前的研究资料并未发现神经组织内有病毒颗粒,流行病学亦无支持病毒感染的依据,最近报道认为贲门失弛缓症与病毒感染并不相关。

2. 基因遗传因素

有研究认为某些患者的发病可能与基因遗传有关,与贲门失弛缓症相关的三 A 综合征患者存在染色体上 12q13 特定基因的点突变,导致相应无功能蛋白的表达。而 HLA – DQ1 等位基因亦发现与贲门失弛缓症发病显著相关。目前流行病学调查并未发现贲门失弛缓症患者有明显家族史。

3. 自身免疫因素

有学者认为贲门失弛缓症的发病与位于环肌层和纵肌层之间神经丛慢性非特异性炎症有关,研究表明肌间神经丛炎性浸润可能由血清中的抗神经元抗体引起。最近研究表明,贲门失弛缓症患者血清中存在抗肠肌丛抗体,且有补体参与了贲门失弛缓症自身免疫的发病过程,但目前补体激发机制尚未完全明白。自身免疫原因作为贲门失弛援症的重要病因之一也越来越受到学者的重视。

二、临床表现

大多数患者起病缓慢,起病时症状不明显,呈间歇性发作症状。突然起病者多与情绪波动有关。

1. 吞咽困难

吞咽困难是本病最常见、最突出的表现,占 80% ~ 95%。吞咽困难的特点是时轻时重,多不进行性发展,而呈间歇性发作,常因情绪因素及进食刺激性食物诱发,有时患者自己会采取伸脖子、挺胸、双手过头、突然站起等方法来减轻吞咽困难,当疾病发展至食管明显扩张时,吞咽困难反而减轻。后期症状可为持续性,普食或流食都可出现梗阻,但很少有食管癌的患者从固体到流食到液体的规律性吞咽困难的发病过程。

2. 反食

反食发生率可达 90%,反流物为潴留在食管内的食物,体位改变即可反流出来。常在进餐或餐后发生反食,因反流物未与胃酸接触,故多不呈酸性反应。患者常主诉仰卧位睡眠时床上有反流物。由于食管所在位置及其与气道的密切关系,反食可造成误吸,部分患者可出现咳嗽、咳痰、发生呼吸道反复感染乃至吸入性肺炎。极度扩张的食管压迫邻近组织器官可发生发绀及声嘶等。

3. 疼痛

疼痛占 40% ~ 90%,多位于胸骨后,常在进食后发生,并时常迫使者停止进食。疼痛性质不一,可以是闷痛或刺痛,类似心绞痛的胸痛,单纯根据临床表现很难区分,甚至可用硝酸盐类缓解,但与快速进餐关系密切,有热饮缓解,冷饮加重的特点。

4. 体重减轻

重症、病程较长时,可出现体重减轻,但营养不良一般不重。小儿则影响生长发育。

三、辅助检查

1. 胸部 X 线片

贲门失弛缓症早期,胸片多无异常表现。典型的贲门失弛缓症晚期,胸片可发现纵隔旁阴影,食管内可见液平面,胃泡区无气体等。

2. 食管钡剂造影

食管吞钡摄片为本症的首选诊断方法,有确诊价值。要获得满意的检查结果,最好先下较粗的胃管抽净潴留物,并对食管加以清洗。动态造影可见食管的推进性蠕动收缩消失,食管上段有蠕动收缩,卧位时不能再被推进,立位时钡剂充盈食管,食管体部远段明显扩张,与近端形成鲜明对照。LES 不随吞咽出现松弛,而呈间歇性开放,远端食管光滑变细如鸟嘴状。X 线诊断重要特征是:狭窄部边缘是对称的、光滑的,食管壁柔软绝无僵硬感,应仔细观察。日本学者把食管扩张分为三度:Ⅰ度扩张直径 < 3.5cm,病变范围仅位于食管下端;Ⅱ度扩张直径 3.5 ~ 6.0cm,病变范围波及食管下 1/3 段;Ⅲ度扩张直径 > 6.0cm,部位已达食管下 2/3 段。早期病变食管未见扩张,但发现食管第一级收缩仅达主动脉弓水平,以下完全被一种非推进收缩所取代。病变严重时因食管腔内压增高,有时可见内压性憩室。

3. 上消化道内镜检查

上消化道内镜检查为本症必不可少的鉴别诊断方法。镜检时可见食管体部管腔扩张或弯曲变形,可伴憩室样膨出,并可见到腔内存留未消化食物和液体,常影响细微观察,有时可见到体部食管呈环形收缩。食管下段括约肌持续收缩使食管出口关闭,但给胃镜稍稍柔和加力,镜端尚可进入胃腔内,此点与肿瘤等所致的狭窄难以推进感有所不同。内镜检查还可观察到食管壁的一些继发性改变,诸如溃疡、糜烂、炎症等。内镜检查最重要的作用在于,通过细微观察与活检,除贲门部恶性肿瘤的可能,此点对老年患者尤为重要。胃镜进入胃腔后,对胃底、穹窿部反转观察不应省略。食管贲门癌可继发于贲门失弛缓症,甚至可发生在食管中、上部。内镜超声检查可见食管层次清楚,食管壁可有不同程度增厚,尤其以肌层最为显著。若为肿瘤所致,超声内镜可发现异常低回声区。

4. 食管测压

食管测压能从病理生理角度反映本症特征,是早期诊断本症或鉴别有疑问病例的有效手段。其特征性改变可出现在 X 线、内镜等改变之前。因为本症是持续性的,故测压检查不难得出有意义的结果。

贲门失弛缓症测压所见的特征性改变为:①体部食管缺乏蠕动;②吞咽时 LES 松弛不完全,LES 呈现高压状态(超过 30mmHg)。可供诊断时参考的改变还有:食管腔内基础压升高;出现等压波形等。必要时,测压术还可为药物诱发(缓解)试验提供客观依据。如以测压所见特征性改变为确诊标准,食管 X 线钡剂造影可以诊断出 63% 的病例,而单用上消化道内镜能诊断者不到 33%。可见放射线法与内镜法并非特异诊断方法,少数情况下,食管测压甚至也并非唯一诊断方法。

5. 食管通过时间测定

常用方法有吞咽食管通过时间、放射性核素食管通过时间和钡剂食管排空指数测定,上述几种检查方法可以判断食管运动是否正常,了解食管运动功能的治疗效果。

四、诊断及鉴别诊断

1.诊断

具有典型的临床症状,持续时间至少6个月,一般情况较好,无明显体征。X线有食管下端"鸟嘴样"样改变的典型征象或经食管测压均可确诊本病。难以明确时,可进行内镜检查、超声内镜及食管通过时间测定等辅助诊断,并能确定有无食管并发症,并做出鉴别诊断。

2.鉴别诊断

(1)伴食管狭窄的反流性食管炎:本病患者反流的内容物与食管贲门失弛缓症不同,其反流物多呈酸臭味,有时含有胆汁。X线检查时食管下端无典型的鸟嘴样改变,食管测压时LES的压力下降且压力带较短。患者多有反酸、胃灼热的慢性病史,内镜和食管的pH监测可显示黏膜炎症及反流现象。

(2)冠心病:胸痛明显的患者应和冠心病相鉴别。冠心病发作时有典型的心电图改变,且疼痛多因劳累而诱发,而本病多为吞咽诱发,常伴有吞咽困难。

(3)弥散性食管痉挛:本病也是一种原发性食管动力性障碍性疾病,X线钡剂检查时有开塞钻样表现,与贲门失弛缓症不同,食管测压亦能做出鉴别。

(4)结缔组织病:不少结缔组织病,如硬皮病、红斑狼疮、皮肌炎、淀粉样变及混合性结缔组织病,都可出现不同程度的吞咽困难、胸痛、反食等症状,甚至X线检查时还可发现食管蠕动缓慢、不规则乃至食管扩张,但是无远端食管固定性狭窄。此类疾病共同的临床特征有长期不规则发热,关节痛,不同程度的皮肤及内脏损害,病程缓解和加剧交替,免疫球蛋白增高,狼疮细胞阳性等。细心的医生应当能发现这些结缔组织病的诊断线索。食管测压十分有助于两者的鉴别诊断。

(5)假性失弛缓症:易发生于年龄较大的患者,症状发生突然,早期即可出现消瘦,主要是由于肿瘤浸润造成的功能损害。这种损害可以和真正的贲门失弛缓症完全一样,甚至占到食管测压术诊断为"贲门失弛缓症"病例的5%,文献报道此类肿瘤中胃癌(特别是贲门胃底癌)最为常见,其他包括胰腺癌、前列腺癌、支气管源性癌及淋巴瘤。严重的反流,性食管炎或食管消化性溃疡造成的纤维化亦包括在内。

因此,细致的内镜检查必不可少(包括高质量与足够数量的活检标本),此类情况下,胃镜前端通过结合部位时阻力较大,甚至无法进入(切忌强进)。临床医生在做出贲门失弛缓症的诊断时,要警惕假性贲门失弛缓症存在的可能性。

五、并发症

1.反流所致的食管外并发症

食管反流物被吸入气道时可引起支气管和肺部感染,尤其在熟睡时更易发生。约1/3患者可出现夜间阵发性呛咳或反复呼吸道感染。反流物刺激还可诱发咽炎、哮喘等疾病。

2.食管本身的并发症

本病可继发食管炎、食管黏膜糜烂、溃疡和出血、压出型憩室、食管气管瘘、自发性食管破裂和食管癌等。本病食管癌的并发率为0.3%~20%,当贲门失弛缓症并发癌变时,症状极不典型,应定期进行内镜检查。

六、治疗

1. 药物治疗

许多药物可减少食管下括约肌的压力,但临床治疗效果欠佳。抗胆碱类药物如阿托品、颠茄等多无作用。目前报道最多的是应用硝酸酯类和钙离子拮抗药。硝苯地平,每次 10mg,3 次/天;异山梨酯,每次 5mg,3 次/天,可在餐前 15min 舌下含服。药物治疗的短期有效率可达 50% ~ 70%,但长期疗效(1 年后)差。因此,口服药物仅用于临时缓解吞咽困难或用于术前准备。

2. 肉毒毒素注射治疗

肉毒毒素(botulinum toxin,BTX)是梭状芽胞杆菌属肉毒梭状菌产生的外毒素,分子量约为 15 000 的蛋白质,以其抗原性不同分为 A ~ G 共 7 型,目前只有 A 型用于临床,它作用于神经肌肉接头处,抑制乙酰胆碱的释放,导致肌肉松弛和麻痹。目前,肉毒毒素被广泛用于临床治疗不同类型的神经系统和眼科疾病。肉毒毒素的不良反应较少,且持续时间短暂,大多能耐受。肉毒毒素注射治疗贲门失弛缓症时,在内镜下将食管下括约肌分成四个象限,用硬化药注射针沿 LES 周径(一般 4 个点)分别注入 1mL(20U/mL 或 25U/mL)肉毒毒素注射液,总量 80 ~ 100U。超声内镜引导下的注射治疗是近年发展起来的一种新的肉毒毒素注射治疗方法。超声内镜为区分消化道和周围结构提供了准确可靠的方法,它可以鉴别食管下段括约肌,并确保将肉毒毒素注入其内,从而最大限度地发挥疗效,减少复发的机会。与气囊扩张或肌层切开术相比,肉毒毒素注射治疗的不良反应少,少数患者有胸部疼痛症状,但能很快缓解。肉毒毒素注射治疗总有效率约 85%,但持续时间短,50% 半年后复发。而第 2 次治疗时仅有 76% 有效,而且在以后的治疗中有效率会越来越低。

此外,尚有 25% 患者表现为原发耐药,且反复注射肉毒杆菌毒素使以后的手术和扩张更为困难,且术后疗效不好。因此本法适用于药物治疗失败、下食管括约肌的扩张和外科手术治疗风险大的老年患者或拒绝创伤性治疗的患者。

3. 扩张治疗

扩张治疗是目前治疗贲门失弛缓症首选的非手术治疗方法。可采用常规探条扩张器和气囊扩张器。常规探条扩张器对食管良性消化性狭窄很有效,但对贲门失弛缓症仅能暂时缓解吞咽困难症状,疗效仅数天,且可并发穿孔,故一般不用于治疗贲门失弛缓症。目前大多采用气囊扩张,使食管下括约肌发生部分撕裂,解除食管远端梗阻,缓解症状。气囊扩张术的方法有透视下或非透视下胃镜直视下进行。扩张治疗的关键在于贲门狭窄区能否充分扩张,一般扩张压力通常为 300mmHg,时间为 10 ~ 180s,疗效满意者占 69.2%。

据国外文献报道 75% 的患者一次扩张的疗效可维持 5 年以上。多数人主张一次扩张,也有人主张逐渐加压,多次扩张。目前倾向于采用逐步增加气囊直径的方法,可降低食管穿孔的发病率。扩张治疗的主要并发症有:食管穿孔、吸入性肺炎、食管撕裂、消化道出血等,其中最严重的是食管穿孔,发病率 1% ~ 5%。如果患者术后出现疼痛、皮下气肿,均应想到食管穿孔的可能,可进行水溶性造影剂造影确诊,及早进行手术修补,因此仅宜在能开展胸外科手术的医院内完成。气囊扩张由于其方法简单,不必住院,费用较低等更适合我国国情。

4. 支架治疗

食管支架是治疗食管狭窄方法之一,对进行腔内支架的病例进行回顾分析发现,腔内支架式治疗贲门失弛缓症能疏通患者进食通道,改善患者进食能力。在食管支架置放术中及术后可出现胸痛、异物感、胃食管反流、出血、穿孔、支架阻塞及移位等并发症。由于相关研究还较少,故是否采取支架置入治疗本症必须谨慎,轻、中度的贲门失弛缓症不主张支架治疗。

5.手术治疗

目的是降低 LES 的压力,减轻患者的吞咽困难,又要保持一定的 LES 张力以避免术后的反流。Heller 于 1913 年首先报道食管贲门肌层纵行切开术。经胸的 Heller 肌层切开术是开放性手术的标准方法,近年来此手术可经胸、腹用腹腔镜或胸腔镜进行。术后症状缓解率可达80%~90%。目前争论较多的是:手术入路选择及是否附加抗反流手术。

主张经胸者认为手术暴露好,易于肌层切开,对贲门周围结构破坏少,可同时处理并发的食管下段憩室等疾病。主张经腹者认为腹部切口创伤小,对呼吸功能影响也小,便于同时处理腹腔合并疾病。Heller 肌切开术是否联合抗反流手术也是争论的另一个问题。反对常规使用抗反流手术的人认为单纯 Heller 肌切开术后反流并不高,术后出现胃食管反流可以用药物很好控制,并且抗反流手术可能造成术后持续的吞咽困难或复发。认为需要联合抗反流手术的学者认为 Heller 肌层切开破坏食管下段肌层原本的生理功能,会导致术后严重的反流,而胃食管反流是引起贲门失弛缓症手术晚期失败的主要原因。Malthaner 等报道单纯 Heller 肌切开术后 20 年胃食管反流的发病率可达到 78%。抗反流手术可有效降低手术后胃食管反流率。近 10 余年来,经腔镜改良 Heller 手术在西方国家广泛开展,与传统的开放式手术相比,具有操作简单、手术创伤小、术后疼痛小、住院时间短、康复快、手术瘢痕小、疗效佳等优点,有逐渐取代传统的开放手术的趋势,已经成为手术治疗的首选。

七、预后

本病一般预后良好,大多数患者如能坚持药物及气囊扩张治疗可获得较好疗效,有10%~20%患者扩张效果不满意可考虑手术治疗。如若并发食管癌则预后差。

(李瑞莉)

第七节　Barrett 食管

Barrett 食管是 1950 年由 Norman Barrett 首先描述出来的,他发现慢性食管下段溃疡的表面被覆着柱状上皮,Barrett 食管可以简单地定义为食管柱状上皮化生。1998 年美国胃肠病学会定义 Barrett 食管为内镜及病理证实食管上皮发生小肠上皮化生,但应除外贲门肠上皮化生。自 19 世纪 70 年代以来,Barrett 食管在西方的发病率较高,并且与食管下端腺癌的发生有明确的关系,在美国每年约有 0.5% 的 Barrett 食管患者进展为食管腺癌。因此人们对 Barret食管进行早期诊断和治疗,用以降低食管腺癌的发病率。

一、病因

Barrett 食管的病因及发病机制尚不清楚,可能与以下因素相关。①能引起胃食管反流的疾病:食管上皮长期暴露于酸环境中导致慢性食管炎症,在食管上皮损伤修复过程中,食管鳞状上皮被柱状上皮所替代形成了 Barrett 食管。这种上皮的化生称为肠上皮化生,肠上皮化生可进一步发展成为异型增生,并最终进展为腺癌。因此胃食管反流病(gastroesphogealreflux disease,GERD)是 Barrett 食管的重要病因,其他还包括食管下括约肌阙如、食管裂孔疝、全胃切除术后等;②人种:白种人较其他人种 Barrett 食管的发病率要高;③其他:男性、肥胖、吸烟以及年龄同样与 Barrett 食管密切相关。

二、定义及分类

内镜检查发现食管远端有明显的柱状上皮化生并经病理组织学证实,即可诊断为 BE,强调必须详细注明组织学类型及是否存在肠上皮化生。Barrett 食管内镜诊断要明确两个交界线,一是齿状线即 Z 线,为食管鳞状上皮和胃柱状上皮交界线(ssquamocolumnar junction,SCJ),内镜表现为两种色调不同黏膜的交界线,呈齿状,边缘不齐。二是食管—胃交界线(esophagus - gastro junction,EGJ),内镜判断为食管腔与胃纵行皱襞交接处,其内镜下定位的标志为最小充气状态下胃黏膜皱襞的近侧缘和(或)食管下端纵行栅栏样血管末梢。正常情况下 Z 线与胃食管交界线一致,但有不超过 20% 正常人两者不一致。Barrett 食管内镜下必须观察到 EGJ 上方任何长度的柱状上皮化生(包括柱状上皮岛),其典型表现是 EGJ 的近端出现橘红色柱状上皮,即 SCJ 与 EGJ 分离,因此,明确区分 SCJ 和 EGJ 对识,别 BE 十分重要。文献提示,SCJ 与 EGJ 分离在 1cm 以下时,多与正常贲门区相混淆,因此在诊断 SSBE 时,小于 1cm 长度要谨慎。

Barrett 食管根据其在内镜下的形态可以分为三型。①全周型:病变红色黏膜向食管延伸,累及全周,与胃黏膜无明显界限,其游离缘距食管下括约肌在 3cm 以上;②岛型:齿状线处 1cm 以上出现斑片状红色黏膜或红色黏膜内残留岛状灰白色黏膜;③舌型:与齿状线相连,伸向食管呈舌形或半岛状。在我国,全周型发病率为 22.58%,岛状为 56.81%,舌型为 21.08%。

Barrett 食管根据其内镜下长度分类分为长段 BE(long segment Barrett esophagus,LSBE)和短段 BE(short segmentBarrett esophagus,SSBE)两种类型。长段 BE 指粉红色病变累及全周并且长度≥3cm,未累及全周或虽累及全周但长度 <3cm 的为短段 BE。LSBE 发病率为21.81%,SSBE 为 78.19%。LSBE 比 SSBE 食管下括约肌压力低、食管下端蠕动功能低、食管下端 pH 更低、反酸强度更强、并发症要多,肠化生及异型增生的检出率也多。据研究,上皮演变为异型增生的发病率在长段 BE 为 19% ~24%,而在短段 BE 为 8% ~12%。但是,短段 BE 与长段 BE 之间以及长短段 BE 与食管腺癌之间有何演变关系尚无法确定。

BE 组织学分型包括:①胃底型:可见主细胞和壁细胞;②贲门型:有胃小凹和黏液腺,但无主细胞和壁细胞;③特殊肠化生型:不完全小肠或结肠表型,表面有微绒毛和隐窝,杯状细胞是其特征性细胞。17 篇文献 782 例 BE 有病理结果,其中胃底型 34.65%,贲门型 39.26%,特殊肠化型 33.38%。

三、自然病史

发病开始在儿童,据报道最年轻者只有 8 个月。因化生段的长短难准确量出,故不易评估化生的进展速率。据 10 年的追踪观察,化生段每年可增长 0.5 ~1.7cm。但也有无增长者。严重化生可达食管全长,化生长度的中位数为 5 ~10cm。

四、临床表现

Barrett 食管患者无特异性症状,约51% 的患者可存在胃灼热、反酸、胸骨后痛等反流性食管炎的症状,并发食管腺癌时还可有吞咽困难等表现,但患者往往在进行胃镜检查时才可发现。食管狭窄也较为常见,突出症状为吞咽困难,狭窄部位多位于 SCJ。溃疡多发生于柱状上皮,称为 Barrett 溃疡,部分可合并隐性出血。

五、诊断

1. 内镜诊断

Barrett 食管的诊断主要依靠胃镜筛查及病理来进行诊断。美国综合 Barrett 食管的高危因素,对具有如下危险因素的患者进行筛查,危险因素包括:慢性 GERD 患者、白种人、男性、年龄大于 60 岁、肥胖、吸烟。国内报道,中国人 Barrett 食管情况也呈逐年升高趋势,男:女 = 2.08:1,Barrett 食管患者在筛查后若无异型增生,可在 1 年后复查胃镜,仍无异型增生者可在 3~5 年后再进行胃镜检查;Barrett 食管患者在筛查时有轻度异型增生则需在 1 年内重复胃镜及病理活检,直至无异型增生为止;Barrett 食管患者在筛查时若有重度异型增生,则需在 3 个月内进行复查,以确定有无癌变的可能。胃镜筛查时需要在食管下端病变范围内的四个象限内均进行活检,每 1~2cm 取一块活检。内镜诊断的敏感性为 86%,特异性为 88%,若增加碘染,敏感性可达 98%。

2. 其他诊断方法

Barrett 食管还可通过上;消化道造影、放射性核素检查等方式进行诊断,但诊断的敏感性和特异性都较内镜检查逊色。

六、伴发,症和并发症

BE 中伴发食管裂孔疝为 17.90%,并发食管狭窄的有 39.09%。BE 中伴异型增生为 13.31%,其中低度异型增生(LGD)9.55%。腺癌发病率为 0.61%~15%,尤其具有以下危险因素更应提高警惕:男性、吸烟或饮酒、肠型上皮型 BE 有持续重度反流或吞咽困难、高度异型增生、合并硬皮病、抗反流手术后再发狭窄或反流未能控制。

七、治疗

Barret 食管的治疗宗旨是长期消除食管反流症状,促进食管黏膜的愈合。其治疗主要分为内科药物治疗、外科手术治疗两方面。内科药物治疗主要采用抑酸药,最常用的是质子泵抑制药(pronton pump inhibitor,PPI)和 H_2 受体拮抗药。治疗成功的指标应是基础胃酸分泌减至 <1mmol/h,同时食物刺激后的酸分泌亦显著减少。奥美拉唑 20mg/d 使用 8 周后,只有 60% 左右的严重消化性食管炎患者痊愈。治疗失败是因奥美拉唑尚未足够抑制酸。用量增至 40mg/d 时,疗效比 20mg/d 稍好。大剂量的疗效尚无随机对照研究。目前临床研究集中于评价维持疗效所需的最低抑酸作用。据报道,用奥美拉唑 20mg/d 使消化性食管炎愈合后再用雷尼替丁 150mg 每日 2 次作维持治疗,效果不佳,但持续用奥美拉唑 20mg/d,则疗效满意可长达 12 个月。患者还可调整自身的生活方式,如抬高床头 15~20cm,控制体重,戒烟酒、少食影响食管下端括约肌的食物和药物等。

Barrett 食管的内镜治疗方法包括激光、热探头、氩气刀(APC)、光动力(PDT)、内镜下黏膜切除术等。理想的治疗是彻底破坏化生上皮、不典型增生,上皮,但不损伤深层组织,以免发生狭窄和穿孔等严重并发症。APC 治疗的深度一般 <3mm,治疗时氩气流量一般为 1~2L/min,功率 50W 左右,间隔 4~6 周治疗 1 次。联合 PPI 治疗平均 2 次 APC 治疗后化生上皮可被新

生的鳞状上皮取代,也会有少许残留 BE 上皮。其缺点是因充入氩气会产生腹胀,或治疗后有短暂胸骨后不适、严重的可持续数天和发生食管狭窄,发病率为 5%。在治疗重度不典型增生和局限于黏膜层的 Barrett 癌时可首选 EMR。此方法不但可达到治疗目的,还可取得组织标本,提供病理诊断依据。但在内镜下对病变的深度及范围不好判断,这给使用 EMR 治疗带来了困难。

Barrett 食管的外科治疗有 Nissen 手术(360°全周胃底折叠术)、Hill 手术(经腹胃后固定术)、Dor 手术(贲门前胃底固定术)、腹腔镜抗反流术等,主要针对抗反流治疗,使用较少。

(宋　洁)

第三章　胃部疾病

第一节　急性胃炎

急性胃炎是由多种不同的病因引起的急性胃黏膜炎症,包括急性单纯性胃炎、急性糜烂出血性胃炎和吞服腐蚀物引起的急性腐蚀性胃炎与胃壁细菌感染所致的急性化脓性胃炎。其中,临床意义最大和发病率最高的是以胃黏膜糜烂、出血为主要表现的急性糜烂出血性胃炎。

一、流行病学

迄今为止,目前国内外尚缺乏有关急性胃炎的流行病学调查。

二、病因

急性胃炎的病因众多,大致有外源和内源两大类,包括急性应激、化学性损伤(如药物、乙醇、胆汁、胰液)和急性细菌感染等。

(一)外部因素

1. 药物

各种非甾体类抗炎药(NSAIDs),包括阿司匹林、吲哚美辛、吡罗昔康和多种含有该类成分复方药物。

另外常见的有糖皮质激素和某些抗生素及氯化钾等均可导致胃黏膜损伤。

2. 乙醇

主要是大量酗酒可致急性胃黏膜胃糜烂甚或出血。

3. 生物性因素

沙门菌、嗜盐菌和葡萄球菌等细菌或其毒素可使胃黏膜充血水肿和糜烂,Hp感染可引起急、慢性胃炎,致病机制类似。

4. 其他

某些机械性损伤(包括胃内异物或胃柿石等)可损伤胃黏膜。放射疗法可致胃黏膜受损。偶可见因吞服腐蚀性化学物质(强酸或强碱或来苏尔及氯化汞、砷、磷等)引起的腐蚀性胃炎。

(二)内源因素

1. 应激因素

多种严重疾病如严重创伤、烧伤或大手术及颅脑病变和重要脏器功能衰竭等可导致胃黏膜缺血缺氧而损伤。通常称为应激性胃炎,如果系脑血管病变、头颅部外伤和脑手术后引起的胃、十二指肠急性溃疡谓之Cushing溃疡,而大面积烧灼伤所致溃疡称为Curling溃疡。

2. 局部血供缺乏

主要是腹腔动脉栓塞治疗后或少数因动脉硬化致胃动脉的血栓形成或栓塞引起供血不足。另外,还可见于肝硬化门静脉高压并发上消化道出血者。

3.急性蜂窝织炎或化脓性胃炎

急性蜂窝织炎或化脓性胃炎甚少见。

三、病理生理学和病理组织学

（一）病理生理学

胃黏膜防御机制包括黏膜屏障、黏液屏障、黏膜上皮修复、黏膜和黏膜下层丰富的血流、前列腺素和肽类物质（表皮生长因子等）和自由基清除系统。上述结果破坏或保护因素减少，使胃腔中的 H^+ 逆弥散至胃壁，肥大细胞释放组胺，则血管充血甚或出血、黏膜水肿及间质液渗出，同时可刺激壁细胞分泌盐酸、主细胞分泌胃蛋白酶原。若致病因子损及腺颈部细胞，则胃黏膜修复延迟、更新受阻而出现糜烂。

严重创伤、大手术、大面积烧伤、脑血管意外和严重脏器功能衰竭及其休克或者败血症等所致的急性应激的发生机制为，急性应激→皮质→垂体前叶→肾上腺皮质轴活动亢进、交感→副交感神经系统失衡→机体的代偿功能不足→不能维持胃黏膜微循环的正常运行→黏膜缺血、缺氧→黏液和碳酸氢盐分泌减少以及内源性前列腺素合成不足→黏膜屏障破坏和氢离子反弥散→降低黏膜内 pH→进一步损伤血管与黏膜→糜烂和出血。

NSAID 所引起者则为抑制环氧合酶（COX）致使前列腺素产生减少，黏膜缺血缺氧。氯化钾和某些抗生素或抗肿瘤药等则可直接刺激胃黏膜引起浅表损伤。

乙醇可致上皮细胞损伤和破坏，黏膜水肿、糜烂和出血。另外幽门关闭不全、胃切除（主要是 Billroth Ⅱ式）术后可引起十二指肠—胃反流，则此时由胆汁和胰液等组成的碱性肠液中的胆盐、溶血磷脂酰胆碱、磷脂酶 A 和其他胰酶可破坏胃黏膜屏障，引起急性炎症。

门静脉高压可致胃黏膜毛细血管和小静脉扩张及黏膜水肿，组织学表现为只有轻度或无炎症细胞浸润，可有显性或非显性出血。

（二）病理学改变

急性胃炎主要病理和组织学表现以胃黏膜充血水肿，表面有片状渗出物或黏液覆盖为主。黏膜皱襞上可见局限性或弥散性陈旧性或新鲜出血与糜烂，糜烂加深可累及胃腺体。

显微镜下则可见黏膜固有层多少不等的中性粒细胞、淋巴细胞、浆细胞和少量嗜酸性细胞浸润，可有水肿。表面的单层柱状上皮细胞和固有腺体细胞出现变性与坏死。重者黏膜下层亦有水肿和充血。

对于腐蚀性胃炎若系接触了高浓度的腐蚀物质且长时间，则胃黏膜出现凝固性坏死、糜烂和溃疡，重者穿孔或出血甚至腹膜炎。

另外少见的化脓性胃炎可表现为整个胃壁（主要是黏膜下层）炎性增厚，大量中性粒细胞浸润，黏膜坏死。可有胃壁脓性蜂窝织炎或胃壁脓肿。

四、临床表现

（一）症状

部分患者可有上腹痛、腹胀、恶心、呕吐和嗳气及食欲缺乏等。如伴胃黏膜糜烂出血，则有呕血和（或）黑便，大量出血可引起出血性休克。有时上腹胀气明显。细菌感染致者可出现腹泻等，并有疼痛、吞咽困难和呼吸困难（由于喉头水肿）。腐蚀性胃炎可吐出血性黏液，严重者可发生食管或胃穿孔，引起胸膜炎或弥散性腹膜炎。化脓性胃炎起病常较急，有上腹剧痛、恶心和呕吐、寒战和高热,血压可下降,出现中毒性休克。

(二)体征

上腹部压痛是常见体征,尤其多见于严重疾病引起的急性胃炎出血者。腐蚀性胃炎因口腔黏膜、食管黏膜和胃黏膜都有损害,口腔、咽喉黏膜充血、水肿和糜烂。化脓性胃炎有时体征酷似急腹症。

五、辅助检查

急性糜烂出血性胃炎的确诊有赖于急诊胃镜检查,一般应在出血后24~48h内进行,可见到以多发性糜烂、浅表溃疡和出血灶为特征的急性胃黏膜病损。黏液糊或者可有新鲜或陈旧血液。一般急性应激所致的胃黏膜病损以胃体、胃底部为主,而NSAID或乙醇所致的则以胃窦部为主。注意X线钡剂检查并无诊断价值。出血者做呕吐物或大便隐血试验,红细胞计数和血红蛋白测定。感染因素引起者,白细胞计数和分类检查,大便常规和培养。

六、诊断和鉴别诊断

主要由病史和症状做出拟诊,而经胃镜检查得以确诊。但吞服腐蚀物质者禁忌胃镜检查。有长期服NSAID酗酒以及临床重危患者,均应想到急性胃炎可能。对于鉴别诊断,腹痛为主者,应通过反复询问病史而与急性胰腺炎、胆囊炎和急性阑尾炎等急腹症甚至急性心肌梗死相鉴别。

七、治疗

(一)基础治疗

基础治疗包括给予安静、禁食、补液、解痉、止吐等对症支持治疗。此后给予流质或半流质饮食。

(二)针对病因治疗

病因治疗包括根除Hp、去除NSAID或乙醇等诱因。

(三)对症处理

表现为反酸、上腹隐痛、烧灼感和嘈杂者,给予H_2受体拮抗药或质子泵抑制药。以恶心、呕吐或上腹胀闷为主者可选用甲氧氯普胺、多潘立酮或莫沙必利等促动力药。以痉挛性疼痛为主者,可以莨菪碱等药物进行对症处理。

有胃黏膜糜烂、出血者,可用抑制胃酸分泌的H_2受体拮抗药或质子泵抑制药外,还可同时应用胃黏膜保护药如硫糖铝或铝碳酸镁等。

对于较大量的出血则应采取综合措施进行抢救。当并发大量出血时,可以冰水洗胃或在冰水中加去甲肾上腺素(每200mL冰水中加8mL),或同管内滴注碳酸氢钠,浓度为1000mmol/L,24h滴1L,使胃内pH保持在5以上。凝血酶是有效的局部止血药,并有促进创面愈合作用,大剂量时止血作用显著。常规的止血药,如卡巴克络、抗血栓溶芳酸和酚磺乙胺等可静脉应用,但效果一般。内镜下止血往往可收到较好效果。

八、并发症的诊断、预防和治疗

急性胃炎的并发症包括穿孔、腹膜炎、水电解质紊乱和酸碱失衡等。为预防并发症,细菌感染者选用抗生素治疗,因过度呕吐致脱水者及时补充水和电解质,并适时检测血气分析,必要时纠正紊乱。对于穿孔或腹膜炎者,则必要时外科治疗。

九、预后

病因去除后,急性胃炎多在短期内恢复正常。相反病因长期持续存在,则可转为慢性胃炎。由于绝大多数慢性胃炎的发生与 Hp 感染有关,而 Hp 自发清除少见,故慢性胃炎可持续存在,但多数患者无症状。流行病学研究显示,部分 Hp 相关性胃窦炎(<20%)可发生十二指肠溃疡。

(戴文玲)

第二节　慢性胃炎

慢性胃炎是由各种病因引起的胃黏膜慢性炎症。根据新悉尼胃炎系统和我国 2006 年颁布的《中国慢性胃炎共识意见》标准,由内镜及病理组织学变化,将慢性胃炎分为非萎缩性(浅表性)胃炎及萎缩性胃炎两大基本类型和一些特殊类型胃炎。

一、流行病学

幽门螺旋杆菌(Hp)感染为慢性非萎缩性胃炎的主要病因。大致上说来,慢性非萎缩性胃炎发病率与 Hp 感染情况相平行,慢性非萎缩性胃炎流行情况因不同国家、不同地区 Hp 感染情况而异。

一般 Hp 感染率发展中国家高于发达国家,感染率随年龄增加而升高。我国属 Hp 高感染率国家,估计人群中 Hp 感染率为 40% ～70% ,慢性萎缩性胃炎是原因不明的慢性胃炎,在我国是一种常见病、多发病,在慢性胃炎中占 10% ～20% 。

二、病因

(一)慢性非萎缩性炎的常见病因

1. Hp 感染

Hp 感染是慢性非萎缩性胃炎最主要的病因,二者的关系符合 Koch 提出的确定病原体为感染性疾病病因的 4 项基本要求,即该病原体存在于该病的患者中,病原体的分布与体内病变分布一致,清除病原体后疾病可好转,在动物模型中该病原体可诱发与人相似的疾病。

研究表明,80% ～95% 的慢性活动性胃炎患者胃黏膜中有 Hp 感染,5% ～20% 的 Hp 阴性率反映了慢性胃炎病因的多样性;Hp 相关胃炎者,Hp 胃内分布与炎症分布一致;根除 Hp 可使胃黏膜炎症消退,一般中性粒细胞消退较快,但淋巴细胞、浆细胞消退需要较长时间;志愿者和动物模型中已证实 Hp 感染可引起胃炎。

Hp 感染引起的慢性非萎缩性胃炎中胃窦为主全胃炎患者胃酸分泌可增加,十二指肠溃疡发生的危险度较高;而胃体为主全胃炎患者胃溃疡和胃癌发生的危险性增加。

2. 胆汁和其他碱性肠液反流

幽门括约肌功能不全时含胆汁和胰液的十二指肠液反流入胃,可削弱胃黏膜屏障功能,使胃黏膜遭到消化液作用,产生炎症、糜烂、出血和上皮化生等病变。

3. 其他外源因素

酗酒、服用 NSAID 等药物、某些刺激性食物等均可反复损伤胃黏膜。这类因素均可各自或与 Hp 感染协同作用而引起或加重胃黏膜慢性炎症。

（二）慢性萎缩性炎的主要病因

1973 年 Strickland 将慢性萎缩性胃炎分为 A、B 两型，A 型是胃体弥散萎缩，导致胃酸分泌下降，影响维生素 B_{12} 及内因子的吸收，因此常合并恶性贫血，与自身免疫有关；B 型在胃窦部，少数人可发展成胃癌，与幽门螺杆菌、化学损伤（胆汁反流、非皮质激素消炎药、吸烟、酗酒等）有关，我国 80% 以上的属于第二类。

胃内攻击因子与防御修复因子失衡是慢性萎缩性胃炎发生的根本原因。具体病因与慢性非萎缩性胃炎相似。包括 Hp 感染；长期饮浓茶、烈酒、咖啡、过热、过冷、过于粗糙的食物，可导致胃黏膜的反复损伤，长期大量服用非甾体类消炎药如阿司匹林、吲哚美辛等可抑制胃黏膜前列腺素的合成，破坏黏膜屏障；烟草中的尼古丁不仅影响胃黏膜的血液循环，还可导致幽门括约肌功能紊乱，造成胆汁反流；各种原因的胆汁反流均可破坏黏膜屏障造成胃黏膜慢性炎症改变。比较特殊的是壁细胞抗原和抗体结合形成免疫复合体在补体参与下，破坏壁细胞；胃黏膜营养因子（如胃泌素、表皮生长因子等）缺乏；心力衰竭、动脉硬化、肝硬化合并门脉高压、糖尿病、甲状腺病、慢性肾上腺皮质功能减退、尿毒症、干燥综合征、胃血流量不足以及精神因素等均可导致胃黏膜萎缩.

三、病理生理学和病理学

（一）病理生理学

1. Hp 感染

Hp 感染途径为粪—口或口—口途径，其外壁靠黏附素而紧贴胃上皮细胞。

Hp 感染的持续存在，致使腺体破坏，最终发展成为萎缩性胃炎。而感染 Hp 后胃炎的严重程度则除了与细菌本身有关外，还决定与患者机体情况和外界环境。如带有空泡毒素（VacA）和细胞毒相关基因（CagA）者，胃黏膜损伤明显较重。患者的免疫应答反应强弱、其胃酸的分泌情况、血型、民族和年龄差异等也影响胃黏膜炎症程度。此外患者饮食情况也有一定作用。

2. 自身免疫机制

研究早已证明，以胃体萎缩为主的 A 型萎缩性胃炎患者血清中，存在壁细胞抗体（PCA）和内因子抗体（IFA）。前者的抗原是壁细胞分泌小管微绒毛膜上的质子泵 $H^+ - K^+ - ATP$ 酶，它破坏壁细胞而使胃酸分泌减少。而 IFA 则对抗内因子（壁细胞分泌的一种糖蛋白），使食物中的维生素 B_{12} 无法与后者结合被末端回肠吸收，最后引起维生素 B_{12} 吸收不良，甚至导致恶性贫血。IFA 具有特异性，几乎仅见于胃萎缩伴恶性贫血者。

造成胃酸和内因子分泌减少或丧失，恶性贫血是 A 型萎缩性胃炎的终末阶段，是自身免疫性胃炎最严重的标志。当泌酸腺完全萎缩时称为胃萎缩。

另外，近年发现 Hp 感染者中也存在着自身免疫反应，其血清抗体能与宿主胃黏膜上皮以及黏液起交叉反应，如菌体 LewisX 和 LewisY 抗原。

3. 外源损伤因素破坏胃黏膜屏障

碱性十二指肠液反流等，可减弱胃黏膜屏障功能。致使胃腔内 H^+ 通过损害的屏障，反弥散入胃黏膜内,使炎症不易消散。长期慢性炎症,又加重屏障功能的减退,如此恶性循环使慢性胃炎久治不愈。

4.生理因素和胃黏膜营养因子缺乏

萎缩性变化和肠化生等皆与衰老相关,而炎症细胞浸润程度与年龄关系不大,这主要是老龄者的退行性变—胃黏膜小血管扭曲,小动脉壁玻璃样变性,管腔狭窄导致黏膜营养不良、分泌功能下降。

新近研究证明,某些胃黏膜营养因子(胃泌素、表皮生长因子等)缺乏或胃黏膜感觉神经终器对这些因子不敏感可引起胃黏膜萎缩。如手术后残胃炎原因之一是 G 细胞数量减少,而引起胃泌素营养作用减弱。

5.遗传因素

萎缩性胃炎、低酸或无酸、维生素 B_{12} 吸收不良的患病率和 PCA、IFA 的阳性率很高,提示可能有遗传因素的影响。

(二)病理学

慢性胃炎病理变化是由胃黏膜损伤和修复过程所引起。病理组织学的描述包括活动性慢性炎症、萎缩和化生及异型增生等。此外,在慢性炎症过程中,胃黏膜也有反应性增生变化,如胃小凹上皮过形成、黏膜肌增厚、淋巴滤泡形成、纤维组织和腺管增生等。

四、临床表现

流行病学研究表明,多数慢性非萎缩性胃炎患者无任何症状。少数患者可有上腹痛或不适、上腹胀、早饱、嗳气、恶心等非特异性消化不良症状。某些慢性萎缩性胃炎患者可有上腹部灼痛、胀痛、钝痛或胀闷且以餐后为著,食欲缺乏、恶心、嗳气、便秘或腹泻等症状。内镜检查和胃黏膜组织学检查结果与慢性胃炎患者症状的相关分析表明,患者的症状缺乏特异性,且症状之有无及严重程度与内镜所见及组织学分级并无肯定的相关性。

伴有胃黏膜糜烂者,可有少量或大量上消化道出血,长期少量出血可引起缺铁性贫血。胃体萎缩性胃炎可出现恶性贫血,常有全身衰弱、疲软、神情淡漠、隐性黄疸,消化道症状一般较少。

体征多不明显,有时上腹轻压痛,胃体胃炎严重时可有舌炎和贫血。

慢性萎缩性胃炎的临床表现不仅缺乏特异性,而且与病变程度并不完全一致。

五、辅助检查

(一)胃镜及活组织检查

1.胃镜检查

随着内镜器械的长足发展,内镜观察更加清晰。内镜下慢性非萎缩性胃炎可见红斑(点状、片状、条状),黏膜粗糙不平,出血点(斑),黏膜水肿及渗出等基本表现,尚可见糜烂及胆汁反流。萎缩性胃炎则主要表现为黏膜色泽白,不同程度的皱襞变平或消失。在不过度充气状态下,可透见血管纹,轻度萎缩时见到模糊的血管,重度时看到明显血管分支。内镜下肠化黏膜呈灰白色颗粒状小隆起,重者贴近观察有绒毛状变化。肠化也可以呈平坦或凹陷外观的。如果喷撒亚甲蓝色素,肠化区可能出现被染上蓝色,非肠化黏膜不着色。

胃黏膜血管脆性增加可致黏膜下出血,谓之壁内出血,表现为水肿或充血胃黏膜上见点状、斑状或线状出血,可多发、新鲜和陈旧性出血相混杂。如观察到黑色附着物常提示糜烂等致出血。

值得注意的是,少数 Hp 感染性胃炎可有胃体部皱襞肥厚,甚至宽度达到 5mm 以上,且在适当充气后皱襞不能展平,用活检钳将黏膜提起时,可见帐篷征,这是和恶性浸润性病变鉴别点之一。

2. 病理组织学检查

萎缩的确诊依赖于病理组织学检查。萎缩的肉眼与病理之符合率仅为 38% ~ 78%,这与萎缩或肠化甚至 Hp 的分布都是非均匀的,或者说多灶性萎缩性胃炎的胃黏膜萎缩呈灶状分布有关。当然,只要病理活检发现有萎缩,就可诊断为萎缩性胃炎。但如果未能发现萎缩,却不能轻易排除之。如果不取足够多的标本或者内镜医生并未在病变最重部位(这也需要内镜医生的经验)活检,则势必可能遗漏病灶。反之,当在糜烂或溃疡边缘的组织活检时,即使病理发现了萎缩,却不能简单地视为萎缩性胃炎,这是因为活检组织太浅、组织包埋方向不当等因素均可影响萎缩的判断。还有,根除 Hp 可使胃黏膜活动性炎症消退,慢性炎症程度减轻。一些因素可影响结果的判断,如:①活检部位的差异;②Hp 感染时胃黏膜大量炎症细胞浸润,形如萎缩;但根除 Hp 后胃黏膜炎症细胞消退,黏膜萎缩、肠化可望恢复。然而在胃镜活检取材多少问题上,病理学家的要求与内镜医生出现了矛盾。从病理组织学观点来看,5 块或更多则有利于组织学的准确判断,然而,就内镜医生而言,考虑到患者的医疗费用,主张 2 ~ 3 块即可。

(二)Hp 检测

活组织病理学检查时可同时检测 Hp,并可在内镜检查时多取 1 块组织做快速尿素酶检查以增加诊断的可靠性。其他检查 Hp 的方法包括:①胃黏膜直接涂片或组织切片,然后以 Gram 或 Giemsa 或 Warthin – Starry 染色(经典方法),甚至 HE 染色,免疫组化染色则有助于检测球形 Hp;②细菌培养,为金标准;需特殊培养基和微需氧环境,培养时间 3 ~ 7d,阳性率可能不高但特异性高,且可做药物敏感试验;③血清 Hp 抗体测定,多在流行病学调查时用尿素呼吸试验,是一种非侵入性诊断法,口服 ^{13}C 或 ^{14}C 标记的尿素后,检测患者呼气中的 $^{13}CO_2$ 或 $^{14}CO_2$ 量,结果准确;⑤多聚酶联反应法(PCR 法),能特异地检出不同来源标本中的 Hp。

根除 Hp 治疗后,可在胃镜复查时重复上述检查,亦可采用非侵入性检查手段,如 ^{13}C 或 ^{14}C 尿素呼气试验、粪便 Hp 抗原检测及血清学检查。应注意,近期使用抗生素、质子泵抑制药、铋剂等药物,因有暂时抑制 Hp 作用,会使上述检查(血清学检查除外)呈假阴性。

(三)X 线钡剂检查

X 线钡剂检查可显示胃黏膜相的气钡双重造影。对于萎缩性胃炎,常常可见胃皱襞相对平坦和减少。但依靠 X 线诊断慢性胃炎价值不如胃镜和病理组织学。

(四)实验室检查

1. 胃酸分泌功能测定

非萎缩性胃炎胃酸分泌常正常,有时可以增高。萎缩性胃炎病变局限于胃窦时,胃酸可正常或低酸,低酸是由于泌酸细胞数量减少和 H^+ 向胃壁反弥散所致。测定基础胃液分泌量(BAO)及注射组胺或五肽胃泌素后测定最大泌酸量(MAO)和高峰泌酸量(PAO)以判断胃泌酸功能,有助于萎缩性胃炎的诊断及指导临床治疗。A 型慢性萎缩性胃炎患者多无酸或低酸,B 型慢性萎缩性胃炎患者可正常或低酸,往往在给予酸分泌刺激药后,亦不见胃液和胃酸分泌。

2. 胃蛋白酶原(PG)测定

胃体黏膜萎缩时血清 PG I 水平及 PG I / II 比例下降,严重时可伴餐后血清 G - 17 水平升高;胃窦黏膜萎缩时餐后血清 G - 17 水平下降,严重时可伴 PG I 水平及 PG I / II 比例下降。然而,这主要是一种统计学上的差异。

3. 血清胃泌素测定

如果以放射免疫法检测血清胃泌素,则正常值应低于 100pg/mL。慢性萎缩性胃炎胃体为主者,因壁细胞分泌胃酸缺乏、反馈性地 G 细胞分泌胃泌素增多,致胃泌素中度升高。特别是当伴有恶性贫血时,该值可达 1000pg/mL 或更高。注意此时要与胃泌素瘤相鉴别,后者是高胃酸分泌。慢性萎缩性胃炎以胃窦为主时,空腹血清胃泌素正常或降低。

4. 自身抗体

血清 PCA 和 IFA 阳性对诊断慢性胃体萎缩性胃炎有帮助,尽管血清 IFA 阳性率较低,但胃液中 IFA 的阳性,则十分有助于恶性贫血的诊断。

5. 血清维生素 B_{12} 浓度和维生素 B_{12} 吸收试验

慢性胃体萎缩性胃炎时,维生素 B_{12} 缺乏,常低于 200ng/L。维生素 B_{12} 吸收试验(Schilling 试验)能检测维生素 B_{12} 在末端回肠吸收情况,且可与回盲部疾病和严重肾功能障碍相鉴别。同时服用 ^{58}Co 和 ^{57}Co(加有内因子)标记的氰钴素胶囊。此后收集 24h 尿液。如两者排出率均大于 10% 则正常,若尿中 ^{58}Co 排出率低于 10%,而 ^{57}Co 的排出率正常则常提示恶性贫血,而二者均降低的常常是回盲部疾病或者肾衰竭者。

六、诊断和鉴别诊断

(一)诊断

鉴于多数慢性胃炎患者无任何症状,或即使有症状也缺乏特异性,且缺乏特异性体征,因此根据症状和体征难以做出慢性胃炎的正确诊断。慢性胃炎的确诊主要依赖于内镜检查和胃黏膜活检组织学检查,尤其是后者的诊断价值更大。

按照悉尼胃炎标准要求,完整的诊断应包括病因、部位和形态学三个方面。例如诊断为"胃窦为主慢性活动性 Hp 胃炎"和"NSAIDs 相关性胃炎"。当胃窦和胃体炎症程度相差 2 级或以上时,加上"为主"修饰词,如"慢性(活动性)胃炎,胃窦显著"。当然这些诊断结论最好是在病理报告后给出,实际的临床工作中,胃镜医生可根据胃镜下表现给予初步诊断。

对于自身免疫性胃炎诊断,要予以足够的重视。因为胃体活检者甚少,或者很少开展 PCA 和 IFA 的检测,诊断该病者很少。为此,如果遇到以全身衰弱和贫血为主要表现,而上消化道症状往往不明显者,应做血清胃泌素测定和(或)胃液分析,异常者进一步做维生素 B_{12} 吸收试验,血清维生素 B_{12} 浓度测定可获确诊。注意不能仅仅凭活检组织学诊断本病,特别标本数少时,这是因为 Hp 感染性胃炎后期,胃窦肠化,Hp 上移,胃体炎症变得显著,可与自身免疫性胃炎表现相重叠,但后者胃窦黏膜的变化很轻微。另外淋巴细胞性胃炎也可出现类似情况,而其并无泌酸腺萎缩。

(二)鉴别诊断

1. 功能性消化不良

2006 年《我国慢性胃炎共识意见》将消化不良症状与慢性胃炎做了对比:一方面慢性胃炎

患者可有消化不良的各种症状;另一方面,一部分有消化不良症状者如果胃镜和病理检查无明显阳性发现,可能仅仅为功能性消化不良。当然,少数功能性消化不良患者可同时伴有慢性胃炎。这样在慢性胃炎与消化不良症状功能性消化不良之间形成较为错综复杂的关系。但一般说来,消化不良症状的有无和严重程度与慢性胃炎的内镜所见或组织学分级并无明显相关性。

2.早期胃癌和胃溃疡

几种疾病的症状有重叠或类似,但胃镜及病理检查可鉴别。重要的是,如遇到黏膜糜烂,尤其是隆起性糜烂,要多取活检和及时复查,以排除早期胃癌。这是因为即使是病理组织学诊断,也有一定局限性。原因主要是:①胃黏膜组织学变化易受胃镜检查前夜的食物(如某些刺激性食物加重黏膜充血)性质、被检查者近日是否吸烟、胃镜操作者手法的熟练程度、患者恶心反应等诸种因素影响;②活检是点的调查,而慢性胃炎病变程度在整个黏膜面上并非一致,要多点活检才能做出全面估计,判断治疗效果时,尽量在黏膜病变较重的区域或部位活检,如系治疗前后比较,则应在相同或相近部位活检;③病理诊断易受病理医师主观经验的影响。

3.慢性胆囊炎与胆石症

慢性胆囊炎与胆石症与慢性胃炎症状十分相似,同时并存者亦较多。对于中年女性诊断慢性胃炎时,要仔细询问病史,必要时行胆囊 B 超检查,以了解胆囊情况。

4.其他

慢性肝炎和慢性胰腺疾病等,也可出现与慢性胃炎类似症状,在详询病史后,行必要的影像学检查和特异的实验室检查。

七、预后

慢性萎缩性胃炎常合并肠上皮化生。慢性萎缩性胃炎绝大多数预后良好,少数可癌变,其癌变率为 1% ~3% 。目前认为慢性萎缩性胃炎若早期发现,及时积极治疗,病变部位萎缩的腺体是可以恢复的,其可转化为非萎缩性胃炎或被治愈,改变了以往人们对慢性萎缩性胃炎不可逆转的认识。根据萎缩性胃炎每年的癌变率为 0.5% ~1% ,那么,胃镜和病理检查的随访问期定位多长才既提高早期胃癌的诊断率,又方便患者和符合医药经济学要求,这也一直是不同地区和不同学者分歧较大的问题。在我国,城市和乡村由不同胃癌发生率和医疗条件差异。如果纯粹从疾病进展和预防角度考虑,一般认为,不伴有肠化和异型增生的萎缩性胃炎可 1~2 年做内镜和病理随访 1 次;活检有中重度萎缩伴有肠化的萎缩性胃炎 1 年左右随访 1 次。伴有轻度异型增生并剔除取于癌旁者,根据内镜和临床情况缩短至 6 ~12 个月随访 1 次;而重度异型增生者需立即复查胃镜和病理,必要时手术治疗或内镜下局部治疗。

八、治疗

慢性非萎缩性胃炎的治疗目的是缓解消化不良症状和改善胃黏膜炎症。治疗应尽可能针对病因,遵循个体化原则。消化不良症状的处理与功能性消化不良相同。无症状、Hp 阴性的非萎缩性胃炎无须特殊治疗。

(一)一般治疗

慢性萎缩性胃炎患者,不论其病因如何,均应戒烟、忌酒,避免使用损害胃黏膜的药物如 NSAID 等,以及避免对胃黏膜有刺激性的食物和饮品,如过于酸、甜、咸、辛辣和过热、过冷食物,浓茶、咖啡等,饮食宜规律,少吃油炸、烟熏、腌制食物,不食腐烂变质的食物,多吃新鲜蔬菜和水果,所食食品要新鲜并富于营养,保证有足够的蛋白质、维生素(如维生素 C 和叶酸等)及铁质摄入,精神上乐观,生活要规律。

(二)针对病因成发病机制的治疗

1. 根除 Hp

慢性非萎缩性胃炎的主要症状为消化不良,其症状应归属于功能性消化不良范畴。目前国内外均推荐对 Hp 阳性的功能性消化不良行根除治疗。因此,有消化不良症状的 Hp 阳性慢性非萎缩性胃炎患者均应根除 Hp。另外,如果伴有胃黏膜糜烂,也该根除 Hp。大量研究结果表明,根除 Hp 可使胃黏膜组织学得到改善;对预防消化性溃疡和胃癌等有重要意义,对改善或消除消化不良症状具有费用—疗效比优势。

2. 保护胃黏膜

关于胃黏膜屏障功能的研究由来已久,1964 年美国密歇根大学 Horace Willard Davenport 博士首次提出"胃黏膜具有阻止 H^+ 自胃腔向黏膜内扩散的屏障作用"。1975 年,美国密歇根州 Upjohn 公司的 A. Robert 博士发现前列腺素可明显防止或减轻 NSAID 和应激等对胃黏膜的损伤,其效果呈剂量依赖性,从而提出细胞保护的概念。1996 年加拿大的 Wallace 教授较全面阐述胃黏膜屏障,根据解剖和功能将胃黏膜的防御修复分为五个层次,黏液—HCO_3^- 屏障、单层柱状上皮屏障、胃黏膜血流量、免疫细胞—炎症反应和修复重建因子作用等。至关重要的上皮屏障主要包括胃上皮细胞顶膜能抵御高浓度酸、胃上皮细胞之间紧密连接、胃上皮抗原递呈,免疫探及并限制潜在有害物质,并且它们大约每 72h 完全更新一次。这说明它起着关键作用。

近年来,有关前列腺素和胃黏膜血流量等成为胃黏膜保护领域的研究热点。这与 NSAID 药物的广泛应用带来的不良反应日益引起学者的重视有关。美国加州大学戴维斯分校的 Tarnawski 教授的研究显示,前列腺素保护胃黏膜抵抗致溃疡及致坏死因素损害的机制不仅是抑制胃酸分泌。当然表皮生长因子(EGF)、成纤维生长因子(bFGF)和血管内皮生长因子(VEGF)及热休克蛋白等都是重要的黏膜保护因子,在抵御黏膜损害中起重要作用。

然而,当机体遇到有害因素强烈攻击时,仅依靠自身的防御修复能力是不够的,强化黏膜防卫能力,促进黏膜的修复是治疗胃黏膜损伤的重要环节之一。具有保护和增强胃黏膜防御功能或者防止胃黏膜屏障受到损害的一类药物统称为胃黏膜保护药。包括铝碳酸镁、硫糖铝、胶体铋剂、地诺前列酮(喜克溃)、替普瑞酮(又名施维舒)、吉法酯(又名惠加强 – G)、谷氨酰胺类(麦滋林 – S)、瑞巴派特(膜固思达)等药物。另外,合欢香叶酯能增加胃黏膜更新,提高细胞再生能力,增强胃黏膜对胃酸的抵抗能力,达到保护胃黏膜作用。

3. 抑制胆汁反流

促动力药如多潘立酮可防止或减少胆汁反流;胃黏膜保护药,特别是有结合胆酸作用的铝碳酸镁制剂,可增强胃黏膜屏障、结合胆酸,从而减轻或消除胆汁反流所致的胃黏膜损害。考来烯胺可络合反流至胃内的胆盐,防止胆汁酸破坏胃黏膜屏障,方法为每次 3 ~ 4g,每日3 ~ 4 次。

(三)对症处理

消化不良症状的治疗由于临床症状与慢性非萎缩性胃炎之间并不存在明确关系,因此症状治疗事实上属于功能性消化不良的经验性治疗。慢性胃炎伴胆汁反流者可应用促动力药(如多潘立酮)和(或)有结合胆酸作用的胃黏膜保护药(如铝碳酸镁制剂)。

（1）有胃黏膜糜烂和（或）以反酸、上腹痛等症状为主者，可根据病情或症状严重程度选用抗酸药、H_2 受体拮抗药或质子泵抑制药（PPI）。

（2）促动力药如多潘立酮、马来酸曲美布汀、莫沙必利、盐酸伊托必利主要用于上腹饱胀、恶心或呕吐等为主要症状者。

（3）胃黏膜保护药如硫糖铝、瑞巴派特、替普瑞酮、吉法酯、依卡倍特适用于有胆汁反流、胃黏膜损害和（或）症状明显者。

（4）抗抑郁药或抗焦虑治疗：可用于有明显精神因素的慢性胃炎伴消化不良症状患者，同时应予耐心解释或心理治疗。

（5）助消化治疗：对于伴有腹胀、食欲缺乏等消化不良症而无明显上述胃灼热、反酸、上腹饥饿痛症状者，可选用含有胃酶、胰酶和肠酶等复合酶制剂治疗。

（6）其他对症治疗：包括解痉止痛、止吐、改善贫血等。

（7）对于贫血，若为缺铁，应补充铁剂。大细胞贫血者根据维生素 B_{12} 或叶酸缺乏分别给予补充。

（戴文玲）

第三节　消化性溃疡

消化性溃疡（peptic ulcer）主要指发生在胃和十二指肠的慢性溃疡，即胃溃疡（gastric ulcen，GU）和十二指肠溃疡（duodenal ulcer，DU），因溃疡形成与胃酸/胃蛋白酶的消化作用有关而得名。溃疡的黏膜缺损超过黏膜肌层，不同于糜烂。

一、流行病学

消化性溃疡是全球性常见病。西方国家资料显示，自 20 世纪 50 年代以后，消化性溃疡发病率呈下降趋势。我国临床统计资料提示，消化性溃疡患病率在近十多年来亦开始呈下降趋势。本病可发生于任何年龄，但中年最为常见，DU 多见于青壮年，而 GU 多见于中老年，后者发病高峰比前者约迟 10 年。男性患病比女性较多。临床上 DU 比 GU 为多见，两者之比为（2~3）：1，但有地区差异，在胃癌高发区 GU 所占的比例有增加。

二、病因和发病机制

在正常生理情况下，胃十二指肠黏膜经常接触有强侵蚀力的胃酸和在酸性环境下被激活、能水解蛋白质的胃蛋白酶，此外，还经常受摄入的各种有害物质的侵袭，但却能抵御这些侵袭因素的损害，维持黏膜的完整性，这是因为胃、十二指肠黏膜具有一系列防御和修复机制。目前认为，胃十二指肠黏膜的这一完善而有效的防御和修复机制，足以抵抗胃酸/胃蛋白酶的侵蚀。一般而言，只有当某些因素损害了这一机制才可能发生胃酸/胃蛋白酶侵蚀黏膜而导致溃疡形成。近年的研究已经明确，幽门螺杆菌和非甾体抗炎药是损害胃十二指肠黏膜屏障从而导致消化性溃疡发病的最常见病因。少见的特殊情况，当过度胃酸分泌远远超过黏膜的防御和修复作用也可能导致消化性溃疡发生。现将这些病因及其导致溃疡发生的机制分述如下。

（一）幽门螺杆菌（Helicobacter pylori）

确认幽门螺杆菌为消化性溃疡的重要病因主要基于两方面的证据：①消化性溃疡患者的幽门螺杆菌检出率显著高于对照组的普通人群，在 DU 的检出率约为 90%、GU 为 70% ~ 80%（幽门螺杆菌阴性的消化性溃疡患者往往能找到 NSAID 服用史等其他原因）；②大量临床研究肯定，成功根除幽门螺杆菌后溃疡复发率明显下降，用常规抑酸治疗后愈合的溃疡年复发率为 50% ~ 70%，而根除幽门螺杆菌可使溃疡复发率降至 5% 以下，这就表明去除病因后消化性溃疡可获治愈。至于何以在感染幽门螺杆菌的人群中仅有少部分人（约 15%）发生消化性溃疡，一般认为，这是幽门螺杆菌、宿主和环境因素三者相互作用的不同结果。

幽门螺杆菌感染导致消化性溃疡发病的确切机制尚未阐明。目前比较普遍接受的一种假说试图将幽门螺杆菌、宿主和环境 3 个因素在 DU 发病中的作用统一起来。该假说认为，胆酸对幽门螺杆菌生长具有强烈的抑制作用，因此正常情况下幽门螺杆菌无法在十二指肠生存，十二指肠球部酸负荷增加是 DU 发病的重要环节，因为酸可使结合胆酸沉淀，从而有利于幽门螺杆菌在十二指肠球部生长。幽门螺杆菌只能在胃上皮组织定植，因此在十二指肠球部存活的幽门螺杆菌只有当十二指肠球部发生胃上皮化生才能定植下来，而据认为十二指肠球部的胃上皮化生是十二指肠对酸负荷的一种代偿反应。十二指肠球部酸负荷增加的原因，一方面与幽门螺杆菌感染引起慢性胃窦炎有关，幽门螺杆菌感染直接或间接作用于胃窦 D、G 细胞，削弱了胃酸分泌的负反馈调节，从而导致餐后胃酸分泌增加；另一方面，吸烟、应激和遗传等因素均与胃酸分泌增加有关。定植在十二指肠球部的幽门螺杆菌引起十二指肠炎症，炎症削弱了十二指肠黏膜的防御和修复功能，在胃酸/胃蛋白酶的侵蚀下最终导致 DU 发生。十二指肠炎症同时导致十二指肠黏膜分泌碳酸氢盐减少，间接增加十二指肠的酸负荷，进一步促进 DU 的发生和发展过程。

对幽门螺杆菌引起 GU 的发病机制研究较少，一般认为是幽门螺杆菌感染引起的胃黏膜炎症削弱了胃黏膜的屏障功能，胃溃疡好发于非泌酸区与泌酸区交界处的非泌酸区侧，反映了胃酸对屏障受损的胃黏膜的侵蚀作用。

（二）非甾体抗炎药（non - steroidalanti - inflammatory drug，NSAID）

NSAID 是引起消化性溃疡的另一个常见病因。大量研究资料显示，服用 NSAID 患者发生消化性溃疡及其并发症的危险性显著高于普通人群。临床研究报道，在长期服用 NSAID 患者中 10% ~ 25% 可发现胃或十二指肠溃疡，有 1% ~ 4% 的患者发生出血、穿孔等溃疡并发症。NSAID 引起的溃疡以 GU 较 DU 多见。溃疡形成及其并发症发生的危险性除与服用 NSAID 种类、剂量、疗程有关外，尚与高龄、同时服用抗凝血药、糖皮质激素等因素有关。

NSAID 通过削弱黏膜的防御和修复功能而导致消化性溃疡发病，损害作用包括局部作用和系统作用两方面，系统作用是主要致溃疡机制，主要是通过抑制环氧合酶（COX）而起作用。COX 是花生四烯酸合成前列腺素的关键限速酶，COX 有两种异构体，即结构型 COX - 1 和诱生型 COX - 2。COX - 1 在组织细胞中恒量表达，催化生理性前列腺素合成，而参与机体生理功能调节，COX - 2 主要在病理情况下由炎症刺激诱导产生，促进炎症部位前列腺素的合成。传统的 NSAID 如阿司匹林、吲哚美辛等旨在抑制 COX - 2 而减轻炎症反应，但特异性差，同时抑制了 COX - 1，导致胃肠黏膜生理性前列腺素 E 合成不足。后者通过增加黏液和碳酸氢盐分泌、促进黏膜血流增加、细胞保护等作用在维持黏膜防御和修复功能中起重要作用。

NSAID 和幽门螺杆菌是引起消化性溃疡发病的两个独立因素，至于两者是否有协同作用则尚无定论。

(三)胃酸和胃蛋白酶

消化性溃疡的最终形成是由于胃酸/胃蛋白酶对黏膜自身消化所致。因胃蛋白酶活性是 pH 依赖性的,在 pH >4 时便失去活性,因此在探讨消化性溃疡发病机制和治疗措施时主要考虑胃酸。无酸情况下罕有溃疡发生以及抑制胃酸分泌药物能促进溃疡愈合的事实均确证胃酸在溃疡形成过程中的决定性作用,是溃疡形成的直接原因。胃酸的这一损害作用一般只有在正常黏膜防御和修复功能遭受破坏时才能发生。

DU 患者中约有 1/3 存在五肽胃泌素刺激的最大酸排量(MAO)增高,其余患者 MAO 多在正常高值,DU 患者胃酸分泌增高的可能因素及其在 DU 发病中的间接及直接作用已如前述。GU 患者基础酸排量(BAO)及 MAO 多属正常或偏低,对此,可能解释为 GU 患者多伴多灶萎缩性胃炎,因而胃体壁细胞泌酸功能已受影响,而 DU 患者多为慢性胃窦炎,胃体黏膜未受损或受损轻微因而仍能保持旺盛的泌酸能力。少见的特殊情况如胃泌素瘤患者,极度增加的胃酸分泌的攻击作用远远超过黏膜的防御作用,而成为溃疡形成的起始因素。近年来非幽门螺杆菌、非 NSAID(也非胃泌素瘤)相关的消化性溃疡报道有所增加,这类患者病因未明,是否与高酸分泌有关尚有待研究。

(四)其他因素

下列因素与消化性溃疡发病有不同程度的关系:①吸烟:吸烟者消化性溃疡发生率比不吸烟者高,吸烟影响溃疡愈合和促进溃疡复发,吸烟影响溃疡形成和愈合的确切机制未明,可能与吸烟增加胃酸分泌、减少十二指肠及胰腺碳酸氢盐分泌、影响胃十二指肠协调运动、黏膜损害性氧自由基增加等因素有关;②遗传:遗传因素曾一度被认为是消化性溃疡发病的重要因素,但随着幽门螺杆菌在消化性溃疡发病中的重要作用得到认识,遗传因素的重要性受到挑战,例如消化性溃疡的家族史可能是幽门螺杆菌感染的"家庭聚集"现象,O 型血胃上皮细胞表面表达更多黏附受体而有利于幽门螺杆菌定植,因此,遗传因素的作用尚有待进一步研究;③急性应激可引起应激性溃疡已是共识,但在慢性溃疡患者,情绪应激和心理障碍的致病作用却无定论,临床观察发现长期精神紧张、过劳,确实易使溃疡发作或加重,但这多在慢性溃疡已经存在时发生,因此情绪应激可能主要起诱因作用,可能通过神经内分泌途径影响胃十二指肠分泌、运动和黏膜血流的调节;④胃十二指肠运动异常:研究发现部分 DU 患者胃排空增快,这可使十二指肠球部酸负荷增大,部分 GU 患者有胃排空延迟,这可增加十二指肠液反流入胃,加重胃黏膜屏障损害。但目前认为,胃肠运动障碍不大可能是原发病因,但可加重幽门螺杆菌或 NSAID 对黏膜的损害。

概言之,消化性溃疡是一种多因素疾病,其中幽门螺杆菌感染和服用 NSAID 是已知的主要病因,溃疡发生是黏膜侵袭因素和防御因素失平衡的结果,胃酸在溃疡形成中起关键作用。

三、病理

DU 发生在球部,前壁比较常见,GU 多在胃角和胃窦小弯。组织学上,GU 大多发生在幽门腺区(胃窦)与泌酸腺区(胃体)交界处的幽门腺区一侧。幽门腺区黏膜可随年龄增长而扩大,使其与泌酸腺区之交界线上移,故老年患者 GU 的部位多较高。溃疡一般为单个,也可多个,呈圆形或椭圆形。DU 直径多小于 10mm,GU 要比 DU 稍大。亦可见到直径大于 2cm 的巨大溃疡。溃疡边缘光整、底部洁净,由肉芽组织构成,上面覆盖有灰白色或灰黄色纤维渗出物。

活动性溃疡周围黏膜常有炎症水肿。溃疡浅者累及黏膜肌层,深者达肌层甚至浆膜层,溃破血管时引起出血,穿破浆膜层时引起穿孔。溃疡愈合时周围黏膜炎症、水肿消退,边缘上皮细胞增生覆盖溃疡面,其下的肉芽组织纤维转化,变为瘢痕,瘢痕收缩使周围黏膜皱襞向其集中。

四、临床表现

上腹痛是消化性溃疡的主要症状,但部分患者可无症状或症状较轻以至不为患者所注意,而以出血、穿孔等并发症为首发症状。

典型的消化性溃疡有如下临床特点:①慢性过程,病史可达数年至数十年;②周期性发作,发作与自发缓解相交替,发作期可为数周或数月,缓解期亦长短不一,短者数周、长者数年,发作常有季节性,多在秋冬或冬春之交发病,可因精神情绪不良或过劳而诱发;③发作时上腹痛呈节律性,表现为空腹痛即餐后 2~4h 或(及)午夜痛,腹痛多为进食或服用抗酸药所缓解,典型节律性表现在 DU 多见。

(一)症状

上腹痛为主要症状,性质多为灼痛,亦可为钝痛、胀痛、剧痛或饥饿样不适感。多位于中上腹,可偏右或偏左。一般为轻至中度持续性痛。疼痛常有典型的节律性如上述。腹痛多在进食或服用抗酸药后缓解。

部分患者无上述典型表现的疼痛,而仅表现为无规律性的上腹隐痛或不适。具或不具典型疼痛者均可伴有反酸、嗳气、上腹胀等症状。

(二)体征

溃疡活动时上腹部可有局限性轻压痛,缓解期无明显体征。

五、特殊类型的消化性溃疡

(一)复合溃疡

复合溃疡指胃和十二指肠同时发生的溃疡。DU 往往先于 GU 出现。幽门梗阻发生率较高。

(二)幽门管溃疡

幽门管位于胃远端,与十二指肠交界,长约 2cm。幽门管溃疡与 DU 相似,胃酸分泌一般较高。幽门管溃疡上腹痛的节律性不明显,对药物治疗反应较差,呕吐较多见,较易发生幽门梗阻、出血和穿孔等并发症。

(三)球后溃疡

DU 大多发生在十二指肠球部,发生在球部远段十二指肠的溃疡称球后溃疡。多发生在十二指肠乳头的近端。具有 DU 的临床特点,但午夜痛及背部放射痛多见,对药物治疗反应较差,较易并发出血。

(四)巨大溃疡

巨大溃疡指直径大于 2cm 的溃疡,对药物治疗反应较差、愈合时间较慢,易发生慢性穿透或穿孔。胃的巨大溃疡注意与恶性溃疡鉴别。

(五)老年人消化性溃疡

近年老年人发生消化性溃疡的报道增多。临床表现多不典型,GU 多位于胃体上部甚至胃底部、溃疡常较大,易误诊为胃癌。

（六）无症状性溃疡

约15%消化性溃疡患者可无症状，而以出血、穿孔等并发症为首发症状。可见于任何年龄，以老年人较多见；NSAID引起的溃疡近半数无症状。

六、实验室和其他检查

（一）胃镜检查

胃镜检查是确诊消化性溃疡首选的检查方法。胃镜检查不仅可对胃十二指肠黏膜直接观察、摄像，还可在直视下取活组织做病理学检查及幽门螺杆菌检测，因此胃镜检查对消化性溃疡的诊断及胃良、恶性溃疡鉴别诊断的准确性高于X线钡餐检查。例如：在溃疡较小或较浅时钡餐检查有可能漏诊；钡餐检查发现十二指肠球部畸形可有多种解释；活动性上消化道出血是钡餐检查的禁忌证；胃的良、恶性溃疡鉴别必须由活组织检查来确定。

内镜下消化性溃疡多呈圆形或椭圆形，也有呈线形，边缘光整，底部覆有灰黄色或灰白色渗出物，周围黏膜可有充血、水肿，可见皱襞向溃疡集中。内镜下溃疡可分为活动期（A）、愈合期（H）和瘢痕期（S）三个病期，其中每个病期又可分为1和2两个阶段。

（二）X线钡餐检查

X线钡餐检查适用于对胃镜检查有禁忌或不愿接受胃镜检查者。溃疡的X线征象有直接和间接两种：龛影是直接征象，对溃疡有确诊价值；局部压痛、十二指肠球部激惹和球部畸形、胃大弯侧痉挛性切迹均为间接征象，仅提示可能有溃疡。

（三）幽门螺杆菌检测

幽门螺杆菌检测应列为消化性溃疡诊断的常规检查项目，因为有无幽门螺杆菌感染决定治疗方案的选择。检测方法分为侵入性和非侵入性两大类。前者需通过胃镜检查取胃黏膜活组织进行检测，主要包括快速尿素酶试验、组织学检查和幽门螺杆菌培养；后者主要有^{13}C或^{14}C尿素呼气试验、粪便幽门螺杆菌抗原检测及血清学检查（定性检测血清抗幽门螺杆菌IgG抗体）。

快速尿素酶试验是侵入性检查的首选方法，操作简便、费用低。组织学检查可直接观察幽门螺杆菌，与快速尿素酶试验结合，可提高诊断准确率。幽门螺杆菌培养技术要求高，主要用于科研。^{13}C或^{14}C尿素呼气试验检测幽门螺杆菌敏感性及特异性高而无需胃镜检查，可作为根除治疗后复查的首选方法。

应注意，近期应用抗生素、质子泵抑制剂、铋剂等药物，因有暂时抑制幽门螺杆菌作用，会使上述检查（血清学检查除外）呈假阴性。

（四）胃液分析和血清胃泌素测定

一般仅在疑有胃泌素瘤时作鉴别诊断之用。

七、诊断和鉴别诊断

慢性病程、周期性发作的节律性上腹疼痛，且上腹痛可为进食或抗酸药所缓解的临床表现是诊断消化性溃疡的重要临床线索。但应注意，一方面有典型溃疡样上腹痛症状者不一定是消化性溃疡，另一方面部分消化性溃疡患者症状可不典型甚至无症状，因此单纯依靠病史难以做出可靠诊断。确诊有赖胃镜检查。X线钡餐检查发现龛影亦有确诊价值。

鉴别诊断本病主要临床表现为慢性上腹痛，当仅有病史和体检资料时，需与其他有上腹痛症状的疾病如肝、胆、胰、肠疾病和胃的其他疾病相鉴别。功能性消化不良临床常见且临床表现与消化性溃疡相似,应注意鉴别。如做胃镜检查,可确定有无胃、十二指肠溃疡存在。

胃镜检查如见胃、十二指肠溃疡,应注意与引起胃十二指肠溃疡的少见特殊病因或以溃疡为主要表现的胃十二指肠肿瘤鉴别。其中,与胃癌、胃泌素瘤的鉴别要点如下。

(一)胃癌

内镜或 X 线检查见到胃的溃疡,必须进行良性溃疡(胃溃疡)与恶性溃疡(胃癌)的鉴别。溃疡型早期胃癌单凭内镜所见与良性溃疡鉴别有困难,放大内镜和染色内镜对鉴别有帮助,但最终必须依靠直视下取活组织检查鉴别。恶性溃疡的内镜特点为:①溃疡形状不规则,一般较大;②底凹凸不平、苔污秽;③边缘呈结节状隆起;④周围皱襞中断;⑤胃壁僵硬、蠕动减弱(X线钡餐检查亦可见上述相应的 X 线征)。活组织检查可以确诊,但必须强调,对于怀疑胃癌而一次活检阴性者,必须在短期内复查胃镜进行再次活检;即使内镜下诊断为良性溃疡且活检阴性,仍有漏诊胃癌的可能,因此对初诊为胃溃疡者,必须在完成正规治疗的疗程后进行胃镜复查,胃镜复查溃疡缩小或愈合不是鉴别良、恶性溃疡的最终依据,必须重复活检加以证实。

(二)胃泌素瘤

胃泌素瘤亦称 Zollinger – Ellison 综合征,是胰腺非 β 细胞瘤分泌大量胃泌素所致。肿瘤往往很小(<1cm),生长缓慢,半数为恶性。大量胃泌素可刺激壁细胞增生,分泌大量胃酸,使上消化道经常处于高酸环境,导致胃、十二指肠球部和不典型部位(十二指肠降段、横段、甚或空肠近端)发生多发性溃疡。胃泌素瘤与普通消化性溃疡的鉴别要点是该病溃疡发生于不典型部位,具难治性特点,有过高胃酸分泌(BAO 和 MAO 均明显升高,且 BAO/MAO >60%)及离空腹血清胃泌素(>200pg/mL,常 >500pg/mL)。

八、并发症

(一)出血

溃疡侵蚀周围血管可引起出血。出血是消化性溃疡最常见的并发症,也是上消化道大出血最常见的病因(约占所有病因的 50%)。

(二)穿孔

溃疡病灶向深部发展穿透浆膜层则并发穿孔。溃疡穿孔临床上可分为急性、亚急性和慢性三种类型,以第一种常见。急性穿孔的溃疡常位于十二指肠前壁或胃前壁,发生穿孔后胃肠的内容物漏入腹腔而引起急性腹膜炎。十二指肠或胃后壁的溃疡深至浆膜层时已与邻近的组织或器官发生粘连,穿孔时胃肠内容物不流入腹腔,称为慢性穿孔,又称为穿透性溃疡。这种穿透性溃疡改变了腹痛规律,变得顽固而持续,疼痛常放射至背部。邻近后壁的穿孔或游离穿孔较小,只引起局限性腹膜炎时称亚急性穿孔,症状较急性穿孔轻而体征较局限,且易漏诊。

(三)幽门梗阻

幽门梗阻主要是由 DU 或幽门管溃疡引起。溃疡急性发作时可因炎症水肿和幽门部痉挛而引起暂时性梗阻,可随炎症的好转而缓解;慢性梗阻主要由于瘢痕收缩而呈持久性。幽门梗阻临床表现为餐后上腹饱胀、上腹疼痛加重,伴有恶心、呕吐,大量呕吐后症状可以改善,呕吐物含发酵酸性宿食。严重呕吐可致失水和低氯低钾性碱中毒。可发生营养不良和体重减轻。体检可见胃型和胃蠕动波,清晨空腹时检查胃内有振水声。进一步做胃镜或 X 线钡剂检查可确诊。

（四）癌变

少数 GU 可发生癌变，DU 则否。GU 癌变发生于溃疡边缘，据报道癌变率在 1% 左右。长期慢性 GU 病史、年龄在 45 岁以上、溃疡顽固不愈者应提高警惕。对可疑癌变者，在胃镜下取多点活检做病理检查。在积极治疗后复查胃镜，直到溃疡完全愈合；必要时定期随访复查。

九、治疗

治疗的目的是消除病因、缓解症状、愈合溃疡、防止复发和防治并发症。针对病因的治疗如根除幽门螺杆菌，有可能彻底治愈溃疡病，是近年消化性溃疡治疗的一大进展。

（一）一般治疗

生活要有规律，避免过度劳累和精神紧张。注意饮食规律，戒烟酒。服用 NSAID 者尽可能停用，即使未用亦要告诫患者今后慎用。

（二）治疗消化性溃疡的药物及其应用

治疗消化性溃疡的药物可分为抑制胃酸分泌的药物和保护胃黏膜的药物两大类，主要起缓解症状和促进溃疡愈合的作用，常与根除幽门螺杆菌治疗配合使用。现就这些药物的作用机制及临床应用分别简述如下。

1. 抑制胃酸药物

溃疡的愈合与抑酸治疗的强度和时间成正比。抗酸药具中和胃酸作用，可迅速缓解疼痛症状，但一般剂量难以促进溃疡愈合，故目前多作为加强止痛的辅助治疗。H_2 受体拮抗剂（H_2RA）可抑制基础及刺激的胃酸分泌，以前一作用为主，而后一作用不如 PPI 充分。使用推荐剂量各种 H_2RA 溃疡愈合率相近，不良反应发生率均低。西咪替丁可通过血脑屏障，偶有精神异常不良反应，与雄性激素受体结合而影响性功能，经肝细胞色素 P_{450} 代谢而延长华法林、苯妥英钠、茶碱等药物的肝内代谢。雷尼替丁、法莫替丁和尼扎替丁上述不良反应较少。已证明 H_2RA 全日剂量于睡前顿服的疗效与 1 日 2 次分服相仿。由于该类药物价格较 PPI 便宜，临床上特别适用于根除幽门螺杆菌疗程完成后的后续治疗，及某些情况下预防溃疡复发的长程维持治疗。质子泵抑制剂（PPI）作用于壁细胞胃酸分泌终末步骤中的关键酶 $H^+ - K^+ATP$ 酶，使其不可逆失活，因此抑酸作用比 H_2RA 更强且作用持久。与 H_2RA 相比，PPI 促进溃疡愈合的速度较快、溃疡愈合率较高，因此特别适用于难治性溃疡或 NSAID 溃疡患者不能停用 NSAID 时的治疗。对根除幽门螺杆菌治疗，PPI 与抗生素的协同作用较 H_2RA 好，因此是根除幽门螺杆菌治疗方案中最常用的基础药物。使用推荐剂量的各种 PPI，对消化性溃疡的疗效相仿，不良反应均少。

2. 保护胃黏膜药物

硫糖铝和胶体铋目前已少用作治疗消化性溃疡的一线药物。枸橼酸铋钾（胶体次枸橼酸铋）因兼有较强抑制幽门螺杆菌作用，可作为根除幽门螺杆菌联合治疗方案的组分，但要注意此药不能长期服用，因会过量蓄积而引起神经毒性。米索前列醇具有抑制胃酸分泌、增加胃十二指肠黏膜的黏液及碳酸氢盐分泌和增加黏膜血流等作用，主要用于 NSAID 溃疡的预防，腹泻是常见不良反应，因会引起子宫收缩故孕妇忌服。

（三）根除幽门螺杆菌治疗

对幽门螺杆菌感染引起的消化性溃疡，根除幽门螺杆菌不但可促进溃疡愈合，而且可预防溃疡复发，从而彻底治愈溃疡。因此，凡有幽门螺杆菌感染的消化性溃疡，无论初发或复发、活动或静止、有无合并症,均应予以根除幽门螺杆菌治疗。

1. 根除幽门螺杆菌的治疗方案

已证明在体内具有杀灭幽门螺杆菌作用的抗生素有克拉霉素、阿莫西林、甲硝唑(或替硝唑)、四环素、呋喃唑酮、某些喹诺酮类如左氧氟沙星等。PPI 及胶体铋体内能抑制幽门螺杆菌,与上述抗生素有协同杀菌作用,目前尚无单一药物可有效根除幽门螺杆菌,因此必须联合用药。应选择幽门螺杆菌根除率高的治疗方案力求一次根除成功。研究证明以 PPI 或胶体铋为基础加上两种抗生素的三联治疗方案有较高根除率。这些方案中,以 PPI 为基础的方案所含 PPI 能通过抑制胃酸分泌,提高口服抗生素的抗菌活性,从而提高根除率,再者 PPI 本身具有快速缓解症状和促进溃疡愈合作用,因此是临床中最常用的方案。而其中,又以 PPI 加克拉霉素再加阿莫西林或甲硝唑的方案根除率最高。幽门螺杆菌根除失败的主要原因是患者的服药依从性问题和幽门螺杆菌对治疗方案中抗生素的耐药性。因此,在选择治疗方案时要了解所在地区的耐药情况,近年世界不少国家和我国一些地区幽门螺杆菌对甲硝唑和克拉霉素的耐药率在增加,应引起注意。呋喃唑酮(200mg/d,分 2 次)耐药性少见、价廉,国内报道用呋喃唑酮代替克拉霉素或甲硝唑的三联疗法亦可取得较高的根除率,但要注意呋喃唑酮引起的周围神经炎和溶血性贫血等不良反应。治疗失败后的再治疗比较困难,可换用另外两种抗生素(阿莫西林原发和继发耐药均极少见,可以不换),如 PPI 加左氧氟沙星(500mg/d,每天 1 次)和阿莫西林,或采用 PPI 和胶体铋合用再加四环素(1500mg/d,每天 2 次)和甲硝唑的四联疗法。

2. 根除幽门螺杆菌治疗结束后的抗溃疡治疗

在根除幽门缧杆菌疗程结束后,继续给予一个常规疗程的抗溃疡治疗(如 DU 患者予 PH 常规剂量、每日 1 次、总疗程 2 ~ 4 周,或 H$_2$RA 常规剂量、疗程 4 ~ 6 周 AU 患者 PPI 常规剂量、每日 1 次、总疗程 4 ~ 6 周,或 H$_2$RA 常规剂量、疗程 6 ~ 8 周)是最理想的。这在有并发症或溃疡面积大的患者尤为必要,但对无并发症且根除治疗结束时症状已得到完全缓解者,也可考虑停药以节省药物费用。

3. 根除幽门螺杆菌治疗后复查

治疗后应常规复查幽门螺杆菌是否已被根除,复查应在根除幽门螺杆菌治疗结束至少 4 周后进行,且在检查前停用 PPI 或铋剂 2 周,否则会出现假阴性。可采用非侵入性的^{13}C 或^{14}C 尿素呼气试验,也可通过胃镜在检查溃疡是否愈合的同时取活检做尿素酶及(或)组织学检查。对未排除胃恶性溃疡或有并发症的消化性溃疡应常规进行胃镜复查。

(四)NSAID 溃疡的治疗、复发预防及初始预防

对服用 NSAID 后出现的溃疡,如情况允许应立即停用 NSAID,如病情不允许可换用对黏膜损伤少的 NSAID 如特异性 COX - 2 抑制剂(如塞来昔布)。对停用 NSAID 者,可予常规剂量常规疗程的 H$_2$RA 或 PPI 治疗;对不能停用 NSAID 者,应选用 PPI 治疗(H$_2$RA 疗效差)。因幽门螺杆菌和 NSAID 是引起溃疡的两个独立因素,因此应同时检测幽门螺杆菌,如有幽门螺杆菌感染应同时根除幽门螺杆菌。溃疡愈合后,如不能停用 NSAID,无论幽门螺杆菌阳性还是阴性都必须继续 PPI 或米索前列醇长程维持治疗以预防溃疡复发。对初始使用 NSAID 的患者是否应常规给药预防溃疡的发生仍有争论。已明确的是,对于发生 NSAID 溃疡并发症的高危患者,如既往有溃疡病史、高龄、同时应用抗凝血药(包括低剂量的阿司匹林)或糖皮质激素者,应常规予抗溃疡药物预防,目前认为 PPI 或米索前列醇预防效果较好。

（五）溃疡复发的预防

有效根除幽门螺杆菌及彻底停服 NSAID，可消除消化性溃疡的两大常见病因，因而能大大减少溃疡复发。对溃疡复发同时伴有幽门螺杆菌感染复发（再感染或复燃）者，可予根除幽门螺杆菌再治疗。

下列情况则需用长程维持治疗来预防溃疡复发：①不能停用 NSAID 的溃疡患者，无论幽门螺杆菌阳性还是阴性；②幽门螺杆菌相关溃疡，幽门螺杆菌感染未能被根除；③幽门螺杆菌阴性的溃疡（非幽门螺杆菌、非 NSAID 溃疡）；④幽门螺杆菌相关溃疡，幽门螺杆菌虽已被根除，但曾有严重并发症的高龄或有严重伴随病患者。长程维持治疗一般以 H_2RA 或 PPI 常规剂量的半量维持，而 NSAID 溃疡复发的预防多用 PPI 或米索前列醇，已如前述。

（六）外科手术指征

由于内科治疗的进展，目前外科手术主要限于少数有并发症者，包括：①大量出血经内科治疗无效；②急性穿孔；③瘢痕性幽门梗阻；④胃溃疡癌变；⑤严格内科治疗无效的顽固性溃疡。

十、预后

由于内科有效治疗的发展，预后远较过去为佳，病死率显著下降。死亡主要见于高龄患者，死亡的主要原因是并发症，特别是大出血和急性穿孔。

（戴文玲）

第四节　胃扭转

胃扭转是指胃的一部分绕另一部分发生 180° 或更大的旋转，造成闭合祥甚至梗阻。其可分为原发性胃扭转和继发性胃扭转。

一、病因

原发性胃扭转的致病因素主要是胃的支持韧带发生先天性松弛或过长，同时伴胃运动功能异常，如饱餐后胃的重量增加容易导致胃扭转。除解剖学因素外，急性胃扩张、剧烈呕吐、横结肠胀气等亦是胃扭转的诱因。

继发性胃扭转多为胃本身或周围脏器的病变造成，最常见的是作为食管旁疝的并发症之一；也可能与其他先天性或获得性腹部异常如先天性粘连、外伤性疝、左膈突出、膈神经麻痹、胃底折叠术、胃或十二指肠肿瘤等相关；亦可由胆囊炎、肝脓肿等造成胃粘连牵拉引起。

二、病理

（一）按旋转方位分类

1. 器官轴型扭转（沿长轴扭转）

器官轴型扭转指胃绕其解剖轴的扭转，即胃沿贲门至幽门的连线为轴心向上扭转，造成胃大弯在上、胃小弯在下，胃后壁变成"胃前壁"，贲门和胃底的位置基本无变化。胃绕其长轴扭转后形成新生合祥，产生梗阻，这是最常见的类型（约占 2/3）。

2. 系膜轴型扭转(左右扭转)

系膜轴型扭转指胃绕胃大、小弯中点连线为轴线的扭转。扭转后胃体与胃窦重叠,使胃形成两个小腔,自左向右旋转时胃体位于胃窦之前,自右向左旋转时胃窦位于胃体之前。此类型较常见(约占1/3)。

3. 混合型扭转

有器官轴型扭转及系膜轴型扭转两者的特点。此类型少见。

(二)扭转范围分类

1. 完全扭转

完全扭转是整个胃除了与横膈附着处以外都发生扭转。

2. 部分扭转

部分扭转是仅胃的一部分发生扭转,常为胃幽门终末部。

(三)扭转性质分类

1. 急性胃扭转

急性胃扭转发病急、症状重,有急腹症的临床表现。

2. 慢性胃扭转

慢性胃扭转发病缓慢,常出现上腹部不适,偶有呕吐等临床表现,可以反复发作。

(四)病因分类

1. 原发性胃扭转

原发性胃扭转不伴有胃本身或邻近器官的病变。

2. 继发性胃扭转

继发性胃扭转继发于胃本身或周围脏器的病变。

三、临床表现和诊断

临床表现与扭转的范围、程度及发病的快慢有关。

(一)急性胃扭转

约1/3患者表现为急性。临床上常出现:①上腹部突然剧烈疼痛,可放射至背部及左胸部;②呕吐,量常不多,不含胆汁,以后有难以消除的干呕,进食后可立即呕出,这是由于胃扭转使贲门口完全闭塞所致;③上腹部进行性膨胀,下腹部平坦柔软;④鼻胃管不能经食管插入胃中;⑤急性胃扭转易并发血管绞窄和胃壁坏死,引起穿孔,甚至发生休克,病死率高达30%～50%。

急性胃扭转的特征性三联征,即突然发作的剧烈上腹痛、干呕、不能插入胃管。

胃扭转可产生假性心绞痛症状,表现为胸痛并有心电图改变。疼痛可向颈部、肩部、背部放射,与呼吸困难有关。若幽门被牵拉至裂孔水平,压迫胆总管可出现梗阻性黄疸。

X线检查可有以下表现:①立位腹部平片可显示显著扩张并充满气体和液体的胃阴影;②胃呈"发针"样祥,胃角向右上腹或向后,此祥位置固定,不因体位改变而变化;③钡餐检查钡剂停留在食管下端不能通过贲门;④可有膈疝或膈膨升等X线征。

急性胃扭转应与胃十二指肠溃疡急性穿孔、急性胆囊炎及急性胰腺炎等疾病鉴别。

(二)慢性胃扭转

慢性胃扭转较急性胃扭转多见,多为系膜轴扭转型,可有各种不同的临床表现,亦可无症状仅在钡餐检查时才发现。主要症状是间断发作的上腹部疼痛,有的病史可长达数年。进食后可诱发疼痛发作,可伴有呕吐和上腹膨胀。

钡餐检查显示:①胃腔有两个液平;②胃大弯在小弯之上;③贲门和幽门在同一水平面;④胃黏膜皱襞扭曲交叉;⑤腹腔段食管比正常增长,⑥胃可呈葫芦形或伴有胃溃疡、胃肿瘤或膈疝等 X 线征。

四、治疗

(一)急性胃扭转

1. 内科保守治疗

可先试行放置胃管,如能插入胃内吸出大量气体和液体可使急性症状缓解,但疗效短暂且易复发。插入胃管时有损伤食管下段的危险,操作时应予注意。

2. 急诊手术

治疗急性胃扭转大多需急诊手术治疗。如胃管不能插入应做好术前准备,尽早手术治疗。手术治疗的目的是:①减轻、消除胃膨胀;②复位;③病因探查和治疗;④胃固定。手术中异常扩张扭转的胃囊复位多较困难,常需用套管针插入胃腔抽吸大量气体和液体后才能将扭转的胃复位。根据患者情况可进一步做胃固定或胃大部切除等,手术后需持续胃肠减压直至胃肠道功能恢复正常。

3. 辅助治疗

(1)禁食和胃肠减压:手术或非手术复位成功后应持续胃肠减压、禁食,以保持胃腔空虚,一般术后 3~4d 方可少量进食。

(2)补液:纠正失水、电解质紊乱和酸碱失调,并补充热量。

(3)饮食:胃肠减压停止后,可少量进食流质,逐渐增加饮食量。

(二)慢性胃扭转

1. 内科保守治疗

如无症状,无须治疗。对有症状者可采用鼻胃管减压,也可试用中医中药,本病属中医学胃脘痛范畴,多因肝气太盛,横逆犯胃,胃弱不堪重负而致胃扭转发作。

可用调胃汤,药物组成:柴胡、白术、砂仁、旋覆花、炙甘草、莪术各 10g,枳实、佛手、茯苓、代赭石、薏苡仁各 15g,气滞胁痛加川楝子、延胡索各 10g,郁金 15g;口苦、胃脘灼热加蒲公英 15g,白花蛇舌草 30g;脾虚加党参 15g,五味子 10g。水煎,每日 1 剂,分 2 次口服,15 剂为 1 疗程,2~3 个疗程。

2. 内镜复位

治疗方法是:首先进行注气复位,胃镜进入胃腔后,循腔进镜,边进镜边注气观察,如胃镜顺利进入幽门,说明复位成功。如单用注气法不能复位,可将胃镜进到胃窦部,然后抽干胃腔内气体,使胃壁与镜身相贴,弯曲镜头适当注气,按胃扭转相反方向转动镜身并不断拉直镜身,从而使胃扭转复位。如仍不能转复,可按上述方法重新进行。

(戴文玲)

第五节　功能性消化不良

一、概述

功能性消化不良(functional dyspepsia,FD)为一组持续或反复发作的上腹部疼痛或不适的消化不良症状,包括上腹胀痛、餐后饱胀、嗳气、早饱、腹痛、厌食、恶心呕吐等,经生化、内镜和影像检查排除了器质性疾病的临床综合征,是临床上最常见的一种功能性胃肠病,几乎每个人一生中都有过消化不良症状,只是持续时间长短和对生活质量影响的程度不同而已。国内最新资料表明,采用罗马Ⅲ诊断标准对消化专科门诊连续就诊消化不良的患者进行问卷调查,发现符合罗马Ⅲ诊断标准者占就诊患者的28.52%,占接受胃镜检查患者的7.2%。FD的病因及发病机制尚未完全阐明,可能是多种因素综合作用的结果。目前认为其发病机制与胃肠运动功能障碍、内脏高敏感性、胃酸分泌、幽门螺杆菌感染、精神心理因素等有关,而内脏运动及感觉异常可能起主导作用,是FD的主要病理生理学基础。

二、诊断

(一)临床表现

FD的临床症状无特异性,主要有上消化道症状,包括上腹痛、腹胀、早饱、嗳气、恶心、呕吐、反酸、烧心、厌食等,以上症状多因人而异,常以其中某一种或一组症状为主,在病程中这些症状及其严重程度多发生改变。起病缓慢,病程长短不一,症状常呈持续或反复发作,也可相当一段时间无任何症状,可因饮食精神因素和应激等诱发,多数无明显诱因。腹胀为FD最常见的症状,多数患者发生于餐后或进餐加重腹胀程度,早饱、嗳气也较常见。上腹痛也是FD的常见症状,上腹痛无规律性,可表现为弥散或烧灼样疼痛。少数可伴烧心反酸症状,但经内镜及24h食管pH检测,不能诊断为胃食管反流病。恶心呕吐不常见,一般见于胃排空明显延迟的患者,呕吐多为干呕或呕出当餐胃内食物。有的还可伴有腹泻等下消化道症状。还有不少患者同时合并精神症状如焦虑、抑郁、失眠、注意力不集中等。

(二)诊断标准

依据FD罗马Ⅲ诊断标准,FD患者临床表现个体差异大,罗马Ⅲ标准根据患者的主要症状特点及其与症状相关的病理生理学机制及症状的模式将FD分为两个亚型,即餐后不适综合征(PDS)和上腹痛综合征(EPS),临床上两个亚型常有重叠,有时难以区分,但通过分型对不同亚型的病理生理机制的理解对选择治疗将有一定的帮助,在FD诊断中,还要注意FD与胃食管反流病和肠易激综合征等其他功能性胃肠病的重叠。

FD的罗马Ⅲ诊断标准必须包括,①以下1项或多项:餐后饱胀;早饱感;上腹痛;上腹烧灼感;②无可以解释上述症状的结构性疾病的证据(包括胃镜检查),诊断前症状出现至少6个月,且近3个月符合以上诊断标准。

PDS诊断标准必须符合以下1项或2项:①正常进食后出现餐后饱胀不适,每周至少发生数次;②早饱阻碍正常进食,每周至少发生数次。诊断前症状出现至少6个月,近3个月症状符合以上标准。支持诊断标准是可能存在上腹胀气或餐后恶心或过度嗳气。可能同时存在EPS。

EPS 诊断标准必须符合以下所有条件：①至少中等程度的上腹部疼痛或烧灼感，每周至少发生 1 次；②疼痛呈间断性；③疼痛非全腹性，不位于腹部其他部位或胸部；④排便或排气不能缓解症状；⑤不符合胆囊或 Oddi 括约肌功能障碍的诊断标准。诊断前症状出现至少 6 个月，近 3 个月症状符合以上标准。支持诊断标准是疼痛可以烧灼样，但无胸骨后痛。疼痛可由进餐诱发或缓解，但可能发生于禁食期间。可能同时存在 PDS。

三、鉴别诊断

诊断 FD 患者时，必须除外器质性消化不良，后者经有关检查能显示相关病因如消化性溃疡、糜烂性胃炎、食管炎及恶性疾病等。FD 需与下列疾病鉴别。

1. 慢性胃炎

慢性胃炎的症状与体征均很难与 FD 鉴别。胃镜检查发现胃黏膜明显充血、糜烂或出血，甚至萎缩性改变，则常提示慢性胃炎。

2. 消化性溃疡

消化性溃疡的周期性和节律性疼痛也可见于 FD 患者，X 线钡餐发现龛影和胃镜检查观察到溃疡病灶可明确消化性溃疡的诊断。

3. 慢性胆囊炎

慢性胆囊炎多与胆结石并存，也可出现上腹饱胀、恶心、嗳气等消化不良症状，腹部 B 超、口服胆囊造影、CT 等影像学检查多能发现胆囊结石和胆囊炎征象可与 FD 鉴别。

4. 其他

FD 还需与其他一些继发胃运动障碍疾病，如糖尿病胃轻瘫、胃肠神经肌肉病变相鉴别，通过这些疾病特征性的临床表现与体征一般可做出鉴别。

四、治疗

FD 的治疗措施以对症治疗为主，目的是在于缓解或消除症状，改善患者的生活质量。

2007 年指南对 FD 治疗提出规范化治疗意见，指出 FD 的治疗策略应是依据其可能存在的病理生理学异常进行整体调节，选择个体化的治疗方案。

经验治疗适于 40 岁以下，无报警征象，无明显精神心理障碍的患者。与进餐相关的消化不良（即 PDS）者可首先用促动力药或合用抑酸药；与进餐无关的消化不良/酸相关性消化不良（即 EPS）者可选用抑酸药或合用促动力药。经验治疗时间一般为 2～4 周。无效者应行进一步检查，明确诊断后有针对性进行治疗。

（一）药物治疗

1. 抗酸药

抗酸剂如氢氧化铝、铝碳酸镁等可减轻症状，但疗效不及抑酸药，铝碳酸镁除抗酸外，还能吸附胆汁，伴有胆汁反流患者可选用。

2. 抑酸药

抑酸药目前广泛应用于 FD 的治疗，适用于非进餐相关的消化不良中以上腹痛、烧灼感为主要症状者。常用抑酸药包括 H_2 受体拮抗药（H_2RA）和质子泵抑制药（PPI）两大类。H_2RA 常用药物有西咪替丁 400mg，2～3/d；雷尼替丁 150mg，每日 2 次；法莫替丁 20mg，每日 2 次，早、晚餐后服，或 40mg 每晚睡前服；罗沙替丁 75mg，每日 2 次；尼扎替丁 300mg 睡前服。不同

的 H_2 受体拮抗药抑制胃酸的强度各不相同,西咪替丁最弱,雷尼替丁和罗沙替丁比西咪替丁强 5~10 倍,法莫替丁较雷尼替丁强 7.5 倍。这类药主要经肝脏代谢,肾脏排出,因此肝肾功能损害者应减量,75 岁以上老人服用药物剂量应减少。PPI 常用药物有奥美拉唑 20mg,每日 2 次;兰索拉唑 30mg,每日 1 次;雷贝拉唑 10mg,每日 1 次;泮托拉唑 40mg,每日 1 次;埃索美拉唑 20mg,每日 1 次。

3. 促动力药

促动力药可明显改善与进餐相关的上腹症状,如上腹饱胀、早饱等。常用的促动力剂包括多巴胺受体拮抗药、5-HT₄ 受体激动药及多离子通道调节剂等。多巴胺受体拮抗药常用药物有甲氧氯普胺 5~10mg,每日 3 次,饭前半小时服;多潘立酮 10mg,每日 3 次,饭前半小时服;伊托必利 50mg,每日 3 次口服。甲氧氯普胺可阻断延髓催吐化学敏感区的多巴胺受体而具有强大的中枢镇吐作用,还可以增加胃肠道平滑肌对乙酰胆碱的敏感性,从而促进胃运动功能,提高静止状态时胃肠道括约肌的张力,增加食管下端括约肌张力,防止胃内容物反流,增强胃和食管的蠕动,促进胃排空以及幽门和十二指肠的扩张,加速食物通过。主要的不良反应见于中枢神经系统,如头晕、嗜睡、倦怠、泌乳等,用量过大时,会出现锥体外系反应,表现为肌肉震颤、斜颈、发音困难、共济失调等。多潘立酮为选择性外周多巴胺 D_2 受体拮抗药,可增加食管下端括约肌的张力,增加胃运动,促进胃排空、止吐。不良反应轻,不引起锥体外系症状,偶有流涎、惊厥、平衡失调、泌乳现象。伊托必利通过拮抗多巴胺 D_2 受体和抑制乙酰胆碱酯酶活性起作用,增加胃的内源性乙酰胆碱,促进胃排空。5-HT₄ 受体激动药常用药物为莫沙必利 5mg,每日 3 次口服。莫沙必利选择性作用于上消化道,促进胃排空,目前未见心脏严重不良反应的报道,但对 5-HT₄ 受体激动药的心血管不良反应仍应引起重视。多离子通道调节剂药物为马来酸曲美布汀,常用量 100~200mg,每日 3 次口服。该药对消化道运动的兴奋和抑制具有双向调节作用,不良反应轻微。红霉素具有胃动素作用,静脉给药可促进胃排空,主要用于胃轻瘫的治疗,不推荐作为 FD 治疗的首选药物。

4. 助消化药

消化酶和微生态制剂可作为治疗消化不良的辅助用药。复方消化酶、益生菌制剂可改善与进餐相关的腹胀、食欲缺乏等症状。

5. 根除幽门螺杆菌治疗

根除 Hp 可使部分 FD 患者症状得以长期改善,对合并 Hp 感染的 FD 患者,应用抑酸、促动力剂治疗无效时,建议向患者充分解释根除治疗的利弊,征得患者同意后给予根除 Hp 治疗。根除 Hp 治疗可使部分 FD 患者的症状得到长期改善,使胃黏膜炎症得到消退,而长期胃黏膜炎症则是消化性溃疡、胃黏膜萎缩/肠化生和胃癌发生的基础病变,根除 Hp 可预防胃癌前病变进一步发展。

根据 2005 年欧洲幽门螺杆菌小组召开的第 3 次 MaastrichtⅢ共识会议意见,推荐在初级医疗中实施"检测和治疗"策略,即对年龄小于 45 岁,有持续消化不良症状的成人患者应用非侵入性试验(尿素呼气试验、粪便抗原试验)检测 Hp,对 Hp 阳性者进行根除治疗。包含 PPI、阿莫西林、克拉霉素或甲硝唑每日 2 次给药的三联疗法仍推荐作为首选疗法。包含铋剂的四联疗法,如可获得铋剂,也被推荐作为首选治疗选择。补救治疗应结合药敏试验结果。

对 PPI(标准剂量,每日 2 次),克拉霉素(500mg,每日 2 次),阿莫西林(1000mg,每日 2 次)或甲硝唑 400mg 或 500mg,每日 2 次,组成的方案,疗程 14d 比 7d 更有效,在克拉霉素耐药率小于 15% ～20% 的地区,仍推荐 PPI 联合应用克拉霉素、阿莫西林/甲硝唑的三联短程疗法作为一线治疗方案。其中 PPI 联合克拉霉素和甲硝唑方案应当在人群甲硝唑耐药率小于40% 时才可应用,含铋剂四联治疗除了作为二线方案使用外,还可作为可供选择的一线方案。除了药敏感试验外,对于三线治疗不作特别推荐。喹诺酮类(左氧氟沙星、利福霉素、利福布汀)抗生素与 PPI 和阿莫西林合用作为一线疗法,而不是作为补救的治疗,被评估认为有较高的根除率,但利福布汀是一种选择分枝杆菌耐药的抗生素,必须谨慎使用。

6. 黏膜保护药

FD 发病原因中可能涉及胃黏膜防御功能减弱,作为辅助治疗,常用的胃黏膜保护药有硫糖铝、胶体铋、前列腺素 E,复方谷氨酰胺等,联合抑酸药可提高疗效。硫糖铝餐前 1h 和睡前各服 1.0g,肾功不全者不宜久服。胶体次枸橼酸铋一次剂量 5mL 加水至 20mL 或胶囊 120mg,每日 4 次,于每餐前半小时和睡前一次口服,不宜久服,最长 8 周,老年人及肾功能障碍者慎用。已用于临床的人工合成的前列腺素为米索前列醇(喜克溃),常用剂量 200mg,每日 4 次,主要不良反应为腹泻和子宫收缩,孕妇忌服。复方谷氨酰胺常用量 0.67g,每日 3 次,剂量可随年龄与症状适当增减。

(二)精神心理治疗

抗焦虑、抑郁药对 FD 有一定的疗效,对抑酸和促动力药治疗无效,且伴有明显精神心理障碍的患者,可选用三环类抗抑郁药或 $5-HT_4$ 再摄取抑制药;除药物治疗外,行为治疗、认知疗法及心理干预等可能对这类患者也有益。精神心理治疗不但可以缓解症状还可提高患者的生活质量。

(三)外科手术

经过长期内科治疗无效的严重患者,可考虑外科手术。一般采用胃大部切除术、幽门成形术和胃空肠吻合术。

(戴文玲)

第六节　急性胃扩张

急性胃扩张是指胃和十二指肠内由于大量气体、液体或食物潴留而引起胃和十二指肠上段的高度扩张。Rokitansky 于 1842 年首先描述,Fagge 于 1873 年简述了急性胃扩张的临床特征及治疗。儿童及成人均可发病,男性多见,发病年龄大多在 21 ～40 岁。

一、病因及发病机制

该病多发生于腹部手术后、某些慢性消耗性疾病及长期卧床的患者,而国内报道多因暴饮暴食所致。常见病因可分类为以下几种。

(一)胃及肠壁神经肌肉麻痹

胃及肠壁神经肌肉麻痹主要见于:①麻醉和外科手术后;②中枢神经损伤;③腹腔及腹膜后的严重感染;④慢性消耗性疾病如慢性肺源性心脏病、尿毒症、肝性脑病时的毒血症;⑤代谢性疾病及电解质紊乱如糖尿病合并神经病变、低血钾症等;⑥药物如抗胆碱药物过量;⑦暴饮暴食;⑧其他如自主神经功能紊乱等。

（二）机械性梗阻

机械性梗阻主要见于:①脊柱前凸性畸形;②肠系膜上动脉压迫综合征;③胃幽门区良性狭窄及恶性肿瘤;f④十二指肠肿瘤及其周围良性狭窄和恶性肿瘤等。

在前述某一或多个病因存在下,胃排空障碍而使胃扩张,达到一定程度时,胃壁肌肉张力降低,使胃和十二指肠交界处角度变成锐角,胃内容物排出受阻,胃腔膨大,进而可压迫十二指肠,并将系膜和小肠挤向盆腔,造成幽门远端的梗阻。而当胃和十二指肠麻痹后,其所分泌的液体如胃液、胆汁、胰液及十二指肠液因不能被吸收而潴留在胃和(或)十二指肠内,加上吞咽的气体及发酵产生的气体,使胃和十二指肠进一步扩张,形成恶性循环。大量液体潴留在胃和十二指肠内,造成反应性呕吐,大量频繁的呕吐,除导致水分的大量丢失造成脱水外,同时造成了电解质成分的丢失,引起酸碱平衡紊乱。在胃扩张后,扩张胃机械性地压迫门静脉、下腔静脉,使血液潴留在腹腔内脏,回心血量减少,加之水分的丢失使有效血容量减少,最后导致休克。

二、诊断要点

根据病史、查体及腹部 X 线检查一般可以明确诊断。基本要点如下。

（一）病史

病前有相关外科手术史、慢性疾患史或暴饮暴食史存在。

（二）症状

（1）腹痛、腹胀:病初有上腹部饱胀,上腹部或脐周持续性胀痛,可有阵发性加重,但多不剧烈。

（2）恶性、呕吐:伴随腹胀、腹痛的加重而出现,并且逐渐加重。呕吐物初为胃内容物,反复频繁呕吐后转为棕褐色酸性液体。

（3）排气排便停止:在后期易于出现。

（4）脱水、休克:主要因失水及电解质丢失所致。表现有口渴、精神萎靡、嗜睡、半昏迷、呼吸急促、少尿或无尿和血压下降等。

（三）查体

查体可有脱水貌。腹部高度膨隆,可见"巨胃窦征",可有腹部压痛和肌紧张,但反跳痛不明显。胃区振水音阳性,肠鸣音减弱或消失。

（四）辅助检查

（1）胃管吸液:插入胃肠减压管吸出大量胃内液体(3～4L)则可确诊。

（2）腹部 X 线检查:立位透视或平片,可见大胃泡伴液气平。在肠穿孔时,可有膈下游离气体出现。

（3）B 超:可见胃高度扩张,胃壁变薄,可见大量潴留物,气体较多时,界限不易与肠胀气区别。

（4）实验室检查:白细胞计数多不增高,但有穿孔等并发症存在时,可有细胞计数增高甚至出现核左移。在明显脱水时,可见红细胞计数及血红蛋白增高。尿液检查,可见尿比重增高、蛋白尿、管形尿。血生化检查可见低钾、低钠、低氯,尿素氮和二氧化碳结合力升高等。

三、鉴别诊断

（一）胃扭转

胃扭转亦有腹胀、腹痛和呕吐。但其起病急,腹痛较剧烈,呕吐频繁而量少,胃内溶液无胆汁,查体见上腹部膨胀呈半球状而脐下平坦,胃管不能插入胃内,X 线透视或腹部 X 线片可见胃腔扩大,出现一个或二个液气平。钡剂造影钡剂不能进入胃内而在食管下段受阻,梗阻端呈尖削阴影等有助于鉴别。

（二）原发或继发性腹膜炎

腹部亦膨胀、肠鸣音减弱或消失。但其常有脏器穿孔或（和）腹腔感染史,腹部呈弥散性膨隆伴腹膜刺激征,腹水征阳性,腹穿呈渗出性改变,胃肠减压不能使症状缓解有助于鉴别。

（三）高位机械性肠梗阻

高位机械性肠梗阻亦可有腹痛和呕吐,腹胀满可见肠胃型,X 线腹部立位透视或平片照相检查可见胃肠腔扩大。但其多有消化性溃疡、手术后局部粘连、胃肠及腹腔肿瘤等病史存在,腹痛多为急性发作性腹部绞痛,常伴高亢的肠鸣音,X 线腹部立位透视或平片照相检查可见肠管呈多个梯形液气平,胃肠减压症状不能缓解有助于鉴别。

（四）急性胃炎

急性胃炎在饱餐之后亦可出现呕吐和上腹部疼痛,有时较明显,但急性胃炎在呕吐后腹痛可减轻,且无明显胀满或扩大的胃型等有助于鉴别。

四、并发症

（一）电解质及酸碱平衡紊乱

由于频繁和大量呕吐,胃液成分大量丢失,可出现低血钾、低血钠、低血氯和二氧化碳结合力增高。

（二）穿孔

由于胃壁过度扩张,胃壁变薄,其表面血管扩张、充血,胃黏膜缺血而发生胃壁坏死,严重者出现穿孔。

（三）休克

主要由于呕吐引起的水分大量丢失所致。

五、治疗

（一）一般治疗

（1）禁食、禁水:一经确诊,应予禁食禁水,以免使胃的扩张加重。

（2）洗胃:可用等渗温盐水洗胃,直至胃内容物清除干净,吸出正常胃液为止。

（3）持续胃肠减压:清除胃内容物后,应继续给予持续胃肠减压,直至恶心、呕吐、腹痛、腹胀症状消失、肠鸣音恢复为止。

（4）病情容许时可采取治疗性体位,即俯卧位或膝胸卧位。在腹胀减轻、肠鸣音恢复后,可进少量流食,如症状无反复,可逐渐增加进食量,并逐步过渡到半流食、普食。

（二）药物治疗

（1）输液、补充足够的水分、热卡和电解质,维持有效血容量和能量需要。常用液体有

5%～10%葡萄糖、5%葡萄糖生理盐水、平衡盐、复合氨基酸、脂肪乳、维生素及钾盐等。在禁食患者,输液量一般需3000～4000mL;具体入液量可根据体重、体液丢失量计算,同时应注意心肺功能情况,供应热卡应不少于30kcal/(kg·d)。

(2)抗感染:在合并穿孔时,应给予积极抗感染治疗。常用的有氨苄青霉素、氧哌嗪青霉素、环丙沙星、甲硝唑等。感染较重时,可给予输新鲜血及血浆,以便加强支持治疗和提高抗病能力。

(三)治疗并发症

(1)抗休克:在并发休克时,应积极抗休克治疗。

(2)纠正酸碱平衡和电解质紊乱:由于呕吐导致大量酸性胃液丢失及电解质丢失,前者易于引起代谢性碱中毒,后者容易导致钠钾氯等离子的丢失。对此可给予0.1%～0.2%氯化氢或氯化铵静脉滴注,注意前者必须选用大静脉,否则可能导致严重的周围静脉炎,亦可给予精氨酸静脉滴注,并注意补充钾盐。

(3)穿孔:合并穿孔时,应及时给予手术治疗。

(四)外科治疗

1. 手术指征

(1)餐后极度胃扩张而胃内容物无法吸出者。

(2)内科治疗8～12h病情不能缓解者。

(3)有胃十二指肠机械梗阻因素存在者。

(4)合并穿孔或胃大出血者。

(5)胃功能长期不能恢复而无法进食者。

2. 手术方法

手术方法求简单有效,术后处理与其他胃疾病相同。方法有:①胃壁切开术;②胃壁内翻缝合术;③胃部分切除术;④十二指肠—空肠吻合术。

六、预后

急性胃扩张是内科急症,既往在治疗不及时得当的情况下,病死率可高达20%。随着近代医疗卫生知识的普及和诊疗技术的进展,发生率已明显减少。单纯性急性胃扩张若能及时地获得诊断和治疗,大部分预后良好;伴有休克、穿孔等严重并发症者,预后仍较差。

(戴文玲)

第七节　药源性胃病

胃的生理功能主要是暂时储存食物及对食物进行初步消化,这对药物也是一样。一些患者服用某些药物后,会感到胃部不适或疼痛,还可出现反酸、食欲减退等症状,严重者还会发生呕血、黑便等。这是因为药物口服后会在胃内暂时储存,除了肠溶片外,药物还会和胃壁直接接触,而许多药物对胃黏膜有不同程度的刺激作用,故可引起上述症状,我们把此类胃病也称为药源性胃病。

能直接引起药源性胃病的药物很多,下面介绍几类典型药物。

一、非甾体类抗炎药致胃损害

我们都知道,非甾体类抗炎药(NSAID)的胃肠道反应比较大,其中对胃的损害称为 NSAID 相关性胃病。

(一)非甾体类抗炎药致胃损害的发病机制

非甾体类抗炎药致胃损害的发病机制包括局部作用和系统作用两个方面。

1. 局部作用

由于大多数 NSAID 是有机酸,在胃腔内酸性环境中不能被电离而呈脂溶性。它们在胃内可迅速弥散入胃黏膜表面上皮细胞中,在此中性 pH 环境下被电离。虽然电离形式的 NSAID 通过黏膜表面上皮细胞的速度低于非电离形式,但是电离形式的 NSAID 可被细胞捕获,从而干扰细胞代谢,导致细胞破裂及死亡,造成上皮细胞层完整性丧失、胃黏膜屏障破坏;电离形式的 NSAID 还能分解黏液层,削弱黏液—碳酸氢盐屏障。这样就为胃酸胃蛋白酶消化性打开了通道。

2. 系统作用

NSAID 对胃的损害除了通过局部作用外,还可通过系统作用来削弱胃黏膜屏障的防御机制。分别介绍如下。

(1)通过抑制环氧化酶的活性,减少内源性前列腺素的合成:胃黏膜中含有的前列腺素以 PGE、PGI2、PGE2 等为主,它们对胃黏膜的生物学作用主要有两方面,即抑制胃酸分泌和细胞保护及适应性细胞保护作用。NSAID 对内源性前列腺素合成所必需的环氧化酶有明显抑制作用,故这类药物进入人体后,会降低胃黏膜中前列腺素的含量,从而削弱前列腺素对胃黏膜的保护作用。如患者长期服用大剂量 NSAID,会持续抑制胃黏膜内的环氧化酶,使前列腺素合成不足,胃黏膜在一些损害因素的作用下可出现糜烂溃疡以及出血、穿孔等并发症。

(2)中性粒细胞的作用:一些实验结果表明,胃黏膜的微血管中白细胞黏附于血管内皮细胞,继而导致黏膜微循环障碍可能是 NSAID 损害胃黏膜的重要因素之一。因为中性粒细胞黏附分子即 CD18 可介导粒细胞黏附于血管内皮,而 NSAID 在血管内皮细胞存在下可以使中性粒细胞中的 CD18 产生增加,从而导致中性粒细胞的吸附进而损害胃黏膜。另外,NSAID 抑制环氧化酶,使前列腺素合成途径被阻断,花生四烯酸衍变为白细胞三烯 B4(LTB4)的量增加,而 LTB_4 可激活中性粒细胞向内皮细胞的吸附。白细胞三烯还能促进 CD18 在中性粒细胞上的表达,可使白细胞介素 -1 和肿瘤坏死因子释放增多,这些因子可影响内皮细胞而增强黏附分子表达。中性粒细胞激活后可以释放氧自由基,直接损伤血管内皮细胞,也易造成微血栓形成,降低黏膜血流灌注,从而使黏膜的防御能力下降。

(3)抗血小板聚集作用:有些 NSAID 还有抗血小板聚集作用,从而干扰血液凝固,诱发消化道出血。

(二)NSAID 相关性胃病的病理特点

口服 NSAID 后短时间内即可出现胃黏膜的损伤,这种损伤作用不仅是剂量依赖的,还受胃内 pH 及服药频度影响。NSAID 引起的胃黏膜损伤在不停药时也可自行消退。NSAID 相关性溃疡与普通消化性溃疡的区别为:从组织学上看,普通消化性溃疡一般有慢性弥散性胃炎的背景,而没有慢性胃炎背景的胃溃疡大多与 NSAID 有关;普通消化性溃疡以十二指肠溃疡多见,而 NSAID 相关性溃疡以胃溃疡多见;普通消化性溃疡幽门螺旋杆菌感染阳性率高,而 NSAID 相关性溃疡幽门螺旋杆菌感染阳性率低,故幽门螺旋杆菌阴性的溃疡可能与 NSAID 的关系更为密切;普通的胃溃疡一般有低胃酸和血清胃蛋白酶原浓度低的特点,而 NSAID 相关性胃溃疡患者一般无此特点。多数人认为 NSAID 相关性溃疡范围包括:原有正常胃黏膜的人在服药后出现溃疡;原有溃疡在服药后加重。

(三)NSAID 相关性胃病的临床表现及预防和治疗

1. 与 NSAID 相关性胃病有关的因素

临床上应用 NSAID 比较广泛,但并不是所有服用 NSAID 的患者都可出现 NSAID 相关性胃病。这表明 NSAID 相关性胃病的发生也有易感因素。

(1)年龄:资料表明,年龄大于 65 岁者服用 NSAID 后出现胃部不良反应的要比年龄小于 65 岁者明显增加。这是由于老年人血浆白蛋白浓度随年龄增长而降低,其肝脏对药物的转化作用下降;老年人一般存在动脉粥样硬化,胃黏膜血液供应差,对损伤因素的适应能力减退。

(2)NSAID 的种类和剂型:一般认为,肠溶型或栓剂的剂型比普通片剂对胃黏膜的毒性作用减轻,但长期应用也可导致溃疡。近年来开发的 COX2 特异抑制剂,能较特异地作用于 COX2 而保留其抗炎作用,减少 COX1 相关的胃黏膜的损害作用。

(3)幽门螺旋杆菌感染:资料表明,幽门螺旋杆菌阳性而服用 NSAID 者胃溃疡发生率增加,阴性而未服用 NSAID 者无溃疡发生。故认为 NSAID 和幽门螺旋杆菌感染虽然是独立的致溃疡因素,但二者有相加作用。

(4)其他因素:多种 NSAID 合用、与肾上腺皮质激素合用、与钙拮抗剂及其他抗血小板药联用可加重或促进 NSAID 胃部的不良反应;吸烟、饮酒也可能使 NSAID 的胃黏膜损伤作用加重;既往有消化性溃疡的患者在服用 NSAID 期间更易出现严重的不良反应;O 型血患者发生 NSAID 相关性胃病的可能性较大。

2. 临床表现及预防和治疗

临床表现大致有消化不良、消化性溃疡、胃十二指肠出血和穿孔等几个方面。

每一位应用 NSAID 的患者都可能出现 NSAID 相关性胃病,NSAID 相关性胃病的临床表现与胃黏膜的损伤程度不平行,故不能根据患者的临床表现来判断胃黏膜的损害程度。更不能据此采取预防措施。正确的预防措施是:严格掌握 NSAID 的用药指征,不宜大剂量、长期应用;改变药物剂型和用法减轻对胃黏膜的直接刺激;长期应用者,应经常检测血常规、大便常规及必要的胃镜检查;活动性溃疡患者最好禁用 NSAID;对高危患者要进行预防性治疗即治疗药物与 NSAID 同服。

针对 NSAID 相关性胃病的轻重、胃镜检查结果,可采取不同的治疗措施,如 NSAID 所致的胃黏膜炎性反应,及时停用 NSAID 即可,或不停用 NSAID 而加用预防性药物如质子泵抑制剂等;NSAID 相关性溃疡和(或)出血,及时停用 NSAID,加用抗溃疡药物、止血药等治疗;并发穿孔者需要外科处理。

二、糖皮质激素致胃损害

我们知道,临床上大剂量和(或)长期应用糖皮质激素治疗肾上腺皮质功能减退症、自身免疫性疾病、过敏性疾病、血液病等时常常会同时应用保护胃的药物,这是因为大剂量和(或)长期应用糖皮质激素会损害胃而导致胃病。

（一）糖皮质激素致胃损害的发病机制

（1）激素可改变血管的反应性，使血管对儿茶酚胺的敏感性增高，从而加强小血管张力，使血管收缩，导致胃黏膜血供减少，影响胃黏膜上皮细胞的更新和修复，同时抑制黏液碳酸氢盐的分泌，削弱胃黏膜的防御功能。

（2）激素抑制前列腺素合成。前列腺素具有细胞保护作用，如被抑制而合成量减少，也可削弱胃黏膜的防御功能。

（3）激素可刺激胃酸和胃蛋白酶的分泌。

（4）激素可抑制蛋白质合成，使黏膜上皮细胞更新率降低，影响胃黏膜的修复过程，诱发和加剧溃疡。

（二）糖皮质激素致胃损害的病理特点

病灶多分布于胃底、胃体。胃镜下可见弥散性分布的出血斑点，多灶性糜烂、浅表溃疡和活动性渗出等。也可见原发性病变如各种类型的慢性胃炎、消化性溃疡等。病变部位病理活检，常可发现炎症细胞浸润、黏膜出血和浅表坏死及原发病变等。

（三）糖皮质激素致胃损害的临床表现

1. 上消化道症状

如上腹部不适、烧心等。但常常被激素引起的食欲增加所掩盖。约 1/3 的患者无症状。

2. 消化性溃疡及其并发症

40 岁以上应用激素者多见，特别是风湿患者最多见；具有症状轻而出血率高、穿孔率高、病死率高等特点。

（四）糖皮质激素致胃损害的预防和治疗

预防糖皮质激素致胃损害应遵循的措施有：严格掌握适应证；详细询问病史，有活动性消化性溃疡者或溃疡病史者慎用，如必须应用，用药中严密观察，定期复查大便潜血等；因低蛋白血症患者中的血浆清蛋白与激素结合减少，从而使血中游离的有生物活性的激素增加，故此类患者应用激素时应减量应用；对高龄有溃疡病史等高危人群，可预防性应用质子泵抑制剂以及黏膜保护剂等。

激素治疗过程中如发现溃疡，应立即停药，如不能停药，应减至最小有效剂量，同时加服质子泵抑制剂或黏膜保护剂等。溃疡如并发出血，应采取禁食、监测生命体征、补充血容量、止血、补充贫血等措施。溃疡如并发穿孔，应立即手术。

三、抗肿瘤药致胃损害

（一）抗肿瘤药致胃损害的发病机制

1. 抗肿瘤药干扰细胞 DNA 合成

通过干扰 DNA 合成、与细胞 DNA 结合阻止有丝分裂等途径影响胃黏膜上皮的重构，造成胃黏膜的损害。另外，还可影响胃黏膜上皮的修复。

2. 抗肿瘤药刺激化学感受器触发区

位于延髓第四脑室底面后极区的化学感受器触发区可通过迷走神经和内脏神经的传入纤维，接受来自血液循环中抗肿瘤药的刺激，发出呕吐反应冲动，通过呕吐中枢，引发呕吐反应。另外，胃肠道黏膜的感觉神经末梢受抗肿瘤药的刺激，也可通过迷走传入神经到达呕吐中枢导致呕吐反应。如发生长期频繁或剧烈的呕吐反应，不仅可造成水电解质代谢紊乱和营养不良，还可造成食管和胃的损害。

3. 促使弥散性血管内凝血的形成

一些恶性肿瘤经抗肿瘤药治疗后可出现大量崩解并释放出组织凝血活酶等,使血液呈高凝状态或慢性 DIC 状态,消耗凝血因子,引起全身多部位出血,常伴有上消化道出血。

4. 抗肿瘤药的骨髓抑制作用

抗肿瘤药一般都有骨髓抑制作用,从而引起免疫功能低下,还可引起血小板减少,这些都可导致消化道出血。

（二）抗肿瘤药致胃损害的病理特点

胃镜下可见胃黏膜弥散性充血、水肿,可伴有散在浅表糜烂或溃疡、散在针尖大小出血点。严重病例发生黏膜坏死脱落。活检病理示:炎症细胞浸润、黏膜充血或出血、糜烂、坏死、溃疡等。

（三）抗肿瘤药致胃损害的临床表现

1. 消化不良症状

可有上腹部不适、腹胀、食量减少等。

2. 恶心、呕吐

抗肿瘤药引起的呕吐可分为三种:①急性呕吐。用药当天即出现的呕吐;②延缓呕吐。用药后 2~3d 出现,并能持续 5~7d;③期待性呕吐。患者在第一疗程中经受难受的呕吐后对下次治疗感到害怕,甚至见到医护人员就会呕吐。

3. 溃疡及其并发症

大部分溃疡以上消化道出血为首发表现,极少并发穿孔。但化疗药物导致胃十二指肠黏膜糜烂等也可表现为上消化道出血。

（四）抗肿瘤药致胃损害的预防和治疗

（1）患者出现消化不良症状时可分别或同时给予促胃肠动力药、胃黏膜保护药以及制酸剂。

（2）预防和治疗患者恶心、呕吐主要用 5 - HT3 受体拮抗剂,它可通过阻断外周和中枢 5 - HT3 受体而发挥止吐作用。另外,临床上还经常加用糖皮质激素、多巴胺受体拮抗剂、抗组胺药等协同止吐。

（3）患者出现溃疡及其并发症时可给予抗溃疡药及相应处理。

四、抗菌药物致胃损害

（一）抗菌药物致胃损害的发病机制

抗菌药物的种类很多,对胃损害的机制也各不相同,目前认为可能有以下几个方面的作用。

（1）口服的抗菌药物如喹诺酮类可直接刺激胃黏膜上皮细胞,使胃黏膜上皮细胞的完整性破坏;还有一些口服的抗菌药物如青霉素类可引起过敏性胃黏膜水肿,导致上消化道出血,常伴有腹痛和皮疹。

（2）多黏菌素类抗菌药物能损害胃黏膜上皮细胞,干扰细胞膜功能,并可导致胃黏膜局部缺血,改变其通透性,促进组胺释放、增加胃酸—胃蛋白酶的分泌,引起上消化道黏膜损害。

（3）四环素族口服、注射均可刺激胃肠道,引起消化道炎症和溃疡,严重者可致消化道出血。发生率与严重程度与用药剂量成正比。

（4）有些抗菌药物如甲硝唑可引起严重的恶心、呕吐，造成对上消化道黏膜的损害。有些抗菌药物如头孢哌酮舒巴坦由于影响凝血因子的产生，可导致胃肠出血。

（二）抗菌药物致胃损害的病理特点、临床表现及防治

病理变化无特异性，胃黏膜多有充血、水肿，严重者可有溃疡、出血等。

临床表现主要有非特异性消化道症状、消化性溃疡和上消化道出血等。

防治措施包括严格掌握抗菌药物适应证，防止滥用；对能引起胃黏膜局部刺激的药物，在不影响其吸收的前提下，尽量饭后服用或同时服用胃黏膜保护剂；预防性应用制酸剂。

轻症对症处理，如给予胃黏膜保护剂、促胃动力药、制酸剂等。重者停用抗菌药物。上消化道出血治疗同前。

五、其他药物致胃损害

除上述几类药物外，还有许多药物可导致胃损害，如交感神经阻滞剂利血平等因促进胃酸分泌，导致胃部病变；口服降糖药甲苯磺丁脲等因降低血糖，兴奋迷走神经，促进胃酸分泌，可使胃溃疡加重，甚至出现出血、穿孔等胃部病变；抗凝药物如肝素等使血液凝固性下降，导致上消化道出血；铁剂、氯化钾等在胃内形成高浓度而腐蚀胃黏膜，引起溃疡、出血、穿孔。此外，大剂量烟酸、维生素 B_6 可促进组胺释放；咖啡因、甲状腺素、氨茶碱、雌激素、卡托普利等均可引起胃黏膜损害，促进胃溃疡形成及发生出血的可能。

（杜小娟）

第八节　胃黏膜巨肥症

胃黏膜巨肥症又称巨大胃黏膜肥厚病，是一种由于胃黏膜过度增生所致胃体黏膜皱襞肥厚巨大的疾病，少见且病因不清。它包括 Menetrier 病和肥厚性高酸分泌性胃病，有人把它归于蛋白丢失性胃肠病。

一、病理

Menetrier 病的特点是胃体黏膜皱襞巨大扭曲呈脑回样，为表层和腺体的黏液细胞增生所致，使胃小凹延长扭曲，在深处有囊样扩张并伴有壁细胞和主细胞的减少，胃窦一般正常。肥厚性高胃酸分泌胃病的特点是胃体黏膜全层包括胃腺体在内肥厚增大，壁细胞和主细胞显著增多，常同时伴有十二指肠溃疡。

二、诊断

1. 临床表现

主要症状为长期腹痛，食欲缺乏呕吐、腹泻和体重减轻，伴胃糜烂或溃疡者可引起出血，低蛋白血症严重者可出现水肿和腹腔积液。

2. 实验室检查

血清蛋白量减小，其中清蛋白和球蛋白均减低。胃液分泌功能试验常显示低酸，少数患者

胃液分泌增多。

3. 特殊检查

X线钡餐检查示胃黏膜皱襞巨大屈曲,常有息肉样充盈缺损,以胃大弯最为明显。胃蠕动波减少,排空延迟。内镜下可见黏膜皱襞巨大,其表面不规则,呈大小不等结节样或息肉样改变。胃内注气后,皱襞仍粗大,黏膜表面有大量白色黏液附着,有时可见糜烂和出血。

4. 诊断要点

本病无特征性临床表现,有水肿、低蛋白血症,伴上腹不适者,应考虑本病的可能,确诊需靠 X 线、胃镜检查及胃黏膜活检。

5. 鉴别诊断

与淋巴瘤、结核、肉瘤、白血病及浸润性胃癌所致的胃黏膜皱襞增厚相鉴别。

三、治疗

本病病因不明,无特效治疗。轻症者不需特殊治疗,应定期随访。有蛋白丢失者给予高蛋白饮食。伴糜烂和溃疡者,应给予制酸剂和如 H_2 受体拮抗药。若胃液分泌过多,可给予抗胆碱能药物如丙胺太林、阿托品等,可减少胃液分泌及蛋白丢失。若内科治疗无效时,可考虑外科手术治疗。

四、预后

本病少见,预后良好。

(杜小娟)

第九节　慢性胃动力障碍

慢性胃病(CGP)患者常有两类症状,一类是不同程度的疼痛不适,另一类是动力障碍所致的综合征。关于 CGP 的疼痛和动力障碍症状也是给患者造成痛苦、患者急盼解决的问题。

然而不少医师只按胃镜检查"死"的结果(如 CSG、CAG、GU 等)或胃病一般的理论知识用药,而忽略了个体患者动力障碍"活"的资料,其结果常是用药针对性不强、效果差,解决不了问题。

一、正常胃的运动和功能

1. 两室一带的功能结构

在解剖上把胃分为贲门部、胃底、胃体和幽门部,但在功能上,近代提出了近端胃和远端胃的概念,是以小弯中点向大弯中上 1/3 交点划线而区分的,这样把胃分成了两个腔室,近端胃有贮存食物作用,远端胃有消化、排空功能。在近端胃和远端胃之间有一狭窄带,为 2～3cm,称为中间横带(MTB),制约食物过快进入远端胃,有类似括约肌或"闸门"作用。

2. 受纳、贮存

进食后首先由近端胃把食物接纳贮存下来,胃的贮存功能与近端胃的容受性扩张有关。进食时,从吞咽开始,近端胃由原来的持续性收缩而出现反射性扩张,称为容受性扩张;食物进入胃内后,近端胃进一步扩张,即所谓适应性(顺应性)扩张。进食后近端胃的扩张,虽有较多食物进入,但胃内压力无明显变化,正常人不会出现腹胀感觉。

近端胃的收缩有两种形式,一种是缓慢持续性收缩,另一种是叠加在持续收缩之上的快速的时相性收缩,前者维持胃内压力稳定,并决定胃的基础压力,调节胃和十二指肠压力阶差,后者把胃底食物有控制地送入胃体。

3. 混合、研磨和初步消化

远端胃(包括远端胃体、窦、窦十二指肠区)的功能是通过动力把食物与胃酸和胃蛋白酶混合;把食物研磨粉碎成直径 1～2mm 的颗粒;并以与小肠消化和吸收相适应的速率排空。

胃的收缩蠕动波起点与胃内食物量有关,当胃充满时,通常起自胃的中点,食物量少时也可起自胃体下部,当胃排空时,则起自胃的上部,确保最后的残余物排入胃窦。

胃的收缩蠕动把胃内容从胃体推向幽门,并与混合、研磨、排空一并进行。由于幽门口径很小,每次收缩只有数毫升胃内容进入十二指肠,特别在消化开始食物尚未粉碎时通过更少,而大部分胃窦内容物由于蠕动环的作用,又返回胃体或近端胃窦,继续混合、研磨,如此反复,最后形成细小食糜,以便通过幽门。

4. 胃的排空

胃窦与十二指肠虽是两个器官,但从功能上看是一个独立的运动单位。胃的排空有赖胃窦和十二指肠的协调运动,这种协调运动是食物从胃排入十二指肠的重要条件。

正常情况下,由于幽门肌的紧张性收缩,幽门口几乎是完全闭合的,虽然这种闭合作用很弱,液体很容易通过进入十二指肠,但它阻止半固体食物通过。一方面,胃窦收缩时十二指肠收缩也增强,可使排空减慢,有利于食物在胃内继续研磨;另一方面,胃窦收缩,幽门开放,食糜进入十二指肠,其后顺序出现十二指肠收缩,将十二指肠内容物推向远端进入空肠,有利于胃排空的正常进行。

胃的排空速率与食物的物理性状有关。液体食物无需研磨,排空最快,其排空主要取决于胃内和十二指肠之间的压力阶差。固体食物则排泄缓慢,需要反复研磨,最终靠胃窦的收缩和胃窦与十二指肠的协调运动排出。

胃的排空速率部分是由食糜的成分决定的。一般说来,碳水化合物比蛋白质排空快,蛋白又比脂肪排空快。食糜中酸的浓度也影响胃的排空,高酸浓度比低酸浓度对胃排空抑制更强。

有的固体食物在消化期不能变成直径小于 2mm 的颗粒时,则靠消化间期移行性综合运动(MMC)的 III 相来解决。该运动发生在餐后 4～6h,起于近端胃,缓慢地传导到整个小肠,约 2h/次。每个 MMC 由 4 个连续时相组成,III 相最重要,发生连续、缓慢、强有力的收缩,持续 3～15min,且此时幽门基础压力不高,处于开放状态,故能清除胃内残留的固体食物及纤维素等。

5. 胃运动的调节

胃的运动受神经、内分泌调节。神经方面,中枢神经系统(CNS)、自主神经(迷走、交感)和肠神经系统(ENS)均参与调节,以迷走神经最为重要,胃经常处于迷走神经影响之下,切断双侧迷走神经,胃的紧张性和蠕动均减弱,从而使胃排空减慢。迷走神经也是 CNS 调节胃动力的桥梁。交感神经对胃动力的影响极小。ENS 对胃肠调节更具有独立和突出作用,自主神经和 CNS 在此基础上起更高级的调节作用。有一具有起搏、传导和机械感觉功能的 Cajal 间质细胞在胃和十二指肠分布密集,与 ENS 紧密相连,对胃的运动有重要作用。

胃肠激素也参与了胃十二指肠运动的调节，一般说来，胃动素、进餐后的生长抑素、P物质等可使胃动力增加，而胃泌素、CCK、促胰液素、抑胃肽、VIP则可抑制胃肠运动。调节胃肠运动的各种神经之间、神经与胃肠激素之间，激素与激素之间存在着复杂的协调关系，共同对胃肠运动进行精细地调节。

此外，十二指肠内容物也一定程度影响胃的运动，如十二指肠内容物有过多的碳水化合物、蛋白质或脂肪等物质，均能刺激十二指肠化学性、渗透性和pH感受器，反射性引起幽门关闭，抑制胃的收缩和排空。

总之，胃的动力主要表现在保持胃壁具有一定张力、收缩蠕动、容受性扩张、MTB的"闸门"作用及胃窦十二指肠的协调运动，在神经内分泌的调节下，实现胃的各种功能，完成胃的各项任务。

二、临床表现

胃底容受性扩张受损，胃收缩力减低，排空减慢，消化间期移行性复合运动频率降低等可引起上腹胀，患者可有上腹"胀、憋、实、堵、闷"等多种主诉或形容。轻者餐后胀，重者平时胀，餐后加重；胃底容受性扩张受损，患者可出现早饱；并常被迫少食。

胃排空延缓，胃内容物滞留时间较长，食物熟腐，产气增多，不但加重上腹胀，而且出现反胃、反酸、呃逆、嗳气等反流症状，严重时可有恶心、甚至呕吐。

胃窦动力低下、胃窦十二指肠协调运动障碍和LES－胃协调障碍，可出现十二指肠胃反流（DGR）和胃食管反流（GER）表现。

胃动力低下，MTB增宽，"闸门"作用失调，近端胃不能按需协调地把食物送向远端胃。而远端胃不能把食物与胃酸、胃蛋白酶充分混合进行初步消化；不能充分、有效地把食物研磨、粉碎；不能把食糜及时排入十二指肠，于是出现消化不良症状，患者食欲减退，不吃不饿，吃点就饱。

以上诸多症状，一般统称为"消化不良症状"，或以"消化不良"概括。虽然消化不良还可能有胃、十二指肠腺体的分泌障碍，但胃动力低下和失调是胃消化不良的主要原因。

三、诊断与鉴别诊断

胃的动力障碍虽有胃压力测定、排空试验以及胃电描记等检查，但除非科研，临床工作只要详细询问病史就够了，询问病史的关键以提高对"CGP动力障碍在治疗上有重要意义"的认识为前提。只有认识提高了，重视了，才会"详细"询问病史，否则，只靠患者自发的、简单的主诉是得不到多少信息的。

胃的动力障碍是CGP常见的病生现象和症状，包括慢性胃炎、胃溃疡、慢性胃病并胃癌、十二指肠炎症或溃疡合并胃的炎症或溃疡等。FD更是以动力障碍为基本病生变化的CGP。

对每例患者胃动力障碍相关的症状必须详细询问，包括有无、程度伴随症状、什么时候最易发生和加重、与进食的关系以及大便情况等。

其他疾病也可引起胃动力障碍，如糖尿病、系统性硬化症、某些神经精神和内分泌疾病等，以糖尿病最常见，可引起胃轻瘫。糖尿病胃轻瘫是胃底的容受性、顺应性扩张受损，对进食刺激不起反应，也有发现MMCⅢ相阙如。多数学者认为与迷走神经传导障碍有关，而传导障碍是脱髓鞘病变所致。

此外，患者长期应用硝苯地平、硝酸酯类药物，以及解痉药等，均可引起胃肠动力低下，问诊中需加以注意。

还要注意其他原因引起的上腹胀、食量减少等类似动力障碍症状,如心功能不全或回流障碍引起的肝淤血肿大,体积大的肝癌或其他大肝疾病,肿大的肝脏或肝左叶占据上腹部,并对胃造成挤压,需查体排除。

四、治疗

胃动力障碍是 CGP 的部分表现,CGP 的治疗包括抑酸、黏膜保护、根除 HP 等,该怎么治疗,需根据具体情况而定,这里仅述 CGP 伴动力障碍及胃动力障碍性疾病的治疗。CGP 的动力障碍和胃动力障碍性疾病,基本都是动力低下,治疗用药也基本上以促动为主。

(一)胃肠促动剂

1. 甲氧氯普胺(商品名:胃复安)

甲氧氯普胺注射剂称灭吐灵。为多巴胺 D_2 受体阻滞剂和中枢 $5-HT_4$ 激动剂,多巴胺是一种抑制性神经递质,可抑制胃和十二指肠运动,胃复安可阻断其抑制,从而促进胃十二指肠蠕动和排空;并抑制呕吐中枢而治疗恶心、呕吐。促动 10mg/次,3 次/天,或 10mg 临时肌内注射止吐。一般不良反应为头昏、嗜睡、血中催乳素水平可升高,严重反应为锥体外系症状。不宜与抗胆碱药同用,亦不适于孕妇。

2. 多潘立酮(商品名:吗叮啉)

外周多巴胺 D_2 受体阻滞剂,增强和协调胃十二指肠运动,增加 LES 压力。与胃复安相比促动、止吐作用均较强;不透过血脑屏障,一般不引起胃复安所致的中枢神经系统不良反应,其止吐作用是通过抑制呕吐中枢化学板机区而实现的。$10\sim20mg$/次,3 次/天。不良反应偶有嗜睡、乏力、便秘、腹痛及溢乳。由于多巴胺受体主要分布于胃与十二指肠,故多潘立酮、甲氧氯普胺对下消化道无促动作用。近年周吕等学者研究证实,多巴胺对结肠的抑制作用及结肠存在特异的多巴胺受体,但多巴胺只有在较高浓度时才表现出结肠的舒缓反应,因此常规剂量的多潘立酮对结肠无促动作用。

3. 西沙必利

西沙必利为一全胃肠促动剂(包括食管、结肠),是胃肠 $5-HT_4$ 受体激动剂,促进 $5-HT_4$ 释放,后者作用于肠肌间神经丛,释放乙酰胆碱,乙酰胆碱再与平滑肌毒蕈碱受体结合,引起胃肠运动增强,并是生理性协调运动。10mg/次,3 次/天。由于该药具有轻度拮抗 $5-HT_3$ 和 D_2 受体作用,可引起心脏不良反应,发生 Q-T 间期延长,在某些心脏病患者可引起致命性室性心律失常;与抑制细胞色素 P4503A4 同功酶代谢的药物同时应用时,会发生严重的快速性心律失常,在美国曾引起尖端扭转型室性心动过速和 Q-T 间期延长。随之首先在美国停用,继之日、德、加拿大等国也停用,随后我国亦自发停用。

4. 莫沙必利(商品名:加斯清、新络纳)

莫沙必利与西沙必利的作用机制和范围相同。不同者据谓对 $5-HT_4$ 受体选择性强;发生心血管不良反应的可能小。据称可引起 Q-T 间期延长的药物,至少有四个特性基团,但在西沙必利的三维结构中,有 5 个特性基团,而莫沙必利只有两个,因而不会引起 Q-T 间期延长。新络纳是国产枸橼酸莫沙必利分散片,所谓分散片系指其原药难溶于水,经一定工艺作成分散片后,在水中能迅速崩解并均匀分散,比普通片溶出度高、血药浓度高,因而起效快。莫沙必利为 5mg/次片剂,5mg,3 次/天。不良反应有腹泻、口干、疲倦、嗜酸细胞增多,三酰甘油、转氨酶、ALP 及 γ – GT 升高等。

5. 普卡必利(Pru)

普卡必利为一新型 5 – HT$_4$ 受体激动剂,国内尚未应用,无使用经验。根据文献资料简介如下:Pru 为苯丙呋喃类化合物。具有高选择性及特异性的 5 – HT$_4$ 受体激动作用。能刺激大鼠、豚鼠和人的肠蠕动反射,增强结肠收缩,加速胃排空。在健康志愿者,Pru 可缩短上胃肠道和结肠通过时间,对便秘患者能增加排便频率并降低粪便硬度。主要用于治疗各种便秘及手术后胃肠蠕动迟缓无力和假性肠梗阻。Pru 较西沙必利更有效,选择性更高,是西沙必利的500 倍。结肠及胃 5 – HT$_4$ 受体密度相对较低,选择性高的药物当产生更强的作用。西沙必利还可作用于 5 – HT$_3$、5 – HT$_2$ 受体,其 5 – HT$_3$ 受体激动激动作用对结肠运动存在潜在的抑制作用,Pru 可刺激胃肠功能减低狗的胃肠运动,而西沙必利则不能。Pru 对胃肠分泌影响轻微。主要用于慢性便秘患者,1 次/天即可。

Pru 吸收率高,生物利用度 80% ~90%,无首过效应,似不经肝 P450 药酶代谢。不同给药途径(1mg 静脉注射或皮下注射)、不同剂型(1mg 盐酸的胶囊剂或琥珀酸的片剂)口服、在禁食或进食状态的溶剂或胶囊剂,都具有生物等效性。老年人用药与年轻人相比,药代动力学改变轻微,治疗应用安全,耐受性良好。健康老人(65 ~75 岁)口服 1mg 琥珀酸片剂,4d 达稳态血药浓度,AUCs 较年轻人(平均 23 岁)增加 26% ~28%,增加量较小,无需调整剂量。

Pru(1 ~6mg/d)口服,不良反应为:部分患者出现头痛(8/12),少数出现胃肠反应:腹痛(5/12)、腹胀(4/12)、恶心(3/12)、呕吐(1/12),肠鸣增加,伴随继续服药,症状可自行缓解。当剂量为 4mg/d 时,少数患者出现头晕(3/12)、尿频(4/27)、心悸(5/27)。用药期间对血压、心电图无影响,血、尿生化无改变。

6. 伦扎必利

伦扎必利是一新型的 5 – HT$_4$ 受体完全激动剂,同时也有 5 – HT$_4$ 受体拮抗作用。小型研究显示,其可改善胃肠运动和增加胃肠传输速度,在治疗便秘型 IBS 方面较有前景,一项在女性患者中进行的研究证实,对女性患者疗效尤为突出。

7. 伊托必利(商品名:为力苏)

伊托必利具有阻断多巴胺 D$_2$ 受体和抑制胆碱脂酶活性的双重作用,从而起到促动作用。促全消化道动力,比其他动力药作用强。由于有拮抗多巴胺 D$_2$ 受体活性作用,故尚有一定的抗呕吐作用。它不易透过血脑屏障,不作用于 5 – HT$_4$ 受体,无心脏 QT 间期延长的隐患,因此无椎体外系和心脏不良反应。不经肝脏 CYP450 酶系代谢,极少药物间相互作用。不良反应有催乳素分泌增加,白细胞减少等。老年患者、妊娠妇女慎用,乳妇避免应用。50mg/次,3 次/天。根据年龄、症状调整剂量。

8. 马来酸替加色罗(商品名:泽马可)

马来酸替加色罗为一新的 5 – HT$_4$ 受体激动剂,对 5 – HT$_4$ 受体选择性更强,既协调地提高胃肠动力,也能改善胃肠病变感觉异常。能增强胃容受性扩张,增加 LES 压力,促进胃排空,并多用于女性便秘的治疗,亦适用于 IBS 便秘型及 NERD 的治疗。6mg/次,2 次/天,餐前服。不良反应有腹泻,偶见腹痛、恶心、腹胀、头痛、头晕、背痛、流感样症状,罕见过敏反应。

9. 马来酸曲美布汀(商品名:舒丽启能、诺为)

马来酸曲美布汀为 GI 运动节律调节剂。通过两种机制作用:①神经机制:当 GI 处于高动力状态时,激活胆碱能神经末梢 μ、κ 受体,使 Ach 减少,GI 动力恢复正常;当 GI 处于低动力状态时,激活肾上腺素能神经末梢 μ 受体,NA 释放减少,解除对胆碱能神经的抑制性调节,Ach 释放增加,GI 动力恢复正常;②离子通道机制:GI 运动亢进时,抑制 Ca^{2+} 通道,引起 GI 舒张;当 GI 运动低下时,抑制 K^+ 通道,引起 GI 收缩增强。因此,本药是一种 GI 运动双向调节剂。亦可用于肠道功能紊乱、IBS、腹泻、便秘等。$0.1 \sim 0.2mg/$次,3 次/天,根据年龄增减。不良反应:偶有便秘、口渴、口周麻木、心动过速、皮疹、转氨酶升高等。

10. 红霉素、克拉霉素

红霉素、克拉霉素均为大环内酯类药,具有胃动素受体激动作用。小剂量红霉素可有效诱导 MMCⅢ相运动波,但在十二指肠远端红霉素诱发的Ⅲ相波特点是逆蠕动。克拉霉素对消化间期胃十二指肠运动具有剂量相关性刺激效应,可以是典型Ⅲ相波起始,亦可为后续的胃十二指肠协调波的延长,提示克拉霉素具有潜在的治疗作用。但二者为抗生素,不能长期应用,且 GI 反应较大,且红霉素也可快速产生耐受,目前还不能常规应用。

11. 胃动素激动剂

ABT－229 为一胃动素激动剂,通过突触前神经元的亚单位而发挥作用。初步应用效果并不理想,需继续观察。其他胃动素激动剂尚有 KC11458、GM611 等,均为红霉素的衍生物,促动作用弱。

12. 胆囊收缩素(CCK)受体拮抗剂

丙谷胺是非选择性 CCK 受体拮抗剂,但其促胃排空作用较差。氯谷胺为丙谷胺的衍生物,可阻断脂类对胃肠道运动和排空的抑制作用,加快胃排空和胃肠转运时间,增加便秘型 IBS 患者的大便次数。右氯谷胺是氯谷胺的同分异构体,其对 CCK 受体选择性更高,促胃肠动力作用更强。

13. 具有类似作用的中成药

(1)芫龙胶囊:为一具有促动作用的中药制剂。

成分:龙胆总苷。

药理作用:动物实验和临床观察,本品具有促进胃内容物排空、促进胃肠推进、对抗阿托品引起的胃肠推进迟缓作用,并有消炎、镇痛、利胆作用。

适应证:胃肠动力低下所致的消化不良、腹胀、胃食管反流、口苦口干、便秘等。

用法、用量:2 粒/次,3 次/天。

不良反应:偶见恶心、呕吐、食欲减退、腹痛及轻度腹泻。

规格、包装:每粒含龙胆苦苷 80mg,$80mg \times 18/$盒。

(2)香砂养胃丸。

成分:木香、砂仁、白术、陈皮、半夏(制)、茯苓、香附(醋制)、枳实(炒)、豆蔻(去壳)、广藿香、厚朴(姜制)、甘草、生姜、大枣。

功能主治:温中和胃,上腹胀满,反胃反酸,呃逆嗳气。

用法用量:8 粒/次,3 次/天。

规格、包装:每 8 粒相当于原药材 3g,200 丸/瓶。

(3)四磨汤。

成分:木香、枳壳、槟榔、乌药。

功能主治:顺气降逆,消积止痛。用于腹胀、腹痛、气滞、食积、腹泻或便秘以及腹部手术后促进胃肠功能的恢复。

用法用量:成人 20mL/次,3 次/天,疗程 1 周。

应用注意:一般手术患者术后 12h 第一次服用,再隔 6h 第二次服用,以后常法服用或遵医嘱;冷天服用前可将药瓶置温水中加温 5~8min;药液如有微量沉淀属正常情况,可摇匀后服用;孕妇、肠梗阻、肠道肿瘤、胃肠手术后禁用。

规格包装:10mL×10 支/盒。

（二）动力药应用注意

1. 认定准确

一定是上腹胀等胃动力障碍。

(1)一般定是上腹胀,而不是全腹(腹腔积液、气胀等)、或下腹或下中腹(常为便秘、肠功能紊乱)胀。

(2)是上腹胀,但无胃动力障碍或 CGP 的特点和相关症状,需排除肿大的肝脏、肝左叶及其他上腹体积占位性病变。

(3)是上腹胀,也有 CGP 的表现,但是否真胀,还需进一步靠实。上腹胀和上腹钝痛不适,理论上完全是两个不同的概念,但实际工作中,有时患者的感觉很难区分。常见的患者主诉上腹胀,但进餐后不胀或胀不加重,不伴反胃、呃逆、食欲减退症状,胀多在午夜或其他空腹时段发生或加重,进食可减轻。这显然是酸相关不适,不是动力障碍所致的真胀,治疗用药迥然不同。

2. 用药力度要与症状的程度相适应

轻度胃胀,用多潘立酮或香砂养胃丸即可,但明显或严重胃动力障碍出现多种症状,需加强力度,常需多巴胺受体阻滞剂和 5-HT$_4$ 受体激动剂联合应用,有的甚至还得加中成药加强。

3. 上下关照

胃和肠的动力状态不尽一致。结肠动力最常影响大便的性状和次数,以大便的性状和次数作为结肠动力标志,胃和结肠动力关系有下列四种情况,胃的用药需上下关照。

(1)上慢下正常,即胃动力障碍,大便正常,可按胃动力障碍用药,对下消化道无需顾忌。

(2)上慢下亦慢,即大便数天一次,有便秘,表明胃肠动力均低下,可上下兼顾,一并处理,并处理到位。

(3)上慢下快,伴大便稀,次数多或腹泻。此种情况应避免使用全消化道动力药,以免加重腹泻。

(4)上慢下时快、时慢,如 IBS,肠功能紊乱,此种情况可用多潘立酮 + 舒丽启能,或结肠问题临时对症处理。

4. 注意其他科、其他病用药的影响

常见为高血压、冠心病长期应用硝苯地平、硝酸甘油,造成胃动力低下,需建议换药。

5. 服药时间在饭前

胃动力药服药时间均在饭前 30min 左右,不但吸收好,而且当进食时即已开始发挥动力作用,能对所进食物及时进行处理。

（杜小娟）

第十节　病毒性胃肠炎

多种病毒可引起急性胃肠炎。小肠为主要感染部位。临床特征为呕吐、腹泻水样物为主要症状。现已知轮状病毒、诺瓦克样病毒最为多见,肠腺病毒、嵌杯状病毒、星状病毒等也均可引起本病。

一、轮状病毒性胃肠炎

(一)病原学

轮状病毒为 RNA 病毒,属呼肠病毒科,广泛存在于世界各地,可感染多种哺乳类动物。

病毒直径为 68~70nm,分子量为 $10.7 \times 10^6 D$,核心部分直径 36~38nm,含双股 RNA,分子量为 $(0.2~2) \times 10^6 D$。RNA 有 11 个片段,不同种、组的轮状病毒,其 RNA 电泳图像不相同,可兹鉴别。核心外围为 20nm 双层衣壳,内层衣壳的微粒体自外层呈放射性幅条状排列,形似车轮故称之为轮状病毒。外层衣壳的多肽构成种特异性抗原,人和动物的病毒无交叉反应。内层衣壳多肽构成组特异性抗原,据此已初步将轮状病毒分为 A、B、C、D、E、F 及 G 组。与人类疾病有关者为 A、B 和 C 组。

轮状病毒在外界环境中比较稳定,在室温中可存活 7 个月,耐酸、不被胃酸破坏。 -20℃ 可长期保存,在有硫酸镁存在的情况下 50% 不被灭活。

感染后均可产生抗体,病后 2~3d 即可产生 IgM 抗体,持续 4~5 周后消失。IgG 抗体晚数日产生,持续时间较长,有无保护作用目前尚无定论。小肠局部产生的。IgA 抗体有抵抗病毒的作用,但持续时间较短,故病后还可再感染,再感染时症状多较轻。

(二)流行病学

A 组轮状病毒感染遍及全世界。据 WHO 统计,腹泻患儿中约 1/3 为由 A 组轮状病毒引起。美国 CDC 报告全世界每年有 1 亿 4 千万患儿,死亡约 100 万。6 个月内的新生儿由于受到来自母亲抗体的保护而发病较少。6 个月~2 岁时期易感性最高,4 岁时已大多数受到过感染。传染源为患者和病毒携带者。腹泻开始前一天已排病毒,病期 3~4d 时为排毒高峰期,排病毒量可达 $10^{10}~10^{12}$/mL,易感儿只要 10 个病毒即可受染。多数于病后 1 周停止排出病毒,少数可延长到 2 周。粪—口为主要传播途径。托儿所、幼儿园等单位常有食物型或水型暴发流行。接触传播也广泛存在,家庭密切接触者又有 30% 以上的续发感染率。此外,呼吸道传播的可能性亦不能除外。成年人及大龄儿童以及老年人,免疫力低下时也可受染。流行季节各国不尽相同,我国多发生于冬季及春末夏初。B 组轮状病毒的感染,目前主要发生在我国,尚未见有其他国家和地区的流行报道。

(三)发病机制和病理解剖

轮状病毒主要侵犯十二指肠和空肠。病毒可在肠黏膜上皮细胞中繁殖,使细胞的绒毛变短变粗,细胞变形、出现空泡继而坏死。致使小肠失去了消化、吸收乳糖、蔗糖的功能。糖类滞留于肠腔引起渗透压增高,从而吸收大量液体进入肠道,导致腹泻和呕吐。糖类下降到结肠被细菌分解后,进一步使渗透压增高致使症状加重。大量吐、泻丢失水和电解质,引起患者脱水、电解质紊乱和酸中毒。临床症状的轻重和小肠病变的轻重一致。病期 7~8d 时小肠病变可恢复。

（四）临床表现

A 组轮状病毒主要感染婴幼儿。潜伏期 2 ~ 3d。急性起病，多先呕吐、继以腹泻，日十余次至数十次，水样便或黄绿色稀便，有酸臭味。可伴有低、中度的发热，高热者少，常有轻度腹痛、肌痛和头痛。有些患儿还可出现鼻流涕、轻度咳嗽等上感症状。发热及呕吐 2 日后消失，但腹泻可持续 3 ~ 5d 至 1 周，偶有达 2 周者。呕吐、腹泻严重者可出现脱水、电解质紊乱和酸中毒。B 组轮状病毒感染多为成年人，特别青壮年。潜伏期 3d 左右，突然出现严重的腹泻，大量水样便，可伴有呕吐、腹痛、肠鸣、腹胀、乏力等症状，很少有发热者。症状持续 5 ~ 6d 后缓解，少数可持续到 2 周左右。C 组病毒也多侵犯小儿，症状亦以吐、泻水样物为特点。

（五）诊断与鉴别诊断

冬春季节发现吐、泻水样物的患者，小儿应考虑 A 组轮状病毒，成人应考虑到 B 组轮状病毒感染的可能性。确诊及鉴别诊断主要依据病原学检查：①电镜或免疫电镜从粪便中直接检查病毒颗粒；②用 ELISA 法、免疫斑点技术、葡萄球菌 A 蛋白协同凝集等方法可从粪便中检测出病毒抗原；③查病毒核酸，从粪便标本粗提 RNA 后在聚丙烯酰胺凝胶电泳，轮状病毒 RNA 有 11 个片段，A、B、C 组病毒各不相同，可依据电泳图象确定其组别。也可用斑点杂交或 PCR 法检查吐、泻物中的病毒核酸。

（六）治疗和预防

本病尚无抗病毒药物治疗报道，以对症处理为主。轻症者予以口服补盐液即可。脱水明显者可给静脉输液，同时纠正酸中毒和电解质紊乱，应特别注意补钾。有人报道用思密达治疗可改善症状。

思密达是由双四面氧化硅单八面氧化铝组成的多层结构，可均匀覆盖在肠道黏膜上持续 6h，还可吸附各种有害因子，有利于疾病的治疗。

二、诺沃克样病毒胃肠炎

1968 年美国的诺沃克镇一学校发生急性胃肠炎暴发流行，1972 年从粪便标本中用免疫电镜检出了病毒，称为诺沃克病毒。其后又发生多起类似流行，将分离出的病毒依发病地点命名，如夏威夷马林、雪山、陶顿病毒等。日本则称之为小圆形结构病毒（small round structured viruses，SRSVs），英国报告为 UK1、2、3、4 型，统称为诺沃克样病毒。虽然这些病毒并无嵌杯状形态特点，但 ORF1 的 RNA 依赖 RNA 多聚酶区的基因序列，与典型嵌杯状病毒有 97% ~ 99% 的同源性，故建议将诺沃克样病毒归入嵌杯状病毒科。

（一）病原学

诺沃克病毒为直径 30nm 左右的小圆形病毒，无包膜，内含单股正链 RNA，长约 7.6Kb，有 3 个开放读码框架（ORF）。ORF1 编码各种蛋白酶，0RF2 编码与病毒壳蛋白相似的多肽，ORF3 可编码 22.5KD 的多肽，功能还不了解。较多的学者认为本组病毒可分为 4 个型：代表毒株分别为 1 型诺沃克病毒；2 型夏威夷病毒；3 型雪山病毒；4 型陶顿病毒。本组病毒对各种理化因子有较强抵抗力，60℃ 30min 不能灭活，在 pH 为 2.7 的环境中存活 3h，4℃ 时能耐受 20% 乙醚 24h，含氧量为 6.25mg/L，30min 不能灭活，含氯量须达 10mg/L 才能灭活。

（二）流行病学

诺沃克病毒感染流行较广，人群感染率在 50% 以上。美国成年人非细菌性胃肠炎流行中 42% ~ 65% 由本组病毒引起。传染源为患者，病后 3 ~ 4d 内均可排出病毒。患者的吐、泻物均有传染性。食物被污染可引起暴发流行。水产品贝壳类,特别是牡蛎为食物型流行的重要原因。吐、泻物污染环境,可形成气溶胶,故有空气传播的可能。本病毒可感染任何年龄的人,但成年人及儿童患者多见。寒冷季节发病者多。

(三)发病机制和病理解剖

病毒可在细胞核中复制,但在小肠上皮细胞中尚未检出病毒及其抗原。病变主要在空肠,肠黏膜上皮细胞的绒毛变粗变短,细胞内线粒体肿胀变形,但未见细胞坏死。肠壁固有层有圆形细胞及多核细胞浸润。病变可在 1~2 周完全恢复。由于上皮细胞酶活性发生了变化,引起脂类及糖类吸收障碍,导致肠腔内渗透压增高,液体进入肠道,从而出现腹泻和呕吐症状。

(四)临床表现

潜伏期 24~48h(4~77h),急性起病、腹泻、腹痛、恶心和呕吐为主要症状。腹泻每日数次至十多次,水样便或黄稀便。腹痛有时可呈剧烈绞痛。可伴有低热、乏力、头痛及食欲减退。儿童可先出现呕吐,吐物为水样物,尔后出现腹泻。病程多为 1~3d。

(五)诊断

确诊须依据病原学检测结果。①病后 24h 内的粪便可用免疫电镜检查病毒,但由于病毒量少不易查到;②可用免疫酶联或放射免疫法检测粪便中的病毒抗原,敏感性比免疫电镜高 10 倍以上;③用 PCR 法检测粪便中的病毒核酸,病后 48h 内阳性率可达 91%,本法可检测出 0.01fg 的核酸;敏感性及特异性均好。斑点杂交的特异性好,但敏感性为 57%。

(六)治疗及预防

本病尚无特效治疗,以对症处理为主,注意纠正脱水和酸中毒。预防的重点为保证食物及饮水的清洁卫生,特别要重视生、冷饮食及水产品的贝壳类的消毒,如熟食水产品食物,则可避免暴发流行。

三、嵌杯状病毒胃肠炎

嵌杯状病毒为 Madeley 等于 1976 年首次从患儿粪便中检出。病毒直径 35~40nm,表面环绕分布着 6 个空洞,宛如嵌入 6 个杯子,故名嵌杯状病毒,其中心部位也是 1 个空洞,形态独特,容易识别。内含 7.5kb 单股正链 RNA。日本扎幌病毒株即属此种病毒。本病毒为嵌杯状病毒科中一亚科,从猫、猪、海狮等动物也检出了形态与之相同的病毒,但致病性尚不了解。诺沃克样小圆形结构病毒,电镜下虽无杯状特征,但由于 RNA 依赖 RNA 多聚酶区的基因序列与本病毒的同源性在 90% 以上,故亦归于嵌杯状病毒科中。

嵌杯状病毒感染分布很广。英国、美国、加拿大、日本等地均有暴发流行的报道。1982 年日本的扎幌,1986 年美国的休斯顿均发生急性胃肠炎大流行,并分离出典型的病毒。英、美托、幼中心腹泻患儿约 3% 为本病毒引起。本病全年均可流行。传染源为患者。病的前两天排病毒量多,其后减少,9~10d 消失。病毒污染食物、饮料,特别是贝壳类食物时,常可引起暴发流行。婴儿出生 3 个月后到 6 岁为易感高峰期,12 岁时已全部受染,但日本和英国曾在养老院发生过流行,侵袭率高达 50%~70%。

病毒经消化道进入机体后,潜伏期 1~3d 后开始出现腹泻和呕吐。儿童可先呕吐,成人主要为腹泻水样便,可伴有恶心、呕吐、腹痛和头痛,全身不适等。半数小儿可有上感症状,但发热少见,还可出现皮疹。症状持续 3~5d。确诊须依据:①电镜或免疫电镜从粪便中检查病毒;②放射免疫或酶联免疫法检查粪便中病毒抗原;③酶联免疫或放射免疫法检查患者血中特异性抗体。本病多呈自限良性过程,对症处理即可。尚无自动免疫疫苗。

四、肠腺病毒胃肠炎

肠腺病毒为腺病毒中的40型和41型,可侵袭小肠而引起胃肠炎,主要感染儿童。病毒直径70~80nm,核心部分40~45nm,内含双链线形DNA,无脂性包膜,已能组织培养。

本病毒感染遍及世界各地。5岁以下小儿为易感人群,2岁以下者尤甚。病后可获较久免疫力。流行季节性不明显。传染源为患者,病后2周内可排出病毒。粪—口为主要传播途径,少数人可经呼吸道受染。托儿所、幼儿园及医院儿科病房易于流行。潜伏期7d(3~10d),发热、腹泻、呕吐为主要症状。2~3d后热退。

腹泻为稀水便,日数次至数十次,持续1~2周,少数可长达3~4周。有些患儿同时出现鼻炎、咽炎、气管炎等上感症状,3%~6%的患儿可并发肺炎。

诊断依据:①用电镜或免疫电镜检查粪便中的病毒,粪便中病毒量多,易得阳性结果;②用间接免疫荧光法或酶联免疫法检查粪便中病毒抗原。现已有肠腺病毒单克隆抗体,检出抗原的阳性率更高。

本病的治疗以对症处理为主。但须注意有少数患儿可呈慢性,可导致营养不良。自动免疫措施尚在研究之中。

五、星状病毒胃肠炎

星状病毒是Madeley和Cosgrove等于1975年首先描述并命名的。病毒表面有5~6个突起呈星芒状,病毒颗粒大小不一致,直径平均为(28±0.5)nm。内含单股正链RNA,有3个开放读码框架。有5个血清型。可在人胚肾细胞中生长。

本病毒感染多呈散发,但亦可暴发,英国和日本有数起托儿所、养老院以及儿科病房暴发流行的报道。

传染源为患者和带毒者,病后10d内均可排出病毒。主要经过粪—口途径传播。食物和水被污染时可引起暴发流行,人—人接触多引起散发病例。本病毒主要感染7岁以下小儿,10岁时75%已有抗体。因腹泻住院患儿中3%~5%为由星状病毒引起。成年患者多为老年人。

病毒侵入机体后,经24~36h潜伏期后出现腹泻、呕吐、腹痛、恶心等症状,但多不严重,病程仅1~4d。确诊可用电镜或免疫电镜从粪便中查病毒,或从粪便中查抗原,也可检测患者血中IgM抗体。治疗以对症处理为主,预后良好。尚无自动免疫疫苗。

六、其他病毒性胃肠炎

除上述病毒外,还有一些病毒可引起胃肠炎。例如:①肠道病毒有时亦可引起腹泻,病情多较轻;②瘟病毒有时可引起2岁以下婴儿腹泻;③冠状病毒可引起动物腹泻和人类呼吸道感染,但从<2岁腹泻患儿粪便中已分离出了本病毒,详细致病机制尚待研究。

(杜小娟)

第十一节　胃下垂

胃下垂(gastroptosis)是指人体站立位时,胃小弯角切迹低于髂嵴连线或胃大弯下缘达盆腔。多见于瘦长无力体型或经产妇及虚弱性疾病患者。主要是由于固定胃的韧带松弛,内脏平滑肌张力低下,腹壁脂肪减少,腹肌弛缓,无力撑托胃体而成。其原因有先天禀赋不足,腹壁脂肪薄形体瘦长者;也有后天失于调养锻炼,腹肌松弛,胃韧带张力减弱者,或患重病、消耗性疾病,内脏平滑肌张力低下消瘦者。胃下垂有不同程度,分有Ⅰ、Ⅱ、Ⅲ度。可伴有肝、肾、结肠等其他脏器下垂。常并发慢性胃炎,功能性消化不良。

本病中医学称"胃缓"。

一、诊断要点

(一)临床表现

1. 症状

脘腹闷胀或有下坠感,食后为甚,平卧减轻,常伴嗳气、厌食、腹痛、头晕、乏力、便秘或溏,血压低等。

2. 体征

进餐后腹部叩诊,胃浊音下移,有的可闻及胃的振水音和强烈的腹主动脉搏动,还可发现肝、肾等其他内脏下垂的体征。

(二)实验室及其他检查

(1)饮水超声波试验,测知胃下缘的位置。

(2)X线检查:胃角部和胃幽门管低于髂嵴连线,胃呈长钩形或无力型,上窄下宽,胃体与胃窦靠近,胃角变锐,胃的位置及张力均低,整个胃几乎置于腹腔左侧。

二、诊断依据

主要依据临床症状和体征,尤其是X线检查。

三、临床分度

Ⅰ度:胃小弯至髂嵴连线距离0.1~1.5cm;胃大弯至髂嵴连线距离6~7.5cm。

Ⅱ度:胃小弯至髂嵴连线距离1.6~4.5cm;胃大弯至髂嵴连线距离7.6~10.0cm。

Ⅲ度:胃小弯至髂嵴连线距离>4.6cm;胃大弯至髂嵴连线距离>10.0cm。

四、鉴别诊断

1. 功能性消化不良

临床表现与本病有类似症状,如胃脘闷胀、嗳气等,但X线检查无胃下垂影像。

2. 慢性胃炎

临床表现与本病也相似,但X线检查可以区别。

3. 急性胃扩张

常发生于手术后数小时至1~2日内,或饱餐后不久出现。患者感到上腹部胀满或持续性胀痛,继而出现呕吐,主要为胃内容物,吐出物为棕褐色液体,量少,吐后腹胀不减。腹部检查可发现上腹部高度膨胀。而 X 线检查和询问病史有助鉴别。

五、治疗

（一）依证治疗

1.脾虚气陷证

症候：脘腹胀满或腹胀而坠，食后、站立或劳累后加重，平卧可减轻，嗳气、厌食、恶心、口少苦，面色萎黄，精神倦怠，形体消瘦，小便清，大便欠畅或便秘、溏软；舌淡、苔白或少黄，脉缓而无力。

病机：脾胃虚弱，中气下陷。

治法：健脾益胃，补气升陷。

方药：补中益气汤加减：黄芪、党参各15g，白术、当归、枳壳、陈皮各10g，升麻、柴胡各5g，黄连、炙甘草各3g。

2.脾虚肝郁证

症候：脘胁胀满，嗳气频作或嘈杂吞酸，知饥不欲食，食后脘满，性情急躁，喜太息，小便清，大便欠畅；舌淡红、苔薄白或薄黄，脉弦细。

病机：脾虚肝横，气机失和。

治法：健脾和胃，疏肝理气。

方药四君子汤合四逆散加减：党参15g，白术、茯苓、柴胡、枳实、白芍各10g，炒栀子、炙甘草各6g。

3.阳虚饮停证

症候：脘腹胀满，食后更甚，喜温喜按，胃中振水，呕吐清水，喜热饮，头晕、心悸、畏冷肢乏，小便清少，大便溏稀；舌淡、苔白滑，脉沉弱。

病机：脾胃阳虚，水饮中停。

治法：温补脾胃，化饮逐水。

方药：附子理中汤合苓桂术甘汤加减：党参、茯苓各15g，干姜、桂枝、白术、半夏各10g，附子6g，炙甘草3g。

4.气阴两虚证

症候：胃脘痞满，食后更显，知饥不欲食，干呕或呃逆，口燥咽干，头晕肢乏；小便淡黄，大便燥干；舌红、苔少，脉细数。

病机：脾气虚失运，胃阴亏失润。

治法：补脾气，养胃阴，促运化。

方药：参苓白术散合益胃汤加减：太子参、生黄芪、山药、蒲公英各15g，玉竹、麦冬、石斛、荷叶、佛手各10g，桔梗、甘草各6g。

（二）依因治疗

积极治疗慢性原发性消耗性疾病，纠正不良的习惯体位，加强体质锻炼，增加肌力，依证增加各种营养，以增强体质，必要时可以用胃托辅助治疗。

（三）依理治疗

胃下垂的发病机制主要为膈肌悬吊无力，膈胃、肝胃等韧带松弛，腹肌收缩力减弱所致，依"脾主肌肉"、"脾为生化之源"、"脾主运化、主升"和与胃密切相关等理论，应注意健脾益气，选黄芪、党参、白术;养阴润胃,选玉竹、麦冬、石斛;理气升清,选枳壳、佛手、升麻、葛根、桔梗等。由于久病可及肾、气滞能伤络,以及兼生里热等,可依理加用益肾、通络和清热等药,以增强诸韧带和腹肌之力。

(四)其他治疗

1. 成药

(1)补中益气口服液:由黄芪、党参、白术、当归、升麻、柴胡、陈皮、炙甘草、生姜、大枣组成。补中益气,升阳举陷,适用于本病脾虚气陷证,有调节胃肠运动、影响消化液分泌、抗溃疡、抗胃黏膜损伤和增强心肌收缩力、兴奋子宫,以及促进代谢、抗肿瘤、抗突变等作用。每次10mL,2～3次/日,餐前温开水冲服。

(2)逍遥颗粒:由柴胡、白芍、当归、茯苓、白术、甘草、薄荷、生姜组成。疏肝理气,健脾养血,适用于本病脾虚肝郁证,有增加肠蠕动、保肝和调节内分泌、调节中枢神经系统等作用。孕妇忌服。制剂规格:每包15g。1包/次,2～3次/日,餐前温开水冲服。

2. 针灸

(1)体针

1)穴位:中脘、气海、关元、胃俞、脾俞、足三里、梁门、百会。

2)方法:3～5穴/次,依证针施补、泻,必要时加灸,1次/日。

(2)耳针

1)穴位:胃、脾、交感、神门、皮质下。

2)方法:2～3穴/次,依证施补、泻,1次/日。

3. 按摩

采用中强度的点、按、揉、震、颤等温补手法,选取中脘、天枢、关元、脾俞、胃俞、足三里等穴位;也可采用禅推法,先用轻柔的一指禅推法推腹部,以鸠尾、中脘为重点操作穴位。然后循序往下腹部及小腹部,以脐周及天枢、气海为主。并用托法,医师将四指并拢,以指螺纹用力,根据胃缓的不同程度,自下而上托之。同时可在中脘穴施以掌震法,再用摩法在腹部以逆时针方向操作,时间约15min。

4. 贴敷

用暖脐膏1张,贴于脐部,1次/3日。

六、疗效判断标准

1. 治愈

症状、体征均消失,X线检查恢复正常范围。

2. 好转

症状、体征减轻,X线检查较前有所恢复。

3. 无效

治疗前后症状、体征、X线检查均无变化。

七、转归与预后

1. 转归

胃下垂常并发慢性胃炎或胃潴留。临床以脾虚气陷为多见,可发展成阳虚饮聚或阴虚化燥等演变,且久病及肾,入络和化热,而兼肾虚、血瘀和热郁。

2.预后

本病预后一般良好,但久延失治或重度胃下垂者,可使病情加重,甚至并发慢性胃扩张、胃扭转、直立性低血压等。

八、康复

1.药物

重点在于健脾益气或养胃调气,依证的表现选用补中益气汤、资生丸、人参健脾丸等,以巩固疗效。

2.饮食

宜少食多餐,依证选食,一般应多吃,优质高蛋白、高热量并容易消化的食物,禁止暴饮暴食。

3.体育

依患者体质、年龄的不同,选择适合的体育锻炼,以增强腹肌张力,促使胃体回升。

九、经验与研究

(一)名医经验

1.主补中通络

有学者治疗脾胃虚弱、中气不足的胃下垂患者,用补中益气、健脾和胃方(人参51g,生白术90g,鸡胚粉150g,鸡内金120g,红豆蔻45g,共研细粉)合马钱子粉(每30g上药粉加制马钱子粉1.5g)。每次服上药粉4.5g,2次/日,餐后服。

注意:马钱子苦、寒,有大毒,若用之需慎。

2.主燥湿升阳

有学者治疗痰湿内盛、中阳虚陷的胃下垂,治以燥湿化痰,健脾升阳。方用燥湿升阳汤:黄芪、党参、茯苓、苍术、藿香、佩兰、桂枝、柴胡、枳壳、厚朴、陈皮、甘草。

3.主补血温中

有学者治疗脾寒血虚的胃下垂患者,治以补血温中。方用乌梅四物汤加味:炒白芍、红糖各15g,炒当归、熟地黄、焦白术各10g,乌梅1枚,砂仁6g,肉桂5g。

4.主疏肝通降

有学者认为治疗本病应抛弃"下者举之"之说,可根据"六腑以通为用""腑病以通为补"的理论,主张治以疏肝理气,通降胃浊,使脾胃之气升降有序,上下相应,下垂之胃可以复位。创有疏肝降浊汤:半夏、旋覆花、白芍、枳壳、柴胡、甘草、丹参、檀香、砂仁、三棱、莪术、香附。

(二)现代研究

1.理论探讨

胃下垂所涉及的脏腑主要是脾,其次是胃、肝,还有肾和心;其他多数是气,还有阴、热、湿、积以及血、阳、寒、饮等。表现虚象约占60%,其中脾虚气陷占52%;呈实候约占40%,肝郁气滞为多,临床表现常呈虚中夹实。

2.治疗观察

(1)依证论治:主要证型有中气下陷、气血两虚、脾胃虚弱、脾胃虚寒、气阴两虚、阴虚火旺、脾肾阳虚、肝胃不和、肝郁脾虚、瘀血阻滞、脾虚食滞、脾虚饮停等。治法有补中益气、升阳举陷、益气养血、温中健脾、疏肝健脾、温补脾肾、益气养阴、疏肝和胃、活血化瘀、健脾消食、温阳化饮等。从虚治多于虚实兼治。常用方剂有补中益气汤、四物汤、当归补血汤、黄芪健中汤、异功散、逍遥散、枳术汤、麦门冬汤、柴平汤、杨氏还少丹、膈下逐瘀汤、理中汤、一贯煎、失笑散等。

（2）基本方治疗：基本方有补中益气汤、半夏泻心汤、补脾升胃汤、补中益气汤合逍遥散、复元升提汤、桂附地黄丸合枳术丸、举陷固胃汤、芪壳升提汤、肾气丸、升举煎、消补汤、益气建脾汤、枳实理中汤加味、自拟升阳复胃汤（黄芪、党参、山药、白术、升麻、枳壳、陈皮、诃子、补骨脂、白扁豆、肉豆蔻、肉桂、甘草、生姜、大枣）14方。从用药来看，补中益气药最多，其次为行气升提药，再次为温阳、滋阴、清利。

（3）固定方治疗：临床报道，固定方有金术散（炒苍术、炒白术、鸡内金）、升胃汤（太子参、麦芽、黄芪、山药、桔梗、枳壳、麦冬、白芍、柴胡、茯苓）、升胃益气粉（红参粉、胎盘粉、苍耳子粉）、乌梅养胃汤（乌梅、醋制白芍、三七参、生地、生枳壳、佛手片、生白术）、自拟益气升提方（黄芪、党参、半夏、枳壳、白术、柴胡）、胃下垂丸（北芪、新开河参、升麻、柴胡、枳壳、当归、白术、泽泻、熟地、苁蓉、锁阳、陈皮、胡巴、故纸、肉桂、菟丝子、附子、肉豆蔻、五味子、紫河车）、参麦桃红汤（沙参、麦冬、生地黄、玉竹、白芍、枳壳、党参、桃仁、当归、炙甘草、红花）、二枳汤（枳实、枳壳、茯苓、郁金、鸡内金、麦芽、山楂、党参、黄芪、白术、当归、陈皮、柴胡、升麻、炙甘草、大枣）和乌鸡白凤丸9方。从用药来看，依序为补中、行气、滋阴、温阳、消导。

（4）单味药治：有学者以单味苍术治疗脾虚气陷型的胃下垂。

（5）针灸治疗：有学者用埋线疗法（穴位：中脘透上脘，双侧胃俞透脾俞）、有学者用电针疗法［取穴：中脘穴、两侧胃上穴（脐上二寸，旁开一寸处）和提胃穴（中脘旁开四寸）、气海穴］、有学者用针刺背俞透夹脊疗法（取穴：隔俞、胃脘、下俞、肝俞、脾俞、肾俞、三焦俞、气海俞、胃俞穴及与其相对应的夹脊穴）、有学者用针刺疗法（选穴：百会、中脘、关门、足三里、关元穴）、有学者针刺疗法［取穴：梁门（左）、中脘、下脘、气海、天枢、足三里］等。还有用头针、穴位注射治疗也取得较好疗效的报道。

此外，用中药合剂敷贴百会、神阙或气海等治疗，以及内服药配合针灸、敷贴或推拿等综合治疗获得疗效。

从以上资料可以看出，中医药治疗胃下垂，内容丰富、方法多样、疗效显著。从用药及取穴分析，主要采用补中益气、调节升降、疏肝健脾、温补脾肾、益气化瘀、平肝和胃、温中化饮等方法。

（代　双）

第十二节　胃黏膜脱垂症

胃黏膜脱垂症（prolapse of gastric mucosa）是指松弛的胃窦黏膜通过幽门管垂入十二指肠球部，有时也可逆行突出食管。上消化道 X 线钡餐检查的检出率为 1.05% ~2.03%。男性多于女性，发病年龄 30 ~40 岁占多数。它的发生是胃窦黏膜皱襞活动度过大和活跃的胃窦推进蠕动相互作用的结果。其原因主要与胃窦部炎症有关,胃黏膜恶性细胞浸泡浸润也可导致本病。当胃窦部炎症时,黏膜下结缔组织较松,胃黏膜和黏膜下层增生,如胃窦蠕动增强,则黏膜皱襞很容易被送入幽门,形成胃黏膜脱垂。

另一可能是,黏膜肌层功能不良,在胃窦收缩时不能把胃窦黏膜保持正常的纵形皱襞,相反卷成环形,而被收缩的胃窦推送入幽门。能引起胃剧烈蠕动的因素,如精神紧张、烟、酒、咖啡刺激等均为发生的诱因。有症状性与无症状性;原发性(如先天性胃皱襞肥大)与继发性(又分良性和恶性—淋巴细胞白血病);单纯性与混合性(前者多不伴有胃部器质性疾病,后者常伴有其他上消化道疾病);部分脱垂与全部(领圈样)脱垂等分类。可合并幽门梗阻、上消化道出血等。

本病属中医学的“胃脘痛”“反胃”“痞满”等范畴。

一、诊断要点

(一)临床表现

1.症状

上腹部疼痛,餐后加重;呕吐后可缓解而碱性药物用后不能缓解;右侧卧位易使其疼痛加重,左侧卧位常可使疼痛减轻。常伴有上腹部胀满、嗳气、恶心、烧心、胃纳不佳,甚则呕吐等。幽门梗阻时或持久性脱垂黏膜发生嵌顿绞窄时,则出现持续性上腹部剧痛,严重的恶心呕吐,但一般消失也迅速;上消化道出血时,轻者可见黑便,大便潜血阳性;重者可见呕血,甚者发生出血性休克。但也可以没有症状,常与慢性胃炎、消化性溃疡并存。

2.体征

患者体检时多无阳性表现,部分患者上腹部有深压痛,脱垂严重者,可以在上腹部触到柔韧的包块。

(二)实验室及其他检查

1.实验室检查

大便潜血试验可呈阳性,可有不同程度的贫血。

2.胃镜检查

胃镜下可看到在胃蠕动波到达胃窦及幽门后,胃黏膜堆积,伴随幽门口收缩而将其推向幽门窦部,呈唇状翻卷突入胃腔,多伴有胃肠蠕动亢进及肠炎、胆汁反流。脱垂的黏膜表面可有充血、水肿、出血及糜烂,甚至形成溃疡,同时常发现有慢性胃炎的改变。

3.X线钡餐检查

X线钡餐检查为诊断本病的重要依据,但变化多端常呈一过性,取右侧前斜位进行检查,可提高阳性率。典型表现是十二指肠球底部出现蕈状充盈缺损影,可为单侧性或双侧性,具有一团皱襞的形状,此阴影大小随黏膜脱垂的程度而改变,有时使球部形如降落伞状;幽门管常增宽,其中可见数条胃黏膜皱襞通过,或因大量黏膜脱垂或幽门肥厚使幽门管变窄。当脱垂的黏膜滑回胃内时,可显圆形、斜形或十字形等模式代替其正常的纵行排列。胃蠕动多增强。球部、大小弯大都没有变形,也无激惹征象。

(三)诊断依据

1.腹部特点

(1)不规则的上腹部痛,进食后可诱发或加重。

（2）呕吐后缓解,用制酸药物无效。

（3）右侧卧位常使腹痛加重,左侧卧位可使疼痛减轻。

2. X 线检查

（1）十二指肠钡餐底部可见到呈"伞状"或"蕈状"或"菜花样"改变,也可呈"蜂窝状"或"分叶状"改变。

（2）条形胃黏膜皱襞连续性通过幽门环进入球底部。

二、鉴别诊断

1. 消化性溃疡

消化性溃疡多表现为具有明显规律性上腹部疼痛,胃溃疡多在饭后发作,而十二指肠溃疡常空腹发作,进食和服用制酸剂便可使其缓解,纤维胃镜检查可见溃疡,X 线钡餐检查可见龛影。十二指肠球部溃疡和幽门前区溃疡,其 X 线钡剂检查也可使球底部出现球充盈缺损影及球部变形,与胃黏膜脱垂相似,但球部溃疡变形多在前、后壁,黏膜肿胀,紊乱或有集中趋势,可有激惹征象,与黏膜脱垂不同。

2. 慢性胃炎

单凭症状难以区分,胃镜和 X 线钡剂造影能明确鉴别。

3. 胃长蒂息肉

胃长蒂息肉可垂入幽门管,然胃镜检查可确诊。

4. 幽门括约肌肥厚

X 线钡剂检查时,可在球底部造成明显压迹,酷似胃黏膜脱垂。但其压迹边缘整齐,球部不见胃黏膜脱出,幽门管细长,常有胃排空延迟。

5. 胃癌

胃癌主要依靠胃镜以及组织病理活检确诊。

三、治疗

（一）依证治疗

1. 脾虚气滞证

症候:胃脘隐痛,饮食稍多加重,脘腹饱胀,嗳气恶心,纳少肢倦,小便清,大便溏或失畅;舌淡、苔白,脉细弱。

病机:脾胃虚弱,气机不畅。

治法:健脾益胃,理气降逆。

方药:香砂六君子汤加减:党参 15g、白术、茯苓、广陈皮、法半夏各 9g,木香、砂仁、旋覆花各 6g。

2. 脾胃湿热证

症候:胃脘闷痛,食后益甚,口苦纳呆,时作嗳气,小便淡黄,大便溏软;舌边红、苔黄腻,脉缓。

病机:湿热中阻,胃气失和。

治法:理脾和胃,清热祛湿。

方药:藿朴夏苓汤加减:茵陈、藿香、厚朴、赤芍、半夏各 9g,生扁豆、薏苡仁各 15g,白蔻

4.5g,黄连 3g。

3. 脾胃虚寒证

症候:胃脘隐痛,食后加重,喜暖喜按,口淡吐水,纳食减少,肢冷乏力,小便清长,大便溏稀;舌淡胖、苔薄白,脉沉细弱。

病机:脾胃阳虚,寒饮内停。

治法:补益脾胃,温阳祛寒。

方药:理中汤合黄芪建中汤加减:党参、干姜、桂枝、陈皮、吴茱萸、枳实、生姜各 10g,半夏、茯苓各 15g,白术 12g,炙甘草 6g。

4. 阴虚热郁证

症候:胃脘灼痛,纳后增剧,口苦口干,不思饮食,小便淡黄,大便干燥;舌红、少苔,脉细数。

病机:胃阴不足,内生郁热。

治法:养阴益胃,清热舒络。

方药:沙参麦冬汤加减:北沙参、玉竹、石斛、徐长卿、蒲公英各 15g,白芍、川楝子、佛手各12g,丹皮 9g,甘草 3g。

5. 气虚血瘀证

症候:胃痛日久不息,渐至加重,痛处拒按,食后痛甚,消瘦乏力,口干不欲饮,或见黑便、呕血;舌暗或紫,或有瘀斑,脉涩或沉弦。

病机:脾胃气虚,瘀血阻滞。

治法:益气健脾,化瘀通络。

方药:四君子汤合丹参饮加味:党参、茯苓、丹参各 15g,白术、莪术、枳壳各 10g,檀香、砂仁、红花、甘草各 6g,大黄 3g。

(二)依症治疗

胃痛、呕吐、泛酸等明显者,或伴有出血,则依症治疗。

(三)依理治疗

如无症状可依据胃镜所见辨证,一般胃黏膜充血明显者,用蒲公英、连翘、苦参;胃黏膜水肿者,选加桂枝、茯苓、泽泻、薏苡仁;胃黏膜糜烂出血者,选加三七、地榆炭、白及、大黄粉;合并胃、十二指肠溃疡者,加白及、海螵蛸、浙贝母、元胡或锡类散;伴疣状胃炎者,加炮穿山甲、王不留行;伴肠上皮化生或不典型增生者,选加乌梅、鸡内金、土茯苓、莪术、丹参、刺猬皮、九香虫、白花蛇舌草、半枝莲等。

(四)其他治疗

1. 成药

(1)胃得安:由枳实、黄柏、木香、白术、香附、海螵蛸、马兰草、麦芽、砂仁等 27 种药组成。健脾和胃,消食理气,适用于本病脾虚气滞证,有镇痛、抗菌、抗感染和保护胃黏膜等作用。3～4 片/次,3 次/日,餐前温开水送服。

(2)胃乃安胶囊:由黄芪、合成牛黄、珍珠粉等组成。利气健脾,行气活血,适用于本病气虚血瘀证,有制酸、抗溃疡、促进平滑肌收缩、增强免疫功能等作用;无毒副反应。4 粒/次,3次/日,餐前温开水送服。

(3)理中丸:由干姜、人参、炒白术、炙甘草组成。温中祛寒,补气健脾,适用于本病脾胃虚寒证,主要有抗溃疡、改善胃肠运动、提高中枢神经兴奋性、提高免疫功能、调整肾上腺皮质功能等作用。孕妇慎服。制剂规格:每丸9g。1丸/次,2~3次/日,开水化服。

2.针灸

(1)体针

1)穴位:内关、足三里、中脘、脾俞、胃俞、章门、期门。

2)方法:2~3穴/次,依证针施补泻,必要时加灸,1次/日。

(2)耳针

1)穴位:脾、胃、神门、交感、皮质下。

2)方法:2~3穴/次,留针20~30min,或埋针,1次/日。

3.按摩

(1)医者用右手掌按摩上腹部,着重中脘、右梁门、下脘穴,一般5~6min;随后以右手拇指按压在右梁门穴3~5min,至指下有温热感为止。

(2)用右手拇指按太乙穴,逐渐加力,使感到酸沉胀时,推向中脘穴,重复5次。

(3)用大鱼际揉上腹部,以中脘为重点施治3~5min。

(4)用双手拇指分别按揉脾俞、胃俞、三焦俞各30~50次,1次/日,24次为一疗程。

四、转归与预后

应积极治疗原发病,一般属单纯性或良性胃痛引发的,经有效治疗预后良好,若出现幽门梗阻,反复大出血或怀疑癌变,经内科治疗不能缓解时,可考虑外科手术治疗。

五、康复

1.药物

依证选用保和丸、丹栀逍遥丸、理中丸、香砂六君子丸等,调理肝脾促进康复。

2.饮食

宜依证选食,注意食物性之寒、热,一般应少食多餐,易消化为主,适当添加优质高蛋白、高热量食物,从而改善营养。

3.药膳选食

(1)莲子猪肚汤:莲子50~100g,猪肚250g,食盐、生姜、葱汁适量。先将莲子(去心)、猪肚洗净,加水适量煮汤,加诸调味品,煮至猪肚熟透。可食猪肚、莲子,饮汤。适用于本病脾胃虚弱者。

(2)曲末粥:神曲10~15g,粳米适量。可将神曲捣碎碾末,过筛,待粳米熬粥八成熟后加入同煮为粥。每日早、晚温食。

六、经验与研究

(一)名医经验

1.主升阳益胃

有学者认为本病多系劳倦内伤、中阳不运而致脾胃虚弱、中气下陷。治疗主张用健脾益胃,升发阳气为法,方用升阳益胃汤加减:黄芪30g,党参、半夏、炙甘草、羌活、独活、防风、陈皮、白术、茯苓、泽泻、柴胡各10g,黄连2g,生姜5g,大枣3枚。

2.主升提活血,

有学者认为本病病理特点是气虚血瘀。治疗主张益气升阳,活血化瘀。自拟升提活血汤:

黄芪、丹参各 30g,川芎 15g,党参、升麻、柴胡、蒲黄、三棱、莪术各 10g,细辛 5g,甘草 6g。

3. 主温肾升阳

有学者认为本病病机系脾肾阳虚,提系乏权。治疗主张温肾升阳。药选:黑附块 3~10g,熟地黄、白芍各 10~15g,当归、杜仲、肉苁蓉各 10~12g,刺猬皮 4.5~10g,肉桂 3~6g,升麻、桔梗各 3g,沉香 1.5~3g。

（二）现代研究

1. 分型施治

有学者分三型辨证施治:肝胃气滞型,予柴胡疏肝散合金铃子散加减;脾胃虚弱型,予香砂六君子汤加味;寒湿中阻型,予半夏泻心汤加减。1 个月为 1 个疗程。有学者主张分三型辨证治疗:脾胃虚弱者,用芪蔻平胃散加味(黄芪 20g,肉豆蔻、苍术、陈皮各 10g,厚朴、桂枝、吴茱萸、甘草各 6g,茯苓 12g),兼寒凝气滞血瘀,加蒲黄、五灵脂、三七粉、香附;脾胃湿热者,用二黄茵胆汤(黄连、竹茹、石斛各 10g,大黄、龙胆草、肉豆蔻各 6g,茵陈、建曲各 12g,甘草 3g),湿热阻络、气滞血瘀加赤芍、牡丹皮、三七粉;寒热虚实夹杂者,用半夏泻心汤合左金丸加味(党参 12g,半夏、木香、黄芩、豆蔻各 10g,黄连、陈皮、吴茱萸各 6g,干姜、甘草各 3g),有出血者加大黄、白及粉。疗程 3~6 周。

2. 基本方治

有学者用固膜汤治疗胃黏膜脱垂症,基本方:党参、白术、丹参各 15g,姜半夏 12g,厚朴、枳壳各 10g,沉香 6g,甘草 5g,生姜 3 片,大枣 5 枚。脾阳虚者加干姜、桂枝;胃阴虚者加麦冬、白芍;脾胃湿热重者加黄连、苍术、藿香;呕吐甚者加砂仁、白蔻仁、藿香;肝郁者加香附、佛手;便秘者加桃仁、大黄。每日 1 剂,每剂 2 煎,水煎取汁共 300mL,分 3~6 次空腹服用。有学者运用培土散(白芍 30g,三七、鸡内金、黄连、陈皮各 10g,白及 15g,甘草 5g,研细粉,分 6 包)合鲜山药 75g,洗净捣糊,加水 250~300mL,煮沸,微温冲服,3 次/日。

3. 固定方治

有学者用加味乌贝散治疗本病。药用:乌贼骨、蒲公英各 30g,炙鸡内金 20g,贝母、制香附、枳壳、郁金、萆薢、佛手、玉蝴蝶、钩藤各 10g。外治及按摩法也用于本病的治疗。如有学者用鲜毛茛根洗净后切碎,加 3% 红糖共捣烂,敷贴于胃俞、肾俞两穴,至局部灼热感时即弃去,可使其疼痛减轻或消失;有学者报道运用手法按摩上腹部后用石蜡饼或热水袋热敷 20~30min,1 次/日,24 次为一疗程。

（代　双）

第十三节　胃　癌

胃癌是我国最常见的恶性肿瘤之一,在我国其发病率居各类肿瘤的首位,占胃恶性肿瘤的 95% 以上。早期胃癌多无症状或仅有轻微症状。当临床症状明显时,病变已属晚期。胃癌的发生是多因素长期作用的结果,幽门螺旋杆菌感染、饮食、吸烟及宿主的遗传易感性是影响胃癌发生的重要因素。中医无胃癌的名称,根据其临床表现和古代医籍的描述可归属"胃脘痛""噎膈""反胃""积聚"范畴。在国家标准《中医临床诊疗术语》的病名定义中,以胃癌命名。

一、诊断要点

1.症状表现

胃癌缺少特异性临床症状,早期胃癌常无症状。常见的临床症状有上腹部不适或疼痛、食欲减退、消瘦、乏力、恶心、呕吐、呕血或黑便、腹泻、便秘、发热等。

2.体征

早期或部分局部进展期胃癌常无明显体征。晚期胃癌患者可扪及上腹部包块,发生远处转移时,根据转移部位,可出现相应的体征。出现上消化道穿孔、出血或消化道梗阻等情况时,可出现相应体征。

3.辅助检查

①血常规、血液生化学、血清肿瘤标志物、尿液、粪便常规、粪隐血试验。②上消化道造影:有助于判断胃原发病灶的范围及功能状态,特别是气钡双重对比造影检查是诊断胃癌的常用影像学方法之一。③CT 检查:采用充气或阳性造影剂,可以显示胃癌累及胃壁向腔内和腔外生长的范围,并可测量胃壁厚度,在观察与邻近组织器官解剖关系及有无转移方面很有利。④胃内镜检查:可直视胃内病变情况,并可做活检和细胞学涂片,可以发现早期胃癌,确定胃癌的类型和病灶浸润的范围,对良性、恶性溃疡进行鉴别,是胃癌诊断的重要手段。

二、病因病机

饮食不节日久损伤脾胃,脾失健运,聚湿生痰,痰凝气阻血瘀,发为本病;忧思伤脾,脾失健运,聚湿生痰,或郁怒伤肝,肝气郁结,气滞血瘀,则痰瘀互结而致病;或因年老体虚及其他疾病久治不愈,正气不足,脾胃虚弱,复因饮食不节、情志失调等因素,使痰瘀互结为患,致成本病。本病的病位在胃,病机与肝、脾、肾三脏功能失调密切相关。以脾、胃、肾虚为本,以气滞、痰凝、食滞、血瘀、邪毒火郁为标。正虚邪恋,结于胃脘,而成胃癌。初期为邪实入侵,气郁,痰阻、血瘀等标实之证渐次发生,兼杂互见,实证居多;后期气滞阻络,痰瘀互结,日渐成积,或邪毒结聚化热,灼伤胃阴,气血耗伤,津液枯槁,以虚实夹杂或虚证为主。

三、辨证要点

①辨虚实:本病辨证主要在于分清虚与实的关系,虚是以气虚为主还是以阴虚为主,脾虚是否及肾等;实则应分清热蕴、痰凝、血瘀何者为主。②辨舌苔:舌苔乃胃气所附,苔白腻、口甜,为湿邪为患;苔黄口苦则有化热之势;苔花剥或少苔无苔提示胃阴已伤。

四、治疗原则

本病病在脾胃,故健脾和胃应贯穿治疗始终。又因脾为后天之本、肾为先天之本,病至晚期,多脾虚及肾,故后期多需酌加补肾助阳之品以温脾阳、助运化。

五、辨证论治

1.肝胃不和证

症状:胃脘胀满,时时作痛,窜及两胁,口苦心烦,嗳气酸腐,食欲缺乏,舌苔薄黄或薄白,脉弦细。

治法:疏肝和胃,降逆止痛。

方药:柴胡疏肝散。

加减举例:恶心苔腻者,加广藿香、陈皮;反酸者,加吴茱萸、黄连;脘胁痛甚者,加川楝子、延胡索、木香、三七粉;脾胃气虚者,加太子参、黄芪、白术、山药;腑实便结者,加大黄、槟榔;火热内郁者,加黄连、栀子、黄芩。

中成药:胃泰和胶囊健脾益气、疏肝和胃、温中散寒、理气止痛;或金佛止痛丸行气止痛、疏肝和胃、祛瘀生新;或双香顺气胶囊疏肝和胃、理气化滞;或舒肝和胃丸疏肝解郁、和胃止痛;或胃益胶囊疏肝理气、和胃止痛、健脾消食;或逍遥丸疏肝健脾和胃。

2.脾胃虚寒证

症状:胃脘隐痛,喜按喜温,或暮食朝吐,朝食暮吐,或食入经久仍复吐,时呕清水,面色苍白,肢凉神疲,或便溏水肿,舌淡胖有齿痕,苔白滑润,脉沉缓或沉细濡。

治法温中散寒,健脾和胃。

方药:理中汤合六君子汤。

加减举例:便溏泄泻者,加山药、芡实、鸡内金、补骨脂、肉豆蔻;脘胀嗳气者,加厚朴、苍术、草果;痛甚者,加五灵脂、高良姜、三棱。

中成药:复生康胶囊活血化瘀、健脾消积;或胃复春片健脾益气、活血解毒;或雪山胃宝丸温中散寒、理气消积。

3.胃热伤阴证

症状:胃脘灼热,口干欲饮,嘈杂,食后剧痛,五心烦热,大便干燥,舌质红绛,红光少苔,脉滑细数。

治法:养阴润燥,清热平胃。

方药:益胃汤。

加减举例:胃脘灼热疼痛明显、嘈杂反酸者,加黄连、吴茱萸;热盛津伤者,加牡丹皮、黄连、栀子、玄参、知母;气滞者,加郁金、枳实;肝胃不和者,加川楝子、柴胡、白芍、郁金。

中成药:养胃舒胶囊扶正固本、滋阴养胃、调理中焦、行气消导;或安康欣胶囊活血化瘀、软坚散结、清热解毒、扶正固本;或参莲胶囊清热解毒、活血化瘀、软坚散结;或红宇消癌平片抗癌、消炎、平喘。

4.痰湿凝滞证

症状:胸闷膈满,心下结块,面黄虚胖,呕吐痰涎,腹胀便溏,舌质淡,苔滑腻,脉细濡或滑。

治法:化痰散结,健脾和胃。

方药:开郁二陈汤。

加减举例:脾虚中寒痛甚、呕吐、肢冷者,加人参、干姜、砂仁;恶心呕吐者,加旋覆花、赭石、生姜汁;食滞者,加炒山楂、鸡内金;气滞甚者,加厚朴、大腹皮。

中成药:蟾酥注射液清热解毒、抗癌止痛、开窍醒神;或乌头注射液镇静、止痛;或消癌平注射液(片)清热解毒、化痰软坚;或消痰散结丸化痰散结。

5.瘀毒内结证

症状:胃脘刺痛,灼热灼痛,食后痛剧,口干思饮,脘胀拒按,心下触及痞块,或有呕血便血,肌肤枯燥甲错,舌唇紫暗或见瘀点,脉沉弦、细涩或弦数。

治法:理气活血,软坚消积。

方药:膈下逐瘀汤。

加减举例:痰瘀较甚者,加法半夏、浙贝母、三七;肝郁者,加柴胡、郁金;痰瘀化热,加黄连、栀子、法半夏、浙贝母、瓜蒌。

中成药：昌弘复生康胶囊活血化瘀、健脾消积；或枫苓合剂攻毒散积、活血行瘀；或仙蟾片化瘀散结、益气止痛；或复方斑蝥胶囊活血化瘀。

6.气血两虚证

症状：胃脘不适，全身乏力，心悸气短，头晕目眩，面色无华，纳呆倦息，舌淡少苔，脉细无力。

治法：补气养血，健脾和胃。

方药：八珍汤。

加减举例：便黑者，加白及、灶心土；失血日久少气不寐，加酸枣仁、黄芪、灸远志。

中成药：参芪扶正注射液（颗粒）益气扶正；或芪珍胶囊益气化瘀、清热解毒；或八珍颗粒补气益血。

六、特色治疗

1.单味中药

（1）抗癌：全蝎、水蛭、赤芍、红花、丹参、莪术、三棱、五灵脂、穿山甲。

（2）增强免疫力、抗胃癌：山药、白扁豆、薏苡仁、蜂蜜、煅牡蛎、海螵蛸、海马、鳖肉、大枣。

2.针灸疗法

（1）刺灸：在配合对症支持治疗和手术、药物治疗的基础上，针灸治疗可改善患者食欲减退等消化道症状、放疗及化疗后不良反应、术后疼痛等。

治法：和胃健脾、活血化瘀、扶正培本。

针灸处方：中脘、章门、足三里、脾俞、胃俞。

刺灸方法：实证用泻法或平补平泻，虚证用补法。

随证配穴：肝胃不和者，加肝俞、期门；胃阴虚证者，加三阴交、太溪；脾胃阳虚者，加章门、阴陵泉；瘀阻胃络者，加肝俞、膈俞、三阴交；肝胃积热者，加行间、内庭、合谷。

（2）腕踝针法：据疼痛部位及原发灶部位按腕踝针选区原则进行定位，局部75%乙醇消毒后，针刺入皮下浅层组织，针刺完毕后予以胶布固定9～12h。每日或隔日1次，10次为1个疗程。

（3）穴位注射：交替选用当归注射液、黄芪注射液、维生素B_1注射液、维生素B_{12}注射液，常规选2～3穴，每穴注射2～4mL。可减轻患者消化道反应、发热等。如用维生素B_1注射液、维生素B_6注射液各2mL，取双侧内关做穴位封闭，可止术后呃逆。

（4）耳针疗法：取耳穴胃、脾、十二指肠、神门、交感。每次针3～5穴，毫针浅刺激；也可用王不留行贴压。

（5）穴位埋线：取胃俞、脾俞、中脘、足三里，每次选2～4穴，埋入羊肠线，每月1次。

（6）指针疗法：术后顽固性呃逆或重症患者呃逆：按压百会穴或膻中穴、止呃穴、巨阙穴。施以揉压，由轻渐重，至产生较强酸胀感为度。

（7）隔姜灸法：鲜姜切成直径为2～3cm，厚0.2～0.3cm的薄片，中间刺数孔，将姜片置于关元、气海、足三里、命门上，灸2～3壮/次，以使局部皮肤红润而不起泡为度。可改善患者消化道症状。也可用艾条悬灸或艾灸盒灸15min。

（8）隔药饼灸：药饼下垫丁桂散少许，置于背俞穴上，每次灸3～5壮。可改善患者放疗、化疗毒副作用及消化道症状。药饼制法:白附子、乳香、没药、丁香、细辛、小茴香、苍术、川乌各等份,共研细粉加蜂蜜、葱水调制,捏成药饼,硬币大,约7mm厚,上穿数小孔。

3. 推拿治疗

推拿适合于胃癌辅助治疗。摩胃脘部3~5min;一指禅推上脘至下脘10min,按揉上脘、中脘、建里、下脘、胃俞、太溪、三阴交各2min;督脉从长强到大椎(以捏脊手法为主;掌振腹部2min。1~2次/天。

(潘思静)

第十四节　胃肠道功能紊乱

胃肠道功能紊乱(functional disturbances ofgastrointestinal tract),又称胃肠神经官能症或胃肠神经症,是一组胃肠综合征的总称。本病多有精神因素的背景,以胃肠道运动功能紊乱为主,而无器质性病变,也除外其他系统疾病导致的胃肠道功能紊乱。临床表现主要在胃肠道涉及进食和排泻方面的失常,如恶心、呕吐、嗳气、厌食、泄泻、腹痛、便秘等;同时还常伴有失眠、焦虑、注意力不集中、健忘、神经过敏、头痛等其他功能性症状。在各种脏器的神经官能症中,本病的发病率最高,多见于20~50岁的青壮年。

根据本病的发病特点,属中医学中的梅核气、呕吐、泄泻、便秘等病证的范畴。

一、病因

精神因素在本病的发生和发展中至关重要,如过度劳累、情绪紧张、家庭纠纷生活和工作上的困难等,若长期得不到解决;或饮食失调,经常服用泻药或灌肠,均可构成不良刺激,促进本症的发生和发展。

二、诊断

(一)临床表现

胃肠道功能紊乱起病一般缓慢,病程长,且呈持续性或反复发作。临床表现以胃肠道症状为主,可局限于咽、食管或胃,但以肠道症状最常见。下面是常见的几种胃肠道功能紊乱。

1. 癔球症

主观上有某种说不清楚的东西或团块,在咽底部环状软骨水平处引起胀满、受压或阻塞等不适感。本病与中医学的梅核气相当,中医学对其症状有十分形象的描述:如梅核塞于咽,咽之不下,吐之不出。此症多见于经期妇女,可能与咽肌或上食管括约肌的功能失调有关。

2. 弥散性食管痉挛

典型症状为无痛性的缓慢或突然发生的咽下困难和(或)胸骨后疼痛。症状多短暂,持续数分钟到十分钟,喝水或嗳气常可缓解。胸痛可放射至背、肩胛区和上臂,偶有心动过缓和血管迷走性昏厥。进食场合有干扰,或饮食过冷、过热均易诱发。

X线钡剂检查示食管下2/3段蠕动减弱,有强烈不协调的非推进性收缩,食管腔呈串珠样螺旋状狭窄。

3. 神经性呕吐

神经性呕吐又称癔病性呕吐,是由精神因素引起的慢性复发性呕吐,常于食后不久突然发生,多无恶心,吐量不大,吐后即可进食,不影响食欲和食量,多无营养障碍。可伴有癔病色彩,间歇期完全正常。多见于青年女性。

4. 神经性嗳气

神经性嗳气又称吞气症,表现为反复发作的连续性嗳气,嗳气是患者自以为用来解除腹部不适和饱胀的方法。事实上是由于不自觉的反复吞入大量空气才嗳气不停。此症亦有癔病色彩,多在别人面前发作。

5. 神经性厌食

神经性厌食是一种以厌食、严重的体重减轻和闭经为主要表现而无器质性基础的病症。患者常因害怕发胖破坏体形而节制饮食,甚至拒食,在情绪上孤立,回避亲属。

虽体重减轻仍认为过胖,避免饮食,进行过度的体育活动,通过服药抑制食欲。体重减轻甚至达恶病质程度。并常有神经内分泌功能失调,如低血压、心动过缓、体温过低、闭经及贫血水肿等。

6. 肠道易激综合征

肠道易激综合征也称肠激惹综合征(IBS),以大便习惯改变为主要特征,是最常见的胃肠道功能紊乱性疾患。其主要临床表现如下。

(1)腹痛:常有左下腹阵发性痉挛性疼痛,伴腹胀、便秘,排便后腹痛缓解。脾曲痉挛、胀气(脾曲综合征),也可有左季肋部、上腹部疼痛。小肠易激者可有脐周痛,伴肠鸣,腹泻稀水便。

(2)腹泻及(或)便秘:可为间歇性腹泻,多在餐后出现,便急粪少,混有较多黏液或仅排出少许胶冻状黏液。粪干结成块或呈羊粪球样;排便用力而困难。或腹泻与便秘交替出现。

(3)其他症状:可有自主神经功能紊乱表现,如乏力、心悸胸闷、头昏、失眠、多汗等;或伴消化不良症状,如上腹饱胀、恶心、嘈杂等。

(4)体征:偶可在左下腹触及"腊肠样"痉挛的乙状结肠伴触痛或结肠区广泛压痛;肛管指诊括约肌张力增高、疼痛。

(5)粪便检查:肉眼观察有较清亮黏液,但镜检极少见白细胞、脓球、红细胞等,培养无致病菌。

三、鉴别诊断

本病确诊前需认真排除结肠癌、息肉、肠结核、炎症性肠病、慢性痢疾、小肠吸收不良综合征、慢性胃病、尿毒症、垂体或肾上腺皮质功能减退、颅内占位性病变等器质性病变,还要与隐匿性乳糖、果糖、山梨醇等不能耐受症鉴别。

四、治疗

(一)西医治疗

1. 心理治疗

治疗本病的关键在于解除心理障碍、调整脏器功能。通过医者的耐心解释,使患者了解本病性质,提高对治疗的信心。此法对 2/3 的患者有效。

2. 支持疗法

除患者全身情况很差外,一般不需卧床休息。神经厌食者伴严重营养不良、鼻胃管进食又引起腹泻者,可静脉输入营养。高纤维素食物可缓解 IBS 患者的症状。

3. 药物治疗

治疗原则应个体化,依照具体病情酌情选用。①精神紧张:安定 2.5mg,3 次/天;舒乐安定 1~2mg,3 次/天。②精神抑郁:可短期给予三环类抗抑郁药。③腹痛:可服小剂量抗胆碱能剂,如丙胺太林 7.5~15mg,3 次/天,餐前 1h 服用;硝苯吡啶 10mg,每日 3 次,舌下含服或吞服,对腹痛腹泻可同时有效。④腹泻:易蒙停 1~2mg,1~3 次/天,此药不良反应少;复方苯乙哌啶 2.5mg,1~3 次/天。⑤便秘:普瑞博思 10mg,3 次/天。

(二)辨证施治

1. 肝气郁结

主证:嗳气频作,胸脘痞满,胁肋胀痛,善太息,精神抑郁,情绪不宁,妇女则月经不调,经前乳胀腹痛。苔薄白,脉沉弦。

治则:疏肝和胃,理气解郁。

方药:柴胡疏肝散加减:柴胡、香附、川芎、枳壳、郁金、厚朴、陈皮、佛手、合欢花各 10g,白芍、茯苓、白术各 12g,甘草 6g。

临证加减:噫气频多者,加旋覆花、代赭石、姜半夏;胸胁胀痛较甚,舌质紫暗或有瘀点者,加元胡、当归、桃仁、红花、郁金、川楝子、赤芍;经前乳胀腹痛者,加当归、丹参、丹皮、桃仁、红花、元胡、益母草;咽喉部有阻塞感之梅核气者,可用越鞠丸加减。

2. 肝郁化火

主证:性情急躁易怒,胸闷胁胀,口苦口干,呕恶吞酸。舌质红、苔黄,脉弦数。

治则:清肝泻火,解郁和胃。

方药:丹栀逍遥散加减:当归、白芍、柴胡、丹皮、栀子、白术、龙胆草、夏枯草、甘草各 10g,薄荷 6g(后入)、川楝子、枳实各 12g。

临证加减:肝火甚者,加大龙胆草、栀子等用量;阴虚口干者,加生地麦冬、芦根;失眠者,加夜交藤、酸枣仁、合欢花;泛酸嘈杂者,加牡蛎、瓦楞子,同时合用左金丸;便秘者,加大黄。

3. 痰湿郁阻

主证:时觉咽部有异物梗阻,胸膈闷痛不舒,腹胀纳呆,大便有时干结。舌苔薄润,脉弦滑。

治则:行气化痰,清咽利膈。

方药:半夏厚朴汤合二陈汤加减:半夏厚朴、陈皮各 10g,茯苓紫苏叶、青皮、木香、郁金各 12g,甘草、桔梗各 9g。

临证加减:兼有脾虚者,加白术、薏苡仁;胃纳不佳者,加内金粉、炒谷麦芽;大便干结者,加玄参、火麻仁。

4. 肝胃不和

主证:胃脘部疼痛而胀满,反复发作,尤以妇女经期更易发作,伴嗳气不舒,饮食不佳。苔薄白,脉弦。

治则:舒肝和胃,理气止痛。

方药:逍遥散加减:柴胡、白芍、当归、木香、厚朴各 10g,薄荷(后入)6g,茯苓、薏苡仁各 15g,炒谷麦芽、陈皮、甘草各 12g,香附 9g,川楝子 3g。

临证加减:胃脘部胀痛明显者,加元胡、郁金;厌食较重者,加山楂、内金粉、佛手。

5.肝脾失调

主证:腹痛、腹泻、腹胀、肠鸣,矢气频作,胸胁胀闷,嗳气食少,每因抑郁、恼怒或情绪紧张时而作。舌淡红,苔薄白,脉弦。

治则:抑肝扶脾,理气止痛。

方药:痛泻要方加减:黄芪、白术、白芍、薏苡仁、茯苓各15g,防风、柴胡、枳实、厚朴、香附、陈皮各10g,甘草6g。

临证加减:腹痛明显者,加元胡;久泻不止者,加诃子肉、乌梅、山药;若腹痛肠鸣,泻下清谷,腰膝酸软而怕冷,属脾肾阳虚者,当用四神丸或真人养脏汤加减。

(三)其他疗法

1.针灸疗法

(1)恶心呕吐:选穴内关、足三里、公孙。寒者留针加艾灸,热者不留针、不灸。耳针,选胃、肝、交感、皮质下、神门,每次取2~3穴,强刺激,留针20~30min,每日或隔日1次。

(2)泄泻:急性者针中脘天枢、足三里、阴陵泉;慢性者针脾俞、中脘、章门、天枢、足三里。偏寒或偏虚者可留针,并用灸法。

(3)腹痛:针内关支沟、照海、足三里;脐中痛、大便稀溏者,可灸中脘、神阙。

2.中成药

(1)丽珠肠乐2粒,每日3次,口服。用于腹泻者。

(2)元胡止痛片4~5片,每日3次,口服。用于腹痛者。

3.单方验方

(1)以生姜切洗压汁,加入少量开水及白糖,频服。作用温胃止呕。嚼服生姜,适用于干呕吐逆不止者。

(2)百合45g,鸡子黄1个,用水洗百合浸一夜,白沫出后去其水,再用水煎,加鸡子黄,搅匀再煎,温服。用于神经性呕吐。

(3)李俊卿名老中医验方:枳壳20g,竹茹、夏枯草、炙香附各12g,法半夏、云苓、白芍各15g,代赭石、谷芽各30g,甘草6g,水煎服。治恶心呕吐。

(4)苏麻粥:紫苏子、火麻仁各10g,洗净,研极细,用水再研,滤汁2盏,加水煮成粥状,分2次啜,早、晚各1次。用治便秘。

4.外治疗法

(1)苍术、厚朴、陈皮、炙甘草各30g,猪苓、茯苓、白术、泽泻、肉桂各20g,为细末,布包放脐上,热熨;熨完再放枕边嗅其气。有理气止泻、开胃进食的作用。

(2)芙蓉膏:党参、黄芪当归各15g,甘草、五味子、远志、苍术、白芷、白及、红花、紫梢花各10g,肉桂6g,附子3g,麻油1000g。将上药为细末,入麻油熬至膏,黄丹收之。再入鹿角胶30g,乳香、丁香各6g,麝香3g。贴脐上或丹田。主治一切腹痛。

(3)滑石30g,丹皮、白芍、炙甘草各15g,为细末,水调敷脐。适用于腹泻属肝郁脾虚者。

(4)车前子捣汁调甘草1份、滑石6份,混合,敷脐。适用于湿热泄泻。

(5)白芥子适量为细末,纳脐孔至腹平为度。用于寒湿性腹泻。

(6)硫黄15g,朱砂10g,为细末,姜汁调糊丸纳脐内。用于肾阳虚之腹泻。

五、调护

（1）胃肠道功能紊乱经治疗好转后,还有可能复发,但一般不会严重影响全身情况。严重营养不良呈恶病质的神经性厌食患者预后较差,病死率可达5%。

（2）精神因素对本病影响较大,病情常随喜怒、忧思、悲哀而复发或加重,故患者的心理护理尤为重要。因此,医护人员一定要做到"心病还要心来医",深入细致地做好患者的思想工作,使患者解除精神上的压力,放下包袱。这是疾病康复的关键。

（3）注意适当休息,做到生活有节,起居规律,饮食卫生。

（4）加强体育锻炼,学做气功,学打太极拳。同时学会与人交谈交流,排解抑郁不舒的心情。适当听看一些欢快活泼和积极向上的音乐或电视节目,来陶冶思想情趣,转移抑郁或紧张思想情绪,以利于病情康复和治疗。

（刘誉华）

第十五节　胃内异物

胃内异物(foreign body in stomach)是指经上消化道直接进入并在胃内潴留或进入后在胃内聚集结成团块,形成的各种不能被消化的物体。胃内异物常见于误吞金属、非金属性异物,其次为植物性异物(如胃柿石),及食物结块、药物结块等,偶见于外伤所致异物(如子弹)、胆石、肠蛔虫、手术器械遗留等。异物较大时,可能发生相应临床症状,并出现机械性溃疡等并发症,异物不能及时通过幽门,须胃镜下或手术取出。

一、分类及病因

（一）胃内异物的分类

（1）根据异物形成的原因分为外源性和内源性异物等。

（2）根据异物的形状分为长形异物、圆钝异物、不规则异物及尖锐异物。

（二）异物的原因

1.外源性

（1）意外吞服:多见于儿童吞服喜好玩具(气球、玻璃球、塑料玩具)、硬币、易拉罐环、钥匙、缝衣针、小五金器械、饰品等,及成年人误吞、老年人咀嚼不当,如果核(如枣、话梅等)、动物骨片、瓜子皮、义齿、牙签等。

（2）故意吞服:多见于精神异常、情绪不稳及自杀者;或见于被胁迫、诱骗吞服者。吞服异物多种多样,如折叠剪刀、筷子、碎玻璃、戒指、刀片、体温剂等尖锐物;近年来,临床中尚可见故意吞服包装好的毒品,依靠胃体带毒,因各种原因,毒品未能排除肠道,滞留于胃者。

2.内源性

（1）植物性结块:主要由各种未消化的植物成分(如纤维素、半纤维素、木质素、鞣酸、果胶及胶质)等组成,其中胃柿石最为常见。此外,可形成结石的植物还有山楂、柑橘、柠檬、海带、无花果、椰子、甘蔗、果核、苹果皮和土豆皮等。植物性胃石因结块成分不同,可呈黄色、棕色、褐色或绿色,常为圆形、椭圆形的单个或多个游离团块。

(2)动物性结块:主要是胃毛发石,由毛发组成。多见于异食癖、有长期嚼食毛发习惯的儿童及神经质女性,咽下较多的头发、兽毛、毛线,在胃内凝结,不易排出,其中可混有植物性纤维,称为植物毛石。此外瘦肉及羊脂、脂肪酸等也可成为胃内结块的组成部分。胃毛发石一般为黑色或棕褐色,呈"J"形或肾形,可充满胃体或伸入十二指肠。

(3)药物性结块:长期服用含有钙、铋的药物,中药残渣及药丸,胃肠道造影使用的钡剂及某些治疗消化性溃疡的制酸药,可在胃内形成药物性结块。

(4)乳酸性结块:高浓度奶喂养的低体重新生儿可出现胃内乳酸石。

3. 食糜团

食糜团常见于老年患者或咀嚼不充分者,或存在食管、贲门、幽门病变时,进食粗纤维、肉类等难以消化的黏性食物团块,食物在食管或胃内集结成较大食糜团,不易通过幽门,异食癖患者吞食墙皮、粉笔、石灰等也可结成团块。

4. 医源性异物

常见于上消化道内手术遗留在胃腔内的异物,如残留缝线、吻合钉、引流管等各种手术器械;上消化道病变支架置入后因各种原因支架脱落;口腔科治疗操作中器械掉入口腔误吞,偶见吸痰管误插食管后吞入胃内。

5. 其他

肠蛔虫逆行至胃内形成的蛔虫团;胆囊—胃瘘时,胆石经瘘管移行入胃而成的胃内结石;外伤所致异物穿透腹壁、胃壁进入并停留于胃腔内(如子弹等)。

二、临床表现

异物是否引起消化道症状,取决于异物的大小、数量、形状、性质、滞留部位、对黏膜有无刺激、对上消化道功能影响的程度、胃运动能力及患者是否敏感。

1. 急性表现

体积大、形状不规则或一次吞下大量异物,在胃内潴留,吞下后可在较短时间内即发生上腹部隐痛、钝痛、坠胀感、恶心、胀满等症状;或部分胃柿石患者大量进食柿子后较短时间即出现恶心、呕吐、上腹胀满不适症状,呕吐物中可有碎柿块。

2. 慢性表现

异物在胃内停留较长时间,患者有上腹部隐痛、嗳气、食欲缺乏、慢性贫血及消瘦、乏力、呕吐,呕吐物可为咖啡色或血性,一般量少。

三、并发症

1. 导致消化道出血,幽门梗阻。

2. 尖锐异物刺入胃壁内引起穿孔时,患者可有突发剧烈腹痛,出现板状腹等腹膜炎的表现。

3. 部分圆钝、体积偏小消化道异物可排出胃外进入肠道,在肠道内引起梗阻。

4. 有毒异物在上消化道吸收后可出现中毒症状。

5. 异物除可引起梗阻、溃疡、出血、穿孔或形成胃壁脓肿与腹膜炎外,还可引起消化道瘘管形成、周围脏器损伤等并发症。

四、辅助检查

1. 实验室检查

实验室检查可有轻度贫血,粪便隐血试验可呈阳性。

2. X 线检查

X 线检查包括颈部、胸部、腹部 X 线可协助判断金属异物及不透 X 线异物大小形状、位置;对透 X 线异物可使用 X 线钡剂造影,可显示胃腔内有圆形、椭圆形或不规则形充盈缺损,且可随体位变动改变位置,当钡剂排空后,充盈缺损表面仍附有钡剂残留,部分患者同时可发现消化性溃疡,但在经内镜取异物前应避免使用钡剂,以避免影响视野,不利于操作及治疗。

3. B 超检查

B 超检查对胃石诊断有一定帮助,嘱患者饮水 500～1000mL,坐位或半卧位检查,可见到胃内有界限清晰的强回声团块影像,浮于水上层,并可随体位变化或胃的蠕动而改变位置。

4. 超声内镜

异物若嵌顿或刺入食管,应行超声内镜明确是否有邻近重要血管及心脏损伤。

5. 胃镜检查

可直视观察胃内异物的形态、直接了解异物性状、与滞留位置关系、相关并发症,还可了解胃部有否合并胃炎、溃疡病等其他征象,必要时还可钳取结块成分或并发症的胃组织进行分析。

五、诊断

上消化道异物的诊断主要根据病史资料、临床表现结合辅助检查可以确诊。

1. 病史资料

外源性异物患者有吞服异物的病史,儿童、精神异常、自杀者采集病史有时较困难;内源性异物患者可询问有无易食癖、近期是否进食柿子、黑枣等特殊食物史或长期用药史;医源性异物患者可询问有无手术史、近期医疗操作史;以及患者有无外伤史、寄生虫病史等。

2. 临床表现

腹部有无疼痛、疼痛性质、疼痛与体位变化关系、进食后症状有无加重,查体腹肌是否紧张,有无压痛,有无腹部包块等。

3. 辅助检查

辅助检查有 X 线检查、B 超及超声内镜、胃镜检查等。

六、鉴别诊断

1. 胃炎

患者可有解热镇痛药物、有害化学物质、过量酒精或不洁食品服用史,恶心、呕吐、食欲缺乏症状,有时可伴有腹泻、发热、畏寒、脱水等全身表现,上腹部呈烧灼性疼痛或胀痛,胃镜、胃黏膜活检结果支持。

2. 消化性溃疡

患者慢性病程,周期性发作,常与季节变化、精神因素、饮食失调或长期服用消炎药有关;临床上表现为剑突下或上腹部呈烧灼性或饥饿性疼痛或夜间痛,疼痛可以因进食、饮水、服用制酸药而缓解,可伴有胃灼热、反酸、嗳气、贫血、黑色或柏油样大便等症状。X 线检查可见溃疡"龛影",胃镜检查有助诊断。

3. 胃癌

上腹部疼痛失去规律性,进食或服药后不能缓解,出现食欲缺乏、乏力和明显体重减轻、贫血等全身症状,部分患者有呕血、黑便,胃镜检查及其病理改变和 X 线的检查结果可以证实。

4. 胆囊炎、胆石症

患者有反复发作的腹痛,常以右上腹为主,与进食不当有关,可放射至右肩、背部。查体可有巩膜、皮肤黄疸。右上腹压痛,墨菲征阳性。腹部 B 超、CT 等检查有助于诊断。

七、治疗

对异物取治疗方法的选择:取决于异物的性状、数目、大小、滞留位置、该位置有无基础病变患者有无临床症状及并发症、有无嵌顿等。较小、光滑、无毒,估计能自行排出的异物,可根据患者的意愿,观察数日后再决定。引起消化道梗阻及使黏膜破损出血、穿孔的异物,应及时取出。治疗方法如下。

(一)非手术治疗

1. 自然排出法

一般来说,直径较小(<2cm)、边缘圆钝的异物多可自行经肠道排除体外,如患者无明显临床症状及并发症,可密切观察异物在胃肠道内的通过情况,酌情选用胃黏膜保护药、胃动力药物,给予液体石蜡等润滑剂,促进异物经肠道排出。

2. 口服药物

对胃石患者可给患者口服药物溶石排石:目的是使胃石溶解后排出体外。

(1)西药排石:5% 碳酸氢钠洗胃可使结块及粘着的黏液溶解,胃石变小,松软,易碎,利于通过幽门排出。胃蠕动不佳患者可加用甲氧氯普胺、多潘立酮加强胃动力以利排石。

(2)中药排石:传统中医学常使用散结排石汤。组方主要药物为厚朴、枳实、神曲、麦芽、鸡内金、槟榔、三棱、莪术、桃仁、丹参等理气、活血化瘀及芳香化湿药物。

(3)其他:同时嘱患者进食含粗纤维食物,如韭菜、芹菜等,以包裹异物、胃石碎块促其排出,避免引起肠道梗阻,同时可酌情使用促胃动力药,部分较大胃石仍不能自行排出,但应用药物溶解后再行内镜下碎石更易钳碎。

(二)胃镜取异物

胃镜治疗是一种安全、便捷、痛苦小、有效的治疗方法。对于非手术治疗无效、锐利不规则异物、有毒异物、不能自行排出、出现嵌顿者均应尽早行内镜取出异物。

1. 适应证与禁忌证

(1)适应证:上消化道内任何异物,自然排除有困难者,如尖锐的异物、有毒物品(含强碱的电池等)易损伤消化道黏膜而致胃穿孔,并可引起全身中毒症状,较大异物不能自行排出,嵌顿者等,应对异物进行积极内镜下试取。

(2)禁忌证:对估计可能已全部或部分穿出消化管外的异物,不宜内镜试取,对一些胃内巨大异物(如胃石),估计不能通过贲门取出者不宜勉强用器械取,以免在食管和部分狭窄部位发生梗阻、嵌顿及黏膜损伤,对内镜检查有禁忌的患者,亦不能经内镜取异物。

2. 术前准备

(1)向患者讲解有关知识及胃镜下取异物的配合注意事项,消除其恐惧心理。

（2）充分了解病史及结合 X 线等检查确定异物性质及位置。对吞入金属性异物的患者应摄颈部及胸部正侧位 X 线片、腹部 X 线片，以确定异物的位置、性质、形状、大小及有无穿孔。

（3）患者术前应禁食 6～8h。

（4）根据异物形态、性质准备好各种钳取器械和处理方法。

3. 工具选择

（1）内镜的选择：各种胃镜均可使用，但以前视镜较为方便，十二指肠降段异物采用十二指肠镜为宜。最好选择外径较粗的内镜，以便防止异物损伤食管黏膜。当异物取出有困难需要两种器件协助时，可选用双孔手术胃镜。儿童消化道异物应使用外径较细的内镜，对婴幼儿胃内异物，还可选用支气管镜替代胃镜取出异物。

（2）钳取器械的选择：取物时根据异物具体形状、性质、与周围结构关系、有无并发症采用不同的工具。常用器械有活检钳、三爪钳、鼠齿钳、鳄嘴钳、"V"字钳、扁平钳、篮型取石器、网兜型取物器，内镜专用手术剪、折线器、吻合钉取出器、磁棒、机械碎石器等。尖锐、不规则异物可选用鼠齿钳、鳄口钳或网篮操作；扁平状异物选用鼠齿钳、鳄口钳操作；长条形棒状异物可选用圈套器和网篮套取常可成功；球形异物可用篮式或四爪异物钳套紧或抓紧随镜取出；钥匙、戒指等有孔的异物选用活检钳钳起后拉出。另外，可根据异物的性状自制一些器械。钳取器械在插入前应先在体外进行模拟实验。

4. 内镜取物注意事项

（1）应注意取异物的适应证和禁忌证，了解病史和体检，如患者不合作，异物为锐器、件数多或婴幼儿及精神失常者，特别是故意吞服者，应在全身麻醉下取异物，要了解重要器官的功能，能否胜任手术的负担。

（2）术前应做必要的辅助检查，如 X 线检查以了解异物的性质、形状、大小、部位，以便选择合适的器械和确定手术方法。

（3）食管、贲门及胃内嵌顿性异物较难取出，如异物两端刺破消化道嵌顿处的黏膜，可先将嵌顿较松的一端解除后或退入胃内再试取，切勿暴力牵拉引起消化道损伤。

（4）胃内异物在平卧时大多位于胃底及胃体上部的黏液湖内，较小的异物常被掩盖其中，必要时可让患者做"V"字形屈曲位，或抬高背部，使异物掉在胃体中下部，如黏液池内黏液不易吸净，对金属异物也可在 X 线电视监视下试取异物。

（5）钳取异物时，力求牢固，常选择特定的支撑点，如金属异物之边缘、义齿之钢丝等处；长条异物应套住一端，并让尖锐端向下，以免损伤消化道黏膜。

（6）退出异物时，尽量将异物靠近内镜，不留间隙，防止异物与内镜"脱位"现象，异物通过咽部时，将患者头部后仰，使咽喉部与口咽部成一直线，以利异物顺利取出。

（7）证实有消化管穿孔及异物锐利，且体积较大取出困难时，应行外科手术治疗。

5. 并发症及处理

（1）内镜镜取异物操作中如出现不规则、锐利异物引起消化道黏膜损伤、穿孔、大出血、组织肿胀破裂，应行紧急外科手术治疗。

（2）部分患者有黏膜损伤同时合并细菌感染，引起化脓性炎症，应给予禁食、抑酸、止血及胃黏膜保护药、抗生素及支持治疗。

（3）内镜取较小异物，钳夹退镜至咽喉部时滑脱至气管，引起窒息时，应紧急气管穿刺、切开。

（三）手术治疗

胃石较大,坚硬难溶,经内科治疗、内镜下碎石、微波或冲击波等治疗未能奏效,或并发较严重胃溃疡、出血、穿孔或梗阻者;异物嵌顿、刺入消化道黏膜,引起邻近血管、脏器损伤,内镜下取异物可造成穿孔、大动脉食道瘘、大出血等情况及出现需要手术处理的并发症时,须行手术治疗。值得指出的是,在手术处理胃石引起的肠道并发症时,应常规探查胃内有无残留的胃石。

八、预防

对于内源性异物,如胃毛发石及胃柿石的预防复发十分重要。避免空腹进食大量柿子、黑枣,不进食不成熟的柿子,少吃含纤维素多的食物,养成细嚼慢咽的习惯,克服嚼食毛发的怪癖,积极治疗胃肠动力障碍性疾病以防胃石再生成。防止外源性异物(如纽扣、义齿、别针、钱币、图钉、钥匙等)误入胃内(尤其儿童),引发胃部疾病。

九、预后

少数患者吞食尖锐异物出现食管穿孔、邻近脏器损伤、大出血等严重并发症,硬质异物易出现嵌顿,腐蚀性异物出现消化道黏膜损伤,异物机械性磨损造成溃疡。随着国内胃镜技术发展和不断进步,胃镜下取异物的手术日趋成熟,大部分胃异物患者经胃镜取物后预后良好,无并发症,或取异物过程仅有轻度消化道黏膜损伤。

（赖　莉）

第四章 肝脏疾病

第一节 自身免疫性肝炎

一、概述

自身免疫性肝炎(AIH)是以自身免疫反应为基础,以高丙种球蛋白血症和自身抗体阳性为特征的肝脏炎症性病变。目前,遗传易感性被认为是主要的病因,而病毒感染、酒精和药物则被认为是在遗传易感基础上促发的因素。女性多见,任何年龄都可发病。适当的免疫抑制剂治疗,可使疾病长期处于缓解状态。若不采取治疗常进展至肝硬化、肝衰竭甚至死亡。

二、诊断要点

(一)症状

起病缓慢,临床表现类似慢性病毒性肝炎,约30%病例类似急性肝炎,但是急性肝衰竭少见。通常表现为疲劳不适、食欲缺乏、体重减轻、恶心及闭经等慢性肝病的非特异性表现,病情一般呈波动性,并随病程进展而表现出不同的临床特征,可逐渐发展为肝硬化甚至诱发肝癌。约25%的 AIH 患者无临床症状。有些被诊断为隐源性或血清阴性的急性重型肝炎患者很有可能是 AIH 的急性发作。

30%~50%的 AIH 患者同时伴有其他的自身免疫性疾病。

(二)体征

肝大常见,半数患者表现为脾大。70%~80%患者出现皮肤巩膜黄染,发展到肝硬化失代偿期可有肝掌、蜘蛛痣、门静脉高压的体征。有时患者合并有甲状腺炎、炎症性肠病和类风湿关节炎等肝外自身免疫性疾病,常提示处于活动期。

(三)实验室检查

1. AIH 患者 AST/ALT 水平明显升高,而血清 γ-谷氨酰转肽酶(γ-GT)与碱性磷酸酶(AKP)正常或仅轻度升高。

2. 高 γ-球蛋白血症几乎见于每例患者,以 IgG 升高最为明显。血清中多种非特异性自身抗体阳性如抗核抗体(ANA)、抗平滑肌抗体(SMA)、抗肝肾微粒体抗体(anti-LKM1)、抗中性粒细胞胞浆抗体(pANCA)。肝特异性自身抗体阳性,抗可溶性肝抗原抗体(anti-SLA)、抗肝胰抗体(anti-LP)及抗去唾液酸糖蛋白受体抗体(anti-ASGPR)等可阳性。根据自身抗体阳性的不同,将 AIH 分为三型:ANA 和 SMA 阳性者为Ⅰ型,最常见;anti-LKM1 阳性而 ANA 及 SMA 均为阴性者为Ⅱ型,此型儿童多见;anti-SLA/LP 阳性,ANA 和 anti-LKM1 均为阴性者为Ⅲ型.

3. HLA-B8 和 HLA-DR3 阳性的患者更易见于低年龄组,炎性反应更重,且强的松疗效更差,肝移植概率更高。HLA-DR4 阳性易见于年龄更大的女性患者,伴发其他自身免疫性疾病的机率更高,强的松治疗反应较好。

(四)病理检查

肝活检是确诊本病的必要条件之一,对于临床和实验室表现不典型者尤为重要。肝脏的病理组织学主要表现为界面性肝炎(碎屑样坏死)可伴小叶性肝炎,汇管区浆细胞浸润是本病的特征,但并非诊断所必需。界面性肝炎伴或不伴小叶性肝炎对于诊断 AIH 是绝对必要条件,但也可发生于急慢性病毒性肝炎和药物性肝损伤,应结合临床和实验室检查进行鉴别。AIH 无明显性胆管损伤,肉芽肿,铁沉积,铜沉积或提示其他病因的组织学变化。

诊断时应除外遗传代谢性肝病,活动性病毒性肝炎,酒精性肝病,非酒精性脂肪肝,中毒性肝损伤,药物性肝炎,原发性胆汁性肝硬化及其他所致的肝损伤。

三、鉴别诊断

应与 PBC、PSC、慢性病毒性肝炎相鉴别,此外也应注意和遗传性肝脏疾病(wilson 病、先天性胰蛋白酶缺乏、血色病)、药物性肝炎以及 SLE 所致的肝损伤相鉴别。

1. 与 PBC 及 PSC 鉴别

由于 AIH 的汇管区炎症一般不侵犯胆管系统,故除重叠综合征外 AIH 易与 PBC 及 PSC 鉴别。当疾病进一步进展,肝小叶结构被破坏而伴有胆汁淤积及生化改变(ALP、γ - GT 升高时)则应注意和 PBC、PSC 鉴别。若 AMA 阳性和(或)组织学有典型改变即可诊断 PBC;胆管造影可见狭窄或扩张以及与正常胆管相间的串珠样改变同时可除外肿瘤、结石、创伤、手术等继发性原因即可诊断 PSC。对不具有上述典型表现者,需要依赖组织学特征及进一步的自身抗体分析进行鉴别。胆管损伤、胆管周围纤维化及汇管区胆管消失更常见于 PBC 及 PSC。

2. 与慢性病毒性肝炎的鉴别

虽然所有的嗜肝病毒都可诱发自身免疫反应,但 HCV 更甚,更易出现肝外自身免疫紊乱表现,与此同时 HCV 本身也是 AIH 的诱发因素,两者之间存在交叉,很难鉴别。由于 HCV 抗体很少出现假阳性,所以只有 HCV - RNA 阳性才是确诊 HCV 感染最可靠的指标。

四、处理要点

1. 免疫抑制剂治疗

(1)治疗指征:①绝对指征:血清 AST 大于等于 10 倍正常值上限;血清 ALT 大于等于 5 倍正常值上限同时 γ - 球蛋白大于等于 2 倍正常值上限和(或)病理组织学显示特征性改变。②相对指征:症状(乏力、关节痛、黄疸等);血清 AST 和(或)γ - 球蛋白异常,低于绝对指征标准;有界面性肝炎。

(2)治疗方案及疗程:AIH 标准治疗是单独用泼尼松(或泼尼松龙)或联合应用硫唑嘌呤。一般推荐使用联合治疗方案,以减轻激素的不良反应,尤其适用年龄偏大,伴有骨质疏松,不稳定高血压,糖尿病或者精神症状 AIH 患者。对不能耐受硫唑嘌呤者可试用 6 - 硫基嘌呤。治疗失败者也可试用环孢素、甲氨蝶呤、普乐可复或吗替考酚酯。新型糖皮质激素以及熊去氧胆酸(UDCA)可提高 AIH 疗效。初始治疗选用泼尼松 30~40mg,单独应用或者 30mg/d 与硫唑嘌呤 50~100mg/d 联合应用。当血清 ALT 降至正常值 2 倍以内时开始每 1~3 月 2.5~5mg 的速度逐渐减量,直至 ALT 在正常范围内的最低剂量后维持治疗。

复发及治疗失败后的处理:对常规治疗病情无缓解且进行性加重者可在给予大剂量免疫

抑制剂。泼尼松单独应用的剂量可增至60mg/d,与其他免疫抑制剂联合时剂量减半。

2. 合并 HCV 感染 AIH 的治疗

根据患者临床特征确切评价"病毒"和"自身免疫性"的严重和活动性,针对疾病主要矛盾制定以抗病毒为主还是免疫抑制为主的个体化治疗方案。

3. 肝移植

多数 AIH 对免疫抑制剂的反应较好,进入终末期的患者并不常见。一旦治疗失败出现肝功能失代偿,肝移植是最好的方法,而且移植后成功率高,5 年生存率达90%以上。

(张冬青)

第二节　药物性肝病

一、概述

药物性肝病(durg induced liver injury,DILI)指肝脏由于药物或(其)代谢产物的毒性损害或对药物的过敏反应所致的疾病,也称为药物性肝炎。可表现为肝细胞坏死、胆汁淤积、细胞内微脂滴沉积或慢性肝炎、肝硬化等。DILI 没有特异的临床征象或标志,其临床表现可从无症状、轻微、非特异性的生化改变到急性肝衰竭(acute liver failure,ALF)。

随着新的药物种类增多,药物性肝病的发病率呈逐年上升趋势,发病率在 1/100000 ~ 1/10000。目前所使用的药物中,据报道有 1000 多种药物能产生肝损伤,在全球所有药物不良反应中,药物性肝病发生率为 3% ~ 9% ,占所有黄疸住院病例的 2% ~5% ,占成人急性肝炎住院病例的 10% ,老年肝病患者药物性肝病的比例更高达 20%。药物性肝衰竭占所有急性肝衰竭患者的 10% ~52%。但由于药物性肝病临床和病理变化复杂,临床表现与实验室检查缺乏特异性,易被误诊。

DILI 的易感性受年龄、性别、药物协同作用、环境因素、基础疾病状态以及遗传易感性等多种因素相互作用的影响。由药物直接毒性作用所致的药物性肝损伤与药物剂量呈正相关,具有可预测性。大多数药物性肝损伤不可预测,其发生机制与代谢特异体质和免疫特异体质有关。药物性肝病的发病机制尚不完全清楚,主要与药物代谢异常、线粒体损伤、免疫损伤及遗传因素等有关。

常见的能引起药物性肝病的药物有:①抗生素类:四环素、红霉素、新生霉素;②解热镇痛药:对乙酰氨基酚、水杨酸类、保泰松等;③抗癌药:甲氨蝶呤、硫基嘌呤等;④中枢神经作用药:氯丙嗪、氟烷等;⑤抗结核药:异烟肼、对氨基水杨酸、利福平等;⑥其他:避孕药、双醋酚丁、甲基多巴、降血糖药、抗甲状腺药、呋喃妥因(呋喃坦啶)等。需要医师用药时格外小心,监测肝功能。此外中草药所致的肝损害占所有药物性肝损害的 20.0% ~30.2% ,且呈逐年上升的趋势。单味中药如雷公藤、黄独、何首乌、斑蝥、蜈蚣粉、苍耳子、白果等;中成药如壮骨关节丸、消核片、逍遥丸、消银片、消癣宁、消石丹、天麻丸、首乌片、消咳喘、安络丸、华佗再造丸、大活络丹、小柴胡汤等均可引起肝损害。雷公藤引起的肝损害为轻度 ALT 升高,而牡骨关节丸引起的肝损害发生黄疸者多见,临床上表现为淤胆型肝炎,治疗银屑病的中药与黄独常可引起重型肝炎,甚至造成患者死亡。

中医是我国的瑰宝,但使用中药时需注意其肝毒性。

二、临床分型

(一)按发病机制分类

根据发病机制不同,临床上把药物性肝损害分为中毒性肝损害和变态反应性肝损害。

1. 中毒性肝损害

中毒性肝损害指某些药物在肝内代谢转化为一些毒性产物,对肝细胞造成损害,往往与给药的剂量有关如四氯化碳、对乙酰氨基酚(扑热息痛)等。这些药物作为细胞原浆毒,广泛地损伤包括肝脏在内的多个器官。药物经代谢产生亲电基、自由基和氧基等毒性产物,干扰或破坏肝细胞的正常代谢或正常结构,导致肝细胞变性坏死或胆汁淤积,这些药物不仅引起肝脏损害,还可使胃肠、肾、胰等多种脏器受损;还有些药物,如四环素影响肝脏脂肪代谢过程而导致肝脏脂肪变性;氨甲蝶呤、6-巯嘌呤等选择性地干扰肝实质细胞代谢的某一环节,影响肝脏蛋白质的合成;西米替丁(甲氰咪胍)和普萘洛尔(心得安)使肝脏血流减少引起肝脏解毒功能障碍;这些药物均可通过不同途径间接地引起肝脏损害。

2. 变态反应性肝损害

它与药物的剂量无关,主要受机体的致敏状态、个体遗传差异等影响。药物半抗原与肝的特异蛋白质结合成为抗原,被免疫活性细胞识别,导致变态反应。该反应包括体液免疫和细胞免疫。

(二)按病程分类

根据病程长短,药物性肝病可分为急性和慢性两类,临床上以急性药物性肝病最为常见,而慢性药物性肝病容易被忽略,病情更严重。

1. 急性药物性肝病

病程 <3 个月,据其病理损伤及临床特征,依据最近美国 FDA 药物肝毒性指导委员会(Drug Hepatotoxicity Steering Committee)修订的肝功能指标分类标准,分为以下 3 种类型。

(1)肝细胞损伤型:临床表现类似病毒性肝炎,ALT≥3×ULN 且 ALT/ULN:ALP/ULN≥5;常于停药后 1~2 月恢复正常;组织学特征为肝细胞坏死伴汇管区嗜酸性粒细胞、淋巴细胞浸润。

(2)胆汁淤积型:主要表现为黄疸和瘙痒,ALP≥2×ULN 且 ALT/ULN:ALP/ULN≤2;ALP 水平的升高比 ALT 升高更早更明显,组织学特征为毛细胆管型胆汁淤积。

(3)混合型:临床和病理兼有肝细胞损伤和淤胆的表现,ALT>3×ULN,ALP>2×ULN 且 2<ALT/ULN:ALP/ULN<5。

2. 慢性药物性肝病

病程 >3 个月,主要包括以下几种类型。

(1)慢性肝炎型:临床表现和病理改变均与肝炎病毒引起的慢性活动性肝炎相似。潜伏期较长,一般为 6 个月~2 年,起病缓慢,多在长期用药的情况下发生,有乏力、厌食、肝区疼痛、黄疸等症状,可有肝大、肝掌、蜘蛛痣等慢性肝病的体征,同时有关节痛、皮疹、闭经、多毛、痤疮等肝外系统表现。血清 ALT 升高,胆红素升高。凝血酶原时间延长,γ 球蛋白增高,IgG、IgM 增高,此外尚能检测到自身抗体。多数患者停药后可恢复,再次用药症状迅速出现。

（2）慢性脂肪肝型：长期应用生长激素、肾上腺皮质激素、门冬酰胺酶等可引起像长期饮酒所致的酒精性脂肪肝一样的病理改变和临床表现。

（3）慢性肝内胆汁淤积型：氯丙嗪和磺胺类等可对胆红素的代谢途径中的生成、转运、结合和分泌等任何一个环节进行干扰，使胆红素的代谢发生障碍，以致引起慢性胆汁淤积，临床有长期黄疸的表现，肝、脾大，肝功能异常，血清 ALP 和胆固醇明显增高，结合型胆红素增高。5 - 氟去氧尿苷等还引起肝内大胆管损伤，出现硬化性胆管炎表现。

（4）肝血管病变型：6 - 巯鸟嘌呤和口服避孕药可引起肝静脉血栓形成和肝静脉阻塞综合征。某些抗肿瘤药物可直接损伤血管壁引起血管周围肝细胞坏死，继而引起肝小静脉阻塞病。激素、甾体类避孕药等可导致紫癜性肝病。

（5）肝硬化型：以上任何一型肝损害长期持续发展均可演变为坏死后肝硬化、脂肪性肝硬化、胆汁性肝硬化或淤血性肝硬化等。

（6）无症状性肝大：临床症状轻，但有肝大，轻度 ALT 和丙种球蛋白升高。病理组织学改变也很轻，仅有肝细胞肥大。

（7）肿瘤型：有些药物如睾酮、口服避孕药可诱发肝脏良性和恶性肿瘤。影像学检查肝内有占位性病变。

（8）肉芽肿性病变型：引起此型损害的常见药物主要有保泰松、别嘌呤醇等，诱发的肉芽肿为非干酪性，常伴有肝外肉芽肿和系统性超敏反应的突出症状。

三、诊断要点

（一）病史

1. 危险因素

药物性肝病的发生受个体差异的影响，其中包括遗传性和获得性因素，诊断时应予以考虑。

（1）遗传性因素包括细胞色素 P450 酶的缺陷、乙酰化作用异常、谷胱甘肽合成酶缺陷、谷胱甘肽 S - 转移酶缺陷、免疫系统遗传变异等，使某些个体对药物的敏感性增加，易于出现药物性肝损伤。检测人类白细胞特异抗原的某些等位基因、药物代谢酶的多态性及药物特异性 T 细胞等，可为药物性肝损伤提供有力证据。

（2）获得性因素包括年龄 >60 岁可能易促进异烟肼、呋喃坦丁引起的肝损害，儿童易于出现丙戊酸及水杨酸盐引起的肝损害；又如氟氯西林引起的肝炎常出现在老年人中，而新生儿肝内药物代谢酶系统发育不全，因此某些婴儿在使用维生素 K、抗疟药和解热镇痛药后可能引起黄疸，甚至诱发核黄疸。性别差异如女性易出现甲基多巴和呋喃坦丁引起的肝损害，男性更易患硫唑嘌呤诱导的肝损害。营养状态不同如肥胖促进氟烷引起的肝毒性，营养不良和禁食易于引起扑热息痛肝损伤。大多数四环素诱导的肝病出现在静脉使用四环素的孕妇中。此外，有过敏体质或有药物过敏史的患者及有慢性肝病、肾衰竭、免疫紊乱的患者均可增加机体对药物毒性的易患性。这些因素在诊断药物性肝病时也应考虑。

2. 诊断要素

目前尚无确切的诊断方法及特异性实验诊断，现有的诊断标准仅供临床医师参考，详细询问病史是关键，需仔细了解：①患者发病前 3 个月使用过的药物，包括剂量、用药途径、持续时间及同时使用的其他药物；②原来有无肝病、有无病毒性肝炎及其他肝病；③原发病是否可能累及肝脏;④有无药物过敏史及过敏性疾病史。药物性肝病的诊断主要根据发病时间特点和以下临床诊断标准并排除其他因素而确定。

(1)发病时间特点:从可疑药物给药到发病多数在1周至3个月内,停药后常常数周内可恢复,偶尔再次给药可诱使肝病复发(不可有意给予可疑肝损药物)。

(2)临床诊断标准:具备下述第①条加上②至⑦条中任何两项,即可诊断:①肝脏损害多在用药后1~4周内出现,但也可在用药数月后出现肝损伤情况,少数药物的潜伏期可更长;②初发症状可有发热、皮疹、瘙痒等过敏现象;③外周血液中嗜酸粒细胞>6%;④肝内胆汁淤积或实质细胞损害等临床和(或)病理征象;⑤淋巴细胞转化试验或巨噬细胞转化试验阴性;⑥有关病毒性肝炎的血清学指标阴性;⑦偶尔再次给药后又再次发生肝损害。

3.注意事项

药物性肝病的临床表现复杂,早期的诊断对疾病发展的控制是必不可少的,用药过程中肝功能的监测是早期发现药物性肝病的首选方法,这需要临床医师重视及丰富的经验。

(二)诊断的新方法

人类白细胞抗原(human lymphocyte antigen,HLA)有可能检测阿巴卡韦的毒性反应;药物-蛋白加合物试验对乙酰氨基酚(AAP)所致DILI诊断有用;此外特异性CYP自身抗体检测与机体对某些药物的高敏性反应有关。随着全球基因组学和候选基因研究的进展,预测和实验室诊断药物遗传易感性将成为可能。

(三)评分系统

诊断DILI是一个综合分析过程,除了上述临床诊断外,还需要借助相对统一的评分系统来评估用药与肝损害间的因果关系。

国际上,用于DILI因果关系评价的两个主要工具是(Rousssel Uclaf Causality Assessment Method,RUCAM)量化评分系统和简易临床诊断量表(Clinical Diagnostic Scale,CDS),但评分系统也存在一定缺陷。

1.RUCAM评分系统

该系统从服药至发病的时间、病程特点、危险因素、伴随用药、除外其他非药物因素、药物肝毒性的已知情况和再用药反应7个方面进行量化评分,按照累计分数大小,将DILI的关联性评价分为极有可能(>8分)、很可能(6~8分)、可能(3~5分)、不太可能(1~2分)和可除外(≤0分)5个等级,以便更准确地评估用药与肝损害之间的关联性程度。

2.CDS评分系统

该系统主要在用药与肝损害的时间关系、除外其他病因、肝外症状、再用药反应以及所用药物是否有肝损害报告5个方面各自量化评分,以期提高临床诊断的可操作性。

同样按照累计分数大小,将药物性肝损伤的关联性评价分为确定(>17分)、很可能(14~17分)、可能(10~13分)、不太可能(6~9分)和可除外(<6分)5个等级。

三、鉴别诊断

诊断药物性肝病应与以下疾病进行鉴别:病毒性肝炎、酒精性肝病、全身性细菌感染、术后肝内胆汁淤积、胆总管炎伴(或)急性胰腺炎、胆管损害、充血性心力衰竭、自身免疫性肝病等,但有时鉴别诊断十分困难。

四、处理要点

药物性肝病的治疗无特殊性,治疗的前提是确立诊断,通过早期正确的诊断而阻止慢性肝损伤,一旦明确后采取以下措施,预后较好。

1. 停用致病药物

一旦确诊或怀疑,应立即停用相关或可疑药物,特别注意的是,化学结构相似的药物也属禁忌。

2. 支持治疗

卧床休息,避免体力活动,如果无肝性脑病史可给予高热量、高蛋白饮食,补充各种维生素及微量元素,保持水、电解质、酸碱平衡等,必要时输注清蛋白或新鲜血浆。

3. 保肝治疗

患者出现血清转氨酶升高或清蛋白下降等肝功能损害征象时,可给予护肝药物,如凯西莱、肌苷、葡醛内酯、门冬氨酸钾镁等;深度黄疸者可静脉滴注高渗葡萄糖、维生素 C、还原型谷胱甘肽等。有报道称,腺苷蛋氨酸在临床上可安全有效地治疗药物性肝病,尤其是药物引起的肝内胆汁淤积。另外,多烯磷脂酰胆碱是人体不能合成的必需磷脂,可结合于肝细胞膜结构中,对肝细胞再生和重建非常重要,具有保护和修复肝细胞的作用。

4. 肾上腺皮质激素

有黄疸、皮疹或重症者,可适量应用肾上腺皮质激素 2~3 周,以抑制免疫缓解病情。肾上腺皮质激素对急性药物性肝衰竭有一定的治疗作用。

5. 积极防止并发症

如防止出血、感染、脑水肿、肾衰竭、肝性昏迷等。

6. 特殊解毒药

异烟肼用维生素 B_6,对乙酰氨基酚(扑热息痛)用 N - 乙酰半胱氨酸,抗胆石药对胆汁淤积性肝损伤有帮助。

7. 人工肝或肝移植

对药物性肝损伤引起不可逆转的肝衰竭者可给予人工肝治疗,必要时可行肝移植。肝移植可明显改善 DILI - ALF 患者的存活率。

(张冬青)

第三节　肝包虫病

一、概述

肝包虫病(hepatic hydatidosis)又称肝棘球蚴病(hepatic echinococcosis),常见于畜牧业地区,是人畜共患性寄生虫病,包括细粒棘球绦虫虫卵感染所致的肝囊性包虫病(hepatie cystic echinococcosis,HCE)和多房棘球绦虫虫卵感染所致的肝泡型包虫病(hepatic alveolar echino-coccosis,HAE),前者较为常见。人类、牛、马、羊、猪等为棘球绦虫的中间宿主,犬类为细粒棘球绦虫的终末宿主,而狼、狐接触多房棘球绦虫的终末宿主。肝囊性包虫病多与接触犬类有关,而泡型包虫病的患者则与狼、狐接触有关。

生食被虫卵污染的食物也可患病。引起的症状与囊肿压迫、穿透破裂、过敏等有关。流行病史、症状、体征及 B 超等影像学检查结合血清学检查有助于诊断。肝包虫病的治疗以手术为主,药物如阿苯达唑可起到辅助治疗的作用。

二、诊断要点

(一)病史

有牧区生活和接触患病动物史。

(二)症状和体征

1. 肝囊型包虫病

(1)压迫症状:早期可无明显症状,随着包虫囊肿增大而出现压迫症状。肝区受压,出现胀痛不适,长期挤压周围肝组织可致周围肝内胆管萎缩变薄,逐渐形成囊肿周围局灶性肝硬化;肝门部包虫可压迫胆管和门静脉,引起梗阻性黄疸或脾大、腹腔积液;肝左叶包虫囊肿压迫胃引起食欲缺乏;肝顶部巨大包虫可致膈肌抬高,引起呼吸困难;囊肿位于第二肝门压迫下腔静脉引起 Budd - Chiari 综合征,压迫肠管引起不全肠梗阻。查体有右上腹肿块,触之表面光滑,压之有弹性,叩之有包虫震颤,并随呼吸上下移动。

(2)囊肿破裂:易向体腔及周围脏器穿破。破入腹腔最为常见,可引起囊液性腹膜炎,症状体征类似于消化道穿孔,但较轻,因为囊液对腹膜的刺激性小于消化液,但多数患者会产生过敏反应,部分可出现严重的过敏性休克,如囊肿合并感染或胆瘘则可引起较严重的腹膜刺激征。囊肿破入胆管会引起剧烈的胆绞痛,当小的子囊或碎片漏入胆管时可引起梗阻性黄疸,如合并感染,可造成急性梗阻性化脓性胆管炎,往往需要外科手术治疗。囊肿破入胸腔可造成肝 - 膈 - 胸膜腔瘘,肝 - 膈 - 支气管瘘及肺脓肿,并可在胸腔播散种植。包虫囊破入血管较为少见,发生时以破入下腔静脉可能性大。可引起包虫囊内出血或内容物进入体循环,可造成肺动脉栓塞,引起急性呼吸机循环功能障碍。此外,包虫囊肿还可破入心包、肠道、肾盂输尿管,甚至穿破皮肤。

(3)合并感染:发生率约为 20%。症状、体征似肝脓肿,但全身症状较轻。

(4)过敏反应:为 IgE 介导的 I 型超敏反应。较轻的只出现皮肤红斑、瘙痒、荨麻疹、恶心、胸闷,严重者出现过敏性休克。

手术中囊液外溢,误穿包虫囊肿致囊液渗漏,甚至皮内过敏试验均可引起严重的过敏反应。

2. 泡型包虫病

早期无明显自觉症状,待病灶增大,始出现右上腹肿块伴胀痛不适,食欲减退、消瘦,中晚期出现梗阻性黄疸,晚期出现门脉高压。本病可直接侵犯邻近组织—肝和膈肌,并向肺、脑转移,因而有寄生虫样肝癌或"虫癌"之称。

(三)辅助检查

1. 影像学检查

(1)囊型包虫病:B 超可显示囊肿的部位、大小和形态,典型的呈"双侧壁"囊肿结构,囊壁粗糙肥厚,或呈强回声的"弧形钙化影",内囊壁塌陷呈"水上浮莲征",多子囊呈蜂窝征。

CT 下可分为 5 型:胆囊型、多子囊型、内囊塌陷型、实变型和钙化型。

（2）泡型包虫病：肝脏内高密度占位病灶，不规则坏死液化腔及散在不规则片状钙化灶。

2. 免疫学检测

常用的方法有酶联免疫吸附试验（ELISA）、间接血凝法（IHA）等，对两种包虫病均适合。传统的包虫皮内试验（Casoni 试验）易出现假阳性或假阴性，并可引起严重过敏反应，已终止使用。

三、鉴别诊断

根据流行病史、症状、体征及 B 超所见及免疫学检查可以诊断，但囊型包虫病需注意与先天性肝囊肿、细菌性肝脓肿，还需与右侧肾盂积水、胆囊积液相鉴别。

四、处理要点

1. 药物治疗

苯并咪唑类，包括甲苯达唑、阿苯达唑。阿苯达唑可以破坏细粒棘球绦虫囊肿和多房绦虫囊肿的活力，作为手术的辅助治疗，单独应用有较高的复发率（约 1/4），疗程要求 6 个月以上。

2. 腹腔镜排空和超声引导下的经皮引流术

适用于囊型包虫病，在超声引导下经皮引流，操作包括四步：穿刺、吸引、注射高渗盐水、硝酸银或其他杀虫溶液及再吸出，通常在术前口服阿苯达唑 1 个疗程，术后再继续口服 2 个月。注意过敏反应，其发生率为 1% ~ 2%。

（张冬青）

第四节　肝血吸虫病

一、概述

可在人体内发育和成熟的血吸虫有 5 种，分别为曼氏血吸虫、日本血吸虫、埃及血吸虫、湄公血吸虫和间插血吸虫，亚洲主要为日本血吸虫病（schistomiasia japonica），人群普遍易感，由皮肤接触含有尾蚴的疫水感染，主要病变为虫卵引起的肉芽肿，急性期有发热、腹泻、脓血便、肝大，晚期出现门脉区纤维化及窦前性门脉高压。吡喹酮口服可令 90% 的患者获得寄生虫学治愈，在疫区提倡以社区为基础的大规模重复治疗。外科手术包括脾切除术或联合断流术治疗血吸虫病引起的脾功能亢进及门脉高压，对食管静脉曲张引起的上消化道出血可采用内镜治疗。

二、诊断要点

（一）病史

有疫区水源接触史。

（二）症状和体征

1. 急性血吸虫病

（1）超敏反应性皮炎：又称血吸虫皮炎，为血吸虫尾蚴在穿透入皮肤时引起，表现为局部的红色丘疹,持续数日至两周消退。

（2）急性钉螺热(katayama fever)：为重症感染时虫卵沉积于组织引起的血清病样综合征。

（3）消化系统：食欲减退、腹部不适、轻微腹痛、腹泻、呕吐等,90%的患者出现肝大伴压痛,半数患者出现轻度脾大。

2. 血吸虫病晚期

血吸虫病晚期主要表现为门脉区纤维化及窦前性门脉高压,如门脉系统的被动扩张,肝大,明显的脾大,食管胃底静脉曲张,后者可引起上消化道出血,但患者的肝功能多能维持正常。

在儿童,严重的血吸虫病可引起生长和发育迟缓。

3. 滤泡性淋巴瘤

滤泡性淋巴瘤是与肝血吸虫病明显相关的唯一恶性肿瘤,有报道,感染曼氏血吸虫需要切脾的患者中1%发生滤泡性淋巴瘤。

4. 并发细菌感染

（1）细菌性肝脓肿更多见于早期血吸虫感染的患者,在最初虫卵沉积及肉芽肿形成的同时发生,主要由金黄色葡萄球菌感染和慢性沙门菌感染引起。

（2）慢性沙门菌血症与细菌滞留于成虫体内有关,只有彻底清除寄生虫感染后才可永久治愈。

5. 异位血吸虫病

为血吸虫卵肉芽肿引起门静脉系统以外器官和组织的损害。

（1）肺型血吸虫病：表现为轻度咳嗽与胸部隐痛,痰少、咯血多见,肺部体征不明显,有时可闻及干湿啰音,病变多在病原学治疗3~6个月后消失。

（2）脑型血吸虫病：急性表现酷似脑膜脑炎,表现为意识障碍、脑膜刺激征、瘫痪、抽搐、腱反射亢进、锥体束征等。慢性主要症状为癫痫发作。

（3）其他部位还有皮肤、肾、胃、阑尾等。

（三）辅助检查

1. 实验室检查

急性期可有血中嗜酸性粒细胞增多,晚期患者可因脾功能亢进出现血小板、白细胞及红细胞的减少,但肝功能多正常或接近正常。

2. 影像学检查

超声可见肝、脾大小改变,肝包膜结节,门脉血管增粗,并呈网状改变。CT可见肝纤维化、脾大,晚期肝包膜及肝内门静脉区的钙化现象。

3. 病原学检查

（1）粪便查血吸虫卵是证明感染处于活动期的最有用的检查方法,曼氏血吸虫及日本血吸虫感染时,粪便中虫卵的检出水平与宿主的荷虫量与病理程度间存在较强的相关性,血吸虫感染治愈后粪便虫卵检查转为阴性。在粪便检查中查不到虫卵的,取新鲜结肠黏膜活检标本在低倍镜下检查也可发现虫卵。

（2）免疫学检查：血清ELISA法检测血吸虫抗原的抗体灵敏度高,可用于人群感染情况的调查,其他还有皮内试验、环卵沉淀试验(COPT)、间接血凝试验(IHA)、循环抗原酶免疫法(EIA)等。

三、鉴别诊断

根据疫区居留史,肝脾大,门脉高压的临床表现,粪便虫卵检查阳性而肝炎病毒性标志物阴性,可基本诊断。急性血吸虫病可误诊为伤寒、阿米巴肝脓肿、粟粒性结核等,血中嗜酸性粒细胞增多有鉴别价值。血吸虫病门脉高压需与其他病因的肝硬化鉴别。

四、处理要点

1. 药物治疗

(1)吡喹酮:可使90%的患者可获得寄生虫学治愈,胃肠刺激为其主要不良反应。寄生虫学治愈后肝脏的组织学改变包括汇管区纤维化可有一定程度的逆转,再发急性感染可能产生相对较严重得多炎症和纤维化反应,因此在疫区提倡以社区为基础的大规模重复治疗。

(2)青蒿素及其衍生物:包括青蒿素、蒿甲醚、青蒿琥酯。

2. 手术治疗

针对脾功能亢进的单纯脾切除术是流行地区最常见的外科手术,当存在食管胃底静脉曲张破裂出血时常同时进行门脉分枝的断流术。内镜下硬化剂注射及套扎疗法也用于食管静脉曲张破裂出血的治疗。

（梁君蓉）

第五节　肝片吸虫病

一、概述

肝片吸虫病(fascioliasis)由主要感染羊和其他食草动物的吸虫引起,片吸虫广泛分布于牛和羊中,成虫产生的虫卵随粪便排出,在水中孵化,然后感染中间宿主螺类,感染的螺类释放尾蚴并污染水生植物,牛、羊和人生食污染的水生植物或水源而感染。人感染后分别由寄生虫在肝实质内迁移并发育成熟及随后在胆管内的延续生存。不能迁入肝内的幼虫可在许多部位(如皮下)产生异位肿块及脓肿。

二、诊断要点

（一）病史

有食用污染食物病史。

（二）症状和体征

1. 急性片吸虫病主要表现为发热,可持续3个月,伴右上腹不适及肝大,可有皮下结节,嗜酸性粒细胞性胸膜炎和心包炎。

2. 慢性片吸虫病表现为胆道梗阻和胆管炎。

（三）辅助检查

1. 实验室检查

白细胞计数及嗜酸性粒细胞计数增加。

2．影像学检查

CT可见幼虫在肝脏内穿行的轨迹，表现为曲线排列的、小的1~3cm的脓肿样病灶；慢性期超声、CT及胆管成像除发现成虫外，还可见扩张的胆管。

3．病原学检查

ELISA法检查片吸虫抗体。粪便查虫卵仅对慢性感染有用，且虫卵的排出可呈间断性，因而结果可为阴性。

三、鉴别诊断

急性片吸虫病需要与注意胆道感染相鉴别，后者也可表现为发热、右上腹痛，可因合并胆道梗阻而出现黄疸，但前者多有食用水田芥或饮用受污染水的历史，实验室检查可见嗜酸性粒细胞增多，CT可见幼虫在肝内穿行的轨迹，ELISA片吸虫抗体阳性，即可诊断。当成虫进入胆管系统并开始产卵时，进入肝吸虫病的慢性期，成虫产生的高浓度脯氨酸可刺激胆管的增生和纤维化。慢性肝吸虫病需与其他各种原因引起的胆管炎与胆道梗阻相鉴别，接触史、血清病原学检查及影像学有时可见成虫有助十鉴别。

四、处理要点

1．硫氯酚

硫氯酚应用广泛，常用计量为50mg/（kg·d），隔日服用，口服10~30d治疗急、慢性肝吸虫病。不良反应以胃肠刺激常见，少见不良反应有皮疹、白细胞减少及肝毒性。

2．苯丙咪唑类（三氯苯达唑）

既往用于兽类片吸虫病的治疗，剂量为10mg/kg，顿服，目前国外已有应用三氯苯达唑治疗人肝吸虫病的报道。

（梁君蓉）

第六节　肝结核

一、概述

死于肺结核的患者80%尸检时可见到肝结核。传统认为肝结核为全身结核病的一部分，可分为两型，一类为粟粒型，即作为全身性粟粒型结核病变的一部分，另一类为局灶型，包括肉芽肿性病变及累及胆管的结核性胆管炎等。事实上，肝结核很少孤立存在，许多无肝外结核依据的肝结核患者，在尸检时发现存在静止期的肺结核。随着获得性免疫缺陷综合征发病率上升，肝非结核分枝杆菌感染也受到关注，以鸟-胞内分枝杆菌最多。其病理改变与治疗措施与结核分枝杆菌感染类似。

二、诊断要点

（一）病史

如有肺部或其他部位结核史。

（二）症状和体征

主要表现为慢性消耗、发热、贫血、体重减轻等,肝脏的受累通常没有症状,也可有肝区和右上腹痛,最常见的体征是肝区叩痛和肝大,也有部分伴脾大,胆管受累时可出现黄疸。

（三）辅助检查

1．一般检查

可见血沉增快、血红蛋白降低,白细胞有时增多。肝功能一般维持正常,也有转氨酶升高者,当出现胆管受累时可出现结合胆红素的升高。

2．影像学检查

X 线片可显示慢性结核患者肝脏的钙化,B 超及 CT 扫描可显示单发或多发的混合肿块。

3．病原学检查

病原学检查包括结核菌素皮肤试验（PPD 试验）,穿刺活检查结核杆菌（抗酸染色及荧光染色）、ELISA 及间接荧光法检测血清及胸腹腔积液中的结核抗原抗体等。

4．内镜检查

胆管结核在内镜下逆行胰胆管造影检查（ERCP）可表现为胆管扩张和肝总管狭窄,胆汁细胞学检查有助于诊断。

5．病理学检查

对肝弥散性病变或明显局灶肿块者可行肝穿活检,可见上皮样细胞团、朗格汉斯细胞和淋巴细胞浸润形成的结核结节,有的可发现结核杆菌。

三、鉴别诊断

一般为全身性结核病的一部分,影像学检查可发现可疑病变,一般应穿刺活检与恶性肿瘤相鉴别,即使发现干酪性肉芽肿仍需注意与布氏杆菌病、环孢子菌性肉芽肿及霍奇金病鉴别。穿刺活检标本中发现结核杆菌具有确诊意义。

四、处理要点

1．药物治疗

要求联合用药,治疗药物中要求包括利福平、异烟肼、吡嗪酰胺和乙胺丁醇,总疗程一般为1 年。

2．手术治疗

结核性肝脓肿、大的肝结核瘤、不能排除恶性肿瘤的患者可手术治疗。

（梁君蓉）

第七节　肝小静脉闭塞症

一、概述

肝小静脉闭塞症（hepatic venular occlusive disease,HVOD）是指由某种原因所致肝小叶中央静脉和小叶下静脉损伤导致管腔狭窄或闭塞而产生肝内窦后性门静脉高压症,临床上主要表现为全身乏力、腹胀、肝大、肝区疼痛、腹腔积液等,50%以上的患者可以痊愈,约20%的患者死于肝衰竭,极少数患者可能发展为肝硬化。其病程可分为急性期(小于3个月)、亚急性期(3~6个月)以及慢性期(超过6个月)。

二、诊断要点

(一)病史

患者多有相关生物毒素或化学药物接触史,如含有有毒生物碱的狗舌草、猪屎豆、天芥菜、土三七等,化学药物如尿烷、长春新碱、硫唑嘌呤等,少部分患者可能存在先天性或者获得性免疫缺陷综合征。

(二)症状和体征

患者多表现为全身乏力不适、食欲缺乏、腹胀以及恶心、呕吐等症状。查体可见肝脏显著增大并有压痛,移动性浊音阳性,少数患者可出现黄疸。

(三)辅助检查

1.腹部彩色多普勒超声

腹部彩色多普勒超声无特异性改变,可发现肝大,急性期时肝脏回声减低,慢性期时肝脏回声增强、增粗、光点分布不均。多普勒检查可发现肝静脉及下腔静脉有无狭窄及阻塞情况,从而与BCS进行鉴别。

2.腹部CT平扫及增强扫描

亦无特异性改变,急性期时CT平扫可见肝脏弥散性肿大及密度减低,动脉期肝实质可有轻度的不均匀强化,门静脉期肝实质强化峰值降低及峰值时间延迟。慢性期HVOD的CT平扫及增强扫描与肝硬化无明显区别。

3.肝脏穿刺活检或腹腔镜直视下肝脏活检

有明确诊断价值,为诊断本病的金指标,主要表现肝细胞肿胀脂肪变性,伴点状坏死,肝窦明显扩张、淤血,汇管区肝小静脉内皮肿胀,管壁增厚,管腔不完全闭塞,无明显纤维化。

三、鉴别诊断

1.肝硬化

患者亦可出现腹腔积液、双下肢水肿及肝脾大等情况,腹部增强CT等检查有助于鉴别,必要时则需要进行肝脏穿刺活检.予以明确诊断。

2.淋巴瘤

患者多有高热、全身多处浅表淋巴结肿大、肝脾大及多形性皮肤损害等表现,浅表淋巴结活检有助于确定诊断。

四、处理要点

1.急性期的综合治疗措施

①应及时停止接触、摄取和应用肝毒性物质;②加强营养支持治疗措施,补足热卡、维生素、微量元素及电解质;③尽早抗凝、抗血小板聚集治疗,可给予小剂量肝素皮下注射,即每12h皮下注射肝素6250U,持续1周,同时应用右旋糖酐40(低分子右旋糖酐)静脉滴注,以改善肝、肺和肾脏的微循环;④也有急性期应用糖类皮质激素的报告,但疗效不肯定;⑤相对于腹腔积液量大且顽固者,可进行超滤净化后腹水自体回输,以减少蛋白丢失;⑥防治感染;⑦间断

吸氧,纠正低氧血症,改善全身能量代谢过程,尤其是肝细胞线粒体的再生过程;⑧促进肝细胞再生药物的应用,如肝细胞生长因子等。

2. 慢性期的系统治疗

慢性期患者临床表现与肝硬化无异,可适时进行食管曲张静脉套扎术、脾脏切除加断流术、TIPSS 术或肝移植手术。

(梁君蓉)

第八节　重叠综合征

一、概述

随着自身免疫性肝病研究的不断深入,发现许多自身免疫性肝病同时具有或随后表现出其他自身免疫性肝病的特征,临床上称为自身免疫性肝病重叠综合征。常见自身免疫性肝病重叠综合征以 AIH - PBC、AIH - PSC 和 PBC - PSC 重叠者常见,亦有文献报道上述自身免疫性肝病系自身免疫性胆管炎(AIC)的重叠综合征,但因有关 AIC 的研究有限而又无明确统一的诊断标准,大多数研究表明 AIC 不是一种独立的疾病,可能是其他自身免疫性肝病的早期阶段或变异。

二、诊断要点

(一)症状和体征

AIH - PBC 患者一般临床症状和单纯的 PBC 或 AIH 无特殊之处,主要有乏力、食欲缺乏、黄疸、皮肤瘙痒等非特异性症状。

AIH - PSC 主要发病于青少年,临床上主要表现为乏力、黄疸、腹痛以及反复的胆道感染,其一般的临床表现和 PSC 并无显著的差别。

(二)实验室检查

生化上 AIH - PBC 重叠综合征既有 AIH 肝实质破坏的生化指标(AST、ALT)的增高,又有 PBC 胆汁淤积性生化指标(GGT、ALP)的增高;同时具有较高的 ANA、SMA 和 AMA/AMA - M2 抗体阳性率是 AIH - PBC 重叠综合征的免疫学特征。AIH - PSC 重叠发病的患者与单纯的 PSC 患者相比具有较高的 ALT、AST 和 IgG 水平,而其生化、免疫及组织学的改变类似于 AIH。

(三)肝活检

组织学上 AIH - PBC 重叠患者中可有 AIH 的界面性肝炎、小叶性肝炎、玫瑰花结样改变等,也可有 PBC 的小叶间胆管炎、汇管区小叶间胆管消失、汇管区周边部细小胆管增生等病理变化,但两者的阳性率均较低。AIH - PSC 重叠综合征组织学上亦可出现碎屑样坏死、淋巴细胞浸润、玫瑰花结等。

关于自身免疫肝病重叠综合征的诊断目前尚没有国际或国内统一的标准,大多数文献把本组疾病解释为自身免疫性肝病变异综合征或不完全符合 AIH、PBC 或 PSC 任一诊断标准的自身免疫性肝病。本组重叠疾病临床表现为两种类型,一种是交叉患者在完全满足一种自身免疫性肝病诊断标准的同时存在其他自身免疫性肝病的临床、生化、免疫或组织学的部分特点,而未达到诊断另一自身免疫性肝病的标准;另一表现形式为真正的重叠综合征患者同时或在疾病过程中的不同阶段完全符合两种自身免疫性肝病的临床、免疫或组织学诊断标准。

目前有关 AIH - PBC 综合征的研究较多,可参照如下标准进行诊断:①ALT≥5×UNL(正常值上限);②免疫球蛋白 G(IgG)≥2×UNI;③SMA 阳性和(或)ANA 滴度≥1∶1000;④治疗前肝活检有中到重度的汇管区周围炎和(或)小叶性肝炎。PBC 患者符合上述条件中的两条或两条以上诊断为 PBC - AIH 重叠综合。

AIH - PSC 的诊断标准是相加的,当患者行 ERCP 检查影像上符合 PSC 的诊断标准时,满足以下条件可诊断 AIH - PSC 综合征:①AIH 诊断积分>15 分;②ANA 或 SMA 滴度≥1∶40;③组织学检查有碎屑样坏死、肝细胞玫瑰样花结形成以及中度到重度小叶性肝炎等 AIH 组织学变化。

由于有关 PSC - PBC 重叠发病的报道少见,虽然 PSC 在 ERCP 影像学上与 PBC 有很大的不同,但两者的组织学和免疫学特征有很多相似的方面,因此目前还没有文献报道有关 PSC - PBC 重叠综合征的定义或诊断标准。

三、处理要点

本组疾病的治疗非常棘手,原则上对无症状、无黄疸的患者密切进行监测,有症状或有黄疸者进行治疗。早、中期患者以药物或介入治疗为主,晚期患者需进行手术治疗。

1. 药物治疗

(1)针对病因和发病机制的治疗:治疗本病的药物包括糖皮质激素、熊去氧胆酸(UDCA)、免疫抑制剂、青霉胺、抗生素等。

治疗本病的基本原则为 PSC - PBC 的治疗以 UDCA 为主;AIH - PSC 的治疗应联合应用糖皮质激素和 UDCA;AIH - PBC 重叠综合征的治疗根据 ALP、GGT 水平的不同而区别对待,若 ALP<2UNL 则应用糖皮质激素试验治疗,若 ALP≥2UNL 及 GGT>5UNL 则联合应用糖皮质激素和 UDCA。

(2)并发症的治疗:由于本病大多伴有胆汁淤积,因而患者可出现皮肤瘙痒、脂溶性维生素缺乏、代谢性骨病、脂肪泻等多种并发症,应根据轻、重、急、缓的不同对这些异常表现进行相应的处理。脂肪泻可给予中链脂肪酸补充能量;脂溶性维生素缺乏时应行替代治疗;治疗皮肤瘙痒可根据病情和条件应用消胆胺、利福平、离子交换树脂及鸦片受体拮抗剂;关于代谢性骨病尚无有效的药物能明显改善骨质疏松,女性可考虑激素替代治疗,长期应用皮质激素治疗的患者可考虑口服维生素 D 和钙剂。

2. 内镜和放射介入治疗

目的是解除胆道梗阻,减轻继发性损害,主要用于防治 PSC 与其他自身免疫性肝病重叠综合征的并发症。根据病变的部位、范围和性质可行壶腹括约肌切开术、狭窄扩张放置支架术、网篮取石术和内镜下鼻胆管引流及灌洗术等。

(李旭刚)

第九节　肝损伤

在腹部创伤中,肝损伤较为常见,占腹部外伤的25%。肝脏是腹腔最大的实质性器官,质地脆而缺乏弹性,周围韧带的固定限制了它的退让余地,尽管位于右侧膈下和季肋深面,受到胸廓和膈肌保护,仍可在肋骨无损伤的情况下发生肝创伤。人自高处坠落,暴力虽未直接伤及肝脏,但仍可因惯性的反冲及应力作用,使肝脏发生严重的撕裂伤。在肝脏因病变而肿大或变性时,受外力作用更易受损伤。

肝损伤后常伴有严重的出血性休克,因胆汁漏入腹腔引起胆汁性腹膜炎和继发感染,如处理不及时或不当,后果严重。据报道其总病死率为10%,严重肝外伤病死率高达50%。因此,严重肝外伤的处理仍是一个重要课题。

一、肝外伤分类

1. 根据致伤的原因不同可将肝损伤分两大类。①开放性损伤:因锐性外力如利刃、枪弹或弹片贯穿胸腹壁而损伤肝脏;②闭合性损伤:多因钝性外力如打击、挤压、车祸、爆震或高处跌伤等原因使肝脏受到间接冲力作用而损伤。

2. 根据肝脏损伤的情况判断、治疗方法、预后及疗效的评定进行分类,目前尚无统一公认的标准。按临床所见我们将肝外伤分为下列五度:Ⅰ度为肝包膜撕裂和实质破裂深度不足1cm;Ⅱ度为肝实质破裂深度在1~3cm,包膜下血肿不超过10cm或肝周围型穿通伤;Ⅲ度为肝实质破裂深度3cm以上,包膜下血肿达10cm或更大,或为中央型穿通性伤;Ⅳ度为肝叶损坏,或较大的中央型血肿;Ⅴ度为肝后腔静脉破裂,广泛的肝双叶损伤。

3. 根据临床需要,将下列情况定为严重肝损伤:①肝破裂有重大肝实质破坏长10cm,深3cm以上;②多发性中等度破裂,有或无血肿;③星状破裂;④肝静脉和肝后腔静脉损伤。

二、病理

肝外伤的主要病理改变是肝组织破裂出血、胆汁外溢和肝组织坏死。大量出血导致循环量减少,出现不同程度的休克。呼吸动作可以加重创伤组织撕裂出血。胆汁外渗引起腹膜刺激症状和继发性胆汁性腹膜炎。大量血液和胆汁积聚于第三间隙,引起脉速、电解质紊乱,可能有代谢性酸中毒,肾衰竭和休克肺等。肝中央型破裂系中央的实质破裂,肝表层组织损伤不明显,因此可以形成巨大的肝内血肿,造成较广泛的肝组织坏死和创伤性胆道出血。肝包膜下血肿大小不等,有时可容纳2000~3000mL血液。

一般而言,肝右叶遭受创伤的机会较左叶高出5~6倍。因右肝膈面向前上方呈穹隆状,且右肝的表面积和体积均较左肝叶大,下胸及上腹部受挤压伤时,右肝呈向上的折力,下胸部肋骨骨折或前腹壁创伤时,肝右叶首当其冲。在所有的肝损伤中,右膈顶部占38%~42%。

三、临床表现

肝损伤之临床表现取决于肝损伤的病理类型及范围。损伤程度及病理类型不同,肝外伤的临床表现也不尽一致,主要病象是腹腔内出血和腹膜刺激症状。

肝表浅裂伤出血和胆汁外渗不多,甚至无胆汁明显外渗,在短期内多能自行停止,临床上一般仅有上腹部疼痛,可随时间推移症状减轻或消失。

中心型肝挫裂伤或贯通伤,多有广泛的肝组织碎裂和肝内较大的胆管及血管断裂,腹腔内较多的出血和胆汁,患者可有不同程度的休克、腹部剧痛、腹肌紧张、腹部压痛,同时常伴有恶心、呕吐、脉速、面色苍白等。这些症状如不处理,可随出血量的增多、胆汁外溢增加而加重。

严重肝脏裂伤或合并有大血管损伤时,由于大出血,伤员往往在伤后短期内即出现严重休克及意识不清,腹壁逐渐膨隆、脉细速、呼吸困难等,如处理不及时常因失血过多而死亡。

肝包膜下血肿和中心型破裂因血液和胆汁局限在肝包膜下或肝实质内,无腹肌紧张,有时可触及右上腹局限性压痛包块,肝大变形。叩诊肝浊音界扩大,伤员呈进行性贫血。如血肿与胆道相通,可表现为胆道出血。如因肝包膜张力过大而突然破裂,可出现急性腹痛和内出血等症状。如血肿出现继发性感染则出现肝脓肿的临床表现。

肝外伤的同时可伴有右下胸皮肤擦伤和皮下瘀血,也可能因肋骨骨折产生皮下气肿。

体格检查时,除有失血性休克外,腹部有不同程度的肌紧张、压痛和反跳痛、肝区叩击痛,以及肠鸣音减弱或消失等腹膜刺激症候群。如腹腔内有大量出血和胆汁,可有明显的移动性浊音。血液、胆汁刺激膈肌可引起呃逆和右肩牵涉痛。腹腔内大量积血时,直肠指检直肠膀胱陷窝饱满和触痛。

在注意肝外伤的同时,要注意检查其他合并伤,否则因漏诊而延误治疗,导致严重后果。

四、诊断

开放性肝损伤的诊断多无大困难。闭合性肝损伤伴有严重的腹腔内出血及腹膜刺激征,只要想到有肝损伤的可能,诊断一般也不难。程度较轻的包膜下出血有时与腹壁挫伤较难鉴别。特别当闭合性肝损伤合并有胸、腹部严重复合伤时,由于伤势重,病情复杂,往往不易确定有否肝损伤的存在。因此应结合受伤的情况、临床表现和各种必要的诊断辅助方法迅速做出判断,以便制订紧急治疗方案,避免延误病情。

1. 腹腔穿刺

腹腔穿刺是目前临床上最常采用的一种安全、有效和操作简易的诊断方法,诊断阳性率可达 90% 左右。如为闭合性损伤包膜下出血或腹腔内出血量少时,腹腔穿刺诊断可能有困难。

2. 腹腔穿刺灌洗术

Elering 和 Fischer 积极主张采用腹腔穿刺灌洗术,尤其是对少量腹腔内出血者在诊断上很有帮助。其方法是用 18 号粗针在腹直肌外侧,腹部四个象限内穿刺。如能抽出不凝固血液,即为阳性。如抽不出血液,则用细导管经穿刺针插入腹腔内,进行抽吸。如仍抽吸不出,则用无菌等渗盐水经导管注入腹腔内(每次用量按 20mL/kg 体重计算),适当摇动伤员腹部,使溶液均匀散布腹腔,2~3min 后,再将液体吸出,进行检查。若液体完全澄清为阴性。若红细胞 $>0.1×10^{12}$/L,胆红素 $>2.73μmol$/L,白细胞 $>0.5×10^9$/L 者为阳性,说明腹腔内出血可能。诚然,灌注法阳性,少量的腹腔内出血,仅为一种判断方法,并不是手术适应证,是否有手术适应证还需结合外伤、临床表现和其他检查的综合分析而定。

3. B 超波检查

对于肝包膜下血肿、中央型肝挫伤和腹腔内积血积液的诊断有较确定的价值。

4. 实验室检查

定时检查红细胞计数、血红蛋白和红细胞压积容积等。在肝损伤早期,红细胞计数、血红蛋白和红细胞压积容积可能接近正常,但随着病情的发展,腹腔内出血量增多会逐渐下降。白细胞早期即可升高,损伤后 10h 内,可升高 150% ~300%。血清 GPT、GOT 值在损伤后几小时即可升高,因 GPT 选择性地在肝内浓缩,损伤后大量释放出来,所以 GPT 较 GOT 更具有特殊诊断意义。

5. X 线检查

对肝损伤的诊断不如腹腔穿刺迅速、简单、直接、可靠,但有些疑难病例,如发现右下胸肋骨骨折、右侧膈肌抬高,肝脏阴影增大弯形,升结肠阴影向内侧移位,均提示肝损伤内出血的可能。

还有一些特殊的检查方法,如选择性肝动脉造影、放射性核素肝扫素、CT、MRI 等,对危重伤员不能采用,但对休克不明显、全身状况较好或损伤后有并发症者有一定帮助。如肝内血肿、隔下感染、肝组织缺血坏死、胆道出血、肝脓肿等,常需要借助这些方法作进一步的检查及病灶定位。

对某些病情复杂的伤员,高度怀疑有肝破裂时,应采取积极态度,及时施行剖腹探查。

肝外伤伴合并伤者,可增加诊断上的困难,病死率亦高。Madding 报告肝钝性伤伴有合并伤者占 65%,而穿通性伤者仅有 5%,因钝性伤暴力较大,损伤广泛,虽然其他器官损伤的表现可掩盖肝外伤,而事实上常因其他器官损伤行剖腹探查手术时,可发现肝外伤。反之,有肝外伤者亦不能忽略其他器官的合并伤。

五、治疗

（一）复苏

肝外伤休克的发生率为 15% ~16%,因此严重肝外伤治疗的首要步骤是积极复苏。

1. 补液

补液是治疗严重肝外伤的重要措施之一,给林格乳酸盐溶液,经中心静脉或大的肢体静脉输入,因肝外伤可合并下腔静脉损伤,故输液通道以选择上肢静脉为好,由于低温不利于凝血,手术室准备温篮,使液体经升温至 40℃,然后输入,待血型确定后再输入全血。

2. 输血

无疑是治疗肝外伤出血休克的重要措施,由于紧急补血量大,一般常用库血;可以引起输血有关凝血病,大量输库血是凝血机制缺陷的主要原因,成分输血或间断地给予新鲜冰血浆,监测凝血酶原时间和凝血激酶时间,使之维持在正常范围。

3. 急诊剖胸阻断降主动脉术

早在 10 多年前已被大力推广应用,开始用于胸部穿通伤的临危病例,逐渐扩大应用于出血性腹部外伤,严重肝外伤大量失血。此种术式对于抢救因大血管出血处于垂危状态的病例是合理的。①使有限的血容量再分配至上半身,改善心脏和脑的灌注;②减少进行性失血;③提供无血的手术野,易于显露腹部出血的血管。

尽管由于这类病例抢救的成功率低,不少人对采用这种手术持批评态度,但大多数作者经实验和临床研究,证实急诊剖胸阻断降主动脉对出血抢救手术的肯定价值和长期效果。但必须严格掌握手术适应证。

急诊剖胸阻断降主动脉的操作方法与注意事项:Elerding 认为急诊室初步复苏失败,应经左侧第五肋间剖胸,于隔上暂时阻断降主动脉,直至补足血容量。必要时可分两组进行手术,一组有经验的外科医师负责腹部显露,另一组剖胸阻断降主动脉。止血后放松主动脉钳是一项临危的操作,放钳前应恢复充足的血容量,以免促发心搏骤停。但是主动脉阻断补给过多液体,将使左心室或右心室过度扩张,影响协调收缩,同时要认识到防治低温、酸中毒和凝血病,与血管修补止血同样重要。

遇外伤性血腹病例,如未行剖胸,收缩压在 10.67kPa 以下,可于横膈主动脉裂孔处,先触扪并压迫腹主动脉,直至血容量得到改善。

(李旭刚)

第十节　肝衰竭

一、概述

肝是人体最大的实质性脏器,担负着重要而复杂的生理功能,不仅在糖、脂类、蛋白质、维生素、激素等物质代谢中具有重要作用,而且还有分泌、合成、解毒及免疫等方面的功能,如:代谢功能;排泄功能;合成功能;解毒功能。急性肝衰竭是由于各种病因致肝细胞严重损害,使其代谢、分泌、合成、解毒及免疫等功能发生严重障碍而引起的临床综合征。肝损害的各种病因作用于肝组织后,导致上述任何一种或数种肝细胞功能丧失,均可引起不同程度的肝细胞损伤与肝功能障碍,产生肝功能不全,最终发展为肝衰竭。按病情经过可分为:①急性肝衰竭:起病急,进展快,有明显黄疸和出血倾向,很快进入昏迷状态。常见于重型病毒性肝炎、中毒性肝炎等;②慢性肝衰竭:病情进展缓慢,病程较长,往往在某些诱因(如上消化道出血、感染等)作用下病情突然加剧而进入昏迷状态。常见于肝硬化失代偿期和肝癌晚期。

肝衰竭对机体的影响是多方面的,主要临床表现为肝性脑病和肝性肾衰竭。

(一)肝衰竭的病因学

肝衰竭的病因颇为复杂,不同地区其病因构成存在很大差异。在欧美等发达国家,药物是导致急性肝衰竭的主要病因。在发展中国家,尤其是在我国,急性肝衰竭常见的原因主要是病毒性肝炎。

(二)肝衰竭的概念、发展过程和分类

1.肝衰竭的概念

凡各种致肝损伤因素使肝细胞(包括肝实质细胞和库普弗细胞)发生严重损害,使其代谢、排泄、合成、解毒与免疫功能发生严重障碍,机体往往出现黄疸、出血、腹腔积液、继发性感染、肝性脑病、肾功能障碍等一系列临床表现,称之为肝衰竭。

2.肝衰竭发生、发展的过程

肝实质细胞首先发生的是代谢排泄功能障碍(高胆红素血症、胆汁淤积症),其后为合成功能障碍(凝血因子合成减少、低蛋白血症),最后发生解毒功能障碍(激素灭活功能低下,血氨、胺类与芳香族氨基酸水平升高等)。

3.肝衰竭的分类

按病情进程可分为急性和慢性肝衰竭。

(1)急性肝衰竭:主要由病毒性肝炎或药物性肝炎等急性肝损害病情恶化所引起。其中,

起病 2 周内,以发生肝性脑病为突出特点者称为暴发性肝衰竭;起病 2 周以上,以发生肝性脑病或重度黄疸和腹腔积液为特征的称为亚急性肝衰竭。

（2）慢性肝衰竭:病情进展缓慢,病程较长,往往在某些诱因作用下病情突然加剧,反复发生慢性肝性脑病。主要由各类失代偿性肝硬化发展而来。

（三）肝衰竭的诊断和治疗

1. 诊断

（1）转氨酶可增高,但发生弥散的重型肝炎时可不增高。

（2）血胆红素增高。

（3）血小板常减少;白细胞常增多。

（4）血肌酐或尿素氮可增高(肾功能降低所致)。

（5）血电解质紊乱如低钠、高钾或低钾、低镁等。

（6）酸碱失衡,多为代谢性酸中毒,早期可能有呼吸性或代谢性(低氧、低钾等)碱中毒。

（7）出现 DIC 时,凝血时间、凝血酶原时间或部分凝血活酶时间延长,纤维蛋白原可减少,而其降解物(FDP)增多,优球蛋白试验等可呈阳性。

2. 治疗方案

（1）改变营养方法,可用葡萄糖和支链氨基酸,葡萄糖液可配用少量胰岛素和胰高糖素:不用脂肪乳剂,限用一般的氨基酸合剂。

（2）口服乳果糖,以排软便 2 ~ 3/d 为度;也可灌肠。则肠道抗菌药,以减少肠内菌群,如用新霉素和甲硝唑。

（3）静脉滴注醋谷胺(乙醚谷醚胺)、谷氨酸(钾或钠)或氨酪酸,以降低血氨。

（4）静脉滴注左旋多巴,可能有利于恢复大脑功能。

（5）注意抗感染治疗,除了要处理感染病灶,还因为肝衰竭后免疫能力降低,而且来自肠道,门静脉的细菌毒素可进入全身血流。

（6）防治 MODS:意识障碍并有视盘水肿时需用甘露醇等脱水药;呼吸加快、口唇发绀等可能为 ARDS 表现,应做血气分析和增加氧吸入、用呼吸机等;尿量过少时需用利尿药。

（7）直接支持肝功能的方法:将患者的血液通过体外的动物肝灌流,或用活性炭等吸附作用和半透膜透析作用(类似"人工肾"),以清除肝衰竭患者血中有害物质,均尚未取得较成熟的经验,需要继续研究。

（四）肝性脑病

1. 肝性脑病概念

肝性脑病(HE)是继发于严重肝病的,以代谢紊乱为基础的中枢神经系统功能失调综合征,主要临床表现是意识障碍、行为失常和昏迷。临床上常称为肝昏迷,但这不确切,因为患者常常是在产生一系列神经精神症状后才进入昏迷状态,而某些患者神经精神症状可持续多年而不产生昏迷,所以,称肝性脑病更为确切。近年来提出亚临床性肝性脑病(SHE)的概念,是指无明显肝性脑病的临床表现和生化异常,但心理(智力)测试或诱发电位检查异常的一种潜在脑病形式。有人建议在临床分期上,将亚临床型肝性脑病列为 0 期。

肝性脑病的临床表现往往因原有肝病的类型、肝细胞损害的程度、起病的轻重缓急以及诱因的不同而有所差别。一般根据意识障碍程度、神经系统表现和脑电图改变,将肝性脑病自轻微的精神改变到深昏迷分为 4 期。但是,肝性脑病患者的临床表现常重叠出现,各期之间并无明确的界限,分期的目的只是便于对其进行早期诊断与治疗。

2. 肝性脑病的病因、分类与分期

(1)病因:肝性脑病常由严重肝疾病引起,以晚期肝硬化最常见,其次为急性重型病毒性肝炎。也可见于晚期肝癌、严重急性肝中毒及门 - 体静脉分流术后。

(2)分类

1)根据原因不同分类:①内源性肝性脑病,多数由重型病毒性肝炎或严重急性肝中毒等引起肝细胞广泛坏死发展而来。由于肝功能严重障碍,毒性物质在通过肝时未经解毒即进入体循环而引起肝性脑病;②外源性肝性脑病,多数由慢性肝疾病如门脉性肝硬化、血吸虫性肝硬化等发展而来。由于门脉高压有门 - 体静脉分流(即侧支循环),由肠道吸收人门脉系统的毒性物质绕过肝,未经解毒处理直接进入体循环而引起肝性脑病。

2)根据发生速度分类:①急性肝性脑病,多见于重型病毒性肝炎或严重急性肝中毒患者。起病急,患者迅速发生昏迷,此型相当于内源性肝性脑病;②慢性肝性脑病,多见于慢性肝硬化,起病缓,病程长,患者先有较长时间神经精神症状,而后才出现昏迷,此型相当于外源性肝性脑病。

(3)分期肝性脑病按病情轻重分为 4 期。

1)一期:轻微的神经精神症状,可表现出欣快、反应迟钝、睡眠规律改变,有轻度的扑翼样震颤。

2)二期:上述症状加重,表现出精神错乱、睡眠障碍、行为异常,经常出现扑翼样震颤。

3)三期:有明显的精神错乱、昏睡等症状。

4)四期:意识丧失,不能唤醒,即进入昏迷阶段。

上述分期没有截然的界限,而是病情由轻到重的逐渐演变过程。

3. 肝性脑病的发病机制

肝性脑病发病机制尚不完全清楚,尸检尚未发现其脑内特异性的病理形态改变。目前普遍认为,肝性脑病主要是由于脑组织的功能和代谢障碍所致。现将肝性脑病发病机制的主要学说简述如下。

(1)氨中毒学说:临床观察证实,80% 的肝性脑病患者有血氨升高,肝硬化患者在摄入高蛋白饮食或口服较多含氮物质后血氨升高,非离子型氨(NH_3)为脂溶性,易于通过血脑屏障和脑细胞膜,使脑细胞内氨浓度升高。极易诱发肝性脑病的各种临床表现,限制蛋白质饮食后,病情可见好转。说明血氨升高与肝性脑病有密切关系。

1)血氨升高的原因:正常情况下,血氨浓度不超过 59μmol/L,血氨的生成和清除处于动态平衡,若氨清除不足或生成过多,血氨水平就会升高。①氨清除不足,正常人体内生成的氨绝大部分要在肝内经鸟氨酸循环合成尿素,并经肾排出体外。通常每合成 1mol 的尿素能清除 2mol 的氨,同时消耗 3mol 的 ATP。肝衰竭时,由于肝内酶系统受损,ATP 供给不足,鸟氨酸循环发生障碍,尿素合成减少使氨清除不足。此外,已建立门 - 体侧支循环或门 - 体静脉分流术后的肝硬化患者,由于来自肠道的氨部分未经肝清除而直接进入体循环,引起血氨升高;②氨生成过多,血氨主要来源于肠道含氮物质的分解,小部分来自肾、肌肉及脑。正常人每天肠道产氨约 4g,经门静脉入肝,通过鸟氨酸循环合成尿素而被解毒。肝功能障碍时有诸多因素使产氨增加。严重肝病常伴有食物消化、吸收障碍,肠内未经消化的蛋白质等食物成分较多,使肠内细菌生长活跃,产氨增多;肝衰竭患者常并发上消化道出血,血液蛋白质在肠内细菌作用下可产生大量氨;肝硬化晚期常并发功能性肾衰竭引起氮质血症,大量尿素弥散至胃肠道,经肠内细菌尿素酶作用可产生大量氨;肝性脑病患者常有躁动不安等神经精神症状而致肌肉活动增强,使肌肉中腺苷酸分解代谢增强致产氨增多。

此外,肠道中氨的吸收率也影响血氨浓度。肠道中氨的吸收率与肠道 pH 有密切关系,当肠道处于酸性环境时,NH_3 与 H^+ 结合成不易吸收的 NH_4^+ 而随粪便排出体外。反之,当肠道处于碱性环境时,肠道吸收氨增多,促使血氨浓度升高。临床上常采用酸化肠道的措施,以协助降低血氨。

一般而言,仅在肝清除氨功能发生障碍时血氨水平才会升高。

2)血氨升高引起肝性脑病的机制,尚未完全阐明,目前认为与下列机制有关。

干扰脑组织的能量代谢:脑组织需要能量较多,其能量来源主要是葡萄糖的生物氧化,血氨升高主要是导致葡萄糖生物氧化发生障碍。当脑组织氨增多时,氨能与三羧酸循环中的 α-酮戊二酸结合生成谷氨酸,后者再与氨结合生成谷氨酰胺。由于 α-酮戊二酸被大量消耗,三羧酸循环速度减慢。同时,消耗了大量还原型辅酶 I(NADH),妨碍了呼吸链中的递氢过程,以致 ATP 生成不足。氨还抑制丙酮酸脱羧酶的活性,使乙酰辅酶 A 生成减少,影响三羧酸循环的正常进行,也可使 ATP 生成减少。加之谷氨酰胺的形成又消耗了 ATP,脑组织因 ATP 生成减少而发生功能紊乱。

干扰神经递质间的平衡:正常情况下,脑内兴奋性神经递质与抑制性神经递质保持平衡。如上所述,进入脑内的氨增多,与谷氨酸结合生成谷氨酰胺增多,而谷氨酸被消耗;氨抑制了丙酮酸脱羧酶的活性,使乙酰辅酶 A 生成减少,从而使乙酰辅酶 A 与胆碱结合生成的乙酰胆碱减少。谷氨酸被消耗与乙酰胆碱生成减少,均导致兴奋性神经递质减少。前述的谷氨酰胺增多及 γ-氨基丁酸增多,均导致抑制性神经递质增多,从而使神经递质间的平衡失调,导致中枢神经系统功能紊乱。

干扰神经细胞膜正常离子的转运:血氨升高可干扰神经细胞膜上的 Na^+-K^+-ATP 酶的活性,影响复极后膜的离子转运,使脑细胞的膜电位变化和兴奋性异常;氨与 K^+ 有竞争作用,以致影响 Na^+、K^+ 在神经细胞膜内外的正常分布,从而干扰神经传导活动。

综上所述,血氨升高虽与肝性脑病的发生有密切关系,但并不能完全解释以下事实:临床上发现约有20%的肝性脑病患者血氨正常,而有的肝硬化患者氨虽然很高,但不发生肝性脑病。是否与血-脑屏障通透性有关,值得研究。有些肝性脑病患者昏迷程度与血氨水平无平行关系;降低血氨后,昏迷程度可无相应好转。由此可见,氨中毒学说不能满意解释肝性脑病的发生机制。

(2)假性神经递质学说:正常时蛋白质在肠内分解成氨基酸,其中芳香族氨基酸如苯丙氨酸、酪氨酸经肠道细菌的脱羧酶作用生成苯乙胺和酪胺,这些胺类在肝单胺氧化酶作用下,被氧化分解而解毒。当肝衰竭时,由于肝解毒功能严重降低,或经侧支循环绕过肝,这些来自肠道的苯乙胺和酪胺直接经体循环进入脑组织。尤其是门脉高压时,胃肠瘀血致消化功能降低,肠内蛋白质腐败分解过程增强,产生大量苯乙胺和酪胺入血。在脑干网状结构的神经细胞内,苯乙胺和酪胺分别在 β-羟化酶作用下生成苯乙醇胺和羟苯乙醇胺。两者化学结构与正常神经递质去甲肾上腺素和多巴胺极为相似,因此可被脑干网状结构中的肾上腺能神经元所摄取,并贮存在突触小体的囊泡中,但其释放后的生理效应远较正常神经递质弱,故称为假性神经递质。脑内假性神经递质增多,可竞争性占据正常神经递质的受体,从而阻断了正常神经递质的功能,致使脑干网状结构中的上行激动系统功能失常,传至大脑皮质的兴奋冲动受阻,大脑功能发生抑制,出现意识障碍乃至昏迷。

(3)血浆氨基酸失衡学说:肝衰竭时血浆氨基酸间的比值发生改变,表现为支链氨基酸(如亮氨酸、异亮氨酸、缬氨酸)减少而芳香族氨基酸(如酪氨酸、苯丙氨酸、色氨酸)增多。其机制主要是由于肝衰竭对胰岛素和胰高血糖素灭活减少,使两者血中浓度均增高。增多的胰岛素能促进肌肉和脂肪组织对支链氨基酸的利用与分解,使血中支链氨基酸含量下降。增多的胰高血糖素,使组织的蛋白质分解代谢增强,致使大量芳香族氨基酸释放入血。芳香族氨基酸只在肝内进行分解,肝衰竭时,血浆中芳香族氨基酸的水平就会升高。当脑内酪氨酸和苯丙氨酸增多时,在芳香族氨基酸脱羧酶的作用下,分别生成羟苯乙醇胺和苯乙醇胺,两者系假神经递质。

色氨酸在脑内可生成5-羟色胺,它是中枢神经系统上行投射神经元的抑制性递质,同时5羟色胺可被儿茶酚胺神经元摄取而取代储存的去甲肾上腺素成为假神经递质。苯丙氨酸、酪氨酸、色氨酸大量进入脑细胞,使假神经递质生成增多,导致肝性脑病的发生。氨基酸失衡学说实际上是假性神经递质学说的补充和发展。

(4)γ-氨基丁酸学说:γ-氨基丁酸(GABA)是哺乳动物最主要的抑制性神经递质。正常情况下,脑内的GABA系突触前神经元利用谷氨酸经谷氨酸脱羧酶脱羧后的产物,贮存于突触前神经元的细胞质囊泡内。中枢神经系统以外的GABA系肠道细菌的分解产物,在肝内代谢清除。肝衰竭时肝细胞对来自肠道GABA的摄取和代谢降低,使血中GABA浓度增高,经通透性增强的血脑屏障进入中枢神经系统,当突触前神经元兴奋时,从贮存囊泡释放到突触间隙,与突触后神经元GABA受体结合,使细胞膜对Cl^-通透性增高,由于细胞外的Cl^-浓度比细胞内高,因而使细胞外Cl^-大量内流,神经元处于超极化状态,发挥突触后的抑制作用。同时GABA也具有突触前抑制作用,这是因为当GABA作用于突触前的轴突末梢时,也可使轴突膜对Cl^-通透性增高,但由于轴突内的Cl^-浓度高于轴突外,造成Cl^-外流,导致神经元去极化,当神经冲动到达神经末梢时,神经递质减少,产生突触前抑制。因此,GABA既是突触后抑制递质,又是突触前抑制递质,脑内浓度增高,造成中枢神经系统功能抑制。

(5)氨的综合学说:由于氨中毒学说不能圆满解释肝性脑病的机制,转而研究氨对脑组织氨基酸代谢的影响,以阐明氨在肝性脑病发生中的作用。

1)高血氨可刺激胰高血糖素的分泌,使氨基酸的糖异生及产氨增强;继而胰岛素分泌也增多,以维持血糖于正常水平;同时胰岛素分泌增多使肌肉、脂肪组织摄取支链氨基酸增多,导致血浆支链氨基酸水平下降。由于胰高血糖素有增强分解代谢的作用,使芳香族氨基酸水平增高,从而使血浆氨基酸失衡。

2)高血氨在脑内与谷氨酸结合生成谷氨酰胺,后者促使中性氨基酸通过血脑屏障入脑,或减少中性氨基酸从脑内流出。其结果促进游离色氨酸、苯丙氨酸和酪氨酸等芳香族氨基酸入脑,致使5-羟色胺与假性神经递质增多,而正常神经递质合成受阻,从而诱发肝性脑病。

3)高血氨对γ-氨基丁酸转氨酶有抑制作用,使GABA大量蓄积于脑内导致肝性脑病。由于高血氨可致能量生成减少(氨中毒学说)、血浆氨基酸失衡、假神经递质生成增多及GABA蓄积,故高血氨在肝性脑病发生中起综合作用。上述发病机制不是孤立的,往往是诸多因素综合作用的结果。在不同的患者或疾病的不同发展阶段,其主导因素可能不同,具体情况具体分析,制订相应治疗措施,这是治疗肝性脑病的关键。

（五）肝性脑病的诱发因素

1. 消化道出血

消化道出血是肝硬化患者发生肝性脑病最常见的诱因，多由食管下段静脉曲张破裂所致。流入肠道的血液蛋白质在细菌作用下大量分解为氨，引起血氨升高。此外，血容量减少，血压降低，组织缺血缺氧，均可促进肝性脑病的发生。

2. 电解质和酸碱平衡紊乱

肝硬化伴腹腔积液患者常用利尿药治疗，使钾丢失过多，导致低钾性碱中毒。碱中毒可使 NH_4^+ 转变为 NH_3，同时，碱中毒时肾小管上皮细胞产生的氨以铵盐形式排出减少，而以 NH_3 的形式弥散入血增多，使血氨升高。

3. 感染

肝病患者抵抗力较低，易发生感染。细菌、毒素可直接损害肝功能，使氨合成尿素减少；感染引起发热使组织分解代谢增强，非蛋白氮增多，也可使血氨升高。

4. 氮质血症

肝性脑病的患者，大多数有肾功能不全，致使尿素等非蛋白氮排出减少，血中非蛋白氮升高，大量尿素渗入肠腔并生成氨，使血氨升高。

5. 其他药

镇静药、麻醉药使用不当放腹腔积液过多过快、酒精中毒、便秘等均可作为肝性脑病的诱因，值得注意。

（六）肝性脑病防治的病理生理基础

1. 消除诱因

酌情减少或停止进食蛋白质；预防消化道出血及感染；慎用麻醉药、镇静药及利尿药；保持大便通畅；放腹腔积液要慎重；正确记录出入液量，注意水、电解质平衡等。

2. 降低血氨

口服抗生素以抑制肠道细菌，减少氨的生成；口服乳果糖或高位弱酸液体灌肠以降低肠道pH，减少氨的生成与吸收；应用谷氨酸、精氨酸等药物均有降低血氨的作用。

3. 恢复神经传导功能

补充正常神经递质，使其与脑内假性神经递质竞争，有利于恢复神经传导功能，目前多采用左旋多巴，因为它易于通过血脑屏障进入中枢神经系统，并转变为正常神经递质而发挥生理效应。动物实验证明，左旋多巴还有降低血氨的作用。

4. 恢复血浆氨基酸的平衡

应用含有高支链氨基酸、低芳香族氨基酸及精氨酸的复方氨基酸溶液，有利于恢复血浆氨基酸的平衡，能获得较好疗效。

5. 其他

近年来开展了人工肝辅助装置与肝移植方面的研究，取得了一些进展，但仍存在不少问题，有待进一步解决。总之，肝性脑病的发病机制比较复杂，应结合患者具体情况，采取针对性的综合治疗措施，才能取得较满意的疗效。

（七）肝肾综合征

1. 肝肾综合征的概念

肝衰竭晚期常伴有肾衰竭，以往称之为肝肾综合征。肝肾综合征是指由于肝硬化、继发于肝衰竭基础上的功能性肾衰竭(又称肝性功能性肾衰竭)。近年来把肝肾综合征分为真性和假性两种。所谓真性肝肾综合征是指肝硬化患者在失代偿期所发生的功能性肾衰竭及重症肝炎所伴随的急性肾小管坏死,即肝性肾衰竭。而同一病因使肝和肾同时受损,属假性肝肾综合征。肝硬化患者在失代偿期发生的少尿与氮质血症是功能性的,根据是:①死于肾衰竭的肝硬化患者,肾经组织学检查未见有何异常;②把死于肾衰竭患者的肾移植给尿毒症患者,被移植的肾可迅速发挥正常功能;③把功能正常的肝移植给已发生肾衰竭的肝硬化患者,肾的功能可恢复正常。肝性肾衰竭无论是功能性肾衰竭还是器质性肾衰竭都有少尿和氮质血症,但病因不同处理原则迥异,应注意鉴别。

2. 肝肾综合征的分型

肝性肾衰竭分为两种类型。

(1)肝性功能性肾衰竭:大多数肝硬化晚期或少数暴发型肝炎患者除有肝衰竭的表现外,常伴有功能性肾衰竭,肾虽无器质性病变,但由于肾血管持续收缩,使肾血流量明显减少,肾小球滤过率降低,肾小管功能正常。

(2)肝性器质性肾衰竭:此型多见于急性肝衰竭伴有肾小管坏死,主要是肠源性内毒素血症所致。

3. 肝肾综合征的发病机制

(1)交感 – 肾上腺髓质系统兴奋。

(2)肾素 – 血管紧张素系统兴奋。

(3)激肽释放酶激肽系统活性降低。

(4)花生四烯酸代谢异常:前列腺素(PG)是一组具有多种生理活性的物质,其中 PGE_2、PGI_2 和 PGF_2 具有扩张血管的作用,PGH_2 和 TXA_2 则具有收缩血管的作用。肝硬化患者前列腺素代谢异常,当缩血管物质多于扩张血管物质时,可促使肾衰竭的发生。

肝硬化或肝衰竭时,肝对白三烯(LTs)的摄取、灭活和 LTs 从胆汁排泄发生障碍,血中 LTs 浓度增高,使 LTs 经肾排泄途径增加。肾有丰富的 LTs 受体,LTs 浓度升高可导致肾血管收缩,肾血流量减少和肾内血流重新分布,使肾小球滤过率急剧下降,从而导致功能性肾衰竭。

(5)内毒素血症:内毒素血症在功能性肾衰竭的发病中具有重要作用。肝硬化伴有内毒素血症患者大多出现功能性肾衰竭,肝硬化不伴有内毒素血症患者则肾功能大多正常。目前认为,内毒素可直接引起肾血管阻力增大、肾血浆流量减少而导致功能性肾衰竭。

4. 肝肾综合征的临床表现

肝肾综合征的主要表现为:失代偿性肝硬化患者具有黄疸、肝脾增大、低清蛋白血症及门脉高压等症状,突然或逐渐发生少尿与氮质血症。

5. 肝肾综合征的治疗

肝肾综合征是严重肝功能损害继发急性肾衰竭,所以在治疗上关键是严重肝病本身及其并发症。至于肾衰竭,应从其可能的诱因和发病机制设法治疗。

(1)防治肾衰竭的诱因,禁用肾毒性、肝毒性及降低肾血流量的药物、避免过量利尿和大量放腹腔积液、防治消化道出血及感染、防治电解质失衡、肝性脑病、低血压及高血钾。

(2)支持疗法,优质低蛋白、高糖及高热量饮食,禁食植物蛋白。静脉滴注组合氨基酸(含 8 种必需氨基酸和组氨酸)0.25L,每日 1 次,或六合氨基酸(含赖氨酸、缬氨酸、亮氨酸、异亮氨酸、精氨酸、谷氨酸)0.25L,每日 1 次。

（3）应用改善肾血流量的药物。

1）血管紧张素Ⅱ（ATⅡ）转化酶抑制药及血管紧张素Ⅱ受体抑制药：巯甲丙脯酸25mg，每日3次；或洛汀新500mg，每日1次，可扩张血管，降低血管阻力，同时可降低肝脏摄取肾素的60%及抑制ATⅡ的形成。氯沙坦50mg/d，同洛汀新一样可改善肾功能（BuN↑、SCr↓、肾小球滤过率↑）。

2）前列腺素E_1（PGE_1）：其剂量为0.1μg/（kg·min）静脉滴注可扩张血管，改善血流量。但需防止低血压。

3）八肽加压素：是一种合成的血管加压药，可使动脉压升高，肾血管扩张，肾皮质血流量增加，剂量为0.0001U/min静脉滴注。

4）间羟胺：适用于高排出量、低阻力型功能性肾衰竭患者，剂量为200～1000μg/min静脉滴注，使血压较治疗前上升4～5kPa，可使心排出量降低，末梢阻力增加，尿量排钠量增多，肾功能改善。

（4）内毒素血症的治疗在肝硬化时，肠道内菌丛产生的内毒素不能被肝脏灭活。它既可使肝功能进一步恶化，又可做用于肾小动脉，引起急性肾衰竭。口服氨苄西林可减少肠道内毒素的生成，剂量为1g，每日3次。

（5）血液净化疗法腹膜透析、血液透析等均曾用于FIRS之治疗，理论上既可除去内毒素及代谢产物，又可改善水及电解质紊乱。但文献报道多数患者仍死于消化道出血、低血压及肝性脑病。

（6）手术疗法。

1）门-腔静脉吻合术，或腹膜颈静脉分流术，文献报道可获得可逆性恢复，但有待更多的临床实践。

2）肝移植为理想的治疗方法，术后肝功能及肾功能均可迅速恢复，1984年以来不断有成功的报道。

二、急性肝衰竭

急性肝衰竭是原来无肝病者肝脏受损后短时间内发生的严重临床综合征，病死率高。最常见的病因是病毒性肝炎。脑水肿是最主要的致死原因。除少数中毒引起者可用解毒药外，目前无特效疗法。原位肝移植是目前最有效的治疗方法，生物人工肝支持系统和肝细胞移植治疗急性肝衰竭处在研究早期阶段，是很有前途的新方法。

（一）概念

1970年，Trey等提出暴发性肝衰竭（FHF）一词，是指严重肝损害后发生的一种有潜在可逆性的综合征。其后有人提出迟发性或亚暴发性肝衰竭的概念。最近O'Grady等主张将ALF分为3个亚型。

1.超急性肝衰竭型

超急性肝衰竭型指出现黄疸7d内发生肝性脑病者。

2.急性肝衰竭型

急性肝衰竭型指出现黄疸8～28d发生肝性脑病者。

3.亚急性肝衰竭型

亚急性肝衰竭型指出现黄疸29～72d发生肝性脑病者。"急性肝衰竭"一词应该是一个比较宽泛的概念,它至少应该包括临床上大家比较熟悉的暴发性肝衰竭和亚暴发性肝衰竭。

(二)病因

1.嗜肝病毒感染及其他病原体感染

所有嗜肝病毒都能引起 ALF。急性病毒性肝炎是 ALF 最常见的原因,占所有病例的72%,但急性病毒性肝炎发生 ALF 者少于1%。

2.损肝药物

损肝药物种类繁多,药源性 ALF 的发生率有增高趋势。据报道,对乙酰胺基酚(扑热息痛)过量是英国 ALF 的主要病因;印度4.5%的 ALF 由抗结核药引起;日本25%的特发性 ALF 系服用托屈嗪(乙肼苯哒嗪,todralazine)所致。

3.毒物中毒

种类也很多,如毒蕈、四氯化碳、磷等。美国和法国报道,每年都有业余蘑菇采集者因毒蕈中毒引起 ALF 而死亡。

4.其他

其他病因如肝豆状核变性、Budd – Chiari 综合征、Reye 综合征、妊娠期脂肪肝、转移性肝癌、自身免疫性肝炎、休克、过高温及过低温等。

(三)症状

早期症状缺乏特异性,可能仅有恶心、呕吐、腹痛、脱水等表现。随后可出现黄疸、凝血功能障碍、酸中毒或碱中毒、低血糖和昏迷等。精神活动障碍与凝血酶原时间(PT)延长是 ALF 的特征。肝性脑病可分4期:Ⅰ期表现精神活动迟钝,存活率约为70%;Ⅱ期表现行为失常(精神错乱、欣快)或嗜睡,存活率约为60%;Ⅲ期表现昏睡,存活率约为40%;Ⅳ期表现不同程度的昏迷,存活率约为20%。

(四)治疗措施

ALF 的临床过程为进行性多器官功能衰竭,除中毒引起者可用解毒药外,其余情况均无特效疗法。治疗目标是维持生命功能,期望肝功能恢复或有条件时进行肝移植。

1.一般措施

密切观察患者精神状态、血压、尿量。常规给予 H_2 受体拮抗药以预防应激性溃疡。皮质类固醇、肝素、胰岛素、胰高血糖素无明显效果。抗病毒药未被用于治疗 ALF,近期有报道试用拉米夫定者。

2.肝性脑病和脑水肿

肝性脑病常骤起,偶可发生于黄疸之前。常有激动、妄想、运动过度,迅速转为昏迷。有报道氟马西尼至少能暂时减轻昏迷程度。Ⅳ期肝性脑病患者75%~80%发生脑水肿,是 ALF 的主要死因。提示颅内压增高的临床征兆有:①收缩期高血压(持续性或阵发性);②心动过缓;③肌张力增高,角弓反张,去皮质样姿势;④瞳孔异常(对光反射迟钝或消失);⑤脑干型呼吸,呼吸暂停。颅内压可在临床征兆出现前迅速增高,引起脑死亡,应紧急治疗。

过去常规从胃管注入乳果糖,但在 ALF 未证实有肯定疗效。新霉素可能加速肾衰竭的发展。甘露醇可提高 ALF 并发Ⅳ期肝性脑病患者的存活率,有颅内压增高的临床征兆或颅内压超过 2.7kPa(20mmHg)者,可用甘露醇 0.5~1.0g/kg(20% 溶液)静脉滴注,20min 内注完;如有足够的利尿效应,血清渗透压仍低于 320mmol,可在需要时重复给药。据报道 N – 乙酰半胱氨酸(NAC)对所有原因引致的 ALF 都有效,它能通过增加脑血流和提高组织氧消耗而减轻脑水肿。

3. 预防和控制感染

早期预防性应用广谱抗生素无效,而且会引致有多种抵抗力的细菌感染。部分(30%以上)并发感染者无典型临床征兆(如发热、白细胞增多),应提高警觉,早期发现感染并给予积极治疗是改善预后的关键。

4. 治疗凝血功能障碍

ALF 患者几乎都有凝血功能障碍。由于应用 H_2 受体拮抗药和硫糖铝,最常见的上消化道出血已显著减少。预防性应用新鲜冷冻血浆并不能改善预后,只有在明显出血、准备外科手术或侵入性检查时才用新鲜冷冻血浆或其他特殊因子浓缩物。血小板少于 $50000/mm^3$ 者,可能需要输血小板。

5. 处理肾衰竭

约 50% ALF 患者发生少尿性肾衰竭。对乙酰胺基酚诱发的肾衰竭可无肝衰竭,预后良好。非对乙酰氨基酚 ALF 发生肾衰竭,通常伴有肝性脑病、真菌感染等,预后不良。常用低剂量多巴胺维持肾的灌注,但疗效未得到对照研究的证实。血肌酐 $>400\mu mol/L$、液体过量、酸中毒、高钾血症和少尿性肾衰竭合用甘露醇者,要选用肾替代疗法。持续性血液过滤(动脉静脉或静脉 - 静脉)优于间歇性血液过滤。由于衰竭的肝合成尿素减少,血浆尿素监测不是 ALF 肾功能的良好观察指标。

6. 处理心血管异常

ALF 心血管异常的临床表现以低血压为特征。其处理措施是在肺动脉楔压和心排出量监测下补液,如补液改善不明显要用血管加压药。肾上腺素和去甲肾上腺素最常用;血管紧张素 II 用于较难治病例。尽管血管加压药有维持平均动脉压的疗效,但减少组织氧消耗,其应用受到明显限制(可同时应用微循环扩张药前列环素等)。

7. 处理代谢紊乱

ALF 患者通常有低血糖。中枢呼吸性碱中毒常见,低磷血症、低镁血症等也不少见。对乙酰氨基酚过量代谢性酸中毒与肾功能无关,是预测预后的重要指标。

8. 肝移植(OLT)

肝移植(OLT)是目前治疗 AFL 最有效的方法。OLT 患者选择非常重要,O'Grady 等根据病因提出的 ALF 患者做 OLT 的适应证,可供参考。OLT 绝对禁忌证为不能控制的颅内高压、难治性低血压、脓毒血症和成年人呼吸窘迫综合征(ARDS)。

9. 辅助肝移植

辅助肝移植即在患者自身肝旁置入部分肝移植物(辅助异位肝移植),或切除部分自身肝后在原位置入减少体积的肝移植物(辅助原位肝移植)。移植技术困难,术后并发症发生率高。

10. 生物人工肝(BAL)

理论上启用人工肝支持系统帮助患者渡过病情危急阶段是最好的治疗方法。非生物人工肝支持系统疗效不理想。BAL 已试用于临床,疗效显著。

11. 肝细胞移植

肝细胞移植治疗 ALT 是可行和有效的。需进一步研究如何保证肝细胞的高度生存力和代谢活力,并了解最适合的细胞来源(人、动物或胎肝细胞)和置入途径(腹腔内、脾内或经颈静脉的门静脉内置入）。

（五）预防措施

急性肝衰竭的病死率较高，应尽量防避其发生。临床上能做到的是用药时注意对肝的不良作用。例如，结核病用利福平、乙硫异烟胺或吡嗪酰胺等治疗时，应检查血转氨酶、胆红素等，如发现肝功能有改变，应及时更改药物。外科施行创伤性较大的手术，术前应重视患者的肝功能情况，尤其对原有肝硬化、肝炎、黄疸、低蛋白血症等病变者，要有充分的准备。麻醉应避免用肝毒性药物。手术和术后过程中要尽可能防止缺氧、低血压或休克、感染等，以免损害肝细胞；术后要根据病情继续监测肝功能，保持呼吸循环良好、抗感染和维持营养代谢，对肝起良好作用。

（六）护理要点

1. 卧床休息，开始禁食蛋白质，昏迷者可鼻饲。注意脑水肿，心力衰竭，低血压。

2. 按昏迷护理常规进行护理，保持呼吸道通畅，给予氧气，必要时气管切开。

3. 密切观察 T、P、R、BP、神志及伴随症状、体征，记录出入量。

4. 观察治疗效果，药物的不良反应。

5. 协助指导患者及家属了解与疾病有关的知识。

6. 抑制肠内细菌，口服新霉素、乳果糖、静脉滴注谷氨酸钾。

7. 防止出血，可静脉滴注止血药物、维生素 K_1 或新鲜血。

8. 必要时将患者放置隔离室，按消化道隔离处理。

（七）急性肝衰竭的治疗展望

1. 针对病因和发病机制的治疗展望

在欧美国家，约 50% 的急性肝衰竭为药物的肝毒性作用，其中 40% 为对乙酰氨基酚中毒，约 20% 的患者不明原因。未来的应对策略是通过立法限制对乙酰氨基酚的过量应用，减少由其引起的 FHF 发病率；寻找不明原因 FHF 的致病因子；开发有效的人工肝系统，使患者获得自发性肝再生或接受肝移植。在东南亚，HBV 感染是 FHF 最重要的原因。慢性 HBV 携带者或慢性乙型肝炎可以自发性地或在应用免疫抑制药后诱导再活动和 FHF。在中国港台地区，新生儿普遍接种乙型肝炎疫苗后，婴儿死于 FHF 的比例下降。对 HBsAg 阳性的同种异体骨髓移植和肾移植患者在手术前后预防性应用拉米夫定可降低术后 HBV 再活动和 FHF 的发病率。严重肝病特别是 FHF 时常出现"全身炎症反应综合征（SIRS）"。在欧美国家，接近 80% 的对乙酰氨基酚中毒所致的 FHF 在肝功能进一步恶化之前存在明确的 SIRS，SIRS 与肝性脑病脑水肿的恶化和死亡直接相关。因此，防治 FHF 患者发生 SIRS 对缓解病情、争取治疗机会将大有裨益。FHF 患者常存在肝大块坏死、凋亡，对病毒或药物介导的肝细胞死亡相关信号通路进行深入研究并直接加以阻断将有助于防止病情恶化。核转录因子 NF2κB 与多种细胞因子和炎症介质的合成有关，应用 NF2κB 钓饵寡脱氧核苷酸能明显减轻 FHF 小鼠肝损伤，提高其存活率。小双链干扰 RNA（siRNA）是使哺乳动物细胞基因沉默的强大工具。粒细胞集落刺激因子亦能增强 FHF 大鼠肝再生，改善肝性脑病。上述实验结果有助于开辟新型的基因治疗途径。

2. 人工肝支持系统（ALSS）

ALSS 简称人工肝（AL），它通过体外循环方式为肝衰竭患者代偿肝功能，直至自体肝恢复或获得肝移植机会。AL 通常分非生物型（物理型、中间型）、生物型和混合型。近年来采用新型生物材料和技术,研制出一些新的装置和联合方法,如 Biologic2DT 系统、分子吸附再循环系统(MARS)、连续性血液透析滤过和连续性血液净化疗法等。尤其是 MARS 通过类似血液透析中的"高智能"膜来转运处理肝衰竭患者体内的水溶性毒素,选择性地清除清蛋白结合毒素,该系统已进入Ⅲ期临床。生物人工肝(BAL)的核心成分是肝细胞,核心装置是生物反应器。然而,单纯靠 BAL 支持治疗后能存活的 FHF 患者为数极少。研究 BAL 与偏重解毒的物理人工肝和(或)中间型人工肝联合起来的混合型 AL,显示了比生物型、非生物型人工肝更好的临床效果,可能代表人工肝将来的发展方向。

(李旭刚)

第十一节　病毒性肝炎

病毒性肝炎(virus hepatitis,VH)是由各种肝炎病毒引起的以肝脏炎性病变为主的全身性传染性疾病。具有传染性强、流行面广、发病率高等特点,在我国发病率大约为 10%。目前确定的肝炎病毒有:甲(HAV)、乙(HBV)、丙(HCV)、丁(HDV)、戊(HEV)、己(HFV)和庚(HGV)型等 7 种,各自引起相应的肝炎,各型间无交叉免疫。

HAV、HEV 多呈急性自限性感染;HBV、HCV 既可致急性肝炎,也可致慢性化,部分发展为肝硬化,少数发生肝细胞癌;HDV 多和 HBV 重叠或同时感染;HGV 可致急、慢性肝炎。我国的病毒性肝炎以甲、乙、丙 3 型为主,戊型也呈区域发病趋势。传播途径主要是消化道和血液。临床分有急性肝炎、慢性肝炎、重症肝炎和淤胆型肝炎等 4 型。可并发脑病、肾病、心脏病和甲状腺、胆道、胰腺等疾病,以及胃损害等。少数可导致肝硬化,有的还可能发展成原发性肝癌。

本病属于中医学"黄疸""胁痛""鼓胀""虚劳"等范畴,现称"肝热病""肝瘟"。

一、诊断要点

(一)症状

1. 黄疸

黄疸是急性黄疸型肝炎、淤胆型肝炎等的主要症状。先是小便变黄,继而巩膜黄染和皮肤发黄,多伴皮肤瘙痒。

2. 疲劳

各型病毒性肝炎均会出现。表现为不耐劳作、四肢乏力、下肢酸软、周身酸楚、休息后不易恢复等。

3. 消化功能紊乱

各型病毒性肝炎均有不同程度存在,一般经粪 - 口传染的甲型、戊型肝炎表现明显;经血液 - 刺注等传染的各型肝炎较轻或不明显。主要表现是食欲缺乏,或恶心呕吐、口苦、厌油、腹胀、腹泻或便秘等。

4. 肝区疼痛

急性期多为胀痛、刺痛或游走性疼痛;慢性期多为隐痛、轻微胀痛或不舒服。疼痛可随情绪、气候而变。

5. 其他

可出现出血倾向,有的还会有水肿、腹腔积液,甚至神志异常等。

（二）体征

患者可出现肝大,并有压痛、叩击痛,并伴有脾大,重症肝炎、慢性肝炎可有肝掌、蜘蛛痣和面呈晦暗色,甚至出现出血、腹膨胀(腹腔积液)、腹壁静脉曲张、足跗肿等。部分患者还可有肝外的各种体征表现。

二、鉴别诊断

1. 中毒性肝炎

有服用药物(如磺胺药、抗结核药、镇静药、抗生素、退热药、化疗药等)、毒物(如毒蘑菇、青鱼胆、苍耳子)和嗜酒等既往史,均可造成肝脏损伤,而表现肝功能异常,然病原学测定可以鉴别。

2. 感染性肝病

如钩端螺旋体病、传染性单核细胞增多症、细菌性肝脓肿、肝结核和肝阿米巴病、肝血吸虫病等都可引起肝功能异常,但从病史、临床特征以及 B 超、CT、病原学和其他实验室检查,能得到区别。

3. 肝外梗阻性黄疸

常见的有胆总管结石,此外,如胰头癌、胆管胰腺壶腹癌、胆总管或肝胆管癌、原发性肝癌等均可出现梗阻性黄疸,但临床特征,特别是 B 超、十二指肠镜逆行胆道造影、经皮经肝胆道造影、腹部平片和 CT,以及相关检验、病原学检测等有助于鉴别。

4. 其他

如脂肪肝、胆汁性肝硬化和妊娠黄疸等,通过相关性检验和 B 超等可以鉴别。

三、治疗

（一）依证治疗

1. 肝胆湿热证

症候:身目俱黄,黄色鲜明,胁肋疼痛,脘闷腹胀,食欲缺乏,恶心呕吐,口苦而干,困倦乏力,或伴皮肤瘙痒,小便黄赤,大便秘结或溏黏;舌红、苔黄腻,脉弦滑数。

病机:湿热阻滞,肝胆不利。

治法:清热利湿,疏肝利胆。

方药:龙胆泻肝汤合茵陈蒿汤加减:茵陈、车前草各 15g,赤芍 12g,龙胆草、栀子、黄芩、大黄、连翘各 10g,厚朴、柴胡各 6g,甘草 3g,薏苡仁 30g。

2. 湿邪困脾证

症候:脘闷腹胀,或身目俱黄,黄色晦暗,口淡不欲饮,胁肋疼痛,头重身困,恶心呕吐,食欲缺乏,小便清或黄,大便稀溏;舌淡红或体胖或齿印、苔白腻,脉沉濡。

病机:湿困脾胃,肝气郁滞。

治法:健脾化湿,疏肝和胃。

方药:胃苓汤合四逆散加减:柴胡、苍术、厚朴、茵陈、茯苓、猪苓、泽泻、佩兰、炒白芍、半夏各 10g,白蔻、陈皮各 6g。

3. 肝郁气滞证

症候:胁肋胀痛,脘痞腹胀,恶心嗳气,纳食不香,或心烦易怒,情绪不稳;舌淡红、苔薄,脉弦。

病机:肝气郁滞,横逆犯胃。

治法:疏肝理气,解郁和胃。

方药:柴胡疏肝散加减:柴胡、枳壳、白芍、半夏、竹茹、郁金、香附各10g,陈皮6g,甘草3g。

4. 肝郁脾虚证

症候:胁肋胀痛,烦躁易怒,食后腹胀或腹胀午后加重,恶心嗳气,倦怠乏力,食欲缺乏,小便清,大便溏软;舌淡红、苔薄白,脉细弦。

病机:肝郁气滞,脾失健运。

治法:疏肝理气,健脾益气。

方药:柴芍六君子汤:人参4.5g,白术、茯苓、白芍、半夏各10g,陈皮、柴胡各6g,甘草3g。

5. 肝郁血瘀证

症候:胁肋刺痛,痛有定处,肝脾大;面色晦暗,肌肤甲错,蜘蛛痣,肝掌;舌紫暗或瘀斑、苔薄,脉弦涩。

病机:肝郁气滞,瘀血内结。

治法:疏肝理气,活血化瘀。

方药:血府逐瘀汤加减:丹参、赤芍、生地黄各15g,当归、丹皮各12g,柴胡、枳壳、桃仁、红花、牛膝各10g,莪术6g。

6. 肝肾阴虚证

症候:胁痛隐隐,腰酸膝软,口干咽燥,头昏目眩,低热失眠,手足心热,小便淡黄,大便燥结;舌红、苔少或无,脉弦细数。

病机:肝肾阴虚,心神失养。

治法:滋补肝肾,养心安神。

方药:滋水清肝饮加减:熟地黄、山药各15g,山茱萸、茯苓、丹皮、枸杞、白芍、泽泻、川楝子、酸枣仁各10g,栀子6g,甘草3g。

7. 脾肾阳虚证

症候:畏寒肢冷,腰膝酸软,食欲缺乏,神疲肢乏,小便清少,大便溏稀;面色不华或晦暗,下肢水肿或腹腔积液;舌淡胖、苔白,脉细弱。

病机:脾肾阳虚,水湿停留。

治法:温补脾肾,壮阳利水。

方药:济生肾气丸:熟地黄、山药、茯苓、丹皮、泽泻、山茱萸、牛膝、车前子各10g,附子、肉桂各4.5g。

8. 气血两燔证

症候:发病急骤,黄疸迅速加深,色黄如金,高热烦躁,口渴引饮,小便黄赤,大便或干,甚则神昏谵语,或衄血、便血、尿血等;舌红绛、苔黄燥,脉滑数。

病机:疫毒内侵,气血两燔。

治法:清气解毒,凉血散血。

方药:清瘟败毒饮加减:石膏、茵陈各30g,水牛角粉、赤芍各15g,丹皮、茜草各12g,黄芩、连翘各 10g，黄连、栀子、大黄、甘草各 6g。神昏谵语，配服安宫牛黄丸等。

（二）依因治疗

各型肝炎病毒是发生病毒性肝炎的主要原因，研究发现可抑制甲肝病毒的药物有板蓝根、大青叶、大黄、茵陈、厚朴等；抑制乙肝病毒的有虎杖、大黄、贯众、黄柏、苦参、夏枯草、板蓝根、连翘、叶下珠、野菊花、败酱草、山豆根、白花蛇舌草、茵陈、金钱草、茯苓、蚕砂、白术、桑寄生、刘寄奴、旱莲草、柴胡、肉桂等。临床治疗时，可在依证治疗的基础上，加用适证的各类抗肝炎病毒药。

（三）依症治疗

病毒性肝炎出现黄疸、发热、胁痛、呕血、腹腔积液等症状突出时应对症治疗。

（四）依理治疗

病毒性肝炎的主要病理改变，一方面肝炎病毒本身在肝内的繁殖；另一方面，由于细胞免疫和体液免疫对肝炎病毒的应答，并激发自身免疫反应和免疫功能紊乱，致使肝细胞的炎变乃至坏死性改变，进一步发展则将造成肝内纤维结缔组织异常增生，成为肝纤维化乃至肝炎后肝硬化，还可损伤肝外组织和器官。这些变化，可以用中医的理论认识，进行微观辨证用药，也可以依据中药的现代作用，再依证选药或加药。抗感染可选用清热、祛湿、理气、活血，甚至益气、养阴等法。研究表明，齐墩果酸片（女贞子、连翘提取物）、垂盆草、鸡骨草、葫芦素片、水飞蓟、螃蜞菊、苦参等，能减轻肝细胞间质炎症反应，促进肝细胞再生与修复；黄芪、白术、茯苓、黄精、当归、女贞子、连翘等，有抗肝损伤、促进清蛋白合成的作用。降酶有联苯双酯（五味子单味合成剂）、苦参碱、肝炎灵（山豆根制剂）、垂盆草、甘利欣（甘草制剂）、田基黄、连翘、败酱草等；抗纤维化有丹参、桃仁、当归、红花、泽兰、三七、莪术、冬虫夏草、黄芪、黄精、茯苓、甘草、苦参、柴胡等；人参、党参、黄芪、绞股蓝、白术、黄精、当归、刺五加、冬虫夏草、鹿茸、淫羊藿、菟丝子、灵芝、枸杞子、地黄等能增强免疫功能，大黄、红花、郁金、蒲黄等有免疫抑制作用。

（五）其他治疗

1. 成药

（1）片仔癀茵胆平肝胶囊：由茵陈、龙胆草、黄芩、栀子、猪胆膏、白芍、当归、甘草等组成。清热利湿，适用于病毒性肝炎肝胆湿热证，有保肝作用；无明显毒副反应。制剂规格：每粒 0.5g。2 粒/次，3 次/日，餐后开水送服。

（2）复方益肝丸：由茵陈、板蓝根、龙胆草、杏仁、夏枯草、车前子、丹参、大黄等组成。清化、疏肝、化瘀，适用于病毒性肝炎肝胆湿热、气滞血瘀证，有保肝、提高免疫功能、抗乙型病毒和抗疲劳等作用；无明显毒副反应。每次 4g，3 次/日，餐后开水送服。

（3）利肝隆片：由板蓝根、黄芪、甘草、五味子、郁金、茵陈、当归、刺五加组成。疏肝健脾、清热祛湿，适用于病毒性肝炎肝郁、脾虚、湿热证，主要有保肝、降低谷丙转氨酶、促进肝蛋白质合成和肝坏死再生等作用。5 片/次，3 次/日，餐后开水送服。

（4）慢肝养阴胶囊：由北沙参、枸杞、麦冬、川楝、五味子、当归、地黄、党参、桂枝、人参组成。养阴清热，滋补肝肾，适用于慢性肝炎肝肾阴虚证，主要有保肝、增强免疫功能，等作用；无明显毒副反应。制剂规格：每粒 0.25g。4 粒/次，3 次/日，餐后温开水送服。

2. 针灸

（1）体针

1）穴位：合谷、外关、足三里、阳陵泉、阴陵泉、中封。

2）方法：3～5穴/次。依证针施补、泻，必要时加灸，1次/日。

（2）耳针

1）穴位：主穴，肝、胆、脾、胃；配穴，胰腺（纳呆）、神门、皮质下（胁痛）。

2）方法：3～5穴/次。中等刺激，1次/日。

四、疗效判断标准

（一）急性肝炎

1. 临床治愈

主要症状消失；肝脾恢复正常或回缩，肝区无明显压痛和叩痛；肝功能恢复正常。不要求乙型肝炎病毒复制指标阴转。

2. 基本治愈

临床治愈各项指标随访半年无异常改变者。乙型肝炎患者血清乙型肝炎病毒复制标志物阴转。

3. 治愈

临床治愈各项指标随访1年无异常改变者。病毒标志物全部阴转。

（二）慢性乙型肝炎

1. 显效

症状消失；肝脾恢复正常或回缩，无明显压痛及叩痛；肝功能恢复正常；HBV DNA、HBeAg、HbsAg均阴转。以上各项指标稳定6个月以上者。

2. 有效

症状明显减轻或消失；肝脾大稳定不变，无明显压痛及叩痛；肝功能恢复正常或较治疗前异常值下降50%以上，HBV DNA、HBeAg、HBsAg有1项阴转。以上各项指标稳定并持续3个月以上者。

3. 无效

未达到上述标准者。

（三）慢性丙型肝炎

1. 显效

症状消失；肝脾恢复正常或回缩，无明显压痛及叩痛；ALT复常或HCV RNA阴转。以上各项指标稳定6个月以上。

2. 有效

症状明显减轻或消失；肝脾大稳定不变，无明显压痛及叩痛；ALT复常或HCV RNA阴转。以上各项指标稳定3个月以上。

3. 无效

未达到上述标准者。

五、转归与预后

急性肝炎的预后一般较好，尤其是甲型肝炎；而乙型肝炎容易转为慢性肝炎，部分亦可发生肝硬化及肝癌；丙型肝炎预后不理想，较乙型肝炎更多发展成慢性和肝硬化。丁型肝炎与乙型肝炎相伴发病时,预后不理想,而丁型肝炎病毒与 HBsAg 携带重叠感染可有自限倾向;戊型肝炎一般不发展或转为慢性,病死率 1% ~ 2%;庚型肝炎对肝脏的损害程度与甲肝、乙肝相同,约有 16% 重型肝炎患者感染了庚型肝炎。重症肝炎的预后差,病死率极高,一般达 60% ~ 70% 以上,幸存者也常发展为坏死后肝硬化。从中医理论分析,本病初起为湿热兼表证;若湿热瘀阻血脉,损伤肝胆,胆汁外溢而发为黄疸。黄疸有阳黄、阴黄之别;如湿热蕴毒炽盛,则黄疸加深,或吐血、呕血,甚则毒热内陷,侵犯心包,则可出现躁动、谵语、神昏等急黄之症。急黄为阳黄之重症,病情至此最为危重,应及时采取一切措施加以积极救治,否则进一步发展,可出现闭证与脱证,甚或死亡。病久迁延易出现肝郁气滞、肝胃不和、气滞血瘀等证;或由于过用苦寒燥湿之药,久之而致肝阴被耗,久病及肾,出现肝肾阴虚之证。湿为阴邪,易伤人阳气,若伤及脾阳,可致脾肾阳虚。

六、康复

1.药物

病毒性肝炎经有效治疗后,症状消失、肝功正常,但肝脏炎症及肝外一些病变的恢复,还需假以时日,除继续依证治疗外,尤重脾胃功能的恢复和气血的调理,常用方如四君子汤、资生丸、参苓白术散或益胃汤等加减。

2.饮食

饮食调理,要依证配食,一般宜选优质、清淡、可口的食品,注意营养的合理、全面,严禁油腻、炸烤、辛辣食品和酒等。可选用薏苡仁、荷叶粥、莲子、红枣羹等。

3.其他

要保持心情稳定乐观,避免不良刺激,尤其慢性肝病患者,由于长期反复发作,影响学习与生活,有的甚至丧失信心,或忧思郁虑,均要注意"精神内守,情志安宁",方利于疾病恢复。要适当而合理的休息,并注意适当体育活动,以增强体质,促进恢复。

七、现代研究

(一)理论探讨

本病主要有肝胆湿热、疫毒蕴结、肝郁脾虚、湿阻阳遏、肝肾阴虚、痰瘀阻络 6 个证型,其中属实证 4 个,虚实相兼和虚证各 1 个。涉及的脏腑有肝、胆、脾、肾,病理变化有湿、热、痰、毒、气、血、阴、阳;病因邪气为湿热杂气,发病有新感、伏邪两途。表明病在肝,而与多个脏腑有关,具有全身性病理反应。通过对本病的微观探索,有学者发现,脾气虚弱型免疫状态明显低下,肝胆湿热型则正常或接近正常;有学者发现,湿热中阻型最易发生 HBV 前 C 区突变,脾肾阳虚型最不易发生 HBV 前 C 区突变。还有人观察到,乙肝的脾气虚弱型,CD4$^+$/CD8$^+$明显低于正常;肝胆湿热型,CD4$^+$/CD8$^+$正常或接近正常。从 CD28$^+$、CD8$^+$看,湿热中阻型明显升高;从 CD28$^+$、CD4$^+$看,其应答强弱顺序为:肝肾阴虚型 > 肝郁脾虚和湿热中阻型 > 瘀血阻络型。与细胞因子的相关性研究认为,湿热内阻型(肝胆湿热证)和瘀血阻络型血清肿瘤坏死因子 TNF - α 明显升高,肝郁脾虚型和脾肾阳虚型最低。湿热中阻、肝郁脾虚、肝肾阴虚、瘀血阻络、脾肾阳虚 5 型血清干扰素(INF)- γ 水平升高,肝郁脾虚者 INF - γ 与肝肾阴虚、瘀血阻络、脾肾阳虚差异明显。ALT、AST、TBIL 在肝胆湿热(湿热中阻型)中含量最高,ALT 在瘀血阻络型和脾肾阳虚型最低;AST/ALT 以湿热中阻型为最高;在对无或少症状为表现的慢性乙型肝炎隐证型研究中发现,其与肝郁脾虚型最为接近,PⅢP、CIV、LN 瘀血型增多。与乙肝组织病理学的炎症分级,提示肝郁、湿阻、阴虚、阳虚、瘀阻的发展变化,其病理学基础是肝脏炎症的逐渐加剧、纤维化程度的不断加重。

(二)治疗观察

1. 分证型治疗

急性肝炎临床可分为急性黄疸型、急性无黄疸型。急性黄疸型又分为阳黄、阴黄。阳黄分为湿重于热、湿热并重、湿热毒盛。急性无黄疸型分为肝热脾湿、肝郁气滞、肝胃不和。治疗基本方有茵陈蒿汤、甘露消毒丹。自拟方有虎杖解毒汤、解毒凉血方、六草二苓汤、肝炎合剂、肝炎Ⅰ号、急肝汤等。

2. 固定方治疗

固定方有清肝汤(茵陈、黄芩、炒栀子、牡丹皮、丹参、党参、茯苓、垂盆草、白术、陈皮等)、治肝灵口服液(丹参、大黄、茵陈、柴胡、白芍、郁金、田基黄、炒白术等)、乙肝解毒汤(大青叶、板蓝根、丹参、黄芪、金钱草等)、当归愈肿散(当归、黄芪、制大黄、苦参、鳖甲、瓜蒌、垂盆草等)、澳毒清颗粒(虎杖、地耳草、丹参、茵陈、苦参、猪苓、地骨草、太子参、柳杖等)、壮肝逐瘀煎(灵芝、黄精、绞股蓝、枸杞子、当归等)、疏肝健脾活血汤(柴胡 12g,白芍 20g,白术、丹参、郁金、赤芍各 5g,茯苓、薏苡仁、虎杖、白花蛇舌草各 30g)、乙肝平(半枝莲、土茯苓、丹参、龙胆草等)随证加减、益肝养阴丸(黄芪、白术、防风、山药、薏苡仁、川楝子、郁金、木香、沙参、五味子、白芍、枸杞子、当归、丹参、山楂、贯众)等。此外,软肝煎(鳖甲、丹参、女侦子、水红花子、郁金等)、疏肝理脾片(柴胡、枳实、党参、茯苓、白术、白芍、当归、茜草、白茅根、地龙、鳖甲等)均针对病毒性肝炎及肝纤维化、肝硬化的不同病机、证型在中医理论指导下制成专方进行治疗,疗效均在 80%~90%。柴胡疏肝散、小建中汤、补中益气汤治疗可以较快地改善慢肝的临床症状及体征,改善肝功能,促使乙肝病毒血清标志好转。六味地黄汤加当归、黄芪、枸杞子,能明显改善全血细胞、血清清蛋白、ALT。一贯煎用于慢乙肝肝肾阴虚、瘀血阻络型。乙肝宁颗粒(由黄芪、党参、丹参、茵陈、白花蛇舌草等 10 味中药组成)有显著降低 ALT、SB 及 TTT 作用。

3. 单昧药治疗

苦参碱注射液可改善患者症状和体征,如乏力、食欲缺乏、腹胀、肝区痛、肝脾大等,提高肝炎病毒标志物 HBeAg 和 HBV DNA 的阴转率,对 HBV 的复制有一定的抑制作用;并可降低转氨酶和胆红素。

(代　双)

第十二节　原发性肝癌

原发性肝癌(Primary carcinoma of the liver)是我国常见的恶性肿瘤之一。病死率很高,在恶性肿瘤死亡顺位中仅次于胃、食道而居第三位。我国每年死于肝癌约 11 万人,占世界肝癌死亡人数的 45%。近年来我国肝癌的防治研究取得了重大进展,亚临床肝癌和小肝癌的手术切除后 5 年生存率已达 70% 左右,处于世界领先水平。本病可发生于任何年龄,以 40~49 岁为多。男女之比为(3~5):1。

根据肝癌的临床表现,多包括在中医的肝积、肝壅、痞气、积聚、臌胀、黄疸等病证的范畴。

一、病因病理

1. 病因

肝癌的病因迄今不清,根据高发区流行病学调查,可能与下列因素有关。

(1)病毒性肝炎和肝硬化

①肝癌患者血清中乙型肝炎标志物高达90%以上;②肝癌高发区HBsAg阳性者发生肝癌机会比阴性者高$6\sim50$倍;③我国肝癌患者中单纯整合型HBV – DNA占51.5%;④HBV的X基因可改变HBV感染的肝细胞的基因表达与癌变可能有关;⑤肝炎后肝硬化发生肝癌者也很高,肝癌和肝硬化合并率83.6%,肝硬化与肝癌伴发率为49.9%,其中大结节性肝硬化占73.3%;⑥丙型、丁型肝炎也与肝癌发生密切相关。

(2)黄曲霉毒素:在肝癌高发区粮油、食品受黄曲霉毒素B_1污染的情况比较严重,与肝癌发生也很有关系。

(3)细胞癌基因:在肝癌及癌旁组织中发现多种癌基因,其在肝癌发生中的作用,还有待于继续研究。

(4)其他:可能与亚硝胺类、偶氮苯类、营养不良、遗传因素、饮水污染等因素有关。

2. 病理

原发性肝癌80%为肝细胞癌,20%为胆管细胞癌,两者混合者十分少见。

(1)巨体分型:①巨块型:较多见,直径可达10cm以上,质硬,易液化、坏死及出血。②结节型:最多见,多在肝右叶有大小不等的癌结节,常伴有肝硬化。③弥散型:较少见,有米粒至黄豆大的癌结节散布全肝,肝大不显著,患者往往因肝衰竭而死亡。近年来提出小肝癌的标准,一般指直径在<5cm或癌结节≤2个且最大直径<3cm者。

(2)组织学分型:可分为肝细胞型、胆管细胞型和混合型3类。此外,尚有特殊类型的纤维板层型及透明细胞癌。这两型恶性程度均较低,预后较好。

3. 转移

(1)肝内转移:肝癌最易侵犯门静脉分支并形成癌栓,脱落后在肝内引起多发性转移灶。

(2)肝外转移:通过血行转移至肺、脑、肾上腺、肾及骨等部位;或由淋巴转移至肝门淋巴结;偶可种植在腹膜及横膈、胸腔及卵巢等处。

二、诊断

(一)临床表现

1. 亚临床期

按照肝癌的发展过程可分为亚临床期和中、晚期。前者是指临床无明显肝癌症状与体征,相当于Ⅰ期肝癌。瘤体约$3\sim5.0$cm,体积较小。甲胎蛋白浓度较低,肝功能较好,诊断困难。肿瘤包膜完整率较高,切除率亦高,术后5年生存期高。本期平均为8个月。

2. 中、晚期

一旦出现肝癌典型表现,病情发展很快,不久可出现黄疸、腹腔积液、肺转移,以至广泛转移、恶病质等晚期表现。中、晚期共为6个月左右。肝癌发展至晚期时,瘤体直径已达10cm左右,治疗较为困难。

临床表现：①肝区疼痛。②肝大及血管杂音；肝常呈进行性肿大质硬有压痛；约有半数患者在肿块部位可听到吹风样血管杂音，此体征颇具诊断价值。③门静脉高压征象如脾大及腹腔积液等。④肝硬化表现。⑤黄疸，常在晚期出现。

3. 全身表现及伴癌综合征

全身表现及伴癌综合征常有发热、进行性消瘦、乏力、食欲缺乏、腹胀、腹泻、营养不良和恶病质等。部分肝癌患者有伴癌综合征：①低血糖症。②红细胞增多症。③高钙血症。④纤维蛋白原血症。⑤血小板增多症。⑥肝卟啉症等。

4. 并发症

并发症常见的有：①上消化道出血。除食管、胃底静脉曲张破裂出血外，可因胃肠道黏膜糜烂、溃疡出血。②肝昏迷。③肝癌结节破裂出血。④继发感染。

5. 临床分期

Ⅰ期：无明显症状和体征，又称亚临床期。

Ⅱ期：出现临床症状或体征，但无Ⅲ期表现者。

Ⅲ期：有明显恶液质、黄疸、腹腔积液，或远处转移之一者。

三、实验室及影像学检查

1. 血清学

（1）甲胎蛋白（AFP）：AFP 是当前诊断肝细胞肝癌最特异的标志物。若甲胎蛋白浓度大于 $200\mu g/L$ 以上持续 8 周，或大于 $400\mu g/L$ 持续 4 周并能排除妊娠、活动性肝病、生殖腺胚胎肿瘤等，可诊断原发性肝癌。甲胎蛋白浓度大致与肝癌大小有关，但约 10% 的肝癌的 AFP 浓度正常，另有 20% 的病例呈低浓度，达不到诊断标准。

（2）其他肝癌标志物：血清 AFP 阴性的原发性肝癌，下述一些癌胚特性的同乙酶和异质体，对肝癌诊断有较高价值。①甲胎蛋白异质体（Fuc AFP）；②血清岩藻糖苷酶（AFu）；③r - GT 同乙酶（GGTⅡ）；④ M_2 型丙酮酸激酶（M_2 - pyk）；⑤同乙铁蛋白（AIF）；α_1 - 抗胰蛋白酶（AAT）；⑥醛缩酶同乙酶 A（ALD - A）。

2. B 超检查

B 超检查呈光团或实性暗区，肝癌液化坏死时则呈液性暗区。巨块型肝癌可见强回声，低回声或混合型肿块 3 种图像。直径 <2cm 的肿瘤常见低回声结节型；2～3cm 者显示低回声与周围低回声频率相同；3～5cm 者多为周围低回声；5cm 以上者多为高回声或混合回声。

彩色多普勒超声可检出肿瘤周边及内部异常动脉血流及肝动脉血流增加，有确诊价值。

3. CT 检查

在各种影像检查中，CT 最能反映肝脏病理形态表现，如病灶大小、形态、部位、数目及有无病灶内出血坏死等。平扫一般肝癌病灶为低密度，少数为低密度、等密度与高密度混杂影。

近年来，随着 CT 检查技术的不断改进，尤其是血管造影与 CT 结合技术如肝动脉内插管直接注射造影剂作 CT 增强的 CTA、于肠系膜上动脉或脾动脉注射造影剂于门静脉进行 CT 断层扫描（CTAP），以及血管造影时肝动脉内注入碘化油后间隔 2～3 周行 CT 平扫的 LP - CT 等方法，对小肝癌特别是 1cm 以下的微小肝癌的检出率优于 CT 动态扫描。

4. 磁共振成像（MRI）检查

磁共振成像（MRI）检查显示肿瘤内部结构、肝癌的假包膜、肿瘤对周围血管的侵犯及与血管瘤、再生结节的鉴别优于 CT。

5. 肝动脉造影检查

肝动脉造影检查意义不仅在诊断、鉴别诊断，在术前或治疗前可用估计病变范围，特别是了解肝内播散的子结节情况；血管解剖变异和重要血管的解剖关系以及门静脉浸润可提供正确客观的信息。肝动脉造影可显示粗细不均、结构紊乱的肿瘤血管，或肿瘤外周动脉拉直、移位、扭曲、僵硬；还可见肿瘤成球状或分叶状影(肿瘤染色)。

6. 放射性核素显像检查

显像剂采用 $^{99m}Tc-PMT$，扫描仪用单光子发射计算机体层仪(SPECT)，对 2~4cm 肝癌检出率可达 70%，<2.0cm 者为 18%，>4.0cm 者则为 100%。故临床应用尚不够理想。

7. 肝组织活检或细胞学检查

在 B 超或 CT 导引下活检，或细针穿刺行组织学或细胞学检查，是目前对直径小于 2cm 的小肝癌的有效确诊方法。

四、鉴别诊断

本病应注意与继发性肝癌、肝硬化、肝脓肿、肝海绵状血管瘤、肝包虫病等鉴别。

五、治疗

(一)西医治疗

1. 手术治疗

肝癌发展较快，治疗仍以手术切除为首选，一般认为小肝癌应尽早手术，大肝癌经综合治疗后争取二期手术，不能手术的晚期肝癌，应行综合治疗。手术适应证：①诊断明确，估计病变局限于一叶或半肝者；②无明显黄疸腹腔积液或远处转移者；③肝功能代偿尚好，凝血酶原时间不低于 50% 者；④心、肝肾功能能耐受者。在肝功能正常者肝切除量不超过 70%；中度肝硬化者不超过 50%，或仅能作左半肝切除；严重肝硬化者不能作肝叶切除。

2. 综合治疗

综合治疗包括化疗、放疗和免疫疗法，给药途径有经股动脉超选择至肝动脉给药、导向治疗、泵化疗、栓塞加化疗、肝组织直接注射、偶联剂加毒物或化疗药物以及各种物理疗法等。所用药物为 5-氟脲嘧啶脱氧核苷、丝裂霉素、顺铂、阿霉素等。免疫治疗多用细胞因子。

3. 肝动脉插管化学栓塞治疗(TACE)

不能手术切除的单叶肝细胞癌均可试用肝动脉插管化学栓塞治疗。方法为将导管插入肝总动脉及肝固有动脉或超选择性插入肝左或右动脉，最好经造影定位明确后，缓慢注入药物和栓塞剂。注射的药物为 5-氟尿嘧啶 1000mg，顺铂 60~80mg，丝裂霉素 10~20mg，阿霉素(或表阿霉素)60mg 中选择 3 种合用。将上述药物与碘油充分混合，缓慢注入。碘油可将抗癌药带入癌组织内并在肝肿瘤内停留较长时间(至少 7 日)，碘油包水溶性抗癌药可少受水解酶的作用而不致失效。插管化学栓塞治疗可间隔数周重复应用。

3. 全身化疗

单药治疗可用阿霉素 40~75mg/m²，每 3 周静脉注射 1 次。联合化疗有下述方案：第 1 日静脉注射长春新碱 1mg/m²；第 2 日静脉注射阿霉素 20mg/m²，卡氮芥 100mg/m²；第 3 日静脉注射 5-氟尿嘧啶 400mg/m²。第 8 日及 15 日重复长春新碱及 5-氟尿嘧啶各 1 次。28 日为

1周期,第29日重复上述用药。

4.免疫治疗

免疫治疗可起配合手术、化疗、放疗以减轻对免疫的抑制,消灭残余肿瘤细胞的作用。最常用为淋巴因子激活杀伤细胞治疗(LAK),对肝癌腹腔积液有一定疗效。其他尚有白细胞介素Ⅱ、人重组γ-干扰素、肿瘤坏死因子等。

5.其他治疗

超声导引下经皮肝穿于肿瘤内注入无水酒精治疗肝癌。以肿瘤直径≤3cm、结节数在3个以内、伴肝硬化而不能手术者为首选。对小肝癌有可能治愈,≥5cm者效果差。放射免疫导向治疗、微波加热疗法等都可选用。

(二)辨证施治

1.肝郁脾虚

主证:肝区胀痛,胸闷,腹胀,倦怠乏力,食少便溏,下肢略有水肿。舌淡边有齿痕、苔薄黄或淡黄微腻,脉弦细或弦滑而细。

治则:舒肝理气,健脾消积。

方药:逍遥散加减:白芍、党参各15g,当归、白术枳壳甘草各9g,柴胡、茯苓、郁金、陈皮各12g,白花蛇舌草30g。

临证加减:肝区胀痛、胸闷较甚者,加全瓜蒌、香附;乏力、食少便溏、下肢略有水肿者,用参苓白术散加减;食欲缺乏者,加砂仁、焦三仙;乏力较甚者,加黄芪;苔黄腻者,加公英、双花、板蓝根。

2.肝胆湿热

主证:肝区剧痛,口苦舌干,发热,黄疸,食欲缺乏便结,尿短。舌红苔黄腻,脉洪数。

治则:清热利湿,解毒散结。

方药:龙胆泻肝汤加减:龙胆草20g,黑山栀、黄芩、茯苓、郁金、柴胡、当归各12g,茵陈45g,车前子(包)、金钱草、薏苡仁各30g,甘草9g。

临证加减:发热、口苦、便结者,重用双花、公英、板蓝根等清热解毒之品;便结甚者,加大黄、花粉;尿赤涩痛者,可加竹叶、木通;肝区疼痛难忍者,加全蝎、土元;纳少者,加焦三仙、砂仁、陈皮。

3.气滞血瘀

主证:肝区刺痛,黄疸,肝大腹胀,尿赤便结。舌紫暗或有瘀斑,苔薄黄,脉弦细略涩。

治则:活血化瘀,理气消滞。

方药:桃红四物汤合丹参饮加减:桃仁、红花、当归、赤芍、生地、元胡、金铃子、香附各12g,丹参、白花蛇舌草、茵陈各30g,甘草9g。

临证加减:黄疸尿赤者,可选用金钱草车前子、竹叶等;舌紫苔黄者,加大黄、公英;肝大腹胀者,加全蝎、土元、僵蚕;瘀血重者,加三棱、莪术;肝区刺痛者,可用乳香、没药或犀黄丸研末调涂外敷。

4.脾虚痰湿

主证:肝区胀满,胁肋钝痛,倦怠乏力,食欲缺乏便溏,四肢水肿,少量腹腔积液。舌淡胖有齿痕、苔黄腻或白腻,脉滑细或濡细。

治则:益气健脾,清利痰湿。

方药:参苓白术散合二陈汤加减:人参 10g,茯苓、扁豆、白术、山药各 12g,清半夏、木香、砂仁、甘草各 9g,薏苡仁 30g,茵陈 15g,车前子(包)10g。

临证加减:若倦怠乏力者,加黄芪、五味子;食少纳呆者,加内金、焦三仙;肝区疼痛者,加元胡、郁金、全蝎;气血不足者,加鸡血藤、阿胶枸杞子。

5.肝肾阴虚

主证:口渴咽燥,心烦失眠,骨蒸潮热,盗汗,耳鸣,头晕目眩,便结尿赤,肝区隐痛,日渐消瘦。舌红少苔或光红苔剥,脉弦细略数。

治则:滋阴柔肝,益肾清热。

方药:杞菊地黄汤合一贯煎加减:枸杞子、麦冬、沙参、半枝莲各 30g,菊花、生地、茯苓、丹皮、泽泻、鳖甲各 12g,天花粉 10g,川楝子、山萸肉、甘草各 9g。

临证加减:阴虚阳亢,头痛头晕,心烦失眠者,加石决明、知母、女贞子;阴虚火旺,尿赤尿血者,加白茅根、藕节、小蓟;失眠心悸者,加柏子仁、百合、白芍、生龙牡;大便干结者,加元参、大黄。

(三)其他疗法

单方验方

(1)化瘤丸(验方):人参、丁香、苏木各 18g,桂枝、麝香、姜黄、虻虫、没药、香附、元胡、水蛭、阿魏、艾叶、川芎各 6g,当归 12g,吴茱萸 2g,大黄、益母草各 24g,鳖甲 60g,米醋 250g。上述诸药共为细末,加米醋浓熬,晒干,再加醋熬,如此 3 次,晒干,然后再把益母草、鳖甲、大黄三昧粉剂与之调匀。无菌环境下装胶囊,每粒 0.3 克。每日服 4 次,每次服 5 粒,黄酒 1 杯为引,开水送服。

(2)大鳖鱼 1 只,槟榔 4 两,大蒜适量。将鳖鱼去杂洗净,入槟榔,再将大蒜填满其腹,共煮熟,去大蒜、槟榔,然后尽服鳖鱼肉及汁,连服数次。适用于肝癌腹腔积液者。

六、调护

(1)做好患者的心理护理,正确对待疾病,积极配合治疗。如果治疗调摄得当,常可缓解病情,减轻病痛,延长生存期;心理负担过重,精神负担过大,往往会加剧病情恶化。

(2)饮食宜清淡,腹腔积液者宜进低盐饮食,在尿量特别少的情况下,应给予少盐饮食;有出血倾向者,忌食煎炸、辛辣、坚硬的食物,以防助热伤络。一般饮食以半流质和无渣饮食为宜,少量多餐,多吃蔬菜、豆腐、瘦肉、鸡蛋等富于营养的食物。忌嗜烟酒或过食肥甘。

(3)病情稳定者,可适当进行轻微体育活动,如练气功、打太极拳之类,有利于病情稳定。

(4)慎起居、避风寒、预防外感。

(刘誉华)

第十三节　肝脓肿

肝脓肿(hier abscess,LA)分细菌性和阿米巴性两种,均为继发性感染,好发于右半肝(比左半肝高 5 倍)。细菌性肝脓肿,以多发性或多囊性脓肿为主;阿米巴性肝脓肿,则以单发性单囊性脓肿常见。两者都有向腹腔、右侧胸腔或心包腔溃破的可能性,若不积极治疗,可死于肝衰竭、败血症、胸腹腔感染、胆道出血等。细菌性肝脓肿的病原菌多为大肠埃希菌、金黄色葡萄球菌、肺炎克雷伯杆菌、厌氧菌,可经胆道上行感染(最常见,如胆石症),肝动脉播散(见于败血症或脓血症),门静脉扩散(已很少见,如化脓性阑尾炎),开放性损伤等侵入肝脏。阿米巴肝脓肿,则为肠内阿米巴原虫经结肠溃疡,穿入门静脉所属分支,抵达肝内所致。因原虫产生溶组织酶,使受累肝组织坏死液化,与血液混合成棕褐色脓液。中医把肝脓肿归于"肝痈"、"胁痛"范畴。

一、病因病机

本病归于祖国医学"肝痈"范畴。肝痈属内痈,最早文献见于《素问·大奇论》:"肝痈,两胁满,卧则惊,不得小便。"本病的发病原因,是感受了暑、湿、燥、火,或气结血瘀,或内热蕴毒,或过食膏粱厚味,湿热火毒从内而生,致使营卫不和,经络阻遏,气血为毒邪壅滞着于胁下,腐而成脓肿,发为肝痈。湿热瘀毒是本病的主要病因。

1. 气结血瘀

肝在胁下,胆附于肝下,其经脉分布于两胁,因此肝胆有病往往反映到胁肋部位而发生胁痛。肝为将军之官,其性动而主疏泄,若因情志抑郁,或暴怒伤肝,皆能使肝失调达,疏泄不利,气阻血瘀络痹而致胁痛,郁而化热酿脓则成肝痈。若三焦不利,痰瘀阻络则胁部可渐成积聚。

2. 外邪侵袭

外邪入侵,特别是湿热病邪最易侵犯肝胆,使肝胆失于疏泄条达而引起胁痛。《灵枢·五邪》说:"邪在肝,则两胁中痛。"《素问·刺热论》也说:"肝热病者……胁满痛。"可见外邪侵袭为胁痛发病的一个原因;若外感湿热,兼饮食不洁或酗酒,湿热蕴结于肠中,大肠传导失司,湿郁热蒸,化为痢疾,日久失治,酿生毒火,流窜入肝,致气血壅滞,腐而成脓,发为肝痈。

3. 过食膏粱厚味

过食膏粱厚味,日久化热生湿,火毒内生,兼之体胖过逸,气血失于流通,火毒煎熬,气血腐败为脓,发为痢疾、肝痈;若阴虚血燥之人,过食膏粱厚味,更易化火生毒,酿脓成痈而见胁痛、高热、黄疸等症。如《金匮翼·胁痛统论》所说:"肝虚者,肝阴虚也,阴虚则脉细急,肝之脉贯膈布胁肋,阴虚血燥则经脉失养而痛。"

二、发病机制

感染来源、途径与病原:全身各部化脓性感染,尤其是腹腔内感染,可通过下述途径进入肝脏。

(1)胆道,据报道,22%~52%细菌性肝脓肿来自胆道炎症,包括胆石、胆囊炎、胆道蛔虫、其他原因所致胆管狭窄与阻塞等。

(2)门静脉,所有腹腔内、胃肠道的感染均可通过门静脉进入肝脏。过去细菌性肝脓肿最常见来源为化脓性阑尾炎,可占30%~50%,近年已被胆道感染所取代。其他还有溃疡病、憩室炎、溃疡性结肠炎、大肠癌伴感染、痔核感染等。

(3)肝动脉,全身性或其他全身各部化脓性疾病,如败血症、化脓性骨髓炎、痈疖、亚急性细菌性心内膜炎、呼吸道感染等均可通过肝动脉进入肝脏。这种途径约占细菌性肝脓肿的10%左右。

(4)邻近组织器官化脓性炎症的直接蔓延,包括胆囊、右肾、溃疡病穿孔、胰腺、膈下脓肿等。

（5）其他尚有创伤异物等所引起者，亦有来源不明者。脓液培养提示，革兰氏阴性菌多于革兰氏阳性菌，常见者为大肠埃希菌、链球菌和葡萄球菌，其他如副大肠埃希菌、变形杆菌、绿脓杆菌、产气杆菌、伤寒杆菌、霉菌等均有报道。混合感染多于单一细菌感染。细菌性肝脓肿可多发或单发，以多发常见，但右肝远多左肝。机体抵抗力减弱也是本病发病的重要内因。

三、临床表现

（一）症状和体征

由于肝脏血供丰富，一旦发生化脓性感染，可迅速导致明显的全身症状，并在短期内明显加重。临床常见先有某些先驱化脓性感染，如胆道炎症、化脓性阑尾炎，继而寒战高热、肝区疼痛、肝迅速肿大、白细胞增高，伴乏力、食欲缺乏、恶心、呕吐重者出现全身脓毒症状。

肝痛乃较有定位价值的症状，大多由于肝脏迅速肿大、肝包膜膨胀，故钝痛较多，呈持续性；但亦有表现为胀痛、灼痛、跳痛甚或绞痛者；如脓肿刺激右膈可出现右肩背痛。发热常为弛张型中等偏高热，多伴寒战出汗，但亦有15%左右无发热。多发性脓肿症状常明显重于单个脓肿。重症患者可出现黄疸。肝脓肿尚可穿破进入邻近腔隙导致胸腔或肺部感染、膈下脓肿、腹膜炎、盆腔脓肿等。如就诊时已出现并发症常混淆诊断。右肝上部脓肝出现右侧胸腔反应性积液者并不多见。

细菌性肝脓肿体征有：重病容，可有轻度黄疸，肝肿大并有压痛或叩痛，如脓肿位于上方则示肝上界抬高，或有右侧胸腔积液征，肝脓肿部位局部皮肤可有凹陷性水肿，甚或局部隆起。化验可见白细胞显著增高，中性比例达90%左右，甚者出现核左移。

（二）辅助检查

1.实验室检查

白细胞计数及中性分叶核细胞升高，分类中有核左移现象，部分可见中毒颗粒，最高达$42.0 \times 10^9/L$。多伴有贫血及低蛋白症，ALP、ALT、GGT均升高；脓液培养有细菌生长，细菌多为大肠埃希菌、金黄色葡萄球菌、白色念珠菌、肺炎克雷伯杆菌、铜绿假单胞菌等。

2.B超

B超可见如下4种类型：①强回声团块型，肝切面声像图明显增大，肿内见实质性炎性团块，团块内呈不均匀强回声或中等强回声，团块边界清晰，周边无低回声晕，脓肿部位距肝包膜较近者，肝边局部隆起；②非均质低回声团块型，由于炎性肿块开始化脓，但尚未完全形成脓腔，团块内部回声不均匀，有多个液性小暗区，呈小分隔状或蜂窝状，边界清晰、毛糙；③无回声团块型，团块内呈无回声或云雾状低回声，伴有细小光点或光斑，内部以单个或多个大小不等暗区为主，脓腔张力大、饱满，边界清晰不规则；④低回声团块型，团块在原有基础上明显缩小，内部液化暗区消失，回声均匀，呈低回声团块，边界增厚，常有假包膜回声。

四、诊断标准

超声显像对肝脓肿的诊断、定位与动态观察有重要价值，并可了解脓肿数。一旦脓肿形成，出现液化，超声常示边界不清的液性占位。但尚未液化的脓肿与小于2cm者超声难以一次确诊，而有待多次复测。诊断一般并不困难，凡有化脓性疾病者，突然出现明显寒战高热，肝区疼痛伴叩压痛、肝肿大，白细胞增高提示细菌性感染者，应考虑细菌性肝脓肿。如超声示边界不清的液性占位,诊断即可成立。如超声导引下经皮肝穿刺获得脓液则可确诊,脓液尚可培养以指导治疗。

五、鉴别诊断

1. 阿米巴性肝脓肿

阿米巴性肝脓肿常有阿米巴痢疾史;起病较慢,病程较长,病情较轻,少见明显毒血症;脓液似巧克力色,一般无细菌,但常可见阿米巴滋养体;大便亦可查出阿米巴滋养体;抗阿米巴治疗有效。

2. 右膈下脓疡

右膈下脓疡常有溃疡病穿孔、阑尾穿孔等腹膜炎史,或腹部手术后,通常全身症状略轻于细菌性肝脓肿;仔细地超声显像当不难鉴别肝内或肝外脓肿。

3. 肝内胆管结石合并感染

颇难鉴别,但通常临床症状较轻,超声检查常有助于肝内结石的诊断。

4. 伴癌性高热的肝癌

早期细菌性肝脓肿尚未完全液化者有时需与伴癌性高热的肝癌作鉴别,而伴癌性高热的肝癌有癌坏死液化者又需与单个细菌性肝脓肿鉴别。通常肝癌引起的发热多无寒战,肝局部多无明显炎症表现(如凹陷水肿、明显压痛),白细胞值虽可增高但中性不显著增高;常有肝炎、肝硬化背景;70%患者甲胎蛋白(AFP)高于正常值;超声可见有明显边界、有包膜的实质性占位;其他定位诊断方法亦有助鉴别。右下肺炎亦可出现与肝脓肿相似症状,但通过胸部X线与肝超声检查不难鉴别。

六、治疗

(一)辨证论治

1. 辨证要点

肝脓肿属中医"胁痛""肝痈"范畴,系因湿热或痰湿流注,或因其他热病毒气走散,壅结肝胆,或因肝火内生,肝胆不和,致使气血瘀滞,壅聚肝络而成痈。肝病及脾,湿热熏蒸而致高热、黄疸,热盛肉腐而成脓,痈毒内陷致神昏、谵语危候。

(1)辨外感胁痛和内伤胁痛:外感胁痛,起病较急,大多为湿热病邪侵犯肝胆,临床多有表证,发热、恶寒,多同时伴有黄疸、恶心、呕吐等症状,脉象浮数或弦数,舌质红,舌苔黄腻或白腻。内伤胁痛,起病较缓,多有过食膏粱厚味或情志刺激等诱因,没有恶寒等表证出现,多由肝气郁结、痰血阻络或湿热蕴毒等引起。

(2)辨胁痛性质:疼痛走窜不定,时痛时止者,多属肝郁不舒,气阻络痹所致;以重着疼痛为主,痛有定处,触痛明显,疼痛多为持续性、间歇加剧,多为湿热结于肝胆,肝胆疏泄功能受累所致;以刺痛为主,痛有定处,触之坚硬,间歇发作,入夜更剧,多伴高热、黄疸,为气滞血瘀,湿热酿毒,阻滞经脉所致。

(3)辨证候虚实:根据胁痛的病因、疼痛的性质,以及脉象、舌诊等方面,对胁痛属虚属实,一般不难辨别。在这里要强调的是,在临床上很多胁痛患者,往往是虚实互见,既有湿热,又有血虚,或是兼有瘀血停着,因此在治疗上就应该统筹兼顾,这样才能做到丝丝入扣,取得满意的效果。

2. 治疗要点

初期多表现为湿热蕴肝，以清肝渗湿、理气解郁为主；中后期以火毒成痈为主要表现，治以清热泻火排脓为主。

3. 分证论治

（1）湿热蕴肝证

证候特点：右胁痛，按之痛甚，恶寒发热，胸胁胀满，心中烦热，恶心呕吐，时时出汗，周身酸困，大便不爽，或见黄疸，小便短赤，舌红苔黄腻，脉弦数。

治法：清热渗湿疏肝。

方药：柴胡清肝汤合三仁汤加减。

当归、白芍、川芎、柴胡、黄芩、山栀子、杏仁、滑石、通草、竹叶、生苡仁、半夏、白蔻仁。

加减：胁痛较重者，酌加青皮、白芥子以增强理气通络止痛的作用。若气郁化火，症见胁肋掣痛，烦热口干，二便不畅，舌红苔黄，脉象弦数，可加金铃子散、左金丸、丹皮等以清肝调气。脾运失常，症见胁痛而肠鸣腹泻者，可加茯苓、白术以健脾止泻。若兼有胃失和降，症见胁痛而恶心呕吐者，可加旋覆花、生姜以和胃止呕。

（2）蕴毒成痈证

证候特点：胁痛加重，肝大，壮热汗出或兼寒战，黄疸口苦，尿黄便干，舌红苔黄，脉大弦数。

治法：清热泻火排脓。

方药：仙方活命饮加减。

天花粉、甘草、乳香、没药、白芷、赤芍、防风、皂角刺、当归尾、茵陈、金银花。

加减：若黄疸较重，加山栀子、生大黄；若胁下有痞块，而正气未衰者，可加三棱、莪术、地鳖虫等破血消坚之药，亦可用鳖甲煎丸；脓肿已成者可在 B 超引导下经皮肝穿刺抽脓，向脓腔注入抗生素，同时加用清肝消痈汤：金银花、野菊花、蒲公英、紫花地丁、贝母、丹皮各 10g，柴胡15g，穿山甲6g，酒大黄15g，天花粉10g，皂角刺6g，当归9g，甘草3g；疼痛较重者加郁金10g，乳香5g，青皮 10g。

（3）正虚毒陷证

证候特点：发热时高时低，或伴见恶寒，右胁胀痛，形神委顿，纳呆便溏，严重者四肢厥冷，汗出如珠，甚或咳嗽，呼吸困难，舌淡苔薄白，脉细弱。

治法：扶正托毒。

方药：托里消毒散加减。

人参、川芎、白芍、黄芪、当归、白术、金银花、茯苓、白芷、甘草、皂角刺、桔梗。

加减：可酌加合欢花、玫瑰花、白蒺藜等以舒肝调气；心烦加酸枣仁、丹参以养血安神；头目昏晕者加桑椹子、女贞子以补益肝肾。

（二）西医治疗

根据国内资料，细菌性肝脓肿经各种方法治疗的病死率：单纯抗菌药物治疗者 20% 左右，抗菌药物合并穿刺抽脓或切开引流者 15% 左右。但多发脓肿病死率显著高于单个脓肿。本病应视为全身性病变加以治疗，其要点如下。

（1）结合原发感染灶的分析，选用合适抗菌药物，获细菌培养结果后加以调整。

（2）十分重视全身性支持疗法。

（3）适当配合中药治疗。

（4）对已液化成熟的脓肿，小而多发者宜单纯药物治疗，单个较大或其中有较大的脓肿者，可在超声指引下反复穿刺抽脓，脓腔内注入抗菌药物。或经皮穿刺置入导管做引流。

（5）在目前已有较好的抗菌药物与较准确的超声定位条件下，外科切开引流术已较少用。但对全身毒性症状严重、脓肿较大且有穿破危险者，或邻近多个脓肿而穿刺不能达到充分引流者，或药物治疗未能控制其迅速发展者，可酌情做切开引流。

（6）原发化脓灶的相应治疗。

抗菌药物：细菌性肝脓肿多菌种的混合感染多于单一菌种的感染，致病菌的种类与感染途径和机体状况有关。从胆道和门静脉侵入的多为大肠埃希菌等革兰氏阴性杆菌和厌氧性链球菌；经肝动脉侵入的多为革兰氏阳性球菌，特别是金黄色葡萄球菌；在创伤后和免疫抑制状态的患者致病菌以链球菌和葡萄球菌较为多见；克雷伯杆菌、变形杆菌和铜绿色假单胞菌是长期住院和使用抗生素治疗的患者发生肝脓肿的重要致病菌。

有报告细菌性肝脓肿中36%～45%为厌氧菌感染，约25%患者为需氧、厌氧菌混合感染。抗生素可首先针对大肠埃希菌、链球菌与葡萄球菌，待细菌培养有结果后再选用合适药物。通常可供选用的抗菌物有氨基糖苷类药物、先锋霉素、林可霉素、卡那霉素、氨苄青霉素、羧苄青霉素等。全身性支持必要时可小量多次输血。阿米巴肝脓肿采用抗阿米巴药物。

超声指引下穿刺抽脓关键在于准确定位，穿刺点应避免进入胸腔，穿刺针粗细适度，有时可经皮穿置入硅胶管或塑料管做持续引流。

切开引流目前多经腹进行，通常取右肋缘下斜切口，在严密保护腹腔与脏器条件下切开脓腔，迅速吸净脓液，以有侧孔的乳胶管做引流，有时可将一小塑料管扎附于胶管，以便术后由此注入抗菌药物。对右肝后方脓肝，亦可经腹膜外途径做切开引流，通常由右侧第12肋床切口进入，在腹膜外以手指经右肾上极的腹膜后间隙进入脓腔，此法目前已少用。慢性局限性肝脓疡久治不愈亦可手术切除。

七、预后

肝脓肿是一种继发性病变，早期发现原发病，并及时进行合理治疗，可以预防肝脓肿的发生。随着抗生素的广泛应用，脓液及时引流，近年来肝脓肿治疗效果也有提高，病死率5%～10%。引起死亡的主要原因有：①肝脓肿误诊，患者一般情况差；②有严重并发症；③引流不畅；④多种细菌混合感染；⑤多发性肝脓肿。

八、研究进展

（一）中西医结合治疗

通过综述多家报道，认为穿刺抽脓、抗生素加中药三者结合治疗肝脓疡见效快，疗程短，抽脓次数少，一般2～4次，即使是重症并发中毒性休克的病例，也能迅速控制症状，说明中西医结合具有很好优势。内服中药常用方有自拟十味消毒饮（黄连12g，大黄、黄芩、栀子、皂角刺、龙胆草、柴胡各30g，鱼腥草、蒲公英、金银花各30g），柴胡解毒汤（柴胡、黄芩、败酱草、丹皮、大黄、桃仁10g，冬瓜仁30g，金银花15g，连翘30g，甘草10g），清肝消痈汤（金银花、野菊花、蒲公英、紫花地丁贝母、丹皮各10g，柴胡15g，穿山甲6g，酒大黄15g，天花粉10g，皂角刺6g，当归9g，甘草3g），血府逐瘀汤合五味消毒饮加减（柴胡、当归、桃仁、红花、生地、桔梗、川芎、牛膝、枳壳、天花粉、大黄、金银花、野菊花、蒲公英、黄芩、甘草）等。

（二）西医治疗

细菌性肝脓肿的治疗现已提倡个体化治疗原则。根据患者不同病情及脓肿的大小、数目、位置采取不同的治疗方案是治愈细菌性肝脓肿的关键。

1. 支持治疗

肝脓肿患者由于病程长期高热，高消耗，厌食因素，多数存在严重的低蛋白血症、水肿及电解质紊乱，因此应积极补充足够的蛋白、热量和氨基酸。

2. 抗生素治疗

在未明确病原菌及药敏结果时，抗生素的应用应做到早期、大剂量，并根据可能感染源的分析，选用相应的第三代头孢类和抗厌氧菌药物。

3. 保守治疗

对于患病早期，一般情况较好，脓肿直径小于3cm的患者，可选择有效抗生素，同时B超定期复查，根据脓肿的变化调整抗生素，同时治疗原发病和合并疾病。

4. 经皮肝穿刺引流术

随着B超引导下经皮肝脓肿穿刺引流术的普遍开展，目前认为，经皮肝穿刺抽脓或穿刺置管引流术加早期抗生素治疗是治疗肝脓肿的主要选择。

5. 开腹引流术

开腹手术引流作为传统的治疗方法，虽然具有创伤大、花费高、住院时间长的不足，但仍然是肝脓肿不可缺少的治疗方式。一般认为开腹引流的适应证为：①经皮穿刺失败或风险大，脓肿毗邻重要血管或脏器。②脓肿破溃合并腹膜炎。③有多个较大的多发性的脓肿。④原发疾病需要开腹处理，如合并胆道梗阻。

6. 腹腔镜下引流术

随着微创腹腔镜的开展，一些需要通过开腹手术治疗的患者可以通过腹腔镜下来完成。

（三）肝脓肿的外科治疗进展

1. B超或CT引导下经皮穿刺抽脓或置管引流术

近年来随着超声、CT、MRI等影像技术的发展，穿刺或置管引流已成为首选的治疗方法。B超或CT引导下穿刺抽脓方法简单、可靠、创伤小、并发症少疗效显著，已经被广大医生接受并推广使用，加之应用强效抗生素，使多数LA患者得到治愈。通常的做法是在B超或CT引导下，选取距皮肤最近、避开重要器官、易于穿刺的部位，穿刺抽脓或置管引流，用敏感抗生素脓腔内注入或冲洗。目前比较一致的观点认为对于直径<5cm的LA，多采用穿刺抽脓的方法，对于直径≥5cm的LA则采用穿刺抽脓后置管引流的方法。穿刺针一般选择16~18G套管针，可取得满意的效果。引流管选择8~10FPTCD管就可达到通畅引流的目的。

最近有学者认为单纯穿刺抽脓的疗效可以达到或更优于留置引流管疗法，在治愈成功的概率、住院天数，抗生素的更换频率及患者的舒适程度上优于置管引流，认为可以作为首选的治疗方法。

2. 门静脉插管灌注抗生素疗法

对于穿刺困难、特殊部位及粟粒型LA等特殊类型的LA目前治疗仍较为困难。具体做法是：手术进腹后，首先探查肝脏脓肿的部位及类型。对位于肝实质内深部、第二肝门、肝内多发性脓肿，肝表面的"蜂窝"状脓肿等采用本方法。对于有胆道病变的先处理肝内外胆道病变，然后再行门静脉插管。在距幽门5cm处结扎胃网膜右静脉远端，向近端置入内径1.5mm的硅胶管,深度 5~7cm,将硅胶管与胃网膜右静脉适度固定,接输液瓶缓慢灌入含有抗生素的液体,术后持续灌注抗生素 3~5d,夹管48h 后拔出。

3. 肝脓肿切开引流术

目前手术开腹脓肿切开引流仍有一定的积极意义,具有定位准确、对脓肿及原发灶可一并处理疗效确切等优点。对于下列情况应该考虑开腹手术治疗。

(1)穿刺引流不畅,脓肿无明显缩小,临床表现无明显改善,或进行性加重者。

(2)伴有原发病变需要手术处理者,如胆源性 LA。

(3)脓肿壁厚,保守治疗效果差的慢性 LA。

(4)脓肿壁已穿破或者估计有破溃可能者。手术切开脓肿,处理原发病灶,双套管负压吸引,以彻底引流。对于肝右叶的前侧、左外叶、肝右叶膈顶部或后侧的 LA,与腹壁已发生紧密粘连,也可采用腹膜外脓肿切开引流术。

4. 腹腔镜肝脓肿切开引流术

随着腹腔镜技术的不断进步,在 LA 治疗方面已经得到了充分应用,有取代传统开腹手术的趋势。具有创伤小,安全可靠,术后患者痛苦小、并发症少、恢复快等优点。但要注意术中切开脓肿时的保护以防脓液扩散。Kayaalp 等第一次在局麻下使用腹腔镜 Trocar 对 LA 行穿刺置管引流术,无并发症发生,取得了良好疗效。所选病例脓肿距离皮肤较近,脓肿与腹膜之间无重要组织器官,Trocar 直接插入脓肿内,从而减少了穿刺置管的危险性。有学者对腹腔镜置管引流术与常规引流方法进行了比较,在手术时间、失血量、住院天数等方面腹腔镜组优于常规开腹引流组,认为对内科保守治疗无效的病例采用腹腔镜置管引流术是安全可行的。

5. 肝叶切除术

此术式可以彻底去除脓肿病变,但要严格掌握适应证:①病期长的慢性壁厚 LA,切开引流后脓肿壁不塌陷,长期留有无效腔,切口经久不愈;②切开引流后,因有无效腔或窦道长期流脓不愈;③肝内胆管结石合并左外叶多发性 LA。急诊行肝叶切除术有使感染扩散的危险,应根据术中病变范围、肝功能及全身情况而定。

(四)超声引导介入诊治肝脓肿的临床价值

超声引导介入肝脓肿抽脓、冲洗,具有安全、廉价、效果好、可重复、易护理不易出现并发症等优点。有学者报道经皮穿刺引流组的疗效与外科治疗组相似,且穿刺相关并发症轻,病死率显著降低。尤其对于合并严重内科情况如心脑血管疾病、呼吸系统疾病、糖尿病、肾功能不全者,大大降低了麻醉及手术带来的风险。超声引导下穿刺治疗,已成为细菌性肝脓肿的首选检查,是目前肝脓肿最有效、最有发展前途的治疗方法。穿刺注意事项如下。

(1)注意无菌操作。

(2)掌握适应证,无出血倾向,无严重全身性疾病,无急性传染病,穿刺路径上无大血管和重要器官。

(3)穿刺针进入脓腔前最好要有不少于 2cm 以上的正常肝组织,以减小脓液或注入药液外渗的危险。

(4)为了使引流通畅,所置的管前端应有侧孔或自加侧孔。另外,每次注入的药量不要超过抽出的脓液量,否则患者会出现腹痛等并发症。

(5)置管者拔管指征是引流管道畅而无液体流出;症状体征消失;B 超提示脓腔消失或脓肿明显缩小。

（6）术前、术后要配以全身足量敏感抗生素联合治疗及必要的营养支持治疗,药敏试验结果出来后,使用最敏感的抗生素,对伴有糖尿病者同时控制血糖很重要。

（7）除非为了早期明确诊断需要,否则最好等脓肿出现液化才可以做穿刺,不然容易引起出血,这也是穿刺的缺点。

（8）基层医疗机构如果没有穿刺专用探头,可以用普通探头加穿刺架进行,同样可以达到理想的效果,故容易推广普及。需要注意的是常规的黑白 B 超仪诊断必须达到实时显示、高分辨力与高灰阶 3 项性能。

（五）抗菌治疗

先根据治疗经验,参考感染途径,选用主要针对以金葡菌为主的革兰氏阳性菌或以大肠埃希菌为主的革兰氏阴性菌的抗生素或两者兼顾,还应包括抗厌氧菌的药物。联合用药举例:大剂量青霉素(1200～2000U)或哌拉西林 + 阿米卡星 + 甲硝唑;或克林霉素 + 阿米卡星或庆大霉素 + 甲硝唑,以后可根据疗效和细菌药敏结果调整用药,第三代头孢菌素类(复达欣、先锋必等)或喹诺酮类(诺氟沙星、环丙沙星等)亦可酌情选用,是否作为第一线药物使用,视病情而定。胆源性肝脓肿应注意药物在胆汁中的有效浓度,青霉素类、头孢霉素类在胆汁中可达到较高浓度;氨基糖苷类及氯霉素则否,新的单环内酰胺类抗生素如亚胺培南抗菌谱广,对革兰氏阳性和阴性菌、需氧菌和厌氧菌、产 β 内酰胺酶菌株及多重耐药菌株均有抗菌活性,适用于重度感染,特别是病因未明的重度感染和危重院内感染,不宜作为第一线药物广泛使用。近年来抗生素耐药问题日益突出,第三代头孢类及其他常用抗生素耐药菌株增加,多重耐药问题尤其值得重视,因此,有计划地合理使用抗生素甚为必要。应予强调的是对细菌性肝脓肿的患者,抗生素的使用必须在处理原发病和充分脓液引流的基础上进行。

（刘誉华）

第十四节　肝纤维化

肝纤维化并不是一个独立的疾病诊断,目前也没有统一的定义。通常所说的肝纤维化既可以理解为过量的细胞外基质在肝脏内弥散性沉积的动态过程,也可以理解为这一过程所产生的结果。作为诊断提出的肝纤维化多指后者,而作为病理机制提出时,常指前者。事实上,多种慢性肝病进展至肝硬化的过程就是肝脏内实质细胞逐渐减少、细胞外基质不断沉积的过程,不同的肝病有不同的始动和维持进展的因素,而炎症常是贯穿这一过程的中心环节。当细胞外基质不断沉积,肝内实质细胞不断减少,正常肝小叶结构被破坏,再生小叶被纤维组织所分隔时,疾病就进展至肝硬化。生物化学测定,每克正常肝组织中(湿重)含有 5.5～6.5mg 胶原,而硬化的肝脏中则含有胶原 20mg 以上。肝纤维化进程是慢性肝病总体病理进程中的一个方面,它与肝内炎症活动及肝实质细胞的减少过程相伴随,作为肝脏的一种修复性机制,很难明确肝纤维化有何种特异性临床表现,临床上慢性肝炎的表现常被作为肝纤维化的表现。

目前,肝纤维化的确诊仍然依赖于肝脏活检,肝脏影像学对于肝纤维化的程度有一定反映,而血清纤维化指标则主要反映纤维化活动的活跃程度。当前的肝纤维化人群主要由慢性病毒性肝炎患者、酒精性肝炎患者、自身免疫性肝病患者、脂肪性肝炎患者、血吸虫病患者及其他慢性肝病患者组成,由于肝纤维化本身诊断困难,尚缺乏统一的人群流行病学数据。纤维化机制一旦启动可以自我维持,因此慢性肝病的患者有必要进行"抗纤"治疗以减缓肝脏纤维化速度;由于已形成的细胞外基质仍然处于动态的合成与分解过程中,因此针对已经形成的细胞外基质仍然有可能通过"降纤"治疗逆转。

由于历史条件所限,传统医学中并无针对肝纤维化的病名诊断。由于肝纤维化是肝硬化的早期阶段,患者多已存在轻度门脉高压、脾脏轻度增大等特点,目前中医界多认为肝纤维化的诊断主要包含在传统中医"癥积"的范畴当中。

一、病因病机

肝纤维化是"黄疸""胁痛"等多种慢性肝病经久不愈,体内邪正交争,酿生湿热;湿热日久造成正气渐衰,气血不畅,痰瘀内生,渐积渐重的病理过程。湿热是邪正交争的产物,也是推动疾病进展的重要因素,正气渐虚,内邪渐实是纤维化阶段的总体演变趋势。

既往对于肝纤维化的论述多重视血瘀与痰凝,随着对本证病机的深入研究,对于本证中存在的肝郁脾虚病机有了更多认识。肝纤维化为癥积之渐,此时痰瘀尚未胶结,脏腑亦未大伤。但脏腑无虚者,内邪不生。古云:脾旺可胜湿。脾脏健运者多无痰凝之虞。脾主运化水湿,脾虚则痰湿内生,湿聚痰郁日久复受内热煎熬,则成顽痰。肝体阴而用阳,其性条达,内藏血而主气机,肝伤则气血郁滞。气滞、血瘀痰凝等内邪日久不化,又可以加重肝脾的功能失调,形成正虚生邪,邪聚复伤正的恶性循环。至痰瘀胶结难化时,积证即成;脏腑大虚,气滞水停时,则成臌胀之变。

总之,肝纤维化属本虚标实之证,然本尚未大虚,而标也未大实。所谓本虚者,是指脏腑功能的下降。原发疾病虽有不同,但正邪交争日久、湿热不化是造成脏腑失调的重要原因,病位主要在肝脾。所谓标实者,主要指内邪的生成。肝脾功能下降可影响气血津液的正常运行和生化,所生内邪主要是气滞血瘀痰凝。而内邪形成后,又会进一步加重肝脾的功能失调。正气渐虚与邪气渐实如两条并行的主线,贯穿肝纤维化的始终,而连接这两条主线并推动疾病发展的关键因素就是湿热。

二、发病机制

(一)发病原因

肝纤维化没有特定病因,凡是可以造成肝脏慢性、持续性损伤的疾病,都能够启动肝纤维化进程。在我国,乙型肝炎病毒的慢性感染是肝纤维化最为常见的病因,此外丙型肝炎病毒、血吸虫、酒精、自身免疫紊乱、脂肪肝、代谢异常、慢性中毒、营养不良也都是重要的病因。随着社会的发展,肝纤维化的病因谱也会发生改变,总体来看酒精性肝纤维化比例正在上升,而病毒性肝纤维化和血吸虫性肝纤维化比例有所下降。

(二)发病机制

肝纤维化的发病机制尚未完全明了,近20年的研究表明:肝脏星状细胞(HSC)的激活是肝纤维化发生机制的核心环节。肝脏星状细胞的激活过程非常复杂,有多种细胞及因子参与。Friedman将肝纤维化的过程分为启动(initiation)和持续(perpetuation)两个阶段。

1.启动阶段

当肝内炎症持续存在时,肝细胞、内皮细胞、枯否细胞及血小板均可以通过旁分泌途径激活肝脏星状细胞。受损的肝细胞可以产生脂质过氧化产物,活化 c - myb 以及核因子 κB,激活星状细胞;受损的内皮细胞则可以释放一种拼接变异体(splicevariant)细胞性纤维连接蛋白,以及 PDGF、VEGF、bFGF、TGFβ、IGF、内皮素等星状细胞活化因子;枯否细胞被激活后能够产生大量的细胞因子,如能够活化核因子 κB 的 TNFα;血小板可以释放多种促进有丝分裂和纤维化的细胞因子,如 PDGF、TGFβ、EGF 和 IGF 等。这些旁分泌因子通过不同的细胞内信号传导通路,活化一系列核转录因子,如 cmyb、NFκB、Sp1、c - jun/AP1 和 STAT - 1 等。此外,肝血窦内皮下的功能性基底膜受损,也可以促进肝星状细胞的激活。肝星状细胞的激活需要多种细胞因子的参与,这些细胞因子由肝内炎症诱发,并最终构成了一个使肝星状细胞活化的调控网。而此时的肝星状细胞基因和表型均发生变化,所表达的受体可以对以上调控因子产生应答。

2. 持续阶段

经过了启动阶段的肝脏星状细胞获得了新的表型,细胞内视黄酸类丢失,具有了增生性、收缩性、趋化性纤维增生、纤维降解、释放细胞因子等新特性。这种被激活的星状细胞被称为肌成纤维样细胞(myofibroblast - like cells)。这种细胞将继续接受肝内细胞因子网络的调控,同时还能够通过自分泌效应维持和扩展这种激活状态。其结果是肝内星状细胞大量活化并增生,分泌大量的细胞外基质,导致肝脏纤维化。这也是很多肝内炎症已经控制良好的患者,肝脏纤维化程度仍然继续进展的原因。

三、临床表现

(一)症状和体征

肝纤维化过程较为缓慢,这一病理过程与慢性肝脏损伤同步发生,临床上多表现出原发肝病的症状,而肝纤维化本身则多不具有特异性的症状。事实上,肝纤维化也缺少特异性体征,由于肝纤维化与门脉高压关系密切,脾大可以认为是肝纤维化的一个体征。

(二)实验室检查

1. 肝纤维化的组织学检查

到目前为止,肝纤维化的确诊和评价仍然依靠肝组织活检,但患者对于肝活检的接受较为困难,故而很难通过此手段进行病情监测。

2. 肝纤维化的血清学检查

(1)胶原蛋白相关指标

1)Ⅲ型前胶原(PCⅢ)和血清Ⅲ型前胶原氨基端肽(PⅢNP):Ⅲ型胶原是肝脏细胞外基质的主要成分,占肝内胶原的 40% ~45%,Ⅲ型胶原的含量与肝脏纤维化程度密切相关。PⅢNP 是Ⅲ型前胶原分泌到细胞外被肽酶切下的 N 端肽,故 PⅢNP 能够反映肝脏纤维增生活跃,研究表明血清 PⅢNP 与肝组织纤维化程度正相关。但该指标在肝脏炎症活跃、肝衰竭、肝癌时也有明显增高,因而需要结合病情,给予恰当解释。PCⅢ是Ⅲ型前胶原的整个分子,血清中含量在慢性活动性肝炎及肝硬化中显著增高,与肝组织的纤维化程度有显著的相关性,有助于肝纤维化的早期诊断。

Ⅳ型胶原(CⅣ)及其氨基端肽(CⅣNP,7S)和羧基端肽(CⅣCP,NC1):Ⅳ型胶原在合成代谢过程中不需要去除端肽而沉积于细胞外基质,该型胶原主要构成基底膜。从肝炎到肝硬化,Disse 间隙会逐渐形成基底膜,这一过程的早期,血清Ⅳ型胶原含量增高。有研究表明肝纤维化时,血清的Ⅳ型胶原含量增高与肝纤维化程度正相关,其增高程度有助于慢性肝炎与肝硬化的鉴别诊断,同时也作为抗纤维化治疗的疗效评价。NC1和7S片段都是Ⅳ型胶原的组成部分,与Ⅳ型胶原水平意义相同。

2)层黏蛋白(LM或LN):层黏蛋白是肝纤维化时肝窦毛细血管化、形成基底膜的主要成分。肝纤维化时,其血清含量明显增高,该指标与肝脏纤维化程度及门脉高压程度相关,因此可以反映肝脏纤维化程度。但是在急性肝炎和原发性肝癌患者中,LM也明显增高,因此,对于该指标也应结合病情进行分析。

3)透明质酸(HA):细胞外基质中蛋白多糖的组成成分,主要由肝窦内皮细胞进行吞噬和降解,故在慢性肝病中具有特殊意义。其血清浓度对于鉴别慢性肝病的严重程度,有无肝硬化以及慢性肝病的转归具有一定意义。该指标在急性肝炎、慢性肝炎、肝硬化及肝癌患者群中呈梯级上升,超过400ng/mL者高度提示肝硬化。国外有研究提示,该指标与慢性丙型肝炎的纤维化程度呈正相关,而与炎症活动程度关系不大。

4)Ⅵ型胶原(CⅥ):Ⅵ型胶原分布于大的胶原纤维之间。其血清检测底物主要为该胶原的降解产物,因此该指标主要可以反映间质胶原降解。血清CⅥ型胶原水平与主要反映纤维合成的PⅢNP联合分析,有助于反映肝内胶原的动态变化趋势。该指标与人体生长关系不大,年龄对其几乎无影响,但在肾纤维化和结缔组织病中,该指标有明显升高,对此需要注意。

(2)纤维化相关酶学指标

1)腺苷脱氨酶(ADA):该酶是一种氨基酸水解酶,该酶与氨基酸分解代谢以及免疫功能密切相关。在肝硬化阶段明显高于肝炎阶段。ADA对于肝脏实质损伤的反应较谷丙转氨酶(ALT)更为准确,肝硬化患者群中ADA升高者ALT正常者为65%。另有报道认为,该酶随肝脏硬化程度的升高而逐渐升高,因而可做为肝纤维化的参考指标。

2)单胺氧化酶(MAO):又被称为赖氨酰氧化酶,分布于肝脑等器官的线粒体和血浆中。

胶原合成时,该酶可以催化原胶原分子上的赖氨酰或羟赖氨酰残基的ε-氨基氧化脱氨成醛基,从而促进胶原分子内和分子间的交联,形成稳定的胶原纤维。由于该过程发生于细胞外,肝脏内的MAO水平变化可以敏感地反映于血清。有研究使用血清MAO水平与肝内纤维化程度进行对照,认为血清MAO水平反映肝内纤维化程度具有较高的特异性。另有报道认为,MAO与肝实质损害程度及胆道梗阻无明显关系,但与肝硬化患者的门脉高压表现密切相关,可以作为肝窦压的敏感指标。

3)脯氨酰羟化酶(PH):一种混合功能氧化酶。当胶原在细胞内合成时,可以使α-酮戊二酸转化为琥珀酸,同时将前胶原α-肽链上的脯氨酰转化为羟脯氨酰,从而使前胶原具有稳定的螺旋结构。该酶的增高与肝内广泛的纤维化相关,可以用于纤维化程度的大体估计。

4)基质金属蛋白酶(MMP):基质金属蛋白酶是一个基因家族,目前其成员编号已经到了MMP-26。MMP是胶原降解的关键因素,但也能在肝星状细胞的激活过程中起到促进作用。在肝纤维化过程中,MMP家族的作用是复杂的。国外有研究认为在慢性肝炎患者中MMP-1降低而MMP-2升高,可以反映肝脏纤维化程度,但亦有不同观点。目前MMP相关检测尚未进入临床应用,但作为细胞外基质降解的关键酶系,MMP的研究仍然值得关注。

5)金属蛋白酶组织抑制因子(TIMP-1):金属蛋白酶组织抑制因子是基质金属蛋白酶的特异性抑制剂。TIMP-1的活性程度增高与肝纤维化程度有较高的相关性,能够直接反映细胞外基质降解能力的低下。

（3）其他:肝纤维化涉及到一个复杂的信息调控网络,主要包括肝脏星状细胞激活相关的调控网和细胞外基质降解相关的调控网,未来可能会出现更多的纤维化相关检测,但多因素组成的复合指标可能更准确反映肝内纤维化的实际状态。

（三）特殊检查

各种常用的影像学手段如 B 超、CT、MRI 等均可用于肝脏纤维化的诊断。肝纤维化一般有如下表现:肝脏包膜增厚;肝脏表面欠光滑,甚至呈结节状;肝实质回声不均增强;肝叶比例失调;脾脏厚度增加;门静脉和脾静脉直径增宽等门脉压力增高迹象。彩色多普勒超声和放射性核素扫描还可以测定肝脏动脉、门静脉血流量及功能性门体分流量。有研究表明肝脏超声半定量打分与肝脏纤维化程度有良好的相关性,但对于肝纤维化程度仍然难以进行定量化诊断。

总体来看,肝脏活检以外仍然缺乏有力的肝脏纤维化定量化无创诊断方法。

四、诊断标准

目前,肝纤维化并未作为一个独立疾病列入国际疾病分类学范畴。肝纤维化是肝硬化的早期病理改变,目前其确诊主要靠肝脏组织的病理诊断。

肝组织病理学检查能够对肝脏纤维化进行确诊,同时也可客观地判断肝脏纤维化的程度。发生纤维化的肝脏,其基本特征是肝小叶中央区和汇管区等处有不同程度的纤维结缔组织增生或形成间隔。目前对于肝脏纤维化的程度判定标准较为公认的是 1994 年世界消化病大会上提出的肝脏组织学活动指数(histological activity index,HAI) 分级和分期中关于纤维化的评判方式。

临床工作中,很难对每一位患者进行肝脏组织学检查,因此,肝纤维化的诊断是存在困难的。但通过上述的血清学指标以及影像学指标,结合患者病史及其他生化指标也可以对肝纤维化进行初步诊断。如不能进行肝活检,对于肝纤维化的临床定性诊断可以参考以下要点。

（1）目前存在或曾经存在慢性持续性肝脏损害。

（2）有肝脏功能减退的倾向或确定证据。

（3）有胶原合成活跃的血清学证据。

（4）肝脏影像学检查提示有肝脏弥散性质地改变。

（5）有门脉高压的倾向或确定证据。对于肝纤维化的无创诊断仍需进行研究,相信不久会有兼顾敏感性和特异性的评分标准出现。此外,对于肝纤维化的诊断应该兼顾两个方面:①目前的纤维化进展程度;②纤维化的活跃程度,因为这两个方面的评估与治疗方向密切相关。

五、鉴别诊断

肝纤维化本身是病理学诊断,其确诊依赖于组织病理学检查,本身不需要鉴别诊断。但对已经形成的肝纤维化应该进行病因鉴别,以利进行对因治疗和进行预后判断。

六、治疗

（一）辨证论治

肝纤维化并非一种独立的疾病,事实上,将其治疗看作慢性肝病治疗的一个方面更为准确。肝纤维化的中医治疗既要兼顾原发肝病的核心病机和肝纤维化本身的病机演变特点,也要兼顾特定时间点的辨证论治和总体疾病演变过程中的辨病论治。此外,在辨病和辨证基础上,尚需注意肝纤维化发生发展的中心环节——湿热。盖言之,肝纤维化的中医治疗就是要结合病机演变规律,分清标本和虚实。原发病是本,肝纤维化是标;肝脾等脏腑功能失调是本虚,气滞痰瘀和湿热等内邪是标实。

肝纤维化是慢性肝病治疗过程中的一个方面,其治疗必须以原发病治疗为基础,根据肝纤维化总体病机的演化特点,结合就诊时的证候表现,给予抗纤维化的治疗。由于不是独立的疾病,目前,肝纤维化并不具有独立的分证论治体系。但是可以根据辨证要点,给予加减调整。

1. 辨证要点与分证论治

(1)湿热证

证候特点:正邪交争,内生湿热。湿热相搏,多聚于中焦,时轻时重,经久难愈。湿热有湿重于热热重于湿、湿热并重之别。湿多热少者,多有纳呆、脘腹痞满、头身困倦乏力、呕恶、便溏、舌苔腻、脉兼濡滑等表现;热重于湿者,多有口干口苦、大便秘结、小便黄、胸胁疼痛、舌红苔黄腻、脉有数象等表现;湿热并重者,兼有以上特点。可以参照肝功能的酶学指标或肝活检中炎症程度进行微观辨证。

治法:清化湿热。

方药:茵陈蒿汤、茵陈五苓散、龙胆泻肝汤加减。

加减:可酌加虎杖、土茯苓、田基黄、黄连、黄柏、黄芩等加强清热化湿之力;湿重热轻,可酌加藿香、佩兰、苏梗、白蔻化湿醒脾;若有砂石内阻胆道者,可加金钱草、内金郁金、猪胆汁等清热利胆。

(2)气滞证

证候特点:肝主气机,肝体受损者,肝用失常,气机失于条达。气能行水行血,气滞者血运失常而成瘀,水失输布而成湿痰,而痰瘀湿邪又能内阻气机。气滞常可见于整个疾病的发展过程,临床多见胸胁胀痛、脘腹痞闷、嗳气呃逆、善太息等表现。

治法:理气。

方药:逍遥散、越鞠丸加减。

加减:本型多与肝郁证并见,其治疗主要使用柴胡剂加减。若气郁化热明显者可酌加栀子、黄芩;若兼胁痛者可加元胡川楝子、香附、川芎等;若肝郁犯脾,肠鸣矢气者可加痛泻要方;脾胃气滞者,可以越鞠丸为主加减。

(3)血瘀证

证候特点:血瘀是肝纤维化研究中最受重视的病理机制。湿热久熏于中焦,气机升降失常,日久土壅而木郁。肝藏血而主气机,肝体受损,则气机失调,血行不畅。有病久者,临床可见胸胁刺痛固定不移、面色晦暗、胁下积块、蛛丝纹络、手掌赤痕,舌质暗紫或有瘀斑、脉兼涩象等特点。

治法:活血化瘀。

方药:血府逐瘀汤、桃红四物汤等。

加减:血瘀而兼有热化者可加黄芩、栀子等;日久入络者可加地龙、䗪虫、蜣螂等搜剔之品;血瘀而见积块者,可加鳖甲、莪术、鸡内金等软坚化积之品;血瘀而见血虚者,可加四物汤、丹参、三七、红花等活血养血之品。

(4)痰凝证

证候特点:正邪交争,气血津液失于常度,阳气郁则生热,津液聚则化湿。湿热内伤于脾,脾失健运,复生湿邪,湿聚而受热,则生痰。痰凝者多有腹中积块、脘腹痞闷、舌苔厚腻,脉兼滑象等特点。

治法:健脾化痰。

方药:二陈汤加减。

加减:痰凝多与血瘀并见,与脾虚关系密切。无形之痰尚可化痰,痰瘀内结者则须配合软坚活血。痰凝有热者可用黄连温胆汤;瘀血重者可加丹参、三七、失笑散等;顽痰难化者,不宜攻伐太过,可用健脾化痰法缓缓图之。

(5)肝郁证

证候特点:肝藏于右胁之下,其经络巡行于双胁。湿热内聚中焦,土壅而木郁。肝郁者随情绪波动多有胁肋胀满,攻冲作痛,或见脘腹满胀不适,脉兼弦象等表现。

治法:疏肝理气。

方药:柴胡疏肝散。

加减:肝郁多与情志相关,除药物外尚需令患者对疾病有正确认识并使其移情易志。

具体加减可参照气滞治法。

(6)脾虚证

证候特点:脾主运化,为气血津液生化之源。脾虚者多脘腹满胀、四肢乏力、纳运不健、大便溏泄、舌淡、苔白、脉兼细缓濡弱之象。

治法:健脾化湿。

方药:参苓白术散加减。

加减:脾胃为后天生化之源,惟脾脏健运方能令气血旺盛,诸脏得养。又脾主运化津液,脾运健旺方能内化痰湿。仲景有肝病实脾之说,调脾健脾实为肝病治疗之关键。病浅者多为脾失健运,以行气调脾为主;病深者则多有脾元受损,以健脾益气为要。兼湿热者,可合黄连、大黄虎杖、公英等清化湿热,以缓泻为当;有痰湿者,可合藿香、佩兰、陈皮、半夏、胆南星等化痰祛湿。病久者,及有气虚血少、肾元亏虚者,可视具体情况随证治之。

2. 常用中成药

(1)复方861合剂:由黄芪、丹参、鸡血藤等10味中药组成。该方立法以益气活血为主,适用于慢性乙型肝炎有气虚及血瘀证的患者。

(2)扶正化瘀319方:由丹参、桃仁、虫草、松黄等中药组成。以活血化瘀、益精补虚为法。适用于气阴两虚、湿热瘀血内蕴的慢性肝炎及肝硬化患者。能有效改善肝脏合成功能,减轻肝纤维化活动度,减轻肝脏炎症和纤维化程度。

(3)复方鳖甲软肝片:由鳖甲、赤芍、三七、冬虫夏草等11味中药组成。以软坚散结、化瘀解毒及益气养阴立法。适用于气阴两虚、痰瘀内结的肝炎肝硬化患者。根据该药物的Ⅱ期临床研究报告,该药物使用6个月后,患者肝脏组织学改善率达71%。

(4)和络疏肝片:由香附(制)、莪术、三棱、柴胡、白芍、当归、何首乌(制)、虎杖、土鳖虫、半边莲、蜣螂等27味中药组成。以疏肝理气,清化湿热,活血化瘀,滋养肝肾立法。用于慢性肝炎及早期肝硬化。

(5)安络化纤丸:由地黄、三七、水蛭、地龙、牛黄、白术等组成。以健脾养肝,凉血活血,软坚散结立法。适用于慢性乙型肝炎,乙肝后早、中期肝硬化,表现为肝脾两虚、瘀热互结症候者。

3. 常用中药

很多中药单药也进行了抗纤维化研究,并取得了很好的疗效,择要介绍如下,可根据辨证需要以及病情的不同阶段选择使用。

(1)桃仁和虫草:桃仁,活血化瘀药物;虫草,益气填精药物,桃仁加虫草活性提取物在治疗家兔血吸虫性肝纤维化的实验结果提示,两者联用的效果优于任何一种药物单用。主要机制在于提高肝组织胶原酶活性,促进细胞外基质的降解。部分研究表明,两者的活性成分可以使活化的肝星状细胞趋于静止。

(2)丹参:凉血、活血、养血药物,在慢性肝炎的治疗中广泛使用。国家"九五"攻关期间曾对丹参抗慢性乙型肝炎纤维化的机制进行研究。通过与空白对照组、γ干扰素阳性对照组和丹参酸乙治疗组前后的自身对照的比较,发现丹参酸乙能够使 36.6% 的患者肝组织纤维化程度逆转,血清纤维化指标获得改善,肝内炎症减轻,且无明显不良反应。

(3)汉防己:清利湿热、行水消肿药物。在肝硬化患者的治疗中,发现该药物能有效降低门脉压力,其效果优于心得安。进一步的研究提示,该药物能够降低血清肝纤维化指标,而且能减轻肝组织内的炎症,抑制星状细胞的增生,减轻 I、III 型胶原的沉积,但对细胞外基质的降解作用较小,主要适用于慢性肝炎肝纤维化阶段的治疗。

(4)其他:如田三七、黄根等中药,以及齐墩果酸、葫芦素 B 等中药成分对于肝脏纤维化也有不同程度的抑制作用,可随症选用。

(二)西医治疗

目前,肝纤维化的治疗以对因治疗、抗纤维化治疗为主。

1. 对因治疗

根据不同肝病有不同对因治疗方法,如病毒性肝炎以抗病毒治疗为主,血吸虫病以杀虫治疗为主,肝豆状核变性以驱铜治疗为主,血色病以驱铁治疗为主,胆汁淤积性肝病以利胆治疗为主,自身免疫性肝病须抑制异常免疫反应等。

2. 抗纤维化治疗

目前较为成熟的抗纤维化药物较少,简要介绍如下。

(1)干扰素:动物模型中,γ干扰素可抑制肝脏星状细胞的激活、增生以及细胞外基质的表达。小剂量应用时不良反应较轻,能够抑制肝纤维化,但目前临床应用较少。α干扰素则主要依靠抗病毒作用起到延缓纤维化进展的作用。

(2)秋水仙碱:能够抑制微管蛋白聚合从而干扰细胞的胶原分泌。实验研究发现它还能刺激胶原酶的活性,增强降解,同时能抑制巨噬细胞释放单核细胞因子等生长因子,减少白细胞介素 -1 的分泌。然而,Rambaldi 和 Gluud 对秋水仙碱抗纤维化和肝硬化的疗效进行了荟萃分析,发现该疗法对于患者的总病死率以及疾病的转归无明显的改善。目前国内秋水仙碱的临床使用也较少。

(3)血管紧张素 II 受体阻滞剂:有研究发现,肝星状细胞激活后有大量的血管紧张素受体(AT-R)表达,而血管紧张素 II 可导致细胞的收缩以及增生。有学者报道血管紧张素受体 II 阻滞剂能够改善大鼠肝纤维化模型。目前,该疗法仍停留在试验阶段,尚无相关临床报道。

(4)前列腺素 E_1 类似物:实验研究提示可减轻胆碱缺乏及胆管结扎所致肝纤维化,其机制可能与抑制 I 型胶原的 mRNA 表达和增加细胞内胶原降解有关。但目前尚无临床应用报道。

（5）复方小牛胎肝提取物：商品名安珐特，由牛胎肝提取物、维生素 B_{12}、肌醇组成。该药物对于受损肝细胞具有修复作用，抗纤维化的微观机制尚不完全明确。在使用四氯化碳诱发的肝纤维化大鼠模型中，该药物与复方鳖甲软肝片抗纤维化的疗效相似。

此外尚有水飞蓟宾、多不饱和卵磷脂、脯氨酸 - 4 - 羟化酶抑制物、三氯化钆、金属离子络合物、肝细胞生长因子、尿激酶型纤溶酶原激活物、白介素 - 18 和白介素 10、TGFβ 抑制剂等多种药物，在实验室研究中发现有不同途径的抗纤维化作用，但均未在临床使用。

七、预后

肝纤维化的预后主要与原发病的控制有关。如果原发病获得彻底好转，肝纤维化的过程多能缓解甚至逆转。以慢性乙型肝炎为例，拉米夫定治疗的患者，病毒应答较好者，组织纤维化程度多能减缓进展，甚至发生部分逆转。如果原发病未得到根治，那么肝纤维化将继续向肝硬化发展，未进行抗纤维化治疗者多具有较快的硬化速度，而得到抗纤维化治疗的患者理论上发生肝硬化的速度将会下降。由于肝纤维化的诊断及评价均存在困难，同时尚缺乏较大规模的临床试验，目前药物抗纤维化治疗的疗效尚无高证据级别的评价。在临床上看，很多门脉高压严重的患者，通过抗纤维化治疗确能获益，主要表现在门脉高压综合征的改善上。

八、研究进展

1. 中医

近 20 年来，抗肝纤维化治疗的基础和临床研究一直是中西医结合肝病研究的重点。中医药在肝纤维化的干预方面显示出了明显的优势，与传统理论形成了一定程度的对接，并通过临床筛选出了一批确定有效的专方专药。

通过复方抗肝纤维化的基础与临床研究，中医界对于慢性肝病肝纤维化这一方面的认识更加深入。对于中药抗纤维化治疗的机制，目前较为公认的观点是，中药能够抑制肝星状细胞受脂质过氧化后造成的激活和增生，能够抑制星状细胞对于 I 型胶原的表达；可减轻肝组织的炎症活动，保护肝细胞；减轻枯否细胞对于肝星状细胞的激活；对于肝窦毛细血管化有逆转作用。此外不同的肝纤维化模型，对于不同药物的抗纤维化作用反应不同，提示辨证论治的重要性。总之，肝纤维化是具有复杂调控机制的疾病过程，而中医多靶点、多层次多环节的治疗作用形成了控制肝纤维化的合力，在治疗层面上显示出了明显的优势与价值，值得进一步深化研究。

2. 西医

目前，现代医学对于肝纤维化的研究主要停留在基础机制方面。2000 年 6 月，美国肝病研究学会组织了"肝纤维化的机制和治疗"基础研究专题讨论会。这次会议的信息表明，继细胞因子这一焦点之后，肝纤维化的研究在分子生物学和细胞内信号传递领域又有了较快的发展。但是本次会议的信息也表明，肝纤维化的调控机制是极其复杂的，研究任务任重而道远。

针对肝纤维化的治疗，目前仍然缺乏实质性进展。根据脂质过氧化反应产物激活肝星状细胞的原理，目前有一系列抗氧化损伤的药物被认为有预防肝纤维化的潜在作用，如维生素 E、还原性谷胱甘肽、N - acetylcystein、resveratrol 和 quercetin。肾素血管紧张素系统对于肝星状细胞的影响也颇受重视，ACEI 或 ARB 类药物有可能成为第一个临床试用的抗纤维化药物。吡非尼酮（pirfenidone）被发现有抑制 TGF - β 及 PDGF 的作用，并在实验研究中发现有抗纤维化的可能。imatimib mesylate 被发型有 PDGF 受体酪氨酸激酶抑制作用,并能抑制大鼠肝纤维化的形成。鉴于肝星状细胞在肝纤维化过程中的核心作用,对于 HSC 的凋亡诱导受到重视。曲霉菌素和能够表达 p53 蛋白或 Rb 蛋白的腺病毒转染技术在体外可以造成肝星状细胞的凋亡,但进入临床尚需时日。

尽管越来越多的证据表明肝硬化仍然可以逆转,但目前能对 ECM 降解进行调控的合适药物仍未发现。对因治疗仍然是唯一肯定的手段。

(刘誉华)

第十五节　脂肪肝

脂肪肝是常见的弥散性肝病,表现为肝内蓄积脂肪量的异常。正常肝组织内脂质含量占肝湿重的 3% ~5%,包括甘油三酯(TG)、脂肪酸(FA)、磷脂、胆固醇和胆固醇酯。由于疾病或药物等因素导致肝细胞组织内脂质超过肝湿重的 5%,或组织学上每单位面积见 1/3 以上肝细胞脂变时,称之为脂肪肝。大多数脂肪肝属于甘油三酯(TG)含量异常增高,脂肪肝轻者无症状,实验室检查常缺乏特异性,常需肝穿刺活检确诊。脂肪肝多属可逆性疾病,及早诊断和治疗常可恢复正常。脂肪肝继续发展可出现脂肪性肝炎,肝纤维化,肝硬化。

一、流行病学

五十年代流行病学调查显示脂肪肝检出率 3.2%,随后检出率逐渐增加,最近我国学者用 B 超普查发现脂肪肝的发生率高达 12.9%。脂肪肝检出率的增高,与人们生活方式改变有很大关系,而且由于影像学诊断技术的发展,尤其是超声显像在集体筛查中的应用,脂肪肝的报道日渐增多。脂肪肝的病因也发生了变化,欧美国家酗酒所致的脂肪肝仍占首位(45%),其次为肥胖(25%)、非胰岛素依赖性糖尿病(10%)和其他因素如药物、蛋白质 - 热量营养不良等所致的脂肪肝(20%),我国过去以营养缺乏为常见病因,80 年代后,营养过剩所造成的肥胖引起的脂肪肝日见增多,另外酒精,糖尿病也为常见的因素。脂肪肝的发生与年龄、性别、血脂、血糖、血压、肥胖有密切关系,嗜酒、高脂高蛋白饮食、睡前加餐、睡眠过多均是脂肪肝的危险因素,因此脂肪肝发生的流行病学因素是多方面的。高甘油三酯血症在脂肪肝中的作用较为复杂,很难与肥胖和饮食习惯分割开来。

二、病因

脂肪肝病因复杂,依病因不同可做如下分类。

(一)营养性脂肪肝

(1)营养不良:蛋白质、胆碱缺乏、维生素缺乏。

(2)肥胖。

(3)高脂高糖摄入:包括静脉输注过多。

(4)小肠旁路术、胃成形术、胃分隔术、小肠大面积切除等。

(5)Kwashiorkor 病。

（6）全胃肠外营养（TPN）。

（二）中毒性脂肪肝

1.酒精

嗜酒。

2.药物与毒物药物

有四环素、糖皮质激素、阿司匹林、胺碘酮、氨甲蝶呤、雌激素、异烟肼、环己胺、哌克昔林、心舒灵（Perhexiline maleate）等。毒物有氯仿、黄磷、四氯化碳、蓖麻碱、依米丁、银、汞、砷、铅、Jamaican 呕吐病。

（三）妊娠期急性脂肪肝

妊娠期急性脂肪肝又称产科急性假性黄色肝萎缩。

（四）内分泌及代谢性脂肪肝

（1）糖尿病。

（2）Cushing 综合征。

（3）甲亢或甲减。

（4）高脂血症。

（5）遗传性脂质贮积病。如遗传性胆固醇贮积病（Wolman 病）、Farber 病、Taysach 病、Gaucher 病。

（6）性腺异常。

（7）低 β 脂蛋白血症或异常 β 脂蛋白血症。

（8）Reye 综合征。

（9）半乳糖或果糖不耐受症。

（10）Wilson 病。

（11）高酪氨酸血症。

（12）结节性非化脓性脂膜炎（Weber – Christica 病）。

（13）乙酰辅酶 A 脱氢酶缺乏。

（五）化疗及放射性肝炎性脂肪肝

也有人将其病因归为两大类。

1.酒精性肝病（ALD）

（1）酒精性脂肪肝。

（2）酒精性肝炎。

（3）酒精性肝纤维化。

（4）酒精性肝硬化。

2.非酒精性肝病

（1）肥胖。

（2）糖尿病。

（3）药物及毒物。

（4）内分泌及代谢。

（5）其他。

三、发生机制

（一）肝脏与脂肪代谢

脂类包括脂肪和类脂,脂肪(即甘油三酯,TG)主要作用是贮能和供能,类脂包括磷脂,胆固醇及胆固醇酯等。肝脏是脂类代谢的主要器官,包括脂类的摄取、转化、运输、分解及合成等代谢。体内脂肪来源于肠道吸收的乳糜微粒(CM)和体内脂肪组织,经肝脏代谢后氧化供能,组成结构脂肪或重新形成极低密度脂蛋白(VLDL)进入脂肪组织重新贮存起来。

人体每日从膳食中摄入的脂质,95% 为 TG,即外源性脂肪,其余为磷脂,胆固醇(酯)。脂质在小肠腔内经胆盐乳化,胰脂酶水解,生成游离脂肪酸(FA),β - 甘油一酯,溶血磷脂酰胆碱及胆固醇,并形成混合胶粒,在抵达小肠黏膜细胞后,已消化的脂质分解产物被吸收,并在内质网重新合成 TG 及磷脂等,在细胞内载脂蛋白作用下,装配成 CM,经淋巴进入血循环。乳糜微粒进入肝脏后先被库普弗细胞分解成甘油和脂肪酸。肝脏主要摄取来自血中和 CM 水解生成的脂肪酸,还摄取血中糖代谢的三碳化合物转化的脂肪酸。FA 进入肝细胞后,部分在线粒体内进行 β 氧化提供能量,部分重新合成甘油三酯,磷脂和胆固醇酯(CE),大部分甘油与载脂蛋白合成 VLDL,释放入血。

肝细胞内内质网和高尔基参与 VLDL 的合成与分泌。粗面内质网合成载质蛋白(Apoprotein, Apo),尤其是 Apo – B。脂质不溶于水,必须以可溶性形式才能在血液中转运,这种可溶性形式即脂蛋白。载脂蛋白 B 和光面内质网合成的 TG、磷脂、胆固醇等在粗面内质网和光面内质网连接处共同装配成脂蛋白,进入高尔基体糖化最后形成 VLDL,在微管运动的帮助下,经胞吐作用分泌入 Disse 腔。CM 是外源性脂肪的一种转运形式,VLDL 是内源性脂肪的一种转运形式。另外肝细胞内也有脂蛋白的分解系统:高尔基体—内质网—溶酶体复合物(GERL)。

机体的脂肪代谢受神经—体液调节,如交感神经、促肾上腺皮质激素、促甲状腺激素、甲状腺激素、生长素、胰高糖素等。还受某些药物影响。

（二）脂肪肝发生的一般机制

1. 脂肪来源过多

FA 从食物和脂肪组织来源过多,摄食过多或饥饿。肝内 TG 或 FA 合成过多。

2. 脂肪从肝中排出减少

载脂蛋白合成不足,如蛋白质,胆碱缺乏;VLDL 合成、分泌障碍;GERL 功能障碍;FA 氧化减少。

脂肪肝的发生是上述各步骤中一项或几项异常的结果。肝脏酯化 FA 合成 TG 的能力较强而氧化 FA 和合成脂蛋白的能力有限,因而,上述因素常造成肝脏代谢脂肪能力相对/绝对不足,脂质贮积形成脂肪肝。

（三）几种常见的脂肪肝

1. 肥胖

不管是成人或是儿童,其肥胖均与脂肪肝的发生有关,甚至有早至 6 岁发生肥胖性脂肪肝的报道。有研究表明几乎所有显著肥胖患者和 75% 中重度肥胖症(超过体重标准10%)有肝脏脂肪变性,体脂分布研究表明,腹部和臀脂比例高的个体发生脂肪肝的危险性大。肝炎后不适当地增加营养而又缺乏运动所致的肥胖是我国常见的引起脂肪肝原因之一。肥胖者虽然可存在其他辅助因素,如嗜酒、糖尿病、蛋白质营养不良、药物反应等,但多数肥胖的脂肪肝患者不存在这些辅助因素,说明单一肥胖本身即可引起脂肪肝。肥胖患者周围脂肪组织过多,(尤其是肠系膜的脂肪,较皮下脂肪更易在肝内蓄积),释出的 FA 增多,肝内脂肪贮积速度超过转化和分解速度,加上肥胖患者常有营养失衡,进食碳水化合物多而蛋白质少,存在饮食蛋白质—热量失衡,导致脂肪肝的发生。肥胖患者虽常有血中胰岛素水平升高,但其调节作用被过多的脂肪组织总量所抵消,表现为胰岛素耐受。患者体重增高与肝内脂肪贮积程度正相关,体重得到控制后,肝内脂肪浸润程度有所减少。多数肥胖性脂肪肝患者无症状,一般也不发生肝硬化,但如果出现脂肪性肝炎,则可恶化为脂肪性肝硬化,出现肝硬化的表现。80% 肥胖性脂肪肝患者胆碱酯酶升高,对其病因有一定鉴别诊断意义。

2. 糖尿病

2 型糖尿病是脂肪肝的原因之一,尸检中发现 1/3 非肥胖 2 型糖尿病患者有脂肪肝,也有资料显示 50% 的糖尿病患者伴发脂肪肝,51% 糖尿病酮症酸中毒患者尸检中发现脂肪肝。另外超声发现的脂肪肝患者较无脂肪肝者糖耐量异常和胰岛素基线水平上升现象多见。有人认为 2 型糖尿病脂肪肝的发生与慢性胰岛素水平升高有关,而与高血糖症关系不大,因为 2 型糖尿病者肝脏发生脂肪变较 1 型糖尿病多见。但也有人认为 2 型糖尿病者由于糖类摄入过多而出现肥胖,从而导致脂肪肝,统计资料表明 50% ~80% 的 2 型糖尿病患者为肥胖患者,而且用胆碱去脂治疗,对脂肪浸润疗效甚微,控制血糖,减轻体重后肝内脂肪浸润改善。1 型糖尿病少见脂肪肝的发生,1 型糖尿病脂肪肝的发生可能与胰岛素缺乏,脂肪分解,血浆脂蛋白清除能力降低有关。糖尿病在脂肪肝发展至非酒精性脂肪性肝炎(NASH)和肝纤维化中的因果作用尚有争议,尚无明确证据表明单有糖尿病而无其他伴发因素(如肥胖)作用下可以发展成慢性肝病。糖尿病所伴发的脂肪肝约 75% 其脂肪浸润既不呈现小叶中心型也不呈弥散分布,肝内脂肪浸润与糖尿病控制程度或病程长短无相关性,肝内脂肪变性的出现对糖尿病的预后影响较小。

3. 营养不良

营养失调的原因很多,与脂肪肝有关的因素主要是蛋白质缺乏,胆碱缺乏而糖、脂肪过多。

(1)长期摄入高脂、高糖。长期摄入高脂饮食即外源性脂肪增加可致高脂血症,肝脏摄取外源性 FA 及其酯化作用增强,而 Apo - B 及磷脂合成相对减少,TG 合成超过其转运,从而在肝内沉积。高糖摄入见于饮食中碳水化合物过多或输注糖液,摄入的糖在满足糖原合成后,其代谢生成的三碳化合物由肝细胞摄取转化为 FA,并酯化成 TG 在肝内沉积。

(2)营养缺乏。严重慢性炎症性肠病如溃疡性结肠炎、克罗恩病、小肠旁路术、胃成形术、胃分隔术、慢性消耗性疾病、恶性营养缺乏均可致营养缺乏。由严重慢性炎症性肠病及小肠旁路等手术所致的吸收不良,导致 Apo - B 及磷脂合成所需成分缺乏,脂蛋白生成不足,TG 不能及时转运而沉积于肝内。慢性消耗性疾病时,摄入的热量不足以满足基本的能量需求,出现糖皮质激素分泌增多,交感神经兴奋性增强,体内脂肪库中脂肪动员增加,大量 FA 释放入血,肝细胞摄取后酯化为 TG,超过了肝脏转运能力即可引起脂肪肝。恶性营养缺乏病(Kwashiorkor 病)多见于非洲儿童,由于食物中蛋白质长期摄入不足,Apo - B 和磷脂合成不足引起脂蛋白合成相应减少,加上总热量摄入不足,贮脂动员,TG 合成增强而引起脂肪肝。以低蛋白血症性水肿、皮肤色素减少、脂肪肝为特点。

脂蛋白合成的绝对或相对不足引起营养失调性脂肪肝,其具体机制如下:①胆碱和甲基供体不足。胆碱是合成磷脂的原料,体内胆碱可以由食物摄取,也可以由丝氨酸合成,丝氨酸合成胆碱时需由甲基供体(蛋氨酸甲硫氨酸等)提供甲基。因而摄入胆碱和甲基供体不足均可引起磷脂合成减少,进而影响脂蛋白的合成;②必需脂肪酸缺乏,磷脂中的脂肪酸多为不饱和脂肪酸,机体不能合成,必须由食物中摄入,故称必需脂肪酸,如其摄入减少或吸收不良,则影响磷脂合成。长期高胆固醇膳食时,由于胆固醇可与磷脂竞争必需脂肪酸,故也可导致磷脂形成减少;③合成 Apo-B 的氨基酸缺乏,饮食中蛋白质摄入不足或吸收不良,合成 Apo-B 所需的氨基酸如精氨酸、苏氨酸、亮氨酸、异亮氨酸等缺乏,Apo-B 合成减少影响脂蛋白合成。轻者一般无临床症状,中、重度者常呈非特异性肝病表现。本病营养失调纠正后,肝内沉积的脂肪可逐渐消退,但若同时伴肝细胞炎症、坏死病变,可发展至肝纤维化,进展至肝硬化者少见。

4.药物及毒物

很多药物具有肝毒性,可表现为急性肝毒性或慢性肝毒性,而且其引起肝损伤的表现多种多样,如肝细胞坏死、肝炎、肝硬化、胆汁淤积等。引起脂肪肝的常见药物有四环素、放线菌素、糖皮质激素、雌激素、门冬酰胺酶、降脂药、抗心绞痛药(如胺碘酮)。常见的毒物有氯仿、四氯化碳、黄磷等。药物性脂肪肝多为大泡型脂肪肝如乙醇、皮质激素、别嘌呤醇、氟烷、异烟肼、甲基多巴、乙酰氨酚等,患者出现肝大、转氨酶升高,肝功能多保持完好,这种形式的脂肪肝多由药物的直接肝毒性所引起。也有表现为小泡型脂肪肝,如四环素、阿米庚酸、丙戊酸、苯基丙酸、Valproic acid 等。

皮质激素引起的脂肪肝和肝脏释放脂质的功能障碍有关,其临床表现与肝脏脂肪浸润程度有关。四环素通过抑制氧化磷酸化而抑制蛋白质的合成,肝内脂蛋白合成减少,导致 TG 在肝内沉积,四环素常引起急性脂肪肝,出现类似急性病毒性肝炎的表现,病理检查可见肝细胞内脂肪浸润以小叶中央区最显著,也可波及整个小叶,荧光检查提示四环素定位于线粒体。甲氨蝶呤是一种叶酸拮抗剂,能可逆性地抑制二氢叶酸还原酶,间接干扰蛋氨酸和胆碱合成,从而影响脂蛋白形成。四氯化碳可抑制蛋白质合成;降低肝内脂肪酸氧化率,使 TG 合成障碍,从而引起脂肪肝。黄磷主要是影响肝内载脂蛋白合成而使脂类分泌减少,在肝内大量沉积。异丙醇可使肝内 2-磷酸甘油增加,脂肪细胞分解脂肪增多,FA 大量入肝,使肝脏 TG 合成增多而出现脂肪肝。

Jamaican 呕吐病,由 hypoglycin 的代谢产物所致,它存在于 ackee 树不成熟的果实中,进入体内后变成辅酶 A 硫脂和卡尼汀衍生物,后二者不能被进一步代谢而明显贮积于卡尼汀池中,影响脂肪酸的氧化,ATP 产生和糖异生减少,脂肪酸酯化 TG 增多,可引起小脂滴性脂肪肝。

5.遗传及代谢性疾病

(1)低 β 脂蛋白血症。是一种常染色体隐性遗传病,其特点是 Apo-B 血浆水平降低,常表现营养不良,棘红细胞血症,色素性视网膜炎、神经肌肉退行病和脂肪肝。纯合子者常有 Apo-B 和 LDL-胆固醇(LDL-chol)极度降低,杂合子者多无症状,Apo-B 和 LDL-chol 轻度降低。其脂肪肝的发生是由于肝细胞脂蛋白分泌缺陷,尤其是 Apo-B$_{100}$缺陷所致。肝大不明显,肝细胞脂肪沉积多为大泡型,可出现肝纤维化和肝硬化。本病无特异治疗方法,可用中链 TG 代替长链 TG 促进肠道吸收,维生素缺乏者需补充维生素。

(2)家族性高密度脂蛋白缺乏症。也称 Tangier 病,常染色体隐性遗传。其特点是血中高密度脂蛋(HDL)减少或完全缺乏,肝脏、脾、肠系膜、淋巴结等组织胆固醇浸润。虽然血浆胆固醇水平减低,但 TG 水平正常或增多,此点有助于诊断。无特殊治疗方法。

(3)酸性脂酶缺乏症(Wolman 病和胆固醇酯贮积症)。本病是溶酶体酸性脂酶 A 缺乏引起的中性脂肪代谢障碍。

Wolman 病,常染色体隐性遗传,其溶酶体酸性脂酶 A 缺乏较重,使胆固醇酯和 TG 不能降解,而贮积在网状内皮系统的溶酶体中。患儿出生后一年发病,主要是消化道症状,几乎所有器官均有中性脂肪浸润(胆固醇酯和 TG)。患儿多在发病 6 月内死亡。

胆固醇酯贮积症,其溶酶体酸性脂酶 A 缺乏较上者为轻,发病较晚。本病经过缓和,预后较好。

(4)Reye 综合征。其特征是急性脑病伴内脏脂肪浸润,病因不明,常有先期病毒感染(如流感 A 或 B 或水痘病毒),随后出现呕吐和神经系统表现。可见于儿童,也可发生于成人。其发生原因可能与感染(病毒、细菌)、药物(如阿司匹林)、某些内源性毒物(如脂酸分解的二羧酸)和宿主的易感性有关。肝脏病变特点为:①小泡型脂肪浸润;②虽然线粒体改变显著,但肝内浓度不减少;③肝病与脑病损害程度一致,一般为可逆性的,历时短、变化快。线粒体变化特点是基质扩张与基质致密体进行性丧失,少数表现为多态性线粒体;严重时基质解体或明显肿胀。由于线粒体广泛损害,造成机体代谢紊乱,出现脑水肿等表现,并且为内源性毒素产生创造了条件,这些毒素又进一步加重线粒体损伤,形成恶性循环。患者常在病毒等前驱感染好转后又出现急性脑病,伴有呕吐、惊厥等。及早治疗,尤其是脑水肿的治疗,可使患者很快痊愈,若未能控制脑病。病死率可达 4% ~50% 。其预后取决于脑病的程度和病变范围,而与肝功能损害程度无直接关系。

(5)β 脂蛋白缺乏症。遗传性疾病,小肠黏膜活检绒毛结构正常,但上皮细胞因脂肪过度而致空泡状改变,患者呈吸收不良综合征表现,有脂肪泻,低胆固醇血症,红细胞畸形,色素性视网膜炎,共济失调等。

四、病理

脂肪变的肝细胞可弥散分布,以肝小叶静脉周围(Ⅲ带)或汇管区周围(Ⅰ带)为主;也有在肝内呈灶状分布,偶尔形成脂肪性肉芽肿。肝细胞内的脂滴可以是大泡型,小泡型或混合型。大脂滴直径 >25μm,脂滴增多、融合将肝细胞核推向细胞边缘,使肝细胞呈现脂肪细胞样外观。大的脂滴可融合形成微脂囊肿,甚至脂肪性肉芽肿,此型脂肪变多见于肝腺泡Ⅲ带,预后较好,若累及Ⅰ带则预后差。小泡型脂滴直径多为 3 ~5μm,肝细胞核无移位,肝小叶结构无紊乱,无坏死或炎症,不发展为肝硬化。

(一)脂肪肝的病理分型

有学者根据肝脏脂肪的含量占肝湿重的比例或肝活检病理切片脂肪染色,将脂肪肝分为三型。

(1)轻度,含脂肪 5% ~10% 或光镜下每单位面积有 1/3 ~2/3 肝细胞脂肪产生。

(2)中度,含脂肪 10% ~25% 或光镜下每单位面积有 2/3 以上肝细胞脂肪产生。

(3)重度,含脂肪 25% ~50% 或光镜下每单位面积几乎所有肝细胞均质变。

(二)脂肪肝的病理分期

(1)Ⅰ期,单纯性脂肪肝。不伴炎症反应,依肝细胞脂肪变的范围又分弥散性脂肪肝、局灶性脂肪肝,弥散性脂肪肝伴正常肝岛。单纯性脂肪肝属良性病变,临床多无症状。单纯性脂肪肝的脂质沉积与肝组织炎症和纤维化及最终肝硬化的因果关系尚未确定,但临床和动物实验研究表明肝脏内脂质沉积的程度和炎症程度有关,而且可进展至肝纤维化和肝硬化。

(2)Ⅱ期,脂肪性肝炎。出现汇管区炎症和纤维化。此期除了肝细胞脂肪变性外,可见如下变化:Mallory 小体,或叫酒精透明小体,位于肝细胞质内,是细胞内骨架蛋白在胞浆内聚积而成的嗜酸性物质,在 AH 和非酒精性脂肪性肝炎(NASH)中均可出现。但以 AH 中较常见而且较大。

如果检出大的鹿角状 Mallory 小体提示其病为酒精性;肝细胞气球样变性,并出现灶状坏死;炎症细胞浸润,AH 以淋巴细胞、单核细胞、多形核白细胞浸润。NASH 常为轻度的中性粒和单核细胞浸润,而且很少有明显的汇管区炎症细胞浸润,中性粒细胞并不一定是炎症细胞的主要类型,但可在局灶性坏死中出现;纤维化,早期多出现于中央静脉周围和肝窦周围,随后发展至汇管区,NASH 的纤维化常较 AH 轻。另外还可有淤胆现象。

(3)Ⅲ期,脂肪性肝纤维化。脂肪肝及脂肪性肝炎、原发性病因的存在,可激活库普弗细胞,枯否氏细胞增生并释放与肝纤维化有关的因素如 TGFβ/α、PDGF 等。这些因子使肝脏间质中的贮脂细胞(Ito 细胞)激活、增生。Ito 细胞的主要功能是贮存及代谢维生素 A,合成及分泌细胞外基质(ECM),并有一定产生胶原酶能力。脂肪肝时 Ito 细胞在库普弗细胞产生的细胞因子及其他因素作用下活化、增生,大量产生Ⅰ、Ⅲ型胶原;同时又产生Ⅳ型胶原酶,破坏正常的 ECM。最终Ⅰ型胶原代替基底膜,窦间隙毛细血管化,肝功能进一步受到损害,肝内血管阻力增加,这些因素又可促使库普弗细胞释放细胞因子,激活 Ito 细胞,形成恶性循环,大量 ECM 沉积,形成纤维条索和纤维间隔。其组织学特点是:窦周围及细胞周围纤维化;终末静脉周围纤维化;汇管区及汇管区周围纤维化,随后向实质呈条索状延伸侵蚀界板,可出现桥接纤维化分布。

(4)Ⅳ期,脂肪性肝硬化。虽然有研究证明,每年约有 12% 酒精性脂肪肝发展为肝硬化,但一般认为由脂肪肝直接发展而来的很少,多数来自 AH。AH 时由于肝细胞坏死,炎症细胞浸润,最终出现纤维化,相邻肝小叶纤维化条索相互连接,使肝小叶正常结构被分割破坏,发展成假小叶和肝细胞结节状再生,形成酒精性肝硬化(AC)。AC 一般为小结节性,但一些戒酒后的患者可发展为小结节为主的大小结节混合性肝硬化。非酒精性肝硬化也多为小结节性,有报道称肥胖者 1.5% ~8.0% 可有肝硬化,也有人发现 NASH 初次肝活检呈重度纤维化和非活动性肝硬化者达 15% ~50%。

五、临床表现

脂肪肝常无特异的临床表现,轻症者多无症状,仅在体检时发现转氨酶升高或 B 超有阳性发现。中重度脂肪肝可有上腹不适等症状而就诊。

(一)病史

经详细询问可发现酗酒、肝炎、药物及毒物接触、糖尿病史,少数患者有相应的遗传病家族史。

(二)症状

轻症者可无症状。中重度脂肪肝者可出现以下表现:上腹部隐痛或不适感,多在右上腹、缺乏食欲、恶心、呕吐、腹胀、腹泻,还可有阳痿、闭经、男性乳房肥大、肝掌、蜘蛛痣,鼻出血、皮下淤瘀、末梢神经炎、舌炎、角膜干燥等。

(三)体征

肝大、表面光滑、边缘钝、质地柔软或韧硬,少数患者可出现脾大,可有门脉高压症(如腹腔积液、水肿、上消化道出血),体重可减轻,但有全身脂质沉着者体重增加。

多数脂肪肝呈慢性经过,但也有呈急性经过,如 Reye 综合征,可有急性脑病表现,妊娠期急性脂肪肝可有妊高征等表现。

六、诊断

由于单纯脂肪肝多无特异性临床症状,或其症状常与其他肝病尤其是慢性肝病相似,因而必须通过实验室、影像和病理组织学检查才可确诊,完整的诊断应包括病因、病理及分型等。

肥胖者如无肝炎、输血、使用导致肝损害的药物,或有肥胖倾向并可排除由其他疾病所致,而且血浆中脂质增高,应做 B 超检查以确定有无肥胖性脂肪肝。对于长期、大量饮酒者,出现轻度疲乏,肝大而质地柔软,消化不良,转氨酶升高者,应考虑有脂肪肝的可能。

头胎或双胎妊娠,妊娠晚期迅速出现消化道症状、黄疸、出血倾向,应考虑妊娠期合并重症肝炎或妊娠期急性脂肪肝。有药物及毒物接触史或婴幼儿急性脑病伴肝功能异常者应考虑相应的病因所致的脂肪肝。

(一)辅助检查

生化检查,脂肪肝的生化检查常有阳性发现,但表现多较轻,而且其异常程度与脂肪肝的病变范围和严重程度并不一致,所以诊断意义不大。生化检查可用于筛选一些肝脏疾病以及动态观察原发病的肝脏情况。

1. 血清酶学检查

(1)ALT、AST。一般为轻度升高,达正常上限的 2～3 倍。酒精性脂肪肝的 AST 升高明显,AST/ALT >2 有诊断意义。非酒精性脂肪肝时则 ALT/AST >1。ALT >130U/L,提示肝小叶脂肪浸润明显,ALT 持续增高提示有脂肪性肉芽肿。

(2)γ-GT、AKP。酒精性脂肪肝时 γ-GT 升高较常见,AKP 也可见升高,达正常上限的 2 倍;非酒精性脂肪肝患者 γ-GT 可以升高。

(3)GST。可反映应激性肝损伤,较 ALT 更敏感。

(4)谷氨酸脱氢酶(GDH)、鸟氨酸氨甲酰转移酶(DCT)。GDH 为线粒体酶,主要在肝腺泡Ⅲ带富有活性,DCT 为尿素合成酶,参与转甲基反应。脂肪肝时两酶都升高。尤其是酒精性脂肪肝,其 GDH/OCT >0.6。

(5)胆碱酯酶(CHE)、磷脂酰胆碱胆固醇酰基转移酶(LCAT)。80% 脂肪肝血清 CHE 和 LCAH 升高,但低营养状态的酒精性脂肪肝升高不明显。CHE 对鉴别肥胖性脂肪肝有一定意义。

2. 血浆蛋白变化

(1)β 球蛋白,α_1、α_2、β 球蛋白多升高。

(2)清蛋白多正常。

(3)肥胖性脂肪肝时,LDL-C 升高,HDL-C 显著降低,Apo-B,Apo-e,Apo-CⅡ和Ⅲ升高。

3. 血浆脂类

TG、FA、胆固醇、磷脂常升高,其中胆固醇升高显著,常 >13mmol/L。

4. 色素排泄试验

BSP、ICG 排泄减少。在肥胖性和酒精性脂肪肝时,因为脂肪贮积多在肝腺泡Ⅱ带,而色素处理也在此部位。肝脏脂肪贮积影响了肝细胞排泄色素的功能。排泄减少的程度与肝脏脂肪浸润程度有关。

5. 胆红素

严重脂肪肝时可有血胆红素升高,轻中度脂肪肝胆红素多正常。

6. 凝血酶原时间(PT)

非酒精性脂肪肝多正常,部分可延长。

7. 血胰岛素

血胰岛素水平,呈高反应延迟型,糖耐量曲线高峰上升,下降延迟。

8. 其他

血尿素氮、尿酸偶见升高。

(二)影像检查

1. B 超

B 超检查经济、迅速、无创伤、有实用价值,可作为首选方法。B 超在脂肪含量 > 30% 时即可有阳性发现,> 50% 时的脂肪肝其检出率达 90%,近年来趋向于把 B 超指标量化,以综合积分判断脂肪肝的程度。彩色多普勒的应用也有助于来定量分析。

弥散性脂肪肝:肝脏轻中度增大,回声增强,呈"明亮肝:①肝肾对比可见其回声差异,肝实质回声强度 > 肾回声强度;②肝近场和远场回声差异,近场回声密集增强,远场回声减弱;③肝内管道结构特别是静脉变细不清;④肝脏轻中度增大。

B 超可将脂肪肝分以下三度。

(1)轻度:近场回声增强,远场回声衰减不明显,肝内管状结构可见。

(2)中度:近场回声增强,远场回声衰减不明显,肝内管状结构模糊。

(3)重度:近场回声显著增强,远场回声明显衰减,肝内管状结构辨认不清。

局限性脂肪肝,可表现为单个或多个强回声结节,呈椭圆形。有时因其间所含正常肝组织呈低回声而出现"假瘤征",应和其他占位性病变相鉴别。

有时 B 超不能区别和脂肪沉积相似的病变。如血管瘤通常是强回声,但周围有更高密度的肝脂肪变时,它可表现为低密度损伤,常需动态 CT 扫描进行鉴别。另外,超声常难以检测脂肪肝时的肝内扩张的胆管,因为脂肪肝时肝和胆管壁间的超声对比消失。

2. CT

其准确性优于 B 超,除可对脂肪肝进行分型外,还可观察治疗前后肝脏大小和密度变化。但费用较昂贵且具有放射性,限制了它的应用。弥散性脂肪肝,肝实质密度普遍低于脾脏、肾脏和肝内血管,而相比之下,门静脉内回声增强。增强后肝内血管显影清楚,形态、走向均正常。CT 值的高低与肝内脂肪沉积量呈明显负相关,因脾脏 CT 值较恒定,故肝/脾 CT 值的比值可作为衡量脂肪浸润程度的参考标准,或作为随访疗效的依据。酒精性脂肪肝时,肝脾 CT 值之比可小于 0.85。局灶性脂肪肝,常发生于左叶内侧段,表现为局灶性肝内低密度影,呈扇形/不规则形,密度一般较均匀,增强后有轻度强化,其内可见正常形态和走行的血管影。

3. MRI

价格昂贵而少用。MRI 可清晰区分水和脂肪信号差异。脂肪肝为低信号,与正常肝实质信号相比明显降低。此项检查不但可检出脂肪肝,而且可很好的鉴别脂肪肝和肝脏占位性病变,后者呈高信号。

4.^{99m}Tc 核素扫描

^{99m}Tc 核素扫描有助于区别局限性脂肪肝和肝内占位性病变。脂肪肝时肝弥散性不均,肝肾摄取比值下降,肝骨髓摄取比值上升,其诊断脂肪肝的敏感性达 86%。但由于其准确性不高于 B 超,临床很少应用。

(三)肝活检

肝活检是诊断脂肪肝的重要方法。如果影像学检查发现肝脏有脂肪变,应该明确是否需要进行肝脏活检。如同时有血清转氨酶升高,常需活检;若转氨酶正常而仅有影像的异常发现,多不需活检。对于局灶性脂肪肝,B 超引导下肝穿刺,定位准确,安全。必要时对活检组织进行特殊染色、免疫组化、组织生化测定及特殊细胞学检查,以提高诊断的目的性。另外,偶然的影像学检查发现肝内弥散性或灶性脂肪浸润但酶学正常,不能作为肝活检的依据。肝活检有创伤性,患者难以接受,目前主要用于:

(1)确定有无脂肪浸润,有无肝纤维化。

(2)探明某些少见疾病,如白血病、胆固醇贮积病、糖原贮积病。

(3)灶性脂肪肝和肝脏肿瘤的区别。

(4)无症状性可疑 NASH,肝活检是唯一诊断手段。

(5)戒酒后 ALD 或有 ALD 不能解释的临床或生化异常表现者。

(6)肥胖者体重减 10% 后,肝脏酶学异常仍存在者,需肝活检寻找其他病因。

(7)任何怀疑不是单纯肝细胞脂肪变或怀疑有多病因者。

(四)鉴别诊断

1.病毒性肝炎及病毒性肝炎合并脂肪肝

脂肪肝和病毒性肝炎患者常有相似的临床表现如乏力、缺乏食欲、恶心、呕吐、黄疸等,而且影像检查都可表现为弥散性肝损害,常不易鉴别。流行病学、病原学及血清学阳性有助确诊。

2.肝占位病变

局限性脂肪肝与肝占位性病变(如肝癌、肝血管瘤、肝脓肿、肝囊肿等)常不易区别。肝细胞癌常呈超声衰减,有包膜和门脉侵犯。转移性肝癌多为超声增强,多结节,无门脉系统侵犯,CT 显示肝癌多呈边界较清楚的低密度区,加注造影剂后扫描组织对比增强。肿瘤血管和血管瘤用选择性肝动脉造影可以很好地显示。

七、治疗

治疗原则:①去除病因;②合理饮食;③合理锻炼;④降脂药物治疗。

(一)病因治疗

应针对不同病因采取合理的治疗措施。酒精性脂肪肝患者治疗的关键在于戒酒;营养不良性脂肪肝需改善营养状况;肥胖性脂肪肝和肝炎后肥胖所致的脂肪肝在保证营养的前提下,应适当减少糖、脂肪和总热量的摄入,并适当加强锻炼。如果能成功地控制体重,B 超可发现肝脏脂肪沉积减轻,血清转氨酶水平也得到改善。减重的方法很重要,饥饿可以降低体重,但由于减少了蛋白质和其他营养物质的摄入,导致外周脂库动员,脂肪酸进入肝脏增加而加重脂肪肝的病情,甚至出现 NASH;糖尿病性脂肪肝应给予低热量、低脂肪和高纤维素饮食,并积极治疗糖尿病,对 1 型糖尿病控制血糖水平很重要,对 2 型糖尿病最重要的是减重,血糖控制次之;药物和毒物引起的脂肪肝应停用肝毒性药物,避免毒性化学物质的接触;胃肠道旁路术引起的脂肪肝,应重新恢复正常肠道的解剖和生理功能。妊娠期急性脂肪肝应立即终止妊娠。

全胃肠道外营养(TPN)所致脂肪肝应注意以下几点:

(1)由于 TPN 常伴有其他引起脂肪肝的疾病,故首先应针对这些疾病进行治疗。

(2)TPN 期间,肠道革兰氏阴性细菌过量繁殖,产生内毒素使巨噬细胞不断释放 TNF,后者可导致肝脂变,抗 α – TNF 多克隆抗体能显著减低此种肝脂肪变。

(3)TPN 期间常有胆碱缺乏,应注意补充。

(二)合理饮食

饮食治疗是脂肪肝治疗的重要方法。合理的饮食应是高蛋白,适当热量和低糖类饮食。

蛋白质是脂肪肝患者的主要营养素,可促进脂蛋白的合成,同时血浆清蛋白水平升高,有利于纠正重症患者的低蛋白血症,防止水肿和腹腔积液形成。一般按 1.5 ~ 2g/kg 体重给予。

酒精性脂肪肝禁酒和纠正营养不良可使大部分脂肪肝在 1 ~ 6 周内消退,但也有需更长时间者。其饮食应高热量、高蛋白,并补充少量维生素。如总热量足够而蛋白质摄入不足,可促使脂肪肝继续发展。饮食脂肪总量以不超过总热量的 15% ~ 20% 为宜,同时应含有必需脂肪酸。维生素的治疗可纠正临床及实验室检查异常,但对肝内脂肪浸润并无影响。

肥胖引起的脂肪肝应合理饮食以减轻体重。可以 400 ~ 800cal/d 逐渐增至 1000 ~ 1500cal/d,短期内减肥速度过快,易致脂肪性肝炎、电解质紊乱、高尿酸血症、酮症酸中毒及体重反跳。

营养不良性脂肪肝应以高蛋白饮食,足量糖类和脂肪为原则,同时给予高维生素和低纤维素,病情严重者应加用复合氨基酸制剂。

糖尿病性脂肪肝应低热量、低脂肪、高纤维素饮食,合并肾病者应限制蛋白摄入[<1g/(kg·d)],以减轻肾脏负担。

肝炎后脂肪肝除了加强原发病的治疗外,饮食中应适当降低脂肪、糖及总热量,并加强适当锻炼。

(三)运动治疗

对肥胖、糖尿病、高脂血症、肝炎后脂肪肝患者应加强运动,运动量和运动方式结合具体情况,应长期坚持有氧运动。一般以中等量运动为度,心率达到一定标准(20 ~ 30 岁130 次/分,40 ~ 50 岁120 次/分,60 ~ 70 岁110 次/分),每次 10 ~ 30min,每周 3 次以上。

对肥胖者运动疗法比单纯节食减肥更重要,因为运动去除的脂肪主要是腹部内脏脂肪,可使 TG、LDL – C 下降,HDL – C 上升,葡萄糖耐量改善及血压下降。

(四)药物治疗

脂肪肝目前尚缺乏有效治疗的理想药物,而且有些药物的作用还有争议。

1. 胆碱蛋氨酸和 L – 肉碱

胆碱蛋氨酸和 L – 肉碱仅适用于相关的营养不良性脂肪肝,如恶性营养不良和静脉高营养所致的脂肪肝,同时应注意其诱发肝性脑病的作用。胆碱是构成磷脂的成分之一,也参与体内甲基转换作用;蛋氨酸在体内可转化成胆碱;L – 肉碱可促进脂肪酸氧化及膜修复。常用氯化胆碱 0.3 ~ 1.0g 每日 3 次口服或复方胆碱 2mL 每日 1 ~ 2 次肌内注射。

2. 多价不饱和磷脂酰胆碱

如肝得健，是一复合制剂，主要成分是磷脂、B 族维生素、维生素 E 等。是目前临床应用较多的药物。磷脂是肝细胞器及肝细胞质膜的基本组成部分，可增加膜的流动性和稳定性，可起到保护肝细胞的作用。

3. S - 腺苷甲硫氨酸

通过质膜磷脂和蛋白质的甲基化影响其流动性和微黏性，通过转硫基化增加肝内谷胱甘肽（GSH）、硫酸根及牛磺酸水平，对恶性营养不良，肝毒性物质及酒精性脂肪肝有效。

4. 抗氧化剂

还原型谷胱甘肽、牛磺酸、β - 胡萝卜素，维生素 E、月见草 - E、硒有机化合物（ebselen）、Silymarin 及氨基类固醇衍化物 Iazaroid 等。本类药物可减少氧应激性损害及脂质过氧化导致的肝纤维化，但有待进一步证实其疗效。

5. 熊去氧胆酸

熊去氧胆酸可以降低血脂，稳定肝细胞膜，抑制单核细胞产生细胞因子，有报道可改善患者 ALP、ALT、γ - GT 及肝脂肪浸润情况。

6. 降脂药物

烟酸类，苯氧乙酸（氯贝丁酯、苯扎贝特等）、HMG - CoA 还原酶抑制剂（如辛伐他丁等）。许多降脂药物具有潜在肝毒性，降低糖耐量，升高血尿酸等不良反应，而肝内脂肪沉积无改善甚至加重。烟酸的衍生物如烟酸肌醇、烟酸果糖酶、烟酸戊四醇酯不良反应相对较少。另外实验发现前列腺素 E 具有提高细胞 cAMP 水平，抑制肝细胞胆固醇和中性脂肪合成，防止肝细胞脂肪浸润的作用。

7. 中医中药治疗

常用中药有丹参、泽泻、何首乌、山楂、枸杞子、黄芩、姜黄、大黄等，可按中医辨证施治原则组方治疗，如肝郁气滞型患者，可用柴胡肝散加减，气血淤阻以逐淤汤加减，痰浊内阻用四逆散合导痰汤加减，正虚淤结用八珍汤合积丸加减。

中医药治疗缺乏系统的临床试验，疗效尚难肯定，但其最大优点是不良反应小，具有广泛开发前景。

八、预后

由于病因复杂，远期随访资料也较少，各种治疗尤其是药物治疗效果评价标准差异，因此对各种影响预后的因素的评价尚缺乏全面资料。对脂肪肝预后的争论有二。脂肪肝是否会引起演变为肝硬化；脂肪肝是否会引起严重肝损害。一般情况下，肥胖性脂肪肝很少引起肝损害，酒精与药物是引起肝纤维化和肝硬化的主要原因。糖尿病性脂肪肝和蛋白质摄入不足易引起脂肪性肝炎。特殊类型的脂肪肝如妊娠期急性脂肪肝如未及时终止妊娠，病死率很高，多达 60% ~80%。

（李　伟）

第十六节 酒精性肝病

酒精性肝病（alcoholic liver disease，ALD）是由乙醇及其代谢产物对肝细胞的破坏与毒性作用所引的，以肝脏代谢紊乱为基础的急、慢性肝损伤。临床上表现为脂肪肝、酒精性肝炎和肝硬化。这三类病变可以代表酒精性肝损伤的三个不同发展阶段，但是经常前后二种甚至三种病变合并存在，也可以单独出现一种。病变不仅与饮酒量、时间及频度有关，还常与性别、遗传因素、免疫机制及营养状况等有密切的关系。此病多见于欧美，然而近年来，随着我国酒精消耗量的增多，其发病率有逐年增多的趋势，已成为常见多发病。ALD的预后直接与戒酒密切相关，与其他原因引起的肝病相比预后较好，但如不戒酒，上消化道出血、黄疸、腹腔积液的发生率亦高，从而增加病死率。

一、酒精对肝脏的损害与毒性作用

肝脏是酒精代谢的主要器官。然而，乙醇本身对肝细胞有直接损伤作用，且其衍生物乙醛的毒副作用导致肝脏的代谢紊乱，分述如下。

（一）乙醇的肝损害作用

ALD患者的肝细胞线粒体常有肿胀和嵴的异常改变，并且这些线粒体内含有颗粒样沉积及包涵体等，以致肝细胞结构及功能异常。酒精可改变微细胞器浆膜理化性质，同时影响糖蛋白的装配，致使细胞表面无涎酸糖蛋白与胰高血糖素受体数目减少。乙醇可通过增强羟自由基的损坏作用或降低氧自由基的正常保护机制，使两者之间失去平衡。长期饮酒者肝细胞谷胱甘肽水平降低，产生线粒体过氧化变化。ALD患者的小叶中央区肝细胞氧含量很低，大量饮酒增加氧的消耗可使中央肝细胞缺氧，造成肝细胞坏死，亦可发生星群样透明样细胞坏死。乙醇抑制中链脂肪酸的氧化，改变乙酰辅酶A的氧化功能，从而抑制多种三羧酸循环酶的活性。另外，乙醇促使脂肪酸的合成，并增加脂肪的储存。乙醇还可以增加脂肪酸的分解率，从而来自不同组织的脂肪酸又被肝脏摄取，肝内甘油三酯的合成率增加并堆积，又因缺乏极低密度脂蛋白而载脂蛋白减少，导致脂肪分泌障碍造成脂肪肝。由于乙醇的氧化作用抑制葡萄糖合成的谷氨酸盐脱氢酶使三羧酸循环运转发生障碍，可减少肝内葡萄糖的合成。酒精诱导P450生物转换系统，这一系统对多种致癌前体有激活作用，这是酒精中毒患者肿瘤发病率增高的原因。长期饮酒也增加部分药物的肝毒性作用，微粒体内P450系统影响肝微粒体的药物转化酶，使某些药物作用增强，但另一些药物的清除率增加而减低其作用。乙醇还可改变巨噬细胞功能，正常人给予试验剂量的乙醇，血清中出现细胞毒因子。

（二）乙醛的肝毒性作用

80%的乙醛脱氢酶活性位于线粒体，乙醇所造成线粒体结构与功能的改变，降低乙醛的清除率，血内乙醛水平增高又进一步降低线粒体转运与呼吸功能，抑制其氧化磷酸化及脂肪酸的氧化。乙醛与肝微粒体蛋白共价结合，可选择性的与某种P450结合形成稳定的复合物，还与半胱氨酸和谷胱甘肽结合，影响氧自由基的清除，造成膜的过氧化损伤。还可取代奥古蛋白内的磷酸吡哆醛，限制维生素B_6的活性。乙醛蛋白复合物作为一种新抗原，在人体可引起免疫应答反应而加重肝损伤。乙醛显著降低肝内聚合的微管蛋白含量，使微管减少，影响细胞间蛋白质的转运及分泌。乙醛可增加胶原合成及mRNA的合成，促进肝纤维化的形成。乙醛诱导姐妹染色体互换,降低 DNA 的修复,亦有利于癌症的发生。

二、酒精在肝脏的代谢转化

乙醇 80%～95% 在人体内转化为乙醛,再转化为乙酸,5%～10% 不变从肺、肾、皮肤排出。肝脏是酒精代谢的主要器官,小量在肾脏、肌肉、肠道及肺组织内氧化。在肝脏其氧化位于肝细胞的胞质液及光面内质网,从被氧化量的角度来看,前者更为主要。人类乙醇脱氢酶(ALDH)有 20 种同工酶,从分子生物学的催化性能可分为 Ⅰ、Ⅱ、Ⅲ 型,不同型酶的作用底物不同,其生物学功能也异。亚洲人有半数缺乏活动性 ALDH2,其肝内存在一种针对 ALDH2 的抗体。致使血内乙醛浓度较高,饮酒后易致面红,因此,酒精中毒频率较欧美人为高。微粒体乙醇氧化系统(MEOS)主要依赖细胞色素 P450 系,乙醇与 P450 结合干扰经 P450 的药物转化。MEOS 仅占肝内乙醇氧化的 10%,大部分仍经可溶性乙醇脱氢酶途径,但当后者达到饱和时,由 MEOS 发挥更大作用。

乙醛在肝脏被乙醛脱氢酶氧化为乙酸,主要发生于线粒体。肝线粒体的乙醛氧化与呼吸链上 NAD^+ 依赖的脱氢酶密切相关。肝病患者饮酒后,乙醛水平为正常人数倍高。饮酒后外周静脉血可测出的乙醛浓度为 $2\mu mol$,正常人乙醛 99% 在肝内氧化,另外红细胞也能氧化乙醛,这两个因素构成外周血乙醛的低水平,但酒精性肝病及无肝病的饮酒者血内乙醛的浓度仍高,可能是肝和红细胞内乙醛脱氢酶浓度较低之故。

三、发病机制

乙醇经过肝细胞质内的乙醇脱氢酶的催化,氧化为乙醛,再经乙醛脱氢酶催化转化为乙酸,最终形成二氧化碳。在乙醇氧化过程中脱下的大量氢离子与辅酶Ⅰ结合。辅酶Ⅰ被还原成还原型辅酶Ⅰ,则使其与辅酶Ⅰ的比值上升,以致细胞的氧化、还原反应发生变化,成为代谢紊乱和致病的基础。乙醛为高活性化合物,能干扰肝细胞多方面的功能,如影响线粒体对 ATP 的产生、蛋白质的生物合成和排泌、损害微管使蛋白、脂肪排泌障碍而在肝细胞内蓄积,引起细胞渗透性膨胀乃至崩溃。由于酒精被氧化时,产生大量的还原型辅酶Ⅰ,而成为合成脂肪酸的原料,从而促进脂肪的合成。乙醛和大量还原型辅酶Ⅰ可以抑制线粒体的功能使脂肪酸氧化发生障碍,导致脂肪肝的形成。

酒精引起高乳酸血症,通过刺激脯氨酸羟化酶的活性和抑制脯氨酸的氧化,而使脯氨酸增加,从而使肝内胶原形成增加,加速肝硬化过程。并认为高乳酸血症和高脯氨酸血症,可作为酒精性肝病肝纤维化生成的标志。

近年证明酒精性脂肪肝与以下有关:游离脂酸进入血中过多;肝内脂肪酸的新合成增加;肝内脂肪酸的氧化减少;甘油三酯合成过多;肝细胞内脂蛋白释出障碍。目前认为酒精对肝细胞的直接毒性作用是脂肪肝的主要原因。

酒精性肝炎有免疫因素的参与,且有重要意义。目前认为肿大的肝细胞不能排出微丝且在肝细胞内聚积形成酒精性透明小体,并引起透明小体的抗体产生。自身肝抗原和分离的酒精性透明小体可以刺激患者淋巴细胞转化和抑制游走移动因子的活力。在酒精性肝硬化可查出自身免疫性特征的天然 DNA 抗体,和肝细胞膜产生 IgG 和 IgA 抗体。这些抗体能被肝浸液吸附。酒精和乙醛还可以改变肝细胞的膜抗原。

四、病理解剖

（一）酒精性脂肪肝

脂肪肝在酒精性肝病中最为常见，它可表现为部分肝细胞脂肪浸润或波及所有肝细胞，受累的肝细胞约20%～75%时，使肝重量增加了2～3倍，肝细胞内有甘油三酯呈泡状，迫使细胞核偏边呈"印戒状"。充满脂肪的细胞可破裂、融合而形成"脂囊"，但很少引起炎症反应。戒酒后，病变可消失。

（二）酒精性肝炎

可有脂肪浸润、肝细胞变性坏死，常伴有透明小体，可见多核粒细胞浸润，小叶内结缔组织增加。透明小体在伊红染色时，细胞内可见嗜酸性丝状聚集的致密蛋白质物质，直径2～3μm，PAS阴性。急性酒精性肝炎发作数周至数月，透明小体渐丢失。脂肪变性及气球样变性、炎症的消失早于透明小体，透明小体起初分布于中央区，随其他变化退失转而分布于汇管区。小叶内中性粒细胞浸润为急性酒精性肝炎典型特点，它包围在貌似健康与脂肪变性及气球样变性的肝细胞、甚至在坏死的肝细胞或含透明小体的肝细胞周围。酒精性肝炎反复急性发作可导致小叶结构变形，网状纤维和胶原使肝窦闭塞并包围肝细胞群，进行性病变导致小叶内纤维化，中央区和汇管区的纤维分隔伸展并相互连接。

（三）酒精性肝硬化

酒精性肝硬化是 ALD 终末期病变，酒精性肝硬化初起时常为小结节性肝硬化，但由于酒精性肝炎的反复发作，门脉高压并发胃肠道出血及低血压，肝窦血流量的减少，可转变为混合结节性肝硬化，最后也有发展为大结节性肝硬化，其肝小叶结节可大至5cm。

五、临床表现

ALD 的发生与饮酒时间长短、饮酒量多少及营养状态呈正相关。遗传因素对酒精有不同的敏感性，酒精性肝炎和肝硬化，以 HLA－B8、B40 者多见。

（一）脂肪肝

酒精性脂肪肝常无临床症状或生化变化，症状隐袭，有轻度上腹不适、肝区痛，偶见黄疸、水肿及维生素缺乏。肝、脾大不常见。重者有门脉高压表现，常有腹腔积液，但无硬化，甚至可因低血糖、脂肪栓塞而死亡。

（二）酒精性肝炎

消化道症状较重，可有恶心、呕吐、食欲减退、乏力、消瘦、肝区疼痛等。严重者可呈爆发性肝炎或急性肝功衰竭。

（三）肝硬化

除一般肝硬化症状外，营养不良、贫血、蜘蛛痣、肝掌、男乳女性化、神经炎、肌萎缩等症状比肝炎肝硬化多见。白指甲、Dupuytren 掌挛缩、腮腺增大也可见到。肝大常见，伴有压痛，表明酒精性肝炎并存，但也可不肿大反见萎缩。脾大常见，腹腔积液及侧支静脉明显，表明有门脉高压。继发性营养不良及反复的内毒素血症患者，可导致恶病质及高丙种球蛋白血症。

六、诊断

（1）有饮酒病史，严重的肝硬化可伴大细胞性贫血。

（2）丙氨酸氨基转移酶（ALT）及天门冬氨酸氨基转移酶（AST）。是检测 ALD 的最敏感的检查方法。43%～100%患者的 AST 增高，但增高的程度并不明确提示病变严重程度。

在酒精性肝病，ALT 水平多低于 AST，AST/ALT 应 >1。ALT 若超过 30.0KarmenU，则可认为肝病非酒精引起。酒精性肝损害时 ALT 为何正常而 AST 却增高的机制尚不明了，可能与乙醇中毒影响吡哆醇的代谢使其缺乏有关。

（3）γ－谷氨酰胺转肽酶（GGT）。血清 γ－谷氨酰胺转肽酶是诊断酒精中毒与酒精性肝损害的敏感指标，但缺乏特异性。目前认为，慢性酒精饮入过量者多有增高，但增高程度不反映酒精消耗量。其活性变化是一种很敏感的酶学变化，在各种肝病都可增高，但此酶活性恢复也快，有些酒精中毒患者含量正常可能与此有关。

（4）谷氨酸脱氢酶。是 ALD 小叶损伤最严重的 Rappaport 第三区带肝细胞线粒体酶。血清谷氨酸脱氢酶含量与肝细胞坏死量呈比例，比天门冬氨酸转移酶更能提示组织损伤程度。

（5）血浆 α－氨基 N－丁酸与亮氨酸比例。在酒精中毒时敏感而有特异性，但此种比例改变是肝细胞功能异常的非特异表现，因此仅供参考。

（6）线粒体天冬氨酸氨基转移酶（mAST）。正常人及病毒性肝炎患者线粒体天冬氨酸氨基转移酶仅占血清中总天冬氨酸氨基转移酶活性的 3%，而酒精中毒时，线粒体天冬氨酸氨基转移酶活性可高达 11%～13%。线粒体天冬氨酸氨基转移酶是比血清总天冬氨酸氨基转移酶、γ－谷氨酰胺转肽酶、谷氨酸脱氢酶更为敏感的检查项目。

（7）碱性磷酸酶（AKP）。ALD 患者碱性磷酸酶常增高 1～2.5 倍，个别者可达 5 倍。对此酶异常增高同时伴有胆红素增高时，需与其他病因引起的黄疸鉴别。

（8）血清胆红素含量与凝血酶原时间测定。能预测 ALD 预后，根据酒精性肝炎的临床表现可分为轻、中、重组。凡胆红素少于 85.5μmol/L 为轻病组，胆红素大于 85.5μumol/L 且凝血酶原时间延长达 4 秒为中度严重组，胆红素超过 85.5μmol/L 且凝血酶原时间延长超过 4 秒者为重病组。此二项检查有参考价值。

（9）血尿素氮及肌酐含量。血清尿素氮及肌酐含量可随酒精性肝炎严重程度不同而呈相应地增高。轻病组血尿素氮为 3.57mmol/L，肌酐为 88μmol/L。重病组血尿素氮为 10.4mmol/L，肌酐为 202μmoL/L。死亡组患者血尿素氮为 13.5mmol/L，肌酐 238μmol/L。

（10）糖分子缺少转铁蛋白（carbohydrate deficient transferin，CDT）。酒精中毒特异的标志物。转铁蛋白为具有微异质性的糖蛋白，其中有末端缺少三糖分子的一种同类物。末端缺少糖分子转铁蛋白是乙醛有抑制糖基转移酶活性所致。敏感性达 80%，特异性 97%，假阳性少。

（11）血液葡萄糖及甘油三酯水平。酒精中毒者葡萄糖及脂质代谢异常，有些酒精性脂肪肝患者血液葡萄糖及甘油三酯水平增高。

（12）血液胰岛素样生长因子－1（IGF－1）。酒精性肝硬化患者血液 IGF－1 含量降低，低至 3.1nmol/L 者预后不佳。

（13）肝活检对诊断具有重要的意义，然而 20% 的酗酒者可有其他疾病。

（14）超声、CT 检查可见脂肪肝或明亮肝。

（15）血清 IgA 及 IgG 等免疫球蛋白含量均增高，尤其是 IgA 增高更为明显。抗核抗体或平滑肌抗体部分患者呈阳性。抗肝特异蛋白（liver－specific protein）抗体阳性。酒精性透明小体（alcoholic hyaline）抗原抗体重症时均阳性，恢复期抗原阴性，抗体仍在短时间内呈阳性。若抗原抗体持续阳性表明病情正在处于进展阶段。

七、治疗

治疗的主要目的为减轻酒精性肝炎的严重程度和防止与逆转肝纤维化,并改善已存在的继发性营养不良。

(一)戒酒

及时戒酒可使病死率明显下降,戒酒后几周或几月内临床和病理表现可以改善,伴有凝血酶原活动度降低和腹腔积液时,病程可有反复,但最终可取得缓解。脂肪肝可望于数周至数月内消退,同时补充蛋白质或氨基酸对肝细胞恢复也很重要。

(二)去脂药

腺苷酸可减少肝内甘油三酯的增加,刺激线粒体氧化脂肪酸的作用。ATP 有同样的作用。氯贝丁酯可减少甘油三酯的合成,诱导氧化长链脂肪酸。卵磷脂亦有效。

(三)抗纤维化

秋水仙碱和青霉胺能抑制胶原与前胶原合成,并增加胶原酶的产生。但因疗程长,药物可影响肝细胞的正常生理功能。抑制肝纤维化的中药桃仁、丹参、当归、川芎、赤勺、粉防已碱等,分别有改善肝脏微循环,防止肝细胞变性坏死,减少胶原纤维的产生或增强胶原酶的活性等作用,有助于酒精性肝炎纤维化的治疗。最近还发现多烯非饱和性磷脂酰胆碱可防止乙醛介导的肝胶原堆积,并能刺激胶原酶活性增加,对酒精性肝纤维化有用。

(四)氧自由基清除剂

谷胱甘肽、超氧化物歧化酶、丹参,均有清除引起炎症的氧自由基的作用,对酒精性肝炎还可减轻甚至避免激活肝内巨噬细胞、库普弗细胞及贮脂细胞所致病变。

(五)辅酶 I

辅酶 I 可使 $\gamma - GT$ 升高已半年者,经 $1 \sim 2$ 周治疗明显下降或恢复正常,改善肝细胞氧化还原作用。

(六)丙基硫尿嘧啶

基于酒精性肝炎代谢率高及肝细胞相对缺氧的情况,用药后发现可改善酒精性肝病的临床症状,但不延长生存期,同时有严重的药物不良反应。

(七)胰岛素与胰高血糖素

每日静滴胰岛素及胰高血糖素 12 小时,治疗 3 周,肝功能可有改善,但需防低血糖反应。如先给予上皮生长因子,然后再给胰岛素及胰高血糖素,效果可望更好。

(八)营养支持

酒精性肝炎的患者可有继发性蛋白质热量不足性营养不良,与疾病的严重度和病死率有关。可改善患者的营养状态,免疫功能,可加速病情恢复。

至于酒精性肝硬化后期伴有的并发症如:肝性脑病、肝肾综合征、大量腹腔积液、门脉高压、食管静脉曲张破裂出血,其治疗与肝硬化类同。

八、预后

戒酒后脂肪肝可完全恢复,急性酒精性肝炎约 50% 转为非活动性肝炎,少部分可发展为肝硬化。肝硬化者约 25% 可完全恢复,比其他原因的肝硬化预后好。但不戒酒急性酒精性肝炎、酒精性肝硬化的病死率分别占 50% 和 70%。值得注意的是戒酒者的肝癌发生率增高,其原因认为戒酒后患者的生命得到延长外,酒精对肝细胞再生抑制被解除,肝细胞再生过程中细胞凋亡发生异常所致。

（于　辉）

第十七节　一般类型肝硬化

肝硬化是各种原因所致的肝脏慢性、进行性、弥散性改变。肝硬化初时仅是一种组织病理学的概念,主要的组织病理学特点是一种病因或数种病因反复、长期损伤肝细胞,导致肝细胞变性和坏死;广泛的肝细胞变性坏死后,肝细胞再生和肝内纤维组织弥散性增生,形成再生结节,正常肝小叶结构和血管形成遭到破坏,形成假小叶;常伴有肝内循环紊乱。然而,我们现在提及的肝硬化的概念,已经上升为临床病理学的概念,一种建立在肝硬化组织病理学特点基础上,以肝功能损害和门脉高压为主要临床表现,常伴有多系统受累的一种临床综合征,晚期可合并消化道出血、肝性脑病、感染、肝癌等多种并发症。肝硬化是我国常见疾病和主要死亡病因之一,我国肝硬化占内科总住院人数的 4.3% ~14.3% ,发病高峰年龄在 35~48 岁,男女比例约为 3.6：1~8：1。由于肝硬化早期经过积极防治,可以逆转或不再进展,但晚期将严重影响患者生活质量,甚至危及生命,因此肝硬化的早期防治非常重要。

一、病因及发病机制

在我国肝硬化常见病因大多数为病毒性肝炎后肝硬化,少部分为酒精性肝硬化和血吸虫性肝硬化。

（一）病毒性肝炎

病毒性肝炎占我国肝硬化病因的 40% ~65% ,主要由乙、丙、丁型肝炎病毒引起,其中最常见的是乙型肝炎。其发病机制与肝炎病毒引起的免疫异常有关,主要是经过慢性肝炎阶段,而逐渐演变为肝硬化。肝炎肝硬化多数表现为大结节性肝硬化,少数病例,如病程缓慢迁延,炎性坏死病变较轻且较均匀,亦可表现为小结节性肝硬化。从病毒性肝炎发展至肝硬化的病程,可短至数月,长至数十年。部分急性重症病毒性肝炎患者由于肝脏大块坏死,出现坏死后肝硬化,组织病理学表现为大结节性肝硬化。

（二）酒精

长期、慢性酗酒（每日摄入酒精 80g,10 年以上）,乙醇及其代谢产物的毒性作用,可引起慢性酒精性肝炎,若不及时戒酒,继而可能发展到肝硬化,此类病因约占我国肝硬化的 7% 左右,但近些年来,随着人们物质生活水平的提高,我国对酒的消耗量正逐年升高,酒精性肝硬化发病率也有逐年上升的趋势。长期、慢性大量酗酒可引起肝细胞发生坏死,最终引起纤维化。相邻肝小叶的纤维化条索相互连接,导致肝小叶的正常结构被分割破坏,发展成假小叶及肝细胞结节状再生,形成酒精性肝硬化。

（三）寄生虫

最常见的病因多由于感染血吸虫或华支睾吸虫等引起。血吸虫寄生在肠系膜静脉分支,其虫卵随血流进入肝脏后主要沉积于汇管区,虫卵及其毒性产物的刺激,引起大量结缔组织增生,导致肝脏纤维化和门脉高压。

肝表面有较大的结节,其他部分肝细胞无明显变性及再生,故临床上肝功能改变较轻微,而门脉高压出现较早,过去称之为血吸虫病性肝硬化。华支睾吸虫主要寄生于胆管系统,尤其是肝内胆管系统,虫体或虫卵等刺激引起胆管慢性炎症,胆管壁增厚、狭窄,胆汁淤积,胆管及肝实质纤维化,最终发展为肝硬化。由于左肝管与胆总管的连接较直,幼虫易于上行,故左肝病变常较重。临床上常表现为门脉高压症。

(四)工业毒物和药物

长期反复接触某些化学毒物,如砷、磷、四氯化碳等;长期服用某些药物,如甲基多巴、四环素、异烟肼、甲氨蝶呤等均可引起肝细胞坏死、胆汁淤积或肝内炎症反应,从而引起慢性肝炎,最后演变为肝硬化。

(五)代谢性疾病

由于遗传性和代谢性疾病,导致某些物质因代谢障碍而沉积于肝脏,引起肝细胞变性坏死、结缔组织增生而形成肝硬化。常见有:铁代谢紊乱(如血色素病)、铜代谢紊乱(肝豆状核变性)、α_1-抗胰蛋白酶缺乏症、糖原累积病、半乳糖血症、酪氨酸代谢紊乱症等。肝脏常增大,结节不明显,肝细胞主要表现为变性,而坏死往往不明显。

(六)循环障碍

常见的病因是肝静脉回流受阻性疾病,如布-查综合征、缩窄性心包炎、慢性右心功能衰竭等,由于肝静脉回流受阻,导致肝脏长期淤血,以致肝细胞缺氧坏死,肝小叶中央区肝细胞陷于萎缩、坏死,纤维结缔组织增生,最后引起肝硬化。如淤血持续存在,进而形成纤维条索分割肝小叶而形成肝硬化,肝脏常增大,结节不明显。

(七)胆汁性肝硬化

肝内胆汁淤积或肝外胆管阻塞持续存在时,胆汁刺激或导致肝细胞缺血、坏死、纤维组织增生而形成肝硬化。

(八)营养障碍

各种原因引起营养不良,导致蛋白质、维生素和抗脂肪肝物质缺乏,均可能引起肝细胞变性、坏死,结缔组织增生和形成肝硬化。如蛋白质缺乏,导致肝内与中性脂肪合成的磷脂减少,引起肝细胞脂肪堆积、变性、发生脂肪肝,最后形成肝硬化。

(九)自身免疫性疾病

如自身免疫性肝炎和其他自身免疫性疾病累及肝脏均可引起肝硬化。

(十)隐源性

为根据目前的资料尚无法确定其病因的肝硬化。

此外,近年来发现,多种肝硬化的病因同时存在时,发展为肝硬化的可能性明显上升。

二、病史采集要点

(一)起病情况

肝硬化大多数起病较缓慢,早期症状轻微或(和)缺乏特异性,常易被忽视,患者常难于提供确切的起病日期。少数患者可因急性重症肝炎或爆发性肝衰竭,在短期内(如3~6个月)进展到肝硬化。

（二）主要的临床表现

早期肝硬化在临床上往往无任何特异性的症状和体征,但有部分患者可有乏力、易疲倦、体力减退等非特异性症状。中晚期肝硬化患者的主要临床表现为三大方面:肝功能损害的症状、门脉高压症和肝硬化的并发症。

1. 肝功能损害的症状

肝硬化患者由于肝脏强大而复杂的功能受损,中晚期肝硬化患者可出现肝功能不全的症状,最常见的是全身症状和消化道症状,如乏力、缺乏食欲、厌油腻、恶心、呕吐、腹胀不适等;终末期患者常出现全身皮肤或黏膜不同程度的出血、不同程度的贫血,黄疸以及内分泌紊乱(男性乳房发育、性功能不全、月经紊乱,第二性征改变的症状)等症状。

2. 门脉高压症

脾大:一般为轻到中度肿大,此时多无症状,偶为巨脾,可出现左上腹不适及隐痛,常伴有脾功能亢进症,临床上表现为贫血(脸色苍白,乏力等)、容易发生细菌感染(白细胞减少症或缺乏症),偶见皮肤、黏膜出血(血小板减少);侧支循环建立与开放,主要有:①食管下段与胃底静脉曲张;②腹部脐周围皮下静脉曲张;③上痔静脉与中下痔静脉吻合形成痔核;④其他:肝至膈的脐旁静脉、脾肾韧带和网膜中的静脉、腰静脉或后腹壁静脉等。其中以食管胃底静脉曲张临床意义最大;腹腔积液及水肿的形成:患者常诉腹胀、腹部不适,大量腹腔积液时出现腹部膨隆、行走困难、呼吸困难、端坐呼吸和脐疝;部分患者诉有下肢水肿,但鲜有全身水肿者。

3. 肝硬化并发症

部分患者以肝硬化并发症为首发症状来就诊。

（1）上消化道大出血。主要是曲张的食管中下段或（和）胃底静脉破裂出血,引起大量的呕血、排大量的暗红色或柏油样大便,常伴有脸色苍白、口干、尿少、头晕、心悸、胸闷、低血压、休克等外周血循环不足的症状,消化道出血常有食物的机械刺激或损伤、胃内容物反流的化学腐蚀以及恶心、呕吐、呃逆、便秘、咳嗽或大量腹腔积液时腹压的增加等诱因。

但应注意,约有1/3肝硬化患者出现消化道出血可能是其他原因,如门脉高压性胃病、消化性溃疡和应激性溃疡合并出血。

（2）感染。肝硬化时可并发各种细菌(包括结核菌)感染,包括呼吸道、消化道、泌尿道、腹腔等部位感染。临床上最常见的是自发性腹膜炎,此时患者在较短的时间内常出现中至大量腹腔积液的症状,或经积极的治疗,腹腔积液消退不理想,部分患者可出现发热、腹胀或腹部不适。

（3）肝性脑病。常见于终末期肝硬化患者,轻微型肝性脑病患者常无临床症状,轻症或早期患者常出现性情或性格改变,行为异常;病情继续发展可出现意识错乱、睡眠障碍、行为异常,如计算力、理解力、时间和空间定向力下降、躁动不安、谵妄、痉挛,后期可出现嗜睡、昏迷,甚至死亡。

（4）原发性肝癌。任何原因导致的肝硬化均可合并肝癌,但最常见的是乙型和丙型肝炎病毒相关性肝硬化与肝癌关系更为密切,因此不少学者称肝硬化是肝癌的重要癌前病变。

早期肝癌常无症状,常在定期检查或体检时被查出;晚期肝癌可出现肝区不适或不同程度的疼痛,疼痛剧烈时可能出现肝癌缺血坏死或肝癌癌体内出血。巨块型肝癌,尤其是肝癌位于肝脏表面者,易出现肝癌破裂,导致肝区剧痛和腹腔内出血、低血压和失血性休克等。

（5）肝肾综合征。又称功能性肾衰竭,常见于终末期肝硬化患者,临床表现主要为自发性少尿或无尿,可伴有乏力、水肿和腹腔积液加重以及缺乏食欲、恶心、呕吐的消化道症状,部分患者可能出现或诱发脑水肿、心功能不全。

(6)肝肺综合征。也常见于终末期肝硬化患者,主要的临床表现是呼吸困难、胸闷、发绀等不适,部分患者吸氧可短暂改善症状。

(7)静脉血栓形成。尤其是门静脉血栓形成,约有 10% ~ 15% 的肝硬化患者可并发门静脉血栓形成,其原因主要与门静脉梗阻造成门静脉血流缓慢,以及门静脉内膜炎、硬化有关。如肝硬化患者突然出现剧烈腹痛、腹胀、呕吐、便血、休克等表现,则应考虑门静脉血栓形成。

(三)既往病史

既往病史对本病的诊断具有较大的参考价值,宜细心追寻。既往病史应注意有无肝病史,如病毒性肝炎(尤其是乙肝和丙肝)等;有无酗酒史、肝损药物使用史、疫水接触史;是否有心脏病史或其他疾病;有无肝病家族史等。

三、体格检查要点

体格检查要点包括三方面:肝功不全、门脉高压及肝硬化并发症相关的体征。

(一)一般情况

乏力,精神萎靡、肝病面容(面色黧黑);若出现神志或意识改变,宜警惕并发肝性脑病,肝硬化患者,尤其是失代偿期患者,必要时应进一步了解患者有无性格行为异常,其时间、空间定向力和计算能力有无异常,以便发现早期肝性脑病;发热常提示感染;合并消化道大出血可能出现贫血、低血压,脉率增快,休克等。

(二)皮肤黏膜

可出现不同程度的黄疸、贫血、出血和水肿等;在患者的面部、颈、上胸、肩背部和上肢常可发现蜘蛛痣、毛细血管扩张;在手掌大、小鱼际肌和指端腹侧部位常可见红斑(即肝掌);部分患者可出现男性乳房发育、毛发脱落、色素沉着等;肝豆状核变性患者眼部可发现 K - F 环。

(三)心肺

应注意有无右心功能不全或缩窄性心包炎的体征,如颈静脉充盈或怒张、心率增快、心音改变,心脏扩大或(和)心脏杂音,心包叩击音等;合并肺部感染或肝肺综合征时,可相应出现发绀、呼吸困难和肺部啰音等。

(四)腹部体征

少数合并自发性腹膜炎患者可出现腹部轻度压痛,一般反跳痛不明显;大多数肝硬化患者肝脏不增大,甚至缩小,发现肝脏增大可见于肝硬化合并肝癌和某些原因肝硬化(如遗传代谢性肝硬化、循环障碍性肝硬化和少数早期肝硬化等),部分肝癌患者可出现肝区叩击痛;轻到中度脾大;腹腔积液征(如腹部膨隆或蛙状腹,移动性浊音阳性),此时应注意与肝硬化合并肠麻痹或肠胀气鉴别;以脐为中心的腹壁静脉曲张(水母头状静脉曲张),此时宜进一步与上下腔静脉回流障碍所致的腹壁静脉曲张鉴别。肠鸣音一般正常,也可能由于肠道菌群失调、消化功能不良,电解质紊乱和腹膜炎等出现肠鸣音的亢进或减弱。

(五)其他

合并肝性脑病患者可出现神经系统体征:如扑翼样震颤、肌张力增强、锥体束征阳性等。

四、实验室和辅助检查

怀疑肝硬化患者进一步行相关实验室和辅助检查的目的,主要是进一步确诊,同时了解肝功能代偿情况,有无并发症,肝硬化的病因等。

(一)血常规

一般血象无明显的改变,部分患者可出现贫血。出现感染时,可伴有外周血白细胞的升高和核左移。肝硬化合并脾功能亢进症患者可出现外周血常规有一系或多系不同程度的下降,最常见的是白细胞和(或)血小板下降。

(二)尿常规

大多数代偿期患者尿常规无异常,部分失代偿期患者出现黄疸时尿常规可出现胆红素,常伴有尿胆原增加。

(三)反映肝功能血清生化学指标

代偿期患者肝功能正常或仅有轻度异常,失代偿期患者大多有不同程度肝脏功能受损,其主要表现在以下几方面。

1. 肝细胞损伤或坏死的血清生化学改变

血清氨基转移酶是临床上检测肝细胞损伤或坏死常用的血清酶学,包括丙氨酸氨基转移酶(ALT)和天门冬氨酸氨基转移酶(AST)。

肝硬化患者血清 AST 和 ALT 一般正常或轻到中度升高,而且常以 AST 升高为主,ALT/AST <1;但肝脏炎症明显,细胞损伤坏死明显时,可出现中度以上的以 ALT 升高为主的血清转氨酶升高,ALT/AST >1。

2. 肝胆系统的病变

血清碱性磷酸酶(AKP)和 γ - 谷氨酰转移酶(GGT)是临床上检测肝胆管系统疾病或淤胆常用血清生化学指标。多数肝硬化患者血清 AKP 和 GGT 正常或轻度升高,若肝硬化出现肝内淤胆或某些原因导致的肝硬化(如原发性胆汁性肝硬化,硬化性胆管炎)的患者,血清 AKP 和 GGT 中度以上的升高。

3. 血清胆红素代谢障碍

多数肝硬化患者血清胆红素水平正常或轻度升高,若肝硬化出现肝内淤胆、肝细胞大量破坏、终末期肝硬化或某些原因导致的肝硬化(如原发性胆汁性肝硬化,硬化性胆管炎)的患者,可出现血清总胆红素水平、间接胆红素以及直接胆红素水平均有中度以上的升高,间接胆红素和直接胆红素的比例相近或以直接胆红素升高为主。

4. 蛋白质代谢紊乱

肝硬化蛋白代谢紊乱是反映肝脏储备功能下降非常重要的指标之一。失代偿期肝硬化患者出现蛋白代谢紊乱,血清总蛋白正常、下降或增高,但血清前白蛋白和清蛋白不同程度下降,球蛋白常增高,A/G 比例倒置。

血清蛋白电泳显示血清清蛋白下降,γ - 球蛋白升高,血清清蛋白下降程度与肝脏代偿储备功能呈正比,但严重营养不良、大量蛋白尿、消化道大出血后、严重感染和败血症以及肝硬化肠道功能紊乱导致的肠道蛋白丢失症等均会加重低清蛋白血症。球蛋白升高可在一定程度上反映肝脏免疫病理反应的存在。

5. 脂类和糖类代谢障碍

终末期肝硬化或肝硬化合并肝细胞严重坏死时,可出现血清胆固醇(酯)下降,血糖的波动(如易出现空腹低血糖和餐后高血糖)。肝硬化患者出现胆固醇酯升高应考虑原发性高脂血症、胆管梗阻等。

6.凝血功能的异常

血浆中除组织因子及由内皮细胞合成的 vW 因子外,其他凝血因子和某些凝血抑制因子(如抗凝血酶Ⅲ)均在肝脏中合成。失代偿期肝硬化患者常出现凝血功能紊乱,最常出现凝血酶原时间、活化部分凝血活酶时间和凝血酶凝固时间均有不同程度延长,血浆凝血因子水平、抗凝血酶Ⅲ水平降低和出血倾向,而且经注射维生素 K 也不能纠正。由于凝血因子半衰期短,因此能更早期、更快捷反应肝脏功能受损。

7.其他

肝硬化失代偿期患者肝脏储备功能试验,如氨基比林、靛氰绿(ICG)、利多卡因清除试验等,可有不同程度的下降。

(四)免疫功能检查

肝硬化,尤其是失代偿期肝硬化患者常可出现细胞免疫功能和体液免疫功能紊乱,主要表现在 T 淋巴细胞数量下降和免疫球蛋白(IgG 和 IgA)水平升高。

(五)肝硬化出现并发症时血清生化学改变

1.血氨水平升高

失代偿期肝硬化患者血氨水平正常或轻度升高,终末期肝硬化患者或合并肝细胞严重坏死、消化道大出血、门体分流和尿毒症等时可出现血氨明显升高,此时临床上常有肝性脑病的表现。

2.甲胎蛋白(AFP)升高

肝硬化患者 AFP 正常或轻度升高(<200μg/L),若肝硬化患者出现 AFP 明显升高(>200μg/L)或进行性升高,应高度怀疑合并肝癌。

3.电解质和酸碱平衡紊乱

肝硬化患者常出现低钠血症、低钾、低氯血症和代谢性碱中毒;合并肝肾综合征患者可出现高钾和代谢性酸中毒。

4.其他

如终末期肝硬化患者出现呼吸困难,应检查血气,如出现低氧血症,应怀疑肝肺综合征的存在。

(六)病因学方面的血清学检查

若病因为病毒性肝炎患者,血清相应的病毒学标记物,如肝炎病毒(主要是乙型、丙型和乙型加丁型肝炎病毒)的抗原和抗体、病毒 DNA 或 RNA 阳性;若为自身免疫性相关肝脏疾病,可出现相关的自身免疫性抗体,如抗核抗体(ANA)、抗平滑肌抗体(抗 SMA)、抗线粒体抗体(AMA),抗肝肾抗体(抗 – LK)等;若为遗传代谢性疾病,可出现相应的血清学指标的改变,如肝脏豆状核变性(Wilson 氏病)可出现血清铜和铜蓝蛋白下降、血色病可出现铁代谢异常等。

(七)腹腔积液检查

腹腔积液检查包括常规、生化、细菌学和细胞学检查。肝硬化患者腹腔积液一般为漏出液;若腹腔积液透明度下降,白细胞数增多(>500×10^6/L),其中以多型核细胞(PMN)计数高于 250×10^6/L(比例大于 50%),应怀疑自发性腹膜炎,此时需行床边腹穿,用血培养瓶作腹腔积液细菌学(必要时包括厌氧菌等)培养和药敏试验;若腹腔积液透明度下降,白细胞数增多,其中以淋巴细胞增高为主,应怀疑合并结核性腹膜炎;若出现血性腹腔积液,应首先考虑恶变,尤其是肝癌合并腹膜转移,其次是结核性腹膜炎、静脉血栓形成、肝功能衰竭合并全身出血倾向等。

(八)影像学检查

1. 食管 X 线钡餐检查

肝硬化患者常出现食管胃底静脉曲张,行食管 X 线钡餐检查显示食管吞钡显示虫蚀样或蚯蚓状充盈缺损,纵行黏膜皱襞增宽,胃底可见菊花样充盈缺损。

2. CT 或 MRI 检查

肝硬化早期或某些原因肝硬化患者(如循环障碍性肝硬化、遗传代谢性肝硬化等)肝脏增大,大多数晚期患者肝脏萎缩,右肝明显,肝裂增宽,左叶可代偿性增大,左右肝比例失调,肝脏回声增粗,肝脏边缘波浪状或不规则,部分患者可伴有脾大、腹腔积液,食管胃底部可见黏膜下静脉曲张。CT 结合造影剂检查有助于发现合并肝癌者,肝内可见局部低密度灶,边缘清楚或模糊,单个或多个,注射 CT 造影剂后可见病灶动脉期不规则增强。MRI 在诊断肝癌方面的价值与螺旋 CT 相仿。

3. 超声检查

超声显像可显示肝脏大小、外形改变和脾大,超声还可显示门脉高压,门静脉主干内径大于 13mm,脾静脉内径大于 8mm,彩色超声还可检测门静脉的血流量、血流速度和血流方向等。超声结合超声造影有助于提高早期肝癌的诊断阳性率和准确性。

(九)胃镜检查

胃镜可更准确、更早期发现食管胃底静脉曲张的部位、程度、形态、有无红色征,局部有无血栓等,有助于食管胃底静脉曲张的分级和判断有无近期出血的危险因素;合并上消化道出,血时,有助于早期诊断(出血的原因、部位)和治疗(内镜下曲张静脉套扎术或局部注射硬化剂或组织胶)。

(十)肝穿刺活组织检查

肝脏组织病理学见有假小叶形成,可确诊,是诊断肝硬化的金标准。但大多数肝硬化患者无需行肝穿刺活组织学检查,仅适用于:怀疑早期肝硬化,但依据其他资料尚不足以诊断者;肝硬化病因未明,肝穿刺活组织检查有助于明确病因者;肝硬化合并性质未明的肝内占位性病变者;慢性肝脏疾病,肝组织病理学改变对治疗措施的选择有参考价值者;其他,如某些肝脏疾病治疗后随诊等。

五、诊断要点

(一)肝硬化的诊断线索

(1)有肝硬化的病因,如慢性肝炎或其他肝病病史较长者;长期的大量酗酒史;长期肝损药物使用史或毒物接触史;有肝硬化家族史等。

(2)具有慢性肝病或肝硬化临床表现者,如慢性肝病面容,蜘蛛痣、肝掌或毛细血管扩张症,腹腔积液,脾大,以脐为中心的腹壁静脉曲张。

(3)出现可能肝硬化并发症表现者,如出现上消化道大出血,尤其是短时间内出血量大;不明原因的意识障碍、行为失常或昏迷等。

(4)外周血细胞(白细胞、血小板或/和红细胞)计数下降,尤其是伴有脾大者。

(5)血清生化学检查出现肝脏合成功能障碍:低蛋白血症,凝血酶原时间延长等。

（6）X 线钡餐或胃镜发现食管胃底静脉曲张。

（7）影像学提示有肝硬化征象者。

出现以上一项或多项诊断线索者,应进一步明确是否有肝硬化的存在。

（二）肝硬化的诊断思路

（1）首先明确肝硬化诊断是否成立。

（2）是否为早期肝硬化。

（3）进一步了解肝功能代偿情况:代偿期还是失代偿期,或 Child – Pugh 分级情况。

（4）是否存在肝脏组织明显的炎症反应和肝实质细胞进行性破坏。

（5）是否有肝脏明显萎缩。

（6）是否有肝硬化并发症。

（7）进一步明确肝硬化的病因。

（三）肝硬化的诊断依据

包括两方面:支持肝硬化诊断的依据和排除其他可能出现相似临床表现或实验室辅助检查结果的疾病,即鉴别诊断。

除非有肝脏活组织病理学显示假小叶形成的诊断肝硬化金标准,否则大多数肝硬化患者均须与其他可能出现相似临床表现或实验室辅助检查结果的疾病进行鉴别。

六、鉴别诊断要点

（一）与表现为肝脏肿大的疾病鉴别

肝硬化早期或某些病因的肝硬化,如遗传代谢性肝硬化、循环障碍性肝硬化和某些寄生虫(华支睾吸虫病或血吸虫病)性肝硬化可出现肝脏增大,须与其他引起肝脏肿大的疾病相鉴别,如慢性肝炎,肝脏寄生虫病(血吸虫病,华支睾吸虫病和肝包虫病等),遗传代谢性肝脏疾病、心包或心脏疾病导致肝脏淤血肿大等很多疾病是导致肝硬化的病因,与早期肝硬化常常难于鉴别;肝癌常继发于肝硬化,某些恶性血液病常常浸润肝脏引起肝脏肿大等均须与单纯肝硬化鉴别。其鉴别要点主要是仔细寻找有无肝硬化门脉高压症的表现,尤其应注意有无如食管胃底静脉曲张,腹壁静脉曲张,脾大伴脾亢等,另外,若上述慢性肝脏疾病出现漏出液性腹腔积液,特别是血清白蛋白 – 腹腔积液清蛋白浓度梯度（SAAG）（同一天）不低于 11g/L,应高度怀疑门脉高压性腹腔积液,此时强烈支持肝硬化的诊断。对于仅依靠临床表现和其他实验室辅助检查仍难于诊断的患者,宜考虑行肝脏穿刺活组织检查。

（二）对于以腹胀或腹部膨隆主要表现的患者

首先以确定是否为腹腔积液,应排除胃肠胀气或腹部包块:蛙状腹和移动性浊音存在支持腹腔积液的诊断,腹部超声或（和）腹穿抽液可确诊是否有腹腔积液的存在;腹部鼓音及肠鸣音亢进或减弱、消失提示胃肠胀气或梗阻,腹部 X 线平片有助于明确诊断;腹部局部隆起,触及实性包块,叩诊实音,结合腹部超声或 CT、MRI 等检查,可证实腹部肿块的存在。

对于以腹腔积液为主要表现的患者,宜排除其他原因所致的腹腔积液:肝硬化腹腔积液的性质为漏出液,合并感染(自发性腹膜炎或结核性腹膜炎)时,腹腔积液性质常介于漏出液和渗出液之间,但细胞数,尤其是多个核细胞数常增多;合并腹膜转移癌时,常有血性腹腔积液,若既往有肝脏病病史、检查发现门脉高压症以及肝功能损害的临床表现和实验室检查依据,支持肝硬化的诊断。肝硬化腹腔积液形成机制非常复杂,但门脉高压症是导致肝硬化腹腔积液非常重要的机制之一,因此,发现和明确门脉高压症的存在,对于肝硬化腹腔积液的诊断有重要的参考价值,近年来研究发现,血清白蛋白－腹腔积液清蛋白浓度梯度(SAAG)(同一天)不低于11g/L对于诊断门脉高压性腹腔积液有非常重要的鉴别价值,即使是门脉高压性腹腔积液合并其他情况,如自发性腹膜炎等时其SAAG仍然不低于11g/L,在排除区域性门脉高压等情况下,应高度考虑肝硬化的诊断。

(三)与食管胃底静脉曲张相鉴别

区域性门脉高压症,常见于急性重症胰腺炎后或十二指肠或结肠(脾区)慢性穿孔导致局部炎症累及脾静脉和肠系膜静脉的回流,可引起食管胃引流静脉回流障碍,导致食管胃(底、体)部静脉曲张,甚至破裂出血,但患者既往有急性重症胰腺炎或消化性溃疡穿孔等病史而无肝脏病病史,临床上和实验室检查显示肝功能良好,影像学无肝硬化征象,彩色多普勒、CT和MRI等有助于诊断。右心功能不全、狭窄性心包炎、布－查综合征早期即可引起肝大和门脉高压,出现食管胃底静脉曲张,此时应尽早发现和诊断,并尽早治疗,可改善预后,避免晚期发展到循环障碍性肝硬化。

(四)与肝硬化并发症相鉴别

1. 上消化道出血

上消化道大出血是肝硬化常见并发症之一,部分患者以上消化道大出血为首诊症状就诊,此时应与其他原因导致的上消化道大出血相鉴别,出血量大而且急,出血后出现腹胀、腹腔积液增多或肝性脑病,均支持肝硬化的诊断,紧急胃镜有助于明确出血的部位和原因,胃镜证实食管胃底静脉曲张破裂出血,结合既往有肝硬化常见病因,体检发现慢性肝病体征,实验室检查发现有肝功能不全,影像学提示肝硬化征象,可明确诊断。

2. 肝性脑病

部分患者可出现精神神经症状,如意识障碍、行为异常,甚至昏迷,应与精神病、低血糖、尿毒症、糖尿病酮症酸中毒等鉴别,既往有肝病病史,体检有慢性肝病体征,以及扑翼样震颤,肝臭,双侧锥体外系征阳性,肝功能损害和血氨升高,脑电图检查出现异常慢波,血糖、血肌酐和尿素氮正常或轻度异常等均强烈支持肝硬化合并肝性脑病的诊断。尤其应该注意的是,长期酗酒的患者,出现精神神经症状,有时难以鉴别酒精性肝硬化合并肝性脑病和酒精性脑损伤,鉴别要点主要是:扑翼样震颤,肝臭,双侧锥体外系征阳性,肝功能损害和血氨升高,脑电图检查异常慢波,降血氨治疗后病情好转支持肝硬化合并肝性脑病的诊断,而影像学显示脑萎缩支持酒精性脑病的诊断。

3. 肝肾综合征

肝肾综合征常见于终末期肝硬化,常表现为水肿,少尿或无尿,血肌酐和尿素氮升高,甚至出现酸中毒等,其主要诊断标准包括:①有严重慢性进展性或急性重症肝脏疾病,尤其合并有门脉高压症;②血肌酐超过1.5mg/dL或24小时肌酐清除率低于40mL/min;③停用利尿剂和补充血容量(如输给等张盐水1.5升)肾功能未见改善;④无休克、消化道大出血、利尿过度、肾毒性药物使用史或感染等;⑤尿蛋白低于0.5g/24h和超声等检查排除肾脏疾病和肾后梗阻等原因。应与急慢性肾小球疾病、急性肾小管坏死引起的肾衰竭鉴别,既往肝病病史和肝功能衰竭的临床表现及实验室检查结果,尿常规正常,尿浓缩稀释功能正常支持肝肾综合征的诊断,而慢性肾脏病病史,急性肾缺血或肾毒性药物的使用史,尿常规显示有蛋白尿、异常红细胞、肾小管上皮细胞和多种细胞管型,尿浓缩稀释功能异常,肝功能正常或轻度异常等支持肾脏疾病的诊断。

4.肝肺综合征

肝肺综合征(HPS)的诊断标准包括:①有慢性肝病或严重肝病存在,有或无严重的肝功能不全;②无原发性心肺疾病;③无吸氧的情况下,出现低氧血症 $PaO_2 < 9.3kPa(70mmHg)$ 或肺泡－动脉氧差梯度高于 $2.7kPa(20mmHg)$;④肺外静脉有效放射性核素标记物或二维超声心动图发现肺内血管异常扩张。

七、临床分型

(一)根据病因分型

参见病因及发病机制内容。

(二)根据肝功能代偿情况分类

1.代偿期肝硬化

患者无不适或仅有轻微的乏力,食欲减退,肝区不适等非特异症状,患者营养状态一般,慢性肝病体征不明显,肝脏正常或轻度肿大,质地结实或稍硬,脾轻度到中度增大,脾亢轻或无脾亢,肝功能检查正常或轻度异常,Child－Pugh 分级 A 级。

2.失代偿期肝硬化

患者常有明显肝功能减退和门脉高压症的临床表现,慢性肝病面容,常有腹腔积液,食管胃底静脉曲张,肝脏常不同程度萎缩,脾大伴脾亢,可出现一种或多种肝硬化并发症,肝脏合成功能明显减退(低蛋白血症,凝血功能异常等),Child－Pugh 分级 B、C 级。

(三)根据肝脏组织病理学形态分类

1.小结节型肝硬化

小结节型肝硬化最常见,其特点为结节大小比较一致,多数结节直径为 3～5mm,最大不超过 1cm,纤维隔的宽窄也比较一致,多在 2mm 以内,假小叶大小也一致。

2.大结节型肝硬化

大结节型肝硬化常由于肝脏实质细胞大块坏死后引起,结节常由许多小叶构成,大小不等,直径一般在 1～3cm,最大的可达 5cm。纤维隔宽窄不等,一般较宽,假小叶大小也不一致。

3.混合型肝硬化

该型是兼有大小结节的肝硬化,大小结节接近等量。

4.血吸虫性肝纤维化

血吸虫性肝纤维化主要指有血吸虫感染后引起的,其特点是肝脏纤维增生明显,纤维间隔显著,纤维组织伸向小叶内,包绕多个肝小叶,但并不将它完全分隔,肝实质再生形成大结节或小结节不明显,有些学者把此型肝硬化称为再生结节不明显性肝硬化。

八、治疗原则

对于肝硬化的治疗,关键在于尽可能早期诊断,尽早治疗。对于早期或代偿期肝硬化的治疗原则:积极防治或去除病因,挽救或保存残存的肝脏实质细胞,延缓或阻止肝脏炎症和肝硬化进程,尽可能改善肝脏功能,积极防治肝硬化相关的并发症;对于终末期肝硬化,在对症治疗和积极防治肝硬化并发症的基础上,尽快行肝脏移植。

对于肝硬化的治疗,在实施具体的治疗措施之前,应先考虑以下几个问题:诊断是否明确和完整;病情是否需要进一步的干预,即干预的意义和目标,换句话说,患者治疗的指征是否合适;目前对于该疾病有哪些治疗措施;这些治疗的疗效是否有足够循证医学的证据证明有效;这些治疗措施是否有超出患者所能接受的毒副作用。最后根据患者的病情,充分考虑患者接受某项治疗措施的收益/风险比值,结合患者的实情,订出相应的治疗措施。

九、治疗计划

（一）一般治疗

1. 休息

代偿期患者适当休息,避免过强的体力活动和工作;失代偿期患者宜控制体力活动,甚至卧床休息;对于早期肝硬化,肝脏组织无明显的炎症反应,肝功能正常,尤其是某些病因的肝硬化,如酒精性肝硬化等,往往仅需要注意休息及定期随访病情变化,而不一定需要过度积极的药物干预。

2. 饮食

代偿期或无肝功能衰竭的患者,可以给予高能量、高蛋白、高维生素而易消化的饮食,适当减少饮食中的脂类成分;肝功能衰竭或合并肝性脑病前兆、既往有过肝性脑病的患者,宜适当控制饮食中的蛋白质;合并腹腔积液的患者,宜控制盐的摄入(腹腔积液较多时,理想情况是每天 Na^+ 摄入量控制在 2g/d 或 88mmol/L)。

3. 支持治疗

失代偿期患者可能由于消化道症状明显导致营养不良、低蛋白血症、电解质紊乱、维生素缺乏及凝血酶原时间延长等,必要时可静脉补给以碳水化合物为主的营养成分,同时补给多种维生素,消化酶及维持电解质平衡,低蛋白血症明显者,适当补给人血清蛋白、复方氨基酸等,但过多的血浆清蛋白可能加重门脉高压症或抑制肝脏合成清蛋白,所以一般不建议补给过多的人血清蛋白;凝血功能明显异常者,酌情补给凝血酶原复合物、多种凝血因子或新鲜血浆及鲜血等,但由于患者常常存在多种凝血因子的缺乏,仅补给部分凝血因子,效果常不理想。值得注意的是,失代偿期肝硬化患者,常合并低钠血症,但绝大多数轻中度低钠血症患者并无临床症状,一般也不会造成严重的临床后果,即使是重度低钠血症,也应慎用补给高渗盐水或短期内大幅提高血钠浓度。

4. 对因治疗

某些病因肝硬化,如乙肝肝硬化、血色病、肝豆状核变性等,积极对因治疗可能有助于改善预后。

（二）对症治疗

1. 腹腔积液的治疗

根据腹腔积液的多少及对治疗的反应,可分为三种情况:肝硬化合并中少量腹腔积液,肝硬化合并大量腹腔积液,肝硬化合并顽固性腹腔积液或利尿剂治疗无效或不耐受。

（1）中少量腹腔积液。①严格控制钠盐的摄入,对于合并中少量腹腔积液的肝硬化患者,一天的钠盐的摄入量一般控制在为 2g(88mmol/L) 以内为宜(一般人每天尿液中排出的钠盐约为 78mmol/L,从汗液等非显性途径排出钠盐约为 10mmol/L)。但相当一部分患者往往更愿意选择加用利尿剂以换取放宽对饮食中钠盐的限制。除非合并严重的低钠血症,一般不需严格限制水的摄入,但对于血钠低至多少才需限制水的摄入,目前仍有争议,一般认为血钠低于

120～125mmol/L 时,宜限制水的摄入;②利尿剂的使用:利尿剂常用于肝硬化合并腹腔积液的治疗,目前的研究发现,呋塞米与螺内酯合用较为合理,可增强疗效的同时可有效避免相关的不良反应,呋塞米 40mg/d、螺内酯 100mg/d 起,3～5 天可根据病情酌情增量,但两者的比例维持不变,最大量可用至呋塞米 160mg/d,螺内酯 400mg/d,可每天 1～2 次用药,用药首选口服,静脉使用可能使肾小球有效灌注率下降。使用利尿剂期间应定期检查血浆电解质,以避免电解质紊乱,同时定期检查 24 小时尿钠和尿钾,若 24 小时尿钠排出量大于等于 78mmol/L 以上,尿钠/尿钾 >1,提示利尿剂有效;③若合并有明显的低蛋白血症,可酌情输注适量的人血清蛋白,以每周少量、多次输注为佳;④中少量腹腔积液仅需诊断性腹腔穿刺,不需多次治疗性腹穿放腹腔积液;⑤若条件许可,可行肝移植术。

（2）肝硬化合并大量腹腔积液。①对于限制饮食中钠盐和液体的摄入,以及利尿剂的使用与中少量腹腔积液的处理原则相同;②对于治疗性腹腔穿刺放腹腔积液的治疗较为积极,由于大量的腹腔积液,患者症状较为明显,治疗性放腹腔积液有助于短期内改善患者的症状。有研究发现,除非有明显的低蛋白血症、电解质紊乱或肝性脑病前兆,单次放腹腔积液的量可达 6～8L 或以上,若单次放腹腔积液不超过 5L,无需补给血浆胶体或清蛋白,若单次放腹腔积液超过 5L,可按每放腹腔积液 1L 补给清蛋白 8～10g,并不会导致明显的不良反应或合并症,放腹腔积液后应同时口服利尿药(见前述);③补充人血清蛋白或胶体,提高血浆胶体渗透压,可静脉输注清蛋白结合输注清蛋白后静脉推注呋塞米 40mg;④肝移植术,肝硬化合并大量腹腔积液患者 2 年生存率大约仅为 50%,因此肝移植术应成为候选治疗措施。

（3）肝硬化合并顽固性腹腔积液或利尿剂治疗无效或不耐受。肝硬化伴腹腔积液患者出现以下情况考虑顽固性腹腔积液:严格限制钠水摄入(Na^+ <88mmol/L)和最大量利尿剂(呋塞米 160mg/d 和螺内酯 400mg/d)使用的情况下仍不能有效控制,或治疗性放腹腔积液后短时间内腹腔积液明显增多,排除合并肿瘤、感染等。若肝硬化伴腹腔积液患者出现以下情况考虑利尿剂治疗无效或不耐受:出现使用最大量利尿剂的情况下,腹腔积液和体重无相应的下降,同时 24 小时尿钠排出量少于 78mmol,或出现利尿的相关并发症,如肝性脑病,电解质紊乱(血钠 <120mmol/L,血钾 >6.0mmol/L)及血肌酐升高(>2.0mg/dL)。肝硬化合并顽固性腹腔积液、利尿剂治疗无效或不耐受的治疗措施:肝移植术已成为首选的治疗措施;在等候肝移植之前,继续严格限制钠水摄入,定期治疗性腹穿放腹腔积液,同时静脉补充清蛋白,另外还可考虑采用其他措施:如经颈静脉肝内门腔静脉内支架分流术(TIPSS)、腹腔—颈静脉分流术,腹腔积液浓缩回输等。

2. 脾功能亢进

目前肝硬化合并脾功能亢进行脾切除的指征尚有争议,一般认为出现以下情况应考虑行脾切除。

对于食管胃底静脉曲张破裂出血,经其他内科治疗措施或内镜下治疗后效果不佳,反复出血者;或合并脾功能亢进的患者,以及脾脏明显肿大出现压迫症状者,可考虑脾切除。

（三）防治肝硬化并发症

1. 防治食管胃底静脉曲张破裂出血

防治食管胃底静脉曲张破裂出血包括预防初次出血、急性出血期的处理和预防再次出血的措施:急性出血期的处理,除常规给予监护、禁食,胃肠外营养和支持治疗(包括输血、血浆或凝血酶原复合物等)外,还应给予常规预防性使用抗生素和止血措施。

2.防治食管胃底静脉曲张破裂出血的药物治疗

(1)药物治疗的目的。①治疗急性出血;②预防初次出血;③预防治疗后的再次出血;④择期内镜下治疗的术前、术中和术后的辅助治疗。

(2)常用的药物。①收缩血管的药物:包括血管加压素及其衍生物,如垂体后叶素和特利加压素等;生长抑素及其衍生物,如奥曲肽及十四肽生长抑素;以及非选择性β受体阻滞剂,如普萘洛尔(心得安)和纳多洛尔等;②血管扩张剂:包括硝酸酯类,如硝酸甘油、硝酸异山梨醇酯(消心痛)和单硝酸异山梨醇酯;α_1受体阻滞剂,如酚妥拉明等;钙离子通道阻滞剂,如硝苯地平等;其他血管扩张剂;③抑酸剂:质子泵抑制剂和H_2受体阻滞药;④其他:如利尿剂和止血剂等。

(3)常用的药物止血治疗方案。①急性出血期的治疗:方案一:静脉给予血管加压素(垂体后叶素)与硝酸甘油联用,血管加压素可先给予10U静脉推注,然后采用静脉点滴血管加压素0.2~0.4U/min,最大剂量不超过0.6U/min,同时另管滴注硝酸甘油,剂量根据血压调整;方案二:静脉滴注生长抑素或其衍生物:奥曲肽,常用量为首剂100μg静脉缓注,继以25~50μg/h持续静脉滴注;或十四肽生长抑素,常用量为首剂250μg静脉缓注,继以250~500μg/h持续静脉滴注,由于其半衰期短,首剂静脉注射与后继静脉滴注时间间隔不能超过3分钟,否则应重新给予首剂注射;方案三:特利加压素,首剂2.0mg(用生理盐水稀释)静脉缓慢注射(超过1分钟),维持剂量为每4小时静脉缓慢注射1.0~2.0mg延续24~48小时,直至出血控制,使用中注意观察血压及心率。以上三种方案可选其一,均建议出血停止后仍维持治疗1~3天,以防止再出血。同时可联合应用抑酸剂,首选静脉推注质子泵抑制剂,如静脉推注奥美拉唑40~80mg或潘托洛克80mg,每12小时一次。②预防初次出血和治疗后再次出血预防再次出血的药物一般在急性出血控制后3~15天开始使用,常用的方案有:口服非选择性β受体阻滞剂(如普萘洛尔和纳多洛尔),从小剂量开始,如心得安10mg,1天3次,每隔3~5天调整剂量,直到静息状态下心率比基础心率下降25%,或心率少于60次/分,注意避免心率低于55次/分或出现严重低血压、肝性脑病等;硝酸酯类,如口服单硝酸异山梨醇酯10~20mg/次,1天2次;或选用联合方案,如非选择性β受体阻滞剂(如普奈洛尔和纳多洛尔)联合硝酸酯类,其他包括:α_1受体阻滞剂,钙离子通道阻滞剂,其他血管扩张剂和抑酸剂等,治疗维持1年以上。③择期内镜下治疗的术前、术中和术后的辅助治疗术前15~30min前可应用生长抑素及其衍生物、血管加压素及其衍生物以及术前3~5天使用非选择性β受体阻滞剂(用法见前述);术后降低门脉压力的治疗方案参见预防初次出血和治疗后再次出血方案。

3.防治食管胃底静脉曲张破裂出血的内镜下治疗

防治食管胃底静脉曲张破裂出血的内镜下治包括内镜下注射硬化剂和套扎术。

(1)食管胃底静脉曲张注射硬化剂或组织胶治疗。食管静脉曲张破裂出血的内镜下常可注射硬化剂和组织胶,而胃底静脉曲张破裂出血更常应用组织胶。

适应证:①急性食管胃底静脉曲张破裂出血;②既往有食管胃底静脉曲张破裂出血史;③外科手术治疗后食管胃底静脉曲张复发者;④不适合手术治者。

禁忌证:①肝性脑病不低于2期;②伴有严重的肝肾综合征、大量腹腔积液、重度黄疸。但出血抢救时可视情况灵活掌握。

术前准备:①对大量出血者可先行采用生长抑素或其衍生物、血管加压素或其衍生物以及三腔二囊管压迫止血,并建立静脉通道,酌情输血、补液等支持疗法以改善患者的一般情况和生命体征;②其他同一般的胃镜检查。

治疗方案:①静脉内注射硬化剂或组织胶:在出血处的附近静脉内注射;对未找到活动性出血者,可在齿状线上方2cm左右处的曲张静脉内注射。每点注射硬化剂3～10mL或与术前配制好的0.5mL组织黏合剂和0.8mL碘油混合液(后者需快速推注)为宜,每次1～4点,硬化剂的总量不超过40mL,每点组织黏合剂剂量不超过1mL。应用组织黏合剂时,注射前导管内应预先注入1mL碘化油,使碘化油在导管内表面形成一层油性薄膜,预防组织黏合剂堵塞导管。注射完后内镜观察,确保无活动性出血后退镜;②静脉旁加静脉内注射:在曲张静脉周围黏膜下注射,每点注射剂量0.5～1mL,使静脉周围黏膜形成隆起,压迫静脉达到辅助止血目的,继之静脉内注射,剂量同上;③组织黏合剂三明治夹心法:导管内先注入低黏碘油或生理盐水1mL,继之注入组织黏合剂0.5～1mL,再注入低黏碘油或生理盐水1mL,拔针后快速注入低黏碘油或生理盐水冲洗掉导管内残存的组织黏合剂。疗程:第1次硬化剂治疗失败后,再行第2次、第3次硬化剂治疗,直至曲张静脉消失或基本消失。每次硬化剂治疗间隔7～10天,疗程结束后1月复查胃镜,每隔3个月复查第2次、第3次胃镜,再隔6个月复查第4次胃镜。

术后处理:①术后禁食8小时,以后可进流质,并注意休息,严密观察有无异位栓塞、出血、穿孔、发热及败血症等并发症;②适量应用抗生素预防感染;③酌情应用降门脉高压药物,如生长抑素或其衍生物、血管紧张素或其衍生物;④应用抑酸药。

(2)食管胃底静脉曲张套扎术治疗。

适应证:一般不用于胃底静脉曲张静脉破裂出血外,其余适应证同硬化剂治疗的适应适应证。

禁忌证:①食管静脉曲张破裂出血伴有明显胃底静脉曲张者;②伴有肝肾综合征、大量腹腔积液、重度黄疸以及最近多次硬化剂治疗后或曲张静脉细小者。

术前术后准备:术前准备同注射硬化剂治疗,套扎术更多用于静脉曲张的择期手术,术后禁食24小时,以后予流质、半流质饮食;套扎术前、术后用药同硬化剂注射治疗术。

治疗方案及疗程:临床上常多次应用胃镜下曲张静脉套扎术,两次套扎术之间间隔一般以2周或以上为宜;也常应用套扎术结合硬化剂注射序贯治疗方案,一般行2次套扎术治疗后对残留细小曲张静脉行硬化剂注射治疗。

并发症:①术后1周左右可因局部溃疡造成大出血;②术中出血、皮圈脱落,曲张静脉套勒割裂出血等。

(3)三腔二囊管的压迫治疗。三腔二囊管的使用,经鼻腔或口插入三腔二囊管,进入胃腔后先抽出胃内积血,然后注气入胃囊,向外加压牵引,如未能止血,再注气入食管囊,压迫食管曲张静脉,食管囊和胃囊注气后的压力要求在4.67～5.33kPa(35～40mmHg),初压可维持12～24小时,以后每4～6小时放气一次,视出血活动程度,每次放气5～30min,然后再注气,以防止黏膜受压过久发生缺血性坏死。另外,要注意每1～2小时用水冲洗胃腔管,以免血凝块堵塞孔洞,影响胃腔管的使用。止血24小时后,放气观察1～2天才拔管。拔管前先喝些花生油,以减少气囊与食管壁的摩擦。三腔二囊管压迫食管胃底静脉曲张破裂出血的短期止血效果较好,但再出血率较高,患者较痛苦,基层医院仍有应用价值。

常见并发症有以下几项:①气囊向上移位,堵塞咽喉引起窒息死亡。为防止意外,应加强监护,床头置一把剪刀,随时在出现紧急情况时剪断皮管放气;②吸入性肺炎;③食管黏膜受压过久发生坏死,食管穿孔。

（4）介入治疗。

1）脾动脉栓塞术，通过部分性阻塞脾动脉减少脾动脉血流，降低门脉压力，来达到止血目的，同时保留了脾脏免疫功能，因此更适用于伴有脾功能亢进的患者。

其栓塞面积最好达到70%左右，其步骤是：股动脉穿刺后插管后行选择性脾动脉造影，确定脾动脉的走行及分支数目，并初步估计应栓塞面积；将浸泡广谱抗生素药液的明胶海绵颗粒经导管注入脾动脉，注入量根据脾动脉分支血流减慢程度而定，达到有效栓塞面积。目前这种治疗措施的长期疗效还有待进一步探讨。

2）经肝食管胃底曲张静脉栓塞术，方法是首先通过经皮肝脏穿刺途径，将导管植入门静脉并选择插入胃冠状静脉及胃短静脉。然后由导管注入栓塞剂。这种介入治疗方法发展并不很快，原因是术后并发症较多且比较严重。

3）经颈静脉肝内门腔静脉内支架分流术（TIPSS），禁忌证包括：心力衰竭；多囊肝，严重的肺动脉高压；严重的全身感染；胆管梗阻；凝血功能障碍；肝脏肿瘤；血小板低于 $20 \times 10^9/L$；肝静脉或门静脉血栓形成等。原理是：经颈静脉—下腔静脉、肝静脉进入，在肝内肝静脉和门静脉之间建立一条人工分流道，并借助植入的内支架的支撑作用来保持分流道的通畅，从而使部分门脉血液分流进入体循环，达到降低门脉压力，防治食管胃底静脉曲张破裂出血的目的。TIPSS 在控制急性消化道出血方面有明显效果，尤其是对外科术后及对于食管硬化治疗后再出血而不能手术或硬化治疗者。手术后门脉压力较治疗前降低了50%。此治疗方法的优点为创伤性小，但其长期疗效仍有待更多的临床研究证实。TIPSS 治疗后1年内患者再出血的发生率为10%～15%；TIPSS 主要并发症：内支架狭窄，感染、腹腔出血，肝脏损害和肝梗死，心脏负担增加和肝性脑病等。

（5）手术治疗。包括单纯脾切除，脾切除加断流术或分流术。

适应证：①初次出血的青壮年患者，肝功能属 Child - Pugh 分级 A 级或 B 级，食管胃底静脉曲张部位广泛，程度严重，特别是有胃底静脉曲张者，手术治疗可为首选；②经反复多次内镜下治疗后仍有出血的患者，肝功能属 Child - Pugh 分级 A 级或 B 级，应考虑手术治疗；③伴有明显的脾大及脾功能亢进症，肝功能属 Child - Pugh 分级 A 级或 B 级；④食管胃底静脉曲张破裂出血经药物和内镜下止血失败者；⑤合并有早期肝癌，肝功能属 Child - Pugh 分级 A 级；⑥其他，因有其他情况需行手术者。

禁忌证：①高龄患者；②肝功能属 Child - Pugh 分级 C 级，或 B 级伴有肝脏明显萎缩者；③合并大量腹腔积液者；④合并有其他严重的心、肺、肾等重要脏器功能不全者；⑤合并有其他严重的全身性疾病不能耐受手术者。

4. 防治肝性脑病

目前尚无特效疗法，出现肝性脑病患者应尽早行肝脏移植术，对于无条件行肝移植术或等候肝移植术期间的患者，治疗应采取综合措施以改善患者的病情。

（1）消除诱因。某些因素可诱发或加重肝性脑病。肝硬化时，药物在体内半衰期延长，廓清减少，脑病患者大脑的敏感性增加，多数不能耐受麻醉、止痛、安眠、镇静等类药物，如使用不当，可出现昏睡，直至昏迷。当患者狂躁不安或有抽搐时，禁用吗啡及其衍生物、副醛、水合氯醛、哌替啶及速效巴比妥类，可减量使用（常量的1/2 或1/3）安定、东莨菪碱，并减少给药次数。氯苯那敏等抗组胺药有时可作安定药代用。必须及时控制感染和上消化道出血，避免快速和大量的排钾利尿和放腹腔积液。注意纠正水、电解质和酸碱平衡失调。

（2）减少肠内毒物的生成和吸收。

1）饮食，开始数日内禁食蛋白质。每日供给热量 502～670 千焦和足量维生素，以碳水化合物为主要食物，昏迷不能进食者可经鼻胃管供食。

脂肪可延缓胃的排空宜少用。鼻饲液最好用 25% 的蔗糖或葡萄糖溶液，每毫升产热 4.2 千焦，每日可进 3～6g 必需氨基酸。胃不能排空时应停止鼻饲，改用深静脉插管滴注 25% 葡萄糖溶液维持营养。在大量输注葡萄糖的过程中，必须警惕低钾血症、心力衰竭和脑水肿。

神志清楚后，可逐步增加蛋白质至 40～60g/d。来源不同的蛋白质诱发或加重昏迷有所不同，一般认为肉类蛋白致脑病的作用最大，牛乳蛋白次之，植物蛋白最小，故纠正患者的负氮平衡，以用植物蛋白为最好。植物蛋白含蛋氨酸、芳香族氨基酸较少，含支链氨基酸较多，且能增加粪氮排泄。此外，植物蛋白含非吸收性纤维，被肠菌酵解产酸有利于氨的排除，且有利通便，故适用于肝性脑病患者。

2）灌肠或导泻，清除肠内积食、积血或其他含氮物质，可用生理盐水或弱酸性溶液（例如稀醋酸液）灌肠，或口服或鼻饲 25% 硫酸镁 30～60mL 导泻。对急性门体分流性脑病昏迷患者用乳果糖 500mL 加水 500mL 灌肠有一定的效果。

3）抑制细菌生长口服新霉素 2～4g/d 或选服巴龙霉素、卡那霉素、氨苄青霉素均有良效。长期服新霉素的患者中少数出现听力或肾功能减损，故服用新霉素不宜超过 1 个月。口服甲硝唑 0.2g，每日 4 次，疗效和新霉素相等，适用于肾功能不良者。

乳果糖口服后在结肠中被细菌分解为乳酸和醋酸，使肠腔呈酸性，从而减少氨的形成和吸收。对忌用新霉素或需长期治疗的患者，乳果糖或乳山梨醇为首选药物。乳果糖有糖浆剂和粉剂，日剂量 30～100mL 或 30～100g 分 3 次口服，从小剂量开始，以调节到每日排粪 2～3 次，粪 pH 5～6 为宜。不良反应为饱胀、腹绞痛、恶心、呕吐等。乳山梨醇是和乳果糖类似的双糖，可制成片剂或糖浆剂，易保存，代谢方式和疗效与乳果糖相同，日剂量 30g，分 3 次口服。近年发现乳糖在乳糖酶缺乏的人群的结肠中，经细菌发酵产酸后也降低粪便 pH，减少氨含量，用以治疗肝性脑病，效果和乳果糖一样，但价格较便宜。

（3）促进有毒物质的代谢清除，纠正氨基酸代谢的紊乱。

1）精氨酸 10～20g 加入葡萄糖液中每日静脉滴注一次，此药可促进尿素合成，药呈酸性，适用于血 pH 偏高的患者。降氨药对慢性反复发作的门体分流性脑病的疗效较好，对重症肝炎所致的急性肝性昏迷无效。苯甲酸钠可与肠内残余氮质，如甘氨酸或谷氨酰胺结合，形成马尿酸，经肾脏排出，因而降低血氨。治疗急性门体分流性脑病的效果与乳果糖相当。剂量为每日 2 次，每次口服 5g。苯乙酸与肠内谷氨酰胺结合，形成无毒的马尿酸经肾排泄，也能降低血氨浓度。鸟氨酸 -α- 酮戊二酸和鸟氨酸门冬氨酸均有显著的降氨作用。目前关于降氨类药物的临床疗效有一定的争议。近年来应用门冬氨酸鸟氨酸治疗肝性脑病有一定的疗效。门冬氨酸鸟氨酸能直接参与肝细胞的代谢，并能激活肝脏解毒功能中的两个关键酶，因而能够协助清除对人体有害的自由基，增强肝脏的排毒功能，迅速降低过高的血氨，促进肝细胞自身的修复和再生，从而有效地改善肝功能，恢复机体的能量平衡，用法用量：肝性脑病早期和肝性脑病第 1 天，可视病情轻重，最多使用不超过 20 支/d，静脉滴注（下列治疗方案可供参考：第 1 天的第 1 个 6 小时内用 8 支，第 2 个 6 小时内分 3 次给药，每次用 4 支静脉滴注），可加入任何常用注射液中，如 0.9% 的生理盐水，5%、10% 的葡萄糖水等静脉滴注，由于静脉耐受力的原因，在 500mL 注射液中加入的量最好不要超过 6 支。不良反应：大剂量静脉注射（＞40g/L）会有轻、中度的消化道反应,当减少用量或减慢滴速(＜10g/L)时,以上反应会明显减轻。注意事项:严重的肾衰竭患者禁用(当血清肌酸盐浓度超过3mg/100mL时,可视为肾衰竭)。在大量使用时,注意监测血及尿中的尿素指标。

2)支链氨基酸口服或静脉输注以支链氨基酸为主的氨基酸混合液,在理论上可纠正氨基酸代谢的不平衡,抑制大脑中假神经递质的形成,但对门体分流性脑病的疗效尚有争议。支链氨基酸比一般食用蛋白质的致昏迷作用较小,如患者不能耐受蛋白食物,摄入足量富含支链氨基酸的混合液对恢复患者的正氮平衡是有效和安全的。

3)GABA/BZ复合受体拮抗药,GABA受体的拮抗剂已有荷包牡丹碱,弱安定类药受体的拮抗剂为氟马西尼。氟马西尼应用的剂量,有报道认为用氟马西尼15mg静脉滴入3小时以上,45%的暴发性肝衰竭脑病、78%的肝硬化患者的症状和躯体诱发电位(SEP)有明显改善,但停药数小时后症状复发。另一组报道氟马西尼剂量为静脉注射0.2mg,如3分钟后脑电图无改善,剂量增加到0.4mg,随后0.8mg,1～2mg,最多1例总剂量9.6mg,14例患者中71%有改善。

(4)肝移植。肝硬化合并肝性脑病,往往是疾病的终末期,此时应考虑行肝移植。

(5)其他对症治疗。

1)纠正水、电解质和酸碱平衡失调每日入液总量以不超过2500mL为宜。肝硬化腹腔积液患者的入液量应加控制(一般约为尿量加1000mL),以免血液稀释、血钠过低而加重昏迷。及时纠正缺钾和碱中毒,缺钾者补充氯化钾;碱中毒者可用精氨酸盐溶液静脉滴注。

2)保护脑细胞功能用冰帽降低颅内温度,以减少能量消耗,保护脑细胞功能。

3)保持呼吸道通畅深昏迷者,应作气管切开给氧。

4)防治脑水肿静脉滴注高渗葡萄糖、甘露醇等脱水剂以防治脑水肿。

5)防止出血与休克有出血倾向者,可静脉滴注维生素K,或输鲜血,以纠正休克、缺氧和肾前性尿毒症。

6)腹膜或肾脏透析如氮质血症是肝性脑病的原因,腹膜或血液透析可能有用。

(四)自发性腹膜炎(SBP)

1.抗生素治疗

肝硬化患者腹腔积液多核细胞计数超过250/mL,SBP诊断成立,此时应予以抗生素经验性治疗。

抗生素的选择应考虑以下因素:应覆盖常见的致病菌,其在腹腔积液中能达到最低抑菌浓度,且无肾毒性。

头孢菌素治疗:SBP最常用的头孢菌素是头孢噻肟。1985年之前,治疗SBP的常用方案是氨苄西林加妥布霉素,这种方案常引起肾毒性和二重感染。Fekisart等通过一项随机对照研究证实,头孢噻肟治疗SBP优于氨苄西林加妥布霉素,而且没有肾毒性和二重感染的危险。最近的研究显示,头孢噻肟2g,1天2次,连用5天,腹腔积液中即可达到有效药物浓度,治疗有效。此外,以预防性口服喹诺酮类抗生素患者发生SBP时,应用头孢噻肟治疗也有效。头孢噻肟的抗菌谱包括革兰阳性球菌及对喹诺酮类耐药的革兰阴性杆菌。

其他头孢菌素,如头孢三嗪、头孢他定、头孢去甲噻肟疗效与头孢噻肟差异无显著性。

羟氨苄青霉素加克拉维甲酸联合应用:羟氨苄青霉素和克拉维甲酸1.2g每天2次,对85%的SBP患者有效。最近的研究显示,其疗效等同于头孢噻肟。此治疗方案的一个显著优点是费用低。

喹诺酮类药物:一项随机对照研究显示,口服氧氟沙星0.4g,每12小时一次,与静脉应用头孢噻肟2g,每6小时1次,相比较,感染缓解率、治疗时间、生存率差异均无显著性。国际腹腔积液俱乐部建议无并发症的SBP患者及既往未应用喹诺酮类药物预防性治疗的患者,可应用此类药物治疗。最近,一项随机对照研究显示,静脉应用环丙沙星2天后改为口服5天,与静脉给药7天疗效相同。此外,对β-内酰胺类抗生素过敏的SBP患者可选用喹诺酮类药物。鉴于氨基糖苷类药物肾毒性发生率较高,已经不作为治疗SBP的首选经验性用药。

2.清蛋白治疗

约1/3的SBP患者发生肾功能损害,其原因可能为SBP使肝硬化患者已受损的肝功能进一步恶化,肾素血管紧张素醛固酮活性增加,肾脏血管收缩,有效灌注减少所致。预防方法为静脉应用清蛋白扩容。

清蛋白用量:SBP确诊后的前6小时即应予以清蛋白1.5g/kg,第3天给予1g/kg。一项多中心的随机对照研究显示,单纯应用头孢噻肟治疗的SBP患者,33%出现肾功损害,而联合应用清蛋白治疗者,肾功能损害发生率仅为10%,住院病死率分别为28%和10%。

同时,该研究证实联合应用清蛋白及抗生素治疗者,血浆肾素活性低于正常水平;而单用抗生素者,血浆肾素活性增加。对于进展期肝病或有肾功损害者,应用清蛋白效果较好。但是,对于清蛋白的药理作用、能否减少其用量以及能否以较为便宜的扩容剂代替其作用,还需要进一步研究。治疗反应评价:SBP缓解者,其全身情况迅速改善;如果患者全身情况无明显改善,抗生素治疗48小时后,应重复腹腔穿刺检查。腹腔积液多核白细胞下降超过25%提示抗生素选择恰当。如果腹腔积液多核白细胞计数不减少,应按照经验或根据腹腔积液培养及药敏结果更换抗生素,而且应警惕继发性细菌性腹膜炎。考虑安排肝移植SBP发作后存活的患者,其预后仍很差。第1次SBP发作后的1年及2年存活率分别为30%～50%和25%～30%。

3.肝移植

肝移植可显著改善肝硬化合并SBP患者的存活率。肝移植患者1年存活率达85%～90%,5年存活率达75%～80%。因此,肝硬化患者如果合适应尽快行肝移植手术,即SBP应当成为决定肝移植的时机和优先权的因素之一。

4.预防SBP复发

SBP发作后存活的患者1年内复发率为40%～70%。长期服用诺氟沙星,可以将SBP的1年复发率由68%降至20%。因此,国际腹腔积液俱乐部建议长期口服诺氟沙星400mg,1天1次,直至患者腹腔积液消退或肝移植或患者死亡,以预防SBP复发。

预防SBP的发生:腹腔积液总蛋白是预测SBP发生的一项独立的指标。Runyon通过前瞻性研究住院的肝硬化患者发现腹腔积液蛋白低于10g/L者SBP发生率为15%,腹腔积液蛋白高于10g/L者SBP发生率仅为2%。随访3年后发现,腹腔积液蛋白高于10g/L者SBP发生率可忽略不计。因此,此类患者无须预防SBP的发生。美国肝病研究协会建议对于腹腔积液蛋白低于10g/L者,住院期间应予以抗生素预防性治疗。肝硬化的患者发生上消化道出血后数天内有并发包括SBP在内的各种细菌感染的危险。因此,肝硬化合并上消化道出血的患者无论有无腹腔积液均应予以抗生素预防感染。国际腹腔积液俱乐部建议口服诺氟沙星400mg,每天2次,至少7天;英国胃肠道学会则建议口服环丙沙星500mg,每天2次,少于7

天。近来研究显示,严重的脾功能亢进(PLT < 75000/mm³,WBC < 2000/mm³)也是 SBP 的独立的危险因素。对于严重的脾功能亢进者,应预防性给予抗生素预防 SBP 的发生。

(五)防治肝肾综合征

肝移植术是治疗肝硬化合并肝肾综合征患者生命的首选和唯一可能提高生存率的治疗措施,但围术期病死率仍较高,等候肝移植期间,可根据病情,酌情应用血液透析,纠正水、电解质和酸碱失衡,其他包括静脉输注清蛋白和应用血管活性物质(生长抑素或其衍生物,多巴胺和特利加压素等),TIPSS 等。更重要的是预防肝肾综合征的发生和发展,其预防措施包括:积极改善肝脏功能、早期预防和消除加重肝脏损害的因素、避免应用肾损害的药物,积极寻找并去除相关的诱因,如感染、消化道大出血、电解质紊乱、不适当的放腹腔积液和过度利尿等。

(六)肝肺综合征

尽快肝移植术是治疗肝硬化合并肝肺综合征患者生命的首选治疗措施,围术期病死率高,围术期的治疗措施:吸氧和配合使用呼吸机,应在正压通气的基础上尽早使用呼气末正压(PEEP)开放小气道,使其处于开放状态,逆转肺功能余气量的降低,从而达到治疗低氧血症的目的。PEEP 的使用应从 0.5kPa 开始,每 30 分钟观察氧合(PaO_2/FiO_2)的改善情况,如无改善,每次 PEEP 增益 0.196 ~ 0.284kPa,继续观察直至获得理想的 PEEP 值[至少 PaO_2/FiO_2 应大于 39.9kPa(300mmHg)]。酌情应用血液透析,纠正水、电解质和酸碱失衡,其他包括静脉输注清蛋白和应用血管活性物质(生长抑素或其衍生物,多巴胺和特利加压素等)。伴有肝肺综合征的肝移植患者,更容易发生肺功能损害,因此,在无肝期和新肝期,适当应用血管收缩药,可避免肝移植后的容量过负荷,避免术后的肺功能损害。

十、随访和预后

肝硬化患者均应定期随访,定期检查肝功能和检测肝硬化并发症的发生和发展,并及时发现,早期诊断。

影响肝硬化预后的相关因素:肝硬化的预后与病程早晚、肝功能代偿情况、肝脏有无萎缩、肝硬化并发症和原发疾病等因素有关。影响预后的最重要因素是肝功能衰竭的程度,其他因素都是在这一重要因素的基础上发挥其判断预后的意义。

(一)肝功能衰竭是决定预后的最重要因素

1. 黄疸(或血清胆红素含量)

黄疸无其他诱因,对护肝治疗无反应,且持续存在时,提示病情严重,预后不良。

2. 低白蛋白血症

血浆白蛋白低于 28g/L 时,预后不良,低于 20g/L 时,提示近期预后不良。

3. 凝血酶原活动度

凝血酶原活动度低于 40% 者预后不良,伴有出血倾向者(如皮肤青紫斑)预后严重。

4. 腹腔积液

腹腔积液反复发作对利尿剂反应逐渐减弱者,预后不良;对利尿剂出现抵抗者,预后凶险。

(二)并发症指标

1. 消化道出血

肝功能代偿性较好者,出血可以耐受,预后较好;如同时伴有肝功能衰竭者,可出现肝性脑病甚至死亡。

2. 肝性脑病

肝性脑病发生于进行性肝细胞衰竭者,预后凶险,发生于相关诱因或门-体分流者,则预后相对较好,限制蛋白质饮食、消除诱因可以恢复神志。

3. 电解质紊乱

血清钠低于 120mmol/L,非利尿剂引起者,预后凶险。

4. 出现肝肾综合征和肝肺综合征

出现肝肾综合征和肝肺综合征患者常为终末期肝硬化患者,预后极差。

5. 自发性腹膜炎

自发性腹膜炎患者复发率、病死率高,合并肝癌预后也差。

(三)治疗反应

住院治疗 1~2 个月,肝功能衰竭指标无明显改善者,提示预后严重。

(四)其他

在肝功能衰竭基础上,下列因素有相对参考意义。

1. 年龄

老年患者较年龄小者的预后差。

2. 营养状况

营养不良、消瘦呈恶液质者预后差。

3. 肝脏大小

肝脏缩小比肝脏肿大者的预后差。

4. 病因

酒精性肝硬化患者戒断酗酒后预后较好,病毒性肝炎肝硬化和隐源性肝硬化者则预后较差。

(聂　虹)

第十八节　原发性胆汁性肝硬化

原发性胆汁性肝硬化(primary blliary cirrhosis,PBC)是一种病因尚未完全清楚的自身免疫相关性肝胆管疾病,主要累及中青年女性患者,大约 60% 左右的 PBC 患者确诊时并无明显的临床症状,随着病情的发展,患者可出现乏力、皮肤瘙痒、门脉高压、骨质疏松、皮肤脂黄瘤、脂溶性维生素缺乏,或(和)无症状性尿路感染等,常合并有多种肝外自身免疫性疾病(可为首诊症状)。绝大多数的患者血清抗线粒体抗体(AMA)阳性,主要的病理组织学改变是肝内小叶间细小胆管的慢性、非化脓性、破环性炎症和小胆管的闭塞和数量减少,长期持续性的肝内胆汁淤积,可进展为肝脏纤维化和最终发展为肝硬化。

一、病因及发病机制

PBC 的病因及发病机制尚不清楚,目前有证据提示本病是在一定的遗传倾向的基础上,与病毒或真菌感染、药物中毒、硒缺乏、内分泌、免疫状况或环境因素等多种因素参与的一种自身免疫性疾病。

（一）体液免疫紊乱

PBC 与抗线粒体抗体（AMA）有关,高滴度的 AMA 是 PBC 主要的血清学指标。AMA 可被分为 M1～M9 共 9 个亚型,其中只有 M2 为 PBC 特异性抗体。M2 的靶抗原为线粒体上的2－氧酸脱氢酶复合体（2－OADC）的一些组分。PBC 患者在出现临床症状和组织学特征变化之前几年甚至十几年就出现了 M2 抗体。M2 抗体阳性是 PBC 最早出现的异常变化（在碱性磷酸酶升高之前）,肝移植后组织学正常的情况下,仍持续阳性,这些说明 M2 不仅在 PBC 诊断上具有重要价值,而且可能参与 PBC 的发病过程。

（二）细胞免疫

细胞介导免疫是 PBC 患者胆管损伤的重要机制。PBC 的组织学特征是肝脏汇管区淋巴细胞浸润围绕着小叶间胆管周围。在汇管区存在着 CD4 和 CD8 两种 T 淋巴细胞亚群,往往某一亚群略占优势,在碎屑坏死和肝实质内绝大多数 T 淋巴细胞为 CD8 细胞。PBC 的早期可见 T 淋巴细胞与胆管上皮细胞紧密接触,细胞毒性 T 淋巴细胞（CTL）在胆小管的损伤中起着重要作用。目前公认两种独立的溶解途径介导 CTL 的细胞毒性:膜结合或释放 Fasl 作用于 Fas 阳性的靶细胞,导致靶细胞凋亡;穿孔素颗粒酶介导途径,CTL 的 TCR 与靶细胞上 MHC 呈递的抗原结合时,排出胞浆颗粒,后者含有穿孔素、颗粒酶等成分。穿孔素将靶细胞膜打穿,导致颗粒酶进入胞浆,后转入胞核内,促使靶细胞凋亡。产生不同细胞因子谱的辅助性 T 细胞（Th）亚群包括主要产生 IFN－a 和 IL－2 的 Th1 和产生 IL－5 和 IL－10 的 Th2。Th1 与 Th2 细胞不仅参与机体的保护机制,而且也介导不同的免疫病理过程。人类器官特异性自身免疫性疾病多与该器官中的 Th1 细胞激活密切相关,如多发性硬化症、类风湿性关节炎、2 型糖尿病等。抗体介导的自身免疫性疾病,如系统性红斑狼疮等则主要由 Th2 细胞介导。另外,汇管区嗜酸性粒细胞浸润和外周血嗜酸性粒细胞增多是 PBC 患者,尤其是本病早期的一种常见和具有特点的表现。

（三）PBC 中的靶细胞—胆管上皮细胞（BEC）

黏附分子 ICAM－1 能介导靶细胞与表达有 LFA－1 的淋巴细胞黏附,以增强淋巴细胞对靶细胞的杀伤效应;HLA 抗原是免疫系统的一组重要的与细胞间识别和抗原呈递有关的蛋白。PBC－BEC 能呈递抗原给 MHC Ⅱ 类限制性 T 细胞;ICAM－1、HLA Ⅱ 类抗原表达增强可能是胆管周围浸润的淋巴细胞释放的细胞因子诱导所致。

二、病史采集要点

（一）起病情况

起病常隐匿,病情进展缓慢,大多数患者确诊时无明显的临床表现,因此常难以确定其起病时间和病程,须耐心询问病史,了解病程和疾病进展情况。

（二）主要的临床表现

（1）早期无症状或症状轻微,一般情况良好。约有 25% 以上的患者在确诊时往往无明显的临床症状。

（2）乏力是最常见的临床症状,大约有 70% 患者在病程中出现乏力的症状,但其缺乏特异性。

（3）胆汁淤积的表现:皮肤瘙痒,约有一半以上的患者出现瘙痒症状,并常影响睡眠和加重乏力症状。

（4）其他,如缺乏食欲、厌油腻食物和脂肪泻(大便量多、次频,呈油腻状,有恶臭);黄疸逐渐加深,但可有波动;尿色加深,粪色变浅。

（5）若发展到肝硬化,可出现肝硬化相关的临床表现和并发症。

（6）并发症的表现。部分患者在病程中出现并发症而表现出相应的症状,甚至以并发症为首发症状就诊。主要的并发症与脂肪吸收障碍和长期腹泻影响脂溶性维生素吸收有关,20%患者可出现维生素 A、维生素 D、维生素 E 和维生素 K 的缺乏,但大多数患者并无相关的临床症状,部分维生素 A 缺乏患者可出现夜盲症;维生素 E 缺乏患者可出现神经病变(脊神经后索受累);维生素 D 缺乏可致骨质疏松(发生率可高达 30% ~ 50%);维生素 K 可出现凝血功能异常,甚至出现皮肤黏膜出血;高胆固醇血症和高脂血症。其他如尿道感染和继发肿瘤(如乳腺癌和肝癌)等。

（7）重叠疾病的症状,PBC 常与其他多种疾病重叠并存,此时可有相应疾病的症状。

（三）既往治疗情况和病情发展情况

PBC 患者经过治疗后病情可出现相对稳定,甚至好转;另有部分 PBC 患者病情缓慢进展到肝硬化,应注意询问患者起病或诊断以来治疗情况和治疗效果,病情变化。

（四）既往病史

应仔细询问有无 PBC 常见重叠疾病的病史。

三、体格检查要点

（一）一般情况

早期患者一般情况良好,中晚期患者可出现慢性肝病面容,精神萎靡;眼睑内眦部可见黄斑疣,或多发于手掌、臀部及脚跟部的黄色瘤。

（二）皮肤、黏膜

部分患者可发现身上有抓痕,巩膜和皮肤可有不同程度的黄染,皮肤色素沉着、增厚和粗糙,个别患者可见皮肤黏膜出血。

（三）肝大

肝脏不同程度肿大,质硬,无压痛,表面光滑,中晚期呈不规则结节感;脾脏逐渐肿大,中晚期可出现各种肝硬化的相关临床表现、并发症。

（四）其他

PBC 常重叠其他多种免疫相关性疾病而出现相关的临床表现:如甲状腺疾病、胶原血管疾病、硬皮病、干燥综合征、类风湿性关节炎、红斑狼疮、多发性肌炎和肾小管性酸中毒、胆结石等均有报道。

四、实验室检查

（一）尿、粪检查

尿胆红素阳性或强阳性,尿胆原减少或缺如;粪胆原减少或缺如,粪便中脂肪酸及脂肪酸钙增多。

（二）肝功能试验

诊断时在任何慢性胆汁淤积性肝病中,血清总胆固醇均可升高。

1. 碱性磷酸酶与 γ-谷氨酰转肽酶

血清碱性磷酸酶（AKP）升高是 PBC 最常见的生化异常，PBC 早期，黄疸尚未出现时，即可有 AKP 和 γ-谷氨酰转肽酶（GGT）的增高，其中以 AKP 增高较明显，黄疸出现后升高更著。AKP 在黄疸出现前即升高的现象有助于本病的早期诊断。

2. 血清胆红素

血清胆红素含量增高，以直接胆红素（结合胆红素）升高为主。少数患者有以间接胆红素（非结合胆红素）为主的血清胆红素升高，但高胆红素血症升高为 PBC 中晚期的表现，并是判断 PBC 预后的良好指标。

3. 高脂血症

85% 的患者在病程中出现高脂血症，早期以高密度脂蛋白升高为主，随着疾病的发展，血清高密度脂蛋白逐渐降低的同时低密度脂蛋白逐渐升高，但在本病晚期出现肝衰竭时，血清胆固醇可降低。患者三酰甘油略高。

4. 血清蛋白

PBC 的早期，血清蛋白可无明显改变。至病程晚期，肝功能严重受损时，出现人血清蛋白降低、球蛋白升高，白、球蛋白比值下降，甚至倒置。血清蛋白电泳分析显示，α_2、β 球蛋白增高，γ-球蛋白正常或中度增高。

5. 血清转氨酶

多数患者血清转氨酶正常或仅轻度升高；晚期肝细胞损害明显时，转氨酶可有不同程度的升高。

6. 血浆凝血酶原时间及活动度

由于维生素 K 缺乏，凝血酶原时间常延长，活动度降低，但给予维生素 K 注射，可使之恢复正常。晚期因肝功能衰竭所致凝血功能障碍，注射维生素 K 无效。

（三）免疫学检查

1. 自身抗体

PBC 患者的血清中可检出多种自身免疫性抗体，如 AMA、ANA、SMA、抗中性粒细胞胞浆抗体（ANCA）、抗胆小管上皮抗体等，其中以 AMA 最为重要，最简单和最经济有效的检查方法是用大鼠胃和肾进行的免疫荧光法测定，在早期无症状患者血清中检出 AMA，对早期诊断有重要价值。AMA 共有 9 种亚组分，以抗 AMA-M2 成分最具特异性，滴度超过 1∶40 以上有诊断价值。PBC 患者 AMA 阳性，且出现早，滴度很高，为本病的特征性改变，具有诊断价值，在 PBC 患者，AMA 阳性检测的特异性和敏感性均超过 95%。此外，亦可检测到抗 AMA-M4、M8、M9 等成分。约有 1/3 的 PBC 病例抗核抗体和抗平滑肌抗体阳性。

2. 免疫球蛋白及补体

PBC 患者免疫球蛋白的升高以 IgM 为主，IgA 通常正常，但有 IgA 缺乏的报道。Ig 的检测一般仅用于 PBC 可疑病例。在 AMA 阴性的患者，免疫球蛋白的升高以 IgG 为主，而 IgM 升高不常见。总补体轻度升高，C4 明显降低，其余各补体成分大多轻度升高。

3. 非特异性细胞免疫试验

PBC 患者的非特异性细胞免疫试验常显示其细胞免疫功能降低。

（四）肝穿刺活组织检查

肝活组织检查可发现胆管炎、汇管区淋巴细胞局灶性浸润及肉芽肿、"胆管型"纤维化、汇管区周围胆汁淤积、轻度碎屑样坏死等改变,但肝小叶常完整。晚期可出现弥散性肝纤维化和肝硬化。PBC 组织学上分为四期:Ⅰ 期为门管区炎伴有胆小管肉芽肿性破坏;Ⅱ 期为门脉周围炎伴胆管增生;Ⅲ 期可见纤维间隔和桥接坏死形成;Ⅳ 期为肝硬化期。肝活检见弥散性肝纤维化和肝硬化提示预后不良。由于 PBC 组织学表现主要为胆管破坏,因此标本必须具有足够数量的汇管区组织。尽管 PBC 在组织学上明确分为四期,但在一份活检标本上,可同时具有不同时期表现的典型特征。然而,组织学检查对于无肝硬化的 PBC 患者的诊断并不具有特异性。肝组织活检对诊断 PBC 或判断其预后并非必要,AMA - M2 阳性患者往往具有 PBC 典型组织病理特点,因此当患者存在有 AMA - M2 阳性及 PBC 相应临床表现,就可诊断为 PBC,而不需要行肝穿刺活检进行确诊,除非其临床及血清学表现不典型。

(五)腹部 B 超检查

对所有胆汁淤积患者均应进行肝胆系统的 B 超检查。B 超提示胆管系统正常而 AMA 阳性的患者,不需要进行胆管成像即可诊断 PBC。如果 PBC 的诊断不明确或有血清胆红素的突然升高,则必须进行胆管成像检查。

(六)内镜下逆行胆管造影

可发现肝内胆管蜿蜒曲折或管腔不规则。胆管造影检查可除外肝外胆管梗阻等继发性胆汁淤积性肝胆疾病。

(七)腹腔镜检查

第一期,肝脏外观呈黄红色;第二期,肝脏黄红色加深,动脉血管和淋巴管显著,有肉芽肿形成;第三期,肝表面呈颗粒状小结节,有门脉高压征象;第四期,肝外观呈深绿色,表面呈较大结节状,有门脉高压征象。

(八)其他

主要为了解是否有并发症、伴随疾病及排除其他疾病:如其他多种自身免疫性抗体,骨密度检查,胃镜和病毒性肝炎标志物等。

五、诊断要点

具有以下一项或多项者,应考虑 PBC 的可能:①中年女性患者,不明原因的皮肤瘙痒、乏力,长期阻塞性黄疸持续或反复发作,伴脂黄瘤、肝大;②不明原因的肝硬化,尤其是伴有胆汁淤积表现或其他免疫相关性疾病;③血清 AMA 呈强阳性;④血清 AKP 明显增高,尤其是伴有皮肤瘙痒或黄疸者,B 超显示肝内外胆管系统正常;⑤其他,如血清 IgM 明显升高,尤其是伴有血脂升高、总胆固醇升高等,均应考虑 PBC 的诊断。

六、诊断依据

AMA 阳性结合有胆汁淤积的血清生化学改变,且无其他原因可解释时,可作出 PBC 的诊断,肝活检组织学检查有助于证实诊断。

美国肝脏病研究学会(AASLD)制定的有关 PBC 的诊疗指南,具有一定的指导意义,其诊断程序的要点概括如下:患者有血清碱性磷酸酶升高伴 γ - 谷氨酸转肽升高,AMA 阳性(滴度1:40 以上),B 超检查无肝外梗阻的征象,即可诊断为本病;如果 AMA 阴性,应测定血清免疫球蛋白并做肝活检以诊断;如患者仅有 AMA 阳性,但血清碱性酸酶不高,应随访。如果 AMA 阴性或 AMA 呈现低滴度的弱阳性或患者的生化以转氨酶升高为主时,肝活检对于明确 PBC

的诊断或排除 PBC 的诊断是必需的。有许多其他病因可导致慢性肝内胆汁淤积,大多数可以导致肝内胆管消失。至晚期肝硬化阶段,仅凭组织学表现难以作出 PBC 诊断。

七、鉴别诊断

PBC 应与继发性胆汁性肝硬化、原发性硬化性胆管炎(PSC)、自身免疫性肝炎(AIH)、药物性肝内胆汁淤积等疾病相鉴别。

鉴别诊断时,应积极寻找支持 PBC 诊断的依据。若有以下特点,应考虑 PBC:80% ~ 90% 的患者为中年以上的女性;起病比较隐匿,没有特异性症状,突出表现是皮肤瘙痒;黄疸越来越深,各种药物难于收效;肝大;检查肝功能可见转氨酶升高,但常以 AKP 和 γ - CT 升高更为明显;常常伴有骨质疏松;脂溶性维生素(维生素 A、维生素 D、维生素 E、维生素 K 等)缺乏;高胆固醇血症,有时可见皮肤黄瘤凸出皮肤表面;伴有自身免疫疾病的表现,如类风湿性关节炎、皮肌炎、甲状腺炎、干燥综合征等;最具特征的是血液中的 AMA,不管是有症状期或是无症状期,AMA 均可阳性。

继发性胆汁淤积性肝硬化与原发性胆汁淤积性肝硬化的鉴别要点在于前者可找出导致胆汁淤积的原发疾病,尤其是肝内、外胆管的病变,如结石,肿瘤,寄生虫等,AMA 常阴性。

原发性硬化性胆管炎,常见于男性,常伴随有溃疡性结肠炎,AMA 常阴性,胆管造影显示胆管的不规则的狭窄和扩张。

自身免疫性肝炎也常见女性患者,皮肤瘙痒少见,肝功能检查血清转氨酶有不同程度的升高,有时难以鉴别。但 AIH 患者肝功能异常多以 ALT/AST 升高为主,ALT/AKP > 2 倍,胆汁淤积相对少见。血清自身抗体 AMA 阴性,而另一些自身抗体,如 ANA,抗 SMA,抗 LKM1 及抗 SLA/LP 抗体阳性,肝穿刺活组织检查也有助于鉴别。但值得一提的是,部分患者可出现 PBC 和 AIH 共患。

药物性肝损害,某些药物可引起肝脏损害和淤胆,临床上出现黄疸和皮肤瘙痒。以下依据有助于药物性肝损害的诊断:可疑或明确的肝损药物使用史;常为急性起病过程,大多数患者有临床症状,尤其是黄疸和乏力的发生率较高,可伴有皮疹、发热和关节疼痛等不适;外周血嗜酸性粒细胞增多;肝功能检查常有 AKP、TBIL、ALT、AST 等不同程度的升高;停药后肝功能好转;既往有类似药物使用后出现类似肝损害病史强烈支持药物性肝损害的诊断;血清 AMA 阴性。

八、临床分型

(一)根据临床特征分型

根据有无临床症状可分为亚临床型(无症状)PBC 和临床型 PBC。亚临床型 PBC,指的是患者有 PBC 的血清生化学和免疫学改变(主要是 AKP 升高和 AMA 阳性),可伴有 PBC 肝脏组织病理学的改变,但临床上无症状,约 25% 以上的患者在确诊时属于无症状型 PBC,常为疾病的早期或病情较轻的患者。临床型 PBC,指的是患者不仅有 PBC 的血清生化学和免疫学改变和肝脏组织病理学的改变,而且临床上出现不同程度的临床表现,甚至出现肝硬化和 PBC 的其他并发症,常为进展性 PBC。

(二)根据是否检查出血清

AMA 可分为两型:AMA 阳性 PBC 和 AMA 阴性 PBC。AMA 阳性和 AMA 阴性的 PBC 患者

的自然病程和伴随的自身免疫状态均极为相似,但由于 AMA 阴性的 PBC 在自身抗体方面类似于自身免疫性肝炎,因此结合组织学和肝功能进行仔细的鉴别诊断至关重要。AMA 阳性而肝功能正常的 PBC:有学者对一组无症状且 AKP 正常而 AMA 阳性的 29 例患者进行肝活检组织学随访,结果发现 12 例患者肝组织学改变具有诊断价值,仅 2 例患者肝组织学基本正常;24 例随访 10 年发现其 AMA 仍阳性,并且所有病例均出现明显胆汁淤积的证据,其中 22 例出现临床症状。AMA 阴性的 PBC:一个以组织学上具有 PBC 典型表现而诊断的 200 例患者进行回顾性分析时发现,其中 12% 的病例无自身抗体标记阳性。有几位学者报道有的患者具有 PBC 的典型临床症状、生化特征和组织学的所有表现,但 AMA 持续阴性,这些患者常被描述为"免疫性胆管炎"或"自身免疫性胆管炎"。除了无器官特异性的抗体阳性(高滴度的抗核抗体和/或抗平滑肌抗体阳性)与自身免疫性肝炎相似外,其很可能即为 PBC 的亚型。

九、治疗原则

（1）治疗的目标是延缓或阻止病情的发展,尽可能的延缓肝脏功能恶化,积极防治并发症,减轻患者的症状,提高生存质量和延长患者的寿命。

（2）尽可能早诊断,早治疗。

（3）治疗是根据病程和疾病严重程度、并发症和伴随疾病的情况,制定合理的个体化治疗方案。

（4）长期治疗过程中应定期随访,密切观察治疗效果、病情变化和有无并发症、药物的毒副作用,并及时调整治疗方案。

（5）对终末期患者,适时进行肝脏移植术。

十、治疗计划

（一）PBC 的特异性治疗

根据美国肝脏病研究学会(AASLD)制定的有关 PBC 的诊疗指南意见,所有肝功能异常的患者均应进行特异性的治疗。至今尚无应用免疫抑制剂治疗延长 PBC 患者寿命的报道,熊去氧胆酸(UDCA)尽管不能降低患者对肝移植的需求,但可全面改善胆汁淤积的血清生化指标,延缓患者需要进行肝移植的时间,并有可能延长患者寿命。

熊去氧胆酸(3α,7β – 二羟基 – 5β – 胆烷酸,UDCA)是一种二羟基胆酸,在人类总胆汁中占 3%。UDCA 是一种无毒性的亲水胆酸,能竞争性地抑制毒性内源性胆酸在回肠的吸收。通过激活钙离子、蛋白激酶 C 组成的信号网络,并通过激活分裂活性蛋白激酶来增强胆汁淤积肝细胞的分泌能力,使血液及肝细胞中内源性疏水胆酸浓度降低,达到抗胆汁淤积的作用。UDCA 还能竞争性地取代细胞膜和细胞器上的毒性胆酸分子,防止肝细胞和胆管细胞受到更多毒性胆酸的损害,具体表现在:细胞保护作用,UDCA 结合物能明显减轻疏水胆酸诱发的肝细胞的细胞溶解,减少培养鼠和人类肝细胞由毒性胆酸诱发的细胞凋亡;膜稳定作用,UDCA 可防止胆酸诱发的线粒体膜渗透性改变,也就是说可通过膜稳定作用来防止毒性胆酸诱发的线粒体膜、基膜和小胆管膜损害;抗氧化作用,UDCA 能抑制毒性胆酸引起的库普弗细胞激活,还能增加肝细胞谷胱甘肽和含硫醇蛋白的水平,防止肝细胞的氧化损伤;免疫调节作用,UD-CA 通过降低疏水胆酸的刺激作用的间接抑制,和通过激活糖皮质激素受体直接抑制组织相容性复合体(MHC)Ⅰ 类和 Ⅱ 类基因的表达。

胆管破坏导致的疏水胆酸在肝细胞内潴留,可能是 PBC 病变进展的主要原因。UDCA 可促进 PBC 患者肝内的胆汁从肝细胞分泌到胆小管,从而降低细胞内疏水胆酸的水平,起到保护细胞膜的作用。UDCA 治疗 PBC 的效果与以下因素有关:UDCA 的剂量,目前有 4 项采用 UDCA 治疗 PBC,包括有症状和无症状型 PBC 的大型临床对照研究。研究结果显示,采用 UDCA 13 ~ 15mg/(kg·d)治疗,可改善 PBC 患者的存活率和延缓肝移植的时间,如果 UDCA 的剂量小于 10 ~ 13mg/(kg·d),治疗效果较差;病情的轻重程度,UDCA 对于较严重的 PBC 患者的效果似乎比轻症患者要好,无症状的患者对 UDCA 治疗的应答较不肯定;UDCA 可较明显改善患者的胆汁淤积相关的血清生化学指标,如可降低血清胆红素、AKP、γ - GT 和胆固醇水平;UDCA 对于部分瘙痒患者的症状缓解和降低门脉高压症有一定帮助,可延缓患者门脉高压的发生,降低食管胃底静脉曲张的发生率,但其并不能降低曲张静脉出血的概率,且对于改善乏力、骨质疏松等帮助不大;PBC 的进展极其多变,UDCA 可能延缓 PBC 病程进展,但不能完全阻止病情的发展,疾病的进行性发展最终仍需要肝移植治疗。

目前认为伴有肝功能异常的 PBC 的患者应用 UDCA 治疗,剂量 13 ~ 15mg/(kg·d),分次或一次顿服。UDCA 一日量分次或一次性顿服的效果相同,但后者的临床依从性似乎更好。如果合并胆汁淤积,可同时服用考来烯胺。同时应用考来烯胺时,二者应间隔 4 小时以上。UDCA 不良反应少见,主要为腹泻,偶见便秘、过敏、头痛、胃痛、胰腺炎和心动过速等,药物安全性高。有几个小样本的 UDCA 联合甲氨蝶呤、秋水仙碱或泼尼松治疗 PBC 的资料,结果发现联合用药的效果并不比单用 UDCA 好。

(二)免疫抑制治疗

由于 PBC 是一种自身免疫性疾病,已有数个随机对照临床试验来研究免疫抑制药物的疗效。但尚无一种药物有明显的治疗效益,且有较大的不良反应,如骨密度降低和骨髓抑制等。所以目前无足够的证据支持免疫抑制剂应用于 PBC 患者。

(三)肝移植

PBC 是肝移植的一个适应证。尽管有一些资料提示在肝移植后 PBC 可以复发,但复发率极低,并且病情进展较慢。因此推荐对终末期 PBC 进行肝移植是合理的。PBC 预后最可靠的指标是血清胆红素升高的程度和 Mayo 危险度评分。Mayo 危险度评分:R = 0.871loge［胆红素（mg/dL）］ - 2.53loge［清蛋白（g/dL）］ + 0.039 × 年龄（岁） + 2.38loge［凝血酶原时间（秒）］ + 0.859 × 水肿评分（0 分,0.5 分,1 分）。然而,在一些情况下胆红素的升高并不一定导致 PBC 病变恶化,如 Gilber 综合征、败血症、妊娠、激素替代治疗、口服避孕药、胆管结石、未治疗的甲状腺疾病、溶血和中毒性肝损伤等。此外,近来有报道认为胆红素升高水平和 Mayo 危险度评分对于已应用 UDCA 治疗的患者并无价值,且 UDCA 治疗不能改变 PBC 肝移植后的结果。对 PBC 的患者进展到肝功能衰竭时、或有无法控制的皮肤瘙痒、重度骨质疏松建议行肝移植术。

十一、PBC 并发症的处理

针对 PBC 的症状和并发症(如吸收不良、门脉高压和/或骨质疏松)的治疗也是必不可少的。

(一)皮肤瘙痒

目前对皮肤瘙痒尚无经典有效的治疗方法。口服阴离子交换树脂考来烯胺是治疗皮肤瘙痒的一线药物。如果患者不能耐受考来烯胺的不良反应,利福平可作为二线用药。利福平可以很好控制 PBC 的瘙痒症状,但其并非对所有患者均有效。其效果常在用药 1 个月后才显著。利福平可能通过改变肝细胞内胆酸的内环境以及改善 PBC 患者的生化指标,达到止痒作用。Nalmephene、Naltrexone 等阿片类药物可用于对消胆胺和利福平无效的患者。还有许多其他方法(如紫外线、光照和血浆驱除疗法等)用于 PBC 瘙痒症状的控制,但均没有通过正规的临床实验予以证实。对不能控制的顽固性瘙痒可进行肝移植手术。

(二)骨质疏松

明确 PBC 诊断后即应定期检测骨密度,以后每 2 年随访一次。教育患者养成良好的生活习惯(如正常作息、戒烟),并可补充维生素 D 和钙。绝经期后女性患者推荐应用激素替代疗法,并最好通过皮肤给药。如果骨质疏松很明显,可应用 biophosphonate 治疗。

(三)SICCA 综合征

对所有 PBC 的患者均应询问干眼、口腔干燥和吞咽困难等症状的有无,女性患者还要询问有无性交困难,如有则应给予相应的治疗措施。

(四)雷诺综合征

对于寒冷地区的患者,雷诺综合征的处理是一个棘手问题,患者应避免将手和脚暴露于寒冷的环境中,吸烟者应戒烟。必要时可应用钙离子拮抗剂,但有可能会加重食管下段括约肌功能不全。

(五)门脉高压症

PBC 患者可在肝硬化前发展为肝前性门脉高压,肝硬化患者的门脉高压的处理同其他类型的肝硬化。但 β 受体阻滞剂对于非肝硬化性肝前性门脉高压的疗效有待证实,必要时可考虑进行分流手术。PBC 第一次明确诊断时即应筛查有无食管胃底静脉曲张的存在,其后 2 年复查一次。如发现存在静脉曲张,即应采取措施防止出血。

(六)脂溶性维生素缺乏

高胆红素血症可以并发脂溶性维生素缺乏和钙质吸收不良,在无黄疸患者,对其脂溶性维生素水平和口服补充的价值知之甚少。脂溶性的维生素补充最好以水溶性的形式给予。每月注射维生素 K 可以矫正继发于维生素 K 缺乏所致的凝血功能障碍。

(七)甲状腺疾病

甲状腺疾病可以影响约 15% ~ 25% 的 PBC 的患者,它通常在 PBC 患者起病前即可存在。建议在患者诊断为 PBC 时,应测定其血清甲状腺激素的含量,并定期检查。

(八)妊娠

关于 PBC 患者的妊娠问题少有报道。在多数病例,妊娠可导致患者出现瘙痒症状或瘙痒加重,这主要是高雌激素水平的致胆汁淤积作用。还有报告提示胆汁淤积的孕妇流产率高。对于有胆汁淤积表现的 PBC 患者的妊娠结果还没有较好的证据。建议由于针对 PBC 的所有治疗措施在妊娠前 3 个月的安全性尚不明了,因此在妊娠的前 3 个月应停用所有的治疗措施。UDCA 在妊娠的后 3 个月是安全的,并对改善母亲的胆汁淤积症状有效。妊娠的女性应进行胃镜检查判断有无曲张静脉的存在,如有应给予非选择性的 β 受体阻滞剂。产科医生应建议患者尽量减少妊娠中期的劳动强度。

十二、预后评估和随访

目前有关 PBC 的预后尚不是很清楚,相当多的因素影响 PBC 的预后,如诊断时病程的早晚,有无临床症状,肝功能的代偿情况,有无治疗等,目前关于 UDCA 治疗对 PBC 预后的影响也有待更多的研究评估。一般认为,如果不经治疗,PBC 可能经过 15～20 年后进展到终末期肝硬化,无症状的 PBC 患者大多数在数年内出现症状,如果患者出现临床症状,发展为终末期肝硬化的时间明显缩短。根据 PBC 的病程可分为以下 4 个阶段为:早期:无症状,肝功能检查正常,肝脏组织学检查可能正常或轻度异常,血清可检测出 AMA;随着病程的发展,患者虽无症状,但肝功能检查出现异常;经 5 年随访,约 80% 的患者出现 PBC 的症状与体征,进入症状期,患者出现 PBC 的症状和肝功能检查出现异常,但肝功能尚在代偿期内,此期突出表现是瘙痒和黄疸;终末期 PBC,肝功能失代偿期,患者出现腹腔积液,静脉曲张破裂出血等肝功能衰竭表现。

随访:PBC 是慢性进展性疾病,目前尚无有效的药物可有效控制或治愈 PBC,因此定期随访,检测肝功能血清生化学指标和早期发现和防治 PBC 并发症及重叠疾病。对于肝功能异常的患者,每 3～6 个月复查肝功能和肝脏 B 超检查;如出现门脉高压症,12～24 个月复查胃镜,了解食管胃底静脉曲张情况,若诊断时已有食管胃底静脉曲张,甚至既往已有静脉破裂大出血患者,复查胃镜的时间宜酌情缩短。随访过程中,应注意结合患者的病情进展情况,选择合适的肝移植时机。

(李　伟)

第十九节　血管性肝病

肝血管性疾病中比较常见的是肝脏海绵状血管瘤。婴儿血管内皮瘤十分少见,多发生于新生儿至四岁半以前。上皮样血管内皮瘤和血管肉瘤是极为罕见的恶性肿瘤。

一、流行病学

肝脏海绵状血管瘤是常见的肝脏良性肿瘤,在正常人群的发病率为 0.5%～0.7%。随着影像学诊断技术进步,其检出率日渐增高。

二、病因

肝脏海绵状血管瘤确切发病原因不明,Ravitch 和 Cohnheim 的迷走胚层理论介绍后,多认为与先天发育异常有关。血管发育异常致血管海绵状扩张,此为最易接受的学说。

三、临床表现

肝海绵状血管瘤的临床表现与肿瘤的部位、大小、增长速度及肝实质受累程度有关,小的病变多无症状,经体检超声发现,较大的病变可造成上腹不适或触及包块。巨大血管瘤可使肝脏显著增大。

四、实验室检查及特殊检查

实验室检查对本症诊断无帮助。B 超、CT、MRI 检查均有特征性征象,具有诊断价值。通常以 B 超为首选,必要时选用一种其他影像学检查即能确立诊断。

1. 超声表现

显示肝内均质、强回声病变、边界大多清楚，或病变区内强回声伴不规则低回声，病变内可显示扩张的血窦。

2. CT 表现

（1）平扫。肝内低密度区，轮廓清楚，密度均匀或病变区内有更低密度区，代表血栓机化或纤维分隔，少数可见到钙化。

（2）增强扫描。①早期病变边缘显著强化呈结节状或"岛屿状"，密度与邻近腹主动脉相近，明显高于周围肝实质密度，持续时间超过 2 分钟。②随着时间延长，增强幅度向病变中央推近，而病变的低密度区相对变小。③延时扫描病变呈等密度或略高密度（平扫时病变内更低密度无变化）。增强扫描是诊断肝海绵状血管瘤的重要方法，具有特征性表现，诊断正确率可在 90% 以上。一般典型表现出现在动脉早期，即注药后 30 ~ 60 秒。因此强调正确的检查技术，即快速、团状注射造影剂，快速扫描，适时延时扫描。否则，因未见到特征性表现易造成误诊或漏诊。

3. 同位素^{99m}Tc 肝血池扫描及肝血管造影检查

同位素^{99m}Tc 肝血池扫描及肝血管造影检查有助于肝血管瘤的诊断，表现为无肿瘤染色，边缘清楚锐利，血管瘤显影时间较长。

4. MRI

MRI 有特殊诊断意义，T_1 图像呈低信号强度，T_2 弛豫时间延长，表现为高信号强度组织。

五、诊断和鉴别诊断

由于肝血管瘤缺乏特异性的临床表现，所以其诊断主要有赖于各种影像学检查的结果。肝脏海绵状血管瘤主要与肝内恶性肿瘤鉴别。

（1）肝细胞癌。一般有肝炎、肝硬化病史，AFP 可为阳性，静脉增强扫描有助鉴别。

（2）肝转移瘤。部分肝内转移瘤增强扫描可表现边缘强化，类似血管瘤早期表现，但延时扫描呈低密度可资鉴别。

（3）肝脓肿。一般病变周围界限不清、模糊，脓肿周围可见低密度晕环，典型的病变周围强化，病变内气体存在。需结合临床表现。

六、治疗

手术切除是治疗肝脏海绵状血管瘤最有效的方法，但小的、无症状的患者，可门诊随访，定期复查，无需特殊处理。一般肿瘤直径 >8cm 或有症状者，可考虑手术治疗。如果肝血管瘤是多发的，或者血管瘤已经侵犯大部肝组织，或者侵犯肝门部，无法手术切除者，可以行肝动脉结扎或者肝动脉栓塞。

（一）手术方式

手术方式多选择血管瘤摘除术，即在暂时阻断第一肝门或先行结扎肝固有动脉的情况下，用超声刀或血管钳沿肿瘤包膜进行分离切除。若血管瘤过大或为多发者，规则性肝叶切除则更为安全可靠。带蒂生长或左外叶肝血管瘤的手术比较容易，而肝中叶巨大血管瘤的手术并发症及病死率较高，应予以重视。血管瘤捆扎术操作简便，手术创伤小，效果满意，适用于多发小血管瘤或主瘤切除后剩余小血管瘤的处理，能较好地控制血管瘤的发展，达到治疗目的。我们的经验是，捆扎应在阻断第一肝门、瘤体缩小的基础上进行，同时注意进针不可经过瘤体，以免发生大出血。近年报道采用腹腔镜行肝血管瘤切除术，但术后常有复发，不宜常规施行。此外，现在由于机械工具的进步，有超声刀、水刀，可以边切边凝，可以不用阻断肝门；与传统的手术相比，减少了手术的并发症，提高了手术的安全性。

（二）介入治疗

介入治疗具有创伤性小、操作简便、安全可靠的特点，介入治疗常用的方法有经肝动脉栓塞、硬化，经皮穿刺瘤内注射硬化剂等。方法：推荐超选择性肝动脉插管超液化碘油＋平阳霉素（博莱霉素的单一组分 As，国产抗癌药）栓塞治疗。平阳霉素用量为 8～32mg，溶于对比剂中，再与碘油混合，对比剂与碘油的剂量为 1∶1。原理：平阳霉素在肝血管瘤异常血窦内积聚破坏其血管内皮细胞，使瘤体钙化和纤维化达到治疗目的碘化油不透 X 线，可作为载体将平阳霉素选择性带到肝血管瘤血窦内。便于电视透视下监视，防止栓塞剂反流栓塞正常组织。最后用明胶海绵颗粒栓塞供血动脉，阻断了肝血管瘤的血液供应，进一步提高介入疗效。

七、预后

肝脏海绵状血管瘤最危险的并发症是肿瘤破裂引起腹腔急性大出血，常可导致死亡。

（张　华）

第二十节　糖原累积病

糖原累积病（glycogen storage disease，GSD）是一种遗传性疾病，主要病因为先天性糖代谢酶缺陷所造成的糖原代谢障碍，导致糖原在肝脏、肌肉和肾脏贮积量增加，少数类型糖原贮积量正常，而糖原分子的结构异常。由于酶缺陷的种类不同，临床表现多种多样，根据临床表现和生化特征，共分为 13 型，其中以 Ⅰ 型 GSD 最为多见。

一、Ⅰ型糖原累积病（Von Gierke 病）

1.病因和发病机制

Ⅰ型糖原累积病是由于肝、肾等组织中葡萄糖－6－磷酸酶系统活力缺陷所造成，是糖原累积病中最为多见者，约占总数的 25%。在正常人体中，由糖原分解或糖原异生过程所产生的 6－磷酸葡萄糖必须经葡萄糖－6－磷酸酶系统水解以获得所需的葡萄糖，该酶系统可提供由肝糖原分解所得的 90% 葡萄糖，在维持血糖稳定方面起主导作用。葡萄糖－6－磷酸酶缺乏可致葡萄糖生成障碍，引起低血糖症；由于葡萄糖生成不足，致蛋白质分解代谢增加，引起小儿生长发育障碍。

糖代谢异常同时还造成了脂肪代谢紊乱，亢进的葡萄糖异生和糖酵解过程不仅使血中丙酮酸和乳酸含量增高导致代谢性酸中毒，还生成了大量乙酰辅酶 A，为脂肪酸和胆固醇的合成提供了原料，低血糖还使胰岛素水平降低，促进外周脂肪组织分解，使游离脂肪酸水平增高，临床表现为高脂血症和肝脂肪变性。6－磷酸葡萄糖的累积促进了戊糖旁路代谢，促进嘌呤代谢并使其终末代谢产物尿酸增加，导致高尿酸血症。

2. 临床表现

出生后患儿可出现肝大、反复发作低血糖、软弱无力、出汗、恶心呕吐、惊厥、昏迷和酮症酸中毒症状。如果未经治疗，患儿生长发育延缓，智力无障碍，体型矮小肥胖，肤色淡黄。腹部膨隆，肝脏显著肿大，质地坚硬，有时肾脏可触及。肌肉发育差，无力，尤其下肢为甚，致行走困难。由于血小板功能不良，患儿有出血倾向。可发生感染。

3. 实验室检查

实验室检查常见空腹低血糖、高脂血症和乳酸增高。胰高血糖素或肾上腺素负荷试验结果，血糖不升高或反应差，在注射胰高血糖素后，血乳酸明显升高。半乳糖或果糖耐量试验中血葡萄糖水平不升高。常有慢性代谢性酸中毒，有时可见高尿酸血症。X 线检查可见骨质疏松及骨骺延迟出现。肝穿刺活组织检查及组织化学检查，可见肝组织糖原累积并发现葡萄糖 - 6 - 磷酸酶缺乏，肠黏膜和血小板内糖原增加。

4. 诊断

根据病史、体征和血生化检测可做出初步临床诊断。糖代谢功能试验有助于诊断，确诊根据肝穿刺活组织检查及组织化学检查。

5. 治疗

治疗一般采用多餐饮食，每 2 ~ 3h 进食 1 次，以高糖、低脂和高蛋白饮食为主，维持血糖水平在 4 ~ 5mmol/L 水平，可以消除临床症状，并且还可使患儿获得正常的生长发育。其他治疗包括防止感染，纠正酸中毒。高尿酸血症如采用饮食疗法不能控制时，可用别嘌呤醇 5 ~ 10mg/（kg·d）。激素治疗有益于维持正常血糖水平，提高食欲。

6. 预后

未经正确治疗的本病患儿因低血糖和酸中毒发作频繁常有体格和智能发育障碍。患者在成年期的心血管疾病、胰腺炎和肝脏腺瘤（或腺癌）的发生率高于正常人群。

二、Ⅱ型糖原累积病（Pompe 病）

1. 病因和发病机制

Ⅱ型糖原累积病系溶酶体 α - 1,4 - 葡萄糖苷酶缺乏所致的糖原累积病，属常染色体隐性遗传。糖原不能在溶酶体内分解为麦芽糖和葡萄糖，溶酶体内充满糖原颗粒，致心、肝、舌肿大和骨骼肌无力。

2. 临床表现

本病可分为婴儿型、青少年型及成年型。婴儿型表现为吮吸及咽下困难，四肢肌肉萎缩无力，呼吸浅；心脏肥大，早期出现心力衰竭。肝脏中度肿大，并有巨舌，EKG 可表现为 QRS 波增宽，PR 间期缩短，一般在出生 2 ~ 4 年内死于心力衰竭或呼吸困难。青少年型表现为进行性肌营养不良，患者有步态异常，但无心脏表现。成年患者主要表现为慢性肌病。

3. 诊断

患者多有典型的临床表现。肌酶如肌酸磷酸酶和醛缩酶常增高，肌肉、皮肤或肝脏活检缺乏 α - 1,4 - 葡萄糖苷酶，可确诊本病。

4. 治疗

本病尚无有效治疗手段，控制饮食无效。

三、Ⅲ型糖原累积病(Cori 病)

1.病因和发病机制

Ⅲ型糖原累积病系缺乏淀粉－1,6－葡萄糖苷酶(脱支链酶)所致,属常染色体隐性遗传。病变主要累及肝、肌肉和心脏。

由于淀粉－1,6－葡萄糖苷酶缺乏,糖原中1,6糖苷键水解有困难,仅能经磷酸化酶分解糖原分子中1,4－糖苷键,直至糖原分子脱落而成极限糊精,使受累组织出现糖原及极限糊精积聚,导致相应的损害。

2.临床表现

在婴儿和儿童期,可出现肝大,肌肉容易疲劳,生长发育延缓,随年龄增长而好转,有的可发展为肝硬化。生化检查有低血糖、高脂血症,高脂血症不显著。乳酸和尿酸不增高,饥饿时对胰高血糖素和肾上腺素反应差。成人可表现为进行性肌无力,可出现心肌病,如左室肥大、心律失常等。

3.诊断

患者有典型的临床表现。极限糊精试验有助于诊断,即做肝或肌肉活检,可用碘测定有无糊精存在(呈紫色反应),还可用血红、白细胞试验,证实有极限糊精存在。依靠穿刺活检及酶学检查,发现结构异常的糖原累积于肝、骨骼肌、心肌、白细胞和红细胞内,上述组织皆缺乏淀粉－1,6－葡萄糖苷酶。

4.治疗

防治方法同Ⅰ型相似,饮食上需给予高蛋白饮食,补充足够量的葡萄糖。

四、Ⅳ型糖原累积病(Anderson 病)

1.病因和发病机制

Ⅳ型糖原累积病系淀粉－1,4－1,6－葡萄糖苷酶(枝化酶)缺乏所致,属常染色体隐性遗传,为支链淀粉型糖原累积病,糖原结构异常,呈少分支具长外侧链结构。所积贮的异常糖原溶解度远低于正常糖原。

2.临床表现

患儿可出现非特异性消化道症状,有肝大、脾大,肝功能不全表现。生长迟缓,肌肉张力低、萎缩。随病情发展可出现肝硬化失代偿期的表现如腹壁静脉曲张、腹腔积液、出血倾向等。血清转氨酶和碱性磷酸酶升高,晚期胆固醇轻度升高,在肝功能衰竭发生后,可有一系列变化如低蛋白血症、胆红素升高、球蛋白升高及血氨变化。口服葡萄糖和蔗糖耐量试验都正常。血清乳酸和丙酮酸正常。

3.诊断

根据典型的临床表现和相关的实验室检查可以初步诊断。确诊依靠肝组织、红细胞、骨骼肌、单核巨噬系统细胞内发现结构异常的支链淀粉样糖原颗粒,白细胞和肝细胞证实缺乏枝化酶。

4.治疗

本病无特效治疗。

五、Ⅵ型糖原累积病(Hers 病)

1.病因和发病机制

Ⅵ型糖原累积病系肝和白细胞缺乏磷酸化酶引起,属常染色体隐性遗传,又称肝磷酸化酶缺乏症。具体发病机制不详。

2.临床表现

临床上与Ⅰ糖原累积病轻型相似,可出现肝大和低血糖,生长发育延迟,但智力正常。代谢性酸中毒少见,可有高三酰甘油血症、高胆固醇血症和血清转氨酶升高。成年患者多无症状。

3.诊断

根据病史和相关实验室检查可以拟诊。检测白细胞、红细胞发现磷酸化酶缺乏,肝脏活检进行磷酸化酶研究可以确诊。

4.治疗

治疗应少吃多餐,以进高蛋白、中等量碳水化合物为宜。应避免长时间饥饿。

(谈　麟)

第二十一节　肝豆状核变性

肝豆状核变性,又称 Wilson′s 病,是一种累及肝脏和神经系统的铜代谢紊乱性疾病,为常染色体隐性遗传病。其临床特点为肝硬化、大脑基底节软化和变性、角膜色素环(kayser - fleischer 环),伴有血浆铜蓝蛋白缺少和氨基酸尿症。

本病散见于世界各地不同的民族。其发病率约为 1/(50 万 ~ 100 万)。大多数在少年或青年期发病,以 10 ~ 25 岁最多,男女发病率相等。幼儿发病多呈急性,在数月或数年内死亡,30 岁以后发病多属慢性型。

一、病因和发病机制

本病的基本病因是铜在体内各个组织尤其是肝、脑、肾、角膜等沉积过多,导致病变和损害。

本病的发病机制迄今未明,其基本代谢缺陷是肝不能合成铜蓝蛋白和自胆汁中排泄铜量减少。可能有以下几种原因:①肝脏的溶酶体参与了铜的代谢,肝细胞溶酶体缺陷干扰了铜由溶酶体分泌到胆汁中去的过程,从而导致了 Wilson 病患者肝脏含铜量的增加;②胆汁中与铜结合的正常物质缺陷,可能是鹅脱氧胆酸与牛磺酸结合缺陷,导致胆汁分泌铜功能障碍。但也有人认为与此无关;③可能是肝脏铜结合蛋白合成异常,导致蛋白对铜的亲合力增加。

二、临床表现

本病可以累及多个脏器,主要为肝病和神经系统损害症状。早期可以无任何症状,随着肝脏细胞中铜沉积量的增加,逐渐出现肝脏受损的表现,即反复出现疲乏,食欲缺乏、呕吐、黄疸、水肿或腹腔积液等。神经系统的早期症状主要是构语困难(讷吃)、动作笨拙或不自主运动、表情呆板、吞咽困难、肌张力改变等,发展到晚期时精神症状更为明显,常见行为异常和智能障碍。眼部出现 Kayser - Fleischer 角膜色素环。病程中常出现急性血管内溶血;肾病症状包括肾结石、蛋白尿;可有膝关节或其他大关节疼痛和僵硬;心律失常、心肌病和自主神经功能异常;年轻女性有闭经,男性发育迟缓,乳房发育;胰腺受损有胰功能不全和糖尿病,指甲弧呈蓝色,含铜量增加。

三、实验室检查及特殊检查

(1)血清铜蓝蛋白。正常值 $1.3 \sim 2.6\mu mol/L(20 \sim 40mg/dL)$,在肝豆状核变性时可以出现血清铜蓝蛋白降低,但不具有特异性。

(2)非铜蓝蛋白血清铜。正常人与清蛋白和氨基酸结合的铜为 $15 \sim 20\mu g/L$,在肝豆状核变性时可明显升高,达到 $500\mu g/L$,不具有特异性。

(3)尿铜。正常人 $<40\mu g/24h$,在肝豆状核变性时可明显升高,不具有特异性。

(4)肝铜。正常人含量为 $15 \sim 55\mu g/g$ 干重,在肝豆状核变性时可明显升高,不具有特异性。

(5)放射性核素铜渗入试验。口服 Cu 2mg,于 1h、2h、4h、24h、48h,测血清核素活力,正常人口服后 $1 \sim 2h$ 出现高数,以后下降,随后用 ^{64}Cu 参与铜蓝蛋白合成而释放至血液,在 48d 内缓慢上升,肝豆状核变性时,起始 $1 \sim 2h$ 出现高峰,但下降后,^{64}Cu 很少或根本不能参与铜蓝蛋白合成,因而血清放射活性不再升高。

四、诊断和鉴别诊断

主要根据临床症状、铜测定和 K - F 环的出现进行诊断。应注意排除其他原因所致的肝硬化、慢性肝炎和爆发性肝炎。

五、治疗

本病是可治性的,治疗开始愈早,预后愈好,治疗的原则是减少铜的摄入和增加铜的排出,以改善其症状。

1. 低铜饮食

每日食物中含铜量应低于 1mg,不宜进食动物内脏、鱼虾海鲜、巧克力和坚果等含铜量高的食物。

2. 铜络合剂

①青霉胺:首选药,用法为初始剂量每日 $1 \sim 2g$,分 4 次餐前服用,病情缓解程度有个体差异,可加大用量至每日 4g,症状明显改善,病情稳定后可减至每日 1g,终身服药。不良反应有过敏反应、白细胞和血小板减少、再生障碍性贫血、蛋白尿和红斑狼疮样综合征;②盐酸三乙撑四胺:剂量为每日 $0.5 \sim 2g$;③连四硫代钼酸铵(TTM):可与铜络合成 $Cu_2(MoS_4)_2$,自尿液排出,短期内即可改善症状。

3. 锌剂

硫酸锌或醋酸锌,每日口服量以相当于 50mg 锌为宜,分 $2 \sim 3$ 次餐间服用,可减少肠道铜吸收。

4. 支持治疗

肝功能受损、高铜血症时可输清蛋白、左旋多巴,可改善精神症状。

5.肝移植术

经上述各种治疗无效者可考虑进行肝移植。

（谈　麟）

第二十二节　半乳糖血症

半乳糖血症(galactosemia)是由于半乳糖代谢途径中酶的遗传性缺陷,导致1-磷酸半乳糖和半乳糖醇在组织中沉积,从而引起肝、肾、眼晶体及脑组织等主要受累器官受损的代谢性疾病,为常染色体隐性遗传病。依据酶的缺陷可以分为半乳糖-1-磷酸尿苷酰转移酶缺乏症、半乳糖激酶缺乏性半乳糖血症和尿苷二磷酸半乳糖-4-表异构酶缺乏症。

一、病因和发病机制

半乳糖(Gal)是乳糖的一种成分,在半乳糖激酶的催化下经磷酸化生成半乳糖-1-磷酸,后在半乳糖-1-磷酸尿苷酰转移酶作用下,与尿苷二磷酸葡萄糖发生糖基交换,使半乳糖-1-磷酸变为葡萄糖-1-磷酸,再经差向异构酶作用生成葡萄糖-6-磷酸,参与进一步代谢。参与半乳糖代谢的任何一种酶的缺乏都可导致半乳糖、半乳糖-1-磷酸和半乳糖代谢旁路生成的半乳糖醇在各种组织中积累。1-磷酸半乳糖具细胞毒性,对糖代谢途径中的多种酶有抑制作用,可阻断糖原分解过程;高浓度的1-磷酸半乳糖还抑制葡萄糖异生过程,半乳糖进入晶体后即被醛糖还原酶还原成为半乳糖醇,沉积在晶体中,形成白内障。肝、肾、眼晶体及脑组织是主要受累器官。

二、临床表现

出生患儿在喂食母乳或牛乳后出现呕吐、厌食、腹泻、倦怠、体重不增等。肝脏受损害后出现肝大、黄疸,可因低血糖引起惊厥,易患白内障。重型者起病早,若未及时停止乳食,症状将迅速发展,出现肝硬化、脾大、腹腔积液及出血倾向。较轻型可无其他症状,仅表现为智能障碍、生长迟缓。

三、实验室检查

可检测尿中是否有还原糖。尿液中可能排出的还原糖种类较多,如葡萄糖、半乳糖、乳糖、果糖和戊糖等,故在定性试验阳性时,应进一步采用滤纸或薄层层析方法进行鉴定。尿班氏试验阳性,可出现半乳糖尿,蛋白尿及氨基酸尿。肝功能有异常。血中半乳糖浓度增高,Beutler荧光法测定红细胞中半乳糖-1-磷酸尿苷酰转移酶(GPUT)活性可确定诊断。对新生儿进行群体筛查可以达到早期诊断和治疗的目的。

四、诊断和鉴别诊断

初生婴儿出现胃肠道症状、肝大和白内障等,应警惕此病。对新生儿行常规尿筛查(有无还原糖)。血糖水平低、凝血酶原含量少和蛋白尿等也有助于拟诊,直接检测红细胞中GPUT活性的Beutler试验。

本病与婴儿肝炎综合征的鉴别,后者在于肝功能损害明显,黄疸以直接胆红素升高为主。

五、治疗

限制患儿乳类食物的摄入,改用豆浆、米粉等,开始摄食辅助食物以后,必须避免半乳糖和乳糖制品,这样可使病情得到明显的改善和恢复。

(段守成)

第五章 肠道疾病

第一节 吸收不良综合征

吸收不良综合征是指由于多种原因所致营养物质消化吸收障碍而产生的一组综合征。吸收不良综合征通常包括消化或吸收障碍或二者同时缺陷使小肠对脂肪、蛋白质、氨基酸、糖类、矿物质、维生素等多种营养成分吸收不良,但也可只对某一种营养物质吸收不良。消化不良和吸收不良的区别在于:消化不良为营养物质的分解缺陷而吸收不良为黏膜的吸收缺陷。吸收不良综合征临床上表现为脂肪泻、消瘦、体重减轻等,脂肪泻常占主要地位。

一、分类

吸收不良综合征的病因和发病机制多种多样,根据消化和吸收病理生理变化将吸收不良分为下列几种情况。

(一)消化不良

1. 胰酶缺乏或失活

慢性胰腺炎、胰腺癌、胰腺囊性纤维化、原发性胰腺萎缩、胰腺切除术后、胰脂肪酶失活、胃泌素瘤可因肠内的高酸度抑制脂肪酶的活性,导致脂肪吸收不良)。

2. 胆盐缺乏

严重肝实质病变(肝炎、肝硬化、肝癌等),所致胆盐合成减少、回肠切除术后、克罗恩病、长期肝内外胆管梗阻以及小肠细菌过度生长、新霉素、秋水仙碱、碳酸钙、考来烯胺等与胆盐结合的药物。

3. 食物和胆汁胰液混合不充分

食物和胆汁胰液混合不充分多发生于胃空肠吻合术后。

4. 刷状缘酶缺陷

双糖酶缺乏、乳糖酶缺乏、蔗糖酶—异麦芽糖酶缺乏、海藻糖酶缺乏。

(二)吸收不良

1. 小肠黏膜的吸收面积减少

小肠黏膜的吸收面积减少如短肠综合征等(大量小肠切除、胃结肠瘘、小肠—结肠瘘等)。

2. 小肠黏膜广泛性病变

小肠黏膜广泛性病变如克罗恩病、多发性憩室炎、小肠结核、乳糜泻、热带性口炎性腹泻、寄生虫病(贾第鞭毛虫病、蓝伯鞭毛虫病、钩虫、姜片虫等)放射性小肠炎、内分泌病、糖尿病、甲状旁腺功能亢进、肾上腺皮质功能不全、系统性病变(蛋白质营养不良、淀粉样变、系统性红斑狼疮、硬皮病等)、选择性 IgA 缺乏症。

3. 黏膜转运障碍

无 β - 脂蛋白症、内因子或某些载体缺陷致维生素 B_{12} 和叶酸转运障碍、AIDS 等。

4. 原因不明

Whipple 病、特发性脂肪泻、Fancth 细胞缺乏、先天性小肠旋转不良、假性肠梗阻等。

（三）淋巴或血液循环障碍所致运送异常

1. 淋巴系统发育异常

小肠淋巴管扩张、遗传性下肢淋巴水肿。

2. 淋巴管梗阻

腹膜后恶性肿瘤、右心衰竭、小肠淋巴管扩张、Whipple 病、小肠结核及结核性肠淋巴管炎。

3. 肠黏膜血运障碍

肠系膜动脉硬化或动脉炎。

二、临床表现

吸收不良肠道早期症状仅有大便次数增多或正常而量较多，可伴有腹部不适、肠鸣、乏力、精神不振、体重减轻及轻度贫血等。随病情进展可出现典型症状，如腹泻、消瘦、乏力、心悸、继发营养不良及维生素缺乏等表现。不分昼夜频繁的水样泻是典型的特征，但并不常见。腹泻 3~4 次/日，为稀便或溏便，有时发生脂肪泻（粪便量多，恶臭，面有油腻状的光泽，漂浮水面），可伴腹痛、恶心、呕吐、腹胀、肛门排气增多、食欲缺乏。持续严重的吸收不良可出现各种营养物质缺乏的表现，铁、叶酸及维生素 B_{12} 缺乏可致贫血，维生素（如维生素 A、B 族维生素、维生素 D、维生素 K）缺乏致皮肤粗糙、夜盲、舌炎、口角炎、神经炎、感觉异常、骨痛、手足抽搐、出血倾向等改变。面肌抽搐和轻叩面部肌抽搐是钙吸收不良的征象。维生素 D 和钙吸收障碍时，可有击面试验征和束臂试验征阳性。部分患者可有肌内压痛、杵状指、血液系统如皮肤出血点、淤斑。晚期可出现全身营养不良、恶液质等表现。

三、实验室检查

（一）血液检查

1. 常规及生化检查

常规及生化检查常有贫血，小细胞性或巨幼红细胞性贫血，凝血酶原时间延长。血清蛋白、胆固醇降低。低血钙，低血磷，血清碱性磷酸酶活性增高，低血钾。严重疾病血清叶酸、维生素 B_{12} 水平降低。

2. 血清 β－胡萝卜素浓度测定

血清 β－胡萝卜素测定是脂肪吸收不良的非特异性实验。低于 100pg/100mL 提示脂肪泻，少于 47pg/100mL 提示严重脂肪泻，但其浓度超过 100pg/100mL 并不能排除轻度的脂肪泻。

胡萝卜素可在肝脏疾病或进食胡萝卜素缺陷饮食的酗酒者中发现假性降低。脂蛋白紊乱或包含胡萝卜素食物的摄入也影响其结果。

3. 乳糖耐量试验

乳糖耐量试验主要用于检查双糖酶（主要是乳糖酶）缺乏。受试者口服乳糖 50g，每 0.5h 抽血测血糖，共 2h，正常情况下，口服乳糖经小肠黏膜乳糖酶水解为葡萄糖和半乳糖而吸收。正常人血糖水平上升，超过空腹血糖 1.1mmol/L。乳糖酶缺乏者，血糖水平上升不明显，同时可出现腹鸣、腹痛、嗳气等乳糖不耐受症状。

（二）粪便检查

寄生虫病患者粪便可查到孢囊,钩虫卵或姜片虫卵等。

1. 粪脂肪定性测量

粪脂肪定性测量如发现有脂肪吸收不良存在可进行粪显微镜下脂肪分析。粪苏丹Ⅲ染色可见橘红色的脂肪小球,在每高倍视野直径小于 $4\mu m$ 达到 100 个小球被认为是正常的。苏丹Ⅲ染色其敏感性为 78% ,特异性为 70% 。为检测粪脂最简便的定性方法,可作为粪脂测定的初筛试验,但不能作为主要的诊断依据。

2. 粪脂肪定量测定

粪脂肪定量测定一般用 Van de kamer 方法测定。其被认为是脂肪吸收不良的金标准。试验方法:连续进食标准试餐(含脂量 80~100g/d)3d,同时测定其粪脂量 3d,取其平均值。正常人粪脂低于 6g/d,脂肪吸收率高于 95% 。如粪脂增加,吸收率下降,提示吸收不良。

3. ^{131}I－三酰甘油及 ^{131}I－油酸吸收试验

本试验服 ^{131}I－三酰甘油或 ^{131}I－油酸,收集 72h 内粪便。测定并计算粪便排出放射量占摄入放射量的百分比。^{131}I－三酰甘油在十二指肠及空肠被胰脂肪酶分解为 ^{131}I－油酸和游离脂肪酸。胰脂肪酶减少,粪便中 ^{131}I 含量增高,^{131}I－三酰甘油试验反映胰腺功能。^{131}I－油酸可直接由小肠吸收,可用于检查小肠吸收功能。两种放射性检查标记试验有助于鉴别消化不良和吸收不良。粪便 ^{131}I－三酰甘油排出率高于 5% 或 ^{131}I－油酸高于 3% ,提示吸收不良。

（三）尿液检查

1. 右旋木糖吸收试验

右旋木糖试验用以区别小肠疾病或胰腺所致吸收不良。木糖通过被动扩散和主动转运吸收后,一半被代谢,其中由尿中排出。

本实验方法为:禁食一夜后排去尿液,口服右旋木糖 25g(如引起腹泻可用 5g 法),鼓励患者饮水以保持足够的尿量,收集随后 5h 尿液标本,同时在摄入后 1h 时取静脉血标本。尿中右旋木糖低于 4g(5g 法小于 1.2g)或血清右旋木糖浓度低于 200mg/L(20mg/dL)提示小肠吸收不良。在直接比较中,传统的尿试验明显较 1h 血液实验可靠。当尿收集时间太短,患者脱水,肾功能障碍,明显腹腔积液,胃排空延迟时可出现假阳性。

2. 维生素 B_{12} 吸收试验(Schilling test)

Schilling test 临床上用来区别胃和空肠引起维生素 B_{12} 缺陷,评估患者回肠功能。对评估胰腺分泌不足,细菌过度生长没有重要的临床意义。

口服维生素 B_{12} 后在胃内与内因子结合,于远端回肠吸收。给予小剂量(1mg)放射性标记的维生素 B_{12} 使体内库存饱和。然后口服 ^{57}Co 或 ^{58}Co 标记的维生素 B_{12} 2μg,收集 24h 尿,测定尿中放射性含量。如尿中排泄量低于 7% ,提示吸收障碍或内因子缺乏。为明确维生素 B_{12} 吸收不良的位置,可做第二阶段 Schilling test,在重复给药同时,口服内因子,如系内子缺乏所致恶性贫血,24h 尿放射性维生素 B_{12} 排泄量可正常。

（四）呼吸试验

1. ^{13}C－或 ^{14}C－三油酸甘油酯呼气试验

^{14}C－三油酸甘油酯呼气试验测定被 ^{14}C 标记的三酰甘油代谢后产生 $^{14}CO_2$ 从呼气中排出

的量。一般将$(1.85 \sim 3.7) \times 105Bq(5 \sim 10 \mu Ci)$ ^{14}C 标记的甘油酸加入 $20 \sim 50g$ 的脂肪载体口服,间断收集 $6 \sim 8h$ 呼吸标本。检查结果常用单位时间内排除的 ^{14}C 标记 CO_2 占服用试餐中含量的百分率表示(即 ^{14}C 排除率)。

脂肪吸收不良,$^{14}CO_2$ 排除率下降。再用 ^{14}C - 软脂酸或 ^{14}C - 辛酸做呼气试验,则可进一步鉴别脂肪吸收不良的原因。

发热、甲状腺疾病、肝病、糖尿病等可影响脂肪的代谢而影响呼吸试验的准确率。肺部疾病,患者对轻度吸收不良缺乏敏感性,射线的暴露及需要昂贵的设备,限制了其临床应用。如改用稳定同位素 ^{13}C 标记不同底物,通过质谱仪测定可避免放射性。对人体无害,可用于儿童和孕妇,扩大了应用范围。

2. 氢呼气试验

氢呼气试验是一种很方便的非侵入性糖吸收不良诊断实验。空腹予一定量的双糖,如疑为乳糖吸收不良,一般用 $50g$ 乳糖液做试验餐。对蔗糖吸收不良,试验餐为 $1.5 \sim 2.0 g/kg$ 蔗糖。如为单糖吸收不良,则选用 $50g$ 木糖或 $8g$ 葡萄糖做试验餐。正常情况下在小肠全部被消化吸收,呼气中无或仅有极微量的氢气。吸收不良者,这些糖到达结肠,被结肠细菌发酵产氢,呼气中氢气增多。这些实验中以乳糖呼气试验最佳,乳糖氢呼气试验仍被许多研究者认为是诊断乳糖吸收不良的金标准。

(五)内镜检查和黏膜的活检

结肠镜检查可以提供引起吸收不良的原因。如克罗恩病可有小溃疡,原发性和继发性淋巴管扩张可见白斑,内分泌肿瘤导致的吸收不良如促胃泌素瘤、生长抑素瘤或腹部肿瘤阻塞胰管有时也可通过内镜检查出来。

内镜可直接观察小肠黏膜病变,并可取活检。也可用小肠黏膜活检器经口活检,必要时可行电镜,免疫学和组织培养等检查。尽管小肠黏膜活检取材盲目,对于孤立性病变易出现假阴性结果。但对诊断绒毛破坏或萎缩的吸收不良综合征十分重要,是不可缺少的确诊手段之一。

(六)影像学检查

小肠钡灌的主要作用在评估有细菌过度生长倾向所致吸收不良,如憩室、肠腔内液体、黏液积聚过多、小肠扩张、肠瘘管和肿瘤。溃疡和狭窄可由不同的原因所致,如克罗恩病、放射性肠炎、乳糜泻、肠淋巴瘤、结核等。小肠钡罐结果正常不能排除肠病所致吸收不良和阻止临床上进行肠活检。

CT 可用来显示小肠壁的厚度、肠瘘管、肠扩张、腹膜后淋巴结、胰腺疾病所致胰腺钙化、胰管扩张、胰腺萎缩、肿瘤阻塞的定位。

腹部 B 超和经十二指肠镜逆行胰胆管造影,对诊断胰腺疾病价值较大。

四、诊断

吸收不良综合征的诊断需要首先结合临床表现疑及本征,第二证明其存在,第三证明其病因。吸收不良常根据疑诊患者的既往史、症状和体征以及相应的实验室检查做出诊断。

既往史和临床表现对明确病因有很大的帮助,应仔细询问以下既往史:①既往有无手术史,如胃肠切除或胃肠旁路术;②家族或幼年有无乳糜泻;③既往是否到过热带口炎性腹泻,贾第鞭毛虫病或其他胃肠疾病感染地;④是否嗜酒;⑤患者是否有慢性胰腺炎的历史或胰腺肿瘤的症状;⑥患者是否有甲状腺毒症、Addison 病、whipple 病、肝或胆病、糖尿病神经病变的特征;

⑦患者是否有糖类吸收不良的高饮食(甜食如山梨醇、果糖)或脂肪替代品或能导致营养不良的不平衡饮食；⑧有无增加免疫缺陷性病毒感染的可能性；⑨患者既往有无器官移植或不正常的射线暴露。

　　合理地确立引起吸收不良的方法需依赖患者的背景。临床有显著腹泻、消瘦、贫血、维生素及微量元素缺乏应疑及吸收不良。应结合临床进行不同的实验室检查，如果没有时间限制可使用非侵入性试验，以进一步指导侵入性试验，以在最短的时间用最少的可能检查来诊断。如疑为寄生虫感染，粪便检查可以提供快速的非侵入性实验诊断。大细胞贫血提示叶酸和维生素 B_{12} 缺乏。

　　吸收不良综合征的常用诊断步骤如下：对早期疑诊病例可做粪脂肪定量试验，高于 6g 即可确定为脂肪泻，若粪脂正常亦不能完全排除吸收不良，必要时可做一些选择性检查。其病因诊断可做右旋木糖试验，若正常可大致排除小肠疾病，需进一步检查胰腺疾病或胆盐缺乏性疾病。若木糖试验不正常，可进一步做小肠影像学检查及小肠活组织检查，病因进一步的检查依赖其既往史和症状以及以前的检查，以资鉴别。

五、治疗

　　吸收不良综合征的治疗主要为病因治疗。对病因不明者，主要进行纠正营养缺乏及必要的替代治疗。

(一)病因治疗

　　病因明确者。应进行病因治疗，如能除去病因，则吸收不良状态自然纠正或缓解，如乳糜泻给予无麦胶饮食，炎症性肠病患者给予激素、SASP 等治疗。

(二)营养支持

　　对症治疗给予富含营养的饮食及补液，注意调解电解质平衡。补充各种维生素、铁、钙、叶酸、矿物质以及微量元素以避免缺陷综合征，腹泻明显者以低脂蛋白饮食为宜，给予止泻药，必要时予以中链三酰甘油口服，对病情严重者给予要素饮食或胃肠外营养支持治疗，对因肠道细菌繁殖过度所致吸收不良可予以抗生素治疗。

(三)替代治疗

　　各种吸收不良综合征，均可致机体某些营养成分的不足或缺乏，因此，替代治疗对治疗本征来说也很重要。

　　如糖尿病患者可补充胰岛素，胰酶缺乏者可补充消化酶，制剂如胰酶 6～8g/d 或 viokase 4～12g/d或 Cotazym 4～12g/d分次服用。低丙种免疫球蛋白伴反复感染者可肌内注射丙种免疫球蛋白 0.05g/kg，每 3～4 周 1 次。

(戴文玲)

第二节　十二指肠炎

　　十二指肠炎(duodenitis,DI)是指由各种原因引起的急性或慢性十二指肠黏膜的炎症性疾病。十二指肠炎可单独存在，也可以和胃炎、消化性溃疡、胆囊炎、胰腺炎、寄生虫感染等其他疾病并存。据统计,十二指肠炎的内镜检出率为10%~30%,临床将十二指肠炎分为原发性和继发性两类。

一、原发性十二指肠炎

原发性十二指肠炎又称非特异性十二指肠炎,临床上我们一般所说的十二指肠炎就属该型。近年来随着消化内镜检查的逐渐普及,病例发现人数的增加,才引起人们的关注。该疾病男性多见,男女比例为(3~4):1,可发生于各年龄组,以青年最多见,城镇居民多于农民。原发性十二指肠炎发生于壶腹最多见,约占35%,其他依次发生于乳头部、十二指肠降部、纵行皱襞等部位。胃酸测定提示该病患者的基础胃酸分泌、最大胃酸分泌均低于十二指肠溃疡患者;预后也不形成瘢痕,随访发现患者多不发展为十二指肠溃疡。目前,认为DI是一种独立的疾病。

(一)病因和发病机制

最新研究成果表明,幽门螺旋杆菌(Hp)与十二指肠炎的发病有着密切的关系。Hp感染、胃上皮化生、十二指肠炎三者之间有着高度相关性。研究表明,胃上皮细胞可能存在与Hp特异结合的受体,胃上皮细胞的化生反过来又为Hp的定植提供了条件;同时十二指肠炎是胃上皮化生的基础。Hp感染时,其产生的黏液酶、脂酶、磷脂酶及其他产物,破坏十二指肠黏膜的完整性,降解十二指肠的黏液,使黏膜的防御机制降低,胃液中的氢离子反弥散入黏膜,引起十二指肠炎症,有时甚至发生十二指肠溃疡。国内外许多学者研究发现,组织学正常的十二指肠黏膜未发现Hp感染,相反,活动性十二指肠炎的黏膜不仅可以发现Hp感染,并与十二指肠炎的严重程度呈正相关。

同样,胃酸在DI发病过程中也发挥着重要的作用。有人观察,十二指肠炎患者的胃酸分泌是正常的,因此胃酸过多并不是DI的根本原因。研究显示,吸烟、饮酒、刺激性食物、药物、放射线照射以及其他应激因素可以使十二指肠黏膜对胃酸的抵抗力下降,进入十二指肠的胃酸未被稀释和中和,发生反弥散,刺激肥大细胞释放组胺等血管活性物质,引起十二指肠黏膜的充血、水肿,炎性细胞浸润,发生炎症。

研究表明,DI和DU虽然属于两种独立的疾病,但两者之间存在密切的联系。两者的组织学表现及内镜下表现有相似之处,且常常合并存在,可以互相演变,Rivers提出十二指肠炎是十二指肠溃疡的前驱表现,而十二指肠溃疡可能是整个炎症过程的一部分,Cheli认为DI是一种独立疾病,而糜烂性十二指肠炎是属于消化性DI。十二指肠炎进展加重可以使黏膜对于胃酸分泌的反馈抑制作用减弱,导致高胃酸分泌,为十二指肠溃疡的发生提供了条件;同时炎症使上皮细胞破坏,隐窝部细胞增生,当出现所谓的高增生衰竭时,在高胃酸因素作用下,黏膜产生糜烂,甚至形成溃疡。

(二)病理

十二指肠炎光镜下可见充血、水肿、出血、糜烂、炎性细胞浸润,活动期时多以中性粒细胞为主。研究发现,DI的病理变化主要有绒毛缩短、肠腺延长和有丝分裂增加;上皮细胞核过度染色,呈假分层现象;周围层内淋巴细胞、浆细胞、嗜酸性细胞、嗜中性粒细胞和上皮层内淋巴细胞及嗜中性粒细胞数量增加;另外,胃上皮化生是DI的重要病理特征,常发生在矮小、萎缩的绒毛上。其中绒毛萎缩变短、十二指肠隐窝细胞活性增加、黏膜固有层炎症细胞浸润具有一定的诊断意义。

许多学者将多核细胞数增加作为组织学证实十二指肠炎的证据,当十二指肠黏膜上皮细胞中发现中性多核细胞时,更具诊断意义。绒毛的形态对于诊断也极为重要,重度十二指肠炎时绒毛可呈败絮状或虫蚀样改变。

Cheli 等依照组织学将十二指肠炎分为三型:①浅表型,炎症细胞浸润局限于绒毛层,绒毛变形或扩大,上皮细胞变性较少,可伴有嗜银网状纤维增生;②萎缩型,炎症细胞可以扩展至整个黏膜层,上皮细胞变性严重,肠腺减少或消失间质型,炎症细胞局限在腺体之间,与黏膜肌层中的黏膜紧邻。

有学者把十二指肠黏膜的组织学改变分为五级:0 级是指黏膜表面完整无损,无细胞浸润;1 级是指炎症细胞浸润较轻;2 级是指固有膜层中度炎症细胞浸润;3 级是指炎症细胞浸润伴血管增多;4 级是指弥散性炎症细胞浸润,表层上皮细胞被黏液细胞替代。0~2 级者可视为正常十二指肠黏膜,3 级以上可诊断为十二指肠炎。

(三)临床表现

十二指肠炎症可以使黏膜对酸、胆汁及其他损害因素敏感性增强,可出现上腹痛,伴有反酸、胃灼热、嗳气,有时酷似十二指肠溃疡的空腹痛,进食后可以缓解;十二指肠炎引起的烧灼样上腹痛,可被抑酸药缓解;部分十二指肠炎患者可无特异性症状,当合并胃炎、食管炎、胆囊炎、胰腺炎等疾病时,可表现为合并疾病的临床症状,少数严重患者可以发生上消化道出血,表现为呕血、黑便。据此我们将 DI 依照临床表现分为 3 种类型。

1. 胃炎型

患者临床症状与胃炎相似,如上腹隐痛、饱胀、胃灼热等。

2. 溃疡型

伴有较为典型的十二指肠溃疡症状,如规律性上腹痛(饥饿痛、夜间痛),进食后疼痛可减轻,反胃、反酸、嗳气等。

3. 上消化道出血型

患者以呕血、黑便为首发或主要临床表现,其多具有起病隐匿,多无明显诱因,常年发病,无季节性;出血前病程多较长;出血方式以黑便为主;预后良好等临床特点。

(四)辅助检查

1. 十二指肠引流术

十二指肠引流的 D 胆汁(即十二指肠液)可表现为混浊、有黏液,镜检可见较多的白细胞及上皮细胞。十二指肠液化验分析有助于排除寄生虫感染等。

2. 超声检查

正常情况下,患者禁食、禁水 8h,对十二指肠进行超声检查时,可见十二指肠壶腹呈圆形、椭圆形或三角形的"靶环"征,外层为强回声浆膜层之光环,中间为低回声之肌层,内层为较强回声黏膜层之光环。

当发现十二指肠内气体消失,代之以长 2~4cm,宽 1.3~2cm 的液性暗区,其内可见食糜回声光点时,为异常现象。

考虑小肠排空时间 3~8h,当十二指肠远端不完全梗阻或狭窄时,导致十二指肠近端不同程度扩张,同时可使十二指肠排空延迟,十二指肠内容物长时间停留在十二指肠肠腔内,引起十二指肠黏膜的炎症性改变。但超声检查只是间接的诊断方式,对十二指肠黏膜炎症侵犯程度及炎症类型无法明确,有很大局限性和非特异性,其诊断价值远远低于胃镜。

3. X 线钡餐检查

DI 的 X 线钡餐检查缺乏特异性征象,诊断符合率不高。十二指肠炎常常具有十二指肠溃疡 X 线改变的一些间接征象,如:十二指肠有激惹、痉挛、变形,黏膜紊乱、增粗,十二指肠壶腹边缘毛糙,呈锯齿样改变。因此易被误诊为十二指肠溃疡,但是 DI 缺乏特征性龛影等直接的 X 线征象,不会出现固定畸形及持久性的壶腹变形,低张或增加十二指肠壶腹充盈压力可恢复正常形态。

4. 内镜检查

内镜下 DI 的改变表现为黏膜充血、水肿,充气后不能消失的增厚皱襞,假息肉形成,糜烂、渗出、黏膜苍白或黏膜外血管显露等。

内镜下把十二指肠炎分为炎症型、活动型和增生型 3 型:①炎症型,黏膜红白相间,呈点片状花斑,黏膜表面粗糙不平,色泽变暗或毛细血管显露;②活动型,黏膜有片状充血、水肿、渗出物附着、糜烂、出血;③增生型,黏膜有颗粒形成,小结节增生或肉阜样增厚、球腔变形。

5. Hp 检测

活动期患者 Hp 检测多呈阳性,检出率可达 90% 以上。

6. 其他

伴有糜烂性十二指肠炎患者常伴有十二指肠胃反流,分析可能是炎症造成十二指肠压力明显高于正常以及幽门闭合功能下降引起的。患者外周血皮质醇、促胃液素、胰岛素、T_3、促甲状腺激素等分泌高于正常水平。

(五)诊断

原发性十二指肠炎有下列特征有助于诊断和鉴别诊断。

1. 症状

多有类似十二指肠溃疡症状,如上腹痛、反酸、暖气、食欲缺乏等,也可表现为出血,但一般不发生穿孔或幽门梗阻。

2. X 线钡餐检查

十二指肠激惹、痉挛、变形,黏膜增粗紊乱,无特征性龛影,此可与十二指肠溃疡鉴别。

3. 内镜检查

内镜检查可见十二指肠黏膜充血、水肿、糜烂、渗出伴炎性分泌物、出血、血管显露,黏膜粗糙不平、黏膜皱襞粗大呈颗粒状、息肉样改变,十二指肠壶腹变形,但无溃疡。

4. 黏膜活检

绒毛上皮变性,扁平萎缩,固有膜内大量炎性细胞浸润,胃上皮化生等。

具备 1、2 条为疑似诊断,同时具备 3、4 条可确诊。

(六)治疗

DI 治疗上与十二指肠溃疡处理相同,目前认为应用 H_2 受体阻滞药和 PPI 可以缓解和改善临床症状,但是不能逆转十二指肠黏膜的病理学异常。国内外研究显示,慢性十二指肠炎患者内镜下糜烂者、组织学检查呈重度炎症者,其 Hp 感染率显著升高,很多学者认为根除 Hp 可以降低发病率和该疾病的复发率,甚至可以预防十二指肠溃疡的发生。

目前抗 Hp 的抗生素及胶体铋的应用在治疗上也很广泛,但缺乏大样本的临床调查,尚缺乏规范的治疗策略和方案。

中医认为,十二指肠炎的治疗上需审证求因,辨证论治,以健脾和胃、理气止痛为主要治疗原则。十二指肠炎属于中医胃脘痛的范畴。单方验方治疗：如马齿苋、辣蓼草、紫珠叶、桃仁、五灵脂、百合、丹参等，中成药有附子理中丸、香砂养胃丸、逍遥散、加味柴胡汤、加味四逆散等，其他如针灸、耳针、推拿按摩也有一定疗效。

有人提出，对药物治疗无效者可行迷走神经切除术、幽门成形术或高度选择性迷走神经切除术等处理。

二、继发性十二指肠炎

继发性十二指肠炎顾名思义是指继发于十二指肠以外的各类疾病，包括各种感染、十二指肠邻近器官及腹腔其他脏器疾病、烧伤、中毒、各种应激条件、全身性疾病等，可能由于邻近器官病变的直接影响或原发疾病的致病因素作用于十二指肠黏膜致黏膜损害引起。继发性十二指肠炎根据病程分为急性和慢性十二指肠炎；根据病因又分为感染性和非感染性。

（一）急性感染性十二指肠炎

急性感染性十二指肠炎由细菌和病毒感染引起。细菌感染多为金黄色葡萄珠菌感染性胃肠炎、沙门菌感染、霍乱、痢疾、败血症等疾病。病毒感染多见于轮状病毒、脊髓灰质炎病毒、诺瓦克病毒、肝炎病毒、鼻病毒等。儿童巨细胞病毒感染时，可以并发十二指肠炎。

（二）急性非感染性十二指肠炎

非感染性十二指肠炎可见于急性心肌梗死、急性肝衰竭、肾衰竭、急性胰腺炎、烧伤、脑外伤、手术、严重创伤等。急性心肌梗死合并十二指肠炎可以表现为十二指肠出血；急性肝衰竭、肾衰竭可有十二指肠黏膜充血、糜烂、多发浅溃疡；急性胰腺炎引起的十二指肠炎主要改变是降部及壶腹黏膜充血、水肿。

精神刺激、药物（如阿司匹林、非甾体类抗炎药）、大量饮酒等均可引起该疾病，且常同时伴有胃黏膜病变。

（三）慢性感染性十二指肠炎

结核杆菌感染、十二指肠淤滞、憩室炎、十二指肠盲襻等因细菌滞留、过度增生而发病。少见的尚有并存于胃梅毒的十二指肠梅毒、长期应用 H_2 受体阻滞药、PPI、激素、广谱抗生素以及免疫抑制药激发引起或继发于慢性消耗性疾病及年老体弱者的白色念珠菌等真菌感染，内镜下典型表现为白色点片状或斑块状隆起，呈弥散性分布。

曼氏及日本血吸虫病常因门静脉高压或肝内门静脉分支阻塞，使虫卵逆行至胃幽门静脉和十二指肠静脉，可与胃血吸虫病并存。炎症起始于壶腹，越远越重。贾第兰鞭毛虫可侵入十二指肠远端及空肠黏膜。钩虫卵在泥土中发育，钩蚴可由皮肤感染，引起钩蚴皮炎，再由小静脉、淋巴管进入肺泡、气管，经吞咽动作经如胃肠道，十二指肠是钩虫感染最易侵犯的部位之一，成虫吸附在十二指肠黏膜上，可致黏膜出血和小溃疡，多为 3～5mm 散在的出血、糜烂，临床上有明显的上腹痛、饱胀、消化道出血和贫血、腹泻或便秘等改变。蛔虫卵进入十二指肠后，幼虫穿过十二指肠黏膜进入血液循环，第一阶段可致十二指肠炎症。

（四）慢性非感染性十二指肠炎

慢性非感染性十二指肠炎偶可见到单独侵犯十二指肠的克罗恩病、嗜酸细胞性炎症、Whipple 病等。邻近器官疾病如胰腺炎、胆管感染、化脓性胆管炎等可合并十二指肠炎。ERCP 时由于造影剂注入十二指肠可以引起十二指肠黏膜炎症，甚至坏死。阿司匹林和非甾体类抗炎药等引起的慢性十二指肠损伤并非少见。

继发性十二指肠炎的临床表现和原发性十二指肠炎相同,但往往被原发性所掩盖不易引起注意。各型继发性十二指肠炎的治疗原则是积极治疗原发疾病,药物所致的损伤除及时停药外,应同时给予黏膜保护药。

三、儿童十二指肠炎

随着胃镜检查的普及,临床上确诊为十二指肠炎的儿童患者逐渐增多,因其叙述病史不清楚、不详尽,症状和体征不典型,因此常常被误诊为肠道寄生虫、胃肠痉挛、胃炎或被漏诊。

儿童十二指肠炎发病年龄在 2～14 岁,病程 1 个月～3 年,临床上常以腹痛就诊,其他消化道症状少见。给予相应对症治疗后,腹痛症状往往可以得到缓解,但类似腹痛常反复发作。因此,临床上对于此类患儿,要引起高度重视,对反复上腹痛并排除其他诊断者,要联想到该病。

儿童十二指肠炎的发病机制目前还不十分清楚,分析多与不良饮食习惯(包括喜吃零食、挑食、喝饮料、进食不规律等)、作息时间不规律、睡眠差、精神紧张以及服用对黏膜损害药物有关。

长期不良饮食习惯,可使迷走神经兴奋,一方面释放乙酰胆碱与壁细胞上受体结合,刺激胃酸分泌;另一方面,通过迷走神经—促胃液素作用促进胃酸大量分泌,使胃内 pH 值明显降低,激活胃蛋白酶,引起胃酸、胃蛋白酶对黏膜的侵蚀加重,同时十二指肠黏膜损害,黏膜防御机制下降,导致黏膜充血水肿、糜烂。

有研究显示该疾病与遗传因素、对食物、药物的变态反应、人工喂养等因素呈正相关,另外,寄生虫感染在儿童十二指肠炎的发病中也值得注意。

胃镜可见十二指肠黏膜充血、水肿、散在多发糜烂。但胃镜有一定痛苦,儿童不易接受,且对于呕吐患者及幽门水肿、十二指肠壶腹狭窄、变形者检查效果不佳,X 线钡餐检查可以弥补胃镜的这些不足。

X 线钡餐检查提示十二指肠壶腹充盈欠佳,黏膜增粗、紊乱,边缘毛糙,可见十二指肠激惹征及不规则痉挛,但无龛影。在慢性十二指肠炎活动期,血清中游离唾液酸和 IgA 均可以升高。

治疗上同前述十二指肠炎。无特殊治疗,积极去除病因,纠正不良饮食习惯,避免精神紧张,保持良好睡眠,避免用口咀嚼食物喂养儿童,避免对胃十二指肠黏膜刺激性的食物和药物。可给予抑酸、保护黏膜药物对症治疗,对有 Hp 感染者,应给予规范的抗 Hp 治疗方案,疗程结束后复查。

(戴文玲)

第三节　克罗恩病

克罗恩病名称很多,如局限性肠炎、局限性回肠炎、慢性肉芽肿性肠炎等,该病于 1932 年由 Crohn、CinzBurg 和 Oppenheimet 所描述,因而得名克罗恩病,表现为慢性肠壁的全层性炎症改变。最初的发现认为该病是回肠末端的疾病,所以国内较早称之为局限性回肠炎。近些年来观察发现这种病变可侵犯胃肠道的任何部位,包括从口腔到肛门。1973 年世界卫生组织正式将本病定名为 Crohn 病,其定义为:Crohn 病是一种原因未明的慢性炎症性肠道疾病,以青壮年多发,病理为特异性的非干酪性肉芽肿性改变,合并纤维化与溃疡,肠道任何部位均可受累,并可转移至肠道外,以皮肤受损多见,本病在西方发达国家较多报道,并认为似乎与种族有关。随着我国检诊水平的提高,近年报道的例数有逐年增加的趋势。

一、病因和发病机制

虽然该病自发现到现在已有 60 多年的历史。但其病因和发病机制,尚无最后明确的定论。最初因本病的临床表现和病理都与肠结核相似,所以曾怀疑是由结核杆菌引起,但用各种方法均未能分离出病菌。

有人提出本病与结节病有一定关系,原因是经 Crohn 病患者的组织匀浆接种,在脚趾上发生肉芽肿的大鼠,约有 1/3 Kvein 试验为阳性,但此试验在 Crohn 病患者皮肤是阴性,而在结节病患者则为阳性。所以克罗恩病与结节病是否有交叉免疫反应尚有争论。

近年随着免疫学的进展,许多学者从免疫的角度对本病进行了探讨。有人将豚鼠用卵蛋白致敏,然后再以卵蛋白注射于肠壁,引起豚鼠肠壁发生肉芽肿。同样方法也可使兔肠壁产生肉芽肿。亦有人证实了大肠埃希菌和事先孵育的淋巴细胞,在试管中对肠上皮有细胞毒作用。虽然免疫方面做了大量的工作,但迄今仍未能阐明本病的病因。

当前认为,本病的发生可能和机体对肠道内许多抗原刺激的免疫应答反应异常所致。有一些证据表明,免疫异常在本病的发病机制中的重要作用:①炎性病变中有淋巴细胞、浆细胞与肥大细胞增多;②可产生自身抗体、免疫复合物、T 细胞与吞噬细胞活性的异常,机体缺乏对免疫反应的调控能力;③可同时伴随其他具有免疫异常的疾病;④本病可具有肠道外表现;⑤免疫抑制剂或激素治疗可改进临床症状。

Crohn 病的发病与遗传有一定的关系。因为本病在某些家族中较一般人发病率高,可能是因为有多基因作为背景,加上环境因素而引起发病。

另外有人观察并认为吸烟可能是 Crohn 病发病的一个因素。也有人怀疑分枝杆菌为本病的病因。特别是最近有几个研究组报道他们从 Crohn 病患者组织中分离出副结核杆菌,并且只见于 Crohn 病,但结果尚有待进一步证实。

二、病理

Crohn 病在胃肠道的发病部位以小肠和结肠同时受累最为常见,约占 60% 左右,小肠末端单独发病的占 30% ~50%;肛门或直肠的病变多与小肠或结肠的病变同时存在,单独发生者约占 3%,胃或十二指肠、食管、口腔部病变则更少。

早期病变呈口疮样小溃疡,炎性病变累及肠壁全层,显微镜下肠黏膜层、黏膜下层和浆膜层有淋巴细胞聚集,可见生发中心。淋巴细胞聚集的部位与血管和扩张的淋巴管有密切关系。浆膜层的淋巴细胞聚集,可形成玫瑰花环样,也可见到浆细胞、多核细胞和嗜酸性粒细胞。黏膜层可见到陷窝脓肿。非干酪性肉芽肿为本病的特征之一,由上皮细胞和巨细胞组成,中心无干酪性坏死。肉芽肿亦常很不典型,有由淋巴细胞形成的明显边界。可见于肠壁的全层,但以黏膜下层,甚至更深,穿透肠壁形成内瘘管和皮肤外瘘管。肉眼下裂隙组织学上为纵行的线状溃疡,表面覆以一层坏死组织,一般较深,可以深入整个肠壁,可有分支,周围为水肿和岛状黏膜;横断面上,裂隙分支表现为壁内脓肿,脓肿穿透肠壁便会形成内瘘。

三、诊断要点

(一)临床表现

Crohn 病起病隐袭,早期常无症状,或症状轻微,容易被忽略。从有症状到确诊,一般平均 1~3 年。有些患者发展到症状明显时才就医。

1. 症状

(1)全身表现:体重下降,日渐消瘦为常见的症状。大约有 1/3 的患者有低热或中等发热,发热时常提示有克罗恩病的活动性病变。

(2)腹痛:为本病的最多见症状,间歇性发作,轻者仅有肠鸣和腹部不适,重者可为严重的绞痛。进食粗纤维的食物常易引起腹痛发作。病变进一步发展,可出现部分肠梗阻,此时常有腹胀,甚至腹部有肠型出现。有些病例既往无任何病史和症状,突然发生腹痛,与急性阑尾炎或肠穿孔相似,成为本病的首发症状,因此常误诊为急性阑尾炎或肠穿孔,手术时才确诊 Crohn 病。病变侵犯空肠,可表现为上腹痛,发展为肉芽肿性脓肿和广泛的肠系膜损害时,常以背痛为主诉而被误诊为骨髓或肾脏病变。

(3)腹泻:大部分患者有腹泻,多为间歇性发作,大便次数与病变范围有关。每日数次,有的甚至达数十次,多为软便或稀便,广泛弥散性小肠病变可有水样便或脂肪便。腹泻的发作常与进食粗纤维的食物有关。情绪激动或紧张也可诱发。

(4)肛门和直肠周围病变:肛门周围或直肠周围脓肿,窦道和瘘管是 Crohn 病较常见的表现。肛门周围和臀部可有广泛溃疡和肉芽肿性病变,个别患者肛门瘘管是本病的第一个征象。

(5)腹腔内瘘和脓肿:病变侵及肌层及浆膜层,如进一步发展,与另一小肠肠段,结肠或邻近的内脏粘连穿透,则形成内瘘。如瘘管与膀胱或阴道相通,可从尿道或阴道中排出肠内容物。窦道如继发感染则形成脓肿。

(6)肠壁外瘘:本病腹部手术瘢痕常出现瘘管,可在术后数周或数年后发生,也可自然形成。外瘘的出现说明有广泛的肠周围炎。

(7)恶心、呕吐和出血:病变侵犯胃和十二指肠、空肠、回肠或形成肠管狭窄引起部分肠梗阻时,则出现恶心、呕吐、腹痛等症状。上消化道大出血和黑便则提示病变侵犯十二指肠。肛门有溃疡时,可以出现便血。

(8)其他:多年的临床观察到,本病与妇女妊娠有密切的关系,妊娠可使 Crohn 病的病情加重或恶化。如在妊娠期发生 Crohn 病,对胎儿和母亲都将造成威胁,易发生死胎、流产、早产、胎儿畸形等。另外肠道的广泛病变可引起吸收面积减少导致营养缺乏。营养不良的程度与病变的范围和部位有密切关系,常表现为:贫血、低蛋白血症、维生素缺乏、电解质紊乱等。本病亦常伴多发性关节炎、皮肤荨麻疹、多形性红斑、结节性红斑、结膜炎、虹膜睫状体炎、角膜溃疡、角膜炎等。这些情况常被称为本病的肠道外表现。

2. 体征

因病变侵犯的部位不同,其临床体征亦各不一样。在病变的部位常可触及包块,局部有明显的压痛。以右下腹部肿块较为多见,条索状,边界不清,比较固定。腹块的出现常预示有内瘘形成。

有肠梗阻时常伴有腹胀,在腹壁可以看到肠型和触及扩张的肠管。肛门周围可见溃疡、窦道或瘘管、个别病例有杵状指、肝掌、结节性红斑等。

3.分期和分类

（1）病期：依临床症状可分为活动期和缓解期。缓解期基本没有临床症状。

（2）分类：按临床表现可分为 3 型：轻型：无全身症状或仅有极轻微的全身症状；中等型：临床表现介于轻型与重型之间；重型：全身症状明显，发热、脉搏快，每日多次黏液样便、水样便、腹痛、血沉快等。

按临床过程，可分为复发缓解型、慢性持续型、暴发型、单次发作型（只有一次发作，如以后复发，很可能成为复发缓解型）。

按病变的肉眼所见，可分为假息肉型、萎缩性结肠炎型。

（二）辅助检查

1.实验室检查

多数患者有不同程度的贫血，病变有活动时，末梢血白细胞明显增高。大约有一半以上的患者可查到血沉增快，大便潜血阳性，血清免疫球蛋白增高。

2.X 线检查

小肠钡剂灌肠检查在病变区可显示小肠壁深部慢性炎症表现。X 线片上可见狭窄、瘘管、较深的纵行溃疡以及跳跃式节段分布的征象。有时可以见到钡剂进入窦道与邻近的肠襻相通或进入瘘管深入到腹腔。较高技术的小肠气钡双重造影，可显示早期病变的浅小黏膜溃疡。结肠气钡双重造影，特别是使钡剂通过回盲瓣进入小肠末端，可见裂隙状溃疡、纵行溃疡，溃疡之间为正常黏膜。正常黏膜在 X 线下呈鹅卵石样改变，这是因为正常黏膜的黏膜下层炎症、水肿及纤维化，使正常黏膜隆起。Crohn 病与回盲部结核在 X 线有两种不同的表现。肠结核常伴有回盲瓣病变，因结核病变使回盲瓣变形、开放，造影剂可自由通过。而 Crohn 病在 X 线下表现为回盲部狭窄。

3.内镜检查

胃、肠镜检查对 Crohn 病的诊断具有重要价值，并可取活组织。通过活组织检查，得到更确切的诊断，其意义远大于 X 线。内镜可看到病变的部位、范围。本病在上消化道胃镜下，表现为多发性口疮样溃疡或纵行的溃疡。后期黏膜呈颗粒状，胃窦和十二指肠形成狭窄。结肠病变在肠镜下表现为口疮样溃疡，大小不一，周围发红，溃疡之间黏膜正常。随着病变的发展，口疮样溃疡融合为纵行溃疡，黏膜变为水肿或苍白隆起呈卵石样，或呈弥散性炎症，可形成假息肉和狭窄。病变区呈节段性分布，病理特点为非干酪性肉芽肿。

（三）诊断

诊断 Crohn 病主要的依据为病理，再辅以内镜下及 X 线的表现以及临床症状。Crohn 病患者主要症状为腹痛、腹泻和体重下降，同时再具备 X 线下，内镜下的特殊表现，以及病理的特点，临床即可做出诊断。

四、鉴别诊断

Crohn 病的鉴别诊断非常重要，特别是临床上误诊率比较高。需与下列疾病进行鉴别。

（一）溃疡性结肠炎

Crohn 病与溃疡性结肠炎的鉴别主要依据临床表现、X 线、内镜及病理特征。

溃疡性结肠炎患者在临床上往往有血便，而 25% ～ 30% Crohn 病患者可无便血的症状。Crohn 病病变多在左半结肠，70% ～ 85% 有小肠累及，病变呈节段分布，肛周病变及内瘘形成是其特征。在病理活检中,25% ~30% 的 Crohn 病患者可有非干酪性肉芽肿,手术标本的检测率可更高,非干酪性肉芽肿不是诊断 Crohn 病的必备条件,但是如果找到非干酪性肉芽肿则具有诊断意义。内镜下 Crohn 病的溃疡往往发生在相对正常的黏膜上,而溃疡性结肠炎的溃疡周围都有较明显的黏膜炎症如充血、水肿、出血、糜烂等。

(二)急性阑尾炎

急性阑尾炎右下腹痛比较严重,常有转移性右下腹痛的病史。病程急,伴发热,白细胞增加,腹部压痛及肌紧张更明显,一般腹泻少见。在与 Crohn 病难以区分时,应手术探查,以免延误诊断和治疗。

(三)肠结核

肠结核与 Crohn 病不易鉴别,X 线表现也很相似。一般肠结核在肠道外的脏器多有结核病灶或既往病史。结肠镜检查及活检有助鉴别。亦可试用抗结核治疗。剖腹探查,病理最确切可靠。结核病病理为干酪性肉芽肿,而 Crohn 病则为非干酪性肉芽肿。

(四)其他

十二指肠球后溃疡、小肠淋巴瘤、非肉芽肿性溃疡性空回肠炎、溃疡性结肠炎、阿米巴肠炎、缺血性肠炎等都应与 Crohn 病进行鉴别。在鉴别过程中主要依据临床表现、X 线、内镜检查以及一些特殊的化验,一般并不困难。必要时亦可考虑剖腹探查。

五、治疗

因为到目前 Crohn 病的病因尚未完全明确,所以亦无特效的药物和方法。治疗上的措施主要有以下几个方面。

(一)饮食

Crohn 病患者在饮食上要尽可能少渣,多吃高热量、易消化的食物,避免像酒、茶、咖啡、冷食等对胃肠刺激较大的食物。

(二)休息

病情较重者应卧床休息;较轻者应适当注意劳逸结合,增加休息时间。

(三)适当补充维生素

根据病变的部位不同及患者不同的临床表现,补充不同的维生素。最近有人提出,Crohn 病患者存在着微量元素的缺乏,应给予补充。

(四)低蛋白血症或贫血

低蛋白血症或贫血明显者可适量输血,必要时可用静脉高营养。

(五)药物治疗

主要是对症治疗。

1. 解痉剂

腹泻、腹痛时可考虑适当给以抗胆碱能药物,如阿托品、654 - 2、颠茄等,也可给复方苯乙哌啶或易蒙停,剂量应因人而异,并不断调整。

2. 抗菌药

本病抗炎症的药物以水杨酰偶氮磺胺吡啶疗效较好,开始 0.5 ~1.0g,每日 4 次,如效果不显著可增加到 1.5 ~2.0g,每日 4 次。长期使用不良反应较少,对结肠 Crohn 病效果尤好,但对本病的复发无预防作用。

3. 镇静剂

镇静剂对减轻腹泻、全身不适、情绪烦躁皆有帮助。可使用安定 2.5～5mg 或眠尔通 0.2～0.4g，每日 3 次。

4. ACTH 和肾上腺皮质激素

ACTH 和肾上腺皮质激素可暂时有效，使食欲增加，体温下降，精神改善，但有不良反应，如加重出血、肠穿孔、肠坏死以及精神反应等。

一般临床掌握使用激素的指征为：①其他药物效果不佳，但又无手术指征时；②病情严重，处于危险状态，但尚无手术适应证时；③有全身并发症，如关节炎、结节性红斑、色素膜炎等；④多次手术，病情复杂和恶化，已不宜再行手术时。剂量应在专科医师的指导下调整。ACTH 和肾上腺皮质激素虽有一定的疗效，但经长期观察，最终要较不使用激素者病死率增加两倍以上，多由于引起并发症而死亡。

5. 卡介苗治疗

根据本病的发生可能与肠黏膜对细菌过敏或对肠道菌产生不适当反应有关，有人用卡介苗做皮肤划痕，4 天 1 次，共 3 次，有少数病例有效，包括瘘管愈合、体重增加、体温恢复等。此方法简单，值得试用。

6. 微生态制剂的治疗

有人认为 Crohn 病的诱发可能与肠道菌群失调有关，所以提出用微生态制剂治疗。目前临床上使用的有双歧杆菌制剂和地依芽孢杆菌制剂。个别患者在缓解腹泻、腹痛等症状上有效。临床上可以试用。

7. 经肠道高营养疗法

有文献报告经肠道高营养治疗 Crohn 病，取得一些成绩，方法是用一种细软鼻饲管，向胃内注入高热量营养液，这种营养成分在上胃肠全部吸收，每日 3～4 次灌注可提供 24h 的热量，这样使回肠、结肠充分休息。

（戴文玲）

第四节　假膜性肠炎

假膜性肠炎是主要发生于结肠的急性黏膜坏死性炎症，并覆有假膜。此病常见于应用抗生素后，肠道菌群失调，难辨梭状芽孢杆菌异常繁殖产生毒素，造成肠黏膜血管壁通透性增加，组织缺血坏死，并刺激黏液分泌，与炎性细胞等形成假膜。

一、病因和发病机制

本病大多数发生于应用广谱抗生素之后，亦见于腹部手术之后。过去因发现粪便中或假膜中有凝固酶阳性的金黄色葡萄球菌，而认为是金黄色葡萄球菌增生过度所致。但该菌引起的肠炎不一定有假膜，患者粪便及假膜中仅部分查及此菌。

1977 年 Lowson 首次发现假膜性肠炎大便中存在难辨梭状芽孢杆菌，并证实其滤液对实验动物有致病作用。此后研究表明,该菌存在于约 3% 的正常人及 50% 的婴儿肠内,在污染物中可存活达数月之久。

在监护病房获得该菌感染者可高达 22%,因此,常为一种院内感染疾病。抗生素,特别是林可霉素(洁霉素)、氯林可霉素(氯洁霉素)、庆大霉素、头孢菌素使用之后,在老年、体弱及手术后的患者,均可能由于正常菌群的抑制,有利于 Cd 的定植。

该菌产生两种毒素;毒素 A 为肠毒素,主要刺激肠黏膜上皮的环磷腺苷(cAMP)系统,引起分泌性腹泻,亦可使黏膜细胞变性坏死;毒素 B 为细胞毒素,可引起细胞内细微结构的破坏及纤维素性渗出,形成假膜。推测此毒素尚可引起肠黏膜局部的 Schwartzman 反应,致血管内凝血及血管壁坏死,导致黏膜缺血性损害。肠黏膜损伤后肠道气体得以通入肠壁,形成肠气囊肿,提示预后严重。

二、临床表现

(1)患者常有使用广谱抗生素、外科大手术史、或其他严重的全身疾病等病史。

(2)腹泻:多在应用抗生素 4~10d 内,或在停药后的 1~2 周内,或于手术后 5~20d 发生。轻者大便每日 2~3 次,停用抗生素后可自愈。重者大便每日达 30 余次,可持续 4~5 周,少数病例可排出假膜。

(3)腹痛、腹胀:较多见,可伴恶心、呕吐等。

(4)其他表现:可出现发热等毒血症表现,重者可有低血压休克、电解质失平衡以及代谢性酸中毒、少尿,甚至急性肾功能不全等表现。

(5)外周血常规:白细胞升高,多在 $(10~20) \times 10^9/L$ 以上,以中性粒细胞增多为主。

三、辅助检查

(1)粪便检查:常规检查仅有白细胞;粪便细菌特殊条件下(厌氧)培养,多数病例可发现有难辨梭状芽孢杆菌生长。

(2)粪细胞毒素检测有确诊价值。

(3)内镜检查:病变早期或治疗及时者,内镜可无典型表现;严重者黏膜脆性增加、溃疡形成,表面覆有黄白或黄绿色假膜。病变多累及左半结肠。

(4)X 线检查:腹部 X 线片可显示肠扩张。钡剂灌肠可见肠壁水肿增厚,结肠袋消失;如见到肠壁间有气体,提示有部分肠壁坏死,结肠细菌侵入所致;或可见到溃疡或息肉样病变。

四、治疗

(1)及早停用所有正在使用的抗生素。加强支持疗法,纠正休克及水电解质、酸碱失衡。

(2)抗菌治疗:①甲硝唑(灭滴灵):首选药物,250~500mg/次,每日 3 次,7~10d,重症病例可静滴给药,但疗效低于口服给药;②万古霉素:有效率和复发率与甲硝唑(灭滴灵)相似,口服 125~250mg/次,每日 4 次,7~10d;③杆菌肽:25000U/次,每日 4 次,7~14d。多用于上述两种药无效或复发者。

(3)考来烯胺(消胆胺)可吸附毒素,减少毒素吸收;特异性抗毒素可中和毒素。

(4)恢复肠道正常菌群,轻者停用抗生素后可自行恢复。严重病例可口服乳酸杆菌制剂、维生素 C 以及乳糖、麦芽糖等扶植大肠埃希菌;口服叶酸、复合维生素 B、谷氨酸及维生素 B_{12} 以扶植肠球菌。

（5）手术治疗：暴发型病例内科治疗无效，或有肠梗阻、中毒性巨结肠、肠穿孔时，可考虑手术治疗。

（戴文玲）

第五节　真菌性肠炎

真菌性肠炎是由于人体免疫功能异常、肠道菌群紊乱，使真菌在体内获得适宜的环境而过度生长繁殖，引起肠道黏膜炎性改变的一系列深部真菌病。现在由于广谱抗生素、肾上腺糖皮质激素、免疫抑制剂、抗肿瘤等药物的广泛使用，引起继发性肠道真菌感染日益增多，尤其是医院感染病例大量增多。

一、病原学和发病机制

引起真菌性肠炎的病原菌主要有假丝酵母菌、放线菌、毛霉、隐球菌等，其中以白假丝酵母菌最为多见。假丝酵母菌广泛分布于自然界，是人类的正常菌群之一，正常人体的皮肤、口腔、肠道、肛门、阴道等处均可分离出本菌，以消化道带菌率最高（50%）。正常无症状人群的大便培养可以分离出白假丝酵母菌，且其检出率随胃肠道的下行而增加。医院内患者及工作人员的假丝酵母菌带菌率较高，是发生假丝酵母菌医院感染的有利条件之一。严重创伤、恶性肿瘤、长期透析、长期静脉内置管输液以及大手术后（特别是消化道手术后）患者，机体抗感染能力明显削弱，宿主带菌率可明显增高。广谱抗生素的大量使用，可以造成肠道菌群失调，为真菌感染创造了有利条件。

二、临床表现

有基础疾病的患者经抗生素治疗后出现急性腹泻，以儿童多见，常发生于严重衰竭的婴儿。大多数患者表现为间断性、突发性腹泻，每日排便可达 10～20 次，粪便呈水样或豆腐渣样，多有泡沫而呈黄绿色，甚或血便。患者多伴腹胀，但很少腹痛，可伴低热及呕吐。如不治疗可持续 3 个月以上。在恶性肿瘤（尤其是白血病）及粒细胞减少症患者可出现侵袭性假丝酵母菌性肠炎，往往有一般抗生素难以控制的发热（多为弛张热）、精神倦怠、恶心、呕吐及血压下降等真菌性毒血症表现，与细菌性感染难以区分，大便次数增多达数次至 30 次，呈水样或黄色稀便，可有发酵味，个别重症患者可有血便。假丝酵母菌肠炎可同时伴有鹅口疮及咽部、食管等部位的真菌感染表现。

三、诊断

结合患者有引起免疫力降低的病史，或有长期使用广谱抗生素、肾上腺皮质激素、免疫抑制剂、抗肿瘤等药物史；临床表现主要为长期的黏液样腹泻、腹痛或消化不良，并经抗生素治疗无效或症状加重者，应高度怀疑本病。确诊有赖于大便涂片镜检发现真菌孢子或菌丝。大便培养亦有利于确诊。相关的实验室及辅助检查有下述几种。

（一）外周血

非侵袭性真菌性肠炎患者周围血常规通常不高，而侵袭性真菌性肠炎常有血常规增高甚至出现类白血病反应。

（二）其菌镜检和培养

对粪便和肠黏膜标本直接涂片镜检如发现成群的孢子和大量菌丝即可确诊。病理检查同时结合真菌培养,更有利于明确诊断。

（三）内镜检查

内镜检查可了解病变范围及程度,病变好发于直肠及乙状结肠,重者可累及全大肠甚至回肠末端。内镜下所见肠腔黏膜有白斑附着,或有较多的黄白色稠性分泌物。有的肠壁可见多个表面呈黄色的溃疡表现。内镜下取黏膜涂片镜检可见大量真菌菌丝,病理见黏膜破溃处有菌丝侵入。

四、治疗

1. 病原治疗

首先应停用抗生素,尤其是广谱抗生素,或改用窄谱敏感抗生素。对非侵袭性真菌性肠炎,可用制霉菌素50万U或100万U,每日3次口服,可在72h内使症状缓解,治疗持续7～10d很少复发;或用克霉唑0.5～1.0g,每日3次口服;酮康唑20mg,每日1次,连用7d效果良好,保留灌肠效果良好并可减少不良反应。伊曲康唑胶囊200mg,每日1～2次,服用3d。

2. 纠正肠道菌群紊乱

可用双歧杆菌、乳酸杆菌或其他微生态制剂口服。对停用抗生素困难者,可增加微生态制剂口服。微生态对轻症患者一般可取得较好效果,重症患者仍需加用抗真菌药物。

3. 支持治疗

还需纠正电解质紊乱及酸碱失衡,加强支持疗法。

五、预防

（1）勿滥用广谱抗生素和皮质类固醇激素。

（2）长期应用抗生素、皮质类固醇激素和免疫抑制剂者,应仔细观察,定期检查大便。

（3）对必须长期应用抗生素及皮质类固醇激素的患者,可间断给予口服抗真菌药物,如制霉菌素等,以预防肠炎的发生。

（4）对免疫受损、白细胞减少、癌症化疗、使用长期静脉导管的患者,随时监测有无真菌感染,及时采取措施。

（戴文玲）

第六节　短肠综合征

各种原因引起小肠广泛切除或旷置后,肠道吸收面积显著减少,残存的功能性肠管不能维持患者营养需要,从而导致水、电解质代谢紊乱以及各种营养物质吸收障碍的综合征,被称为短肠综合征（short bowel syndrome,SBS）。SBS临床上主要表现为严重腹泻、脱水、吸收不良、维生素缺乏、代谢障碍和进行性营养不良。在小儿可影响发育,甚至危及生命。

近年来,随着对 SBS 代谢变化、残留肠道代偿机制的认识加深,对 SBS 患者的治疗措施也日趋完善。通过合理的营养支持和肠道康复治疗,可促进残留肠道的代偿,不少患者已可能摆脱肠外营养(parenteralnutrition,PN)而长期生存,有些甚至能被治愈。

一、病因及病理生理改变

在成年人,导致 SBS 的病因是多方面的。小肠被悬浮于肠系膜上,其血液供应来源于单一的血管即肠系膜上动脉,并有相应的静脉伴行,其主干动脉血栓的形成或静脉栓塞常导致广泛的小肠及近端结肠坏死,SBS 患者中很大一部分原因是肠系膜上动脉的血栓形成或肠系膜上静脉的栓塞所致。有些患有先天性小肠回旋不良的患者因小肠扭转也可使这些血管闭合,肠系膜上动、静脉的钝性或锐性损伤以及腹膜后肿瘤切除所致的损伤都有可能成为 SBS 的病因。另一种常见的病因是克罗恩病少数为放射性肠炎,这些患者通常经历多次小肠切除,最终导致了 SBS 的发生。

短肠综合征亦可因广泛肠道切除而引起,另一种原因见于因病态肥胖而行空回肠分流术,吸收表面不足导致热量摄入不足;维生素 B_{12} 以及其他维生素吸收不良,继之引起严重的营养不良并伴有神经缺陷,严重的钙镁缺乏会导致脑病,手足搐搦、抽搐。糖类能通过小肠被结肠细菌酵解为左旋和右旋乳酸。由于后者进入血液后不能进一步代谢,故导致右旋乳酸性酸中毒,引起兴奋过敏、神经功能障碍或症状明显的脑病,胃肠道丢失电解质会引起低钾血症,肠道外营养会引起低磷血症,从而导致肌肉麻痹。

与肠切除相关的症状主要取决于残存肠的生理学特征。由于绒毛长、吸收面积大、消化酶浓度高、有很多运输携带者蛋白,空肠是大多数营养素的首要消化吸收场所。切除空肠会导致对大多数营养吸收短暂显著性减退。空肠还以有相对多孔的上皮为特征。空肠内部分消化的营养素的高张浓度导致水及电解质从血管进入肠腔而丢失大量液体,正常情况下应在回肠及结肠重吸收。若回肠切除,则这些分泌物的主要吸收场所之一丧失,而剩下的结肠不能重吸收大部分液体。因此,切除回肠的患者在一次大量或含高浓度快速消化糖类喂饲的反应时,特别容易发生大量液体丢失。回肠也是维生素 B_{12} 及胆汁酸重吸收的主要场所,若切除回肠,这些部位的特异受体不在空肠及结肠出现,因而会导致终身有维生素 B_{12} 及胆汁酸吸收障碍。

SBS 是肠衰竭的主要原因之一,是由于各种原因(包括这些原因导致的手术切除)引起的大量小肠缺失或手术造成的小肠短路,致使小肠吸收面积减少而出现的严重腹泻、吸收不良、失水、电解质与代谢障碍及进行性营养不良。

二、临床表现

临床上习惯将 SBS 病程人为地分为急性期、代偿期和恢复期 3 个阶段。短肠急性期,肠道还不能适应肠黏膜吸收面积的骤然减少,由于肠道过短,通过速度加快,患者可以出现严重腹泻,每日肠液排泄量可达 5~10L。大量消化液的丢失不但造成体液丧失,而且使营养状况迅速恶化,容易出现水、电解质紊乱、感染和血糖波动,这一阶段持续 2 个月左右,代偿期,肠道逐渐适应肠黏膜吸收面积明显减少所带来的变化,腹泻量明显减少,饮食量可以逐渐增加。代偿期从术后 2 个月左右开始,至代偿完全一般需经过 1~2 年。恢复期是指机体达到一个平衡状态,没有新的适应性变化和进展。此时,部分患者能从肠道获得足够的营养,不再需要补充肠外营养(PN)。若患者不能耐受普通饮食和肠内营养(enteral mitrition,EN),则必须依赖 PN 维持生命。

（一）腹泻

常为多因素,包括肠通过时间缩短、动力紊乱、肠腔内容物渗透压增加肠菌过度繁殖使肠细胞膜刷状缘双糖酶活性减低且水、电解质分泌增加。还有,胆盐吸收障碍可影响粪 pH,回肠和右半结肠失去对氯化钠的吸收能力,结肠内脂肪酸影响水和电解质的分泌等都是产生腹泻的原因。

（二）胃液分泌过多和消化性溃疡

对 SBS 患者,高胃酸分泌不但可引起消化性溃疡,也可导致弥散性黏膜损伤。

（三）营养缺乏

由于蛋白质、脂肪、糖类的吸收减少,可有严重消瘦、乏力,儿童中可有发育延迟,开始几星期内粪便量可达 5L,严重低血容量、低钠、低钾血症,钙可因脂肪吸收不良、皂化而缺乏或因维生素 D 缺乏,引起手足搐搦。长期钙、维生素 D 和蛋白质吸收不良可致骨软化和骨质疏松。维生素 A 缺乏会致暗适应差,维生素 K 缺乏会有出血倾向,但叶酸缺乏引起巨幼红细胞性贫血却不常见。

（四）草酸尿和肾结石

回肠切除后结肠对草酸钙的吸收增加,主要通过以下机制。

(1)脂肪泻增加草酸盐的吸收,因为脂肪与钙结合形成皂斑,使不溶性草酸钙形成,因而草酸的吸收增加。

(2)胆盐和脂肪酸可改变结肠黏膜的通透性,从而使草酸盐的吸收增加。

（五）肠道菌群过分增生

回盲部切除会增加肠道菌群过分增生的危险,主要是回盲瓣也被切除,但也有认为与肠道动力变化有关。

（六）胆石症

回肠切除胆石症发生率增加 2 ~ 3 倍。胆汁酸的肠肝循环中断及吸收不良,导致肝内胆固醇合成增加,胆汁内胆固醇过饱和形成胆结石;另一方面,胆汁酸的肠肝循环中断,易发生色素结石。

三、诊断

依赖病史、症状和小肠钡剂灌肠检查多可明确诊断。小肠钡剂灌肠检查可显示空肠短,而回肠适应性反应的 X 线表现为皱襞数目增加,小肠瓣厚度、深度增加以及肠腔轻度扩张。

四、治疗

SBS 的处理目的是保证补充丢失的营养与液体,预防缺乏症的发生与防止肠外营养并发症的发生,供给肠内营养,以期小肠能获得最佳代偿。对待 SBS 应该预防和治疗并重,两方面都有重要意义。正确处理相关的外科问题,可预防 SBS 的发生或减轻其严重程度;若采取积极的治疗措施,则能使患者顺利度过失代偿期,恢复正常肠功能。SBS 的治疗主要基于其病理生理变化,另外强调循序渐进,要细心和耐心。

（一）水、电解质及营养物质的补充

1. 急性期

应采用完全胃肠外营养疗法,以预防严重的营养缺乏和恶病质,减轻腹泻,抑制胃液分泌

和肠管蠕动,促进伤口愈合,在小肠功能得到代偿以前使机体保持在较好的营养状态。

补液量可参照粪量、尿量、胃肠造口及引流管的丢失量来估计,一般每天需补液 5000 ～ 6000mL,并定时测量体重以及血清钾、钠、钙、镁、磷,以调整水、电解质的补给量;还要注意预防高血糖及高渗性脱水等并发症。

2. 经胃肠营养疗法

在术后 1 周左右,当剩余小肠功能出现功能代偿,腹泻有所缓解时,应尽早少量进食,以促进剩余肠段适应,并预防胰腺和肠的萎缩。但胃肠外营养疗法仍应继续,并逐步减少补液量,增加进食量,直至患者能完全耐受口服营养,所需能量完全能经胃肠道得到满足时为止。最先用少量生理盐水,再葡萄糖,再蛋白、脂肪,从量、质方面逐渐增加。一般来说,比较广泛的肠切除者,这一过程约需几周至几个月。

食物应易消化,含高蛋白、高糖、低脂肪。但蛋白质应逐渐增量,开始每天 7g,能耐受后改为 15g、30g、40g 等;由于持续脂肪泻,故除补充糖类外,并采用中链三酰甘油来代替 50% ～ 75% 的食物脂肪,口服困难者,可鼻饲营养要素混合流汁,但要避免配制太浓以防引起高渗性腹泻。

3. 维生素与电解质的补充

宜补充维生素 A、B 族维生素、维生素 C、维生素 D、维生素 K,并肌内注射维生素 B_{12};适量补充钙、铁、镁等。但纠正低镁血症时,硫酸镁需肌内注射,如口服硫酸镁会加重腹泻。

4. 低草酸盐饮食

查出高草酸尿症者,宜采用低草酸食谱,限制进食水果和蔬菜量,服用考来烯胺和钙剂可减少饮食中草酸盐的吸收,预防泌尿系统草酸盐结石的形成。

(二)药物治疗

(1)谷氨酰胺(glutamine,Gln)、生长激素(growthhormone,GH)及膳食纤维(dietfibre,DF)对残留小肠有明显的促代偿作用。Gln 在体内含量丰富,是体内代谢率高的细胞,尤其是肠黏膜细胞的能源物质,对肠黏膜细胞的增生及代谢具有显著的促进作用。食物中含 Gln 很丰富,但在常规的 TPN 中并不含有 Gln,需要专门给予补充。

虽然以往成年患者很少应用 GH,但其促进增生及代偿的作用完全能被临床医师接受。膳食纤维的作用主要是能产生短链脂肪酸(short chain fatty acids,SCFAs),后者对结肠有营养作用。

(2)复方地芬诺酯及洛哌丁胺等对本病有止泻作用,可选用。

(3)回肠切除 90cm 以内者,每天给考来烯胺 8 ～ 12g 或氢氧化铝凝胶 45 ～ 60mL,有助于控制由于胆盐吸收障碍所引起的腹泻。切除范围更广泛者,考来烯胺不仅无效,而且可因进一步减少患者的胆酸储备,而加重已有的脂肪泻。

(4)胃酸分泌亢进者,可采用西咪替丁、雷尼替丁等组胺 H_2 受体拮抗药物。

(5)残肠有细菌过度生长者,可选用氨苄西林、卡那霉素、新霉素等抗生素 7 ～ 10d,以控制肠内细菌过度繁殖。

(6)口服胰酶及促胰液素也是有益的。

(三)短肠综合征的营养支持

迄今为止,营养支持仍是 SBS 患者的首选治疗方法,部分 SBS 患者需要终身依赖人工营养。

1. 肠外营养（PN）支持

在 SBS 早期，所有患者几乎都需接受 PN 支持，因为此时残留的小肠一时无法承担消化、吸收的任务，任何经消化道的食物摄入甚至是饮水，均可能加重腹泻和内环境紊乱。因此，手术后当患者循环、呼吸等生命体征稳定，并且水、电解质紊乱得到纠正时，应立即开始 PN。尽早开始 PN 还可预防营养不良的发生。

由于 SBS 患者需要 PN 支持的时间往往相当长，因此营养液的输入以经中心静脉途径为宜，临床上常采用颈内静脉或锁骨下静脉穿刺置管的方式进行。由于导管留置的时间往往很长，为预防感染性并发症的发生，导管宜通过约 20cm 长的皮下隧道从前胸壁引出，建议选用高质量导管，以避免长期使用引起导管堵塞等并发症。

SBS 患者 PN 配方的基本原则与普通 PN 计划并无明显差异，在制订 PN 配方时应注意对水、热量、氮源以及微量元素等的供应。在短肠早期要补充足够的水分，若有较多的肠液丢失，应增加营养液的液体总量。热量的补充要恰当，避免摄入过多热量导致代谢性并发症的发生。通常按照 83.7～104.6 kJ/（kg·d）供能，采用双能源系统，糖和脂肪的供能比分别为 60%～70% 和 30%～40%。建议脂肪乳剂的使用量不宜过大，并采用中长链脂肪乳代替长链脂肪乳剂，以免加剧肝损害和免疫功能抑制。氮的供给量为 0.15～0.20g/（kg·d），应用平衡型氨基酸作为氮源。对每日正常需要量的维生素和微量元素也应有适当供给。此外，对于需要接受家庭肠外营养的患者，应做好患者及其家属的培训工作。具体内容包括无菌概念及无菌操作技术、全合—营养液配制、导管护理、营养输注等。最后，还应对患者定期做生化指标检测、营养状况评价等。

SBS 患者行 PN 时应注意：热能不宜过多，避免不必要的代谢性并发症，通常以 104.6kJ/（kg·d）为宜；要用糖＋脂肪的混合能源，糖脂比例为 1∶1 或 2∶1，0.15～0.20g（kg·d）；注意补充电解质、微量元素和维生素，可加用特殊营养物质如：①Gln，常用的有力太、多蒙特；②HGH，常用的有思增、金磊赛增（长春金赛）；要保持患者水、电解质平衡，预防肝功能损害。

2. 肠外营养支持过渡至肠内营养支持

虽然 PN 是 SBS 患者在相当长时间内赖以生存的必要手段，但 PN 不仅费用昂贵、不利于患者残留肠道的代偿，而且容易出现各种并发症，有些并发症可导致不可逆的脏器损害，甚至危及患者生命。因此，临床上应尽可能使患者早日摆脱 PN 而过渡到 EN，甚至是经口进食。总的来说，撤离 PN 过程中，必须满足患者每日热量与液体量摄入，应经常随访患者症状、尿量、粪便量、微量营养元素水平、体重和是否缺水。

撤离 PN 后要注意微量营养元素的补充和监测，腹泻致粪便量过多时要注意锌的补充。并不需要经常补充铁，因为铁的吸收是在十二指肠进行的，而 SBS 患者很少存在十二指肠缺损。镁、脂溶性维生素和必需脂肪酸需要经常补充。由于过多摄入脂溶性维生素和某些微量元素也会造成不良后果，因此在 PN 治疗时必须经常监测它们的水平。末端回肠切除超过 50～60cm 的患者需要终生补充维生素 B_{12}。

3. 肠内营养（EN）支持

EN 实施得越早，越能促进肠功能代偿。但是，临床上对 SBS 患者实施 EN 却有一定难度，使用不当可加重腹泻，患者往往不愿接受。加之如果摄入的是普通饮食，常不易被患者吸收，最后并没有达到营养支持的目的。为此，SBS 患者在进行 EN 时应在营养制剂的选择和摄入方式等方面做些调整。

SBS 早期肠内营养制剂应采用短肽、单糖和脂肪酸为主要成分的产品,这些制剂在肠道内几乎不需消化就能被小肠吸收。而 SBS 后期应选择整蛋白类型的肠内营养制剂。

EN 可通过口服摄入,也可通过放置细的鼻饲管,用输液泵持续、缓慢地输入。在 EN 同时可以逐渐添加糖类与蛋白质混合食物。EN 需要量仍以具体测定结果为依据,从低容量、低浓度开始,循序渐进,逐渐提高输注速度和营养液浓度,不可操之过急,否则容易加重腹泻。在 EN 早期,当单纯 EN 无法满足患者营养需求时,不足部分可通过 PN 进行补充。

SBS 患者行 EN 时应注意以下几点。

(1)所用的肠内制剂以要素膳为宜,如百普素、百普力、爱伦多。

(2)摄入方式口服最佳,但因要素膳普遍口感不佳,患者不适应,可留置鼻胃管,尽量选用管径细、质地软、组织相容性好的胃管,如复尔凯。

(3)输入方式以输液泵持续缓慢输入为佳,尤其是刚开始使用 EN 时,从 30 ~ 60mL/h 起,逐渐增加。

(4)应注意补充能促进肠功能代偿的物质:①DF,不论是可溶性还是不可溶性的 DF,对小肠黏膜均具有一定的促增生作用,因为 DF 在细菌作用下分解出的 SCFAs 可作为肠细胞的能源,对肠道黏膜发挥营养作用,刺激小肠黏膜、陷窝细胞增生;②Gln:它是肠上皮细胞的最主要能量来源,不论是加入 PN 液还是直接滴入肠道,都能促进肠道黏膜增生,增强残留小肠的吸收功能;③HGH:联合应用 hgh 和 Gln,可明显改善残留小肠功能,增加对营养物质的吸收,显著减少 PN 的需要量,可按 0.1 ~ 0.2 U/(kg·d)皮下注射。

4. 膳食治疗

膳食治疗对于 SBS 患者残留肠道代偿十分重要。肠腔内营养物质刺激肠道代偿是一个复杂的过程,可分为 3 个主要部分:直接接触上皮细胞来刺激黏膜增生;刺激胃肠道营养激素的分泌;刺激胆、胰营养性分泌物产生。此外,食物的非营养性成分,如膳食纤维,也可以在结构上和功能上影响肠道适应代偿,其作用与结肠中的细菌对可溶性纤维素发酵产生短链脂肪酸有关。

饮食治疗一般开始于恢复期,此阶段由 EN 逐渐过渡到经口饮食为主,EN 与普通饮食的比例视患者对普通饮食的消化吸收情况而定,如患者依靠普通饮食不能维持营养状况,则 EN 比例应适当增加。由于短肠患者的肠道吸收面积减少,因此,即使其吸收功能接近正常,也往往需要服用比需要量多的营养物质才能满足营养摄入的需求。如患者不能耐受普通饮食和 EN,则必须依赖 PN 维持生命。饮食治疗时需要进行定期随访和监测患者的依从性。如果持续 EN 能被耐受,可逐渐缩短 PN 时间,转变为间断周期性 PN,最好控制为夜间进行 8 ~ 12h,以改善患者的生活质量。如果患者通过经口饮食,每周体重下降低于 0.5kg,则表示患者残余肠道已代偿或康复。如果患者通过经口饮食无法维持体重及营养状况,一般推荐每周补充 2 ~ 4 次 PN。研究发现,病情稳定 1 年以上并已耐受经口饮食的患者,可以不限制脂肪摄入,也不必将液体和固体食物分开。

在饮食调整治疗过程中,患者的依从性很重要,一项成功的饮食方案需要根据患者的偏好、生活方式(对儿童还要按发育年龄)等制订。

SBS 患者治疗后的最佳结果是小肠功能完全代偿,口服饮食后小肠基本能消化、吸收,维持体重及营养状态。但是有许多因素会影响其代偿:①残留小肠的长度:这是最关键的,至少要保留 1cm/kg，越少代偿越困难；②年龄：小儿的代偿能力明显强于成人；③残留的是空肠还是回肠：空肠蠕动较快，且无法代偿地吸收胆盐和维生素 B_{12}，而回肠蠕动较慢，利于代偿；④回盲瓣是否保留：无回盲瓣则无法限制食物快速通过小肠，且易发生小肠菌群失调，因而不利于代偿；⑤结肠是否保留：SBS 患者结肠也参与了消化、吸收的代偿作用，保留完整结肠者代偿作用强；⑥术后是否进食：及时恢复经肠营养也很重要，如果长期使用 TPN 或因为害怕明显的腹泻而不愿进食，则不利于代偿，而且还会使小肠黏膜屏障受损，导致严重后果。另外，如果小肠存在其他疾病，如克罗恩病，一旦发生 SBS，代偿就非常困难。

（四）手术治疗

如经严格的内科治疗，腹泻仍不能控制，且营养恶化威胁生命者，可考虑手术治疗，如循环肠襻成形术、逆蠕动肠管置入术等。近年来肠移植正在深入研究，如能成功，将对本病的预后有所改善。小肠移植曾被认为是 SBS 治疗的最理想方案，但由于强烈的免疫排斥反应和手术操作复杂性使之还不能广泛应用。

（戴文玲）

第七节　缺血性结肠炎

缺血性结肠炎是由各种因素导致某一段结肠供血不足或血液回流受阻所引起的病变，是下消化道出血常见病因之一，本病 1963 年首先由 Boley 提出。临床上根据其严重程度可分为一过型、狭窄型和坏疽型，后又将其分为坏疽型和非坏疽型。人群发病率为 0.2% ~ 10.0%，可发生于各个年龄组，但 60 岁以上的老人占 90%。

一、病因与发病机制

凡能引起结肠缺血者均可致本病，如全身血流动力学异常或肠系膜血管病变。供血不足是病变的基础，炎症反应是其继发性改变。

好发于肠系膜下动脉供血区左半结肠，因为肠系膜下动脉从腹主动脉发出时呈较小锐角下行，与腹主动脉近乎平行，导致从胸主动脉冲下的栓子易进入形成栓塞。主要病因归纳如下。

（1）动脉狭窄或血栓形成、栓子脱落：动脉硬化是引起结肠缺血的最常见的原因，特别是病变位于肠系膜动脉开口部位最为严重。粥样硬化斑块脱落形成栓子是另一常见原因。

（2）肠系膜静脉炎：糖尿病或结缔组织病累及肠系膜血管。

（3）育龄期妇女口服避孕药：可致静脉内膜炎，也可能由于激素水平变化，血液黏稠度增加。

（4）正常血流量减低：如心肌梗死、心肌病、充血性心力衰竭、休克、严重脱水、大出血等引起心脏排血量减少，外周血管灌注不良时，如弥散性血管内凝血，可严重影响结肠血流灌注，导致缺血。

（5）肠管因素：当出现肠梗阻、肠粘连、肠系膜扭转及长期顽固性便秘、灌肠时，导致肠腔内压力增高，肠壁血流量降低，导致缺血。

（6）腹部手术损伤或结扎肠系膜下动脉。

（7）约15%的患者没有明确原因,可能与血管痉挛、肠道血流调节机制复杂有关。

当各种因素引起肠道缺血、缺氧时,肠黏膜及黏膜下层首先出现损伤,当缺血继续时,损伤向肌层及浆膜层方向发展,引起肠壁全层坏死。黏膜坏死使其防御能力降低,致病菌可侵入肠壁形成炎症,严重时可侵入腹腔或者血液导致腹膜炎及败血症。此外,肠道缺血时释放花生四烯酸、血管活性肽等炎症介质,从而加重炎症的发生,形成恶性循环,最后有效循环不足、发生代谢性酸中毒、中毒性休克及多器官功能衰竭,严重者危及生命。

二、诊断步骤

（一）病史采集要点

1. 起病情况

多为突发性,可无明确诱因。

2. 主要临床表现

一般发生于50岁以上老年人,表现为腹痛、继发便血和腹泻三联征。腹痛多为阵发性绞痛,位于左侧腹部或脐周。但老年人有时症状可不明显,须提高警惕。腹痛后多继发便血,排褐色或鲜红色血便,但出血量一般不多,基本不需要输血。大量肠液渗出、肠蠕动过快、肠黏膜坏死导致腹泻,部分出现里急后重。可伴有发热、恶心、呕吐、腹胀等症状。病变肠段扩张时可出现腹部膨隆。

3. 既往病史

注意询问有无动脉硬化(高脂血症、冠心病等)、糖尿病、胶原血管病(如硬皮病、类风湿性关节炎、系统性红斑狼疮)病史,有无口服避孕药或血管收缩药物史,注意最近是否有休克、大出血、脱水或心力衰竭等病史。

（二）体格检查要点

阳性体征并不明显,左下腹可呈轻度的压痛、反跳痛,直肠指检带血。肠鸣音可亢进、减弱甚至消失。严重时如肠坏疽、肠穿孔,可有明显的肌紧张、反跳痛。

（三）临床资料分析

1. 大便常规及隐血

大便常规见红细胞、白细胞,隐血试验阳性。

2. 血常规

血常规外周血白细胞增高,核左移。

3. 腹部X线片

腹部X线片见结肠内大量积气,病变处边缘呈锯齿状或乳头状突起,受累肠段痉挛收缩变细、结肠袋消失,重症可见肠壁内线性气影,甚至门静脉积气。

4. 其他

必要时继续检查有关项目。

（四）内镜及组织病理学检查

1. 结肠镜检查

结肠镜检查是诊断本病的主要和可靠的手段,但怀疑肠坏疽或穿孔时应避免做结肠镜。检查前不一定必须做肠道准备,检查时结肠内避免多充气及滑行。病变部位主要在左侧结肠,直肠罕见;病变呈节段性分布,与正常肠段之间有明显界限;活检后出血少;病变形态变化快。依据病程,内镜下分为三期。

(1)急性期,发病后1~3d,表现为黏膜不同程度的充血、水肿、血管网消失。黏膜常有散在的小出血点、红斑或浅表糜烂、不规则溃疡等。

(2)亚急性期,发病后3~7d,以明显的溃疡形成特征,可呈纵行或潜行性。

(3)慢性期,发病后2周至3个月以内,结肠黏膜可完全恢复正常或有轻度慢性炎症改变,表现为水肿慢慢消失,溃疡逐渐变白,少数可出现肠腔狭窄。

病理学检查显示为结肠黏膜非特异性炎症改变,对病因诊断帮助不大,但可排除肿瘤、结核等。活检标本注意寻找黏膜及黏膜下层的血管病变,血管炎、血栓形成或多量含铁血黄素沉着较具有特征性。

2.气钡双重造影

结肠气钡双重造影有一定的诊断价值。其影像学特征性改变为:①指压痕征,出现率最高;②管腔狭窄,但能恢复正常;③多发龛影;④囊袋形成。但病情较重的缺血性结肠炎由于出血明显,钡剂不能很好地附着于肠黏膜,会导致影像不清;而且肠腔过度充气,会加重病情,严重时可导致肠穿孔,因此这项检查不作为首选,须掌握好适应证。

3.超声检查

彩色多普勒超声能够测量门脉和肠系膜静脉的血流量,可见缺血性肠段的血液明显减少,对判断血管内血栓形成有一定价值,并有助于确定缺血的范围,判定预后。内镜超声检查表现为肠壁黏膜及黏膜下层的弥散性增厚,回声不均。肠壁增厚不低于1.2cm要高度怀疑坏疽型可能。

4.选择性肠系膜动脉造影

选择性肠系膜动脉造影有助于了解血管的走行分布,发现血管一些特征性病变,如肠系膜动脉分支变窄、肠道血管分支不规则、动脉弓痉挛以及透壁血管充盈缺损等。但阴性结果并不能排除此病。

5.CT检查

CT检查可见不规则肠壁增厚、呈节段性分布,有时可发现引起缺血的血管性病变,对病因学诊断有一定帮助。

6.其他

大便培养均为阴性。可出现代谢性酸中毒、电解质紊乱、氮质血症等。血生化可出现转氨酶、淀粉酶、脂肪酶、乳酸脱氢酶、碱性磷酸酶等升高,但很少超过正常2倍以上。

三、诊断对策

(一)诊断要点

(1)年龄大于60岁老人,尤其是既往有高血压、糖尿病、高脂血症、类风湿关节炎等基础疾病的患者,或长期口服避孕药的年轻女性。

(2)有突发性腹痛,继而出现便血、腹泻等典型临床表现。

(3)结肠镜、钡剂灌肠等辅助检查支持。

(二)鉴别诊断要点

本病临床表现无特异性,易造成误诊,须注意与其他疾病鉴别。

1. 炎症性肠病

缺血性结肠炎最常被误诊为炎症性肠病,但缺血性结肠炎具有症状消失快,内镜下病变恢复快的特点,有别于其他肠道疾病。缺血性结肠炎多见于中老年人,而克罗恩病及溃疡性结肠炎多见于中青年人。缺血性结肠炎与溃疡性结肠炎相比,呈节段性分布,病变黏膜和正常黏膜分界清楚,不累及直肠;和克罗恩病相比,无鹅卵石样改变。

2. 肿瘤

个别患者充血水肿严重,肠镜下表现为黏膜呈暗红色,结节状,甚至呈瘤样隆起,易误诊为结肠癌,须提高警惕。活检有疑问时,动态观察病情变化非常重要。

3. 肠结核

中青年患者多合并肠外结核,主要是肺结核;有发热、盗汗等结核毒血症状;可能发现腹部包块,右下腹多见;慢性过程;卡介苗纯蛋白衍生物(PPD)试验阳性;抗结核治疗有效;纤维结肠镜检查病变主要在回盲部,活检发现干酪样坏死或分枝杆菌具有诊断意义。

4. 抗生素致急性出血性结肠炎

有长期大量使用广谱抗生素史;患者多为老年、免疫功能低下等;大便中可能出现伪膜;大便中找到机会致病菌。

四、临床类型

按缺血程度分为三型。

（一）一过型

缺血程度轻、短暂,仅引起黏膜和黏膜下层的病理改变,但均可逆,能完全恢复正常。

（二）狭窄型

缺血程度较重或短暂反复发作,肠壁多次破坏、修复,纤维组织增生,引起肠管不可逆性狭窄。

（三）坏死型

缺血程度重、完全,发生速度快,造成肠壁扩张,全层坏死、穿孔。

五、治疗对策

（一）治疗原则

治疗原则以对症支持治疗为主。

（二）治疗计划

（1）患者卧床休息、吸氧、禁食、胃肠减压和肠道外营养以减轻肠道负担,促进病变肠段的恢复。

（2）补充血容量,可用低分子右旋糖酐改善微循环。

（3）纠正电解质、酸碱平衡紊乱。

（4）适当应用对肠道细菌敏感的抗生素如甲硝唑或广谱抗生素等防治感染,可减轻内毒素血症,有利于肠缺血的恢复。

（5）可疑肠坏疽或穿孔时应及时剖腹探查以切除病变肠段。

（6）治疗方案的选择:大部分非坏死型结肠炎为一过性和自限性,即使没有特殊治疗,也可自行缓解。对于临床症状和体征较明显的患者,在积极治疗原发病的基础上,以对症支持治疗为主,并密切观察病情。约2%的患者即使进行积极的非手术治疗病情仍会进一步发展,如果出现腹部疼痛进行性加重,同时全身情况恶化,伴有白细胞计数增高、酸中毒等,提示有肠坏死的可能,应当及时进行结肠镜检查,确定肠坏死的范围和程度,然后进行剖腹探查。如果患者伴有明显的肠管扩张,最好先经结肠镜进行肠腔减压,再行手术。对于缺血性结肠炎引起的肠管狭窄,由于大部分患者是不完全狭窄,不会引起肠梗阻,无须手术。

六、预后

由于缺血性结肠炎在临床上较少见,且大部分为一过性和自限性疾病,但确有部分患者发展迅速,预后凶险。本病的发展与转归取决于以下因素。

(1)血管闭塞或血流灌注不足的程度。

(2)闭塞血管的直径。

(3)缺血的时间与程度。

(4)缺血过程的发展速度。

(5)侧支循环建立的程度和有效性。

(戴文玲)

第八节　肠梗阻

当肠内容物不能正常运行或通过发生障碍时,称为肠梗阻,其发病率仅次于胆管疾病和急性阑尾炎。肠梗阻的病因和类型很多,发病后不但可引起肠管局部的变化,而且可引起全身性病理改变。虽然治疗效果较前有很大改观,但病情严重者如绞窄性肠梗阻的病死率仍相当高。

一、病因和分类

(一)根据梗阻发生的原因分类

1.机械性肠梗阻

由各种机械因素引起肠腔狭小或不通,致使肠内容物不能通过,是临床上最常见的类型;常见的病因包括:①肠腔堵塞:如肠内息肉样肿瘤、寄生虫、粪块、胎粪、大胆石、异物等;②肠管病变:先天性(如肠管闭锁等)、肿瘤(如结肠癌等)、炎症(如克罗恩病等)、医源性(如肠吻合术后狭窄等);③肠外因素:最常见的是粘连及索带压迫,其次是嵌顿疝,还有肿瘤压迫等。

2.动力性肠梗阻

根据发病原理,可分为痉挛性和麻痹性肠梗阻。痉挛性肠梗阻是由于肠管肌肉过度收缩而引起的暂时性肠腔不通,临床上较少见;而麻痹性较为常见,多发生在腹腔手术后、腹部创伤或弥散性腹膜炎患者,原因可能为:①腹膜炎性反应的结果,或为腹膜外炎症和创伤的反射性作用所引起;②可能为全身中毒或体液及代谢(如低钾血症)改变所致;③可能是由于肠管前期极度膨胀,使肠管肌肉过度伸张以致失去张力而不能恢复所造成,最常见的是腹腔手术后的暂时性肠麻痹。此外,麻痹和痉挛也可同时发生在同一患者的不同肠管上,即所谓混合型动力性肠梗阻。

3. 血运性肠梗阻

由于系膜血管栓塞或血栓形成,使肠管血运障碍,继而发生肠蠕动障碍而使肠内容物不能运行。血运性肠梗阻实质上也为动力性肠梗阻的一种,但因其可迅速发展为肠坏死,在处理上与肠麻痹截然不同。随着人口老龄化、动脉硬化等增多,血运性肠梗阻现已不少见。

4. 原因不明的假性肠梗阻

原因不明的假性肠梗阻无明显的病因,是一种慢性疾病,也可能是一种遗传性疾病,表现有反复发作的肠梗阻症状,如腹部绞痛、呕吐、腹胀,甚至有腹泻与脂肪泻,肠鸣音减弱或正常,腹部 X 线片不显示有机械性肠梗阻时出现的肠胀气与气液平面。假性肠梗阻治疗上主要采取非手术治疗,仅在并发穿孔、坏死等情况时才进行手术治疗。

(二)根据肠壁血运有无障碍分类

1. 单纯性肠梗阻

肠壁血运正常,仅肠腔内容物不能通过,称为单纯性肠梗阻。一般在机械性肠梗阻中,肠腔内病变或堵塞以及肠外肿物、索带压迫所致的肠腔狭小都是单纯性肠梗阻。

2. 绞窄性肠梗阻

肠壁有血运障碍的称为绞窄性肠梗阻,如肠扭转、肠套叠、肠系膜血管栓塞或血栓形成的梗阻多为绞窄性肠梗阻。绞窄性肠梗阻病情发展快,如不及时解除梗阻,短期内可引起肠管坏死或破裂,对全身影响甚大,病死率颇高。

单纯性肠梗阻的后期往往也可发生肠壁血循环障碍,转变为绞窄性肠梗阻。

(三)根据梗阻部位分类

根据梗阻部位分类可分为高位小肠(空肠)梗阻、低位小肠(回肠)梗阻和结肠梗阻。结肠梗阻常呈"闭襻型",由于回盲瓣的存在,使梗阻局限于闭锁的肠襻之间,小肠内的气体和液体通过回盲瓣进入结肠,而在结肠下段又有机械性肠梗阻,肠内容物积聚导致肠管张力大,极易导致肠壁破裂,因此,"闭襻型"肠梗阻需紧急处理。肠扭转亦属闭襻性肠梗阻。

(四)根据梗阻程度分类

根据梗阻程度分类其可分为完全性和不完全性肠梗阻。

(五)根据发病缓急分类

根据发病缓急分类其可分为急性与慢性肠梗阻。

肠梗阻的分类主要是为了便于临床诊断和治疗。上述分类在不断变化的病理过程中是可以互相转化的。例如,单纯性肠梗阻治疗不及时,可能发展为绞窄性肠梗阻。机械性肠梗阻致肠管过度扩张后,会出现麻痹性肠梗阻的表现。慢性不全性肠梗阻可因炎症水肿而变成急性完全性肠梗阻,所以,要重视早期诊断,适时给予合理治疗。

二、病理生理

肠梗阻引起的病理生理改变主要分为肠管局部和机体全身改变。

(一)肠管局部病理生理改变

1. 肠腔积气和积液

在肠梗阻的情况下,梗阻以上的肠腔内将有明显的积气和积液。梗阻部以上肠腔积气来源于:①咽下的空气;②中和碳酸氢盐所产生的二氧化碳;③细菌发酵产生的有机气体。咽下的空气是最主要的气体来源,因空气中氮浓度高达 70%,而氮又是一种不被肠黏膜吸收的气体,所以肠内气体主要为氮。二氧化碳易于被吸收,不是产生肠胀气的主要成分。梗阻肠襻中的积液大部分来自消化道的分泌。研究显示,消化道每天产生的分泌液包括:①唾液1500(500~2000)mL;②胃液1500(100~4000)mL;③胆汁50~800mL;④胰液100~800mL;⑤十二指肠液100~2000mL;⑥小肠液3000(100~9000)mL。

上述的液体在正常情况下到达回肠末段时几乎已全部被吸收,估计每天仅约400mL进入结肠。但梗阻发生时,一方面因肠壁静脉受压,消化液吸收减少,另一方面肠内压增高刺激肠黏膜使腺体分泌更多的消化液,此外,肠内压增高压迫静脉使其回流受阻,加上缺氧使毛细血管通透性增高,大量液体渗入腹腔和肠腔也是液体积聚的一个来源。

2. 肠膨胀和肠坏死

肠梗阻后,梗阻以上的肠腔内积聚了大量的气体和液体。这时肠内压增高,使肠管扩张而引起肠膨胀。肠膨胀的程度和梗阻部位及发病时间密切相关。梗阻部位愈低,时间愈长,肠膨胀愈明显。梗阻以下肠管由于肠腔空虚而萎瘪,因此,扩大和萎瘪肠襻的交界处,即是梗阻部位,这对手术时寻找梗阻部位有指导意义。急性完全性梗阻时,肠管迅速膨胀,肠壁变薄,肠腔压力不断升高。正常小肠腔内压力为0.27~0.53kPa,发生完全性梗阻时,梗阻近端压力可增至1.33~1.87kPa,强烈蠕动时可达4kPa以上,可使肠壁静脉回流受阻,毛细血管和淋巴管淤积,肠壁充血水肿,液体外渗。同时由于缺氧,细胞能量代谢障碍,致使肠壁及毛细血管通透性增加,肠壁上有出血点,并有血性渗出液进入肠腔和腹腔。在闭襻型肠梗阻,肠内压可增加至更高点。最初主要表现为静脉回流受阻,肠壁充血、水肿,呈暗红色,继而出现动脉血运受阻,血栓形成,肠壁失去活力,肠管变成紫黑色。加之肠壁变薄,缺血和通透性增加,肠内容物和大量细菌渗入腹腔,引起腹膜炎。最后,肠管可因缺血坏死而溃破穿孔。

(二)全身性病理生理改变

1. 体液和电解质丧失及酸碱平衡紊乱

急性肠梗阻时,由于不能摄取食物及频繁呕吐,丢失大量胃肠液体,使水及电解质大量丢失,尤以高位肠梗阻为甚。低位肠梗阻时,这些液体不能吸收而聚集在肠腔内,实际上等于丧失了液体。另外,肠管过度扩张,影响肠壁静脉回流,使肠壁水肿和血浆向肠腔和腹腔渗出。如有肠绞窄,更丢失大量血液。这些变化可造成严重缺水,并导致血容量减少和血液浓缩以及酸碱失衡。但其变化也因梗阻部位不同而有差别。高位梗阻时,早期因大量胃酸丧失而引起代谢性碱中毒,之后因进食少,脂肪分解加强,酮体产生增多,加上脱水使肾血流量减少,引起肾功能障碍,可转变为代谢性酸中毒。低位梗阻丧失的主要是胰液和肠液,其中含有大量HCO_3^-,产生代谢性酸中毒,之后患者因不能进食和脱水的影响,使酸性产物在体内潴留而加重酸中毒。胃液中钾离子浓度约为血清钾离子的2倍,胰液、胆汁及肠液中钾离子浓度也与血清钾离子的浓度相等。随着消化液的大量丢失,钾离子也大量丢失。严重缺钾可加重肠扩张,并可引起肌无力和心律失常。

2. 感染和中毒

在梗阻以上肠腔内,细菌数量显著增加,细菌大量繁殖进而产生多种毒素。由于肠壁血运障碍或失去活力,细菌和毒素渗至腹腔内引起严重的腹膜炎和中毒。

3. 休克

严重的缺水、血液浓缩、血容量减少、电解质紊乱、酸碱平衡失调、细菌感染、中毒等,均可引起休克。

当肠坏死、穿孔、发生腹膜炎时,全身中毒尤为严重,最后可引起严重的低血容量性休克和中毒性休克。

4.呼吸和循环功能障碍

肠膨胀时腹压增高,横膈上升,影响肺内气体交换;腹痛和腹胀可使腹式呼吸减弱;腹压增高和血容量不足可使下腔静脉回流量减少,心排出量减少。

三、临床表现

各种不同原因引起肠梗阻的临床表现虽不同,但肠内容物不能顺利通过肠腔则是一致的,其共同的临床表现为腹痛、呕吐、腹胀和肛门停止排气排便等症状。这些症状的出现与梗阻发生的急缓、部位的高低及肠腔堵塞的程度密切相关。

（一）症状

1.腹痛

腹痛是在肠道发生梗阻后最先出现的症状,大多出现在脐周附近,呈阵发性绞痛,与剧烈的肠蠕动同时发生。疼痛呈间歇性,在每次肠蠕动开始时出现,由轻微疼痛至逐渐加重,达到高峰后消失,间隔一段时间后再次发生。如有持续性隐痛者,则提示有肠绞窄的存在。这种绞痛是由于肠蠕动亢进,企图使肠内容物挤过梗阻部位所引起。腹痛发作时,患者自觉有气体在肠内窜行,到达梗阻部位而不能通过时,疼痛最重。但若为不完全性肠梗阻,当气体通过后则感疼痛立即减轻或消失。若肠梗阻发展至绞窄时,有大量毒素和细菌的液体积聚在腹腔内,刺激腹膜,则转为持续性腹痛,阵发性加剧。至病程晚期,由于梗阻部位以上肠管过度膨胀,收缩能力减弱,则疼痛的程度和频率都减低。当出现肠麻痹后,则不再有阵发性绞痛,而是持续性胀痛。

2.呕吐

呕吐也是肠梗阻的一个主要症状。在梗阻早期,呕吐多为反射性,呕吐物为之前所进食物,以后呕吐物与梗阻部位相关:高位的小肠梗阻可引起频繁呕吐,其内容物主要为胃液、十二指肠液及胆汁和胰液,一般量较多;而低位小肠梗阻初期可出现反射性呕吐,之后呕吐不明显,待肠腔因积气、积液高度膨胀时引起肠襻逆蠕动,再次出现反逆性的呕吐,呕吐物先为胆汁样液体,继而出现具有臭味的棕黄色肠液,即所谓"呕粪"现象;结肠梗阻时一般不出现呕吐现象,这是因为回盲瓣起了活瓣作用,小肠内容物可进入结肠,而结肠的内容物却不能流回小肠。但长时间梗阻导致回盲瓣失效后也可出现呕吐。一般呕吐后腹痛能得到暂时缓解或减轻。

3.腹胀

发生在腹痛之后,其程度与梗阻部位有关,高位肠梗阻腹胀不明显,但有时可见胃型。低位肠梗阻及麻痹性肠梗阻腹胀显著,遍及全腹;在腹壁较薄的患者,常可显示梗阻以上肠管膨胀,出现肠型。

结肠梗阻时,如果回盲瓣关闭良好,梗阻以上肠襻可成闭襻,则腹周膨胀显著。腹部隆起不对称,是肠扭转等闭襻性肠梗阻的特点。

4.肛门停止排气、排便

完全性肠梗阻的患者多有此症状;但梗阻早期,尤其是高位肠梗阻,可因梗阻以下肠腔内尚存粪便和气体,仍可自行或灌肠后排出,不能因此而否认肠梗阻存在。某些绞窄性肠梗阻,如肠套叠、肠系膜血管栓塞或血栓形成时,则可排出血性黏液或果酱样粪便。

（二）体征

单纯性肠梗阻早期，患者全身情况多无明显改变。梗阻晚期或绞窄性肠梗阻患者，可表现唇干舌燥、眼窝内陷、皮肤弹性消失，尿少或无尿等明显缺水征，或脉搏细速、血压下降、面色苍白、四肢发凉等中毒和休克征象。

1. 腹部检查

（1）视诊：机械性肠梗阻常可见肠型和蠕动波；肠扭转时腹胀多不对称；麻痹性肠梗阻则腹胀均匀。

（2）触诊：单纯性肠梗阻肠管扩张，可有轻度压痛，但无腹膜刺激征。绞窄性肠梗阻时，可有固定压痛和腹膜刺激征。压痛的包块，常为绞窄的肠襻。蛔虫性肠梗阻时，常在脐区触及条索状肿块。

（3）叩诊：绞窄性肠梗阻时，腹腔有渗液，移动性浊音可呈阳性。

（4）听诊：机械性肠梗阻表现为肠鸣音亢进，有气过水声或金属音；而肠鸣音减弱或消失则为麻痹性肠梗阻表现。

2. 直肠指诊

直肠指诊如触及包块，可能为直肠肿瘤、极度发展的肠套叠套头或低位肠腔外肿瘤。

四、辅助检查

（一）实验室检查

单纯性肠梗阻早期变化不明显，随着病情发展，血红蛋白值及血细胞比容可因失水、血液浓缩而升高，尿比重也增高。绞窄性肠梗阻时白细胞计数和中性粒细胞比值常升高。

肠梗阻严重时可出现水、电解质及酸碱平衡紊乱。如高位梗阻时，呕吐频繁，胃液大量丢失，可出现低钾、低氯与代谢性碱中毒；低位肠梗阻时，可有电解质普遍降低与代谢性酸中毒；腹胀明显影响呼吸时，可出现低氧血症及呼吸性酸（或碱）中毒。

当有绞窄性肠梗阻或腹膜炎时，血常规和血生化测定指标等改变明显。呕吐物和大便检查，有大量红细胞或潜血阳性，应考虑肠管有血运障碍。

（二）X 线检查

在正常情况下，腹部 X 线片上只能看到胃和结肠内有气体，但在肠梗阻发生后 4～6h 的 X 线片上即可显示出肠腔内的气体。检查时应行立位（或侧卧位）及仰卧位的透视或拍腹部平片。立位时，可见梗阻以上的肠腔内有液平面，平卧位检查时，可见梗阻以上肠腔有不同程度的胀气。由于梗阻的部位不同，X 线表现也各有其特点，空肠黏膜的环行皱襞在肠腔充气时呈鱼骨刺样；回肠扩张的肠襻多可见阶梯状的液平面；结肠胀气位于腹部周边，显示结肠袋形。

（三）CT 和 MRI 检查

CT 检查除能诊断肠梗阻外，在鉴别梗阻的原因与梗阻的部位时，是最为有效的辅助手段之一，特别在体征危重，需要手术干预的病例，但又不明确病因及病变部位时。通过 MRI 检查可减少肠蠕动导致的放射性检查局限性，对梗阻的原因与定位可能比 CT 更为精确。

此外还有复式多普勒超声、肠镜、腹腔镜等检查，不一一赘述。

五、诊断和鉴别

根据腹痛、呕吐、腹胀和停止排气排便等典型症状，肠梗阻一般不难诊断，然而在有些病例中并不完全表现出这些典型症状,导致诊断困难或延误诊断,引起患者死亡,可见肠梗阻的正确诊断有重大意义。在肠梗阻的诊断过程中,实际上需要解决以下几个问题。

(一)是否有肠梗阻存在

一般根据腹痛、呕吐、腹胀和肛门停止排气排便以及肠鸣音亢进或气过水音等特征,应考虑有肠梗阻存在的可能。但肠梗阻患者有时不一定上述的四症俱全,另一方面,除肠梗阻以外的其他急腹症却也常有腹痛、呕吐,甚至腹胀的现象,因此需要仔细鉴别。临床诊断有疑问时,X 线检查具有重要的诊断价值。

(二)梗阻是单纯性还是绞窄性

肠梗阻的诊断初步确定后,首先决定梗阻的病理性质是单纯性或为绞窄性,因从治疗角度看,绞窄性肠梗阻必须手术,且应尽早手术。当出现下列表现时,应考虑绞窄性肠梗阻的可能。

(1)腹痛发作急骤,腹痛剧烈,为持续性疼痛,可有频繁的阵发加剧,不因呕吐而减轻,有时伴腰背部疼痛。

(2)全身中毒症状出现较早且较严重,如体温升高、脉搏增快、血压下降,早期即出现休克现象,虽经抗休克治疗;改善仍不明显。

(3)腹部不对称或腹胀不明显,但有明显的腹膜刺激征,腹部触诊或做直肠、阴道指诊时可能触及具有压痛的肿块,即为绞窄的肠襻。

(4)腹膜穿刺时可抽得血性浆液,肛门指诊时也可能发现血性黏液,均为绞窄肠襻有血性渗出的结果。

(5)血常规常可见白细胞及中性比值增高,X 线片上有孤立的胀大肠襻,不因时间和体位而改变位置。

(6)各种保守治疗,如输液和胃肠减压等大多无效,脱水与血液浓缩等现象极难好转,腹痛、呕吐亦无改善。

(三)梗阻是机械性还是动力性

对肠梗阻患者除了首先要鉴别它是单纯性还是绞窄性的以外,同等重要的是需确定其究竟为机械性还是麻痹性(或痉挛性)。因机械性梗阻多数需要手术治疗,而麻痹性(或痉挛性)梗阻通常仅适用非手术疗法。机械性梗阻与麻痹性梗阻的鉴别一般并无困难,因机械性梗阻多有阵发性的腹痛,同时伴有肠鸣音亢进的现象,而麻痹性梗阻者腹痛多不显著,蠕动反而减弱,有时甚至完全消失,机械性梗阻者呕吐较为剧烈而腹胀较不明显,而麻痹性梗阻者呕吐并不显著但腹胀却多严重。腹部 X 线片对鉴别诊断较有价值,麻痹性肠梗阻显示大、小肠全部充气扩张;而机械性肠梗阻的胀气扩张限于梗阻以上的部分肠管,即使晚期并发肠绞窄和麻痹,结肠也不会全部胀气。

(四)梗阻部位是在高位小肠、低位小肠或是结肠

临床上高位小肠梗阻常呕吐频繁而腹胀不明显。低位小肠梗阻则呕吐次数较少,呕吐物呈粪性,但腹胀一般比较显著,有典型肠鸣音亢进,因此临床诊断高位或低位小肠梗阻并不困难。然而低位小肠梗阻与结肠梗阻都呈呕吐少而腹胀著的特点。虽然前者绞痛较严重,后者以腹胀为主,可作为区别。但对两者的临床判断有时却并不容易,需借助 X 线诊断。X 线片可见低位小肠梗阻扩张的肠襻在腹中部,呈"阶梯状"排列,结肠梗阻时扩大的肠襻分布在腹部周围,可见结肠袋,胀气的结肠阴影在梗阻部位突然中断,盲肠胀气最显著。钡灌肠检查或

结肠镜检查可进一步明确诊断。

（五）梗阻是急性完全性还是慢性不完全性

一般完全性肠梗阻患者的腹痛和呕吐明显,完全停止肛门排气和排便,症状急剧,体征明显,病情较重;而不完全性肠梗阻患者往往起病慢,症状轻,可因肛门排气而使腹痛暂时缓解。X 线片可加以鉴别。

（六）肠梗阻的原因

肠梗阻患者解决了以上几个问题以后,基本上可确定治疗方案,梗阻原因的诊断并非绝对必要。但如能正确诊断,则对于决定手术的方式及预后有一定帮助。据统计,我国肠梗阻以粘连、疝、肿瘤、扭转、套叠及蛔虫病等最为常见。粘连性肠梗阻多发生于既往有过腹部手术、损伤或腹膜炎病史的患者。嵌顿性或绞窄性腹外疝是常见的肠梗阻原因。新生儿以肠道先天性畸形为多见,2 岁以内的小儿多为肠套叠。蛔虫团所致的肠梗阻常发生于儿童。老年人则以肿瘤及粪块堵塞为常见原因。

六、治疗

肠梗阻的治疗方法和步骤决定于梗阻的性质、类型、部位、程度以及患者的全身情况。治疗有手术和非手术 2 类的不同措施,前者的目的在于解除肠道的梗阻,而非手术疗法主要在于矫正因肠梗阻而引起的生理紊乱。在无需手术治疗的情况下,非手术治疗也是解除梗阻的基本方法,而在需要手术治疗时,又是一种不可缺少的术前准备措施。

（一）非手术治疗（即基本治疗）

1. 禁食、胃肠减压

胃肠减压的目的是吸出胃肠道内气体和液体,减轻肠管膨胀,降低肠腔内压力,减少肠腔内细菌和毒素,减轻腹胀,改善肠壁血液循环,减少肠壁水肿,使部分因肠壁水肿而致完全性梗阻得以缓解,有利于改善局部病变和全身情况。胃肠减压还可以减轻腹内压,改善因膈肌抬高而导致的呼吸与循环障碍。目前多采用鼻胃管（Levin 管）减压,对低位小肠梗阻,可采用较长的双腔 Miller – Abhott 管。

2. 纠正水、电解质紊乱和酸碱失衡

水、电解质与酸碱失衡是急性肠梗阻最突出的生理紊乱,应及早给予纠正。最重要的是静点等张盐水。如肠梗阻已存在多日,也需补钾,在高位小肠梗阻以及呕吐频繁的患者尤为重要。输液所需液体量和种类须根据呕吐情况、缺水体征、血液浓缩程度、尿量和尿比重,并结合血 Na^+、Cl^-、K^+ 和血气分析监测结果而定。单纯性肠梗阻,特别是早期,上述生理紊乱较易纠正。在单纯性肠梗阻的晚期或是绞窄性肠梗阻,常有大量血浆和血液渗出至肠腔或腹腔,需要补充血浆和全血。

3. 预防感染和中毒

肠梗阻后,肠壁血循环障碍,肠黏膜屏障功能受损而有肠道细菌移位,有时肠腔内细菌可直接穿透肠壁至腹腔内产生感染。肠腔内细菌亦可迅速繁殖。同时,膈肌升高影响肺部气体交换与分泌物排出,易发生肺部感染。因此,肠梗阻时应给予抗生素以预防和治疗腹部或肺部感染。

4. 其他治疗

可从胃管注入液状石蜡或用甘油栓剂润滑肠道,治疗蛔虫团、粪块等引起的肠梗阻;还可用低压肥皂水灌肠等刺激肠蠕动,促使肠内容物排出。疑有绞窄性肠梗阻时,禁用灌肠,需立即手术,根据病情可用镇静药物、解痉药物等,但在诊断未明前禁用止痛药物。为减轻胃肠道的膨胀,可给予生长抑素以减少胃肠液的分泌。

（二）手术治疗

手术是治疗肠梗阻的一个重要措施,大多数肠梗阻需要手术治疗。手术的目的是解除梗阻,去除病因。手术方法多种多样,其选择主要是决定于以下 2 个因素:①梗阻的时间是早期还是晚期;②梗阻的性质是单纯性还是绞窄性。在任何情况下以保证患者的生命安全为主,然后再以解除梗阻为首要任务。

（戴文玲）

第九节　十二指肠憩室

十二指肠憩室是小肠憩室中最常见的,是从十二指肠腔向外伸延的袋状或囊样病变。本病一般见于中年以上的人,年龄在 45 ~ 60 岁为多见,男性多于女性,男、女之比为 1.9 : 1。

一、病因与发病机制

十二指肠憩室的发生取决于肠壁原有的局部解剖结构弱点和肠腔内压力增高,与疝的形成机制相似。肠壁软弱的原因为先天性肌层发育不全,缺乏内在的肌肉紧张力,或随着年龄增大,肠壁肌层发生退行性病变。在此基础上,由于肠腔内压力的长期影响,十二指肠憩室为好发部位。Vater 壶腹周围有胆管、血管通过,缺乏结缔组织支持,易有缺陷,可形成憩室。此外,憩室的形成还可能因肠外病变所致,如溃疡瘢痕收缩或囊肿炎性粘连、牵拉所致。

二、诊断要点

1. 临床表现

十二指肠憩室很少出现临床症状,常因消化性溃疡、慢性胃炎、胃癌等疾病出现症状,进行 X 线检查时,意外发现有十二指肠憩室。少数患者有慢性上腹不适,腹部呈胀痛或钝痛,常位于上腹正中、右上腹或脐周,伴有嗳气,进食特别是饱餐后加重。无溃疡病典型的规律性。此症状是由憩室炎或憩室周围炎所致。憩室内含有移位胃黏膜时,症状同消化性溃疡,易并发出血或穿孔。

2. 诊断

诊断主要依据 X 线钡剂造影检查。X 线表现为圆形、卵圆形、条带形。憩室和肠腔常有一狭窄与颈部相连。肠黏膜从肠壁延伸进憩室,立位时有时可见气、液、钡平面。此外,不同并发症可出现不同征象。如憩室周围炎可使其周边不光滑和憩室变形。十二指肠镜检查可发现十二指肠憩室口,同时配合直视下碘油或碘水造影可确立诊断。

三、治疗

无症状的十二指肠憩室无须处理,治疗仅限于憩室炎及出现并发症者。内科治疗主要是休息、饮食、制酸、解痉剂治疗,腹部按摩、体位引流,口服抗生素如庆大霉素、黄连素、灭滴灵等。手术有一定危险及并发症,对于无症状憩室应严格掌握,对合并大出血、穿孔、憩室蒂扭转的患者,可行外科手术治疗。对于憩室炎及出血量不多的患者,先行内科保守治疗,若疗效不佳方可考虑手术治疗。

(戴文玲)

第十节　蛔虫病

蛔虫病(ascariasis)是蛔虫寄生于人体小肠所引起的疾病。病程早期当幼虫在体内移行时可引起"蛔虫性肺炎"。其成虫在小肠内寄生则可引起腹痛等肠道功能紊乱。大多数人感染后无明显的自觉症状,少数患者可引起胆道蛔虫病和肠梗阻等严重并发症。

一、病原学和流行病学

蛔虫是一种大型的似蚓蛔线虫,活体为淡红色,死后为乳白色。雌雄异体,雌虫每日平均产卵20万个,分为受精卵与未受精卵。随粪便排出,后者不能发育,受精卵在适宜的温度与湿度下约经3周的发育,即具有感染性。蛔虫不需中间宿主。人经口摄入感染期虫卵后,在小肠上段孵出的幼虫经第一次蜕皮后,侵入肠壁末梢静脉—门静脉—肝—下腔静脉—右心—肺动脉—肺微血管—肺泡—细支气管。进行第2次及第3次蜕皮,再移行至会厌部,随唾液或食物进入消化道,经第4次蜕皮后在小肠发育为成虫。从经口感染至成虫产卵需10～11周,蛔虫在人体内生存期限1～2年。蛔虫分布于世界各地,患者和带虫者为传染源,主要通过感染性虫卵经口受染,如手、蔬菜、瓜果、饮水等途径。蛔虫卵对外界环境有较强的抵抗力,耐干燥与寒冷,对一般消毒剂不敏感,但加热至60℃水中5min即死亡。人群普遍易感,农村发病率、感染率明显高于城市。儿童感染率最高。

二、发病原理与病理

蛔虫病的病理变化可由蛔虫幼虫、成虫及其虫卵引起。蛔虫幼虫在移行过程中对肠、肝、肺、微血管、淋巴组织造成机械性损伤,产生不同程度的炎症反应。尤其移行到肺组织可引起出血、水肿与炎细胞浸润,严重感染时肺部病变可融合成斑片状病灶。有的可诱发支气管哮喘及全身性变态反应。成虫寄生于小肠内,除夺取宿主营养外,可产生多种毒性物质,被吸收后引起消化功能紊乱、腹痛、荨麻疹等。蛔虫对肠壁的机械性和化学性的刺激,可致肠梗阻、肠扭转、肠套叠等严重并发症;蛔虫有乱窜钻孔的习性,可钻入肝内、胆总管、胰腺、阑尾、耳咽管、气管等处,引发一系列的相应临床症状。如钻入肝内胆管引起化脓性胆管炎,若进入腹腔,可引发腹膜炎,雌蛔虫可排出大量虫卵,引起嗜酸性肉芽肿。见于肠系膜与腹膜,呈粟粒状灰白色结节。

三、诊断

蛔虫幼虫性肺炎主要见于短期内吞食了含大量感染性虫卵的食物所致。多在受染后1周左右发病,有不同程度的发热、咳嗽、咯血丝痰、哮喘、少数患者有荨麻疹或皮疹。两肺可听到干啰音。胸部X线检查可见两肺门阴影增深,肺野有点状、絮状或片状阴影。一般在1～2周内消失,症状逐渐缓解消失。肠蛔虫病常见的症状为厌食、多食、偏食和异嗜癖。大多数儿童患者有一过性腹痛,位于脐周或上腹部,性质为隐痛或绞痛,常反复发作,多突然发生而后自行缓解。小儿严重感染可引起营养不良,发育迟缓,智能障碍,烦躁,皮肤瘙痒等。常可从大便中排出蛔虫或呕吐出蛔虫。胃及十二指肠蛔虫症,多见于农民,有腹部饱胀、钝痛或剧痛,无规律的反复发作,并有厌食、反酸、恶心及呕吐,多数有吐虫史。X线吞钡检查胃内呈多形性可变性圆条状阴影,如蛔虫寄生于十二指肠内,X线可显示环形、弧形影等。

实验室检查,血常规在无并发症情况下,白细胞总数基本正常。在严重感染时,嗜酸性粒细胞增高,可达20%～40%。在蛔幼性肺炎时,嗜酸性粒细胞增高达80%。粪便检查,大便直接涂片,三片法阳性率可高达95%,为确诊的主要方法。免疫学检查,将其成虫处理后作抗原进行皮内注射或皮肤划痕试验,阳性符合率在80%以上。

四、预后

蛔虫幼虫移行引起的肺炎和肠蛔虫病一般预后良好。蛔虫引起的并发症,往往取决于并发症的部位,严重程度及治疗措施是否有力、及时,如化脓性胆管炎伴中毒性休克、肠梗阻伴肠穿孔、肠扭转、肠套叠或肠坏死以及蛔虫性肝脓肿者,常致预后差。

五、治疗

(一)驱虫治疗

1. 枸橼酸哌嗪(piperazinecitrate,驱蛔灵)

本药经多年临床应用,具有毒性低、疗效高、安全范围大等特点,为目前驱治蛔虫主要药物之一。本品具有麻痹蛔虫肌肉的作用(其机理可能是哌嗪在虫体神经肌肉接头处发挥抗胆碱作用,阻断了神经冲动的传递),使蛔虫不能附着在宿主肠壁,随粪便排出体外。口服驱蛔灵后胃肠道吸收迅速,一部分在体内代谢,其余部分由尿排出。成人75mg/(kg·d),或3～3.5g/d,最多不超过4g/d;儿童剂量为75～150mg/(kg·d),每日总量不超过3g,常规用量为体重14kg以下,每日总量不超过1g;14～22kg者,每日2g;22～45kg者,每日3g。睡前顿服或1～2次服,连服2d。如未驱尽,可再服一次,一般不必服泻药。不良反应,偶可引起恶心、呕吐、腹痛、腹泻及荨麻疹等。口服剂量过大,曾有暂时性运动失调、肌无力、过敏性紫癜、血清病及神经精神症状等。肝、肾功能不良者,不宜选用。

2. 双羟萘酸噻嘧啶(pyrantelipamoas;噻嘧啶;抗虫灵)

双羟萘酸噻嘧啶通过抑制胆碱酯酶,对寄生虫的神经肌肉产生阻滞作用,能麻痹虫体使之止动,安全排出体外,不致引起胆道梗阻或肠梗阻。口服很少吸收,大约70%以原形或代谢物自尿中排出,一半以上的药物自粪便排出。口服剂量成人、1.2～1.5g,睡前顿服。不良反应有轻度恶心、眩晕、腹痛,偶有呕吐、腹泻、畏寒等,一般不须处理。对急性肝炎或肾炎、严重心脏病、发热患者应暂缓给药。孕妇、冠心病及有严重溃疡病史者慎用。

3. 左旋咪唑(levamisole)

左旋咪唑为四咪唑的左旋体,是一种广谱驱肠虫药。可选择性地抑制虫体肌肉中的琥珀酸脱氢酶,使延胡索酸不能还原为琥珀酸,从而影响虫体肌肉的无氧代谢,减少能量的产生。使虫体肌肉麻痹后,随粪便排出体外。成人100～200mg/d,饭后1h顿服。儿童2～3mg/(kg·d),不必给泻剂。本品不良反应少而轻微,常见有头晕、恶心、呕吐、腹痛等,多数在数小时后自行恢复。偶见流感样症状,如头痛、肌肉酸痛、全身不适等。个别患者可有白细胞减少症,剥脱性皮炎及肝功损伤。肝功能异常及肾功能减退的患者慎用,肝炎活动期忌用。

4.甲苯咪唑(mebendazole)

甲苯咪唑为一广谱驱肠虫药。体内或体外试验均证明能直接抑制线虫对葡萄糖的摄入,导致糖原耗竭,使三磷酸腺苷生成也同时减少,使虫体无法生存。口服200mg,一次顿服即可。不分年龄、体重采用同一剂量。除习惯性便秘外,不需服泻药。不良反应,少数病例可出现轻微头昏、腹泻、腹部不适,偶有蛔虫游走造成腹痛或吐蛔现象(与小剂量唾嘧啶合并应用后可避免发生),但均不影响治疗。动物试验本品可有致畸作用,故孕妇忌用。

5.丙硫咪唑(albendozole)

丙硫咪唑为苯并咪唑类广谱抗螨虫药。是杀虫作用最强的一种。其药物在体内迅速代谢为亚砜和砜,抑制虫体对葡萄糖的吸收,导致虫体糖原耗竭,同时抑制延胡索酸还原酶系统,阻碍三磷酸腺苷的产生,致使虫体无法生存和繁殖。药物血浆半衰期为8.3h,在24h内可有87%药物从尿排出,13%从粪排出。剂量400mg/d,一次顿服,连服6d。必要时重复给药一次。不良反应少数病例有轻度头痛、头昏、恶心、呕吐、腹泻、口干等。不需处理可自行消失。动物试验发现有胎毒作用及致畸胎作用,对人无致癌作用。有严重肝、心、肾功能不全和活动性溃疡患者慎用,孕妇忌用。

6.奥苯达唑(oxibendazole,丙氧咪唑)

奥苯达唑本品为广谱驱肠虫药。口服10mg/(kg·d),半空腹一次口服,连用3d。不良反应轻微,不良反应多为乏力,头昏;持续时间短暂,一般无须处理。不影响肝肾功能。

7.使君子

生食法,成人剂量15~20颗,睡前嚼烂顿服,共3日,小儿剂量酌减,不服泻剂。炒剂,取其肉切成片,炒至香脆,每岁1g,每日2次服,共2~3日。服药后排虫率较高,但虫卵阴转率低,故须反复用药。不良反应可引起呃逆、恶心、呕吐及头昏等反应。

8.川楝素片

人工从苦楝皮中提纯的驱蛔有效成分。成人剂量为8~10片(25mg/片)1次顿服。小儿剂量随年龄增加而增加,常用量1~2岁为1~1.5片,2~4岁为2~4片;4~8岁为4~6片;8~16岁为6~8片。感染重者可于次日或1周后再服1次。一般驱虫率70%~90%。常见不良反应有轻泻、面红、嗜睡;少数可有头昏、目眩、剧烈腹痛。剂量过大时可引起兴奋、抽搐、高热及心律失常等严重中毒症状,故治疗剂量应严格掌握。有器质性心脏病、活动性肺结核及贫血等患者,慎用或禁用。

(二)并发症治疗

1.胆道蛔虫症

在解痉止痛、纠正酸碱及水电解质失衡(多给予必要的静脉补液),以及抗感染(多革兰氏阴性杆菌感染为主,选用有效的抗生素,如氨基苄青霉素等),予以早期有效驱虫。

(1)解痉止痛:常用阿托品1mg、非那更25~50mg肌内注射,必要时给予杜冷丁50mg肌内注射。也可试用针刺耳穴或针刺鸠尾、中脘、合谷、阳陵泉及足三里等穴位,也可口服食醋,每次100~200mL,均可缓解疼痛。

(2)驱虫治疗:早期及时有效驱虫,是防止复发、减少严重并发症的根本措施。近年多采用使虫体肌肉麻痹驱虫剂(如噻嘧啶、驱蛔灵等),故在疼痛发作期仍可同时进行驱虫。

（3）手术治疗：经内科积极治疗，24h 病情不改善反加重；临床和检查（如 B 超）提示蛔虫在胆管内嵌顿者，应立即行外科手术治疗。

（4）其他：近年国内借助于纤维内窥镜，利用国产四爪钳进行紧急取虫，收到了是显著的效果，为胆道蛔虫的内科治疗开创了新的途径。此外，祖国医学在治疗胆道蛔虫症方面总结了不少经验，根据患者寒热、虚实不同特点，选用温脏安蛔、清热安蛔或辛苦安蛔等疗法。

2. 蛔虫性肠梗阻

治疗原则应以非手术疗法为主，待梗阻解除后予以彻底驱虫。

（1）非手术疗法：单纯蛔虫堵塞或痉挛性肠梗阻，应首先采用内科疗法，给予禁食，静脉补液，补充电解质，纠正酸碱失衡，给予胃肠减压。痉挛性肠梗阻，除上述措施以外，可用阿托品、加用杜冷丁。大部患者经上述处理后可免于手术。

（2）手术处理指征：经积极对症处理 1 ~ 2 日，无效且病情继续发展，由不完全性肠梗阻发展为完全性肠梗阻或已有肠穿孔、腹膜炎征象者，必须立即做紧急手术。

六、预防

应有计划地进行普查普治。广泛开展卫生宣传教育。养成良好的卫生习惯，饭前便后洗手，生吃瓜果蔬菜要洗净。搞好环境卫生，消灭苍蝇，加强粪便管理，粪便进行无害化处理，不用新鲜粪便施肥。

（戴文玲）

第十一节　蛲虫病

蛲虫病是由蛲虫寄生于人体肠道而引起的疾病。该病在世界各地分布较广，估计有 2 亿多患者，多见于幼童。我国文献报道最多的是幼儿园的调查，幼儿的感染率在 40% 左右，高则达 60% 以上。在卫生条件较差的地区，成人感染也较常见，有明显的家庭聚集性。由于感染较轻时，常无明显临床症状，因而多不为人们所重视，而蛲虫同样可引起炎症和有关并发症，危害人体健康。

蛲虫成虫主要寄生在人体回盲部，其头部可附着在肠黏膜以吸取营养。雌虫可育数万个卵，在宿主入睡后爬出肛门产卵，数分钟即可排卵达万余，并引起该处奇痒。甚至可进入阴道、尿道等处。刚排出的虫卵在宿主体温条件下，6h 即可发育为含有感染性幼虫的虫卵，这时虫卵经手、食物或尘埃进入人体消化道，幼虫孵出并沿小肠下行，经两次蜕皮至大肠发育为成虫，这种自身感染是蛲虫病需经多次治疗才能治愈的原因。虫卵若在肛门周围孵化，幼虫可经肛门逆行进入肠内并发育为成虫，这种感染方式称为"逆行感染"。自吞入虫卵至成虫排卵需15 ~ 28d。

一、诊断

（一）临床表现

最主要的症状是肛门周围瘙痒，常影响小儿睡眠，多烦躁不安、食欲欠佳、消瘦，个别患者可有恶心、呕吐及腹痛等消化道症状。雌虫可爬人入女性阴道、尿道，引起相应的炎症，出现尿频、尿急等；如钻入阑尾可引起急性阑尾炎。

（二）实验室检查

因雌虫多不在肠道内产卵，故粪虫卵检出率较低，仅达 5%，因此易出现漏诊，不宜采用，而目前常用的方法有以下几种。

1. 成虫检查

在患儿晚间入睡后 1~3h，可在其肛门、会阴及内裤等处查找成虫，反复查找可提高阳性率。

2. 虫卵检查

最常用的是棉签拭子法及透明胶纸法，后者系将透明胶纸剪成 4~5cm 长，以粘面向肛门皱褶处粘取虫卵，再将其粘面铺于玻片上，低倍镜下查找虫卵。上述检查均宜在清晨便前进行，至少连续查找 3 次阴性方能排除。

二、并发症

蛲虫的异位寄生往往危害较大，常被误诊而延误治疗，应加以重视，其并发症有以下两种。

（1）急性泌尿系感染。

（2）急性阑尾炎。

三、治疗

应有计划地对集体场所（如幼儿园）的儿童进行普查普治，常用药有以下几种。

（一）内服药

1. 苯并咪唑类药物

（1）甲苯咪唑：100mg/d，连服 2d，虫卵阴转率可达 95% 以上。目前也有用 500mg，顿服，虫卵阴转率为 99%。

（2）阿苯哒唑：200mg，顿服，2 周后再服同样剂量，虫卵阴转率可达 95%。

2. 吡维胺（扑蛲灵）

儿童：5~7mg/kg，总量 <0.25g。成人：0.25~0.3g/次，均于睡前顿服，治愈率达 90%。服本药后偶有胃肠道反应，于 1~2d 内大便可染红色，请家长不必惊慌。

（二）外用药物

蛲虫膏、2% 白降汞软膏涂于肛门周围，具有止痒杀虫作用。

（三）中草药

槟榔、百部、苦楝皮等对本病有一定的疗效。

值得注意的是，根据本病重复感染的机会较多这一特点，单靠药物不能根治，宜采用综合措施以防止相互感染和杜绝反复感染。应同时加强改进环境卫生、健康教育，注意个人卫生，特别是不断加强幼儿教师的健康教育以提高管理水平。另外，应定期更换患者衣裤，并煮沸以杀灭虫卵。

（戴文玲）

第十二节　钩虫病

　　钩虫病是钩虫寄生于人体小肠所致的疾病。最常见的有十二指肠钩虫和美洲钩虫。钩虫的成虫寄生于人体小肠上段,虫卵随粪便排出,在温暖潮湿的土壤中经 24 ~ 48h 发育为杆状蚴,经 5 ~ 7 日蜕皮 2 次发育成具有感染性的丝状蚴。丝状蚴在适宜的环境中能生存数月,但日光暴晒容易死亡。丝状蚴经人体皮肤或黏膜侵入,经淋巴管或微血管,随血流至肺泡,沿支气管、气管上行至咽部,随吞咽进入小肠,3 ~ 4 周后发育为成虫。从丝状蚴侵入人体至发育为成虫产卵一般需 5 ~ 7 周,部分十二指肠钩虫的幼虫可因发育受阻,处于休眠状态,成熟期可长达 200 日以上。成虫每日产卵数千至数万个,寿命可达 5 ~ 7 年,但多数成虫在 1 ~ 2 年内被排出体外。

　　钩虫病患者和钩虫感染者是本病的传染源,经皮肤侵入是主要的感染方式,十二指肠钩虫也可经口腔黏膜感染。人对钩虫普遍易感,但以青壮年农民受感染多见,夏秋季为感染季节。我国华东与华北以十二指肠钩虫感染为主,华南与西南以美洲钩虫感染为主。

　　丝状蚴侵入皮肤后,局部皮肤很快出现红色丘疹,1 ~ 2 日内变为水疱,可继发脓疱。病理改变为局部充血、水肿、细胞浸润,结缔组织、淋巴管和血管内可见到丝状蚴。当丝状蚴穿破肺微血管进入肺泡时,可引起肺间质和肺泡出血与炎症。在继续上移至咽部的过程中,可引起支气管炎与哮喘。

　　成虫吸附在肠黏膜上以摄取黏膜上皮与血液为食,可造成出血点及溃疡。钩虫每日更换吸附部位并分泌抗凝物质,引起黏膜渗血。严重时黏膜下层也可出现大片淤斑。溃疡周围有水肿及细胞浸润。陈旧性出血灶使组织内含铁血黄素沉积可形成大小不等的黄褐色斑,随后结缔组织增生使肠黏膜增厚。重者可因瘢痕收缩导致肠腔狭窄。每条美洲钩虫每天使人类失血 0.01 ~ 0.09mL,而十二指肠钩虫则为 0.14 ~ 0.4mL,因此,长期慢性失血可造成患者贫血,肠道溃疡和炎症影响营养物质的吸收,又可加重贫血,引起多个脏器组织的损害,如心肌脂肪变性、心脏扩大、长骨骨髓显著增生、毛发干燥脱落、食管胃黏膜萎缩等。儿童严重感染使生长发育障碍。

一、诊断

（一）临床表现

　　钩成感染后多数无症状或仅有轻度症状,出现症状者不足 10%,临床表现主要是由钩虫的幼虫和成虫所致。

　　1. 幼虫引起的症状

　　丝状蚴在皮肤侵入处可引起烧灼、针刺或奇痒等感觉,出现红色点状丘疱疹,俗称"粪毒"或"地痒疹"。一般 3 ~ 4 日后症状消退,7 ~ 10 日后皮损愈合。若抓破后并发细菌感染可变为脓疱。感染后 1 周左右,患者可出现咽喉发痒、咳嗽、咯痰,有时痰中带血丝,可伴有阵发性哮喘与低热,持续数周。肺部可听到干啰音或哮鸣音。X 线检查可见肺纹理增粗或浸润性改变,数天后可自行消退。

　　丝状蚴通过淋巴管和淋巴结移行可引起腹股沟或腋下淋巴结肿大或疼痛。移行至肝脏、眼等器官可引起局部炎症反应,并产生相应的症状。

2. 成虫引起的症状

如果仅从粪便中查出钩虫卵而无明显症状者称为"钩虫感染",有临床症状者,大多数人是在感染后 1~2 个月逐渐出现,先有食量增加、易饥饿,随后出现上腹不适、隐痛、食欲减退、腹泻、消瘦、乏力等。重度感染者常有"嗜异癖",如喜食生米、泥土等。偶可出现消化道出血。少数患者有肝脾肿大。

贫血是钩虫病的常见症状,在重度感染后 3~5 个月,出现进行性贫血、头昏、耳鸣、乏力,活动后心悸、气短、表情淡漠、肤色腊黄等。严重贫血可引起心血管系统症状,如心率加快、心脏扩大、脉压增大、心前区吹风样收缩期杂音,甚至出现心功能不全,并常伴有低蛋白血症。儿童长期患病者可引起生长发育迟缓、智力减退、侏儒症等。

成人患病可引起闭经、阳痿、性欲减退、不孕症。孕妇易并发妊娠中毒症、流产、早产、死胎。新生儿病死率也增高。

(二)实验室检查

1. 血液

红细胞计数、血红蛋白及红细胞压积降低,属小细胞低色素性贫血。白细胞数大多正常,嗜酸粒细胞初期增多,后期贫血严重时逐渐减少。血浆清蛋白和血清铁浓度降低。骨髓呈增生象,红细胞发育停滞于幼红阶段,有中幼红细胞显著增生。

2. 粪便

潜血试验可呈阳性。从粪便中检出钩虫卵或孵出钩蚴是确诊的依据,常用方法有以下几种。

(1)直接涂片法:可查见钩虫卵。每克粪便中的虫卵在 4000 个以上易获得阳性结果。

(2)饱和盐水漂浮法:钩虫卵的比重较饱和盐水轻,可漂浮在饱和盐水表面,故此方法虫卵检出率较直接涂片法为高。

(3)虫卵计数法:可测定钩虫感染率。常用的有 Stoll 稀释虫卵计数法,用于流行病学调查和疗效考核。每克粪便中虫卵 <3000 个为轻度感染,3000~10000 个为中度感染,>10000 个为重度感染。

(4)钩蚴培养法:虫卵在一定条件下可孵出钩蚴,并进行虫种鉴别和计数。常用方法有滤纸试管法。

二、治疗

(一)一般治疗和对症治疗

贫血是本病的主要表现,故应补充铁剂。可服硫酸亚铁 0.3g,每日 3 次;儿童服 10% 枸橼酸铁铵溶液,每日 0.5~2mL/kg,分 3 次。同服维生素 C 或 10% 稀盐酸有利于铁剂吸收。贫血一般在 2 个月左右可得到纠正,但应继续服用小剂量铁剂 2~3 个月以巩固疗效。贫血严重者可谨慎地给予少量多次输血,同时应给予高蛋白饮食和各种维生素。

钩蚴钻入皮肤后 24h 内,大部分尚停留在局部,如及时采用物理、化学等措施治疗钩蚴所致的皮炎,既可减轻症状,又可杀灭停留于皮肤的部分钩蚴。外用药物有左旋咪唑涂肤剂(左旋咪唑 750mg、硼酸 1.3g、薄荷 1.3g 加 50% 乙醇溶液 100mL 配制)或 15% 阿苯达唑软膏 1 日 3 次,连续涂药 2 日。亦可口服阿苯达唑每日 10~15mg/kg,连服 3 日。还可将感染部位浸泡在 53℃的热水中,持续 25min,也有止痒、消炎、灭虫的作用。

（二）病原治疗

1. 苯咪唑类

苯咪唑类为广谱驱线虫药,能不可逆性抑制虫体摄取葡萄糖,使其糖原耗竭,并可抑制延胡索酸还原酶,阻碍 ATP 的产生,导致虫体死亡。此外还具有杀灭钩虫卵的作用。本类药物作用缓慢,用药 3～4 日后才排出钩虫。严重感染者需多次治疗。不良反应轻而短暂,少数人可出现头痛、恶心、腹胀、腹痛等。

（1）甲苯咪唑:成人剂量为每次 100～200mg,每日 2 次,连服 3～4 日。儿童、老年和体弱者剂量酌减。

（2）阿苯达唑（肠虫清）:成人剂量为 400mg,1 次顿服,儿童剂量减半。

2. 噻嘧啶

噻嘧啶也是广谱驱线虫药,为神经肌肉阻滞剂,能使虫体痉挛性麻痹而被排出。成人剂量每次 500mg,儿童剂量 10mg/kg,每日 1 次,睡前顿服,连服 3 日。不良反应轻,少数人可出现恶心、腹痛、腹泻、眩晕、头痛等。妊娠早期应用可致流产,对伴有心脏病、肾脏病、肝炎、活动性肺结核伴咯血等钩虫病患者应慎用。

3. 左旋咪唑

左旋咪唑可选择性抑制虫体的琥珀酸脱氢酶,使延胡索酸不能还原为琥珀酸,使虫体肌肉能量产生减少,虫体麻痹而被排出。成人剂量为 100～200mg,儿童剂量为 2.5mg/kg,每日 1 次顿服,连服 2～3 日。不良反应有恶心、呕吐、腹痛等,偶可引起肝功能损害、剥脱性皮炎和中毒性脑病,故应慎用。

4. 联合治疗

联合治疗适用于严重感染和混合感染者。

（1）甲苯咪唑或阿苯达唑 200～400mg 与噻嘧啶 300mg 合用,1 次顿服,连服 2 日。

（2）噻嘧啶 250mg 与左旋咪唑 50mg,睡前 1 次顿服,儿童和老人剂量酌减。

（戴文玲）

第十三节　结肠息肉

结肠息肉系指生长自结肠黏膜而隆起于黏膜表面的病变。通常源于上皮细胞的过度生长并从黏膜表面向腔内扩展。无论其呈广基、亚蒂或长蒂等状,均仅表示肉眼外观形态,而不表明病理性质,故临床上在病理性质未明之前,对于炎症、感染性肉芽肿、组织增生和癌肿有隆起性病变者,通常用"息肉"来描述。结肠息肉自然病程较长,症状不甚典型,位于不同部位的息肉,可导致不同的临床症状。幼年型息肉可自行脱落,成年型随年龄增长而发病率逐渐上升。

部分可以发生癌变或与癌肿关系密切,被公认为癌前病变。有些具有遗传性或伴随全身疾病。

一、病因

结肠息肉在世界各地区的发病率不同,在结、直肠癌高度危险的国家中,结肠腺瘤的发病率随年龄增长。在美国年龄超过 60 岁者 40% ~ 50% 发现有结肠腺瘤性息肉,西欧同样多见。

而在大肠癌发病率低的地区,结肠腺瘤性息肉少见,南部非洲黑人中几乎为零,在日本、哥伦比亚地区则可达 10%,南亚地区较少见。具体病因如下。

1. 饮食因素和生活习惯

长期进食高脂肪、高蛋白、低纤维性饮食者结、直肠息肉的发生率明显增高,多进食新鲜水果蔬菜以及维生素 C 者息肉的发生率减少。因为饱和脂肪酸增多,粪便形成减少,使致癌物质等有害成分在肠腔内存留时间延长,结果导致息肉及结肠癌的发病率增高。长期大量饮酒,免疫功能低下及冠心病患者息肉发病率高。加强体育锻炼,可增加迷走神经的兴奋性,使肠蠕动加快,有害物质对肠黏膜的作用时间减少,息肉发病率随之降低。

2. 胆汁代谢紊乱

行胆囊切除术后患者,胆汁的流向和排出时间发生改变,大肠内胆汁酸的含量增加,实验显示胆汁酸以及胆汁酸的代谢产物脱氧胆酸和石胆酸均有诱发结、直肠黏膜产生腺瘤性息肉或癌变的作用。行毕氏 II 式手术及迷走神经切断术者,因为改变了生理状态下的胆汁排泄过程,延长了排泄时间,使胆酸含量增加,高浓度胆酸作用于胃肠黏膜可使息肉及癌的发病率增高。

3. 遗传因素

在结、直肠癌患者中,约有 10% 的患者具有家族患癌病史。同样,家族成员中有人患有腺瘤性息肉时,其他成员发生结直肠息肉的可能性明显升高,尤其是家族性息肉病具有明显的家族遗传性。另外,曾经患过其他部位癌肿,如消化道癌、乳腺癌、子宫癌以及膀胱癌的患者结直肠息肉的发生率也明显升高。

4. 肠道炎性疾病

结肠黏膜的慢性炎症病变是导致炎症性息肉发生的主要原因,最多见于慢性溃疡性结肠炎、克克罗恩病以及阿米巴痢疾、肠道血吸虫和肠结核等,也见于结肠手术后吻合口部位。

5. 基因异常

家族性息肉的发生可能与第 5 对染色体长臂内一种被称为 APC 的等位抑癌基因的功能丧失和阙如有关。正常情况下,该等位基因需要同时发挥作用以抑制肿瘤的生长,当该基因出现阙如或发生突变时,对肿瘤的抑制作用消失,从而发生结直肠腺瘤性息肉病和癌变。

6. 年龄

年龄的增长与息肉的发生呈正相关,>30 岁结肠息肉的发病率增加,55 ~ 80 岁发病率最高,病理尸检及结肠镜检证实男性多于女性,息肉的好发部位依次是直肠和乙状结肠→降结肠→盲肠,近年来右半结肠息肉有增多趋势,50 ~ 65 岁腺瘤性息肉癌变多发生在乙状结肠和直肠,>65 岁多发生在右半结肠。有人报道直肠和乙状结肠息肉 30% 患者同时伴有右半结肠息肉。

7. 其他

如胚胎异常,幼年性息肉病多为错构瘤,可能与胚胎发育异常有关。

二、病理

1. 增生性息肉

增生性息肉是最常见的一种息肉,又名化生性息肉。分布以远侧大肠为多,一般均较小,直径很少超过 1cm,常为多发、无症状,约占全部结肠息肉的 1/5,但占直肠和乙状结肠息肉的大多数。这种息肉只是正常黏膜对外界刺激的反应,非肿瘤性,属良性病变。其外形为黏膜表面的一个小滴状凸起,表面光滑,基底较宽,多发性亦常见,组织学上此种息肉是由增大而规则的腺体形成,腺体上皮细胞增多造成上皮皱缩呈锯齿形,细胞核排列规则,其大小及染色质含量变化很小,核分裂象少见。其重要特点是肠腺隐窝的中、下段都有成熟的细胞出现。增生性息肉不发生恶变。

2. 炎症性息肉

炎症性息肉又名假息肉,是黏膜长期慢性炎症引起的息肉样肉芽肿,这种息肉多见于溃疡性结肠炎、慢性血吸虫病、阿米巴痢疾及肠结核等病的病变肠道中。常为多发性,多数较小,直径常在 1cm 以下,病程较长者,体积可增大。外形多较窄、长、蒂阔而远端不规则。有时呈桥状,两端附着于黏膜,中段游离。组织学表现为纤维性肉芽组织上皮成分亦可呈间叶样变,尚不能肯定。溃疡性结肠炎的溃疡愈合之后形成的假性息肉,呈岛状、丝状、柱状突起或黏膜桥形成,这种炎性息肉与小腺瘤样息肉难于区别。另外,淋巴性息肉和类脂性肉芽肿均属炎症性息肉范畴。

3. 腺瘤性息肉

腺瘤可分为管状、绒毛状以及介于两者之间的绒毛管状腺瘤三型。可发生于结肠、直肠的各个部位,可单发亦可多发,有带蒂、无蒂、亚蒂。有的乳头状或分叶状,形成桑葚样外观。随着年龄增长而增大。典型的管状腺瘤较小,球形,有蒂,其表面可呈分叶状;绒毛状腺瘤大,无蒂或短蒂,表面绒毛状。混合型腺瘤由两种形态混合组成。所有腺瘤均为异型增生,其增生程度分轻、中、重三级。大多数学者认为,结肠癌一般需经过腺瘤期,然后再癌变。Kuzulea 等研究表明不典型增生性腺瘤演变成早期癌需 3～5 年。故腺瘤性息肉被明确为癌前病变。经组织学检测证明,腺瘤性息肉的癌变与息肉的大小,不典型增生程度及绒毛成分含量有关。息肉越大,绒毛成分越多,癌变率越高。绒毛状腺瘤癌变率最高,其次是绒毛管状腺瘤,管状腺瘤最低。腺瘤性息肉早期癌变的形态学表现:组织易破碎,脆性增加、表面有糜烂或浅溃疡、组织僵硬、体窄基宽。有糜烂或溃疡的无蒂形腺瘤比有蒂形腺瘤癌变率高,表面及蒂部坚硬感提示癌变,部分患者上述表现共存。腺瘤性息肉大小与癌变通常为正相关。腺瘤性息肉直径 <1cm者,癌变率 <1%～3%,直径在 1～2cm 的腺瘤癌变率达 10%,直径 >2cm 的腺瘤性息肉癌变率高达 50%。息肉组织类型的不同,癌变率亦不同,管状腺瘤性息肉的癌变率低于 5%,混合型腺瘤癌变率在 10%～20%;而绒毛状腺瘤癌变率则高达 50%。临床实践发现腺瘤性息肉的癌变率不仅与腺瘤的大小、组织类型有关,而且与年龄的关系也十分密切。随年龄的增长,腺瘤性息肉的癌变率增加。因此,对结肠腺瘤性息肉,特别是高龄患者,无论其发生部位、息肉的大小、组织类型如何,一经发现应予高度重视,积极治疗。

4. 幼年性息肉

约 90% 发生于 10 岁以下儿童,以男孩为多见。外观为圆形或卵圆形,表面光滑。90% 生长于距肛门 25cm 的范围内,直径多数 <1cm,绝大多数有蒂,约 25% 为多发性,组织学上表现为分化好而大小不规则的腺体,有的形成囊性扩张,内储黏液,间质增生,并有较多炎性细胞浸润,有时表面有溃疡形成。此类息肉一般不发生恶变。

5. 淋巴性息肉

淋巴性息肉亦称良性淋巴瘤,多见于 20～40 岁成人,亦可发生于儿童,男性略多,多发于直肠,尤其是下段直肠,多数为单发,亦可多发,大小不等,直径可自数毫米至 2~5cm。表面光滑或分叶状或有表浅溃疡形成。多数无蒂,有蒂时亦短粗。组织学上表现为分化良好的淋巴滤泡组织,局限于黏膜下层内,表面覆盖正常黏膜。可以看到生发中心,往往较为扩大,有核分裂象,但周围淋巴细胞中无核分裂象,增生的滤泡与周围组织分界清楚。淋巴息肉不发生癌变。较少见的是良性淋巴性息肉病。表现为数量很多的淋巴性息肉。呈 5~6cm 的小球形息肉,多发病于儿童。组织学变化与淋巴性息肉同。

6. 家族性结肠息肉

家族性结肠息肉病归属于腺瘤性息肉综合征,是一种常染色体显性遗传性疾病,偶见于无家族史者,全结肠与直肠均可有多发性腺瘤,多数腺瘤有蒂,乳头状较少见,息肉数从 100 个左右到数千个不等,自黄豆大小至直径数厘米,常密集排列,有时成串,其组织结构与一般腺瘤无异。

三、诊断

1. 症状与体征

除幼年性息肉多见于 12 岁以下儿童,尤其是 5 岁以下小儿外,其余结肠息肉多见于 40 岁以上成人,男性稍多。大部分病例并无引人注意的症状。仅在体格检查或尸体解剖时偶然发现,部分病例可以具有以下一个或几个症状。

(1)便血:最常见的症状是反复便血、间断性便血或大便表面带血,多为鲜红色,致大出血者不少见;继发炎症感染可伴多量黏液或黏液血便,可有里急后重,便秘或便次增多,长蒂或位置近肛者可有息肉脱出肛门,亦有引致肠套叠外翻脱垂者。便血以左侧结肠内的息肉较多见,尤以绒毛状腺瘤及幼年性息肉比较多见,常常呈鲜红色,发生于排便后或粪便表面有条状鲜红色血迹,为出血的息肉压迫粪便形成的痕迹,便时无疼痛。息肉部位较高者,出血常与后半部分软便混合,也可有黏液便,偶伴腹部隐痛,多为息肉牵拉肠壁或肠腔部分受阻所致,单发息肉出血量不多,较少发生继发性贫血等全身性改变。儿童期无痛性血便,以结肠息肉引起者最多见。

(2)粪便改变:包括大便习惯改变和大便形状异常。前者包括大便时间、次数的改变以及便秘或不明原因的腹泻。特别是便秘与腹泻反复交替出现,或者引起腹痛的时候,更要引起警惕。同时,正常的粪便应该呈圆柱形,但如果息肉在结肠腔内,压迫粪便,则排出时往往会变细,或呈扁形,有时还附着有血痕。大肠息肉可以造成较多黏液排出,有时息肉为多发性或体积较大者,亦可引起腹泻或造成排便困难。有些较大的绒毛状腺瘤可以有大量的黏液分泌排出,每天排出的黏液可达 1~3L,排出液内钠、钾含量很高,因此在临床上可造成失水、低氯、低钾、低钠的症状,严重时可以昏迷,休克甚至死亡。

(3)腹痛:比较少见,少数患者可有腹部闷胀不适,隐痛或腹痛症状。有时较大息肉可以引起肠套叠以至造成肠梗阻而出现腹痛。

(4)息肉脱垂:在直肠内带有长蒂的息肉可以在排便时脱出肛门外,息肉部位较低者,排便时可将蒂状息肉推出肛门外,在肛门口见肉红色圆形肿物,便后可自行回缩,若不能还纳可发生嵌顿坏死。此种症状小儿比较多见。

(5)结肠黑变病:一种少见的非炎症性的、良性可逆性疾病。与长期喝减肥茶、便秘有关,易伴发肠癌和结肠息肉。

2. 辅助检查

多数大肠息肉无特殊症状,因此诊断除便血或黏液脓血便史以外,主要依靠临床检查。检查步骤一般由简入深。首先做直肠指诊及直肠乙状结肠镜检查。一般距肛门 25cm 以内的息肉均可以发现,并能进行肉眼观察及活组织检查。对肛门 25cm 以上的息肉进行 X 线钡剂灌肠检查及纤维结肠镜检查。X 线钡剂灌肠检查,通过充盈、排空和空气对比三个步骤,对诊断高位息肉及鉴别诊断很有价值,可发现 ≥1.0cm 的息肉。若发现一个大肠腺瘤后,约有 1/3 病例可以有第 2 个腺瘤,因此乙状结肠镜检查发现腺瘤时应该检查全部结肠。X 线钡剂灌肠检查及纤维结肠镜检查各有其优缺点,钡剂灌肠检查比较易行,患者更易耐受,并发症也少。但即使是气钡双重对比造影对小息肉也比纤维结肠镜容易漏诊,并且不能进行活组织检查。X 线检查时如发现息肉是广基的,或直径 >2cm,或表面有溃疡形成,或有浸润现象时,都应高度疑为恶性,需再行纤维结肠镜检查。粪便隐血试验在结肠息肉的诊断中意义不大,有报道阳性率仅占 35.13%。螺旋 CT 的三维成像技术对于结肠息肉的诊断可能有帮助。另外,可以进行血尿常规检查,肠息肉伴有慢性出血者可有血红蛋白降低,大便隐血阳性,有时大便可带有多量黏液。

3. 鉴别诊断

(1)家庭性结肠腺瘤性息肉病:又称家族性结肠息肉病或家族性腺瘤病。有家族遗传史,在直肠或结肠内布满息肉,大小不等,可因长期出血而贫血,做 X 线钡剂灌肠或结肠镜检即可明确诊断。

(2)Gardner 综合征:本病为常染色显性遗传病,是一种伴有骨和软组织肿瘤的肠息肉病。临床表现与家族性结肠腺瘤性息肉病的特点相同,息肉数目一般 <100 个,体积较大,也有高度恶变倾向,但癌变年龄稍晚一些,骨瘤见于头颅、下腭蝶骨、四肢长骨。软组织肿瘤有表皮样囊肿、皮脂囊肿、纤维瘤、硬纤维瘤等。有的同时有甲状腺或肾上腺肿瘤。90% 的患者伴有眼底色素性病变。

(3)Turcot 综合征:本病为常染色体隐性遗传病,较少见。临床表现除有家族性结肠腺瘤病外,伴有其他脏器的肿瘤,通常是伴有中枢神经系统的肿瘤,如脑或脊髓的胶质细胞瘤或髓母细胞瘤。因此也有胶质瘤息肉病综合征之称,结肠腺瘤的癌变率高,常在十几岁时已发生癌变而导致死亡。

(4)Peutz–Jeghers 综合征:又称黑色素斑–胃肠多发性息肉综合征。本病为常染色体显性遗传病,40% 患者有家族史,多为双亲与子女同胞间有同时发病的。大多见于儿童或青年发病,主要临床表现为黏膜皮肤黑色素沉着和胃肠道多发性息肉病。色素沉着主要分布在口唇、颊黏膜和手指、足趾掌面,呈褐色,黑褐色。由于本病息肉广泛,恶变率相对较低,因而一般予以对症治疗。若息肉大或有并发症出血或肠梗阻时,可外科治疗,结肠息肉可在内镜下电灼切除;大息肉可手术,分别切开肠壁摘除息肉,避免日后发生肠套叠。对本病患者,术后仍需长期随诊,因息肉可复发。

(5)Cronkhite–Canada 综合征:又称息肉病–色素沉着秃发指甲萎缩综合征。本病为获得性、非家族性的疾病。主要特点如下。整个胃肠道都有息肉;外胚层变化,如脱发、指甲营养不良和色素沉着等;无息肉病家族史;成年发病,症状以腹泻最常见,见 80% 以上病例有腹泻,排便量大,并含脂肪或肉眼血液,大多有体重减轻,其次是腹痛、厌食、乏力、性欲和味觉减退。

(6)肛裂:多有便秘史,排便时肛门有疼痛感,粪便表面有血迹,色鲜红,不与粪便相混杂,有时亦从肛门滴血,用手指按压肛门两侧,使肛门外翻,在肛门正中线前后方可见有裂缝存在,病史较长者可见到前哨痔。根据便秘、疼痛、便血三症状和肛裂、前哨痔、乳头肥大三体征等典型表现即可区分。

(7)痔:类似息肉便血,用肛镜检查或用手指压迫肛门两侧使其外翻可发现痔静脉扩张。

(8)梅克尔憩室出血:有腹痛等炎症表现,平时一般无出血,可与息肉自动脱落出血相鉴别。

(9)溃疡性结肠炎:该病见于年龄较大儿,粪便中除血液外尚有大量黏液和脓,粪便稀薄,排便次数多,并有里急后重感,纤维结肠镜检查可见黏膜充血及散在的溃疡面。

(10)痢疾、过敏性紫癜和血小板减少性紫癜:根据病史、查体及化验检查一般容易区分。

四、治疗

1. 治疗及治疗风险防范

大肠腺瘤一经发现,均应及时予以去除。根据腺瘤的大小、部位、数目,有无癌变等情况,去除的方法应有所不同。经内镜摘除腺瘤是最简便、首选的方法。内镜下介入治疗包括以下几种方法:①注射疗法(无水乙醇、硬化剂);②套扎疗法;③微波治疗法;④激光治疗法;⑤高频电切、电凝法。由于纤维结肠镜的问世和发展,与纤维结肠镜配套应用的器械的不断完善,不但可通过肠镜采取活组织检查标本,并可对 <2.0cm 直径的有蒂腺瘤进行圈套电灼切除术。

对有蒂腺瘤套摘后,需注意基底部有无出血,必要时可对基底部加做电凝止血。广基腺瘤的处理应视大小和部位区别对待。<1.0cm 的广基腺瘤癌变可能极小,可一期咬取活组织做病理检查后电灼切除。对 1.0~2.0cm 的基腺瘤,宜先做活组织检查,确定非恶性或无癌变后,一二期经内镜电灼切除。对位于距肛缘 8cm 以内 >1.0cm 的广基腺瘤可经肛管或经局部切除,整块切除肿瘤,包括四周 0.5~1.0cm 正常黏膜做整块活检,避免分块切取活检。如广基腺瘤 >2.0cm,位于距肛缘 8cm 以上的结直肠内时,要经腹做肠段切除术。对大肠多发性息肉的处理,首先应通过内镜进行活组织检查,以明确息肉的性质。如息肉确系腺瘤,那么原则上多发性腺瘤应做病变肠段的结肠部分或结肠次全切除术,除非腺瘤仅 2~3 个,分布极分散,而腺瘤又较小,可以考虑经纤维结肠镜予以电灼切除,并严密随访观察。定期复查。如腺瘤数较多,即使较小,亦仍应做结肠部分切除或结肠次全切除术,一般反对姑息性的结肠分段切除术,如息肉非肿瘤性,则无恶变危险,可暂予随访观察,定期复查,无须手术处理。

结肠息肉特别是腺瘤性息肉即属癌前病变,一且检出均应处理,原则上经内镜下切除或破坏。大多数息肉可通过内镜处理后治愈。内镜下无法切除和破坏的息肉应积极手术治疗。手术治疗原则为:①单个息肉可行切除加病检同时进行;②多发息肉或息肉较大有恶变征可经肛门肛窥肠镜进行病理活检以除外恶变;③低位或长蒂脱出息肉可用肛窥、直乙镜、套扎或经肛门直接切除;④广基或多发息肉可经腹、会阴、骶尾部行肠壁肠段部分切除;⑤高位息肉可行纤维结肠镜高频电切;⑥息肉有癌变应按肿瘤行根治性切除术。摘除或切除的腺瘤应仔细切片检查,若无癌变则无须进一步治疗。腺瘤性息肉癌变一般为高分化型,常发生于带蒂息肉的顶部,不侵及黏膜肌层。如果发现只局限在息肉表面黏膜层的癌变(原位癌),只要腺瘤已全部摘除,同样不需进一步手术治疗,但需随访观察,原则上在初次结肠镜检时,应同时将发现的全部腺瘤性息肉清除。随访适宜于 1 年内进行,以发现前次治疗遗漏的任何病变及可能出现的新病变。如随访正常,下次随访检查的间隔时间为 2~3 年。

2. 预后

结肠息肉的病情演变及转归,应根据其病理类别而定,常见几种病变的转归与预后简述如下:腺瘤,由于可能为多发性或有癌变并存,而且目前有越来越多的证据,认为随着时间的推移,在一定条件下,良性息肉样肿瘤都会发生恶变。容易发生恶变的情况如下。

(1)多发腺瘤直径>2.5cm,或手指、器械触之较硬,或充血明显,或表面有溃疡,即应考虑有癌变的可能性,而其癌变的可能性应与腺瘤性质和大小的不同而有所不同。

(2)乳头状腺瘤发生癌变的可能性颇大,被认为是癌前期病变,其恶变率一般认为在30%左右。因其临床表现为排出黏液,甚至可大量黏液排出或可发生大量黏液性腹泻,每日可达3000mL以上,而导致严重脱水、电解质紊乱、循环衰竭、酸中毒等代谢紊乱。如果不及时给予补充治疗并对腺瘤进行处理,可以造成生命危险。

(3)儿童型息肉,以儿童期多见,成年后反少见,但值得注意的是国内曾有过此种息肉恶变的个例报道。

(4)炎症性息肉、增生性息肉,除炎性息肉可能会发生癌变,尚难定论或存在可能性之外,增生性息肉临床上无症状,多是肠镜检查时偶尔发现,由于其病体小,多在0.5cm左右,常不引起身体的不适。

(5)家族性息肉病,是一种少见的遗传性息肉病。结、直肠内布满息肉状的腺瘤,癌变只是迟早而已,而且癌变常可不限于一处,为多中心,实际上部分患者就医时已经是大肠癌。

(李旭刚)

第十四节　结肠穿孔

一、流行病学

结肠粪性穿孔(SP)是一种少见的致使性急腹症,1972年,Bauer报道4例,并复习文献共25例,以后文献上陆续有病例报道。1990年,Serpell统计1984—1990年世界文献共64例,1995年,报道3例。结肠粪性穿孔的发病率不详,但根据尸体解剖发现,发病率>5%。

二、病因

慢性便秘是粪性溃疡的主要致病因素。其发病机制可能为:①结肠内的干结粪块直接压迫肠黏膜,使黏膜发生压迫性缺血坏死,进而形成溃疡乃至穿孔;②大量的粪块淤积于结肠内使肠管高度扩张,肠内压力升高并超过肠壁的毛细血管弥散压,特别是系膜缘对侧的肠壁,导致肠壁的缺血和坏死;③粪块引起的机械性肠梗阻,肠内压升高而致的直接穿孔,尤以当肠壁已有病变存在时。粪块作用使肠腔扩张,当内压高于肠壁毛细血管灌注压时,特别是对系膜缘,首先发生溃疡,随后导致穿孔。粪性穿孔多发生于乙状结肠和直肠乙状结肠交界处,因为此处易形成粪块;结肠远端横结肠中段血供较差;以及乙状结肠和直肠乙状结肠外管腔最窄,肠腔压力高达0.49~1.81kPa(5~100cmH_2O)。

三、病理

粪性溃疡有两种:①发生于梗阻病变近端的某一部位;②粪块直接压迫形成。溃疡外形常与嵌塞粪块的形状相似。溃疡深度超过黏膜,常为多发。穿孔发生于溃疡中部,呈圆形或卵圆形。组织学显示缺血性坏死和炎症反应。Grinvalsky 的描述是肠黏膜受粪块压迫变平,黏膜缺血坏死形成单发或多发的溃疡病灶,其轮廓与邻近的粪块形状相似。镜下见黏膜剥脱,组织缺血坏死和程度不等的炎症反应。上述病理特征是区别 SP 与结肠特发性穿孔的主要根据。

因为临床上两者均有便秘史,但后者的穿孔呈撕裂状,肠黏膜外翻,组织病理检查正常。

由于粪性穿孔的结肠存留大量粪块,部分患者为多发穿孔(21%),组织炎症和坏死过程并非仅限于穿孔区域,而穿孔呈开放状态,故非手术治疗难以治愈。

四、临床表现

SP 好发于老年人,腹痛一般开始于左下腹,逐渐累及全腹,排便活动往往致腹痛突然加剧,就诊时均已有腹膜炎表现。约 1/3 的患者可因肠内的大量粪块而在腹部触及包块。半数患者在腹部 X 线片有膈下游离气体,有时还可见粪块阴影和钙化粪块影。诊断性腹穿有助于了解腹膜炎的性质。SP 缺乏特异的临床表现,术前确诊率低,Serpell 统计仅为 11%。提高术前确诊率的关键在于对本病有充分的认识,Serpell 提出当老年腹膜炎患者病前有慢性便秘史,腹部可触及包块,腹部 X 线片上有膈下游离气体和粪块阴影时,应高度考虑为结肠粪性穿孔。

五、治疗

SP 一旦发生须及早手术。对穿孔结肠的处置方法,根据腹腔污染程度,患者情况等主要有 3 种:①病变段结肠切除加近端段结肠造口术;②穿孔段结肠外置造口;③穿孔修补关闭加近端段结肠造口。多数学者主张早期行穿孔段结肠外置造口术,因为术式简单安全,尤其当患者情况不佳,手术时间受限时,穿孔部位过低外置造口困难时改行穿孔修补关闭加近端段结肠造口。自 20 世纪 80 年代起,随着对本病的认识加深,趋向首选病变肠段切除加近端段结肠造口,其次为肠外置造口。Serpell 和 Guyton 比较了几种手术方式结果,发现无论是术后病死率还是并发症结果均以病变结肠切除加近端段结肠造口术为最低。Serpell 认为结肠粪性溃疡往往为多发,有时炎症和坏死病变累及一段肠管,加上近端段结肠往往充满粪块并高度扩张,故相比之下病变段结肠切除加近端段造口术能降低再次穿孔和肠瘘的发生率。此外,切除了高度扩张的结肠,对改善便秘亦有益。Guyton 强调术中要仔细检查所有的结肠其浆膜面是否完整,他发现结肠浆膜的裂伤处下面往往有粪性溃疡存在,一经发现浆膜面有裂伤应将该段肠管切除。

六、预后

本病的预后差,术后早期多死于严重的感染性中毒性休克。预后差与下列因素有关:①患者多有高龄并伴有其他内科疾病;②穿孔一旦发生后患者全身情况迅速恶化;③手术时患者均已有腹膜炎存在,病情重笃。改善本病预后的关键在于提高对该病的认识,做到早期诊断和手术。

(李旭刚)

第十五节 溃疡性结肠炎

一、发病机制

溃疡性肠炎(UC)UC 是人类 IBD 的一大类,其病因及发病机制至今仍未完全明确,目前认为 UC 的发病机制肯定比单一因果关系复杂得多,而且很有可能与易感基因,内源性或外源性的引发因素以及患者的自身调节有关。虽然我们不完全明确 UC 中宿主与环境作用的复杂机制,但是在遗传学、肠道微生态学、病因学、免疫学,以及实验动物模型等方面的研究可以增加我们对疾病发展过程的理解。

(一)遗传学基础

国外对 UC 的研究发现,UC 发病具有家族聚集性,家族聚集现象很常见,在有 UC 家族史的人群中 UC 的发病率增高。研究表明,有家族史的患者发病时间似乎比较早,82% 的家族患者其病变类型一致。首诊患者的年轻化通常和 UC 的家族史有关,并且提示在某些发病机制的领域上具有复杂性。有趣的是,在连续一代代家族患病成员中,其发病年龄越来越年轻化。

对于双胞胎的研究也给我们提供了基因参考,单卵双胞的 UC 的一致性比双卵双胞的高,这是因为单卵双胞拥有 100% 相同的基因,可是双卵双胞却只拥有一半的相同基因。在单卵双胞中表现出来的患病高度一致性论证了基因在 UC 发病机制中具有重要作用这么一个结论。然而,单卵双胞的基因并不是真正的 100% 相同的,非基因因素可能会使 UC 基因型的外显率下降。

UC 在种族中的发病率也存在差异,UC 的发病率在白种人最高,黑人稍低,亚洲人群最低。对于高加索人来说,犹太人的后代中越来越多人被发现有 UC,是非犹太人的发病率的 3~4 倍。重要的是,这个数据是经过多个不同国家及不同时间段的观察研究得来的,这表明 UC 是一个真正的基因现象而不只是环境的因素导致的。虽然不同亚群的犹太人群其 UC 发病率不一致,然而从以色列的研究报道中表明在英国出生的德系犹太人中 UC 的发病率比北非及亚洲出生的西班牙系犹太人要高。

目前很多研究的焦点在于 UC 强烈基因背景这方面,并且明确了一系列与 UC 相关的基因综合征,其中最常见的 3 个基因综合征是 Turner 综合征、Hermansky - Pudlak 综合征及糖原缺乏症 I b 型。除此以外,UC 被报道了与各种遗传性的免疫缺陷病有关系。虽然这些疾病与 UC 的临床表现不一致,但是 UC 和罕见的免疫缺陷病及先天性综合征的联系提示了共同免疫途径的基因学分析有可能帮助我们进一步理解 UC 的免疫发病机制。对人类白细胞抗原相关基因的研究发现,虽然免疫系统在 UC 的发病机制中具有中心作用,但最受瞩目却是免疫系统的调节基因。很多研究验证了 IBD 和 HLA - I、HLA II 等位基因的关系。这些研究的结果具有不确定性,但是出现一些有趣的观点,比如说,HLA - I 相关的研究显示了在日本 UC 患者体内 HLA - B_5、HLA - B_{52} 出现频率持续增加。多个 HLA - I 相关的研究统计了在日本人群中 UC 与 HLA - DR_2 的关系。相比较而言,在非日本人的 UC 的患者中 HLA - I 的相关性备受争议。有研究提示了在 UC 患者中 HLA - DR_2 的显著增高,但是其他疾病患者却没有。然而,主导日本人群溃疡性结肠患者与 HLA - DR_2 关系的 HLA - DRB1 1502 等位基因在美国的白种人中很罕见。美国一个最新的研究表明,这个等位基因只在美国很少部分 UC 患者中找到,而且在正常对照组没有一个人中发现这种基因。虽然以上数据备受争议,但是 HLA – DR$_2$ 与至少一部分的溃疡性结肠患者的真正关系确实是存在的。

(二)免疫因素

在显著的慢性肠道炎症等疾病中通常涉及免疫系统的变化。免疫系统的紊乱作为炎症及组织损伤的触发因素在 UC 的发病机制中尤为重要。人体的免疫包括体液免疫和细胞免疫、补体系统和细胞因子等多个系统组成,当前认为对 UC 有潜在致病作用的为体液免疫,细胞免疫及其他免疫系统,在此逐一阐述。

1. 体液免疫

UC 患者的血清中抗结肠上皮细胞的抗体滴度增高提示 UC 可能是免疫介导炎症反应。后来的研究报道了这些抗体与大肠埃希菌存在交互作用,提示了对普通细菌的敏感性增高可能会导致肠道损伤的自身激活。更多的研究发现了在 UC 发病机制中起作用的多种不同的抗体,对大肠埃希菌的循环抗体及其他细菌抗原的抗体都在 UC 患者中发现。在 UC 患者身上还找到牛奶蛋白的抗体及淋巴细胞毒性抗体。然而,这些研究都不能明确解释不同类型及水平的抗体滴度与疾病的临床活动性的特殊相关性。因此,这些抗体的存在可能是炎症的预兆表现而不是发病的起始情况。

在 UC 中出现循环抗体的现象很奇怪,不过对于病因学来说对潜在致病的异常黏膜抗体的确定很重要。一些研究报道了黏膜浆细胞产生了异常抗体,有 IgA、IgG 及 IgM 的改变在 UC 患者中的报道,而且在 UC 患者中还发现了 IgG$_1$ 的特异性增高。一个研究组已经成功地从 UC 的患者肠道黏膜中纯化了特异性的 IgG 抗体。这些抗体可以识别结肠细胞、胆管、皮肤、关节及眼睛共同拥有的 40kD 肽链。这些 40kD 肽链是原肌球蛋白家族的蛋白结构成员。

大部分的 UC 患者都有抵抗这些位于上皮细胞的蛋白抗体,而且最近有报道说他们可以通过单核细胞自发的产生原肌球蛋白 IgG 和 IgG$_1$ 抗体。因此,这一系列的研究可以确定 UC 的自身潜在抗原,明确对此的持续性抗体反应,而且对疾病中涉及的组织的抗原的抗原决定基进行定位。这些研究在 UC 的自身免疫发病机制中是备受争议的。然而,其他研究者没有能力检测 UC 患者中的自身抗体,在 UC 患者中真正的自身免疫是否存在也是无法检测的。

2. 细胞免疫

虽然备受争议,但是几十年的研究都支持这样的观点:UC 患者细胞免疫是有异常的。没有一个研究提供直接的证据证明原发的 T 细胞免疫缺陷及所有免疫细胞的系统性免疫异常不是继发于现有的炎症过程。

与循环的免疫细胞相比,在 IBD 黏膜水平上有微小的,可再生的异常免疫细胞。正常的情况下上皮内的 T 细胞是 CD8$^+$(抑制剂,细胞毒性剂),但是大部分固有层的 T 细胞都是 CD4$^+$(促进剂,诱导剂)。上皮层和固有层的 T 细胞都优先地表达 $\alpha\beta$T 细胞受体(TCR$\alpha\beta$),但是细胞选择性地表达 $\gamma\delta$T 细胞受体(TCR$\gamma\delta$)却不常见。而与外周血相比,黏膜免疫细胞是一个活化的免疫群体。在 IBD 固有层单核细胞显示了淋巴细胞活化抗原及免疫活化基因产物的表达增高。有报道 UC 患者的黏膜细胞当被相同剂量的 IL – 2 诱发后显得毒性偏小。总之,当前学者认为 UC 中 T 细胞独立功能被抑制了。

3. 非免疫细胞

越来越多的研究表明肠道中的非免疫细胞可以作为抗原提呈细胞,或效应细胞,可以对细胞因子做出反应,而且可以行使各种以前认为除了 T 细胞、B 细胞、单核细胞、巨噬细胞不能完成的功能。人类上皮细胞可以表达 HLA－DR 分子及具有抗原提呈细胞的功能,它可以对典型的 T 细胞因子做出反应及释放细胞因子。这些均提示 UC 患者的肠道免疫细胞可能出现异常。虽然正常黏膜的上皮细胞可以诱导 CD8$^+$T 细胞,UC 黏膜上皮细胞优先的刺激 CD4$^+$T 细胞。这提示了健康的肠道上皮细胞可能诱导或保持免疫耐受,但是在 UC 患者的黏膜中这些相同的细胞可能增生从而形成慢性炎症。而且,肠道上皮细胞的研究在控制炎症是很重要的,它在 IBD 中可能出现异常。

4. 细胞因子

细胞因子可以分为免疫调节因子及促炎症因子。免疫调节因子是 T 细胞的原始产物,它可以调节免疫系统中其他免疫细胞的作用。主要的免疫调节因子有 IL－2、IL－4、IL－10、IFN－γ。

虽然 UC 的全体免疫调节因子的状态还未明确,但是潜在的免疫介质的异常产物及反应在 UC 中已有报道。

IL－2 是 T 细胞功能的核心,在 UC 中其黏膜淋巴细胞对 IL－2 的反应又被减弱了,与对照细胞相比,克克罗恩病黏膜淋巴细胞对 IL－2 的反应增强了,血清及肠道 IL－2 水平提升的发现,这提供了附加的证据表明 IL－2 在 IBD 中扮演重要角色。其他如 IL－4、IL－10、IFN－γ 等均在黏膜免疫中发挥了不同的作用,在此不再赘述。

促炎症因子如 IL－1、IL－6、IL－8、TNF－α 是单核细胞及巨噬细胞的产物。他们是机体急性免疫反应的病理生理中心。在炎症过程中这些因子的测量水平是有所增高的。

除细胞因子外,脂质介质中的花生四烯酸、生长因子中的 TGF－α、TGF－β、IGF、FGF、黏附分子、活性氧及氮代谢产物和神经肽等也是 UC 发病过程中的炎症介质。对这些活性因子的更深入研究,可能成为日后治疗 UC 的重要手段之一。

(三)肠道微生物环境和微生态

肠道黏膜上皮层是一个由上皮细胞排列组成的单层结构,在此有大量的免疫反应细胞,并存在抗原抗体反应。通过对 IL－10 缺乏的大鼠模型中的肠道炎症改善的临床观察,我们承认环境在 UC 致病过程中有重要作用。但是关于肠道微生态的正确认识及它们如何导致疾病的发生及发展仍未明确。在此仅讨论在 UC 中微生物体及其产物,饮食及肠道防护因素在发病机制中的作用。与 UC 有关的致病源包括如下。

1. 病毒

流行病学的证据表明肛周病毒感染是将来 IBD 发病的一个危险因素。在 UC 患者身上已经明确了增高的血清抗体滴度与巨细胞病毒有关,但这个只是作为黏膜炎症反应的一种继发现象。

2. 细菌产物

目前普遍认为细菌菌落及其产物可能在 UC 的发病机制中起重要作用,这个理论最近被一些 IBD 的动物实验模型的结果验证了。炎症动物被养育在无菌及没有任何抗原的环境中,结果动物产生很少甚至没有免疫反应。细菌细胞的各种产物可以使完好无缺的微生物体产生组织以及免疫炎症,这些产物包括 PG－PS,LPS、FMLP 等。

这些细菌产物可以激活巨噬细胞,释放细胞因子,导致细胞黏附分子的过度表达,调节迟发型 T 细胞和 B 细胞的反应,触发激肽释放及补充性的瀑布反应。这些联合活动或许可以解释 UC 的病理生理过程。

3.黏液

肠道上皮细胞的黏液层是宿主抗细菌免疫反应的第一个保护线,作为这样一个重要的作用位置,我们设想黏液合成障碍可能会导致 UC 发病,这种想法在 UC 患者中已经被详细地研究了。早期的研究表明特异的黏液在 UC 患者中可能被耗竭,而后续的研究没有能够区分在 UC 及正常对照组人群中的黏膜成分的不同点。UC 患者的黏液成分可能没有缺陷,但是血凝素黏合剂的改变在 UC 患者中被发现,提示可能是细菌的黏附能力及上皮细胞的其他物质改变导致 UC。这可能导致黏液防线的崩溃从而导致 UC,或者也许是一个非特异的继发现象。

(四)饮食因素

既然 IBD 是整个肠道的慢性感染性炎症性反应,我们可以逻辑地认为饮食是发病的一个重要因素。食入的抗原是非自身的,非细菌性的肠道抗原。流行病学的数据表明精制糖、水果及蔬菜的摄入,咖啡和巧克力的食入,可能是 IBD 病因中的决定元素。现在没有证据表明某个特定的食物与 IBD 的发病有密切联系,然而临床证据表明饮食确实对肠道炎症反应有作用。饮食控制包括肠内营养支持、饮食代谢、元素饮食,以及聚合体饮食显示可以改善 UC 和 CD 患者的病情。然而,关于饮食控制可以缓解病情的途径还不清楚。研究者争论说这些饮食的低脂肪摄入可能减少花生四烯酸及类十二烷的获取与合成。另外,某些研究者相信饮食控制可以减少已经受损伤肠道的抗原负担。最后,可能这些饮食控制可以提供修复损伤肠道过程中必需的某些缺失元素。既然饮食控制可以缓解症状,而且我们成功地进一步精细调控饮食,如成功地在 CD 患者饮食中加入 ω - 3 脂肪酸,这使我们可以把焦点放在 IBD 发病机制中的食物的作用研究。

最近的研究结果使学者们对 IBD 中饮食作用的研究充满兴趣,尤其在确定了谷氨酸是肠上皮细胞的原始能源及短链脂肪酸是结肠细胞的燃料后。某些研究证明 UC 患者缺乏短链脂肪酸,补充短链脂肪酸后病情有所缓解。而且,结肠袋炎及转移性肠炎可能是,至少部分原因是因为缺乏短链脂肪酸导致的,因为补充短链脂肪酸后以上的病情都有所缓解。肠上皮细胞在结肠袋炎中同样有帮助作用。不管这些研究代表的是原始的病因性的缺陷,还是继发于慢性炎症的表现,或是不能确定。但补充特异性的饮食元素的治疗方法在一定时期内会持续是研究热点。

(五)动物模型

建立 UC 的动物模型主要可分为外源性诱导和内源性诱导及通过分子生物学手段来获得。

1.外源性诱导

结肠炎可以在大鼠和小鼠身上注射三硝基苯磺酸(TNBS)和乙醇溶液诱导。当然在不同种类的大鼠身上其易感性和抵抗性不一致。TNBS 诱导的结肠炎是一种迟发性的过敏反应,这种免疫反应主要是 T 细胞介导的,由其他的免疫细胞调节。研究者可以观察局部迟发型过敏反应的控制及肠道炎症的不同治疗方法的作用。通过对 TNBS 的不同反应,我们可以研究不同的易感因素及炎症反应的防御基因。同样,这个模型是简单的、便宜的且可重复的。

另外,一种黏膜层的急性结肠炎症的模型可以在大鼠、小鼠及仓鼠中通过口服右旋糖酐硫酸酯钠(DSS)获得。DSS 制造的模型是一种革新,它可以出现慢性结肠炎,有着特征性的炎症细胞及裂隙溃疡。DSS 诱导的慢性结肠炎模型中还可以导致结肠腺癌。导致癌症发生及增殖异常时这个模型与 CD 更相似,但是 UC 中却缺乏裂隙溃疡,淋巴细胞聚集,以及不连续的炎症反应。这个模型在研究基因易感性,口服耐药,药物筛查及增生和肿瘤与结肠炎的关系等方面很有帮助。

2. 内源性诱导

绢毛猴是一种生活在哥伦比亚热带雨林的灵长类动物,当被捕获并饲养于温带气候的时候自发产生全结肠炎。这种南美洲猴子发生的肠炎与动物的年龄有关,可以自发产生,对抗感染药物治疗有反应,在年长动物中还跟结肠腺癌有关。另外一个有趣的现象是,野生的时候猴子不产生肠炎,但是当被捕获的时候却自发产生,这是否提示神经内分泌在结肠炎发病中有作用。以上所说的是绢毛猴成为研究 UC 的很好的模型。然而,当小部分这些动物被捕获后我们很难接触它们,这限制了对这些模型的进一步研究。另外一个自发模型是 C_3H/HeJ 小鼠,这些动物更便宜,容易获得,而且容易处理,关于这些新的模型需要我们一步研究。

3. 分子生物学手段

分子生物学大发展使基因复制动物成为可能,从而产生各种新的 IBD 动物模型。UC 的动物模型也可以通过控制特异的不同免疫细胞亚群产生。小鼠 TCRα、β、βχδ 链及组织相容性蛋白 II 的突变可以导致慢性结肠炎,这强调了在肠道免疫调节中 T 细胞的中心作用。其他模型通过选择性地减少或灭活细胞因子基因而建立的。IL - 2 缺乏的小鼠产生类似人类 UC 的结肠炎。其他最新的动物模型包括 Ga_2 和角蛋白 8 缺乏的小鼠,以及钙黏蛋白缺陷的转导的小鼠。以上所有模型均产生肠道炎症,显示免疫及非免疫作用如何最终导致 IBD。

二、病理学特点

大肠溃疡性结肠炎是一种可能属于免疫病理机制和遗传有关的不明原因的非特异性直肠、结肠黏膜及黏膜下层的炎症。溃疡性结肠炎特点在于溃疡形成,但在慢性病程发展中,结肠黏膜只有炎症性改变,而不形成肉眼上可见的溃疡病变,或溃疡愈合只遗留下肉眼上的炎症性病变。不论其有无溃疡,主要病变均集中在黏膜层,少数达黏膜下层,更少的严重病例,炎症可累及肌层甚至浆膜层。

病变分布主要在直乙状结肠,累及直 - 乙状结肠的病例,据统计可达 98%。溃疡性结肠炎病理漫长,常反复发作,见于任何年龄,但 20 ~ 30 岁患者最多见。主要有两种溃疡性结肠炎分类法,即按病情轻重分类和按病程经过分类。

按溃疡性结肠炎病情轻重可分为 3 级。

1. 轻度

此型最常见,通常仅累及结肠的远端部分,病情轻,腹泻每日少于 4 次,腹痛、便血轻或少;见,缺乏全身症状和体征。

2. 中度

介于轻度与重度之间,起病突然,腹泻每日 4 ~ 5 次,为稀便和血便,腹痛较重,有低热、体重减轻、食欲缺乏,可有肠道外表现。

3. 重度

起病急骤,有明显腹泻、便血,有持续的严重腹痛,可出现低血压,甚至休克。

按溃疡性结肠炎病程经过可分为以下 4 型。

1. 初发型

初发型指无既往病史而为首次发作,病情轻重不等,可转为其他类型。

2. 慢性复发型

临床最多见,病变范围小,症状较轻,往往有缓解期,但易复发,预后好,多数对水杨酸、柳氮磺胺吡啶治疗有效。

3. 慢性持续性

病变范围广,首次发作后可持续有程度不等的腹泻、便血,常持续 6 个月以上,可有急性发作。

4. 急性暴发型

少见,起病急骤,局部和全身症状严重,常有高热、水样泻、急性结肠扩张,易发生下消化道大出血及其他并发症和肠穿孔。暴发型病例急需用皮质激素、输血等治疗,预后差,有些溃疡性结肠炎病例如不及时治疗,往往可在 2 周内死亡。

(一)病理变化

1. 病理特点

(1)受累结肠黏膜呈现多发性浅表溃疡,伴有充血、水肿;病变多由直肠起始,往往累及结肠,呈弥散性分布。

(2)肠黏膜外观粗糙不平,呈现细颗粒状,组织脆弱易于出血,或可覆盖有脓性分泌物,似一层白苔附着。

(3)结肠袋往往变平或变钝,以至消失,有时可见到多个大小不等的假息肉。

(4)结肠黏膜活检病理变化呈现炎性反应,同时常可见黏膜糜烂,隐窝脓肿,结肠腺体排列异常及上皮改变。

2. 大体形态

溃疡性结肠炎是以黏膜为主的炎症,其并发症较克克罗恩病少,因此溃疡性结肠炎因并发症手术切除的标本没有克克罗恩病多,浆膜层一般完整,外观光滑、光泽、血管充血、肠管缩短,以远端结肠和直肠最明显,一般见不到纤维组织增生,肠管黏膜表面有颗粒感,质脆,广泛充血和出血,有多个浅表性溃疡,沿结肠带呈线状分布或呈斑块状分布,严重者可见黏膜大片剥脱,甚至暴露出肌层,黏膜病变呈连续性,从直肠或乙状结肠开始,常常远段重,近段轻;左半结肠重,右半结肠轻,黏膜表面还可见许多大小不等、形态各异的炎性息肉,以结肠多见,直肠则较少见,有时可见炎性息肉相互粘连而形成的黏膜桥。①炎症活动期:黏膜皱襞消失,呈剥脱状,黏膜充血、水肿,黏膜脆性增加易出血,黏膜炎性渗出物增多,血管走向不清,黏膜附有白色透明或黄色黏液,严重者呈脓性状黏液,黏膜腐烂或有大小不等的多形性浅溃疡形成。溃疡之间黏膜可因水肿、炎症形成假息肉;②炎症缓解静止期:黏膜苍白、粗糙有颗粒感,肠壁增厚,肠腔狭窄或缩短,有的因炎性增生,腺体增生,而形成息肉改变。

3. 组织病理

本病的病变主要在直肠和乙状结肠,也可延伸到降结肠和整个直肠。病变之初是肠腺基底部出现隐窝炎,隐窝部损伤,多形核白细胞侵入而形成隐窝脓肿,结肠黏膜水肿、充血、出血等病变,随着炎症与坏死的过程扩大而形成溃疡。溃疡先沿直肠纵轴发展,继而融合成为广泛不规则的大片溃疡,严重者几无完整的结肠黏膜、黏膜有炎性渗出物覆盖,炎症反应为非特异性,组织病理检查可见肠腺隐窝糜烂和溃疡边缘炎细胞浸润,以淋巴细胞和浆细胞为主,唯在急性发作期和有继发感染时可见大量中性粒细胞,病变肠壁血管常有血栓形成。溃疡穿孔所引起的腹膜炎、结肠或直肠周围脓肿、瘘管形成、炎性息肉及癌变为主要并发症。溃疡愈合时大量瘢痕形成可导致结肠短缩及肠腔狭窄。由于病期不同,组织病理所见也不一样。①活动期病理组织所见:在固有膜内弥散性淋巴细胞、浆细胞、单核细胞等细胞浸润的基础上,有大量中性粒细胞浸润于固有膜、隐窝上皮(隐窝炎)、隐窝内(隐窝脓肿)及表面上皮。隐窝脓肿融合溃破形成溃疡。同时还有大量淋巴细胞、浆细胞浸润,腺上皮间中性粒细胞浸润,杯状细胞减少。由于结肠病变一般限于黏膜与黏膜下层,很少深入肌层,因此并发结肠穿孔、瘘管或周围脓肿少见。少数暴发型或重症患者病变涉及结肠全层,可发生中毒性巨结肠,常并发急性穿孔;②静止期病理组织观察:肠腺细胞排列不规则,隐窝数减少,既有瘢痕组织,又有基底膜增厚。杯状细胞增多。黏膜下层纤维化加重,可见淋巴管扩张。固有膜层白细胞浸润明显或大淋巴滤泡出现。此外,有学者认为腺体萎缩或变形,对静止期患者更具有诊断意义。

(二)内镜下的病理表现

1.急性期表现

①轻度:黏膜充血、水肿、分泌物增多,有密集分布的小出血点,并见散在渗血及出血。②中度:黏膜充血,水肿明显;③重度:黏膜出血,水肿更显著,病变部位几乎无正常黏膜,黏膜呈粗细不等的颗粒状及假性息肉。

2.慢性期表现

①活动期:可见正常黏膜结构消失,肠壁僵硬,肠腔狭窄呈管状,有炎性息肉或溃疡;②静止期:黏膜炎症轻,苍白、出血少,正常结构消失,显得干燥粗糙。

(三)内镜分级标准

根据改进的 Baron 内镜下 UC 活动度分级标准来记录:①0 级为黏膜正常;②Ⅰ级为黏膜充血,血管模糊;③Ⅱ级为黏膜有接触性出血;④Ⅲ级为黏膜有自发性出血;⑤Ⅳ级为黏膜可见大小不等的溃疡。

(四)病理组织学分级标准

①0 级:黏膜固有层无中性粒细胞浸润;②Ⅰ级:黏膜固有层有少量中性粒细胞(<10 个/高倍视野)浸润,累及少量隐窝;③Ⅱ级:黏膜固有层有多量中性粒细胞(10~50 个/高倍视野)浸润,累及 50% 以上隐窝;④Ⅲ级:黏膜固有层有大量中性粒细胞(>50 个/高倍视野)浸润,伴隐窝脓肿;⑤Ⅳ级:固有层明显急性炎症伴溃疡形成。

(五)乙状结肠炎

由于乙状结肠炎的治疗的时间周期比较长,容易反复,会令很多患者丧失信心而放弃治疗,因此,建议患者要坚持治疗。乙状结肠炎是溃疡性结肠炎的别称(通常用于黏膜无溃疡者),病因迄今未彻底阐明,病变可累及整个结肠和直肠,但以乙状结肠最多见。肠镜检查可见黏膜充血,水肿,呈颗粒状,有小出血点。多数有形态不整、大小不一、深浅不等的糜烂和溃疡(少数亦可只有糜烂而无溃疡)。乙状结肠炎可分慢性型(95%)和急性暴发型(5%)两种。

(六)溃疡性直肠炎

溃疡性直肠炎一般在临床上表现为直肠功能紊乱。如果病变轻,可只有间歇性的直肠小量出血,常被误认为痔出血。有些患者表现为便秘,是炎症的直肠痉挛所致。左下腹痛、便秘和排少量血便是溃疡性直肠炎的典型表现。有时溃疡性直肠炎并不便血,而只是排便次数增多,且多发生在早上,要排 2~3 次不成形软便,而在 1d 的其余时间则与正常人一样。本病并不发生大出血,亦可有结肠外的表现,但极少见,病程呈间歇发作,不易治愈,即使时间很长,也不发生恶变。直肠炎一般分为3度:①Ⅰ度,偶见便血,黏膜水肿,排便不规则,稀便或便秘;②Ⅱ度,常见便血,黏膜肥厚、直肠狭窄,排便困难,尚可用药物缓解;③Ⅲ度,全血便、溃疡或瘘管形成,直肠狭窄,排便严重困难,甚至梗阻。

三、诊断与鉴别诊断

UC病变特点为连续弥散性结肠黏膜与黏膜下层炎症。病变始于直肠,向近端蔓延,可累及整个结肠甚至末端回肠,主要临床表现为直肠出血、腹泻、腹痛、体重减轻与发热。少数患者有关节炎、脊柱炎、结节性红斑等肠外表现。病情轻重不一,可发生于任何年龄,多见于青壮年,男女发生率无显著差异。UC诊断方法是基于临床、内镜、病理组织学、影像学改变及外科手术所见共同做出判断的,结合实验室指标可对疾病活动性进行评估。

(一)临床表现

1. 消化系统表现

(1)黏液脓血便:是UC最常见的临床症状,急性期常常表现为血性腹泻,可带黏液或脓性分泌物。腹泻程度轻重不一,轻者每天排便3~4次,或腹泻便秘交替出现,重者排便频繁,可每1~2h1次,甚至出现大便失禁,部分患者可有夜间腹泻和(或)餐后腹泻。大肠黏膜的广泛损伤、血管充血、糜烂和黏膜剥脱是便血的病理基础。黏液便是由于黏膜炎性分泌增加所致。

脓血便是病变黏膜坏死组织、炎性分泌物与血液和(或)粪便混合而成。

(2)腹痛:多位于左下腹或下腹部,性质常为阵发性痉挛性绞痛,伴肠鸣、便意,便后疼痛可暂缓解,有腹痛便意-便后缓解的规律。病变间歇期可无腹痛或仅有腹部不适。出现持续性腹痛、腹胀及肠鸣减弱时,应警惕中毒性巨结肠的发生。

(3)里急后重:当活动性炎症累及肛门、直肠、乙状结肠时,可导致排便紧迫感和排便时痉挛样痛。

(4)腹部包块:在UC中较少见。当炎症累及乙状结肠时,偶在体型消瘦的患者中可触及左下腹包块。

2. 全身表现

UC患者可出现体重减轻、虚弱、乏力和某些特殊营养素缺乏的营养不良表现。急性期患者可有发热,重症患者可出现全身毒血症,水、电解质、酸碱平衡紊乱。

3. 肠外表现

结节性红斑坏疽性脓皮病、眼部病变(葡萄膜炎和虹膜炎)、关节病变(关节痛和关节炎)、骶髂关节炎、原发性硬化性胆管炎(PSC)、胆石症和(肉芽肿性)肝炎均可见于UC患者。总体来说,UC肠外表现发生率要低于CD。但PSC在UC患者中则比在CD患者中更常见,临床上常发生发热和黄疸,本病发生于UC的严重程度和病程无关。不同的诊断标准得到的发病率相差很大。有临床意义疾病的发病率占2%~8%。

(二)内镜检查

1. 结肠镜

结肠镜对UC的诊断具有重要价值。主要为累及大肠的连续性、弥散性病变,部分可累及回肠末端(倒灌性回肠炎)。25%~55%的患者病变局限于直肠,50%~70%的患者左半结肠受累(以脾曲为界)。典型UC肠镜下表现:①活动期。结肠镜下弥散性充血、水肿,血管纹理紊乱、模糊,可见黏膜粗糙呈细颗粒状,呈"湿砂纸样"改变。随着病变的进展,在黏膜炎症基础上可形成小的溃疡、自发黏膜出血,病变黏膜表面可披覆脓性或血性分泌物,溃疡周围黏膜明显充血、水肿、糜烂;②缓解期。以黏膜萎缩和炎症性假息肉为特征。病变反复发作可出现肠壁增厚、结肠袋变浅变钝或消失、肠腔狭窄、假息肉及黏膜桥形成,甚至可发生癌变;③急性暴发型 UC。结肠镜所见为病变常累及全结肠,肠腔扩大,正常形态消失;黏膜明显充血、糜烂、出血、溃疡形成,并有大量黏膜剥离,形成假膜样结构,可引起中毒性巨结肠。中毒性巨结肠黏膜呈弥散性持续性糜烂和溃疡,因易引起肠穿孔或肠出血,一般不主张行结肠镜检查。

2. 染色内镜

染色内镜对于初发的 UC 患者的诊断并无帮助,但对病程较长的患者在发现癌前病变和肿瘤病灶很有意义。常规肠镜检查中容易漏掉的浅表凹陷型癌或癌前病变则可通过染色黏膜的方法发现病灶。目前主要有两种技术:靶向染色及全大肠染色,两者在发现病灶上的价值孰优孰劣仍有争议。

(三)病理组织学检查

UC 患者的黏膜活检及手术切除标本的组织学改变均主要表现为炎性黏膜弥散的、局限于黏膜的慢性炎性细胞浸润,主要特点是隐窝的浸润,特别是中性粒细胞浸润;杯状细胞黏液分泌减少,隐窝炎/隐窝脓肿,以及隐窝结构破坏均是 UC 的典型病理表现。如为肠镜检查多点活检的炎症布局提示为连续性病变。但在活动期和缓解期黏膜的病理表现有所不同。活动期表现:①固有膜内以淋巴细胞和浆细胞为主,伴多量嗜中性粒细胞和嗜酸粒细胞等炎性细胞浸润,以黏膜下层 2/3 处炎性细胞更为密集,但病变表浅,主要累及黏膜及黏膜下层;②隐窝上皮间可见嗜中性粒细胞浸润,进而发生隐窝上皮局灶性坏死。严重时,隐窝内嗜中性粒细胞及坏死细胞碎片聚集形成小脓肿,称为隐窝脓肿;③隐窝脓肿融合引起黏膜糜烂或溃疡形成;④隐窝上皮增生、杯状细胞减少;⑤黏膜及黏膜下层血管高度扩张瘀血,固有膜小血管壁内可见纤维素样坏死和中性粒细胞浸润。缓解期表现:①结肠腺体数目减少,剩余肠腺腺体缩短,腺体底部与黏膜肌层之间出现空隙;②腺体分支、出芽,常见潘氏细胞化生;③黏膜结构变形,腺体排列紊乱,黏膜表面不规则。隐窝大小、形态不规则、排列紊乱;④固有膜内慢性炎性细胞轻度增多,黏膜下层可发生纤维化。

(四)影像学检查

1. 钡剂灌肠检查

早期可见结肠黏膜紊乱肠壁痉挛或溃疡引致的肠管边缘呈锯齿状或毛刺状改变及肠壁多发小充盈缺损;晚期可见结肠袋囊消失、肠壁僵直、肠管缩短呈铅管样,如有息肉样增生则可致充盈缺损。

2. CT 检查

UC 在 CT 上有以下表现:①肠病轻度增厚,常 <10mm,外形大多光滑,少数可见不规则,肠腔少狭窄;②在结肠轴位像上,有时可见黏膜下的低密度区位于增厚的结肠壁内、外层之间,形成环状密度改变、似花结或靶征;③螺旋 CT 图像上病变肠管黏膜面的浅小溃疡和小炎性息肉表现为黏膜面凹凸不平的锯齿状改变;④肠系膜和直肠周围间隙的脂肪浸润和纤维化,亦可显示肠瘘、肠周脓肿等并发症;⑤CT 仿真式内镜成像(CTVE),可显示肠管形态变化及黏膜面改变。

CT 能较好地估计肠壁增厚及其规律性,并且能对 UC 的并发症做出较客观的评价。但有时单凭 CT 图像难以与肠道其他疾病如克克罗恩病、肠结核、肠道肿瘤等相鉴别。

3. 经腹超声检查

随着超声检查技术信号的加强及分辨率的快速提高,使其成为一种越来越重要的诊断 IBD 的工具。在欧洲该项技术是消化科医师培训计划中的必需部分。受训良好的医师加上高分辨率的仪器可以准确地发现小肠和结肠的炎症性病变,以及测定肠壁的直径和血流情况。

而病变肠壁的直径及血流是帮助判断疾病处于静止、轻度、中度、还是重度的良好指标,并可通过半定量观察肠壁血流情况预测疾病的复发。但目前超声显像在诊断 UC 仍逊于内镜及钡剂灌肠检查,临床应用仍有待于设备及技术的进一步改进。

(五)实验室检查

迄今为止 UC 没有特异的实验室检查诊断标准,实验室检查的主要价值在于排除感染性肠炎,确定活动性炎症的存在和活动程度,便于指导治疗方案的制订、疗效评估和判断预后等。

1. 血液检查

活动期 UC 患者常出现白细胞、血小板、急性反应性蛋白(如 C 反应蛋白,CRP/高敏 C 反应蛋白,HSCRP),以及红细胞沉降率(ESR)增加。贫血较常见,主要由于失血和缺铁引起。

UC 患者由于血小板升高、血浆第 V、VII、VIII 凝血因子活性增加及纤维蛋白原增加而存在高凝状态,易出现血栓性栓塞现象。

2. 粪便检查

肉眼即常可见血、脓和黏液。涂片可见红、白细胞。需行病原体,包括细菌、真菌、病毒、寄生虫及其虫卵检测,以排除感染性肠炎。而粪便中钙卫蛋白由于可稳定反映由中性粒细胞介导的肠道炎症程度,可用于区分 IBD 和 IBS,并反映疾病的活动性。

3. 血清标志物检测

抗中性粒细胞胞质抗体(pANCA)对诊断 UC 有高特异性,有研究报道 pANCA 用于诊断 UC 的敏感性及特异性分别达73%和81%。抗酿酒酵母抗体(ASCA)、大肠埃希菌外膜孔蛋白 C 抗体(OmpC)、鞭毛蛋白抗体(CBir1)、I_2 抗体及最近发现的一些新的抗微生物多糖抗体在 UC 中的阳性率极低,而在 CD 中呈现不同程度的阳性,可用于帮助 UC 与 CD 的鉴别。亦有报道认为这些新的血清标志物可能对预测 IBD 的疾病行为及预后有意义。

(六)诊断

1. 我国炎症性肠病协作组提出了对我国炎症性肠病诊断治疗规范的共识意见可作为临床工作中采用规范程序对 CD 进行诊断的依据,诊断标准如下。

(1)临床表现:有持续或反复发作的腹泻、黏液脓血便伴腹痛、里急后重和不同程度的全身症状。病程多在 4~6 周或以上。可有关节、皮肤、眼、口及肝胆等肠外表现。

(2)结肠镜检查:病变多从直肠开始,呈连续性、弥散性分布。表现:①黏膜血管纹理模糊、紊乱或消失、充血、水肿、质脆、出血、脓性分泌物附着,亦常见黏膜粗糙,呈细颗粒状;②病变明显处可见弥散性、多发性糜烂或溃疡;③缓解期患者可见结肠袋囊变浅、变钝或消失,假息肉及桥形黏膜等。

(3)钡剂灌肠检查:主要改变:①黏膜粗乱和(或)颗粒样改变;②肠管边缘呈锯齿状或毛刺样,肠壁有多发性小充盈缺损;③肠管短缩,袋囊消失呈铅管样。

(4)黏膜组织学检查:活动期和缓解期有不同表现。活动期:①固有膜内有弥散性慢性炎性细胞、中性粒细胞、嗜酸粒细胞浸润;②隐窝有急性炎性细胞浸润,尤其是上皮细胞间有中性粒细胞浸润及隐窝炎,甚至形成隐窝脓肿,脓肿可溃入固有膜;③隐窝上皮增生,杯状细胞减少;④可见黏膜表层糜烂、溃疡形成和肉芽组织增生。缓解期:①中性粒细胞消失,慢性炎性细胞减少;②隐窝大小、形态不规则,排列紊乱;③腺上皮与黏膜肌层间隙增宽;④潘氏细胞化生。

(5)手术切除标本病理检查:肉眼及组织学上可见上述 UC 特点。

在排除细菌性痢疾、阿米巴痢疾、慢性血吸虫病、肠结核等感染性结肠炎及结肠 CD、缺血性结肠炎、放射性结肠炎等疾病基础上,可按下列标准诊断。①具有上述典型临床表现者为临床疑诊,安排进一步检查;②同时具备上述第 1、2、3 项中之任何 1 项,可拟诊为本病;③如再加上第 4 或第 5 项中病理检查的特征性表现,则可确诊;④初发病例、临床表现和结肠镜改变均不典型者,暂不诊断为 UC,但需随访 3～6 个月,观察发作情况;⑤结肠镜检查发现的轻度慢性直、乙状结肠炎不能与 UC 等同,应观察病情变化,认真寻找病因。

2. UC 完整的诊断包括疾病的临床类型、严重程度、病变范围、病情分期、肠外表现及并发症。

(1)临床类型:按病程经过分为初发型、慢性复发型、慢性持续型和急性暴发型 4 个类型。

1)初发型:无既往病史,首次发作者。

2)慢性复发型:最多见,治疗后常有长短不等的缓解期。

3)慢性持续型:首次发作后常持续有轻重不等的临床症状,症状可持续 6 个月以上。

4)急性暴发型:最少见,起病急骤,症状严重,伴全身中毒症状,易发生大出血、肠穿孔、中毒性巨结肠等并发症。

以上各型除暴发型外可互相转化。

(2)严重程度:通常采用 Truelove 和 Witts 的分度方法,可分为轻度、中度和重度。

1)轻度:腹泻每日 4 次以下,便血轻或无,无发热、脉搏加快或贫血,红细胞沉降率正常。

2)中度:介于轻、重度之间。

3)重度:腹泻每日 6 次以上,明显黏液血便,体温 > 37.5℃,脉搏 > 90/min,血红蛋白 < 75g/L。

4)临床缓解:大便 1～2 次/天,无血便,无发热及心动过速,血红蛋白及红细胞沉降率恢复正常。

(3)病变范围:可分为直肠、直乙状结肠、左半结肠(脾曲以远)、广泛结肠(脾曲以近)、全结肠。

(4)病情分期:可分为活动期和缓解期。采用 Southerland 疾病活动指数(Southerland DAI)可较为简便且客观地进行病情分期的判断。

(5)肠外表现:可有关节、皮肤、眼、肝胆系统受累。

(6)并发症:UC 可并发消化道大出血、肠穿孔、中毒性巨结肠和癌变等。

四、治疗

(一)溃疡性结肠炎处理的原则性意见

1. 确定溃疡性结肠炎的诊断

从国情出发,强调认真排除各种"有因可查"的结肠炎;对疑诊病例,可按本病治疗,进一步随诊,但建议先不用糖皮质激素。

2. 掌握好分级、分期、分段治疗的原则

如诊断标准所示,分级指疾病的严重度,采用不同药物和不同治疗方法;分期指疾病的活动期、缓解期,活动期以控制炎症及缓解症状为主要目标,而缓解期应继续维持缓解,预防复发;分段治疗指确定病变范围,以选择不同给药方法。远段结肠炎可用局部治疗,广泛性及全结肠炎或有肠外症状者则以系统性治疗为主。溃疡性直肠炎治疗原则和方法与远段结肠炎相同,局部治疗更为重要,优于口服用药。

3. 参考病程和过去治疗情况

以确定治疗药物、方法及疗程,尽早控制发作,防止复发。

4. 注意疾病并发症

以便估计预后,确定治疗终点和选择内、外科治疗方法。注意药物治疗过程中的不良反应,随时调整治疗。

5. 判断金身情况

以便评估预后及生活质量。

6. 综合性、个体化的处理原则

综合性、个体化的处理原则包括营养支持、心理和对症处理;内、外科医师共同会诊以确定内科治疗的限度与进一步处理的方法。

(二)内科治疗

活动期的目标是尽快控制炎症,缓解症状,缓解期应继续维持治疗,预防复发。

1. 活动期的处理

(1)轻度溃疡性结肠炎:可选用柳氮磺胺吡啶(SASP)制剂,每日 3~4g,分次日服;或用相当剂量的 5-氨基水杨酸(5-ASA)制剂。其剂量基于 5-ASA 克分子含量计算,SASP 1g 相当于美沙拉嗪 0.4g,巴沙拉嗪 1g 相当于美沙拉嗪 0.36g,奥沙拉嗪 1g 相当于美沙拉嗪 1g。病变分布于远段结肠者可酌用 SASP 或 5-ASA 栓剂 0.5~1g,每日 2 次、5-ASA 灌肠液 1~2g 或氢化可的松琥珀酸钠盐灌肠液 100~200mg,每晚 1 次保留灌肠,有条件者可用布地奈德 2mg,保留灌肠,每晚 1 次,亦可用中药保留灌肠。

(2)中度溃疡性结肠炎:可用上述剂量水杨酸类制剂治疗,反应不佳者可酌情加量或改口服糖皮质激素,常用泼尼松(强的松)30~40mg/d,分次口服。

(3)重度溃疡性结肠炎:一般病变范围较广,病情发展较快,需及时处理,给药剂量要足,治疗方法:①如患者尚未口服糖皮质激素,可口服泼尼松或泼尼松龙 40~60mg/d,观察 7~10d,亦可直接静脉给药;已使用糖皮质激素者,应静脉滴注氢化可的松 300mg/d 或甲泼尼龙 48mg/d;②肠外应用广谱抗生素控制肠道继发感染,如硝基咪唑、喹诺酮类制剂、氨苄西林或头孢类抗生素等;③应使患者卧床休息,适当输液、补充电解质,以防水、电解质平衡紊乱。④便血量大、Hb<90g/L 和持续出血不止者应考虑输血;⑤营养不良、病情较重者可予以要素饮食,病情严重者应予以肠外营养;⑥静脉糖皮质激素使用 7~10d 无效者可考虑予环孢素 A 2~4mg/(kg·d)静脉滴注 7~10d;由于药物的免疫抑制作用、肾脏毒性作用及其他不良反应,应严格监测血药浓度。因此,从医院监测条件综合考虑,主张该方法在少数医学中心使用;顽固性溃疡性结肠炎亦可考虑其他免疫抑制药,如硫唑嘌呤(AZA)、6-硫基嘌呤(6-MP)等。

剂量和用法:早期复发、激素治疗无效或激素依赖者需加用 AZA 1.5~2.5mg/(kg·d)或 6-MP 0.75~1.5mg/(kg·d)。不能耐受者可改为甲氨蝶呤(MTX)每周 15~25mg 肌内注射,或参考药典和教科书。这类药物起效缓慢,有发生骨髓抑制等严重不良反应的危险,使用时应密切监测;⑦上述治疗无效者在条件允许单位可采用白细胞洗脱疗法;⑧如上述药物疗效不佳时,应及时请内、外科会诊,确定结肠切除手术的时机和方式;⑨慎用解痉药和止泻药,以避免诱发中毒性巨结肠。密切监测患者生命体征和腹部体征变化,尽早发现和处理并发症。

2.缓解期的治疗

除初发病例、轻症远段结肠炎患者症状完全缓解后,可停药观察外,所有患者完全缓解后均应继续维持治疗。维持治疗的时间尚无定论,可能是 3～5 年甚至终身用药,诱导缓解后 6 个月内复发者也应维持治疗。目前已公认糖皮质激素无维持治疗的效果,在症状缓解后应逐渐减量,过渡到用氨基水杨酸维持治疗。SASP 的维持治疗剂量一般为控制发作之半,多用 2～3/d,并同时予叶酸口服(英夫利者)。亦可用与诱导缓解相同剂量的 5ASA 类药物。6 - MP 或 AZA 等用于上述药物不能维持或对糖皮质激素依赖者。

3.其他治疗

5 - ASA 和免疫抑制药均无效者,应考虑应用新型生物治疗剂,如 TNFα 单罗恩抗体(英夫利昔)。亦可用益生菌维持治疗。中药方剂中不乏抗感染、止泻、黏膜保护、抑制免疫反应等多种药物,作为替换治疗的重要组成部分,可以辨证施治,适当选用,多种中药灌肠制剂也有一定的疗效,但需进一步按现代医学的原理进行科学总结。治疗中应注重对患者的教育,以便提高治疗的依从性、早期识别疾病发作的定期随访。

(李旭刚)

第十六节　肠　瘘

肠瘘(intestinal fistula)是指肠道与其他器官、腹腔或体表之间存在异常的通道。当肠道与其他空腔脏器或肠段相通时称为内瘘,如胃结肠瘘、肠膀胱瘘、直肠阴道瘘等;相反,当肠瘘穿破腹壁与体表相通时称为外瘘,如小肠瘘、结肠瘘。内瘘的症状及治疗因涉及器官的不同有很大差异,本节主要讲述肠外瘘的诊断与防治。肠瘘是外科常见病症,近年来,随着手术技巧、抗感染治疗、营养支持、重症监护及瘘口处理等方面的进展,肠瘘的发生率、病死率都有一定程度的下降。

一、病因

大多数肠瘘为医源性,常见于腹部手术后,也可出现在创伤、炎症及感染等疾病中。

1.外科手术

胃肠道吻合口漏、术中肠道损伤、术后感染破溃。

2.其他医源性

放射治疗、介入治疗、内镜检查。

3.腹部外伤

肠道损伤。

4.炎症

Crohn 病、肠结核、急性胰腺炎。

二、病理生理

1. 水、电解质、酸碱平衡紊乱

成年人每日胃肠液分泌约 8000mL，内含大量电解质成分，肠外瘘时液体丢失到体外，引致电解质及酸碱平衡紊乱；十二指肠和空肠上段的高位肠瘘，由于失去了回肠、结肠的重吸收作用，液体丧失量大，可引起脱水、低血容量与周围循环衰竭，甚至休克。

2. 感染

大多数肠瘘病程中均伴有局限性或弥散性腹膜炎，并发脓肿。患者表现为局部或全身感染、中毒症状，可并发急性呼吸衰竭、肾衰竭等，甚至出现败血症、休克，导致死亡。

3. 营养不良

正常情况下，胃肠分泌液中蛋白质被重吸收利用。肠瘘时大量蛋白质和消化酶丢失，加之机体因感染等原因处于高分解代谢状态，可造成负氮平衡，迅速出现体重减轻、贫血、低蛋白血症等，甚至出现恶病质。

4. 瘘口周围皮肤溃烂

含有大量消化酶类的胃肠液外漏，长时间腐蚀瘘口周围皮肤，可引起溃烂，并继发感染和出血。

三、临床表现

肠瘘的临床表现与瘘发生部位相关，十二指肠瘘流出物含有胆汁及胰液，空肠瘘多流出黄色蛋花样液，低位小肠及结肠瘘时流出物为粪样；腹壁瘘口可仅有一个，也可多个，瘘口周围皮肤常有糜烂；瘘口位置高、瘘口直径大、瘘口远端有梗阻者，流出液量较多；较小的肠外瘘可仅表现为经久不愈的感染性窦道，窦道口间歇性有肠内容物或气体排出。

肠瘘发生早期，腐蚀性肠液流入腹腔，刺激腹膜引起腹膜炎，同时毒素经腹膜迅速吸收入血，导致全身炎症反应综合征（systemic inflammatory response syndrome，SIRS）和急性呼吸窘迫综合征（acute respiratory distress syndrome，ARDS）。目前认为，ARDS 是高位肠瘘的最常见表现。因此，腹部手术后患者出现腹膜炎症状、不明原因发热和 ARDS 时，应考虑肠瘘的可能。肠瘘发生时，由于大量消化液丢失，患者可出现明显的水、电解质及酸碱平衡紊乱，分解代谢增强，引发负氮平衡和低蛋白血症。较小的肠外瘘可仅表现为经久不愈的感染性瘘管，于瘘管口间隙性地排出肠内容物或气体。

四、诊断

腹部手术、腹部创伤或腹腔内感染的患者，如全身性炎症反应持续存在或再次出现，并伴有腹膜炎体征，那么腹腔引流液量和（或）质的任何变化都提示肠瘘发生的可能。此时一旦观察到腹部刀口或引流口有胆汁、肠液或粪样液体流出，即可诊断为肠瘘。口服染料试验（如亚甲蓝）等观察是否从瘘口排出，可用于肠瘘确诊，亦有助于推测瘘发生部位与内瘘口大小；但对于较小的渗漏，该试验敏感性较低。因此，即使试验结果阴性仍不能排除肠瘘存在，可行腹部超声检查了解腹腔内有无积液或脓肿形成。瘘管造影、消化道碘水造影及腹部 CT 检查是目前最常用和有效的检查方法，可以明确瘘的诊断、类型、部位、走行，以及肠管连续性、有无梗阻、有无脓肿等，从而为治疗提供帮助。超声瘘管造影的诊断价值甚至优于单纯瘘管造影，能够同时观察到腹腔内及邻近肠段的情况。此外，瘘镜、内镜的运用为肠瘘客观全面的诊断提供了新的选择。

五、治疗

肠瘘的治疗原则包括：及时评估患者的一般情况、营养状况及外科情况，纠正水、电解质、酸碱失衡，建立营养支持，获得瘘的影像学资料，控制和减少瘘的流出量，预防和治疗瘘周皮肤的并发症，预防和治疗全身代谢紊乱及脓毒症等。

1. 控制感染和全身炎症反应综合征

目前研究发现，肠瘘患者多死于腹腔脓肿及其引发的全身炎症反应综合征。因此，如何通畅引流、控制脓毒症是预后的关键。一般首先在超声或 CT 的引导下经皮穿刺、置管引流，可采用双套管或附加持续灌洗确保通畅；对于无法控制的腹膜炎和严重的肠源性脓毒症，需剖腹行脓肿引流术、胃肠造口术予以控制。

2. 营养支持

营养支持是治疗肠瘘的主要措施，包括肠内及肠外营养，可根据瘘的具体情况及病期合理选择。营养支持能够方便地补充水、电解质及其他营养物质，从而纠正内环境紊乱及负氮平衡状态；肠外营养可减少消化液分泌量，进而减少瘘口流出量，利于感染控制和瘘口愈合；营养支持还有助于改善营养状况，创造手术条件，等待最佳手术时机，提高手术成功率。

3. 手术治疗

手术治疗的原则包括：恢复肠管的连续性、尽可能切除瘘，做到准确切除、精细吻合和正确引流。手术方式包括为控制感染、减少漏出量而施行的辅助性手术和为消除肠瘘而施行的确定性手术。其中，前者可根据患者病情随时实施，而后者需静待腹腔感染控制、患者营养状况改善后方可进行，多在瘘发生 3 个月以后。具体方式应包括：粘连松解、脓肿引流、梗阻解除、瘘管切除，使用健康、血供良好的肠管吻合修复或重建消化道。

（赖　莉）

第十七节　肠结核

肠结核是结核杆菌侵犯肠壁引起的慢性特异性感染，临床上常有腹痛及腹部压痛、排便异常、腹部肿块和结核中毒症状。

过去在我国较常见，近年来由于人民生活水平的提高、卫生保健事业的发展及结核患病率的下降，本病在我国已渐减少。本病患者多为青壮年，20 ~ 40 岁约占 60% ~ 70%，女性多于男性，约占 3：1

一、病因和发病机制

本病 90% 以上由人型结核杆菌引起，少数由牛型结核杆菌引起。

结核杆菌侵犯肠道主要经口感染，有开放性肺结核或喉结核的患者，经常吞下含结核杆菌的痰液，或经常和开放性肺结核患者共餐，忽视餐具消毒隔离，均可引起本病。

结核杆菌多在回盲部引起结核病变，可能与下列因素有关：①肠内容物在回盲部停留较久，增加了肠黏膜的感染机会；②回盲部有丰富的淋巴组织，而结核杆菌容易侵犯淋巴组织。

肠结核也可由血行播散引起;或由腹腔内或盆腔内结核病灶直接蔓延引起。

结核病的发病是人体和结核杆菌相互作用的结果。经上述途径而获得感染仅是致病的条件,只有当入侵的结核杆菌数量较多、毒力较大,人体免疫功能低下、肠功能紊乱引起局部抵抗力削弱时才会发病。

二、病理

肠结核主要位于回盲部,其他部位依次为升结肠、空肠、横结肠、降结肠、阑尾、十二指肠和乙状结肠等处,少数见于直肠。偶有胃结核、食管结核的报道。

本病的病理变化随机体对结核杆菌的免疫力与变态反应的情况而定。如机体的免疫反应强,病变以渗出为主;当感染菌量多、毒力大,可有干酪样坏死,形成溃疡,称为溃疡型结核。如机体免疫状况良好,感染较轻,则表现为肉芽组织增生,进一步可纤维化,称为增生型肠结核。实际上,兼有这两种病变者并不少见,称为混合型或溃疡增生型肠结核,其病理表现是两型的综合。

(一)溃疡型肠结核

肠壁的集合淋巴结和孤立淋巴结滤泡充血、水肿,进而发展为干酪样坏死,肠管环形狭窄,随之形成溃疡。溃疡边缘不整,深浅不一。溃疡边缘与基底多有闭塞性动脉炎,故引起出血机会较少;病变肠管与附近肠外组织紧密粘连,一般不发生急性穿孔;晚期患者可有慢性穿孔,形成腹腔内包裹性肿块或肠瘘;因有纤维组织增生和瘢痕形成,肠段收缩变形。

(二)增生型肠结核

有大量结核肉芽肿和纤维组织增生,使肠壁局限性增厚与变硬,往往可见瘤样肿块突入肠腔,使肠腔狭窄而梗阻。

(三)混合型肠结核

其又称溃疡增生型肠结核。同时具备上述两种病理改变。近年来,经纤维结肠镜检查发现的早期病变可表现为黏膜内结核,仅有充血、水肿、渗出及糜烂,无溃疡及纤维组织增生性病变,有人称之为炎症型肠结核。

三、临床表现

本病一般见于青壮年,女性略多于男性。多数起病缓慢,病程较长。

(一)腹痛

腹痛多位于右下腹。常有上腹或脐周疼痛,系回盲部病变引起的牵涉痛。疼痛一般为隐痛或钝痛,有时在进餐时诱发,排便后缓解。并发肠梗阻时可有阵发性绞痛。

(二)排便异常

溃疡型肠结核主要表现为腹泻,一般每日2~4次不等。严重时可达10多次。粪便呈糊状或水样,但可间有便秘,大便呈羊粪状,数日后再腹泻。这些可能是胃肠功能紊乱的表现。增生型肠结核多以便秘为主要表现。

(三)腹部肿块

腹部肿块主要见于增生型肠结核,也可见于溃疡型肠结核合并局限性腹膜炎而病变肠曲和周围组织粘连或同时有肠系膜淋巴结核等情况。包块常位于右下腹,较固定,中等质地,伴有压痛。

（四）全身症状和肠外结核的表现

溃疡型肠结核常有结核毒血症状,如发热、盗汗、食欲缺乏、消瘦、贫血、全身虚弱等。可同时伴有肠外活动性结核如肺结核的表现。增生型肠结核很少有这些症状。

四、实验室和辅助检查

（一）常规检查

溃疡型肠结核可有轻、中度贫血;红细胞沉降率加速;粪便多为糊状,显微镜下可见少量脓细胞与红细胞,浓缩检查结核杆菌有时可获阳性结果,但只有痰菌阴性才有意义。结核菌素实验强阳性对本病诊断有一定参考价值。

（二）X 线检查

钡餐或钡灌肠造影对本病有意义。对并发肠梗阻者应行钡灌肠检查而不应进行钡餐检查,以免加重梗阻。溃疡型肠结核时,钡剂于病变肠段呈激惹现象,排空很快,充盈不佳,而在病变的上下段充盈良好,称钡影跳跃征象。病变肠段如能充盈,显示黏膜粗乱、边缘不整、有时呈锯齿状。也可见肠腔变窄、肠段短缩变形、回肠与盲肠正常角度消失。增生型肠结核时主要表现为病变肠管充盈缺损。

（三）结肠镜检查

结肠镜检查可见整个大肠与回肠末段的病变,并可做活组织检查,对本病的诊断有重要价值。

五、并发症

本病可并发肠系膜淋巴结结核与结核性腹膜炎,或三者并存。常并发肠梗阻;肠出血少见;晚期可有慢性肠穿孔;偶有急性肠穿孔。

六、诊断

下列几点可做为诊断的主要依据:①青壮年患者有肠外结核,主要是肺结核;②腹痛、腹泻和(或)便秘、发热、盗汗等症状;③右下腹压痛、压痛性包块或不明原因的肠梗阻;④X 线钡剂造影有回盲部激惹现象、充盈缺损或肠腔狭窄,对诊断有困难者应进行结肠镜检查,多可确诊,也可进行 2~3 周的试验性抗结核治疗,通过观察疗效有利于明确诊断。对增生型肠结核有时须剖腹探察,才能确定诊断。

七、鉴别诊断

（一）右侧结肠癌

本病发病年龄较大,常在 40 岁以上;无肠外结核证据及结核毒血症表现;消瘦、贫血等全身表现更明显;腹部包块粘连固定不如肠结核显著、压痛常阙如、表面有结节感、质地较坚硬;X 线检查有钡剂充盈缺损,但涉及范围较局限,不累及回肠;结肠镜检查及活检可确定结肠癌诊断。

（二）克罗恩病

本病的临床表现与 X 线表现有时酷似肠结核。鉴别要点包括:①无肺结核或其他肠外结核证据;②有缓解复发趋势;③粪便反复检查找不到结核杆菌;④X 线所见病变以回肠末段为主,其他肠段也可受累,并呈阶段性分布;⑤抗结核药物治疗无效,免疫抑制治疗可使病情缓解;⑥剖腹探察切除标本有非干酪性肉芽肿,镜检及动物接种均无结核杆菌。

(三)阿米巴病或血吸虫病性肉芽肿

病变累及盲肠者常和肠结核相似,但既往有相应感染史、脓血便常见、可从粪便检查发现有关病原体、相应特效药治疗有明显疗效、结肠镜检查多可明确诊断。

(四)其他

腹痛、腹泻为主要表现者应和溃疡性结肠炎、肠道恶性淋巴瘤鉴别;有稽留热者应和伤寒、副伤寒或其他感染性疾病鉴别。

八、治疗

(一)休息与营养

休息与营养可加强患者抵抗力。活动性肠结核需卧床休息,积极改善营养,必要时应给予静脉内高营养。

(二)抗结核药物治疗

尽早应用规范的抗结核药物是治疗的关键。现多采用短程疗法,疗程为6~9个月。一般在治疗的开始的头2个月,用异烟肼和利福平,加上链霉素或乙胺丁醇或吡嗪酰胺,进行三联治疗,以后继续用异烟肼和利福平治疗至疗程结束。

(三)对症治疗

腹痛可用颠茄、阿托品等抗胆碱药;严重腹泻或摄入不足应注意补充液体与电解质;对不完全性肠梗阻需进行胃肠减压;无肠梗阻表现而有便秘者可用开塞露或西沙必利。

(四)手术治疗

对完全性肠梗阻、急性肠穿孔、慢性肠穿孔引起粪瘘内科治疗无效者、肠道大出血经积极抢救不能止血者应进行外科手术治疗。

九、预后

本病愈后取决于早期诊断和治疗,在早期渗出性病变阶段经治疗可完全愈合。如延误治疗或未能合理、正确治疗,可发生各种并发症,增加治疗上的困难而影响预后。

十、预防

肠结核预防应强调有关结核病的卫生宣传教育;应强调肠外结核、特别是肺结核的早期诊断和治疗;肺结核患者不可吞咽痰液,应保持排便通畅,应与他人分餐;应避免饮用未经消毒的牛奶。

(赖　莉)

第十八节　Whipple 病

Whipple 病(whipple's disease,WD)又称肠源性脂肪代谢紊乱,是一种罕见的多系统性疾病,最早于1907年由美国病理学家 George H·Whipple 发现并描述,是一种以腹泻和吸收障碍为特征的慢性多系统疾病,可累及骨关节、心血管、神经系统、呼吸系统等。

一、流行病学

关于 WD 的发病率没有确切的统计资料,一份 1000 例 WD 回顾性文献报道表明,该病好发于中老年人,平均年龄 50 岁,男女比例 8∶1,少数有家族遗传背景。国外报道较多,国内尚未见个例报道,提示该病发生可能与种族有一定关系。

二、病因病理

20 世纪 50 年代,研究者用 PAS 染色发现,该病患者小肠黏膜固有层中大量 PAS 阳性颗粒的泡沫状巨噬细胞聚集,后在电镜下证实 PAS 染色阳性的颗粒为一种杆菌,后命名 Trophery-mawhipplei,并于 1997 年体外培养成功,该菌基因组大小约 0.9Mb,缺乏合成三羧酸循环代谢中关键酶及生物合成氨基酸途径。T·whippleii 不同于普通的革兰阳性或阴性菌,无脂多糖结构,可在自然界广泛存在,并对外界环境尤其是低温有良好的适应能力。

病变好发于空肠、胃肠淋巴结、关节、心脏、中枢神经系统、肺等几乎全身各组织器官。活检可见小肠扩张、肠壁增厚僵硬、黏膜粗糙无光泽,散在黄色斑块,肠系膜及腹腔动脉周围淋巴结肿大。光镜下可见小肠绒毛呈杵状,变钝或萎缩,或无绒毛的脑回状结构。小肠黏膜内巨噬细胞增多,内含 PAS 阳性的棒状颗粒,电镜下可见由杆状细菌组成,可分布在黏膜的任何层次,以吸收上皮和血管周围最多。

三、发病机制

细菌在自然界广泛存在,而只有一部分人罹患,少部分患者有家族遗传背景,推测可能与感染、免疫缺陷及遗传等多种因素相关。

(一)感染因素

20 世纪 60 年代来自不同实验室的几位学者同时在电镜下发现病变组织中有病原菌浸润,并在活检组织中培养出细菌,20 世纪 90 年代随着 PCR 技术广泛运用,在外周血中也检测到 T·whippleii 菌的 DNA,同时抗生素治疗有效,为该病的感染源性机制提供了依据。但 T·whippleii 菌的感染途径尚不清楚,可能经口感染人体,侵犯全身多器官。

(二)遗传因素

有研究表明 WD 的发生有一定家族遗传背景,提示遗传因素可能在 WD 的发病机制中起一定作用,欧美文献统计 HLA – B27 与 WD 发病有较高的相关性,其发生几率高于普通人群。

(三)免疫因素

有研究证实,WD 患者存在 T 细胞和巨噬细胞功能缺陷。WD 患者 B、T 细胞数量减少,$CD8^+$ 细胞增多,$CD4^+/CD8^+$ 比例下降;巨噬细胞吞噬杀伤力减弱,不能有效分解 T·whippleii 菌体抗原,可能与巨噬细胞吞噬受体 α 链 CD11b 表达减少有关。

研究中还发现,单核、巨噬细胞对 T·whippleii 菌感染后表现不同的杀伤活性:T·whippleii 感染巨噬细胞后可在细胞中生长繁殖,到一定程度巨噬细胞凋亡裂解,T·whippleii 随之播散,并被其他的巨噬细胞吞噬,完成下一轮生长、繁殖、播散过程;而单核细胞却可有效吞噬杀灭 T·whippleii 菌,同时不伴细胞凋亡的发生,截然不同的杀伤活性可能与白介素 16(L – 16)及抗氧化物质有关。

有研究表明,T·whippleii 感染巨噬细胞使 IL – 16 表达增加,而 IL – 16 可负反馈抑制细胞的吞噬杀伤活性;血清 IL - 16 水平还与 WD 活动度相关,WD 患者血清 IL - 16 水平高于健康正常人,经过有效治疗后,IL - 16 水平可降低至正常水平。

硫氧化还原蛋白是细胞内一种抗氧化剂,除了参与细胞氧化还原反应,还可激活核转录因子 NF - xB、AP - 1 的转录活性,抑制细胞凋亡,单核细胞感染 T·whippleii 菌伴硫氧化还原蛋白表达增加,而在巨噬细胞内,硫氧化还原蛋白的转录及表达均是被抑制的。

四、临床表现

以 40 ~ 60 岁中年男性多见,多数患者表现为以脂肪泻为特征的消化道症状,同时有体重下降、吸收障碍,称典型的 Whipple 病三联征,伴有长期低热、关节疼痛、消瘦等症状,但也有部分患者仅以关节痛、心脏、神经系统症状为主要表现,临床表现复杂多样。

(一)消化系统

临床上 80% 的患者表现脂肪泻、急剧消瘦,伴腹痛、营养不良,有时可有消化道出血,临床常疑为恶性肿瘤而行腹腔内周围淋巴结检查,D - 木糖吸收试验可有吸收障碍。部分患者可没有消化道症状,称"干性 Whipple 病"。

(二)骨关节

有一半以上患者存在关节病变,表现反复发作性关节炎、关节痛、手足搐搦。常累及周围大关节及四肢关节,如膝、踝、骶髂、掌指、腕、肩、肘等关节,与类风湿关节炎不同的是该病累及的关节损害非变形也非破坏性,关节炎可持续数周,消退后不留后遗症。

(三)心血管系统

35% ~ 65% 患者可并发心血管系统损害,主要表现为感染性心内膜炎、心包炎、心肌炎动脉炎。T·whippleii 感染所致的心内膜炎临床表现不典型,无明显发热、既往无瓣膜病史,血培养阴性,心包炎、心肌炎早期多无症状,但后期可导致缩窄性心包炎、充血性心力衰竭,超声心动图、心电图可有阳性发现。

(四)神经系统

20% ~ 30% 患者存在中枢神经系统损害表现,有部分 WD 病例以中枢神经系统症状为首要症状,主要表现为头痛、嗜睡、记忆力减退、痴呆、肌麻痹、肌阵挛。中枢神经系统症状的出现提示 Whipple 病预后不良。神经系统症状可出现于疾病晚期,也可出现于胃肠道症状之前或不伴胃肠道症状。

(五)其他

少部分患者还可出现皮肤紫癜、皮下结节、慢性咳嗽、浆膜炎、全身淋巴结肿大、脾大、葡萄膜炎、虹膜炎及甲状腺功能减退等。

五、辅助检查

(一)实验室检查

患者多存在不同程度贫血,白细胞增多和血小板增多,血小板增多可能与脾功能减退有关;同时红细胞沉降率增大,骨髓活检未见恶性血液病征象,有的呈非干酪性肉芽肿性骨髓炎,木糖吸收试验提示小肠吸收功能不良。

(二)小肠镜检

小肠(空、回肠)黏膜充血、水肿、糜烂、溃疡,光镜下可见固有层内大量 PAS 阳性的泡沫状巨噬细胞浸润,电子显微镜下可见 PAS 阳性颗粒由杆状细菌组成。少数病例病变早期病检为阴性,可能与活检取材未取及病变部位及早期选用抗生素治疗有关,因此多处取材对明确诊断很必要。若在淋巴结、中枢神经系统、心脏、胃肠、滑膜等组织中发现 PAS 阳性的巨噬细胞,则说明 Whipple 病的多系统损害。

(三)分子生物学

近年来用 Whipple 菌的 16SrDNA 作为引物,对活检组织、血液等进行 PCR 分析,可直接检测到病变组织中 Whipple 菌的存在,为该病的诊断提供了一定依据。

六、诊断及鉴别诊断

(一)诊断

凡有长期慢性腹泻、急剧消瘦、腹痛伴关节痛和(或)全身淋巴结肿大,应高度怀疑该病的可能。

小肠镜检查结合病理活检是诊断 Whipple 病可靠的方法。镜下可见小肠黏膜充血、水肿、溃疡或糜烂,黏膜活检可见肠黏膜固有层下大量 PAS 阳性泡沫状巨噬细胞浸润,电镜下证实巨噬细胞内有小棒状杆菌,可做出诊断,是确诊的"金标准"。

有人提出用 16rRNA、hsp65 等基因为靶基因,通过实时 PCR,扩增出 Whipple 菌的 DNA 来诊断该病,但也有学者提出质疑,认为 PCR 扩增出 T·Whipple 菌并不是该病的特异性表现,因为 T·Whipple 的 DNA 在健康正常人中也存在,而认为诊断该病的"金标准"是小肠镜结合黏膜活检有 PAS 阳性的巨噬细胞。

本病可累计多个器官,若患者以发热、关节炎、心血管及神经系统症状肠外临床表现为主时,诊断较困难,需结合病史、完善实验室检查尤其是多次活检取材来确定。

(二)鉴别诊断

消化道症状需与引起慢性腹泻的疾病如炎症性肠病、胃肠道恶性肿瘤、肠结核等疾病相鉴别;伴有骨关节疾病需与类风湿关节炎、强直性脊柱炎等鉴别;神经系统症状需与 Alzheimer 病、肌阵挛、多发性硬化等疾病相鉴别;与获得性免疫缺陷综合征(AIDS)鉴别:二者黏膜活检均可见 PAS 阳性巨噬细胞浸润,AIDS 患者细胞内的鸟分枝杆菌是一种耐酸菌,而 T·whipple 则不是,也可用电镜加以鉴别。

七、治疗

抗生素运用之前,该病患者病死率很高,近年来随着对本病及病原菌研究的深入,尝试性使用抗生素,患者多可治愈,抗生素的正确选用及治疗时间对疾病的疗效、转归、预后有重要意义,经验性治疗方案有以下两种。

(1)静脉注射第三代头孢类抗生素 2 周,后改为甲氧苄啶—磺胺甲噁唑(TMP – SMZ)口服至少 1 年,该治疗方案可明显降低复发率,TMP – SMZ 易通过血 – 脑脊液屏障,能清除脑组织中的 T·whipple 菌,对存在中枢神经系统症状的患者也有较好的疗效。

(2)联合应用青霉素和链霉素,共 10～14d,后改为四环素口服 10～12 个月。

有学者应用 γ 干扰素、免疫球蛋白治疗反复发作的 WD 及中枢神经系统症状为表现的 WD 也取得良好的效果,一般治疗如收敛止泻、止痛、维持水和电解质及营养物质平衡,对该病的治疗起一定辅助意义。

患者应食用富含钙、镁、蛋白质、维生素的食物,有严重营养不良者可给予全胃肠道外营养;贫血患者给予适量铁剂、叶酸、维生素 D 和钙剂,延续至脂肪泻停止;伴有手足搐搦的患者可肠外给予钙、镁制剂。

（赖　莉）

第十九节　细菌性痢疾

细菌性痢疾简称菌痢,是志贺菌属引起的肠道传染病。其基本病理特点是结肠的(浅)溃疡性炎症,主要临床表现为发热、腹痛、腹泻、里急后重和黏液脓血便。夏秋季多见,中毒型痢疾是病死的主要原因,病程长短不一,病情轻重悬殊。

一、病原学

志贺菌属为革兰阴性杆菌,菌体短小、有菌毛、无鞭毛,不活动、无荚膜,也不产生芽胞,能生长于普通营养琼脂,能分解葡萄糖而产酸,但不产气,不或迟分解乳糖,不产生 H2S。根据菌体抗原不同,可分四个菌群(A、B、C、D),47 个血清型。A 群为痢疾志贺菌(12 个血清型),A 群Ⅰ型毒力最大,而 A 群Ⅱ型(斯密茨)毒力较弱。B 群为福氏志贺菌,(16 个血清型),为最常见的菌群。C 群为鲍氏志贺菌(18 个血清型),D 群为宋内志贺菌(1 个血型),为第 2 个常见菌群。

A 群、B 群、D 群引起的临床表现不完全一样。A 群引起的全身症状最重,B 群引起的肠道局部症状重,且是慢性痢疾的唯一病原菌。D 型引起全身及局部症状均较轻。

细菌存在于患者和带菌者的粪便中,生存力较强,在水中、瓜果、蔬菜上,能存活 1～2 周以上,而对各种消毒剂比较敏感,很容易被其杀灭。对各种抗菌药物也很敏感,只是对抗生素容易产生耐药性。

各群志贺菌均能产生内毒素,是引起全身症状的因素,也产生外毒素(如细胞毒和肠毒素),是产生局部肠道症状的基础,志贺Ⅰ型还能产生神经毒素,可引起较严重的全身症状。

二、流行病学

（一）传染源

患者和带菌者是传染源,其中慢性患者、非典型患者及带菌者,作为传染源的意义更大。

（二）传播途径

消化道传播,通过食物、水、生活用品或脏手。有时,在夏秋季,通过食品和水污染引起暴发性流行。

（三）人群易感性

普遍易感,病后可有一定免疫力,但短暂而不稳定,且群别、型别之间无交叉免疫,故易重复感染。

（四）流行特征

全年均可发病,夏秋季有明显高峰,年龄中以儿童的发病率最高,中青年其次。

三、发病机制和病理表现

志贺菌有很强的致病力,少量细菌(100~200个)即可引起发病。首先志贺菌黏附于结肠黏膜的表面,而后凭借其侵袭能力,侵入肠黏膜并在其固有层繁殖,引起炎症,进而形成小脓疡,小脓疡破溃后在黏膜表面形成散在的浅表溃疡。此时脓血进入肠腔,并与黏膜表面的黏液排出体外,形成脓血黏液便。整个结肠均可受累,并且一般愈靠远端病变愈重,直肠的病变造成严重的里急后重。黏膜炎症引起结肠黏膜吸收水份功能障碍并蠕动增加,造成病初时的几次稀便。志贺菌大量繁殖时,也造成大量内毒素的吸收入血,引起发热、全身不适,还可肠痉挛而腹痛,出虚汗等。腹泻严重时可引起脱水、酸中毒,这在儿童比较多见,而成人很少见。内毒素的吸收,或因机体对之敏感,或吸收量大,可引起中毒性痢疾,成人多见中毒性循环衰竭,儿童多见中毒性脑病,均由全身小血管痉挛引起。也有休克与脑病,二者兼有者。此病还可引起少见的溶血尿毒综合征。病理改变一般在结肠,但也有20%的患者可累及回肠下段。结肠病变一般以乙状结肠及直肠为显著。可见到肠黏膜弥散性充血、水肿、有渗出物、散在出血点和散在浅表性溃疡。溃疡小而浅,故不易引起肠穿孔和肠大出血。慢性炎症时,肠黏膜充血呈暗红色、也可水肿,可看到黏膜肥厚、息肉增生,偶而肠腔因纤维化而狭窄。

四、临床表现

潜伏期数小时到7d,多为1~2d。痢疾临床经过分二期,每期均有三型。

(一)急性细菌性痢疾

按轻重可分以下三型。

1. 普通型(典型)

突然起病,发热(可伴发冷)、痉挛性腹痛(常阵发性、发生于便前)、腹泻。大便初为稀便,以后很快转成黏液便、黏液脓血便,最后全为黏液脓血所代替而无粪质。便量不多,但便次很多,每日10次以上,数十次者亦不少见。里急后重,有的患者以此不适为最大痛苦。左下腹压痛。几乎全部患者均有恶心,少部分患者呕吐,吐物常为胃内容,个别吐出肠内容。由于排泄量小,故成人脱水者少见。痢疾患者的发热,常持续数天,随着脓血便的排出,毒素也可排出。因此一般持续2~4d自退。发热等全身症状有时与腹痛、腹泻等局部症状轻重一致,但也有很多患者的二种症状不一般致。

2. 轻型(非典型)

此种类型患者在数量上占多数。全身症状,肠道症状均轻。不发热,或低热,腹泻不重,日数次,大便呈稀便,可有黏液,但无脓血。腹痛、里急后重均较轻。

3. 中毒型

起病急骤,发冷多伴有寒战,体温很快升至40℃,精神萎靡、嗜睡、或烦躁不安、面色青灰等全身中毒症状明显,但肠道症状可以很轻,甚至阙如。患者很快出现下述严重、凶险症状;循环衰竭—感染中毒性休克及脑病—中毒性脑病(嗜睡、昏迷、抽搐),甚至出现颅压增高,脑疝的各种症状。亦有,二者兼而有之的更凶险的表现。此时病死率极高。

(二)慢性细菌性痢疾,按表现不同亦可分三型

1. 慢性迁延型

急性期之后,持续不愈,腹泻病程超过2个月,主要是肠道症状迁延不愈。腹痛、腹泻、大

便不成形、有黏液、甚至有黏液脓血,便次多,一般在 10 次以内。但有些患者的便次不多,1~3 次/天,成形便或软便。也有便秘者,1 次/(1~3)天,成形便,或呈粪球状,但裹有黏液,或粘胨样物,有腹痛及较明显的里急后重。体检时左下腹部常能触及索条状物,且常有压痛。少数可有贫血、营养不良表现。

2.慢性反复发作型

急性痢疾后,每隔数月,或每年急性发作一般次,发作时类似急性痢疾。发作间期大便正常,1~3 次/天,但有些发作较频繁的患者,发作间期有便秘,大便也带黏液,酷似慢性迁延型的表现。

3.慢性隐匿型

急性痢疾后,自觉已经痊愈,但大便培养始终有志贺菌,而且乙状结肠镜检有典型的慢性炎症的肠黏膜表现。

五、诊断

在我国细菌性痢疾的诊断有二个层次,即初步的临床诊断及最后的确定诊断。临床诊断的根据是患者腹泻、腹痛、发热(可无)、里急后重(可无)和密切接触史(可无)。大便显微镜检查,每高倍镜视野有≥15 个白细胞及少数红细胞(国家标准)。确定诊断的根据是,腹泻并有大便培养志贺菌阳性。临床诊断实际是一种由各种不同侵袭性病原菌(包括志贺菌)引起的渗出性腹泻的综合征诊断,它的可靠性差,特异性和敏感性均不高。

六、鉴别诊断

细菌性痢疾需与许多疾病作鉴别。

(一)普通胃肠炎

要点是轻型痢疾的大便白细胞及红细胞数应符合标准,培养志贺菌阳性。而一般胃肠炎这二条均不具备。

(二)细菌性(胃肠型)食物中毒

食物中毒除有胃肠炎表现外,可以有大便的细胞数增多,有独特的流行特征,大便培养无志贺菌,而可能有沙门菌、弯曲菌、金黄色葡萄球菌、副溶血弧菌、腹泻原性大肠杆菌等病原菌,能从呕吐物、可疑食物中分离到同样病原菌。

(三)其他侵袭性病原菌引起的肠炎

临床表现及大便显微镜检查常与细菌性痢疾无区别,主要区别是大便培养无志贺菌,而有弯曲菌(空肠弯曲菌为代表)、沙门菌,尤其是鼠伤寒沙门菌、侵袭性大肠杆菌、类志贺毗邻单胞菌、气单胞菌、耶尔森菌等。

(四)阿米巴痢疾

症状一般较轻,腹痛常在右下腹。病程有时急性有时慢性。粪便有特殊腥臭、镜检红细胞较多而白细胞较少,有夏-雷结晶、并可找到溶组织阿米巴滋养体。肠镜检查无弥散性充血,有散在的较深溃疡、溃疡口红晕,溃疡间黏膜常正常。

(五)呕吐,腹泻所致的低血容量性休克

应与中毒型痢疾的休克型相鉴别,前者常无感染中毒的全身症状(常无发热等),病史中吐泻的排泄量大而快,患者又得不到液体的补充,血压低,脉压尤小,对单纯扩容治疗效果明

显。其次还应与宫外孕作鉴别,相同点是腹痛、腹泻、血压下降,不同点是宫外孕没有高热等中毒症状,没有明显的水和电解质丢失,一定是育龄妇女,如出血在继续,则低血压不易纠正,腹相对较胀满,可有移动浊音,腹腔穿刺有血性腹腔积液等。

(六)流行性乙型脑炎

应与中毒性痢疾的脑病相鉴别,相同点是均在夏秋季,有高热、惊厥、昏迷。不同点是乙脑病症状(惊厥、昏迷等)出现较慢,一般在发热 2~3d 后逐步出现,而中毒型痢疾则发热半天、一天即可出现。乙脑的粪检无异常,中毒型痢疾则无脑脊液检查异常。

(七)慢性细菌性痢疾应与以下疾病鉴别

1. 直肠癌、结肠癌

常有腹泻、脓血便,在继发感染时,还可有发热,因此用抗生素可使腹痛、腹泻有缓解效果。但在使用强有力的特效抗菌药物后仍有脓血便,则应考虑肠癌的可能性。大部份直肠癌肛指能触及,结肠癌时,需乙状结肠镜、纤维肠镜、钡灌肠 X 线检查进行确诊。

2. 慢性血吸虫病

其可有腹泻、脓血便。但血吸虫病有以下特点:肝硬变表现;病史中有疫水接触史;乙状结肠黏膜活体组织检查,能查到血吸虫卵。

3. 阿米巴痢疾

其见急性菌痢的鉴别诊断。

4. 慢性非特异性溃疡性结肠炎

其也为慢性腹泻、反复脓血便,但此病大便以血为主,抗生素治疗无根本效果。肠镜检查可见黏膜充血、水肿、形状不规则的糜烂和浅溃疡,黏膜脆弱,碰之容易出血。钡灌肠 X 线检查可见黏膜紊乱,或毛刺样、锯齿样改变,结肠袋变浅,甚至消失。

七、治疗

(一)急性细菌性痢疾

1. 一般治疗

注意消化道隔离,对危险职业患者(保育员、炊事员、饭厅工作人员等)的大便应多次培养,阴性后方可恢复工作。要注意休息,必要时卧床休息。应进流质、半流质及易消化饮食。

2. 对症治疗

纠正水和电解质紊乱,可口服或静脉补液,补充量应是排泄量的一份半(即 1.5:1)。严重腹痛时给解痉药。高热者,可物理降温或酌情小量一次性的皮质激素治疗。

3. 特效治疗

当前首选的是氟喹诺酮类药物。如诺氟沙星(氟哌酸),每次 0.2g,每日 3 次;环丙沙星 0.2g,每日 2 次,口服,也可静脉输入;氧氟沙星 0.2g,每日 2 次(左旋氧氟沙星,0.1~0.2g,每日 2 次);洛美沙星、依诺沙星、培氟沙星等用量及用法均与氧氟沙星相同。

其次较好药物是氨基糖苷类抗生素,如庆大霉素、阿米卡星、妥布霉素等,可将其注射制剂直接口服,口服后肠道吸收率仅 2%,因此不良反应极少,局部作用较强,治疗效果好。庆大霉素和妥布霉素均每次 8 万单位,每日 3 次。阿米卡星 0.2,每日 2 次,口服。

在用上述药物的同时,也可使用黄连素,每次 0.3g,每日 3 次。一般的疗程是 5~7d。

四环素、复方新诺明等对志贺菌基本无效,故不用。

(二)中毒型菌痢

应采用综合措施,进行分秒必争的抢救。高热惊厥时,要积极降体温、镇静。可用亚冬眠治疗。如有脑水肿及颅压增高迹象时,需用脱水剂快速静脉点滴。甘露醇、山梨醇,每公斤体重每次 1.0g,静脉 0.5~1h 内滴完,4~6h 后可重复一次。

如有感染中毒性休克时,参照有关章节,积极补充血容量,纠正酸中毒,维持水和电解质平衡,血管活性药物的应用以及重要器官的保护等。

病原治疗也是重要的综合措施之一。一般均用静脉给药法,首选药是头孢三代抗生素,如头孢噻肟(头孢氨噻肟)、头孢哌酮(先锋必)、头孢曲松(头孢三嗪)等,也可肌肉注射,也可应用环丙沙星。

(三)慢性菌痢

1. 改善全身状态,纠正贫血和营养不良

如因焦虑而失眠、食欲减退者,则需进行心理治疗,以改善精神状态。

2. 病原治疗

应反复多次作粪便病原菌培养,对查出的志贺菌作药敏试验,挑选最有效的药物进行治疗。

抗菌治疗的疗程应适当延长,一般以 7~10d 为一疗程,而且常需 3~4 个疗程的治疗。疗程间隔 3~5d。同时辅以微生态治疗,以促进正常菌群的形成。抗菌治疗过程中应大量补充维生素,特别是复合维生素 B 等。

抗菌治疗一般采用口服、肌内注射,甚至静脉输入等多种给药途径。对末端结肠病变较明显者(大使次数不多,甚至秘结,大便不稀,甚至呈球状,但有较多黏液排出,且有较明显的里急后重症状者),则应多考虑应用胃肠吸收率不高的氨基糖苷类抗生素的口服治疗,以保证肠腔内、特别是下端肠腔内较高的药物浓度。

抗菌药物的保留灌肠治疗是慢性菌痢的重点方法,效果最好。方法是每晚睡前进行一次,每次灌入 100~150mL 等张液,液内加入一次用量的抗生素(如庆大霉素 8 万单位),1~2mg 的地塞米松,及 2% 普鲁卡因 6~8mL。保留时间应超过 2h,最好是第二天才排便。7~10 次为一疗程,可重复疗程。

正式治疗结束后还可给以免疫调节剂,使治疗得到巩固。

八、预防

目前没有好的预防手段,应予以隔离,应控制带菌者。目前尚无有效疫苗。所以,重点仍是切断传染途径,加强卫生宣传等。

(杜小娟)

第二十节　小肠恶性淋巴瘤

小肠恶性淋巴瘤(malignant lymphoma of the small instestine)起源于肠道黏膜下淋巴组织,在小肠恶性肿瘤中占较大比例,发病年龄多在 40~50 岁,男多于女,发病部位以回肠最多,其次为空肠。

一、临床病理

根据组织病理学,淋巴瘤可分为霍奇金淋巴瘤(Hodgkin lymphoma,HL)和非霍奇金淋巴瘤(non Hodgkin lymphoma,NHL)两大类。2001 年 WHO 的分型方案将淋巴组织肿瘤分为三大类:B 细胞肿瘤、T 和 NK 细胞肿瘤和 HL。NHL 大部分为 B 细胞性,常有侵袭性,发展迅速,早期即易远处扩散。小肠恶性淋巴瘤多为成熟 B 细胞肿瘤,T 细胞淋巴瘤和 HL 很少见。常见的淋巴瘤亚型有以下几种。

(1)弥散性大 B 细胞淋巴瘤:最常见的侵袭性 NHL,呈弥散生长,常有 Bcl－2 或 Bcl－6 基因过表达。

(2)伯基特淋巴瘤(Burkitt lymphoma,BL):多见于感染 EB 病毒的儿童和青少年,多累及末端回肠,是严重的侵袭性 NHL。BL 由形态一致的小无裂细胞组成,表达表面 IgM 和泛 B 细胞标志,伴 t(8;14),与 MYC 基因表达有关。

(3)结外边缘区 B 细胞淋巴瘤:是发生在结外淋巴组织淋巴滤泡及滤泡外套之间区域的淋巴瘤,亦称为黏膜相关性淋巴样组织(MAIJT)淋巴瘤。细胞表达分泌型免疫球蛋白,B 细胞相关抗原,常出现 3 号染色体三体,cylin D_1(－)。临床预后较好,但也可能向高度恶性转化。

(4)套细胞淋巴瘤:由淋巴小结外套区的 B 淋巴细胞发生,常在肠黏膜下形成多个结节,肉眼观察似息肉,称淋巴瘤息肉病。细胞常同时表达 sIgM、IgD、泛 B 细胞抗原 CD_{19}、CD_{20}、CD_{22} 和 T 细胞相关抗原 CD_5,常有 t(11;14),表达 cylin D_1。本病多见于老年男性,发展迅速,化疗完全缓解率低。

(5)滤泡淋巴瘤:发生于生发中心的淋巴瘤,细胞表达泛 B 细胞标志和 Bcl－2 蛋白,伴 t(14;18)。肿瘤属低度恶性 B 细胞淋巴瘤,但不易治愈,病程长,反复复发或转成侵袭性。

(6)T 细胞淋巴瘤:原发性于肠道者少见,包括肠病型 T 细胞淋巴瘤和无肠病表现的 T 细胞淋巴瘤,以前者常见,来源于肠道黏膜 T 淋巴细胞群。细胞表达全 T 细胞抗原(CD_3^+、CD_7^+),也表达 CD_8 和黏膜淋巴抗原 CD_{103},常存在 TCRβ 基因的克隆性重排。本病多见于有麸质过敏性肠病病史的成年男性,病变常见于空肠,呈单个或多发的黏膜溃疡,为穿孔性,伴或不伴相关性包块。病情进展快,预后差。

二、临床表现

小肠恶性淋巴瘤病程较短,症状较明显。主要表现为腹痛,呈隐痛、钝痛或胀痛,当有梗阻时,出现阵发性绞痛。其次为恶心、呕吐、食欲减退、体重下降、乏力、腹泻、便秘、间歇性黑便、吸收不良综合征等。常有发热,易并发肠穿孔,也可发生肠套叠。体检时可扪及腹部包块,质地较硬,呈结节状,有时尚可触及肿大淋巴结。

三、诊断和鉴别诊断

诊断要排除继发性小肠恶性肿瘤,可参考 Dawson 原发性胃肠淋巴瘤诊断标准:①无浅表淋巴结肿大;②无肝脾肿大;③胸片无纵隔淋巴结肿大;④周围血白细胞总数及分类正常;⑤手术证实病变局限于小肠及引流区域淋巴结。

怀疑小肠恶性淋巴瘤,应进一步做影像、内镜等检查。X 线钡剂造影可显示小肠呈现不规则边缘,多发性结节状隆起或溃疡形成。B 超、CT 可显示肠壁局限或不规则增厚,腹腔淋巴结肿大等,超声内镜有助于判断病变深度和分期,对疑难病例应尽早手术,内镜下活检及术后组织病理学检查是最可靠的确诊方法。在组织学诊断基础上,应尽量采用单克隆抗体、细胞遗传学和分子生物学技术,按 WHO 的淋巴组织肿瘤分型标准进行分类分型诊断。

四、治疗

应采取手术,放、化疗等相结合的综合治疗。手术可以切除病灶,解除肿瘤所致的肠梗阻,还可预防出血和穿孔。对肿瘤局限于某一肠段,无或仅有区域淋巴结转移或肠道梗阻有明显外科体征者,首选手术治疗。但除局限于黏膜层的孤立病灶外,其余术后需辅加放疗或化疗,对有残存病变者可先给予放疗。

如病变广泛则根据肿瘤范围和恶性程度,进行以化疗为主的放、化疗结合的综合治疗。滤泡淋巴瘤、边缘区淋巴瘤等低度恶性 NHL,放、化疗有效,但不易缓解。单药可给予苯丁酸氮芥或环磷酰胺,联合化疗可用 COP 方案(环磷酰胺、长春新碱、泼尼松)。临床资料表明无论单药或联合化疗,强烈化疗效果差,不能改善生存。新药氟达拉宾、2 - 氯去氧腺苷等有报道能提高缓解率。高度恶性 NHL,如大 B 细胞淋巴瘤、套细胞淋巴瘤、周围性 T 细胞淋巴瘤等,不论分期均应以化疗为主,常用的化疗方案为 CHOP(环磷酰胺、阿霉素、长春新碱、泼尼松),BA-COP(博莱霉素、阿霉素、环磷酰胺、长春新碱、泼尼松)等,伯基特淋巴瘤等增生极快,应采用强烈的化疗方案予以治疗。小肠 HL 非常少见,其化疗方案同其他部位的 HL,一般首选 ABVD 方案(阿霉素、博莱霉素、长春碱、达卡巴嗪)。

近年来,生物辅助治疗淋巴瘤取得可喜进展:①单克隆抗体。凡 CD20 阳性的 B 细胞淋巴瘤,均可用 CD20 单抗治疗,与化疗合用疗效更好;②干扰素 α 用作低度恶性淋巴瘤化疗后的维持治疗,可延长患者的无病生存期;③Bcl - 2 的反义寡核苷酸可减少 Bcl - 2 基因的表达,促使表达 Bcl - 2 的淋巴瘤细胞凋亡,靶向治疗淋巴瘤。

中、高度恶性 NHL 患者,如常规治疗只取得部分缓解或复发,应及时做自体骨髓移植治疗。对某些高危型如伯基特淋巴瘤,如不为化疗和放疗所缓解,宜考虑行异基因骨髓移植。

五、预后

恶性淋巴瘤预后较差,仅次于腺癌,5 年生存率约35% ,与年龄、性别、组织病理类型及原发肿瘤大小等因素有关。

(布力布·吉力斯汉)

第六章 胆道疾病

第一节 急性胆囊炎

急性胆囊炎是胆囊的急性化脓性炎症,80%伴有胆囊结石,是临床常见的急腹症之一。急性胆囊炎可出现右上腹撑胀疼痛,体位改变和呼吸时疼痛加剧,右肩或后背部放射性疼痛,高热,寒战,并可有恶心、呕吐等症。胆囊炎并发胆石症者,结石嵌顿时,可引起穿孔,导致腹膜炎,疼痛加重,甚至出现中毒性休克或衰竭。胆囊炎胆石症可加重或诱发冠心病,引起心肌缺血性改变。胆囊炎胆石症常可引起胰腺炎,由胆道疾病引起的急性胰腺炎约占50%。因此,胆囊炎要及时调治。

一、病因病机

中医认为本病与饮食不节、过食油腻、蛔虫上扰、情志失调及结石阻滞等有关。病机特点是肝胆之气郁结,气郁而致血瘀,瘀而化热,热与脾湿蕴结则成肝胆湿热之证,湿热煎熬成石,阻于胆道,胆气不通则痛,胆汁逆溢肌肤而发黄,若热积不散,则成脓化火,热毒炽盛耗伤营血,可致亡阴、亡阳。

1. 饮食不节

过食油腻煎炸之品,化生湿热,致胃气不降,湿热逆于肝胆,胆汁外溢肌肤而发黄,胆气不通则腹痛。

2. 情志失调

情志拂郁不畅或恼怒过度,致肝胆失于疏泄,气滞气逆,郁而化热,热积过甚则化火酿脓,而见胁痛、高热、便秘、黄疸等症。

3. 蛔虫及结石阻滞

肠道蛔虫上窜胆道或阻于胆囊,胆道结石阻塞,胆气不通,胆汁外溢,或化生湿热,则发生黄疸、胁痛等症。

二、发病机制

(一)发病原因

(1)结石在胆囊管嵌顿引起梗阻,胆囊内胆汁滞积、浓缩的胆盐损害胆囊黏膜引起炎症。

(2)细菌感染,常见的致病菌为大肠杆菌、产气杆菌、绿脓杆菌等,大多从胆道逆行。

(3)化学刺激,如胰液经"共同通路"反流入胆道内引起胰酶性胆囊炎。近年来,随着国人饮食习惯的改变,城市人的胆囊结石发病率明显升高,故急性胆囊炎以城市居民为多,成年人发病率高,尤其是肥胖女性,据统计女:男为2:1。本病急性症状反复发作可转为慢性胆囊炎。目前本病外科治疗治愈率高。病情轻的单纯性胆囊炎可选用药物治疗;对于化脓性或坏疽性胆囊炎应及时手术治疗,避免并发症发生。

（二）发病机制

西医认为，胆囊炎多由细菌感染引起。胆石梗阻胆道，胆汁淤积浓缩，成分改变，刺激胆壁黏膜，引起炎性改变。或胰液反流进入胆道，被胆汁激活的胰消化酶侵蚀胆壁，引起急性胆囊炎。各种细菌(大肠杆菌等)感染，病原菌自血流进入胆囊或蛔虫携带肠内细菌钻入胆道，均可引起胆囊炎。

胆汁淤积，胆道感染，胆固醇代谢失调淤积是结石的主要因素。胆石常由综合因素形成。此病与工种和生活习性也有关系，长期伏案办公，活动很少的人，常压迫胆管，使胆汁排泄不畅，在胆囊内滞留、浓缩、沉积成石。

三、临床表现

1. 症状和体征

（1）突发性右上腹持续性绞痛，向右肩胛下区放射，伴有恶心、呕吐。

（2）发冷、发热、食欲缺乏、腹胀。

（3）10%患者可有轻度黄疸。

（4）过去曾有类似病史，脂餐饮食易诱发。胆囊结石引起者，夜间发病为其特点。

（5）右上腹肌紧张，压痛或反跳痛，莫菲(Murphy)征阳性。30%～50%患者可触及肿大胆囊，有压痛。

2. 实验室检查

白细胞总数 $>10 \times 10^9/L$，核左移。

3. X 线

腹部 X 线摄片胆囊区可见阳性结石。

4. 超声检查

B 超检查示胆囊增大，壁厚 $>3.5mm$，内有强光团伴声影。

5. 造影检查

静脉胆道造影胆囊不显影。

6. CT 或 MRI

显示胆囊结石。

四、诊断标准

（1）有典型的阵发性腹绞痛发作及右上腹压痛、肌紧张征象。

（2）血白细胞总数剧增，中性粒细胞比例增高。

（3）B 型超声检查示胆囊增大，囊壁增厚，可看到结石的影像。

五、鉴别诊断

本病需与以下疾病进行鉴别：急性病毒性肝炎、急性酒精性肝炎、急性胰腺炎、右下肺炎、肾盂肾炎、急性右心衰竭、急性阑尾炎、胆道蛔虫、消化性溃疡并发急性穿孔等，一般结合病史、体格检查及经过有关的辅助检查，均能作出正确的诊断。

1. 急性胰腺炎

该病可继发于急性胆囊炎和胆管炎，腹痛较急性胆囊炎剧烈，呈持续性，范围较广并偏向腹部左侧，压痛范围也较为广泛，血与尿淀粉酶一般均升高。

2.急性阑尾炎

高位急性阑尾炎与急性胆囊炎的不同点主要在于详细分析病史和体征。

3.胆道蛔虫病

发病突然,腹痛在剑突下,呈阵发性绞痛,呕吐频繁,常有吐蛔史,腹痛可自行缓解。早期上腹部压痛不明显,无腹肌紧张。

4.溃疡病穿孔

患者多有胃、十二指肠溃疡史,腹痛发作突然,呈持续性,较急性胆囊炎剧烈,并很快波及整个腹部,腹肌强直,但很少有呕吐现象。较小的十二指肠穿孔,或穿孔后很快形成一个局限的炎性病灶时,容易与急性胆囊炎混淆。

5.肝脓肿

位于肝右叶前下方的脓肿,触诊时易把肿大的肝脏误认为胆囊炎性包块。另外,青年女性患者应与 Fitz – Hugh – Curtis 综合征相鉴别,这是由于急性输卵管炎所伴发的肝周围炎,可有右上腹疼痛,易与胆囊炎相混淆,鉴别点在于妇科检查可发现附件有压痛,宫颈涂片可见淋球菌或沙眼包涵体。本病多见于 40 岁以上的肥胖女性,根据症状、体征、超声、X 线和放射性核素检查,急性胆囊炎的诊断大多都能明确。

六、治疗

（一）辨证论治

1.辨证要点

本病可分为肝郁气滞证、湿热内蕴证、邪盛火炽证 3 型。

2.治疗要点

治疗上,以疏肝利胆,清热化湿,消石通便为原则。结石嵌顿,绞痛反复发作,或胆囊穿孔引起腹膜炎时,应用抗生素治疗,并考虑手术切除。

3.分证论治

（1）肝郁气滞证

证候特点:右上腹痛,痛引两胁,有时向右肩背放射,口苦,呕吐,低热,舌淡红边有齿印、苔薄白或薄黄腻,脉弦。

治法:疏肝利胆。

方药:柴胡疏肝散加减。

当归、白术、柴胡、黄芩、香附、龙胆草、丹皮、莪术各 9g,白芍、郁金、川楝子各 12g,云苓、茵陈各 15g,甘草 3g。

（2）湿热内蕴证

证候特点:右上腹剧痛,痛引肩背,恶心呕吐,口干口苦,发热恶寒,黄疸,上腹拒按,尿短黄,大便干结,舌红,苔黄腻,脉数。

治法:清利湿热。

方药:大柴胡汤加减。

柴胡、黄芩、青皮、枳实、大黄、栀子各 9g,郁金、川楝子各 12g,茵陈 21g。

（3）邪盛火炽证

证候特点:寒战高热,右上腹痛拒按,可扪及包块,全身发黄,恶心呕吐,大便秘结,小便短黄,烦躁甚则神昏谵语,舌红绛,苔黄燥,脉弦数。

治法:清热泻火。

方药:龙胆泻肝汤加减。

黄芩、柴胡各15g,茵陈30g,栀子、龙胆草、木香、郁金香、大黄(后下)、芒硝(冲)各9g。

(二)西医治疗

1. 内科治疗

(1)一般治疗:卧床休息,禁食,伴严重呕吐者可安置胃肠减压管,使胆汁分泌减少,有利于胆汁的引流。并应静脉补充水、电解质和营养等。

(2)解痉、镇痛:可使用阿托品、硝酸甘油、哌替啶(度冷丁)美沙酮(美散痛)等,以解除肝胰壶腹括约肌的痉挛而止痛。

(3)抗感染治疗:抗生素的使用是为了预防菌血症和治疗化脓性并发症,应选择在血和胆汁中浓度较高的抗生素。常选用氨苄西林、克林霉素(氯林霉素)、氨基糖苷类、第三代头孢菌素和喹诺酮类等抗生素,并应根据血和胆汁细菌培养和药物敏感试验结果更换抗生素。因为常伴有厌氧菌感染,故宜加用甲硝唑静脉滴注。

(4)利胆治疗:硫酸镁有松弛肝胰壶腹括约肌的作用,使滞留的胆汁易于排出,故可用50%硫酸镁10mL,每日3次口服治疗。

2. 外科治疗

胆囊切除术是急性胆囊炎的根本治疗手段。手术指征为:①有急性胆囊炎并发症者;②经积极内科治疗,病情继续发展恶化者;③急性胆囊炎反复急性发作者;④无手术禁忌证,能耐受手术者。约30%的患者于诊断明确后12~24h内行胆囊切除术;约30%的患者因一时不能确定诊断,而需作进一步检查;约30%的患者因伴有严重心、肺或其他疾病只能先行综合性的内科保守治疗;约10%的患者在住院观察期间出现急性胆囊炎的并发症而行紧急胆囊造瘘术,以引流脓液和去除结石,一般经6~8周病情稳定后,再行胆囊切除术。如患者的全身情况极度虚弱,无法耐受手术,则可长期放置胆囊造瘘管引流。如胆囊内有结石残留,可在造瘘管的窦道成熟4~6周后,用介入放射技术行窦道内结石取出术。如有胆总管结石,可在内镜下行肝胰壶腹括约肌切开取石术。

3. 腹腔镜下胆囊切除术

腹腔镜下胆囊切除术是近10年来开展的治疗技术,适用于无并发症的急性胆囊炎。此技术具有创伤小、患者术后康复快的优点,因易发生胆管损伤和出血等并发症,需要有一定经验的医师操作。

4. 心理和康复治疗

(1)注意饮食。食物以清淡为宜,少食油腻和炸、烤食物。

(2)保持大便畅通。六腑以通为用,肝胆湿热,大便秘结时,症状加重,保持大便畅通很重要。

(3)要改变静坐的生活方式,多走动,多运动。

(4)养性。长期家庭不和睦、心情不舒畅的人可引发或加重此病,要做到心胸宽阔,心情舒畅。

七、预后

本病无论保守治疗还是手术治疗,一般预后良好。但部分患者调治不当可转化为慢性胆囊炎。急性胆囊炎的死亡率为5%～10%,几乎均发生于老年人并发化脓性感染和合并有其他严重疾病者。急性胆囊炎并发局限性穿孔,可通过手术治疗取得满意的疗效;并发游离性穿孔,则预后较差,死亡率高达25%。

八、研究进展

1.现代医学对本病的认识

(1)胆囊管梗阻:急性结石性胆囊炎发病的原因主要是胆囊管梗阻和细菌感染。胆囊管梗阻大多由于胆囊结石或寄生虫阻塞胆囊管引起。有学者通过对10例急性结石性胆囊炎患者胆囊内压的测定和胆汁细菌的培养认为,细菌感染在急性结石性胆囊炎中并不是主要原因,梗阻是主要的病因。结石嵌顿在胆囊颈部或胆囊管内,可使胆囊发生强有力收缩。若这种收缩时间较长或反复发作多次,可使胆囊壁发生水肿,进而使胆囊黏膜的上皮受损,并有大量的酶释放,从而导致胆囊的严重炎症反应。细菌感染在胆囊炎的初期没有作用或作用很小,只有当胆囊壁受到损害、局部防御能力降低时,细菌方能侵入胆囊壁而继发感染。

(2)继发感染:感染途径有:①血行感染;②胆道上行感染;③肝源性感染;④侵蚀性感染;⑤寄生虫感染。有学者认为老年人胆道感染有两个显著的细菌学特征:一是厌氧菌感染率较高;二是严重的混合感染。有学者通过研究认为,胆道致病菌以革兰氏阴性菌特别是肠道杆菌多见,最常见的是大肠杆菌,可达40%～60%,其次是克雷伯杆菌、副大肠杆菌、变形杆菌、绿脓杆菌、粪链球菌。

2.中医学对本病病因病机的认识

中医认为本病与饮食不节、过食油腻、蛔虫上扰及情志失调有关。病机特点是肝胆之气郁结,气郁而致血瘀,瘀而化热,热与脾湿蕴结则成肝胆湿热之证,湿热煎熬成石,阻于胆道,胆气不通则痛,胆汁逆溢肌肤而发黄,若热积不散,则成脓化火,热毒炽盛,耗伤营血,可致亡阴、亡阳。有学者认为以气滞胆郁、胆腑热结、中州湿热多见,亦可见胆虚心悸之证。有学者认为肝胆湿热多从热化,亦有出现寒化,形成寒湿的基础是阳气不振,其原因一是素体脾阳不足,易生内寒,与湿相合;二是治疗中苦寒之剂太过,寒湿证在胆系感染中,虽不甚多见,但亦值得重视。

(刘誉华)

第二节　慢性胆囊炎

慢性胆囊炎是临床常见疾病,以右上腹及右胁肋部闷胀疼痛,或放射至右肩背部酸痛,脘腹饱闷胀痛,恶心欲呕,厌油纳呆,黄疸,每因过食油腻或食用蛋类而诱发或加重,口苦咽干,脉弦等症状最为常见。部分患者并发胆石症。

本病与祖国医学“胁痛”“胆胀”相似,病位在胆,与肝脾胃关系甚为密切,临床大致可分为胆郁气滞型、肝胆湿热型、胆郁脾虚型、阴虚血瘀型。

一、病因病机

本病属中医中的“胁痛”“胃脘痛”“结胸”“黄疸”等范畴。中医认为本病多由七情所伤,气滞血瘀,饮食不节,湿热熏蒸,蛔入胆道等引起。其病因病机,可概括为以下几点。

1. 肝失疏泄

肝失疏泄则胆胀胁痛。胆为六腑之一，肝胆相表里。胆液所以畅通，全赖肝之疏泄，若因情志不舒，肝气郁滞，或湿热毒邪侵犯肝胆或因饮食不节，湿阻中焦，均可影响肝之疏泄功能，以致胆液郁滞，胆腑不通，则为胆胀。胆胀既作，则右胁胀痛、口苦，甚则出现黄疸。在生理上，胆附于肝，其经脉相互络属。因此，肝病常影响及胆，胆病也常影响肝，终则肝胆俱病。

2. 湿热积滞

肝郁易化热，脾虚则生湿，复加外感湿热之邪则内外相引，互助互长，邪出无路则为胆胀胁痛。

3. 胆逆犯胃

《灵枢·四时气》云："邪在胆，逆在胃。"慢性胆囊炎患者常有食欲不振、胃脘痞满、恶心呕吐等胃气不和症状。肝郁气滞，可导致脾虚，脾虚则运化不及水湿停留，湿郁化热，又可导致肝郁失疏，肝郁气滞，形成恶性循环。

4. 胆气郁滞

胆郁可致血瘀，血瘀则经气更滞。多数患者兼有血瘀之象（舌暗红、苔黄腻、脉弦滑）。

二、发病机制

（一）发病原因

（1）胆囊结石：约70%慢性胆囊炎的患者胆囊内存在结石，结石可刺激和损伤胆囊壁，并引起胆汁排泌障碍。

（2）感染：可由细菌、病毒、寄生虫等各种病原体引起胆囊慢性感染。常通过血源性、淋巴途径、邻近脏器感染的播散和肠寄生虫钻入胆道而逆行带入。近来也有患者胆汁中检测到幽门螺旋杆菌DNA的报道，慢性炎症可引起胆管上皮及纤维组织增生，引起胆管狭窄。

（3）化学刺激：当胆总管与胰管的共同通道发生梗阻时，胰液反流进入胆囊，胰酶原被胆盐激活并损伤囊壁的黏膜上皮。此外，胆汁排泌发生障碍，浓缩的胆盐又可刺激囊壁的黏膜上皮造成损害。

（4）急性胆囊炎的延续：急性胆囊炎反复迁延发作，使胆囊壁纤维组织增生和增厚，囊腔萎缩变小，并丧失正常功能。

（二）发病机制

胆囊壁的慢性炎症，使囊壁水肿、纤维组织增生和钙化，而致囊壁增厚，胆囊浆膜面与周围组织发生粘连。由于瘢痕组织的收缩，囊腔可变得非常狭窄，甚至完全闭合，即胆囊纤维化。

如胆囊管被结石嵌顿，胆汁潴留，甚至浓缩成胶状小块，形成所谓"胆泥"。如胆囊管梗阻，而囊壁黏膜不断分泌白色黏液，胆囊可膨胀，囊壁可变薄，囊腔内充满稀薄液状胆汁，称为胆囊积水。有时胆汁中弥漫了大量胆囊壁分泌的钙盐，形成浑浊分层乳液样外观，称为石灰胆汁。如继发细菌感染则可致胆囊积脓。如胆囊与周围组织粘连则可产生如幽门梗阻或结肠梗阻等相应部位的症状。胆石长期刺激及压迫囊壁，可发生囊壁溃疡或引起慢性穿孔，大的胆石通过慢性穿孔形成的肠瘘，可产生胆石性肠梗阻。所谓瓷瓶样胆囊，是由于慢性炎症使胆囊壁广泛钙盐沉积，纤维收缩，胆囊形成葫芦状或花瓶状，有较高发展为胆囊癌的百分率。黄色肉芽肿性胆囊炎是由于胆囊颈部黏膜腺体R-A窦受慢性炎症破坏并深入囊壁肌层，且窦内有胆固醇沉积，诱发组织细胞反应，慢性炎症细胞、纤维母细胞、吞噬了胆固醇的泡沫细胞大量增生,使胆囊壁形成蜡样肉芽肿,有结节和不同程度增厚。黄色肉芽肿性胆囊炎非癌前病变,但易与周围脏器产生粘连浸润甚至形成内瘘,且术前难与胆囊癌相鉴别,故建议尽早手术,经病理可以确诊。

三、临床表现

(一)症状和体征

许多慢性胆囊炎患者可持续多年而毫无症状,在无胆囊炎病史的患者中,偶然在手术前体检、尸检时发现纤维化胆囊中含有胆石并不少见,称为无痛性胆囊炎。

本病的主要症状为反复发作性上腹部疼痛。腹痛多发生于右上腹或中上腹部,少数可发生于胸骨后或左上腹部,并向右侧肩胛下区放射。腹痛常发生于晚上和饱餐后,常呈持续性疼痛。当胆囊管或胆总管发生胆石嵌顿时,则可产生胆绞痛。疼痛一般经过 1~6h 可自行缓解。可伴有反射性恶心、呕吐等症状,但发热、黄疸不常见。于发作的间歇期可有右上腹饱胀不适或胃部灼热、嗳气、反酸、厌油腻食食欲不振等胃肠道症状。上述症状虽然不严重却经久不愈,并于进油腻、多脂饮食后加重。当慢性胆囊炎伴急性发作或胆囊内浓缩的黏液或结石进入胆囊管或胆总管而发生梗阻,可呈急性胆囊炎或胆绞痛的典型症状。

体格检查可发现右上腹部压痛,发生急性胆囊炎时可有胆囊触痛征或莫菲征阳性。当胆囊膨胀增大时,右上腹部可扣及囊性包块。

(二)辅助检查

1. 十二指肠引流

通过十二指肠引流管或纤维胃、十二指肠镜收集胆汁进行检查,可发现胆汁内含有胆固醇结晶、胆红素钙沉淀、细小结石、被胆汁黄染的脓细胞、华支睾吸虫卵、肠梨形鞭毛虫滋养体等,胆汁的细菌培养可发现致病菌。如不能得到胆囊胆汁,则提示胆囊收缩功能不良或胆囊管梗阻。

2. 超声检查

可测定胆囊和胆总管的大小、胆石的存在及囊壁的厚度,尤其对结石的诊断比较正确可靠。

3. 放射学检查

腹部 X 线平片可显示胆囊膨胀和阳性结石的征象、罕见的胆囊钙化(瓷瓶胆囊)。胆囊、胆道造影术可以发现胆石、胆囊变形缩小及胆囊浓缩和收缩功能不良等慢性胆囊炎的征象。直接经皮经肝胆道造影、逆行胰胆管造影可显示胆道分支,发现胆总管结石,同时可行肝胰壶腹括约肌切开取石及放置胆道导管行引流术。

4. 放射性核素扫描

用 $^{99m}Tc-PMT$($^{99m}Tc-$吡哆$-5-$甲基色氨酸)静脉注射行肝胆动态显像,如延迟超过 1~4h 才显示微弱影像,而肠道排泄像正常,首先考虑慢性胆囊炎。如静脉注射辛卡利特(sincalide,人工合成缩胆囊素)0.2g/kg,或缩胆囊素(CCK,cholecystokinin)后 30min,如胆囊排出率 <40%,支持慢性胆囊炎伴胆囊收缩功能障碍的诊断。

四、诊断和鉴别诊断

对脂肪饮食不能耐受、腹胀及反复发作的餐后上腹部胀痛不适的患者,经超声检查显示胆囊结石囊壁增厚、胆囊萎缩者可确诊为慢性胆囊炎。但常需与消化性溃疡、慢性胃炎、慢性肝炎、食管裂孔疝、非溃疡性消化不良、慢性胰腺炎等疾病进行鉴别。

五、治疗

（一）辨证论治

1. 辨证要点

本病临床可分为胆郁气滞证、肝胆湿热证、胆郁脾虚证、阴虚血瘀证4型。

2. 治疗要点

本病的原因无非是胆腑不通，所以治疗上应以通为目的。通的方法有：疏肝利胆，清热利湿，活血化瘀，通导腑气等。

3. 分证论治

（1）胆郁气滞证

证候特点：右上腹及右胁肋部胀闷疼痛，并放射至右肩背部酸痛，胃脘饱胀或胀痛，痞塞不适，呃逆嗳气，不思饮食，口苦咽干，大便秘结，舌淡红，苔薄白，脉弦等。

治法：疏肝解郁，行气利胆。

方药：柴胡疏肝散加减。

柴胡，香附，积壳，白芍，川芎，元胡，佛手，金钱草，黄芩，甘草等。

（2）肝胆湿热证

证候特点：右上腹及右胁肋部胀闷灼热疼痛，或放射至右肩背酸痛，胃脘饱胀，纳呆，恶心欲呕，黄疸，神疲肢倦，口苦咽干，大便不畅，小便黄赤，舌红苔黄厚腻，脉弦滑等。

治法：清热利湿，行气疏肝利胆。

方药：钱柴泻心汤加减。

党参，法半夏，黄芩，茯苓，金钱草，柴胡，玄胡，陈皮，郁金，佛手，木香，枳实，龙胆草，甘草。

（3）胆郁脾虚证

证候特点：脘腹饱闷痞塞，胁肋胀闷疼痛，不思饮食，食后胀甚，神疲肢倦、乏力，头昏，面色萎黄，咽干口苦，舌淡苔薄白，脉细弦等。

治法：健脾和胃，舒肝利胆。

方药：解郁缓中泻心汤加减。

明党参，法半夏，茯苓，陈皮，炒白术，炒麦芽，神曲，厚朴，玄胡，郁金，佛手，金钱草，黄芩，大枣，甘草等。

（4）阴虚血瘀证

证候特点：右上腹及右胁肋部隐隐胀痛，并牵引右肩背疼痛，入夜尤甚，悠悠不止，低热，咽干口苦，眠差，大便秘结，小便黄赤，舌暗红或有瘀斑，苔薄白或黄，脉弦涩等。

治法：滋阴养血，祛瘀利胆。

方药：滋阴达郁逐瘀汤。

枸杞，当归，沙参，白芍，香附，丹参，川芎，金钱草，黄芩，甘草等。

（二）西医治疗

1. 内科治疗

应予低脂饮食，可口服硫酸镁或中药利胆，腹痛明显者可用抗胆碱能药物解除平滑肌痉挛。溶石疗法仅适用于胆固醇结石,结石无钙化且<1cm,胆囊管通畅,胆囊收缩功能正常者,可口服熊去氧胆酸或鹅去氧胆酸,剂量为每天 8～10mg/kg。

2.手术治疗

有症状的特别是反复发作的慢性胆囊炎,伴有胆石、胆囊积水或有胆囊壁钙化者,诊断一经确立,行胆囊切除术是一合理的根本治疗,也可行腹腔镜下胆囊切除术。术中应常规行胆道造影排除胆总管结石,避免不必要的胆总管探查。如怀疑伴有胆总管结石,亦可作 ERCP 和肝胰壶腹括约肌切开取石术。

3.心理和康复治疗

情绪上长期恼怒、情志不舒、肝气失于调达的患者,要以开郁理气为主。首先要消除影响患者情绪的因素,有意地增加直接与患者接触的时间与机会,与患者交谈、对其进行安慰。其次要对患者寒暖、饮食诸方面体贴关心照顾,使其心情平和,肝火平复,在不违背治疗原则的基础上,尽量满足患者要求。饮食上,由于外邪内侵或饮食所伤,膏粱厚味蕴于脾胃,湿热内积,肝胆失于疏泄条达,胆汁不循常道,湿热中阻,要忌食刺激性、油腻性食品,宜清淡易消化之食物,如面条、米粥、豆类、新鲜蔬菜。进食不宜过饱,以免饮食失调致脾胃运化失常。还需特别注意患者的寒热情况、腹痛程度的变化以及二便颜色。热重者,嘱其多食水果饮料,以补充体内水分,中药要凉服。保持室内空气新鲜,环境安静舒适。另外,应注意疼痛发作时可局部热敷和卧床休息,以便观察病情变化。

六、预后

本病较为顽固,常反复发作,且多数合并有胆石,正气尚旺者一般预后良好,若体弱而经常发作则预后较差。

七、研究进展

慢性胆囊炎指胆囊有慢性炎症,可由结石刺激、细菌感染、病毒性肝炎、化学性损害、寄生虫以及急性胆囊炎迁延而引起,是临床常见病。多反复发作,缠绵难愈。西医治疗以消炎、利胆、解痉、止痛为主。本病归属于中医"胆胀""黄疸""胁痛"等范畴,近年来,中医药治疗慢性胆囊炎取得了一定的疗效。

(刘誉华)

第三节 胆石症

胆石病是指胆管系统(包括胆囊与胆管)的任何部位发生结石的疾病,其种类及成分不完全相同,临床表现取决于结石是否引起胆管感染、胆管梗阻以及梗阻的部位和程度。西方国家尸检中发现有胆石者 5%～25%,其中胆固醇结石占 70%～80%;我国胆色素结石占多数,胆固醇结石相对少见。

一、病因及发病机制

根据结石成分,胆结石分为三型:胆固醇结石,胆色素结石和混合性结石。各型的发病机制并不相同。

胆固醇结石肉眼外观呈白色,常为圆形或卵圆形,大多发生在胆囊内,其形成与代谢因素有关,涉及肝脏排泄胆固醇过多、胆囊动力降低、黏蛋白分泌增加以及小肠对胆盐代谢障碍等机制,此外,还与年龄、遗传、肥胖、性别、生育及饮食等因素均有关。胆色素结石大多以"胆红素钙"为主,其中的黑色素结石形成与结合型胆红素的高分泌代谢状态有关,增多的结合型胆红素转化成不溶的非结合型胆红素,以胆红素钙的形式聚合成结石,常发生在胆囊内;棕色结石形成的始动因素是胆管内异物的存在,炎症脱落的上皮、细菌寄生虫虫体及虫卵、残留缝线等构成核心,胆叶脂质降解后形成胆红素钙、棕榈酸或硬脂酸钙为主要成分,常发生在胆囊切除后的胆总管内。混合性结石的主要成分亦是胆固醇、胆色素以及钙盐,亦多发生在胆囊内。

在我国,肠道寄生虫和细菌感染是胆石病的主要原因。

二、诊断步骤

(一)病史采集要点

1. 有无症状

临床上大多数胆结石无症状,只有 15% ~ 20% 的胆石有明显症状。过去认为的消化不良症状,如口苦、嗳气、嗳酸、腹胀及胃灼热等不应归因于胆结石。胆结石的基本症状为胆绞痛,一般在进食油腻食物后数小时内、腹部受到震动或夜间睡眠时发作,表现为位于右上腹和右季肋部的持续性剧烈疼痛,伴大汗淋漓、面色苍白、恶心及呕吐,可向背部、右肩及肩胛区放射,持续时间很少超过数小时,起病和消失均缓慢。

2. 有无合并疾病的症状

若出现急性或慢性胆囊炎、胆管梗阻、胆管炎、胰腺炎、胆囊小肠瘘、胆管癌等并发症时,临床症状应具体再参照其他相关章节。

(二)体格检查要点

阳性体征很少。但伴有并发症时,主要表现为并发症的体征,如发热、黄疸、Murphy 征等。

(三)门诊资料分析

B 超是胆石病基本检查方法,而且多数结石常为检查其他无关疾病时的意外发现,在超声图像上显示为可移动的回声物后带声影。B 超检测胆囊结石的准确性一般达到 90% 以上;但对胆总管结石的诊断价值有限,但这一不足可通过发现胆管扩张来间接反映。多数结石为射线可通透性的,腹部 X 线片很少能检测到结石。因含钙量 X 线显影者不到 25% 。

(四)进一步检查项目

1. CT 检查

CT 在检测胆石症的作用有限。但是 CT 可以观测到或排除并发症,如胰腺炎、胆囊周围积液、穿孔及脓肿形成。

2. 经纤维十二指肠进行逆行胰胆管造影术(ERCP)

可对一般 X 线检查无阳性发现的胆石症、肝外和肝内梗阻性黄疸、胆管癌、胰腺癌等提供诊断和鉴别诊断依据,是诊断胆总管结石的金标准和处理胆总管结石的主要方法。但此侵入性操作具有胰腺炎的潜在危险。

3. 经皮肝穿刺胆管造影术

可清晰地显示各级胆管,有助于判断梗阻性黄疸特别是肝外梗阻的部位及原因,也是目前确诊肝内胆管结石的有效方法。

4. 口服法胆囊造影（OCG）诊断

结石过去曾广泛使用，如今已被 B 超取代。但行溶石治疗前，仍考虑用 OCG 去评价胆囊管通畅和结石中胆固醇的含量。静脉注射核素^{99m}锝标记的亚氨二醋酸衍生物后行放射性核素扫描或胆管闪烁显像，用于评价急性胆囊炎时的胆囊管梗阻和手术后胆瘘。内镜超声成像评估胆总管结石的敏感性和特异性超过 95%，在诊断胆囊小结石，尤其在肥胖患者，优于经皮超声，但是此检查非常依赖检查者，且在常规情况下不易实施。

三、诊断对策

（一）诊断要点

有典型胆绞痛症状或并发症表现，应疑有胆石的存在。但胆结石的确诊依赖上述影像学检查结果。

（二）鉴别诊断要点

在上腹痛发作的同时或其后出现发热和黄疸，并伴有白细胞的增多，ALP 和 GGT 明显增高，胆绞痛可能性大，应与以下疾病相鉴别。

1. 肾绞痛

肾绞痛常在腰部或胁腹部开始，向大腿内侧或外生殖器放射，伴有排尿困难及血尿（镜下血尿或肉眼血尿）等症状。

2. 肠绞痛

肠绞痛多呈弥散性，在脐周尤为明显，多伴肠鸣音改变。

3. 铅中毒

腹绞痛患者的职业、齿龈铅线、血红细胞的嗜碱性点彩、尿棕色素及铅定量检查等为鉴别要点。

4. 急性胰腺炎

急性胰腺炎多呈上腹部持续性剧痛，常有束带状牵引痛，血清淀粉酶及其同工酶测定有助于诊断。

5. 胆管蛔虫症

胆管蛔虫症常为突然阵发的剑下剧烈绞痛，可伴有钻顶感，间歇期可完全不痛，腹部柔软而疼痛不明显。

6. 心绞痛或急性心肌梗死

疼痛有时可放射至右上腹或中上腹，心电图是最简便易行的检查。

（三）临床类型

1. 胆囊结石

20%～40%患者可终生无症状，称静止性结石。也可出现胆绞痛或急、慢性胆囊炎。

2. 肝外胆管结石

肝外胆管结石指发生于左、右肝管汇合部位以下的胆管结石。病情视有梗阻程度和是否合并感染不同。常为不完全梗阻，梗阻易继发感染，感染也可加重梗阻。梗阻继发感染时出现 Charcot 三联症（腹痛、寒战高热和黄疸）。若脓毒血症毒素入血，可发生急性梗阻性化脓性胆管炎（AOSC），甚至急性重症型胆管炎（ACST），表现为 Reynolds 五联症（Charcot 三联症＋休克、中枢神经系统受抑表现）。目前我国 AOSC 和 ACST 概念通用。

3. 肝内胆管结石

可弥散存在，也可局限于肝叶或肝段。不对称肝大是其特点，黄疸发生较肝外胆管结石少。可合并肝外胆管结石存在。未合并肝外胆管结石者，多数症状轻微。合并感染易出现肝源性肝脓肿。

四、治疗对策

（一）治疗原则

对静止性胆囊结石，主要是随访观察。对于症状性胆石，行胆囊切除术，以及 ERCP 处理胆管结石。对手术风险较大或不愿手术患者，可考虑口服溶石疗法或体外冲击波碎石。若出现并发症，应积极处理结石。

（二）治疗计划

1. 饮食控制

急性发作期，禁食脂肪类食物，采用高糖类流质饮食。富含胆固醇的食物如脑、肝、肾、鱼丸、蛋黄等，少食为宜。植物油脂有利胆作用，可不必限制。

2. 对症处理

消除胆绞痛及利胆治疗。

药物治疗，可选用阿托品 0.5mg 或山莨菪碱 10mg 肌内注射。注意小便困难和青光眼可能。也可使用硝酸甘油 0.3～0.6mg 或硝苯地平 10mg 舌下含化。疼痛剧烈者可再加用哌替啶（杜冷丁）50～100mg 肌内注射，但有可能导致胆管痉挛发生。合用异丙嗪（非那根）25mg 肌内注射可加强镇痛作用。凝血功能异常或肝功能不全者使用维生素 K_1 也有镇痛作用。

餐后口服 50% 硫酸镁 5～10mL，每日 3 次，硫酸镁有松弛奥狄括约肌的作用；在没有胆管梗阻、症状缓解期可餐后服用去氢胆酸片 0.25g 或胆酸片 0.2g，每日 3 次，刺激胆汁分泌冲洗胆管。

3. 对结石处理

（1）有症状的胆囊结石考虑胆囊切除术。腹腔镜是胆囊切除的首选方式。但可能术中由于病变、解剖变异或技术问题必须该行中转开腹手术，术前谈话应有交代。对于并发急性胆囊炎，何时采取手术还尚存争议，有人认为发作时进行会使手术病死率提高，因此应延至发作缓解期后 6～8 周；也有研究主张早期手术，尤其对于糖尿病及老年患者。

（2）大多数情况下胆管结石首选内镜（ERCP）处理。针对同时存在的胆囊和胆总管结石，或胆囊结石存在和胆总管结石存在的可能性大时，建议腹腔镜手术前行 ERCP；但如果胆总管结石的可能性低，最好避免术前 ERCP。在术中发现未曾预料的胆总管结石时，可经过乳头放置导管、导丝或内置管，以提高术后 ERCP 的成功率。

（3）溶石治疗仅对 15% 的胆固醇结石有效。对一般情况好的非妊娠患者，结石直径<5mm 或单个、射线可通过时，且可考虑口服药物溶石治疗。在治疗前行 OCG 检查评估。每日睡前 8～12mg/kg 熊去氧胆酸口服，治疗 12～24 个月，成功溶石之后继续治疗 6 个月。溶石开始后要求每隔 3 个月复查 B 超，若 6 个月后胆石体积仍未减小，应停止治疗；溶石若有效，一般以每月 1～2mm 的速度缩小。

体外冲击波碎石是通过冲击波使较大结石变成对胆酸溶解理想的尺寸范围（<5mm），实

际上是口服溶石疗法的扩展,对胆囊内直径＜20mm 的孤立胆固醇结石效果最好。也有一些结石经击碎后即使不溶解也能自行排出。

（三）治疗方案的选择

1. 胆囊结石

无症状者可观察。有症状和并发症者胆囊切除是首选方法。对已控制血糖的糖尿病患者和有心肺功能障碍但目前一般情况尚可的患者,急诊手术风险大,要考虑限期手术。

2. 肝外胆管结石

一般择期手术。有感染者控制感染后手术,除非病情继续恶化才立刻手术。手术以手术为主,胆石嵌顿于壶腹部者,尤其是已经行胆囊切除术者可经内镜下括约肌切开取石。

3. 肝内胆管结石

手术为主的综合治疗。解除胆管狭窄是手术关键。

五、病程观察及处理

1. 病情观察要点

无症状结石 B 超随访。

有胆绞痛症状出现,在解痉止痛的同时,注意观察有无并发症的出现。可能发生的并发症有胆源性胰腺炎、急性胆管炎以及由化脓性胆囊炎发展到坏疽性胆囊炎。观察恶心呕吐等伴随症状有无加重。有无发热、黄疸、腹部体征包括腹压痛、反跳痛、Murphy 征及全身情况。检测血常规、胆红素、淀粉酶及肝功,B 超、CT 检查,尤其在症状不缓解的患者,注意复查。

2. 疗效判断与处理

胆绞痛症状缓解,无并发症,考虑内镜或手术。有并发症,按并发症处理,积极处理结石。

六、预后评估

胆结石的临床过程可分为三个阶段:无症状、有症状和并发症期胆石病。临床上大多数结石都是无症状的,可以伴随患者终身。只有 15%～20% 的胆石有明显症状,最初常表现为胆绞痛。症状性胆石的病程呈进展性,也就是说,一旦发生了胆绞痛或并发症,常会出现进一步的症状。

七、出院随访

随访胆结石有无复发、并发症发生情况等。

（赖　莉）

第四节　原发性硬化性胆管炎

原发性硬化性胆管炎(primary sclerosing cholangitis,PSC)原发性硬化性胆管炎是一种病因不明的肝内、外胆管广泛的炎性狭窄所致的慢性胆汁淤积性肝脏疾病。发病机制可能与自身免疫功能紊乱有关,其特征为病变胆管狭窄的近端扩张,胆管造影显示为串珠状表现,病理组织学显示肝内和肝外胆管的炎症、增生和纤维化,最终发展为胆汁性肝硬化。本病最早于

1924 年法国学者 Delbet 提出的在 1970 年以前,认为本病罕见,自从内镜逆行胆胰管造影(ERCP)后,现认为本病可能并不少见,但流行病学资料不详,据估计,美国人的患病率为 6.3/10 万人口,真正的患病率可能要高。我国原发性硬化性胆管炎的发病情况不详。本病男性成人多见,约 70% 患者为男性,平均年龄为 40 岁,主要临床表现是黄疸,可伴有皮肤瘙痒、腹痛和发热等,最典型的是约 75% PSC 患者伴有炎症性肠病(IBD)。本病尚无特异性有效的治疗措施,主要是对症治疗和延长寿命,病程常呈缓慢进展,晚期可发展为淤胆型肝硬化,出现门脉高压症、肝衰竭,胆管癌发生率也较高。

一、病因和发病机制

本病病因未明,可能是一种由遗传背景和多种环境因素引起的自身免疫相关的胆管疾病。

1. 遗传易感性

PSC 存在家族成员共同患病的现象提示本病存在遗传易感性。研究发现,HLA B8、DR3 与 PSC 关系最为密切,HLA DRw52a,DR2,DR4F 等基因型也是本病的易感人群。

2. 免疫紊乱

本病认为是一种自身免疫相关性胆管疾病,自身免疫功能紊乱在本病的发病机制中有非常重要的地位。PSC 患者有以下的免疫异常。

(1)本病常重叠多种其他自身免疫性疾病,而且本病患者多种自身免疫性抗体,如 p - ANCA,抗结肠抗体(anti colon antibodies),抗中性粒细胞核抗体等检出频率较高。

(2)高丙种球蛋白血症,患者常有高免疫球蛋白血症,尤其是血清 IgM 升高。

(3)胆管有淋巴细胞浸润和破坏。

(4)循环免疫复合物。

(5)补体 C_3 低下。

(6)经典补体系统的激活。

细胞免疫也起一定的作用,汇管区的 T 细胞增加,T 细胞对胆管上皮抗原的移动抑制增强,汇管区 T 细胞的自身免疫反应性增高,胆管上皮细胞的 MHC 第 Ⅱ 类抗原表达异常以及有 Ⅰ 型黏附分子表达。这些免疫异常似乎不是 PSC 的起始病因,而是继发于胆管阻塞后的结果。

3. 细菌毒素的损伤

本病常合并炎症性肠病,尤其是溃疡性结肠炎,提示细菌毒素可能在 PSC 发病机制中具有一定的意义。肠道细菌在降解胆汁酸过程中,可能导致病变肠道黏膜通透性增加,肠道细菌产生的毒素,以及门脉系统吸收的胆汁酸水平的升高,激活 Kupfer 细胞产生肿瘤坏死因子 α(TNFα),TNFα 导致肝胆管的炎症及损伤,进而引起门脉和胆管纤维化和 PSC。动物实验提示,细菌的毒性产物可能是一类促炎症因子。

但是进一步的研究表明,在溃疡性结肠炎作结肠切除术时,未能证实有门脉的菌血症或门静脉炎,也未能确定有肠菌作用而产生的毒性胆汁酸,而且肝脏组织病理学显示门脉炎症常常不明显,PSC 的发生发展与 IBD 的病情严重程度无关,均提示细菌毒素不是 PSC 的独立发病因素。

4. 胆管小动脉损伤

各种因素损伤胆管周围的小血管,导致胆管缺血坏死,继而引起肝胆管的纤维化和 PSC。

5. 其他

如病毒感染(巨细胞病毒感染等)、吸烟等因素也可能对 PSC 的发生发展有影响。

二、诊断步骤

(一)病史采集要点

1. 起病情况

起病隐匿,发病初期绝大多数患者无症状,往往在化验时发现肝功能异常而引起注意,特别是碱性磷酸酶(ALP)和 γ - 谷氨酰转肽酶(γ - GT)增高,甚至有的患者临床上虽无症状,但胆管造影和肝活检已为进展期。患者出现临床症状的平均年龄 40 岁左右,但也可见于 1 ~ 90 岁患者,约 2/3 发生在 45 岁以下男女之比为 2 : 1。

2. PSC 常见临床症状

大多数患者的首诊症状是无痛性的反复皮肤巩膜不同程度的黄疸,黄疸初期呈间歇性加重,后期呈慢性持续性梗阻性黄疸,常伴瘙痒及间歇性发热、寒战、右上腹疼痛、恶心呕吐、腹泻、乏力、体重减轻等。

3. 晚期患者

可进展为肝硬化,出现肝硬化及其并发症相应的症状,因此,询问病史时应注意有肝硬化及其无其他并发症的症状。患者常死于终末期肝硬化其并发症或肝衰竭。另外,PSC 也可合并多种并发症。

4. 重叠其他疾病时可能出现相应的临床表现

PSC 常同时重叠其他多种疾病,如炎症性肠病(如溃疡性结肠炎、Crohn 病)、其他自身免疫性疾病(如 SLE,系统性硬化症,干燥综合征,类风湿性关节炎自身免疫性溶血等)。

(二)体格检查要点

1. 一般情况

大多数患者诊断时一般情况良好,部分患者可出现发热,慢性病面容,精神萎靡和贫血。

2. 皮肤黏膜部分

患者出现巩膜和皮肤不同程度的黄染,常为暗绿色。皮肤可见色素沉着、搔痕、脱落,部分患者发现脂黄瘤。

3. 肝脾

少数患者出现肝脾轻度到中度肿大,晚期出现肝硬化(如腹腔积液、门脉高压症)等表现及其并发症的体征。

4. 其他

如出现相应的并发症和重叠其他疾病,可出现相应的体征。PSC 伴随的相关疾病,主要为自身免疫性疾病,其中最为常见者是炎症性肠病(IBD),据报道 PSC 患者伴随 IBD 的发病率为 25% ~ 100% ;PSC 伴随的 IBD 中,以溃疡性结肠炎(ulcerative colitis,UC)最常见,高达 70% 以上,Crohn 病约 13%(几乎均有结肠病变)。

(三)实验室辅助检查

1. 血常规

血常规常无异常。偶见贫血,5% 患者出现嗜酸性粒细胞增多。出现脾功能亢进时出现白细胞和血小板的减少。

2. 尿、粪检查

尿常规及大便常规常正常,部分患者尿胆红素阳性或强阳性,尿胆原减少或阙如。粪胆原减少或阙如。粪便中脂肪酸及脂肪酸钙增多。

3. 肝功能试验

(1)血清碱性磷酸酶(ALP)和 γ-谷氨酰转肽酶(GGT)升高是 PSC 常见的血清生化学异常,常合并血清转氨酶轻度至中度升高。血清碱性磷酸酶(ALP)和 γ-谷氨酰转肽酶(GGT)在黄疸出现前即升高的现象有助于本病的早期诊断;血清胆红素,尤其是直接胆红素(结合胆红素)升高较为常见,但常有波动。PSC 的早期,血清蛋白可无明显改变;至病程晚期,肝功能严重受损时,出现人血清蛋白降低、球蛋白升高,白、球蛋白比值下降,甚至倒置。血清蛋白电泳分析显示,α_2、β 球蛋白增高,γ 球蛋白正常或中度增高。

(2)血浆凝血酶原时间及活动度异常。由于维生素 K 缺乏,凝血酶原时间常延长,活动度降低,但给予维生素 K 注射,可使之恢复正常。晚期因肝衰竭所致凝血功能障碍,注射维生素 K 无效。

(3)高脂血症。胆固醇酯可有不同程度的升高。

4. 免疫学检查

(1)自身抗体。PSC 患者的血清中也可检出多种自身免疫性抗体,成年患者中 AMA、ANA、ASMA 检出率分别为 5%、6%、11%;儿童患者 pANCA、ANA,AMA 检出率分别为 69%、69%、72%。

(2)免疫球蛋白。30% 患者出现高了球蛋白血症,其中 40%~50% PSC 患者血浆 IgM 升高,其他如 IgG 升高。66% 儿童患者出现高 γ 球蛋白血症,其中 23% PSC 儿童患者血浆 IgM 升高,70% IgG 升高。

5. 肝穿刺活组织检查

PSC 患者的肝脏组织病理学改变并无特异性。典型的 PSC 肝脏组织病理学改变为肝外胆管和肝内大胆管上皮细胞的坏死,胆管壁纤维增生增厚,胆管狭窄、不规则扩张,胆管数量减少,胆管周围有较多的炎症细胞浸润。但在疾病早期,病变常局限,假阴性率可高达 5%~10%。

(1)肝外胆管的改变(多为手术标本所见)。纤维增生,瘢痕形成,管壁增厚,在胆管腺体周围,有炎性细胞呈群集样浸润,这些变化为非特异性的,与手术创伤引起的术后胆管狭窄无明显区别。

(2)肝内胆管的改变。肝内大胆管的改变与肝外胆管所见相似,胆管纤维化呈节段性分布,狭窄与扩张交替出现,在胆管造影图片上呈串珠样改变;肝内小胆管的典型改变为有的汇管区胆管增生,有的汇管区胆管减少,另一些汇管区则呈水肿,常伴有纤维性胆管炎(fibrous cholangitis)及胆管周围炎。这些组织学所见并不能确立 PSC 的诊断,需结合临床表现才能确诊。在肝组织学上偶见胆管转化为一条实心的纤维索,此为 PSC 特征性改变,几乎可以确诊 PSC,但阳性率不高,仅见于少数(<5%)PSC 患者。

(3)肝实质细胞的改变。PSC 患者肝活组织学检查显示,早期病变仅限于胆管,不累及肝实质,随着疾病的进展以及毒性胆汁酸的淤积,在中、晚期可分别出现碎屑样坏死,桥接状坏死,肝实质的改变不是诊断 PSC 的依据,但对 PSC 的分期及预后有重要意义。

(4)组织学分期。PSC 的分期与 PBC 相似,亦根据肝实质受累的情况、纤维化程度以及肝硬化的有无分为Ⅰ～Ⅳ期。Ⅰ期：即门脉期（portal stage），病变仅累及门脉区胆管，不影响门脉周围的肝实质，没有或极少有门脉周围肝实质炎症及纤维化，故亦称门脉肝炎（portal hepatitis），汇管区不扩大。Ⅱ期：即门脉周围期（peri - portal stage），病变累及门脉周围，门脉周围纤维化，可伴有或不伴有肝炎，汇管区明显扩大，可见新形成的界限板，但此期尚难以辨识出胆汁性或纤维化引起的碎屑样坏死。Ⅲ期：即纤维隔形成期（septal stage），纤维化及纤维隔形成及（或）桥接状坏死；肝实质还表现胆汁性或纤维化所致的碎屑样坏死，伴有铜沉积。胆管严重受损或消失。Ⅳ期：即肝硬化期（cirrhotic stage），具有胆汁性肝硬化特征，肝实质变化一般较Ⅲ期更明显，胆管常消失。

6.腹部 B 超检查

B 超检查发现，患者胆囊增大，餐后胆囊收缩功能不良，胆结石常见，胆总管不规则扩张。

7.内镜下逆行胆管造影（ERCP）、经皮肝穿刺胆管造影（PTC）

ERCP 和 PTC 曾被认为是确诊 PSC 的金标准，不仅可明确诊断，还可做为内镜治疗的依据。首选 ERCP，PTC 仅在 ERCP 不成功时考虑。原发性硬化性胆管炎的典型胆管造影改变是肝内外胆管狭窄与扩张相间而呈串珠状改变；病变胆管狭窄，但表面光滑，向下逐渐变细；狭窄病变可以是局限性、弥散性，也可为节段性的；狭窄近端胆管扩张；病变常累及肝内胆管使肝内分支减少并僵硬。

8.磁共振胆管造影（MRCP）

近年应用 MRCP 作为一种非创伤性的胆管造影检查。PSC 的放射影像学特点为肝外和肝内胆管的多个局灶性狭窄和扩张；或弥散性的胆管狭窄，间隔着正常胆管的扩张，形成典型的串珠状表现。15% 患者的胆囊和胆囊管亦有累及。

9.其他检查

其他检查的目的主要为了解是否有并发症、伴随疾病及排除其他疾病：如其他多种自身免疫性抗体，骨密度检查，胃镜和病毒性肝炎标志物等。

（四）鉴别诊断

1.继发性胆管炎

继发性胆管炎包括胆管结石或胆管狭窄时的慢性细菌性胆管炎，各种原因引起的缺血性胆管损伤，艾滋病相关感染性胆管炎，胆管手术后的胆管病变，先天性胆管异常和胆管恶性肿瘤等。鉴别诊断的要点包括：继发性胆管炎常可寻找到原发性疾病，同时缺乏 PSC 的相应的胆管造影或 MRCP 的典型改变；PSC 常合并炎症性肠病及免疫学改变。但不典型 PSC 在临床上有时与继发性胆管炎无法区分。

2.需与其他胆汁淤积性疾病鉴别

原发性胆汁性肝硬化，特发性成人胆管减少症，药物性淤胆，慢性活动性肝炎，酒精性肝病，自身免疫性肝炎（AIH）等。特别是有些不典型的 PSC 患者，其血清 ALP 仅轻度升高，而 ALT/AST 却明显升高，极易误诊为 AIH。主要的鉴别点在于，其他胆汁淤积性疾病胆管造影常显示，肝外胆管树显影无明显的异常，其他鉴别要点包括：如酒精性肝病患者有大量酗酒史、药物性肝炎患者有肝损药物使用时等，其他自身免疫性肝脏疾病血清学检查有特异性自身抗体阳性或慢性病毒性肝炎患者相应的病毒性肝炎标志物阳性等均有助于鉴别。

3.胆管消失综合征（vanishing bile duct syndrome，VBDS）

胆管消失综合征是近年新提出的疾病，主要指多种病因导致的肝内胆管树破坏而致肝胆管局灶或弥散性消失,临床上出现胆汁淤积综合征,肝内胆汁淤积,但仍保留肝细胞功能。所以,VBDS 诊断主要是两点:患者出现黄疸;ERCP 检查肝内胆管消失征,即 X 片上显示大片肝脏影没有胆管树分支,左右肝管仅有少许分支。其次是 AKP 和黄疸指数升高为辅助依据,B 超和 CT 检查价值不大,而 PTC 检查又难以进行,唯有依靠 ERCP 检查显示肝外胆管造影常正常。确诊常需要依靠肝活检,病理组织学特点是胆管树消失,肝内胆管减少,肝外胆管直径多属正常。VBDS 的肝内胆管消失远比 PSC 的肝内胆管纤细、僵直、狭窄的病损程度更重、结局更差。两者的主要的鉴别在于:PSC 常有肝外胆管病变,VBDS 仅有肝内胆管病变,PSC 仅累及肝内胆管时很难与 VBDS 鉴别。

4.其他

同时还应注意,PSC 常重叠其他多种肝胆疾病。

三、治疗对策

(一)治疗原则

(1)诊断,早治疗。

(2)治疗的目标主要是延缓或逆转病程发展,减轻患者的症状,改善生活质量,提高患者的寿命。

(3)治疗的靶点是改善胆汁淤积和胆管狭窄、阻塞。

(4)充分、全面了解病情,结合患者的具体情况制订合理的治疗方案:由于 PSC 的病因和发病机制均未明了,目前尚缺乏有效的治疗。目前的治疗手段主要是经验性,尚缺乏循证医学证据。虽然有些药物被单独或与其他药物联合用于 PSC 的临床治疗,但其疗效有待进一步评估。内镜下治疗是常用的治疗 PSC 的手段之一。

手术治疗:对于肝外节段性炎症患者,狭窄近端扩张者可行胆管空肠 Roux - en - Y 吻合术;弥散性病变者仅能行"T"管持续引流,术后可经"T"管滴注上述药物。晚期患者可选用断流术或分流术以治疗门脉高压症。肝移植对于晚期 PSC 患者的疗效较为肯定。

(5)积极对症支持治疗,减轻患者的痛苦。

(6)及时防治并发症。

(7)仔细寻找可能的重叠疾病,并给予治疗。

(8)定期随访,严密观察病情的变化,及时调整治疗方案。

(二)治疗计划

1.药物治疗

(1)熊去氧胆酸(UDCA)。UDCA 是目前临床研究认为可能较有效和临床上最常用的药物。多项临床研究发现,单独应用小剂量 UDCA 可能改善 PSC 患者的血清生化学指标,但不能减轻患者的临床症状,也不能改善患者肝脏组织病理学病变和延长患者的寿命;提高 UDCA 的剂量[13 ~ 15mg/(kg·d)或以上],可有效地改善症状,使 ALP、γ - GT 降低,但似乎仍然不能改善组织学的进展和降低肝移植率。有研究发现,进一步提高 UDCA 剂量 26 ~ 30mg/(kg·d),可能疗效更好。如在早期应用 UDCA,可能有较好的效果。推荐剂量为 13 ~ 15mg/(kg·d)或以上。

UDCA 也可与其他免疫抑制剂联合应用治疗 PSC。研究发现,UDCA(650mg/d)与泼尼松开始剂量 1mg/(kg·d),逐步增加到 5 ~ 10mg/(kg·d)及硫唑嘌呤 1 ~ 1.5mg/(kg·d)组成三联治疗方案治疗 PSC，检测患者的血清生化学、肝脏组织病理学指标和逆行胆管造影，发现均有所改善。但其效果还有待更大规模的临床研究进行证实。

UDCA 的主要的不良反应：偶见腹泻、便秘、过敏、头痛、胃痛、胰腺炎和心动过速等。

（2）皮质激素和多种免疫抑制剂。本病的发病机制与自身免疫功能紊乱有关，因此，临床上曾应用皮质激素和多种免疫抑制剂治疗 PSC，但没有一种免疫抑制剂或皮质激素治疗可改变 PSC 的自然病程。鉴于本病的病程缓慢，常伴有自发性的加重和缓解，造成对药物疗效评估的困难。皮质激素应用之初可能改善患者的生化学指标，但长期疗效争议很大，而且长期应用毒不良反应大，尤其是可加速骨质疏松，增加自发性骨折的发生率，目前大多认为皮质激素应用治疗 PSC 可能弊大于利。临床上也曾应用多种免疫抑制剂治疗 PSC，但多是经验用药，疗效难以评估。有研究发现。甲氨蝶呤（MTX，0.25mg/kg·W）及他克莫司（tacrolimus，FK506）可改善患者血清生化学指标；硫唑嘌呤和环孢素 2.5 ~ 3mg/（kg·d）也曾用于 PSC 治疗，但单用似乎无效，与 UDCA 合用或许可增加临床疗效。其他如秋水仙碱、青霉胺类药物均无明显疗效。

（3）防治并发症及对症治疗。主要是治疗慢性胆汁淤积导致的症状和并发症。

（4）抗生素的应用。合并细菌性胆管炎可用抗生素治疗。

2. 内镜治疗

对于出现进展性黄疸、严重的皮肤瘙痒以及反复胆管炎的患者，宜采用更为积极的内镜下治疗胆管狭窄，尤其是肝外胆管有病变的患者，约 20% PSC 患者肝外胆管有明显的狭窄。内镜下治疗的效果与胆管狭窄的部位有关，由于 PSC 患者胆管病变部位常较为广泛，而且常累及肝内小胆管，内镜下治疗的效果受到一定的影响，因此，如胆管造影提示病变广泛，尤其病变累及肝内小胆管；或终末期继发胆汁淤积肝硬化患者，慎用内镜下治疗。

治疗的方案包括：可以用经内镜的气囊或导管扩张（可逐渐扩张到直径 8mm）；在狭窄部位植入支架（植入支架的最常见并发症是梗阻，常于 3 ~ 4 个月后出现，须再次行 ERCP 术取出）；ERCP 术放置鼻胆管引流管等。术后的影像学改变和肝功能可得到改善，目前被认为是一种有一定价值的除药物治疗 PSC 外的补充治疗手段。少数可发生胆管炎，术前需给予抗生素，预防继发细菌性胆管炎。经 PTC 途径进行治疗的措施因并发症多而已少用。

3. 手术治疗

近年来由于肝移植技术已经日益成熟，同时 PSC 行胆管外科手术的并发症较多，手术效果不满意，目前已经很少开展。在部分基层医院可能还有开展。既往常采用的手术方式包括手术切除明显狭窄的胆管段及肝管分流术，常同时行近端肝内胆管的扩张术、胆总管空肠吻合术或肝管空肠吻合术。部分患者可在狭窄胆管处放置胆管支架。

4. 肝移植

在 PSC 的终末期，肝移植为唯一的选择。肝移植的适应证为进展期 PSC 肝硬化出现以下情况：①出现门脉高压症，尤其是并发食管静脉曲张、门脉高压性胃病引起的出血，以及顽固性腹腔积液。②肝脏合成功能已经明显受损（明显的低清蛋白血症，凝血功能明显障碍）。③反复发作的胆管炎伴有明显的胆汁淤积症状，内科治疗及其他治疗手段无效者。虽然大多数患者有黄疸，但是只有黄疸而无其他肝衰竭的征象，不是肝移植的绝对适应证。肝移植的 3 ~ 5 年存活率可高达 85% ~ 92%，而且大多数患者肝移植后生活质量得到很大的改善。伴有 IBD 的患者，在移植成功后，其肠病的症状可见改善。PSC 患者行肝移植后常见的问题是移植肝的胆管发生狭窄,常见好发原因包括:既往胆管手术史,肝移植供受体之间 ABO 血型不相容,肝动脉阻塞,慢性排斥反应,手术(尤其是 Roux-en-Y 吻合术)相关的细菌性胆管炎,以及复发性 PSC 等,在既往有过胆管重建术的患者中发生率更高。有报道发现,PSC 合并溃疡性结肠炎患者,肝移植后增加发生结肠癌的风险。

四、病情观察和随访

由于本病缺乏特异、有效的治疗措施,疾病常呈慢性进展性发展,最终发展为终末期肝硬化。因此,宜随访观察病情的发展,定期复查肝功能和行 B 超检查,必要时定期行 MRCP 检查,以了解病程进展程度,及时调整治疗方案。但由于没有一种药物或其他治疗措施可逆转病情,而且病程进展程度也因人而异,因此随访复查间隔时间也有所差异。一般认为,肝功能血清生化检查 3~6 个月复查一次,影像学检查 6~12 个月复查一次。病情反复,进展较快者,宜增加复查频率;而病情相对稳定,进展缓慢者可酌情延长两次复查之间的时间。

(赖　莉)

第五节　Oddi 括约肌功能障碍

Oddi 括约肌功能障碍(sphincter of oddi dysfunction,SOD)是指 Oddi 括约肌(SO)的异常收缩,导致胆汁或胰液流出受阻的一种良性、非结石性梗阻。一般分为 Oddi 括约肌狭窄和 Oddi 括约肌功能紊乱两种情况。前者为括约肌的部分或全部狭窄,多由慢性炎症和纤维化所致;后者多为乳头括约肌痉挛所致。

一、病因

Oddi 括约肌狭窄常见病因为慢性乳头炎致 Oddi 括约肌纤维化和肥大;Oddi 括约肌运动功能紊乱的常见病因为乳头括约肌痉挛,常见于胆囊切除术后,但临床很难将两者区分开。

二、发病机制

尚不完全明确,已经提出的假说包括:①神经调节异常。②内脏感觉过敏。③胰胆管合流异常。④某些内分泌或体液因素,如胃泌素释放肽也可能参与。⑤其他因素:如酒精等也可能影响 SO 的运动。

三、症状、体征

腹痛是最常见的症状。腹痛通常位于上腹部或右上腹,较剧烈,持续 30min 到几个小时不等,可向背或肩部放射,伴有恶心、呕吐。腹痛可在因胆囊运动障碍或结石行胆囊切除术之后的几年开始。黄疸、发热或寒战较少见。SOD 患者还可以表现出典型的胰源性腹痛和复发性胰腺炎。体格检查缺乏特异性。最常见的体征是轻微的腹部压痛。

无胆管和胆囊手术史患者也可以发生 SOD。因为 SOD 或胆囊功能异常的症状不容易区分,所以通常在胆囊切除术之后做出 SOD 的诊断,或偶尔在适当的检查已经除外胆囊异常之后诊断 SOD。罗马 II SOD 的诊断标准是发作性上腹部和右上腹的剧烈疼痛,且伴下列临床表现:症状持续30min或更长后有无痛间歇;在早先的12个月内有1次或较多次的类似症状发作;腹痛是持续的,并且常影响每天的活动或需就诊;没有结构异常的证据能解释这些症状。

四、诊断

生化检查提示部分患者有反复发作或持续存在的血清胆红素、胆汁酸、ALP和淀粉酶升高,最常见的是ALP升高,腹痛发作而升高、缓解后恢复正常。

目前认为Oddi括约肌压力测定(oddi sphincter manometry,SOM)是诊断SOD的"金标准",但因操作困难,且为侵入性操作,故未被广泛应用。此外,还有一些非侵入性操作和激发试验。

1. SOM

SOM是唯一能直接测定SO运动的方法,常常是在ERCP时进行。测压法有3种:直接内镜测压、探头传感器测压、间接测压。其中经内镜测压是唯一能直接测定Oddi括约肌运动功能的方法。常用的内镜测压方法有两种:灌注导管法和微传感器法,以前者最为常用。正常标准为基础压≤35mmHg,收缩幅度≤220mmHg,收缩间期≤8s,收缩频率≤10次/分,逆行收缩≤50%。SOD者测压异常,表现为基础压力升高,收缩幅度或收缩频率超过正常,逆行性收缩超过50%。其中基础压升高是最恒定、可靠的指标,常用于治疗方案的确定,亦是判断SO切开预后的良好指标。影响SOM结果的因素很多,包括腹内压、测压导管、低顺应性毛细管液体灌注,及某些药物,特别是镇静剂的使用。SOM最主要的并发症是急性胰腺炎,发生率高达31%,明显高于单纯ERCP。

2. 吗啡—新斯的明激发试验(Nardi试验)

Nardi试验是传统使用的用于诊断SOD的方法。肌内注射吗啡和新斯的明后,若患者发生典型腹痛,伴AST、ALT、AKP、淀粉酶或脂肪酶升高4倍以上,为试验阳性。本试验预测SOD的特异性、敏感性较低。

3. 超声检查

超声检查是目前最实用的方法。胆囊切除术后胆总管扩张是SOD患者超声检查的特征性表现之一,其他原因(结石、肿瘤、狭窄等)引起的括约肌和末端胆胰管梗阻,同样可引起胆总管或主胰管扩张,需要除外。存高脂餐或应用胆囊收缩素(CCK)后,胆管直径无缩小,也说明存在SOD。此法简单易行,但结果易受操作者的技术和主观因素的影响。

4. 定量肝胆闪烁扫描(HBS)

可通过肝脏摄入和排出的明显延迟做出定量和定性诊断。该法敏感性很高,但价格昂贵。定义阳性(即异常)结果的明确标准仍有争论,但最广泛应用的是十二指肠的抵达时间大于20min和肝门到十二指肠的时间大于10min。

5. 胆管造影术(ERCP及MRCP)

胆管造影术对除外与SOD症状相同的结石、肿瘤或其他胆管梗阻性疾病是很重要的。除外这些疾病后,扩张和(或)排出缓慢的胆管常提示梗阻在括约肌水平。乳头和乳头周围的内镜检查能提供影响SOD患者诊断和治疗的重要资料,壶腹周围癌偶可误诊为SOD,故对可疑者应行乳头活检。

ERCP发现胆总管内径>12mm,胰头部胰管内径>6mm、体部胰管内径>5mm;造影剂排空时间延长,胆总管排空时间>45min,胰管排空时间>9min;胆总管下端狭窄;胆管内注入造影剂时,随着压力增加,患者出现腹痛。上述征象均提示 SOD。MRCP 对胰胆管检查具有较高的精确度,对 SO 功能状态,和 ERCP 相比,具有相似的特异性和敏感性。

五、治疗

SOD 患者治疗的目的是降低 SO 引起的胆汁和(或)胰液流出的阻力。极少数患者可通过药物治疗缓解症状,更多的患者依靠内镜下乳头括约肌切开术(EST)治疗。EST 是治疗 SOD 最常用且有效的方法,尚有部分患者需通过经十二指肠 Oddi 括约肌切开成形术及胆肠吻合等外科手术方法才能达到治疗目的。

(一)药物治疗

药物治疗包括:①抗胆碱能药物:主要通过抑制胆碱能受体起作用,常用药物有阿托品颠茄类生物碱及其衍生物。阿托品可显著降低 SO 基础压与收缩幅度,但由于心血管方面的不良作用,目前仅用于急性发作,缓解症状。②硝酸甘油类:有研究证实硝酸甘油能迅速有效降低 SO 压力,同时有一定的解痉作用。③钙通道阻滞剂:该类药物能通过阻滞钙通道而松弛平滑肌;如硝苯地平可显著降低 SO 基础压。此外,近来研究表明促胃肠动力药、生长抑素及某些中医中药也能降低 SO 压力,缓解 SO 痉挛。

(二)内镜治疗

1. EST

EST 是治疗 SOD 患者的标准方法,具有安全性高、创伤性小的特点。已有报道 55% ~ 95% 的患者治疗后临床症状改善。但大多数研究提示 SOD 患者行 EST 后并发症发生率较胆石患者高 2 ~ 5 倍。胰腺炎是最常见的并发症,发生率可高达 20%。其他并发症包括出血、穿孔等。

2. 肉毒杆菌毒素注射

肉毒杆菌毒素注入 SO 可致基础括约肌压力下降 50% 和胆汁排出改善。在一些患者,压力的下降可以伴随症状的改善。

3. 内镜下放置支架引流

对于间歇性运动障碍或痉挛,静息时胆总管 SO 基础压正常者,EST 效果并不肯定,但若在胆总管内留置塑料支架可防止其闭塞,从而缓解间歇性运动功能障碍或痉挛所致的症状。

4. 镜下括约肌球囊导管扩张术(EPBD)

EPBD 后短期内可以显著降低 Oddi 括约肌的基础压。此法较 EST 安全,但远期疗效较差。

(三)外科治疗

最常用的外科手术方式是经十二指肠的胆管括约肌成形术及经壶腹隔膜成形术。该治疗方法对 67% 的患者有效,SO 基础压力升高的患者比基础压力正常的患者更有可能从外科括约肌切开术中获益。目前,外科治疗仅用于经 EST 术后再狭窄的患者及内镜无法完成的患者。

(赖 莉)

第六节　急性梗阻性化脓性胆管炎

急性梗阻性化脓性胆管炎是由于胆管梗阻、胆汁引流不畅，并发细菌感染而导致的胆管急性化脓性炎症。

由于胆管梗阻、胆管内压力升高，脓性胆汁反流入血引起脓毒血症、内毒素血症和高胆红素血症，临床上以腹痛、发热、黄疸为主要表现，严重者出现休克、意识障碍。本病具有发病急、病情重、进展快、病死率高等特点。

一、诊断步骤

（一）病史采集要点

1. 起病情况

本病起病急、病情发展迅速、临床症状典型。

2. 主要临床表现

（1）腹痛。为突发性剑突下或右上腹痛，胆总管结石多为剧烈的绞痛，胆管蛔虫症为钻顶样痛，胆管狭窄、胆管肿瘤梗阻可为右上腹、肝区的剧烈胀痛，并发胰腺炎、胆囊炎时可引起腰背部疼痛。

（2）发热。体温常在 39 ~ 40℃伴有寒战，呈弛张热型。

（3）黄疸。多数患者出现黄疸，但由于部分肝胆管阻塞可仅出现轻度黄疸或不出现黄疸。

（4）休克。病情严重时在腹痛高热后出现，患者常有烦躁不安、脉搏增快、呼吸急促、神志恍惚、血压进行性下降、少尿或无尿，意识障碍可发生于休克前或休克后，表现为嗜睡、谵妄或昏迷。

3. 既往病史

有无胆管结石史、胆管蛔虫史、胆管肿瘤及胆管狭窄史。

（二）体格检查要点

患者多数有皮肤、巩膜黄染。腹部检查右上腹、上腹部压痛，严重者可有反跳痛及肌紧张，并有肝大、压痛及肝区叩击痛；合并急性胆囊炎时可触及肿大的胆囊，严重者有血压下降和意识障碍。

（三）继续检查项目

1. 血常规

白细胞计数及中性粒细胞分类明显升高，白细胞可高达 20×10^9/L 以上。

2. 血清学检查

血清胆红素、转氨酶、碱性磷酸酶、谷氨酰转肽酶升高，以直接胆红素升高为主。合并胰腺炎时，血清淀粉酶可不同程度升高。

3. 血培养及胆汁培养

尽早检查并做药物敏感试验，寒战时留取标本可提高阳性率。

4. 超声检查

超声检查可观察胆管扩张、胆管内及胆管周围病变，以及肝脏、胰腺情况，简便、快捷，对本病有很大诊断价值，应列为首选。

5. CT 检查

CT 检查可更好地了解梗阻部位、程度、病因及肝脏、胰腺情况。

6. ERCP 或 PTC 检查

ERCP 适用于胆总管下端或壶腹部梗阻的病因诊断,更主要的是在检查的同时可行内镜下治疗解除梗阻或行鼻胆管引流。如无法行 ERCP 可考虑经皮肝穿刺胆汁引流(PTC)并行胆汁培养。

二、诊断对策

1. 诊断要点

急性起病,出现上腹或右上腹痛、高热寒战、黄疸症状,结合实验室检查、腹部 B 超、CT 等辅助检查,可明确诊断。如有收缩压低于 70mmHg,或有下列两项以上:①精神症状。②脉搏大于 120 次/分。③血白细胞大于 $20 \times 10^9/L$。④体温 >39℃ 或 <36℃。⑤血培养阳性。⑥手术见胆汁呈脓性,可诊断为重型急性梗阻性化脓性胆管炎。

2. 鉴别诊断要点

急性胆囊炎、胆囊结石可有腹痛、发热,但一般无黄疸、血压下降,体检墨菲征阳性,腹部 B 超检查有助鉴别。消化性溃疡穿孔可有腹痛、发热,但无黄疸,检查有腹膜炎体征,腹部 X 线片可发现膈下游离气体。

肝脓肿可出现右上腹痛、发热,但一般无黄疸、血压下降,B 超、CT 检查肝内外胆管无扩张,但肝内可有 1 个或多个密度减低区。

三、治疗对策

(一)治疗原则

尽早解除胆管梗阻,控制胆管感染及败血症。

(二)治疗计划

1. 内科治疗

(1)一般治疗。患者应禁食,休息,静脉补液,注意纠正水、电解质平衡紊乱,加强支持治疗。

(2)解痉止痛。可予 33% 硫酸镁 20~30mL 口服,山莨菪碱 10mg 或丁溴东莨菪碱肌内注射解痉止痛。

(3)抗休克治疗。积极补充血容量,必要时使用升压药物及糖皮质激素,维持血压稳定,积极防治多脏器衰竭。

(4)抗感染治疗。胆管炎的致病菌多为革兰阴性杆菌,部分合并厌氧菌感染,因此应联合应用抗生素,如头孢三代及喹诺酮类加甲硝唑,有条件时行胆汁培养及药物敏感试验,根据结果选择敏感及胆汁中药物浓度高的抗生素。

2. 十二指肠镜下胆管治疗

十二指肠镜下胆管治疗适用于各种病因引起的急性梗阻性化脓性胆管炎,尤其对于病情危重不能耐受外科手术的患者。通过 ERCP 明确病因,根据病因和患者一般情况选择乳头括约肌切开取石、鼻胆管胆汁外引流术、金属或塑料支架内引流术。建议患者首选该方法治疗,尽早解除胆管梗阻。

3. 经皮肝穿刺胆汁外引流术

在 X 线或 B 超引导下,通过肝穿将导管置入肝内胆管,将胆汁引流至体外,该方法简单但具有一定的创伤性,而且不能去除病因,多数需二次手术治疗。因此在不具备手术及十二指肠镜下治疗条件下才选择该治疗。

4. 外科手术治疗

患者经积极内科治疗,病情稳定,全身情况好转,可行择期手术治疗;若病情仍不稳定,仍有腹痛、发热、血压偏低,不具备微创治疗的条件,应考虑急诊手术治疗。由于此时手术风险大,一般采用胆总管探查加"T"管引流以解除梗阻,待病情稳定后,再次行手术治疗,去除病因。

四、预后

该病属于急危重症,如救治不及时,病死率较高。近年随着内镜下微创技术发展,明显提高了治愈率,降低了病死率。患者就诊时间、采取的治疗方式、时机、病因、患者的基本情况及并发症直接影响患者的预后。

（赖　莉）

第七章 胰腺疾病

第一节 急性胰腺炎

急性胰腺炎(acute pancreatitis,AP)是胰腺的急性炎症过程,在不同程度上波及邻近组织和其他脏器系统。其临床表现为急性起病;上腹疼痛;可有呕吐,发热,心率加快,白细胞上升,血、尿和腹腔积液淀粉酶升高以及不同程度的腹膜炎体征。急性胰腺炎的发病机制迄今未完全明确,因此给本病的治疗带来很大困难。急性胰腺炎可分为轻型(mildacute pancreatitis,MAP)和重症(severacute pancreatitis,SAP)两型。MAP 指患者可有极轻微的脏器功能紊乱,没有严重腹膜炎体征和严重的代谢功能紊乱,临床恢复顺利;SAP 指患者有脏器功能障碍或衰竭、代谢功能紊乱或出现胰性坏死、脓肿、假囊肿等局部并发症,患者可出现腹膜炎体征、皮下瘀斑等,不伴有脏器功能损害的为 SAPI 型,伴一个或一个以上脏器损害的为 SAPII 型,患者临床经过凶险,总体病死率达 5% ~10%。

一、病因

1. 机械性

在我国,胆石症是急性胰腺炎发病的主要原因,占 50% 以上,又称胆源性 AP。发病与胆石大小、数量及胆管粗细密切相关,直径 <5mm 的微小结石,比大结石更容易引起壶腹部梗阻,从而导致胰腺炎的发生。3% ~7% 的胆石症可发生胰腺炎,胆囊切除和胆总管结石的清除可防止其复发。泥沙样胆石容易引发胆汁淤积,可以引起胰腺炎。胆石症发生胰腺炎的危险性男性高于女性,而胆源性胰腺炎女性较多见是由于女性更易患胆石症之故。

2. 酒精性

酗酒在急性胰腺炎的发病中也占重要地位,英国资料显示,酗酒在 AP 的病因中占 9% ~40%。在急性胰腺炎患者中,以酗酒和胆石症为病因者可达 80%。

3. 创伤性

外伤和 ERCP 可诱发急性胰腺炎。

4. 胰管梗阻

胰管梗阻常见病因是胰管结石。其他的如奥狄括约肌功能不全导致胰管内压力增高[大于十二指肠基线 5.3kPa(40mmHg)]阻止胰液排出,或胰管良恶性肿瘤引起的狭窄。少见的有十二指肠乳头旁憩室,均可引起胰管内压力增高。

5. 暴饮暴食

引起胰液大量分泌,如遇梗阻因素,则排出障碍。

6. 代谢性

①高脂血症:遗传性高脂血症,三酰甘油明显升高(>1 000mg/dL);②高钙血症:如甲状旁腺功能亢进引起。

7. 感染性

病毒如腮腺炎病毒、柯萨基病毒 B、埃可病毒等；细菌（克雷伯氏菌、大肠埃希菌等）；真菌等均可引起。

8. 药物性

许多药物均与急性胰腺炎的发病有关，其中以糖皮质激素和口服避孕药，免疫抑制剂（如硫唑嘌呤、6 - 巯基嘌呤）最重要。

9. 遗传变异

遗传性胰腺炎、囊性纤维化等。

10. 特发性

所占比例世界各地报道不一。

二、临床表现

AP 的临床表现的轻重与其病因、病情的严重程度、治疗是否及时等因素有关。

（一）症状

1. 腹痛

95% 的 AP 患者有腹痛，多呈突然发作，与饱餐和酗酒有关（与酗酒有关的 AP 的临床症状常出现在酒后 12～36h）。腹痛性质为持续性刀割样；腹痛以上腹为多，其次为右或左上腹，脐周和下腹部极少见，50% 患者的腹痛可向左背部放射，呈"一"字样分布；疼痛时蜷曲体位和前倾体位可使疼痛缓解。腹痛通常可持续 48h，偶可超过一周。

腹痛的机制主要为：①胰腺的急性水肿、炎症刺激和牵拉其包膜上的神经末梢；②胰腺的炎性渗出液刺激毗邻的腹膜和腹膜后组织，产生局限性腹膜炎；③胰腺炎症累及肠道，引起肠充气和麻痹性肠梗阻；④胰管阻塞或伴胆囊炎、胆石症引起疼痛。极少数 AP 患者可以没有腹痛，而仅表现为明显腹胀。

2. 发热

多为中度发热，少数为高热，一般持续 3～5d。如发热不退或逐日升高，尤其持续 2～3 周以上者，要警惕胰腺脓肿可能。发热由胆道感染或胰腺炎症、坏死组织的吸收等引起。

3. 恶心、呕吐

多数患者有恶心、呕吐。酒精性胰腺炎患者的呕吐常于腹痛时出现，胆源性胰腺炎患者的呕吐常于腹痛发生后出现。呕吐物为胃内容物，重者可混有胆汁，甚至血液。呕吐后，患者无舒适感。恶心、呕吐的发生可能是机体对腹痛或胰腺炎症刺激的一种防御性反射，也可由肠胀气、肠梗阻或腹膜炎等引起。

4. 黄疸

病情比较轻的 AP 可无黄疸。如有，是因为：①胆道感染、胆石症引起胆总管梗阻；②AP 时，肿大的胰头压迫胆总管；③AP 合并胰腺脓肿或胰腺假囊肿压迫胆总管；④合并肝损害等情况可出现黄疸。不同原因的黄疸持续时间也不一样。

（二）体格检查

1. 压痛

MAP 患者有腹部的深压痛，但与患者自觉症状不成比例；SAP 可出现肌紧张、压痛、反跳痛等腹膜刺激征三联征。三联征可局限于左上腹，也可累及整个腹腔。

2. 腹块

10% ~20% 的患者可在其上腹部扪及块状物。块状物常为急性胰腺假囊肿或胰腺脓肿，一般见于起病后 4 周或 4 周以后。

3. 假性肠梗阻

大多数患者有持续 24 ~96h 的假性肠梗阻。

4. 皮下瘀斑

出现在 SAP 患者两肋部者,称为 Grey – Tuner 征;出现在脐部者,称为 Cullen 征。Grey – Tuner 征是由于血性液体从肾旁间隙后面渗透至腰方肌后缘,然后再通过肋腹部筋膜流到皮下;Cullen 征是由于后腹膜出血渗入镰状韧带,随后由覆盖于韧带复合体周围的结缔组织进入皮下。发生率约占 SAP 患者的 3% 。

5. 其他

如手足搐搦,气急,胸、腹腔积液等。

三、并发症

（一）局部并发症

1. 急性液体积聚

急性液体积聚发生于 AP 病程的早期。位于胰腺内或胰周,无囊壁包裹的液体积聚。急性液体积聚多会自行吸收,少数可发展成急性假囊肿或胰腺脓肿。影像学上为无明显囊壁包裹的急性液体积聚。

2. 胰腺坏死

胰腺实质的弥散性或局灶性坏死,伴有胰周脂肪坏死。根据有无感染,胰腺坏死又可分为感染性坏死和无菌性坏死。增强 CT 是目前诊断胰腺坏死的最佳方法。

3. 胰腺假囊肿

胰腺假囊肿多见于 SAP。为急性胰腺炎后形成的有纤维组织或肉芽囊壁包裹的胰液积聚。常在发病后 3 ~4 周时出现,与 SAP 患者饮食开放过早有一定关系。囊肿通常位于腹中部或左上腹(胰腺体尾部)。囊肿可引起压迫症状,体格检查常可扪及肿块,并有压痛,左侧胸腔可有积液或左侧肺不张,约 10% 的患者有黄疸,血淀粉酶常持续增高。假囊肿可破裂,造成慢性胰源性腹腔积液,腹腔积液中淀粉酶和脂肪酶的含量均明显增高,且可破入胸腔,进入后腹膜、纵隔,甚至颈部。

4. 胰腺脓肿

胰腺脓肿发生于急性胰腺炎胰腺周围的包裹性积脓,含少量或不含胰腺坏死组织。见于 SAP 的后期,发生在发病后 4 周或 4 周以后。

（二）全身并发症

通常见于 SAP。

1. 低血压及休克

SAP 常有低血压及休克,患者烦躁不安,皮肤苍白、湿冷,呈花斑状,脉搏细弱,血压下降,少数患者可在发病后短期内死亡。发生休克机制为:①血液和血浆大量渗出,其失液量可达血容量的 30% ;②呕吐丢失体液和电解质;③激肽释放酶的激活,使血液中激肽和缓激肽水平上升,引起血管扩张和血管通透性增加;④坏死的胰腺释放心肌抑制因子使心肌收缩不良;⑤并发感染或胃肠道出血。

2. 消化道出血

消化道出血可表现为呕血或便血。呕血是应激性溃疡或胃黏膜糜烂,或胃黏膜下多发性脓肿引起;便血可由胰腺坏死穿透横结肠引起,便血者预后极差。

3. 细菌及真菌感染

SAP 患者的机体抵抗力低下,极易发生感染。感染一般出现在起病后 2 周至 2 个月内。感染部位有胰周脓肿、腹腔脓肿、败血症及呼吸道、泌尿道、输液导管感染等。早期病原菌以革兰阴性菌为主,如大肠埃希菌、克雷白杆菌、变形杆菌和肠杆菌等,后期常为双重或多重细菌感染,主要细菌有铜绿假单胞菌、假单胞菌属、变形杆菌、沙雷杆菌、金黄色葡萄球菌、产气杆菌、肠球菌等。大量使用广谱抗生素造成严重菌群失调,加上明显低下的机体抵抗力,极易引起真菌感染。常见病原菌有白色念珠菌和酵母菌。感染的发生率与胰腺的坏死程度成正比,直接死于严重感染者占 AP 的 5% ~7%。

4. 慢性胰腺炎和糖尿病

慢性胰腺炎与胰腺腺泡大量破坏及胰腺外分泌功能不全有关;糖尿病与胰腺 B 细胞破坏、胰岛素分泌减少有关,其发生率约 4%。

5. 代谢异常

SAP 时可有下列代谢异常:①低钙血症:30% ~60% 的患者出现本症,血钙 <2mmol/L (8mg/dL)。当血钙 <1.75mmol/L(7mg/dL),且持续数天,预后多不良。

其产生机制:磷脂酶 A 和脂肪酶的激活,产生脂肪酸,脂肪酸与血钙发生皂化作用;SAP 时,白蛋白水平的降低可使总钙的测定数值降低;SAP 时,降钙素(CT)分泌增加时血钙下降;钙—甲状旁腺轴失平衡,后者对低血钙的反应性减弱,钙被转移至脂肪、肌肉和肝组织中;②高脂血症:约 20% 的患者可发生本症,此时,患者可出现血清脂质微粒的凝聚,产生脂肪栓塞;③糖代谢异常:约 50% 的患者出现暂时性高血糖,30% 的患者有糖尿,偶可发生糖尿病酮症酸中毒或高渗性昏迷;有 1% ~5% 患者并发低血糖。糖代谢异常与 AP 时胰岛素、胰高糖素、生长抑素及糖皮质激素的浓度及相互作用有关。

6. 血液学异常

血液学异常包括贫血、DIC、门脉和(或)脾静脉栓塞。贫血与血液外渗和消化道出血有关。SAP 时,患者的纤维蛋白原和凝血因子Ⅷ升高,引起高凝状态,出现血栓形成和局部循环障碍,严重时可发生 DIC。凝血异常的机制还不清楚,可能与 SAP 时凝血系统、纤溶系统和肾素系统的激活有关。

7. 心功能不全或衰竭

50% 的患者可有以 ST-T 改变、传导阻滞、期前收缩为主的心电图变化,但其临床意义不明。少数患者还可出现心力衰竭和严重心律失常。引起心功能不全或衰竭的可能原因有:①有效血容量不足使心肌灌注不足;②激活的胰酶可损害心肌,抑制心肌收缩,降低心脏每搏输出量和血压;③重度感染产生的毒素引起心肌损害。

8. 肾功能不全或衰竭

23% 的 SAP 可出现肾衰竭,与其有关的病死率可达 80%。发生原因与低血容量、休克和激肽—缓激肽系统的作用有关,及时补足液体和血浆及白蛋白等有助于纠正或改善这一状态。此外,SAP 时的凝血异常也会使肾缺血缺氧,引起或加重肾损害。

9. 呼吸功能不全或衰竭

这是一种最严重的并发症。气急可能是呼吸功能不全的唯一症状,如不注意观察及及时诊断治疗,患者往往会发展到急性呼吸衰竭(急性呼吸窘迫综合征,即 ARDS),此时,患者可有明显气急、发绀等,常规的氧疗法不能使之缓解;血气分析数据中,$PaO_2 < 8.0kPa(60mmHg)$。为了减少 ARDS 的发生和及早发现、及早治疗,建议在 SAP 患者入院的初期,应每日至少做两次血气分析。本并发症发生可能原因:①有效血容量不足使肺血液灌注不足;②由于卵磷脂酶 A(PLA_2)分解卵磷脂,肺表面活性物质减少,引起肺泡塌陷;③游离脂肪酸增多,损伤肺泡毛细血管壁,引起肺水肿;④高凝状态致肺毛细血管栓塞,引起肺微循环障碍、肺顺应性下降、间质水肿、肺出血、肺透明膜形成等;⑤25% ~30% 的心搏出量发生右向左分流,这种分流可引起低氧血症,其发生原因可能与肺不张和血小板、白细胞形成栓子造成的肺毛细血管闭塞。

10. 胰性脑病

胰性脑病发生率为 5.9% ~11.9%。表现为神经精神异常,定向力缺乏,精神错乱,伴有幻想、幻觉、躁狂状态等。其发生与 PLA_2 损害脑细胞,引起脑灰白质广泛脱髓鞘改变有关。常为一过性,可完全恢复,也可留有精神异常。

11. 多脏器功能衰竭

多脏器功能衰竭可包括心功能不全、肾功能不全、呼吸功能不全等。而 ARDS 是 MOF 发生的一个重要因素。胰腺炎、腹膜炎、脓毒血症等被称为全身性炎症反应综合征(SIRS),SIRS时,体内有大量炎细胞因子及中性粒细胞聚集而诱发 ARDS,如不及时识别 ARDS,并作相应治疗,则会发展到 MOF。ARDS 是一个动态过程,临床上可能出现一个 ARDS 先兆,它包括:①吸氧 6L/min 不能纠正的低氧血症;②呼吸频率,35 次/分钟;③排除左心衰引起的肺水肿。一旦出现 ARDS 先兆,即予正规的抗 ARDS 治疗,这样可以减少 ARDS 的发生,降低 SAP 相关病死率。

四、实验室及辅助检查

(一)实验室检查

1. 血、尿淀粉酶、同工酶及胰蛋白酶原测定

(1)血、尿淀粉酶:AP 起病 6h 后,血淀粉酶 >500U/L(Somogyi 单位)或 12h 后尿淀粉酶 >1000U/L(somogyi 单位)。

(2)淀粉酶同工酶:淀粉酶有腮腺型和胰腺型两种同工酶,因此,测定淀粉酶同工酶有利于 AP 的诊断。胰腺型胰淀粉酶同工酶的参考值,血清 <53U/L,尿液 <325U/L。

(3)血、尿胰蛋白酶原:人胰蛋白酶可分为胰蛋白酶 1 和胰蛋白酶 2,其相应前体分别为胰蛋白酶原 1 和胰蛋白酶原 2,AP 时大量胰蛋白酶原 2 被释放入外周血中,造成血清免疫反应性胰蛋白酶(IRT)的升高,因此,现在测定 IRT 所用的 RIA 法主要反映了血清胰蛋白酶原 2 量的变化。

在 AP 时,血清 IRT 值显著升高,一般较正常高 10 ~40 倍,AP 发生 30min IRT 即开始升高,病情好转时,IRT 下降缓慢,高 IRT 血症可维持 5 ~7d,因此,IRT 测定对 AP 的早期诊断、延期诊断及血清淀粉酶不升高的 AP 患者的诊断均有裨益。血清 IRT 水平与 AP 的严重程度也有一定关系。尿中主要是胰蛋白酶原 2,以 50ug/L 作为判别值,其对 AP 的诊断敏感性达 94%,特异性达 95%。

2. 血脂肪酶

由于脂肪酶检测技术的进步,已发现 AP 早期就有脂肪酶水平的升高,而且与淀粉酶水平的升高呈平行状态,在诊断 AP 时,其敏感性和特异性均可达到100%。

3. 淀粉酶、肌酐清除率比值的测定

由于测定周期比较长,对 AP 的及时诊断意义不大,临床上已少有应用。

4. 血常规

白细胞总数和分类均增高,重者有血细胞比容降低。

5. 血钙

AP 时,血钙值的明显下降提示胰腺有广泛的脂肪坏死。血钙 $<1.75mmol/L(7mg/dL)$ 提示患者预后不良。

6. 血清正铁血清蛋白

SAP 时,由于红细胞的大量破坏,所释出的血红素不但与珠蛋白结合,而且还与清蛋白结合而出现血清正铁血清蛋白。

7. 其他

上述检测方法的敏感性和特异性仍不能令人满意,目前又发展了另外一些检查,但临床应用均不普遍;包括 C - 反应蛋白,弹力酶,胰蛋白酶原激活肽,白细胞介素 -6,人胰腺特异性蛋白等。

(二)辅助检查

1. 心电图

偶有 ST 段及 T 波异常,对 AP 的诊断无帮助。

2. X 线

胸、腹部 X 线片对有无胸腔积液、肠梗阻有帮助。

3. 超声检查

在 MAP 时,B 超扫描可显示出胰腺呈弥散性,均匀地增大,外形饱满,界限模糊,内部回声减弱,但比较均匀,也可表现为胰腺局部肿大(如胰头、体或尾部)。

SAP 时,胰腺实质肿胀,失去正常的形态,内部回声不规则,可表现为回声减弱或增强,或出现无回声区,回声的改变取决于胰腺坏死和内出血情况。可用于有无胆道结石和胰腺水肿、坏死的判断。

4. 腹部 CT

增强 CT 扫描能确切地显示胰腺的解剖结构,可确定急性胰腺炎是否存在及其严重程度以及有无局部并发症,鉴别囊性或实质性病变,判断有无出血坏死,评价炎症浸润的范围。有助于 MAP 和 SAP 的鉴别和预后判别。

5. MRI

MRI 检查对胰腺炎的诊断相似于 CT。MRI 还可通过胆胰管造影(MRCP)判断有无胆胰管梗阻。

(三)疾病严重程度的判定

1. Ranson 标准

(1)标准:入院时年龄 >55 岁;血糖 $>11.2mmol/L$;白细胞 $>16.0×10^9/L$;ALT $>250U/L$;LDH $>350U/L$。入院后 48h 内血细胞比容下降 $>10\%$;血钙 $<2.2mmol//L$;碱缺失 $>4mmol$;

BUN 上升 >5%；估计失液量 >6L；PaO$_2$ <8kPa(60mmHg)。

（2）判定：3 个以下指标阳性为轻症；≥3 个为病重；≥5 个为预后较差。

2. APACHE－Ⅱ（急性生理和慢性健康指标评估）计分

本法由 Knaus 等创用。用于计分的指标有肛温、平均动脉压、心率、呼吸次数、氧分压（kPa）、动脉血 pH、血钠（mmol/L）、血钾（mmol/L）、血肌酐（μumol/L）、血细胞比容（%）、白细胞计数（×10^9/L）等 11 项。APACHE－Ⅱ 计分 ≥8 分者，预后不良。但本系统的应用比较繁复。

3. CT 影像学分级标准

Ranson 标准由于没有结合胰腺本身病变，特异性差，因此国内外均建议另外加 CT 影像学分级，以判别预后。

（1）Balthazar 和 Ranson CT 分级系统：本分级系统包括胰腺的 CT 表现和 CT 中胰腺坏死范围大小两部分组成。

胰腺的 CT 表现：正常，为 A 级，计 0 分；局灶或弥散性胰腺肿大，为 B 级，计 1 分；胰腺异常并有胰周轻度炎性改变，为 C 级，计 2 分；单一部位的液体积聚（（常为肾前间隙），为 D 级，计 3 分；胰周液体积聚及胰周炎性病灶内积气 ≥2 处，为 E 级，计 4 分。

炎性坏死范围计分：无坏死，计 0 分；坏死范围 <33%，计 2 分；坏死范围，33%，<50%，计 4 分；坏死范围 >50%，计 6 分。

总分：CT 表现（0~4）+ 坏死范围计分（0~6），分值越高，预后越差。

（2）国内建议使用的 CT 的分级标准：将胰腺分为头、体、尾三部分，每部再分为 4 小分，每小分记为 1 分，全胰为 12 分，胰外包括小网膜腔、肠系膜血管根部、左、右结肠旁沟、左、右肾区，每区 1 分，如有全后腹膜分离，再加 1 分。判定：Ⅰ级 <6 分；Ⅱ级 7~10 分；Ⅲ级 11~14 分；Ⅳ级 >15 分。

五、诊断

对任何患有上腹疼痛、难以解释的休克或是血尿淀粉酶增高的患者，均应考虑急性胰腺炎的可能。急性胰腺炎的诊断标准为：①急性发作的上腹痛伴有，上腹部压痛或加上腹膜刺激征；②血、尿和（或）腹腔积液、胸腔积液中淀粉酶升高达到实验室标准；③影像学（超声、CT 等）或手术发现胰腺炎症、坏死等间接或直接的改变。具有上述第 1 项在内的 2 项以上标准，并排除其他急腹症后（如消化性溃疡合并穿孔、肠系膜动脉栓塞以及异位妊娠破裂等）诊断即可成立（动态 CT 扫描具有重要诊断价值）。

胆源性 AP 的诊断依据有：①超声检查示胆总管内有结石或胆总管扩张幅度 >4mm（胆囊切除者胆总管扩张 >8mm）；②血清胆红素 >40μmol/L；③胆囊结石同时伴有 AKP 或（和）ALT 高于正常上限的 3 倍。

六、治疗

（一）MAP 以内科治疗为主

1. 抑制胰腺分泌

（1）禁食及胃肠减压：可减少胰腺分泌。在 MAP 中，经过 4~7d，当疼痛减轻、发热消退、白细胞计数和血、尿淀粉酶降至正常后，即可先给予少量无脂流质，数日后逐渐增加低脂低蛋白饮食。若有复发表现,需再度禁食。

（2）胆碱能受体阻断剂:山莨菪碱(654-2)为最常用。每天用量应根据腹痛情况而定。

（3）H₂受体阻滞剂或质子泵抑制剂:抑制胃酸以保护胃黏膜及减少胰腺分泌。

（4）生长抑素及类似物:具有多种内分泌活性。抑制胃酸分泌;抑制胰腺的外分泌,使胰液量、碳酸氢盐、消化酶分泌减少;抑制生长激素、甲状腺素、胰岛素、胰高血糖素、胆囊收缩素等多种激素的释放;降低门脉压和脾血流量等。被认为对胰腺细胞有保护作用,可阻止急性胰腺炎的进展。在 AP 早期应用,能迅速控制病情、缓解临床症状,使血淀粉酶快速下降并减少并发症,缩短住院时间,提高治愈率。用法:生长抑素首剂 250μg 加入 10% 葡萄糖溶液 20mL 中缓慢静脉推注,继而 3~6mg 加入 10% 葡萄糖溶液 500mL 中静脉滴注维持 12~24h,奥曲肽:首剂为 0.1mg 加入 10% 葡萄糖溶液 20mL 静脉缓慢注射,继而 0.6mg 溶于 10% 葡萄糖溶液 500mL 维持治疗 12~24h。

2.抑制胰酶活性,减少胰酶合成

（1）抑肽酶:抑制肠肽酶,应早用,剂量宜大,参考剂量:第一天,50 000U/h,总量 100 000~250 000U,随后 10 000~20000U/h,疗程 1~2 周。

（2）加贝脂(gabexate mesilate):为一种非肽类蛋白分解酶抑制剂,该药为从大豆中提取的小分子膜酶拮抗剂,对胰蛋白酶、血管舒缓素、磷脂酶 A₂ 等均有极强的抑制作用,另外对奥狄括约肌有松弛作用。用法:100mg 加入 250mL 补液内,1 次/8 小时,3d,症状减轻后 100mg,1 次/日,均经静脉滴注,疗程 7~10d。滴速为 1mg/(kg·h),不宜 >2.5mg,(kg·h)。用药期间要注意皮疹及过敏性休克。

（3）乌司他丁:系从人尿中提取的糖蛋白,为一种蛋白酶抑制剂,可以抑制胰蛋白酶等各种胰酶,此外,它还有稳定溶酶体膜、抑制溶酶体酶的释放、抑制心肌抑制因子产生和炎性介质的释放。用法:100 000U + 10% 葡萄糖溶液 500mL,静脉滴注,1~2h 内滴完,1~3 次/日。

3.镇痛

急性重症胰腺炎患者常有明显疼痛,甚至可因疼痛而引起休克,因此镇痛对患者很重要。常用的有 654-2 或哌替啶肌内注射;0.1% 普鲁卡因静脉滴注,但一般不用吗啡。

4.抗生素的应用

胆源性 AP 可选用氨基糖苷类、喹诺酮类、头孢菌素类及抗厌氧菌药物,其他病因的轻型 AP 也可不用。

（二）SAP

1.内科治疗

（1）禁食和胃肠减压:可减少胰腺分泌,减少胃酸的刺激及减轻肠胀气和肠麻痹,在 SAP 中,禁食至少两周,过早进食会导致胰腺假性囊肿的发生。

发生 SAP 时,由于炎症反应、肠道菌群失调、生长因子缺乏和肠黏膜上皮细胞过度凋亡而导致肠黏膜屏障损伤等因素,可发生肠道衰竭,导致细菌及内毒素易位,肠源性细菌到达胰腺,造成坏死胰腺组织的继发感染。胰腺及胰腺周围组织坏死继发感染与脓毒症及 MOF 的发生密切相关。因此,肠道衰竭被称为 SAP 发生 MOF 的"发动机",控制 SAP 时肠道衰竭的发生对阻止疾病的发展、改善 SAP 患者的预后显得至关重要。

（2）肠内营养(EN):是将鼻饲营养管放置在屈氏韧带以下的空肠管给予要素饮食,其在 SAP 治疗中的作用已经得到广泛肯定,EN 能维持肠屏障功能,是防止肠道衰竭的重要措施。

EN 增加肠黏膜血流灌注和促进肠蠕动,预防肠源性感染和 MOF,改善疾病的严重程度和预后。通过肠黏膜与营养素的接触,可以直接向肠黏膜提供其代谢所需的营养物质,阻止肠黏膜的氧化损伤,避免肠道屏障功能的破坏和菌群易位,维持肠道内细菌的平衡和肠道免疫的"觉醒"状态改善肠道的通透性,从而限制由肠道介导的全身炎症反应。肠内营养显著降低了总的并发症(包括脓毒症)的发生,费用及住院时间明显缩短。目前,小肠插管营养得到越来越多的应用。对于不能耐受肠内营养的患者应考虑使用胃肠外营养。

(3)应用广谱高效抗生素:目前,SAP 患者的死亡原因 80% 为感染。如感染后不及时控制,病死率可达 100%。因此预防和治疗感染已成为降低 SAP 病死率的关键。用药时应注意以下几点:①抗菌谱应广;②药物对主要病原菌应有强大的杀灭、抑制作;③抗生素必须兼顾厌氧菌,可选用第三代头孢菌素或甲砜霉素类(如亚胺匹能)以降低胰腺坏死后感染。

SAP 患者应及早应用抗生素治疗,且至少维持 14d。

(4)生长抑素和生长激素联合疗法:外源性生长激素可以通过促进肠上皮的增生、维持肠黏膜屏障的完整性而防治肠道内细菌移位的发生。生长激素的用量一般为 4~8U,皮下注射,每日 2 次。但应注意高血糖等不良反应。

(5)抗休克:SAP 患者常有大量体液的丢失,而造成有效血液循环量的减少。胰腺组织对血流量的变化极为敏感,有效血液循环量的减少会引起胰腺微循环灌注减少而加重胰腺组织的坏死,因此应及时补足血液循环量,纠正水中、电解质及酸碱平衡紊乱。常用胶体液(鲜血、血浆、清蛋白)和晶体液(平衡液、代血浆),用量需根据患者的血压、心率、神志、尿量等指标综合考虑。

(6)中药:目前,SAP 时常用的中药有清胰汤,大承气汤等。清胰汤:柴胡 10g,白芍 10g,黄芩 10g,黄柏 10g,枳实 10g,木香后下 10g,生大黄后下 10g,玄明粉冲入 10g,100~150mL,2~3 次/日。减少腹腔内有毒液体 SAP 患者腹腔内有积液时,积液中有大量血管活性物质及毒性细胞因子,这些物质对胰腺炎的恶化和全身病理生理变化影响很大。传统方法为手术清除加引流,该法创伤大,感染机会多。目前,国内已有人试用在腹腔镜下做腹腔灌洗,并获初步成功。

2.手术适应证

①胆道梗阻,且病程 <3d;②急性病程稳定,且水、电解质及酸碱平衡基本正常;③胰腺脓肿或假囊肿;④诊断未定,疑有穿孔或肠坏死。

3.内镜治疗

对疑有胆源性胰腺炎的患者实行早期(发病后 24~72h 内)ERCP 检查及治疗已达成共识,其首选治疗是内镜下行 Oddi 括约肌切开或放置鼻胆管引流,条件许可时行胆管结石清除,以达到胆管引流通畅、减少胆汁胰管反流,使重症胆源性胰腺炎患者病情迅速改善,疗效明显优于传统常规治疗。

七、预后

SAP 伴局部坏死者病死率 20%~30%,伴弥散性坏死者病死率可达 50%~80%。近年来,我国在救治 SAP 方面积累了较多经验,病死率明显下降。

(邵付劼)

第二节　慢性胰腺炎

慢性胰腺炎(chronic pancreatitis,CP)是由不同因素造成的胰腺组织和功能的持续性损害,其病理特征为胰腺纤维化,最终导致胰腺内、外分泌功能永久性丧失。临床症状无特异性,但以反复发作的上腹疼痛和胰腺外分泌功能不全为主要症状,可伴有胰腺内分泌功能不全、胰腺实质钙化、胰管结石和假性囊肿形成。早期诊断困难。临床分类尚无统一标准。

一、流行病学

全国多中心流行病学调查共收集 1994 年 5 月~2004 年 5 月住院 CP 患者 1994 例,按年度分析,CP 的住院人数呈逐年增加趋势,其中 1995 年 48 例,到 2003 年增加至 346 例,反映发病率的增加。男女比为 1.86:1,发病年龄为 5~85 岁,平均年龄(48.9±15.0)岁,男女发病年龄无显著差异。

二、病因和发病机制

长期过量饮酒、胆道疾病和胰腺外伤为主要病因,分别占 35.4%、33.9% 和 10.5%。

(一)胆管疾病

我国的 CP 中,以胆道疾病为病因者占 36%~65%。其中以胆囊、胆管结石为主(约占 77.2%),其次为胆囊炎、胆道狭窄、肝胰壶腹括约肌功能障碍和胆道蛔虫等。胆道疾病可诱发频发的胰腺炎,继而胰腺弥散性纤维化,胰管狭窄、钙化,最后导致 CP。胆囊炎还可通过淋巴管炎而引起 CP。

(二)慢性酒精中毒

慢性酒精中毒是发达国家 CP 的最主要病因。有 60%~70% 的 CP 患者有长期的酗酒史;以 35~50 岁的男性最为常见,在我国酒精性 CP 从 20 世纪 50~80 年代由 6.1% 上升到 26.5%~29.4%,目前已上升至 34.58%~35.4%,成为我国 CP 最主要病因。这些患者的纯酒精摄入量≥(70~80)g/d,嗜酒史 5~15 年。酒精性 CP 是由于酒精本身及(或)其代谢产物的毒性和低蛋白血症,造成胰实质进行性的损伤和纤维化;也可能是由于酒精刺激胰腺分泌,增加胰腺对胆囊收缩素(CCK)刺激的敏感性,使胰液中胰酶和蛋白质的含量增加,钙离子浓度增高,形成一些小蛋白栓阻塞小胰管,导致胰腺结构发生改变,形成 CP。酒精性 CP 胰腺钙化较多。

(三)自身免疫因素

自身免疫因素约占 2.8%。

(四)营养因素

慢性胰腺炎多见于热带地区,故又称为热带性胰腺炎(tropical pancreatitis)。病因尚未完全明了,可能与低脂肪、低蛋白饮食、硒、铜等微量元素缺乏,维生素 A、B_6 等不足有关。本型国内罕见。

(五)遗传因素

如阳离子胰蛋白酶原(PRSSI)基因、酒精代谢酶基因、胰蛋白酶抑制因子基因突变等与遗传性胰腺炎有关。本型 CP 国内少见。

（六）高钙血症

有 8% ~12% 的甲状旁腺功能亢进患者发生 CP。其始动因素是高钙血症。其机制有：①钙沉积形成胰管内钙化，阻塞胰管；②钙能促进无活性的胰蛋白酶转变成活性胰蛋白酶，促发自身消化；③钙可直接影响胰腺腺泡细胞的蛋白分泌。高钙血症也见于维生素 D 中毒、甲状旁腺癌、多发性骨髓瘤等疾病。本型 CP 在欠发达地区较为多见。

（七）高脂血症家族性

高脂血症中 Ⅰ、Ⅳ、Ⅴ 型患者易致胰腺炎反复发作。

其机制可能为：①过高的乳糜微粒血症使胰腺的微血管阻塞或胰腺中发生黄色瘤；②胰腺毛细血管内高浓度的三酰甘油被脂肪酶大量分解，所形成的大量游离脂肪酸引起毛细血管栓塞或内膜损伤致胰腺炎发生。

（八）其他因素

①上腹部手术后，可致肝胰壶腹部括约肌痉挛、狭窄、胰腺损伤或供血不良而引起胰腺炎；②尸检发现，约 1/3 的肝硬化和血色病患者，伴有胰腺纤维化和色素沉着；③胰供血动脉硬化、邻近脏器病变及胃十二指肠后壁穿透性溃疡等，均可引起 CP；④近年来认为急性胰腺炎也可向 CP 演变。

（九）特发性

特发性占 6% ~37.5%，多见于年轻人（15 ~30 岁）和老年人（50 ~70 岁），发病率无明显性别差异。随着诊断手段的不断提高，其所占比例将逐渐下降。如肝胰壶腹括约肌压力测定的应用，发现一部分"特发性 CP"与肝胰壶腹括约肌功能异常有关。

三、病理

病程早期的发作期，胰腺因水肿、脂肪坏死和出血而肿大，但基本病理倾向是纤维化，胰管扩张，胰管内偶见结石形成。在静止期，覆盖胰腺的腹膜增厚、不透光，表面有结节状隆起的白点。CP 后期，胰腺变细、变硬，或呈不规则结节样硬化，有弥散性纤维组织增生和钙质沉着，并可有假性囊肿、胰管扩大及胰管内碳酸钙结石，胰腺小叶大小不一，结构模糊。

显微镜下可见程度不等的纤维化和炎症代替了腺泡和胰岛组织，偶有小脓肿。愈合的坏死区有纤维化和异物反应及潴留性囊肿。主胰管及其分支有不同程度的狭窄和扩张，管腔内有稠厚黏液与组织碎屑，胰管可有鳞状上皮化生。

四、临床表现

临床表现轻重不一。轻度可无症状或有轻度消化不良，而中度以上的 CP 可有腹痛、腹胀、黄疸等胰腺炎急性发作症状，胰腺内、外分泌功能不足表现，腹腔积液、感染等。

（一）腹痛

腹痛占 60% ~100%，其中半数患者腹痛甚剧，部位常在上腹部，可放射至左、右季肋部、左侧肩部及背部。开始时，持续几小时到几天，随疾病进展，腹痛日趋频繁，持续时间增加。腹痛在仰卧位时加剧，坐位、前倾位、屈膝位或俯卧位时缓解；饮酒、进油腻食物可诱发腹痛。劳累可使腹痛加重。机制尚未完全明白。可能与反复胰腺炎症、炎症压迫或浸润腹腔神经丛、胰管狭窄、结石等引起胰管梗阻、胰管内压力增加有关。另外，与并发症如假性囊肿、血管栓塞或十二指肠阻塞也有一定关系。

（二）胰腺外分泌不足的表现

轻到中度 CP 患者仅有食欲减退、腹胀等消化不良症状。当脂肪酶的排量降低到正常的 10% 以下时,患者才会出现脂肪泻;同样,胰蛋白酶的排泄低于正常的 10% 时才会有粪便中蛋白丢失。患者排出大量恶臭有油脂的粪便。由于害怕疼痛而进食很少,体重减轻加重,并有多种维生素特别是脂溶性维生素缺乏的表现。少数患者有低蛋白血症,出现全身性水肿,皮肤皱褶增多,头发枯萎等表现。

（三）胰腺内分泌不足的表现

6% ~46% 患者有糖尿病或糖耐量异常。糖尿病常在出现临床症状后的 5 ~10 年内发生。

（四）黄疸

发生率为 1%（2/230 例）~28.2%（69/245 例）。主要是由于胰头部肿胀或假性囊肿压迫胆总管所致。

（五）腹腔积液及胸

少数患者伴有腹腔积液,腹腔积液量多少不一。蛋白含量常超过 25g/L,炎细胞较少,腹腔积液淀粉酶高于血液淀粉酶。长期 CP 且有严重营养不良的患者,也可因低蛋白血症而引起全身水肿和腹腔积液。另有少数患者可出现胸腔积液,多位于左侧胸腔,胸腔积液中含有高浓度的淀粉酶,其原因可能与假性囊肿破裂有关。有时,影像学检查时可见胰腺胸膜瘘形成。

（六）其他

肿大的胰腺假性囊肿压迫胃、十二指肠、胆总管或门静脉时,可引起上消化道梗阻、阻塞性黄疸或门静脉高压等。胰腺纤维化累及周围组织时,可造成消化道梗阻和门静脉高压。

有时腹部体检可能扪及巨大的胰腺假性囊肿和肿大的脾。

典型病例可出现五联征:上腹疼痛、胰腺钙化、胰腺假性囊肿、糖尿病和脂肪泻。但临床上常以某一或某些症状为主要特征。

五、并发症

CP 患者除脂肪泻和糖尿病或糖耐量减退外,还有其他一些并发症。

（一）上消化道出血

可出现呕血和黑便。其病因:①脾静脉受压及血栓形成引起脾大,胃底静脉曲张破裂出血;②胰腺假性囊肿壁的大血管或动脉瘤受胰腺分泌的消化酶的侵蚀而破裂出血;③胰腺分泌碳酸氢盐减少并发消化性溃疡和出血。

（二）胰腺假性囊肿形成

胰管梗阻、胰液排泄不畅可引起胰腺假性囊肿。

（三）胰腺癌

约 4% 患者在 20 年内并发胰腺癌。

（四）其他

少数患者可有胰性脑病,表现为情绪抑郁,有恐惧感,焦虑不安等;胰腺与脾粘连或胰腺假性囊肿侵蚀脾促发脾破裂;皮下脂肪坏死和骨髓脂肪坏死,可出现皮下的硬结节和骨痛、股骨头无菌性坏死等。

六、实验室及辅助检查

（一）实验室检查

1. 大便的显微镜检查

大便中含有未消化的肌肉纤维和脂肪滴。

2. 胰腺外分泌功能测定

有直接试验和间接试验两大类。

（1）直接试验：有促胰泌素试验等，对 CP 诊断的敏感性为 75% ～ 90%，特异性为 80% ～ 90%。但轻度胰腺外分泌功能障碍时，试验结果正常，因此无助于 CP 的早期诊断；同时由于其有创性等原因患者较难接受，影响临床广泛应用。

（2）间接试验：有 Lundh 试餐试验、血、尿苯甲酰酪氨酰－对氨基苯甲酸（BT－PA－BA）试验、胰月桂酸试验（PLT）、大便试验（苏丹三染色、大便脂肪定量测定和糜蛋白酶测定）及核素胰腺外分泌功能试验（^{131}I－三酰甘油/油酸吸收试验、双标记 Schiling 试验及 ^{13}C－呼气试验）等。但目前用于临床上主要有尿 BTPABA 试验、PLT 和大便苏丹三染色等。BT－PABA 试验主要反映胰腺分泌糜蛋白酶的能力，是诊断中、重度胰腺外分泌功能不全敏感性较高的方法，但难以和小肠吸收障碍性疾病相区别。PLT 则反映胰腺分泌芳香酯酶的能力，较 BT－PABA 试验可能更敏感和特异，但方法较复杂。13C－呼气试验对判断胰腺外分泌功能有一定价值，其优点是非侵入性、简单易行、重复性好、结果稳定，但对轻度胰腺外分泌功能不全诊断的敏感性较差。

3. 胰腺内分泌功能测定

（1）血清 CCK 测定：正常为 30～300pg/mL，CP 患者可高达 8000pg/mL。这是因为胰腺外分泌功能减退，对 CCK 的反馈抑制作用减弱所致。

（2）血浆胰多肽（PP）测定：PP 主要由胰腺的 PP 细胞分泌，正常空腹血浓度为 8～313pmol/L。餐后血浆 PP 浓度迅速升高，而 CP 患者明显下降。

（3）血浆胰岛素浓度测定：本病患者空腹血浆胰岛素水平大多正常，口服葡萄糖或甲苯磺丁脲（D860）、静脉注入胰高糖素后，血浆胰岛素不升高者，提示胰腺内胰岛素储备减少。

（二）影像学检查

1. 腹部平片

胰腺钙化是 CP 特征性的征象，对诊断有重要价值。

2. 超声及其相关技术

实时超声检查可见胰腺体积增大或萎缩，边缘不整，质地不匀；胰腺纤维化时，胰腺内部回声增强，胰管有不规则扩张及管壁回声增强；有结石或钙化时可见光团及声影；有囊肿时可见液性暗区。实时超声对 CP 的敏感性为 48% ～96%；特异性为 80% ～90%，由于无创且较经济，可列为首选的检查方法，并可在随访中反复应用。

（1）内镜超声（EUS）：避免了肠道气体和肠壁脂肪的干扰，克服了体外超声诊断胰腺疾病的不足，它不仅能显示主胰管异常、胰石和（或）钙化灶，而且对炎性假瘤也有很高的诊断符合率。EUS 诊断 CP 的敏感性和特异性均 >85%，其阳性预测值（PPV）94%，阴性预测值（NPV）75%，经 EUS 行细针穿刺细胞学检查，不仅可提高其敏感性和特异性，而且 PPV 和 NPV 也提高为 96% 和 100%。但 EUS 对 CP 的早期诊断尚不敏感。

（2）胰管内超声（IDUS）：是将超声探头经十二指肠乳头逆行插至主胰管中，对主胰管内有局灶性狭窄的病变进行鉴别诊断，对 CP 有诊断价值。

3. 胰腺 CT

胰腺失去正常结构，呈现弥散性增大或萎缩，密度不均，有时可在胰头部见到局部肿块，表面有分叶；胰管扩张或粗细不匀，有时还可在胰管内见到结石或钙化征象。合并假囊肿时，CT 呈低密度占位病灶。CT 诊断的敏感性为 75% ~ 90%，特异性 49% ~ 100%。

4. MRI

MRI 对 CP 的诊断价值与 CT 相似，但对钙化和结石显示不如 CT 清楚。

5. 胰胆管影像学检查

胰胆管影像学检查包括内镜逆行胰胆管造影术（ERCP）和磁共振胰胆管造影术（MRCP），是诊断 CP 的重要依据。主要表现为主胰管边缘不规则、胰管扩张、粗细不匀呈串珠状改变；部分有不规则狭窄或中断；有时可显示胰管内的结石或钙化影；还可发现有无副胰管。轻度 CP：胰管侧支扩张/阻塞（超过 3 支），主胰管正常；中度 CP：主胰管狭窄或扩张。重度 CP：主胰管阻塞、狭窄、钙化，有假性囊肿形成。MRCP 与 ERCP 相比，两者的符合率基本相符，但 MRCP 不能收集胰液，无法行胰管内造影及活检等，因此尚不能完全替代 ERCP。

6. 胰管镜检查

胰管镜检查可直接观察胰管内病变，如狭窄、结石、阻塞等，并能明确病变部位。同时还能进行活检、收集胰液及细胞学刷检等，对不明原因的胰腺损害有鉴别诊断价值，特别是对胰管口径有改变而胰腺实质无损害的患者尤为适用。

7. PET（正电子发射体层成像）

采用核素 ^{18} 氟标记的氟脱氧葡萄糖（FDG）– PET 对不明原因的胰腺肿块进行检查有助于与胰腺癌相鉴别，胰腺癌及其转移灶可表现为核素浓聚区，但在 CP 合并急性炎症时可出现假阳性结果。

七、诊断和鉴别诊断

（一）诊断

我国 2005 年慢性胰腺炎诊治指南提出，在排除胰腺癌的基础上，建议将下述 4 项作为 CP 的主要诊断依据：①典型的临床表现（腹痛、胰腺外分泌功能不全症状）；②病理学检查；③影像学上有 CP 的胰胆改变征象；④实验室检查有胰腺外分泌功能不全依据。其中第③项为诊断所必需，第②项阳性可确诊，①＋②可基本确诊，①＋④为疑似患者。

（二）鉴别诊断

1. 胰腺癌

两者鉴别甚为困难。可用的方法：①血清 CA19 – 9、CA125、CA50、CA242，在胰腺癌中阳性率较高，有一定参考价值，但有假阳性；②胰液检查：通过 ER – CP 获取胰液，病理检查如发现癌细胞，则诊断肯定；同时胰液 CA19 – 9 检查及 K – ras 基因检测有一定鉴别诊断价值；③实时超声及 EUS 导引下细针胰腺穿刺：如发现癌细胞，可确诊，但阴性不能否定诊断；④EUS、CT、MRI 和 PET 有助于鉴别。

2. 消化性溃疡

十二指肠球部后壁穿透性溃疡可与胰腺粘连而引起顽固性疼痛。内镜检查可鉴别。

3.原发性胰腺萎缩

原发性胰腺萎缩多见于 50 岁以上的患者。无腹痛、脂肪泻、体重减轻、食欲减退和全身水肿等临床表现,超声及 CT 检查等一般能鉴别。

八、治疗

(一)内科治疗

1.戒酒和积极治疗胆道疾病

这是 CP 的两大主因,去除病因至关重要。如戒酒能使半数以上酒精性胰腺炎患者疼痛缓解,并可停止或延缓胰实质破坏的进展。

2.止痛

(1)止痛剂:尽量使用非成瘾性止痛剂,如必需使用成瘾性止痛剂时,应避免长期大量应用,以防成瘾。吗啡能使肝胰壶腹部括约肌痉挛,应避免使用。

(2)H_2 受体拮抗剂或质子泵抑制剂:可降低胰液的分泌量,降低胰管内压以减轻疼痛,另外还能增加胰酶制剂的疗效,因为保持胰酶活性的最佳 pH 应 >6.0。

(3)胰酶制剂:CP 患者外分泌不足可使 CCK 对胰腺的刺激加重,使疼痛加剧。胰酶可抑制 CCK 的释放和胰酶分泌,使疼痛得到缓解。CCK 受体拮抗剂(丙谷胺 600mg/dL)也有一定疗效。如经治疗,疼痛无改善甚至加重者,可试用生长抑素衍生物奥曲肽治疗,每次餐前 100~200μg,皮下注射,症状减轻后改为中、晚餐前或仅在中餐前注射 1 次,以后再改为口服胰酶制剂。

(4)腹腔神经丛麻醉或内脏神经切除。

3.胰酶不足的替代治疗

胰酶制剂有助于改善消化吸收不良、脂肪泻。比较理想的胰酶制剂应是肠溶型、微粒型、高脂酶含量、不含胆酸。目前常用的有胰酶肠溶胶囊、复方消化酶胶囊、米曲菌酶肠溶胶囊等。

4.内分泌不足的替代

主要是糖尿病的治疗。

5.营养

营养不良者给予足够的热能、高蛋白、低脂饮食(脂肪摄入量限制在总热量的 20%~50% 以下,一般不超过 50~75g/d),严重脂肪泻患者可静脉给予中长链三酰甘油(MCT/LCT)。少量多餐加上胰酶制剂。补充脂溶性维生素 A、D、K 及水溶性维生素 B_{12}、叶酸等。有条件者可应用要素饮食或全肠外营养。

(二)外科治疗

手术的目的为解除胰管梗阻、缓解疼痛及保证胰液和胆汁流出的通畅。手术指征:①反复发作的顽固性腹痛;②胰腺假性囊肿或囊肿形成;③可能合并胰腺癌;④有胸膜瘘且经内科治疗无效;⑤胆总管受肿大胰腺压迫出现黄疸;⑥有脾静脉血栓形成和门脉高压引起出血。

(三)经内镜的介入治疗

内镜下治疗简单、有效、微创、能重复应用,可作为大多数 CP 的首选方法。①在胰管狭窄段放置支架以扩张胰管;②胰管括约肌切开以利于胰管内结石排出;③在假性囊肿和肠腔间放置支架,使囊肿内液体流入肠道;④对胆总管梗阻者,可放置支架解除梗阻;⑤超声内镜下腹腔神经丛阻滞,以缓解疼痛;⑥胰瘘的治疗。

九、预后及预防

CP 诊断后的 20～25 年内病死率为 50%,15%～20% 的患者死于并发症,如严重营养不良、糖尿病,大约有 4% 患者发展为胰腺癌。积极治疗胆管疾病,不饮含酒精饮料,补充营养和使用胰酶制剂,控制糖尿病等对改善患者的生活质量及预后是有益的。

(邵付劼)

第三节　胰腺癌

胰腺癌(pancreatic carcinoma)主要指胰外分泌腺腺癌,是胰腺恶性肿瘤中最常见的一种,占常见恶性肿瘤的 1%～2%,占消化道恶性肿瘤的 8%～10%。近年来在世界范围内有明显增多趋势,美国每年约有 27 000 例新发病例,上海近几十年发病率增加了 4 倍。虽然胰腺癌在美国年新发恶性肿瘤患者中仅占 2%,但在恶性肿瘤中已经成为第四位死亡原因。由于胰腺癌早期症状隐匿,故早期诊断十分困难,当出现典型症状时多已属晚期,治疗效果也不理想,病死率很高,5 年生存率仅为 4%。因此胰腺癌是恶性程度高、进展迅速、严重危害人类健康的肿瘤之一。

一、病因与发病机制

胰腺癌的发病原因尚未完全阐明。流行病学调查资料提示胰腺癌可能与长期吸烟、高热量、高饱和脂肪酸高胆固醇饮食、糖尿病、肥胖、某些职业暴露、家族性恶性肿瘤综合征和遗传性胰腺炎等因素有关。一般认为可能是由于基因和环境多种因素共同作用的结果。

(一)吸烟因素

吸烟是目前唯一公认的胰腺癌的危险因素,19% 的胰腺癌发生可归因于吸烟,目前吸烟者较非吸烟者胰腺癌死亡危险增加 1.2～3.1 倍,且呈剂量—反应关系。在人和动物的胰腺组织中均发现氧化损伤和 DNA 损伤增加与暴露于吸烟有关,研究显示吸烟与胰腺癌原癌基因 K-ras 突变有关,吸烟者 K-ras 突变频率较不吸烟者高,提示烟草中的致癌物如芳香胺类物质导致 DNA 损伤可能是胰腺癌发生的重要原因。

(二)饮酒因素

饮酒与胰腺癌发病的关系尚无定论。有人认为胰腺癌的发生与长期饮用大量葡萄酒有关。饮啤酒者胰腺癌的相对危险性约 2 倍于不饮啤酒者。也有报道嗜威士忌者其相对危险性为 2.78。但大多数研究并不支持这种观点。日本的一项大规模队列研究结果显示酒精的摄入量与胰腺癌的发病率无关。

(三)饮食因素

目前认为大约有 35% 的胰腺癌可归因于饮食因素,有研究显示,高热量摄入、高饱和脂肪酸、高胆固醇食品、富含亚硝胺的食品与胰腺癌发病率的增加有关,而饮食纤维、维生素 C 及水果、蔬菜等对胰腺癌的发生起保护作用。但 Michaud 等进行的一项队列研究认为,脂肪的摄入与胰腺癌的发生风险无关,同时该研究未证实肉类和奶类消费量与胰腺癌风险之间存在关联。Coughlin 等在一项前瞻性研究中也未发现胰腺癌的病死率的高低与蔬菜、柑橘类水果的消费量以及红色肉类的消费量有关。流行病学调查显示胰腺癌的发病率与饮食中动物的脂肪有关,高三酰甘油和(或)高胆固醇、低纤维素饮食似可促进或影响胰腺癌的发生。日本人的胰腺癌的发病率几十年前较低,但自 50 年代开始随着欧化饮食的普及,发病率增高 4 倍。当人体摄入高胆固醇饮食后,部分胆固醇在体内转变为环氧化物,后者可诱发胰腺癌。此外摄入高脂肪饮食后可促进胃泌素、胰泌素、胆泌素、胆囊收缩素、胰酶泌素等大量释放,这些胃肠道激素为强烈的胰腺增生性刺激剂,可使胰管上皮增生、间变和促进细胞更新,并增加胰腺组织对致癌物质的易感性。某些亚硝胺类化合物可能具有胰腺器官致癌特异性。另外,曾有报道每日饮用 3 杯以上咖啡者与不饮用咖啡者比较,发生胰腺癌的危险性增加 2.7 倍。但随后的研究未得到证实。在研究饮食与胰腺癌之间关系时,由于食物中许多营养物质间存在高度共线性,因此很难确定某单一营养素对健康结局的影响。因此,以饮食习惯为基础,代表营养素及食物组合的饮食模式与胰腺癌的关系将成为一个新的研究热点,这种研究比单一的营养素对健康结局影响可能更有效率。

(四)职业暴露

多数学者认为长期接触某些化学物质可能对胰腺有致癌作用,已发现从事化学工业、煤矿和天然气开采、金属工业、皮革、纺织、铝制造业和运输业的工人中胰腺癌的发生率明显增加,但目前尚无确凿的证据证明哪种职业与胰腺癌的增加有关。有报道接触 β – 萘酚胺、联苯胺、甲基胆蒽、N – 亚硝基甲胺、乙酰氨基芴、烃化物等化学制剂者,胰腺癌的发病率明显增加。

(五)糖尿病

60% ~81% 胰腺癌患者合并有糖尿病。有报告,56% 患者被诊断为胰腺癌的同时发现有糖尿病;16% 患者在确诊为胰腺癌前 2 年已诊断为糖尿病,因此糖尿病是胰腺癌的高危因素之一。也有认为年龄大于 50 岁的初发糖尿病患者且无糖尿病家族史者可能有更高的患胰腺癌的危险性。多次流产后、卵巢切除术后或子宫内膜增生等情况时可引起内分泌功能紊乱伴胰腺癌发病率增高,提示性激素可能在胰腺癌的发病中起一定作用。

(六)遗传因素

1. 遗传综合征与胰腺癌易感性

目前已报道多个胚系突变导致的遗传综合征,如家族性胰腺癌、遗传性非结节性结肠癌、林岛综合征、家族性腺瘤样息肉病、遗传性胰腺炎、家族性非典型性多发性黑色素瘤、家族性乳腺癌、珀—耶综合征、囊性纤维性病变、共济失调毛细血管扩张综合征、里—费综合征、Fanconi 贫血等与胰腺癌的发生风险增加有关,但只占胰腺癌病例发生中的极少部分。目前与以上这些遗传综合征的相关基因已确定,包括 p16、p53、$BRCA_2$、STK_{11}/LKB_1、$hMSH_2$、$hMLH_1$ 等。

2. 基因多态性与胰腺癌易感性

(1)外源性致癌物代谢相关基因多态性:致癌物最终能否引起 DNA 损伤,在很大程度上取决于代谢酶 I 相、II 相这两类酶的活性及彼此的平衡关系。I 相、II 相代谢酶可能参与胰腺癌变过程的看法来自下述证据:①人类的胰腺组织中已发现这些酶的存在,并观察到胰腺癌患者胰腺组织中细胞色素 P450(cytochrome P450,CYP450)酶的水平(如 $CYP1A_1$、$CYP2E_1$)高于无胰腺疾病的个体;②动物实验结果显示饮食及烟草中的芳香胺和亚硝胺可通过 CYP450 的代谢激活而引发胰腺癌,胰腺癌患者的胰腺组织中芳香族 DNA 的水平高于非胰腺癌患者。

(2)叶酸代谢基因多态性:最近进行的一项病例对照研究显示,编码 MTHFR 677CT 及 TS

串联重复多态与胰腺癌发生风险之间存在显著关联,携带与酶活性降低的 MTHFR. 677CT、677TT 基因型及 TS 3Rc/3Rc 基因型者发生胰腺癌的风险增加。提示叶酸代谢酶基因的变异可能是决定胰腺癌遗传易感性的重要因素。

　　胰腺癌发病机制的研究显示,胰腺癌的发生是多步骤多基因突变的结果。已发现原癌基因(K - ras)激活、抑癌基因(p16、p53、DPC、)失活及端粒酶及其亚单位异常激活与胰腺癌演变有关。研究结果显示:在胰腺癌中 K - ras 突变率可达90%以上;抑癌基因 p16、p53 和 DPC,在胰腺癌患者中的突变率分别达 90% 、60% 和 50%;端粒酶在胰腺癌中活性率高达 95%。Hruban 建立了胰腺癌进展的动物模型,该模型将胰腺癌早期病变称为胰腺上皮内瘤(PanIN),根据病变不典型增生程度和细胞不典型性逐级分为扁平黏液上皮(PanIN - 1A)到原位癌(PanIN - 3),描述了胰腺导管止皮细胞从正常演变到 PanIN 直至浸润性癌的过程。在胰腺癌发生过程中,各个基因发生改变有先后的时间顺序而非随机,其中 K - ras 基因突变是其他所有遗传事件发生的先导,其突变率在 PanIN - 1A 阶段为 35% ,在 PanIN - 1B 阶段升为 43%,到 PanIN - 3 则高达 100%;随后是 P16 基因的失活,失活率在早期胰腺癌的发展过程中也逐步增加,至浸润癌时也达到 100%;p53 基因失活出现在 PanIN - 2 和 PanIN - 3 期,是胰腺癌发生的后期事件;DPCs 基因失活也是一后期事件,在 PanIN - 3 期失活率不到 50%,主要见于浸润性癌;此外,还有一些少见的基因突变。

二、病理

(一)病变部位

　　胰腺癌可发生于胰腺的任何部位,但以胰头为多见,占 60% ~ 70%,胰体尾部癌占 25% ~ 30%;全胰癌占 5% 左右;另有少数病例部位难以确定。

(二)大体病理

　　胰腺癌时胰腺的大体形态取决于病程早晚及癌肿的大小。当癌肿不大时,瘤块深藏于胰腺内,大体病理检查时有不规则结节的感觉。当癌肿增大后,可见到肿块,瘤块与周围的胰腺组织分界不很清楚。在切面上胰腺癌肿多呈灰白或淡黄白色,形态不规则。还可见有带棕色或棕红色的出血斑点或坏死灶。液化时可见浑浊的棕灰色黏液性液体。有的呈小囊腔样。

　　胰腺常伴有纤维组织增多,其质甚坚实,有的并有胰腺萎缩,在胰腺内可见有局限性脂肪坏死灶。胰腺癌的大小与病程长短有关。一般直径常在 5cm 以上。

(三)组织学改变

　　胰腺癌的显微镜下所见取决于胰腺癌组织分化程度。高分化者,形成较成熟的胰腺腺管状组织,其细胞主要为柱状或高立方体,大小相近,胞浆丰富,核亦相仿,多位于底部,呈极化分布。分化不良者可形成各种形态甚至不形成腺管状结构,而成为实心的索条状、巢状、片状、团簇状弥散浸润。细胞大小和形态不一,边界不太清楚,核位置也不一,核大染色深,无核仁。当胰管上皮增生而乳头样突出时,可呈乳头样结构,称乳头状胰腺癌。偶可见有杯状细胞化生,也可见鳞状细胞化生。在电镜下,可见黏原颗粒(mucinogen granules),但无酶原颗粒(zymogen granules),它们都来自较大的胰管上皮细胞。鳞状细胞变性明显时,称为腺样鳞状细胞癌(adenosquamous cell carcinoma)或腺棘皮癌(adenoacanthoma)。

　　镜检尚可见程度不等的灶性出血、坏死和脂肪变,称囊性腺癌。如伴有胰管梗阻,则可见胰腺泡萎缩,伴乳头样增生。

(四)病理分类和分期

胰腺癌多数起源于导管上皮细胞,称导管细胞癌,约占90%,其中又以来自胰腺的一、二级大的胰管上皮细胞的胰癌占多数。少数可来自胰腺的小胰管上皮细胞。来自胰管的胰腺癌,因其质地坚硬,统称为硬癌。起源于胰腺泡细胞的胰腺癌称腺泡细胞癌,较少见,癌瘤质地柔软,成肉质型。

Hermreck 等将胰腺癌分为四期,Ⅰ期:肿瘤仅位于胰腺原位;Ⅱ期:肿瘤已浸润及周围组织(如十二指肠、门静脉、肠系膜血管等);Ⅲ期:肿瘤已转移到局部淋巴结;Ⅳ期:伴远处转移或腹腔种植。

胰腺癌的国际 TNM 分期法类似其他恶性肿瘤。

(1)T:原发肿瘤。

T_0:未见原发肿瘤。

T_1:肿瘤限于胰腺。

T_{1a}:肿瘤最大径≤2cm。

T_{1b}:肿瘤最大径>2cm。

T_2:肿瘤侵犯十二指肠、胆管或胰腺周围组织。

T_3:肿瘤侵犯胃、脾、结肠或附近大血管。

(2)N:淋巴结。

N_0:无局部淋巴结转移。

N_1:有局部淋巴结转移。

(3)M:远处转移。

M_0:无远处转移。

M_1:有远处转移。

(五)转移方式

1. 直接蔓延

胰头癌可压迫并浸润邻近的脏器和组织,如胆总管末端、十二指肠、胃、横结肠及小肠,引起溃疡及出血。腹膜转移癌和癌性腹腔积液在胰尾癌多见。

2. 淋巴转移

淋巴转移出现较早。胰头癌常转移至幽门下淋巴结,也可累及胃、肝、腹膜、肠系膜、主动脉周围,甚至纵隔及支气管周围淋巴。癌肿可沿肝镰状韧带的淋巴结转移至锁骨上淋巴结。

3. 血行转移

经门静脉转移至肝为最常见。癌细胞可从肝静脉侵入肺部、再经体循环转移至骨、肾、肾上腺等器官或其他组织。

4. 沿神经鞘转移

胰头癌常侵犯邻近神经如十二指肠、胰腺和胆囊壁神经。胰体癌压迫和侵蚀腹腔神经丛,可引起剧烈的背痛。

三、临床表现

胰腺癌的临床表现取决于癌肿的部位、病程早晚、胰腺破坏的程度、有无转移以及邻近器官累及的情况。其临床特点是整个病程短、病情发展快和迅速恶化。

（一）腹痛

约半数以上患者有腹痛,多数由轻逐渐加重。胰腺癌患者可因癌肿使胰腺增大,压迫胰管,使胰管梗阻、扩张、扭曲及压力增高,引起上腹部持续性或间歇性胀痛。有时还同时合并胰腺炎,引起内脏神经痛。病变早期常呈中上腹部范围较广但不易定位而性质较模糊的饱胀不适、隐痛或钝痛等。较少见者为阵发性剧烈的上腹痛,并进行性加重,多见于早期胰头癌伴有胰胆管阻塞者。胰头癌疼痛常在右上腹,胰体尾部癌则偏左,有时亦可涉及全腹。腰背痛常见,进展期病变腰背痛更加剧烈,或限于双季肋部呈束带状,提示癌肿沿神经鞘向腹膜后神经丛转移。典型胰腺癌的腹痛常在仰卧时加重,坐起或向前弯腰、屈膝可减轻疼痛,有时患者夜间辗转不眠,可能是由于癌肿浸润压迫腹腔神经丛所致。

（二）体重减轻

胰腺癌造成的体重减轻突出,体重减轻可达15kg以上,伴有衰弱、乏力等症状。体重下降的原因是由于食欲缺乏,进食减少,或因进食后上腹部不适或诱发腹痛而不愿进食。此外,胰腺外分泌功能不良或胰液经胰腺导管流出受阻,影响消化和吸收功能,也有一定的关系。

（三）黄疸

黄疸是胰腺癌,特别是胰头癌的重要症状。黄疸属于梗阻性,是由于胆总管下端受侵犯或被压所致。黄疸为进行性,虽可以有轻微波动,但不可能完全消退。黄疸的暂时减轻,在早期可能与伴有的壶腹周围炎症消退有关,晚期则由于侵入胆总管下端的肿瘤溃烂所致。胰体尾癌在波及胰头时才出现黄疸。有些胰腺癌患者晚期出现黄疸是由于肝转移所致。近半数的患者可触及肿大的胆囊,这与胆管下段梗阻有关。临床上有梗阻性黄疸伴有胆囊肿大而无压痛者称为Courvoisier征,对胰头癌有一定诊断意义,但阳性率不高。如原有慢性胆囊炎症,则胆囊可不肿大,故未扪及肿大胆囊不能排除胰头癌。

（四）腹块

腹块多数属晚期体征。肿块形态不规则,大小不一,质坚固定,可有明显压痛。腹块相对多见于胰体尾部癌。

（五）其他消化道症状

1. 消化不良症状

胰腺癌时,尤其是发生于主胰管或距主胰管较近的胰腺癌阻塞胰管,引起胰腺外分泌功能不良;或胆总管下端及胰腺导管被肿瘤阻塞,胆汁和胰液不能进入十二指肠,从而引起消化不良症状。少数患者因肿瘤侵入或压迫十二指肠和胃,可出现梗阻性呕吐。约10%患者有严重便秘,15%左右的患者有腹泻;脂肪泻为晚期的表现,是胰腺外分泌功能不良时特有的症状,但较罕见。

2. 上消化道出血

上消化道出血约占10%。主要原因为邻近的空腔脏器如十二指肠或胃受侵犯,使其糜烂或溃疡所致。偶可因癌肿浸润胆总管或壶腹,使该处产生糜烂或溃疡,引起急性或慢性出血。胰体、尾癌压迫脾静脉或门静脉或形成栓塞,继发门静脉高压症,从而导致食管胃底静脉曲张破裂出血。

（六）症状性糖尿病

少数患者起病的最初表现为糖尿病的症状;也可表现为原有糖尿病的患者病情突然加重。

因此,若糖尿病患者出现持续性腹痛,或老年人突然出现糖尿病,或原有糖尿病而近期突然病情加重时,应警惕胰腺癌可能。

(七)血管血栓性疾患

10% ~20% 的胰腺癌患者出现游走性或多发性血栓性静脉炎,并可以此为首发症状。

胰体、尾癌发生血栓性静脉炎的机会较多,且多发生于下肢,在分化较好的腺癌中更易发生。尸检资料示动脉和静脉血栓症的发生率占 25% 左右,尤以髂、股静脉栓塞最多见,但可无临床症状出现。动脉血栓多见于肺动脉,偶见于脾、肾、冠状动脉及脑动脉。与癌肿可能分泌某种促使血栓形成的物质有关。

(八)精神症状

部分胰腺癌患者可表现为焦虑、急躁、忧郁、个性改变等精神症状。其发生机制尚不明确,可能由于胰腺癌患者多有顽固性腹痛、不能安睡以及不能进食等症状,容易对精神和情绪产生影响。

(九)急性胆囊炎或胆管炎

约 4% 的胰腺癌患者以突然发作的右上腹绞痛伴发热、黄疸等急性胆囊炎或急性化脓性胆管炎为首发症状。可因肿瘤压迫致胆总管下端梗阻,或同时合并结石引起。

(十)腹部血管杂音

当癌肿压迫腹主动脉或脾动脉时,可在脐周或左上腹听到吹风样血管杂音,其发生率约为 1% 。一般认为血管杂音的出现表示病变已属晚期。

(十一)其他症状

患者常诉发热、明显乏力。部分患者尚可有小关节红、肿、热、痛、关节周围皮下脂肪坏死及原因不明的睾丸痛等。锁骨上、腋下或腹股沟淋巴结也可因胰腺癌转移而肿大发硬。

四、影像学检查

(一)低张十二指肠造影

对胰腺癌有一定价值,如十二指肠降段胰腺侧的"反 3 征";十二指肠壁僵硬,黏膜破坏或肠腔狭窄;胰头癌还可造成胃黏膜破坏;另外胰头癌引起胆总管下端梗阻后,增粗的胆总管和肿大的胆囊使十二指肠球部及横结肠受压并发生移位等。

(二)B 超及彩色多普勒血流显影(CDFI)

B 超广泛应用于胰腺肿瘤的普查和筛选,它的优点是操作简便、安全价廉,它可以发现胰腺的占位性病变及浸润性生长、胰腺组织萎缩伴有胰管和胆管的扩张、肝的转移病灶等,胰腺癌超声图像表现为胰腺局限性肿大或分叶状改变;边缘不清,回声减低。但其准确性、直观性尤其分期评估价值有限,肿瘤直径 >3cm 的正确率较高,<2cm 的正确率仅为 20% ~40% ,而对巨大实质性占位性病变则难与腹膜后其他肿瘤相鉴别。其对胰腺肿瘤的检出率和定性诊断的正确率远不如 CT 和 MRI;对肿瘤不可切除性预测准确性较高,但对肿瘤可切除性的预测值仅为 36% 。

彩色多普勒血流影像(CDFI)技术可显示目标血管内血流改变情况,对胰腺癌血管受侵的评估是一项经济有效的影像学检查方法。采用 CDFI 评分(PDS)对于术前评价胰腺癌组织血管浸润有一定参考意义,PDS 评分 1 ~2 分者考虑为肿瘤无血管浸润和接触性浸润,此类病例肿瘤切除率高,癌旁血管周围组织多为阴性,而 3~4 分者常视为有血管浸润或转移,预测准确性达 90% 以上。CDFI 与技术人员的经验有直接关系,因此该评估技术并不能像 CT 和 MRI 那样普遍开展。

(三)CT 和 CTA(CT 血管造影)

胰腺癌的主要表现为局部肿块,胰腺部分扩大,外形不规则;胰腺周围脂肪层消失;胰头部肿块、邻近的体、尾部水肿;由于癌肿坏死或胰管阻塞而继发囊样扩张,呈局灶性密度减低区。胰腺癌在 CT 检查时多数呈等密度或稍低密度改变,还可显示肿瘤与周围结构以及了解血管受侵犯情况。螺旋 CT 检查可发现 90%~95% 的胰腺导管腺癌;对判断不能切除的准确性为 80%~100%,但对判断可切除的准确性较低。常规 CT 诊断≤2cm 胰腺癌的敏感性为 27%~64.5%,但 CT 薄层动态增强扫描的检出率可达到 80%。薄层 CT 扫描分辨率高,图像真实清晰,结合增强扫描不仅可以基本满足对胰腺肿瘤的定位、定性诊断,而且能对病变范围、胰外侵犯、血管浸润、淋巴和远处转移等做出较为准确的判断,其对进展期胰腺癌诊断的敏感性为 95.13%,特异性为 92.1%。因此,薄层增强 CT 扫描已成为当前胰腺癌分期评估的首选检查方法。CTA 判断胰腺癌对血管侵犯的准确性可达到 95%。

电子束 CT(EBCT)及三维成像技术开始应用于胰腺癌术前评估。由于 EBCT 扫描速度比螺旋 CT 快,采用计算机虚拟现实三维图像重建技术可以提供脏器和血管立体图像,因此可以更准确地提供胰腺肿瘤及受累血管的影像信息,对判断胰腺癌不能切除的准确性可达 90% 以上。

近年来 CT 灌注成像技术也用于研究胰腺疾病中的血流动力学。已有研究表明,胰腺癌较正常胰腺及急性胰腺炎血流量低,与血流灌注图及普通胰腺增强扫描所见一致,体现"少血供"肿瘤的影像特征。血流灌注图的低灌注表现及占位效应正是胰腺癌的影像特征,也是诊断胰腺癌的基本点。CT 灌注成像结合常规薄层扫描及胰周血管三维重建,对提高胰腺炎、胰腺癌等胰腺疾病诊断正确率具有价值。

(四)MRI、MRCP(磁共振胰胆管显像)和 MRA(磁共振血管造影)

MRI 问世为胰腺癌的诊断和分期评估提供了新的影像学检查方法。近年来,由于多种新技术的启用,如快速成像、脂肪抑制、呼吸补偿、造影剂使用等,使 MRI 的成像质量已接近 CT,它有可能发现直径 0.8cm 的小胰腺癌。重要的是采用 MRCP 和 MRA 技术,增加了胰腺癌术前肿瘤的定性与定位血管浸润和组织器官转移等状况判断的准确性。MRCP 利用胆汁和胰液含水量高而且具有较高质子密度并与周围软组织在 T_2 加权序列有良好对比的特点,通过突出静态液体信号,抑制周围软组织信号,可以清晰地显示类似 ERCP 的胰胆管影像学效果,无须造影剂、无创伤,对胰腺癌诊断正确性为 70%~100%。MRA 利用超短的 TR/TE 梯度回波序列,使血管周围背景由于短 TR 而明显饱和,加上脂肪抑制技术,使血管与周围组织形成鲜明的对比,获得类似血管造影的三维动静脉像,这种血管图像除了能够分辨上述肿瘤与血管的浸润形式与特征外,较 CT 和 EBCT 更为直观清晰、完整系统、真实性强,从而成为准确地评价肿瘤与周围血管关系分析评估的首选方法。

有报道对近年来 94 例胰腺肿瘤进行 MRI、MRCP 和 MRA 联合检查,发现该影像学联合检查技术在胰腺肿瘤定位、定性,尤其是在判断血管浸润程度范围和进行切除的可行性判断的准确性很高,可以弥补 CT 在血管和胆胰管整体图像显示方面的不足,可以视为对进展期胰腺癌术前诊断、分期评估和切除可行性判断的首选检查手段。

（五）ERCP（逆行胰胆管造影）

胰腺癌时 ERCP 主要表现为主胰管及其主要分支的狭窄、扩张、阻塞、扭曲、充盈缺损、不规则囊性扩张，以及造影剂胰管外渗出、排空延迟和不显影等，另外可显示主胰管和胆总管呈双管征等特征性改变。由于胰腺癌中 80% 起源于导管上皮，因此 ERCP 对胰腺癌的诊断率可达 80%～90%，甚至可能发现 <1cm 的微小胰腺癌。另可抽取胰液或细胞刷刷取细胞进行病理或肿瘤标志物检查。

（六）超声内镜（EUS）检查

EUS 从胃后壁和十二指肠探测整个胰腺，能避免胃肠道气体和腹壁脂肪的干扰，对胰腺癌，包括早期胰腺癌的诊断有较大的价值，并能对手术切除的可能性做出一定的判断。EUS 能显示胰实质或胰管系统内 5mm 大小的肿块，对胰腺癌的肿瘤分期和血管侵犯有很好的判断。胰腺癌在 EUS 声像图上多表现为低回声的实性肿块伴周围正常结构层次的破坏，内部可见不规则的斑点，呈类圆形或结节状，肿块边缘粗糙不规则，典型者呈火焰状；小胰腺癌在 EUS 声像图上亦多表现为低回声，但大多内部回声规则，边缘不清。胰腺占位小于 3cm 时，EUS 检出率超过其他影像学方法。目前认为 EUS 诊断胰腺占位的敏感性为 95%～100%，准确率超过 90%。EUS 还能显示肠系膜上动、静脉和门静脉，如胰腺癌浸润周围大血管时可有血管边缘粗糙及被肿瘤压迫等症状。

根据胰腺癌与正常胰腺组织及炎性病变的血流灌注不同的特点，Becker 等首次采用对照剂增强彩色多普勒超声，研究 23 例胰实质占位患者，表现为低灌注者 15 例为腺癌，而 8 例高灌注的仅 1 例组织学证实为胰腺腺癌，另 7 例为慢性炎症，其鉴别胰腺炎症与癌的敏感性为 94%，特异性为 100%。

（七）导管内超声（IDUS）

IDUS 是经常规十二指肠镜活检钳通道将高频超声微探头直接插入胰管内进行实时超声扫描的一种新技术。主要用于检测导管内乳头状黏液性肿瘤，判断其范围及是否有浸润等。

IDUS 能准确地探及小至 3.0mm 胰腺病灶的位置并作良、恶性鉴别，对胰腺乳头状增生灶，检出率可达 100%；另外还可判断肿瘤是否已侵犯胰腺实质，这一技术对微小胰腺病灶的检出率明显优于 US、CT 和 ERCP 等。而直径大于 2.0cm 的肿瘤中，几种方法的敏感性较为接近。

（八）经口胰管镜检查

细胰管镜（直径 3.3～4.5mm）可行活检，但需行乳头肌切开术（EST）才能进入主胰管。超细胰管镜（直径 0.75～0.8mm）无须行 EST，但不能取活检。主胰管原位癌可表现为乳头状、不规则状或结节状，黏膜多伴有糜烂、出血。在胰管镜下可收集胰液或用细胞刷在可疑的部位刷取进行脱落细胞检查。由于胰管镜不能进入胰管分支，原发于胰管分支的原位癌可漏诊。

（九）选择性动脉造影

通过腹主动脉将导管插入腹腔动脉、肠系膜上动脉及其分支做造影，对胰腺癌诊断准确性 90% 左右。胰腺癌的主要表现为胰内或胰周动、静脉形态变异，包括血管壁呈锯齿状改变、狭窄、移位、中断和阻塞；实质期可见到充盈缺损等，由于动脉造影是一种创伤性检查，而且 CTA 和 MRA 对胰腺癌是否侵犯血管的诊断率很高，因此单纯诊断性的动脉造影已较少应用，而更多的是结合经导管进行动脉化疗。

（十）腹腔镜检查和腹腔镜超声(LUS)检查

腹腔镜检查的主要价值在于可以发现 CT 不能发现的腹膜或肝表面的小转移灶,从而避免不必要的剖腹探查。LUS 检查对判断胰头癌能否切除的准确率为 91%。

（十一）经皮肝穿刺胆道造影(PTC)

经皮肝穿刺胆道造影(PTC)可显示胆管梗阻的部位、程度,以及和结石鉴别。如肝内胆管扩张,实时超声或 X 线透视下穿刺成功率在 90% 以上。

（十二）正电子发射断层扫描(PET)

正电子发射断层扫描(PET)是一种利用放射性示踪原理显示活体生物活动的医学影像技术,是非创伤性的分子影像诊断技术。用标记的 F - 脱氧葡萄糖(FDG)作为增强剂,利用肿瘤组织摄取葡萄糖能力强和己糖激酶活性增强,肿瘤组织及其转移灶保留更多的 FDG,因此在 PET 扫描时该处呈高密度浓聚区。其准确率及敏感性为 92%,特异性为 84%。具有较高的诊断和鉴别诊断胰腺癌的效能,在临床疑为胰腺癌的初诊患者中,可作为腹部 CT 的有效补充检查;全身显像有助于检出常规方法未发现的远处转移,提高临床分期准确性;通过早期评价胰腺癌对放化疗的反应和监测术后的复发与转移,为及时调整治疗方案和采取治疗措施提供客观、准确依据;并能通过 SUV 值有效地判断胰腺癌患者的预后。但某些炎症组织也可摄取 FDG,造成假阳性;另外微小肿瘤检出也有一定难度。随着最新 PET/CT(西门子 52 环 LSO 晶体 PET/64 排 CT)成像技术的临床应用,克服了单纯 PET 对病灶精确定位能力差的不足,图像分辨率更高,可达到 2mm,能够发现其他 PET 技术不能发现的微小病灶。另外,反映肿瘤细胞增生能力(^{18}F - FLT)、乏氧能力(^{18}F - FMISO)、受体异常表达(^{18}F - FES)等新型特异性正电子显像剂的开发和应用,必将为包括胰腺癌临床诊断和治疗水平的提高起到积极的推动和促进作用。

（十三）胰腺活检和细胞学检查

术前或术中细针穿刺胰腺活检(FNA)以诊断胰腺癌,获取胰腺细胞的方法有:经十二指肠从胰管、十二指肠壁穿刺胰腺或抽取胰液或细胞刷取细胞;经 B 超、EUS 或 CT 引导下穿刺胰腺组织;术中直视下穿刺胰腺。有报道对 30 例胰腺占位病变行细针穿刺检查,诊断准确率为 80%,特异性 100%,敏感性 79%,阳性预测值为 100%,是诊断胰腺癌有效方法之一。

五、实验室检查

目前用于胰腺癌诊断和随访的肿瘤标记物有 10 余种,但迄今为止尚未找到一种对胰腺癌诊断敏感性和特异性都十分满意的肿瘤标记物。因此各指标单独使用对胰腺癌早期诊断价值不大,有作者认为主要用于判断胰腺癌切除后是否有残余病灶以及复发的监测。而联合血清标志物、基因标志物及端粒酶活性的检测加上先进的影像学技术有助于诊断早期胰腺癌。

（一）血清学标记物

1. CA19 - 9、CA242、CA50、CA125

文献报道对 95 例胰腺癌与其他恶性肿瘤、胰腺炎等良性疾病和健康志愿者联合检测 AFP、CEA、CA50、CA153、CA19 - 9、CA724、CA125 和 CA242 等 8 种血清肿瘤标记物,结果发现只有 CA19 - 9、CA242、CA50、CA125 等四种肿瘤标记物水平在胰腺癌组显著升高(P < 0.01),其中以 CA199 的灵敏性和特异性最高,分别为 82.6% 和 81.3%,其次为 CA242(分别为

81.1%和76.7%），再次为CA50（80.4%和72.7%）和CA125（62.0%和74.8%）。若采用平行试验联合检测法，即4项指标中任何一项≥临界值即为阳性，可以提高检测的敏感性（90.2%）和阴性检测值（88.9%），但特异性和阳性预测值下降；相反，如采用系列试验，即4项指标全部≥临界值才算阳性，则提高了检测的特异性（93.5%）和阳性预测值（83.3%），但敏感性和阴性预测值降低。因此，联合检测肿瘤标记物，再结合影像学检查，可增加敏感性和特异性，提高早期胰腺癌的发现率，减少漏诊率。

CA19-9是最有诊断价值且应用最广泛的肿瘤相关抗原，被称为胰腺癌诊断的"黄金标记物"。有研究表明CA19-9的水平与癌肿的大小呈正相关，并与癌肿分期有相关性，同时随肿瘤的浸润和转移而呈进行性上升。因此，一般而言低水平者手术切除的可能性较大。

肿瘤切除后CA19-9明显下降至正常的预后较好。

但是在肝、胆、胰良性疾病如肝硬化腹腔积液、胆汁淤积、胰腺炎患者中，CA19-9、CA50水平也可升高，而CA242水平却很少或仅轻度升高。另有研究报告血清CA242对胰腺癌的敏感性为68%～85.7%，特异性为87%和92.2%。以上结果提示在众多肿瘤标记物中，CA242是诊断胰腺癌的一种较特异的指标。

2. 黏液素（MUC）

黏液素是一类具有复杂糖基结构的大分子糖蛋白，它在上皮细胞表面形成一层选择性分子屏障，并参与信号传导，影响瘤细胞的生长、分化、转化、黏附、浸润和免疫监视。因此黏液素被用作肿瘤的诊断标志物，并正在被研究作为肿瘤治疗靶。MUC_1和MUC_4是与胰腺癌关系最密切的两种黏液素。

MUC_4在导管腺癌和多种癌细胞株都有表达。MUC_1蛋白在正常胰腺组织和慢性胰腺炎中仅表达于胞膜，无胞质表达。相反，胰腺癌细胞的胞质和胞膜上都表达，但表达强弱有不同。这提示胰腺癌细胞的特征之一为异常糖基化。现发现MUC的过表达可以降低细胞间和细胞与基质间的黏附，在肿瘤侵袭和转移中可能起重要作用。因此，胰腺癌中MUC_1的表达提示侵袭性生物学行为，是重要的预后指标。

MUC_4在胰腺癌组织和细胞株中均有表达，而正常胰腺中检测不到。Moniaux等在75%（12/16）的胰腺癌和73%（11/15）的胰腺癌细胞株中发现MUC_4 mRNA的异常表达，在正常胰腺（0/7）或慢性胰腺炎（0/10）中无MUC_4表达。该研究提示MUC_4是一种肿瘤相关黏液素，是胰腺癌细胞特异性表达的，很少有非肿瘤性病变（包括慢性胰腺炎中的反应性导管增生）表达MUC_4，故可作为鉴别胰腺癌和慢性胰腺炎的诊断标志物。另一项关于MUC_4蛋白表达的研究有不同结果，有学者发现MUC_4在各级PanIN和导管腺癌中都表达，且表达强度随着PanIN级别升高而提高（阳性率为：PanIN-1 5/30，PanIN-2 10/28，Pan-IN-3 11/13），88%导管腺癌（22/25）表达MUC_4。

3. CA494血清

临界值为40KU/L，其诊断胰腺癌的敏感性为90%，特异性94%，优于CA19-9，有助于区别胰腺癌和慢性胰腺炎。用于检测CA494的抗体对Ⅰ、Ⅱ级胰腺导管癌有高亲和力。

4. GAM17.1

一种IgM抗体，对胰液中的黏蛋白有很高的特异性，在胰腺癌组织中过度表达。血清临界值为39U/L，其诊断胰腺癌的敏感性为86%，特异性91%，特别在无黄疸的胰腺癌患者中可分别高达89%和94%。因此是一种较有希望的肿瘤标志物。

5. CEA(癌胚抗原)

CEA 是从结肠腺癌中提取的肿瘤相关抗原,为一种肿瘤胚胎性抗原,也是一种糖蛋白。CEA 诊断胰腺癌的敏感性和特异性均较低,只有 30% 左右的进展期胰腺癌 CEA 增高,也有报道其敏感性和特异性分别为 35%～51% 和 50%～80%,由于正常人和慢性胰腺炎以及其他肿瘤如结肠癌、胃癌、肺癌等 CEA 都可能增高,因此对胰腺癌的诊断价值有限,主要作为随访监测用。

6. Dupan2

Dupan2 是以胰腺癌患者腹腔积液中癌细胞作为免疫原而制备的单克隆抗体,其血清正常值 <150kU/L,如以 400kU/L 作为分界线,诊断胰腺癌的敏感性、特异性和准确性分别为 47.7%、85.3% 和 74.1%,并可作为随访胰腺癌进展的一个监测指标。如腹腔积液中浓度增高可诊断为胰腺癌性腹腔积液。其他恶性肿瘤如胃、结肠、肺或乳腺癌的阳性率低于 20%。

缺点是其水平受肝功能的影响,与 AST 值有密切相关性。

7. 胰癌胚抗原(POA)

POA 主要存在于正常胎儿胰腺组织和胰腺癌组织中,在后者的阳性率为 56.5%,正常值为 <90U/mL。但在胆管癌、支气管癌、乳腺癌以及在妊娠妇女中也见增高,另有 10% 左右胰腺炎患者也可呈假阳性,因此对胰腺癌的诊断价值有限。

8. 胰腺特异性抗原(PSA)

PSA 是从正常人胰腺提取出来的单肽链蛋白质,为一种酸性糖蛋白,正常人为 8.2μg/L,>21.5μg/L 为阳性。在胰腺癌的阳性率为 66%,但胰腺良性病变和胆石症患者的阳性率为 25% 和 38%。

9. 其他血清肿瘤标志物

其他血清肿瘤标志物如碱性胎儿蛋白(BET)血清正常值 <75μg/L,胰腺癌阳性率为 56.5%;组织多肽抗原(TPA)正常血清值为(81.0±23.0)U/L,胰腺癌时可高达 219U/L,阳性率 81%;胰腺癌检查试剂血清正常值 <38kU/L,胰腺癌阳性率 62.3%;胰腺癌相关抗原(PCAA)正常参考值为 0.1～22.5mg/L,胰腺癌阳性率 53%。但由于这些肿瘤标记物或因敏感性不高,或特异性太差而未能在临床上普遍应用。

(二)胰腺癌基因标志物

现已证实胰腺癌的发生和发展与抑癌基因、原癌基因、DNA 错配修复基因等有关。

1. 原癌基因

胰腺癌中 K–ras 基因 12 编码子突变率为 75%～100%。K–ras 基因突变可通过内镜收集胰液、胰管刷、十二指肠液和细针穿刺等方法取得标本进行检测以诊断胰腺癌。有报告经内镜胰管刷胰腺癌和慢性胰腺炎 K–ras 基因突变率分别为 70% 和 14%(P<0.05),对胰腺癌 K–ras基因突变的敏感性为 70%,特异性 94%,准确性 83%,其敏感性高于细胞学检查(56%)。另有报道对胰腺癌细胞刷检测 K–ras 基因突变的敏感性、特异性和准确性分别为 83%、100% 和 90%,而细胞学检查分别为 76%、83% 和 58%。该作者还报告 6 例早期胰腺癌行细胞刷检查,其 K–ras 基因 12 编码子突变率为 100%,因此有助于早期胰腺癌的诊断。还有作者发现 27.8% 慢性胰腺炎有 K–ras 基因突变,其中 2 例分别于第 7 个月和 17 个月发展为胰腺癌,因此认为 K–ras 基因突变是胰腺癌发生过程中早期即有的一种表现,但另有一组慢性胰腺炎中有 9% K–ras 基因突变,随访 4～45 个月未见发展为胰腺癌。

2. 抑癌基因

胰腺癌时可出现某些抑癌基因如 p53、p16、DPC_4、RB、APC、nm23 以及 KAI-1 等的突变、缺失、甲基化和表达异常。p53 基因在胰腺癌中的突变率为 40%~76%，与远处转移相关，但无特殊突变点。近来报道突变型 p53 可促进血管内皮生长因子(VEGF)表达，而 VEGF 正是刺激肿瘤血管生长的最主要因子，突变型 p53 可能间接参与了胰腺癌的血管生成调节。p16 抑癌基因在胰腺癌中的失活率为 82%，其失活导致 Rb 蛋白磷酸化，从而丧失对癌细胞的生长抑制。

3. 端粒酶活性

端粒酶可维持端粒的长度及稳定性，端粒酶活性增高导致细胞无限增生。胰腺癌中端粒酶活性高，即使手术切除后仍高于胰腺良性疾病。端粒酶重复增生法(TRAP)用于检测端粒酶活性具有高度特异性。在胰液、胆汁及细针抽吸物中检测对肿瘤有高度特异性的端粒酶活性，也可能成为胰腺癌早期诊断的方法。有学者以 TRAP 法检测 17 例胰腺癌患者，15 例检测到端粒酶活性，而 17 例胰腺良性疾病均未发现端粒酶活性。在一项研究中，检测胰液中端粒酶活性对胰腺癌诊断的敏感性和特异性分别为 83.3%、71.4%。因肿瘤的发生均先有基因异常，故联合检测 K-ras 基因、p53 基因、p16 抑癌基因以及端粒酶活性有助于胰腺癌的早期诊断，有利于指导胰腺癌的基因治疗。近年来也有联合检测粪便中 K-ras 基因和 p53 基因突变作为胰腺癌筛选试验的报道。端粒酶活性和 K-ras 联合检测虽未提高敏感性，但可排除假阳性的干扰，提高特异性。

六、诊断与鉴别诊断

由于胰腺癌的临床表现无特异性，又缺乏比较准确的直接检查方法，因此早期诊断十分困难，如出现明显的食欲减退、上腹痛、与体位有关的腰痛、进行性消瘦、进行性梗阻性黄疸、上腹部扪及肿块、胆囊肿大、X 线钡餐检查显示十二指肠降段内侧有压迹和双重边缘，诊断胰腺癌当无困难。但多数已属晚期，丧失根治手术的机会。为了尽早诊断，应重视下列胰腺癌的高危人群：①年龄 >40 岁，有上腹部非特异症状患者，伴有乏力和进行性消瘦；②上腹不适的部位较深，范围较广，患者常不易用手指精确点出腹部不适的范围，不适的性质多数患者不能清楚地描述，不适与饮食的关系不密切；③有胰腺癌家族史者；④慢性胰腺炎患者；⑤家族性腺瘤息肉病患者；⑥突发糖尿病；⑧上腹痛或背痛伴多发性静脉血栓形成或血栓性静脉炎；⑧长期吸烟、酗酒及长期接触有害化学物质者。联合肿瘤标志物检测加上 MRCP、ERCP、螺旋 CT、PET/CT 及 EUS-FNA 等先进的影像学技术有助于诊断早期胰腺癌。

以下疾病应与胰腺癌作鉴别。

(一)慢性胰腺炎

以缓起的上腹部胀满不适、消化不良、腹泻、食欲缺乏、消瘦等为主要临床表现的慢性胰腺炎须与胰腺癌鉴别。慢性胰腺炎常呈慢性病程，有反复的急性发作史，腹泻(或脂肪泻)较著，而黄疸少见。如影像学检查发现胰腺部位的钙化点，则有助于慢性胰腺炎的诊断。有时鉴别仍较困难，即使在手术中慢性胰腺炎的胰腺亦可坚硬如石，或呈结节样改变。

若剖腹探查鉴别仍有困难时，需做深部细针穿刺或胰腺活组织检查加以鉴别。

(二)肝胰壶腹癌和胆总管癌

胆总管、肝胰壶腹和胰头三者的解剖位置邻近，三者发生肿瘤的临床表现十分相似，但在外科手术疗效和预后方面,胆总管和壶腹癌比胰头癌好,故鉴别诊断十分必要。

七、预后

胰腺癌病死率很高,其 5 年生存率低于 5%,总中位生存期不到 20 个月,出现转移后的中位生存期则小于 6 个月,因此胰腺癌的预后极差,被国际医学界列为"21 世纪的顽固壁垒"。有报道 5000 例胰腺癌患者确诊后的平均存活时间仅为 6 个月,其中手术时见胰腺癌肿仍限于胰腺内者仅约占 10%,但全部在 26 个月内死亡。但由于临床确诊者大多属于肿瘤的中、晚期,手术切除率只有 10% ~ 20%,术后 5 年生存率 5% ~ 20%,国内报道术后平均生存 17.6 个月。因此,胰腺癌的早期诊断和有效治疗是十分迫切的课题。

八、治疗

胰腺癌的治疗包括外科手术、化学治疗、放射治疗、介入治疗和基因治疗等。

(一)外科手术

手术治疗至今仍是唯一能治愈胰腺癌的方法。只要条件许可,力争根治性切除,如不能切除可作姑息性手术或放置支架,或术中冷冻、无水酒精注射或术中化疗、放疗等。

(二)化学治疗

胰腺癌对化疗不敏感。单一药物治疗胰腺癌有效率 >10% 者有 5 - 氟尿嘧啶(5 - FU)、丝裂霉素(MMC)、表柔比星(E - ADM)、链佐星(STZ)、吉西他滨(gemcitabine,健择)、紫杉醇(taxol,泰素)、紫杉特尔(taxotere)、希罗达(capecitabine)等。

有认为以 5 - FU 为基础的联合化疗优于单药治疗,认为可提高疗效,延长生存期;但研究表明联合化疗的近期有效率虽优于单一药物,但对于生存期没有明显影响,而且增加了药物的毒性。以 5 - FU 为基础的联合方案举例具体如下。

1. FAM

5 - FU 300mg/m^2 静脉滴注,第 3、5、10、12d;ADM 30 ~ 40mg/m^2 静脉注射,第 1d;MMC 4 ~ 6mg/m^2 静脉注射,第 1、8d。21d 为 1 周期,3 周期为 1 疗程。

2. FSM

5 - FU 600mg/m^2 静脉滴注,第 1、8、29、36d;STZ1.0g/m^2 静脉注射,第 1、8、29、36d;MMC 10mg/m^2 静脉注射,第 1d。56d 为 1 疗程。

吉西他滨由于其毒性低、不良反应小,而且以吉西他滨为基础的联合方案疗效优于单药治疗,在国外已成为治疗胰腺癌的一线药物,国内也已推广应用。以吉西他滨为基础的联合方案举例说明。

(1)GP:吉西他滨 1 000mg/m^2 静脉滴注 30min,第 1、8、15d;DDP 50mg/m^2 静脉滴注水化,第 1、15d,28d 为 1 疗程。据报告,其有效率 36.4%,中位生存期 7.4 ~ 8.3 个月,1 年生存率 28%。

(2)GCF:吉西他滨 1 000mg/m^2 静脉滴注 30min,第 1、8、15、22d,CF 200mg/m^2 静脉滴注 2h;5 - FU 750mg/m^2 静脉滴注 24h,第 1、8、15、22d。6 ~ 8 周为 1 疗程。有效率 19.1%,中位生存期 8 个月,1 年存活率 38%。

以上资料提示包含吉西他滨的联合化疗对胰腺癌的疗效有所提高,但尚需积累更多的经验予以证实。

有报告经动脉局部灌注化疗疗效优于全身静脉化疗,其不仅能提高药物在肿瘤组织中的浓度,而且又能减少化疗药物的毒副作用。

腺癌化疗药物疗效差的原因与多药耐药性有关。进一步深入研究肿瘤多药耐药的机制及其逆转方法,将有利于提高胰腺癌化疗的疗效。

(三)放疗以及放疗加化疗

胰腺癌对放射不太敏感,但放疗可使 30% ~50% 患者腹痛和背痛得到缓解,并在一定程度上抑制肿瘤的发展。术中放疗可降低肿瘤的局部复发率,并延长患者的无瘤生存期。术中放疗与术后放疗相结合可进一步提高疗效。

某些化疗药物如 5-FU 及其衍生物、吉西他滨等有放射增敏作用,而放疗由于改变了血胰屏障增加了胰腺对化疗药物的通透性,因而又能增加化疗效果。有作者推荐以下方案:放疗 4000 ~6000Gy/4 ~6 周;5-FU 300mg/m^2(或成人 500mg/次)静脉滴注,每周 2 次,共 6 周;或 FT207 200 ~300mg,每日 3 次口服,共 6 周;或 UFT 2 ~4 片,每日 3 次口服,共 6 周。

(四)介入治疗

随着内镜和微创外科的发展,介入治疗在胰腺癌,尤其是无法外科手术的晚期胰腺及其并发症的治疗中发挥越来越大的作用。

1. 解除梗阻性黄疸

内镜下鼻胆管引流术(ENBD)、内镜下胰胆管支架术(ERPD、ERBD)、对于 ERCP 插管失败的病例可行超声内镜引导下胰胆管造影(EGCP)及引流术或 PTCD 联合 ERCP 引流术。

胆道支架可分为塑料支架和金属支架。塑料支架目前常用的材料有聚乙烯、聚氨酯和聚四氟乙烯。金属支架又分为自膨式和球囊扩张式两种。金属支架扩张后直径可达 7 ~10mm,且与细菌的接触面积小,并可被胆道上皮黏膜覆盖,因而与塑料支架比较,在预防细菌滋生保持支架持久通畅方面有一定的优势;但价格昂贵,放置后无法取出。

支架堵塞是介入治疗的主要问题,塑料支架发生堵塞主要是由于细菌附着或胆泥淤积;而金属支架堵塞主要原因是肿瘤通过支架网眼向内生长或侵犯支架两端管腔。为减少支架堵塞,各种新材料塑料支架、覆膜金属支架和放射性金属支架均有报道,如在积极研究开发中的含^{192}铱或^{103}钯的放射性金属支架因对局部肿瘤内照射的治疗作用,较不易发生支架堵塞。

2. 解除消化道梗阻

常用十二指肠支架置入术。胰腺癌患者由于肿瘤浸润而发生十二指肠梗阻,常成为晚期胰腺癌的突出症状和主要致死原因。自膨式金属支架用于解除恶性十二指肠梗阻,无须对狭窄部位先行扩张术,且操作简便安全、微创伤,为晚期胰腺癌患者提供了行之有效的治疗方法。

3. 晚期胰腺癌镇痛

超声内镜引导下腹腔神经丛阻滞术(EUS-CPN)或毁损,是通过向腹腔动脉干根部两侧腹腔神经节注射化学药物起到阻滞神经或使神经坏死,以缓解各种原因所致腹痛,尤其适用于不能手术的晚期胰腺癌患者,是晚期胰腺癌安全、高效、经济的镇痛方案。常用的药物有无水乙醇和(或)丁哌卡因(或利多卡因),酌情加用糖皮质激素。

4. 瘤内注射治疗

瘤内注射治疗指在 B 超、CT 或 EUS 引导下将各种抗肿瘤药直接注射到瘤体内,通过化学、物理或生物效应杀灭肿瘤细胞,其优点是创伤小、全身毒副作用轻。目前临床上报道的注射药物有顺铂、无水乙醇、^{125}粒子、重组人 p53 腺病毒等,但各种注射药物的疗效还有待进一步比较。

5. 动脉插管化疗(transcatheter arterial chemotherapy,TAC)

区域性的动脉灌注化疗能使药物在靶器官区域达到高浓度分布,提高抗肿瘤效果而减少全身化疗的不良反应,还可能减少肿瘤耐药性,并可能抑制 TNF、IL－1、IL－6 的产生和释放,从而抑制肿瘤生长和转移。

常用的化疗药物有吉西他滨(GEM)、氟尿嘧啶(5－FU)、丝裂霉素(MMC)、多柔比星(ADM)、四氢叶酸钙(CF)等。目前,GEM 单药化疗,5－FU、CF 二联治疗,5－FU、MMC、ADM 三联治疗均有报道,但 TAC 各种化疗方案的疗效比较还有待进一步研究。

虽然胰腺癌 TAC 治疗具有可行性,但由于胆胰系统供血复杂,而且大多数胰腺癌具有缺乏血供特点,从而影响了动脉插管化疗的疗效。TAC 治疗胰腺癌的疗效还有待于大样本前瞻性随机临床试验的证实。

6. 腔内近程放疗(intraluminal brachytherapy,ILBT)

腔内近程放疗将放射源置于空腔脏器腔内,在局部对肿瘤释放高剂量的射线而不累及周围器官,是一种安全可行的方法。胰腺癌放置胆道或胰管支架引流后,可经支架进行 ILBT,常采用 92Ir 作为放射源,可根据肿瘤生长的位置放置于胆管或胰管。ILBT 适用于直径小于 3cm,呈管腔内同心性局限性生长的肿瘤。ILBT 可缓解胆胰管恶性狭窄引起的黄疸和梗阻性疼痛,但能否延长存活期尚需进一步研究。

(五)生物治疗

常用的抗肿瘤生物制剂有:①胸腺素与转移因子(TF):皮下或肌内注射,每天各 1～2 支,连续 5～7d 后改为每周 1～2 支,半年为一疗程;②干扰素(IFN)、白介素 2(IL－2)、肿瘤坏死因子(TNF)、LAK 细胞、TIL 细胞等皆有应用,但未见单独应用有效的报告。

(六)减症治疗

支持治疗对晚期胰腺癌及术后患者均十分重要,可选用静脉高能营养和氨基酸液输注以改善营养状况;给予多种维生素及胰酶片、多酶片等口服。中链脂肪酸的应用可减轻脂肪泻。

(七)内分泌治疗

近年来一些学者认为胰腺癌癌组织中雌激素受体(ER)、孕激素受体(PR)、PAN 和 ConA 表达有关,故对胰腺癌患者可先检测 ER、PR 和(或)PAN,特别是 ER 水平,根据情况给予雌二醇治疗,可能有一定作用,但其疗效有待于进一步研究。

(八)基因治疗

1. 目的基因的选择

①自杀基因:产生酶并将无毒性的药物前体代谢成毒性产物而杀伤肿瘤细胞,例如大肠埃希菌的胞嘧啶脱氨酶能将 5－氟胞嘧啶(5－FC)代谢成 5－氟尿嘧啶(5－FU),5－FU 能抑制 RNA 和 DNA 的合成而导致细胞死亡;②免疫基因:在机体表达分泌细胞因子,增强肿瘤细胞的免疫原性和(或)免疫系统功能,加速肿瘤消退;③癌基因和抑癌基因:胰腺癌中被激活的癌基因包括 K－ras 基因和 HER－2/neu 基因等,Koba－yashi 等报道腺病毒介导的野生型 p16^{INK4A} 能抑制人胰腺癌细胞株的生长;④抗肿瘤血管生成基因:通过刺激血管生成抑制因子(如 p53、血小板凝血酶敏感蛋白、金属蛋白酶组织抑制剂、血管他丁、内皮他丁、抗纤维蛋白酶 Ⅲ、白介素－12、干扰素等)并抑制血管生长因子来实现,也可针对它们的受体进行。

2. 目的基因的转移载体

常用病毒介导(反转录病毒和腺病毒)及非病毒介导(脂质体和基因枪)两种。

近年来随着分子生物学的进步,人们对胰腺癌发生、发展机制的认识有了长足的进步,为开辟胰腺癌基因治疗的新途径奠定了坚实基础。然而迄今为止,全世界尚无一项胰腺癌基因疗法的临床治疗方案获得批准,从基础研究过渡到临床实践应用仍有相当长一个过程。

（邵付劼）

第八章 消化内科疾病护理

第一节 恶心与呕吐患者的护理

一、护理评估

（一）健康史

恶心与呕吐发生的时间、频度、原因或诱因，与进食的关系；呕吐的特点及呕吐物的性质、量；呕吐伴随的症状，如是否伴有腹痛、腹泻、发热、头痛、眩晕等。评估生命体征、神志、营养状况，有无失水表现，如是否伴有面色苍白、呼吸急促、脉搏增快或减慢、呕吐物吸入引起肺炎或窒息。

（二）身体状况

1. 呕吐特点

呕吐出现的时间、频度、呕吐物的量与性状因病种而异。上消化道出血时呕吐物呈咖啡色甚至鲜红色；消化性溃疡并发幽门梗阻时呕吐常在餐后发生，呕吐量大，呕吐物含酸性发酵宿食；低位肠梗阻时呕吐物带粪臭味；急性胰腺炎可出现频繁剧烈的呕吐，吐出胃内容物甚至胆汁。呕吐频繁且量大者可引起水、电解质紊乱、代谢性碱中毒。长期呕吐伴厌食者可致营养不良。

2. 腹部检查

腹部的轮廓，有无膨隆或凹陷。有无胃型、肠型及蠕动波。有无腹壁静脉显露及其分布与血流方向。肠鸣音是否正常。腹壁紧张度，有无腹肌紧张、压痛、反跳痛，其部位、程度。肝脾是否肿大，其大小、硬度和表面情况。有无腹块、移动性浊音等。

（三）心理-社会状况

长期反复恶心与呕吐，常使患者烦躁、不安，甚至焦虑和恐惧，而不良的心理反应，又可使症状加重。应注意评估患者的精神状态，有无疲乏无力，有无焦虑、抑郁及其程度，呕吐是否与精神因素有关等。

（四）辅助检查

X线检查、内镜检查、超声波检查、血糖、尿素氮等检查有无异常。必要时作呕吐物毒物分析或细菌培养等检查，呕吐物量大者注意有无水、电解质代谢和酸碱平衡失调。

二、护理诊断

（一）有体液不足的危险

有体液不足的危险与大量呕吐导致失水有关。

（二）活动无耐力

活动无耐力与频繁呕吐导致失水、电解质丢失有关。

三、护理目标

患者生命体征在正常范围内,不发生水、电解质代谢和酸碱平衡失调;呕吐减轻或停止,逐步恢复进食,活动耐力恢复或有所改善。

四、护理措施

(一)体液不足的危险

1. 监测生命体征

定时测量和记录生命体征直至稳定。血容量不足时可发生心动过速、呼吸急促、血压降低,特别是直立性低血压。持续性呕吐致大量胃液丢失,发生代谢性碱中毒时,患者呼吸可浅而慢。

2. 失水征象监测

除监测生命体征外,应注意监测以下几项。

(1)准确测量和记录每日的出入量、尿比重、体重。

(2)依失水程度不同,患者可出现软弱无力、口渴、皮肤黏膜干燥、弹性减低,尿量减少、尿比重增高,并可有烦躁、神志不清以至昏迷等表现。

(3)动态观察实验室检查结果,例如血清电解质、酸碱平衡状态。

3. 呕吐的观察与处理

观察患者呕吐的特点,记录呕吐的次数,呕吐物的性质和量、颜色、气味。按医嘱应用止吐药及其他治疗,促使患者逐步恢复正常饮食和体力。

4. 积极补充水分和电解质

剧烈呕吐不能进食或严重水、电解质失衡时,主要通过静脉输液给予纠正。口服补液时,应少量多次饮用,以免引起恶心和呕吐。如口服补液未能达到所需补液量时,仍需静脉输液以恢复和保持机体的液体平衡状态。

5. 饮食护理

严重呕吐者禁食,患者呕吐停止后,供给清淡、易消化的饮食,并注意色、香、味的调配,增加患者食欲。注意少量多餐,细嚼慢咽,逐渐增加进食量。

6. 用药护理

遵医嘱给药。

(1)镇静剂,如地西泮、巴比妥类药物,告知患者服用镇吐药物后大多会引起嗜睡,不能放松病情观察,以防掩盖病情。门诊患者服用该类药物时,嘱其避免开车和从事危险工作。

(2)解痉剂,如阿托品、山莨菪碱,告知患者用药后,可有面部潮红、口干、心动过速等药物反应,不要过于紧张。

(3)止吐剂,如甲氧氯普胺(胃复安)及多潘立酮(吗丁啉)等,用甲氧氯普胺后,有时出现体位性低血压,嘱患者在用药后由坐位站起时动作应缓慢。

(二)活动无耐力

(1)协助患者活动,患者呕吐时应帮助其坐起或侧卧,头偏向一侧,以免误吸。吐毕给予漱口,更换污染衣物被褥,开窗通风以去除异味。

告诉患者突然起身可能出现头晕、心悸等不适。故坐起时应动作缓慢,以免发生直立性低血压。

（2）心理护理：向患者解释精神紧张不利于呕吐的缓解，且影响消化道功能。稳定患者情绪，以利于缓解症状。

给患者提供热情帮助，及时清理呕吐物，更换脏污的床褥、衣被，开窗通风，也可喷洒一些空气清新剂，减少呕吐物气味对患者的感官刺激，也使患者感受到护理人员的关爱。对使用化疗药物的患者，向患者解释恶心、呕吐是化疗药物的不良反应，使其正确认识，并说明停药后症状会逐渐缓解，增加患者坚持治疗的信心。

（3）保持呼吸道通畅：患者呕吐时，护士应在床旁陪伴，协助其采取合适的体位。病情轻者取坐位，病情重及体力差者，采取侧卧位或仰卧位、头偏向一侧，防止呕吐物吸入呼吸道而引起窒息和吸入性肺炎。

如有少量呕吐物呛入气管，轻拍其背部促使呕吐物咳出，量多时应迅速用吸引器吸引，该项护理对儿童、老人、意识障碍患者尤为重要。

五、护理评价

患者生命体征稳定在正常范围，无口渴、尿少、皮肤干燥、弹性减退等失水表现，血生化指标正常；呕吐及其引起的不适减轻或消失，逐步耐受及增加进食量；活动耐量增加，活动后无头晕、心悸、气促或直立性低血压出现。

（刘桂兰）

第二节　腹痛患者的护理

一、护理评估

（一）健康史

评估腹痛发生的原因或诱因，腹痛的部位、性质和程度；腹痛的时间，特别是与进食、活动、体位的关系；有无腹胀、腹肌紧张、压痛、反跳痛及其部位、程度、肠鸣音是否正常。腹痛发生时的伴随症状，有无恶心与呕吐、腹泻、发热等；有无缓解疼痛的方法及效果。评估患者的生命体征、神态、神志、营养状况。

腹痛的性质和程度，受到病变情况和刺激程度的影响，同时也受神经和心理因素的影响。急性腹痛多由腹腔脏器的急性炎症、扭转或破裂，空腔脏器梗阻或扩张，腹腔内血管阻塞等引起；慢性腹痛的原因常为腹腔脏器的慢性炎症、腹腔脏器包膜的张力增加、消化性溃疡、胃肠神经功能紊乱、肿瘤压迫及浸润等。

此外，某些全身性疾病、泌尿生殖系统疾病、腹外脏器疾病如急性心肌梗死和下叶肺炎等亦可引起腹痛。

（二）身体状况

1. 腹痛部位

一般腹痛部位多为病变所在部位，对牵涉痛的理解更有助于判断疾病的部位和性质。熟悉腹部脏器与体表感应部位的关系有利于疾病的定位诊断。胃和十二指肠疾病、急性胰腺炎，疼痛多在中上腹部；胆囊炎、胆石症、肝脓肿等疼痛多在右上腹部；急性阑尾炎疼痛在右下腹 McBurney 点；小肠疾病疼痛多在脐部或脐周；结肠疾病疼痛多在下腹或左下腹部。膀胱炎、盆腔炎及异位妊娠破裂，疼痛亦在下腹部。

2. 腹痛性质和程度

腹痛可表现为隐痛、钝痛、灼痛、胀痛、刀割样痛、钻痛或绞痛等。

腹痛的性质与病变性质密切相关。烧灼样痛多与化学性刺激有关，如胃酸的刺激；绞痛多为空腔脏器痉挛、扩张或梗阻引起。突发的中上腹剧烈刀割样痛、烧灼样痛，多为胃、十二指肠溃疡穿孔。中上腹持续性剧痛或阵发性加剧应考虑急性胃炎、急性胰腺炎。胆石症或泌尿系统结石常为阵发性绞痛，相当剧烈，致使患者辗转不安。阵发性剑突下钻顶样疼痛是胆道蛔虫症的典型表现。

持续性、广泛性剧烈腹痛伴腹壁肌紧张或板样强直，提示为急性弥散性腹膜炎。隐痛或钝痛多为内脏性疼痛，多由胃肠张力变化或轻度炎症引起。胀痛可能为实质脏器的包膜牵张所致。

3. 诱发因素

胆囊炎或胆石症发作前常有进油腻食物史；而急性胰腺炎发作前则常有酗酒、暴饮暴食史；部分机械性肠梗阻多与腹部手术有关；腹部受暴力作用引起的剧痛并有休克者，可能是肝、脾破裂所致。

4. 发作时间

餐后痛可能由于胆胰疾病、胃部肿瘤或消化不良所致；疼痛发作呈周期性、节律性者见于胃窦、十二指肠溃疡；子宫内膜异位者腹痛与月经来潮相关；卵泡破裂者发作在月经期。

5. 与体位的关系

如某些体位使腹痛加剧或减轻，有可能成为诊断的线索。例如，胃黏膜脱垂患者左侧卧位可使疼痛减轻。十二指肠壅滞症患者膝胸或俯卧位可使腹痛及呕吐等症状缓解。胰体癌患者仰卧位时疼痛明显，而前倾位或俯卧位时减轻。反流性食管炎患者烧灼痛在躯体前屈时明显，而直立位时减轻。

6. 伴随症状

对确立疾病的性质、严重程度均十分重要。如腹痛伴发热、寒战，显示有炎症存在，见于急性胆道感染、胆囊炎、肝脓肿、腹腔脓肿，也可见于腹腔外疾病。

腹痛伴黄疸，可能与肝胆胰疾病有关。腹痛伴休克，同时有贫血者可能是腹腔脏器破裂（如肝、脾或异位妊娠破裂）；无贫血者则见于胃肠穿孔、绞窄性肠梗阻、肠扭转、急性出血坏死性胰腺炎。

腹腔外疾病如心肌梗死、肺炎也可有腹痛与休克，应特别警惕。腹痛伴呕吐、反酸、腹泻，提示食管、胃肠病变，呕吐量大提示胃肠道梗阻；伴反酸、嗳气者提示胃十二指肠溃疡或胃炎；伴腹泻者提示消化吸收障碍或肠道炎症、溃疡或肿瘤。腹痛伴血尿，可能为泌尿系统疾病（如泌尿系统结石）所致。

（三）心理 - 社会状况

疼痛可使患者精神紧张及焦虑，而紧张、焦虑又可加重疼痛。因此，应注意评估者有无因疼痛或其他因素而产生的精神紧张、焦虑不安等。

（四）辅助检查

根据病种不同应做相应的实验室检查,必要时需做 X 线钡餐检查、消化道内镜检查等。

二、护理诊断

（一）疼痛

疼痛与腹腔脏器或腹外脏器的炎症、缺血、梗阻、溃疡、肿瘤或功能性疾病等有关。

（二）焦虑

焦虑与剧烈腹痛、反复或持续腹痛不易缓解有关。

三、护理目标

患者的疼痛逐渐减轻或消失;焦虑程度减轻。

四、护理措施

腹痛是很常见的临床症状。因发病原因的不同,腹痛的性质、程度、持续时间和转归各异,需要有针对性的治疗、护理,包括病因治疗和止痛措施。下述为腹痛患者一般护理原则。

（一）疼痛

1. 腹痛监测

（1）观察并记录患者腹痛的部位、性质及程度,发作的时间、频率,持续时间,以及相关疾病的其他临床表现。

如果疼痛性质突然发生改变,且经一般对症处理疼痛不仅不能减轻,反而加重,需警惕某些并发症的出现,如消化性溃疡穿孔引起弥散性腹膜炎等。

（2）观察非药物性和(或)药物止痛治疗的效果。

2. 非药物性缓解疼痛的方法

非药物性缓解疼痛的方法是对疼痛,特别是慢性疼痛的主要处理方法,能减轻患者的焦虑、紧张,提高其疼痛阈值和对疼痛的控制感。具体方法如下。

（1）行为疗法:指导式想象(利用一个人对某特定事物的想象而达到特定正向效果,如回忆一些有趣的往事可转移对疼痛的注意)、分散注意力(例如数数、谈话和深呼吸等)、放松技术、冥想、音乐疗法、生物反馈等。

（2）局部热疗法:除急腹症外,对疼痛局部可应用热水袋进行热敷,从而解除肌肉痉挛而达到止痛效果。

（3）针灸止痛:根据不同疾病和疼痛部位选择针疗穴位。

3. 患者自控镇痛（patient control analgesia,PCA）

该方法是用计算机化的注射泵,经由静脉、皮下或椎管内输注药物,以连续性输注止痛药,并且患者可自行间歇性给药。

该方式用药灵活,可根据患者需要提供准确的止痛药物剂量、增减范围、间隔时间,从而做到个体化给药。

可于连续性输注中间歇性增加止痛药,从而控制患者突发的疼痛,克服了用药的不及时性,减少了患者对止痛药的总需要量和对专业人员的依赖性,增加了患者自我照顾和对疼痛的自主控制能力。

4. 用药护理

镇痛药物种类甚多,应根据病情、疼痛性质和程度选择性给药。癌性疼痛应遵循按需给药的原则,有效控制患者的疼痛。疼痛缓解或消失后及时停药,防止药物不良反应,减少药物耐受性和药物依赖的发生。观察药物不良反应,如口干、恶心、呕吐、便秘和用药后的镇静状态。急性剧烈腹痛诊断未明时,不可随意使用镇痛药物,以免掩盖症状,延误病情。

5. 生活护理

急性剧烈腹痛患者应卧床休息和保持舒适体位,要加强巡视,随时了解和满足患者所需,做好生活护理。卧床休息可使脏器血流量增加,促进组织修复,减少全身能量消耗,减少疲劳感和体力消耗,以提高对疼痛的耐力;烦躁不安者应采取防护措施,防止坠床等意外发生。

6. 饮食护理

慢性腹痛患者应以易消化、富有营养的无刺激性食物为宜。急性腹痛者应暂禁食,应静脉补液,保证体液平衡。

如疼痛缓解后,根据病情可逐渐进食,从小量流食开始,渐进为普通饮食。脂肪性食物可使胆囊产生强烈的收缩,因此有肝胆疾病的患者应给予低脂饮食。

(二)焦虑

1. 观察患者心理反应

关心患者,通过观察并与患者及家属交谈,了解其心理状态。疼痛是一种主观感觉。对疼痛的感受既与疾病的性质、程度有关,也与患者对疼痛的耐受性和表达有关。后者的主要影响因素有患者的年龄、个性、文化背景、情绪和注意力;周围人们的态度;疼痛对患者的生活、工作、休息、睡眠和社交活动的影响,这些影响对患者是否有重要的意义;以及疾病的性质,例如是否危及生命等。

急骤发生的剧烈腹痛、持续存在或反复出现的慢性腹痛,以及预后不良的癌性痛,均可造成患者精神紧张、情绪低落,而消极悲观和紧张的情绪又可使疼痛加剧。因此,护士对患者和家属应进行细致全面的心理评估,以了解患者的心理状态。

2. 心理疏导

耐心解答患者及家属提出的问题,取得家属的配合,有针对性地对患者进行心理疏导,使其减轻紧张恐惧心理,精神放松,情绪稳定,有利于增强患者对疼痛的耐受性,从而减轻疼痛甚至消除疼痛。

3. 放松技术的应用

教会患者应用放松技术,常用深呼吸、转移注意力等放松技术,以减轻疼痛。

(1)深呼吸法:用鼻吸气,然后张口慢慢呼气,反复进行。

(2)转移注意力:通过与患者交谈或倾听轻快的音乐,或阅读喜爱的文章等方法转移患者的注意力。

五、护理评价

患者疼痛减轻或消失。情绪稳定,能应用适当的技巧减轻焦虑和疼痛。

(刘桂兰)

第三节　腹泻患者的护理

一、护理评估

(一)健康史

腹泻发生的时间、起病原因或诱因、病程长短;粪便的性状、次数和量、气味和颜色;有无腹痛及疼痛的部位,有无里急后重、恶心与呕吐、发热等伴随症状;有无口渴、疲乏无力等失水表现。

腹泻常见原因如下。

1.胃疾病

胃炎、消化性溃疡、胃酸缺乏等。

2.肠道疾病

细菌性痢疾、阿米巴痢疾、肠结核等感染性疾病,以及溃疡性结肠炎、肿瘤、肠功能紊乱等非感染性疾病。

3.胰腺疾病

胰腺炎、胰腺癌等。

4.肝胆疾病

肝炎、肝硬化、胆道感染、胆石病等。

5.全身性疾病

尿毒症、甲状腺功能亢进、神经症、食物中毒、药物中毒等。

(二)身体状况

1.腹泻特点

(1)起病和病程:急性腹泻起病急骤,病程短,多见于感染或食物中毒,如急性胃肠炎;慢性腹泻起病缓慢,病程较长,多见于慢性感染,如溃疡性结肠炎、肠道肿瘤、肠易激综合征、吸收不良综合征等,腹泻可长达数十年之久,且呈间歇性发作。

(2)排便情况与粪便性状:急性腹泻排便多达10次/天以上,慢性腹泻每日排便3次以上;小肠疾病腹泻排便次数不多而量多,粪便稀薄、黏液少,含油质和不消化的食物,味臭;结肠疾病腹泻排便次数多而量少,粪便黏液多或带脓血;胰腺疾病腹泻粪便量多,呈糊状,灰色且有油光色彩,又称脂肪泻;肠易激综合征多在清晨起床或早餐后发生腹泻,粪便含有大量黏液。

小肠病变引起的腹泻粪便呈糊状或水样,可含有未完全消化的食物成分,大量水泻易导致脱水和电解质丢失,部分慢性腹泻患者可发生营养不良。大肠病变引起的腹泻粪便可含脓、血、黏液,病变累及直肠时可出现里急后重感。

(3)腹泻与腹痛的关系:小肠疾病腹泻,疼痛常在脐周,便后腹痛多不缓解;结肠疾病腹泻疼痛多在下腹,且便后疼痛可缓解或减轻;霍乱腹泻常无腹痛,且腹泻量大。

(4)年龄、性别和居住地:肠结核多见于青壮年;结肠癌多见于中老年人;肠易激综合征、甲状腺功能亢进多见于女性;血吸虫病多见于流行区农民。

2.伴随状况

腹泻伴发热,见于急性细菌性痢疾、肠结核、肠道恶性肿瘤等;伴里急后重,见于结肠直肠病变,如急性菌痢、直肠炎症和肿瘤等;伴显著消瘦或(和)营养不良,见于消化道恶性肿瘤、甲状腺功能亢进、各种原因所致的消化吸收不良等;伴腹部包块,见于胃肠恶性肿瘤、肠结核、血吸虫性肉芽肿等;伴重度脱水,见于霍乱、细菌性食物中毒或尿毒症等。

急性大量腹泻可引起脱水、电解质紊乱、代谢性酸中毒,甚至出现周围循环衰竭,危及患者生命;长期慢性腹泻可致营养缺乏、维生素缺乏、贫血、体重下降,甚至发生营养不良性水肿。另外,由于排便频繁和粪便刺激,可致肛周皮肤糜烂、破损。

(三)心理-社会状况

急性腹泻患者常有不洁饮食史,起病急,粪便性状改变明显,患者没有心理准备,感到恐慌;慢性腹泻病情经久不愈,患者对预后感到担忧;肛周局部不良反应,患者自觉疼痛不适,加之腹泻在不同程度上影响生活、工作、学习及社交活动,患者易产生情绪低落、抑郁、焦虑,不愿参加社会活动和人际交往。另外,某些辅助检查的痛苦,患者对此没有足够的认识,易出现紧张和惧怕心理。

(四)辅助检查

常规进行新鲜粪标本镜检查,必要时做细菌学检查,影像学检查及纤维结肠镜检查等,有助于病因诊断。严重腹泻患者需监测血清电解质、酸碱平衡状况。

二、护理诊断

(一)腹泻

腹泻与肠道疾病或全身性疾病有关。

(二)营养失调

低于机体需要量与严重腹泻导致水、电解质紊乱有关。

三、护理目标

患者的腹泻及其不适减轻或消失,能保证机体所需水分、电解质和营养素的摄入。

四、护理措施

(一)腹泻

1. 病情监测

病情监测包括排便情况、伴随症状、全身情况及动态观察液体平衡状态。急性严重腹泻时丢失大量水分和电解质,可引起失水及电解质紊乱,严重时导致休克。

护理人员应严密监测患者生命体征、神志、尿量的变化;有无口渴、口唇干燥、皮肤弹性下降、尿量减少、神志淡漠等失水表现;有无腹胀、肠鸣音减弱、心律失常等低钾血症的表现;监测血生化指标的变化。

2. 饮食护理

饮食以少渣、易消化食物为主,忌食生冷、多纤维、味道浓烈的刺激性食物,以免刺激肠黏膜引起肠蠕动亢进,加重腹泻。

急性腹泻者,根据病情和医嘱给予禁食、流质、半流质或软食,腹泻好转后鼓励患者逐渐增加食量,促进恢复体力,避免发生营养障碍。慢性腹泻患者,饮食以营养丰富、少纤维、低脂肪、易消化为宜,适当补充水分和食盐。

3.活动与休息

急性起病,全身症状明显的患者应卧床休息,注意腹部保暖。可用暖水袋腹部热敷,以减弱肠道运动,减少排便次数,并有利于减轻腹痛等症状。慢性、轻症者可适当活动。

4.用药护理

腹泻的治疗以病因治疗为主。应用止泻药时注意观察患者排便情况,腹泻得到控制时及时停药。

应用解痉止痛剂如阿托品时,注意药物不良反应如口干、视力模糊、心动过速等。

5.肛周皮肤护理

排便频繁时,因粪便的刺激,可使肛周皮肤损伤,引起糜烂及感染。排便后应用温水清洗肛周,保持清洁干燥,涂无菌凡士林或抗生素软膏以保护肛周皮肤,或促进损伤处愈合。

6.心理护理

慢性腹泻治疗效果不明显时,患者往往对预后感到担忧,纤维结肠内镜等检查有一定痛苦,某些腹泻如肠易激综合征与精神因素有关,故应注意患者心理状况的评估和护理,通过解释、鼓励来提高患者配合检查和治疗的认识,稳定其情绪。

(二)营养失调

1.饮食治疗的原则

向患者说明摄取足够营养的重要性,鼓励患者少量多餐进食,以高热量、高蛋白质、高维生素、易消化的饮食为原则。饮食以少渣、易消化食物为主,避免生冷、多纤维、味道浓烈的刺激性食物。急性腹泻应根据病情和医嘱,给予禁食、流质、半流质或软食。

2.制订饮食计划

与患者共同制订饮食计划,指导患者及家属改进烹饪技巧,增加食物的色、香、味,增加患者食欲。

3.提供舒适的进食环境

保持环境清洁,空气新鲜,温度适宜,避免环境中的不良刺激,如噪声、不良气味等,有利于患者食欲的增加。

4.保持口腔清洁

鼓励患者晨起、睡前、进食前后刷牙、漱口,保持口腔内清洁。

5.静脉营养支持

及时遵医嘱给予液体、电解质、营养物质,以满足患者的生理需要量,补充额外丢失量,恢复和维持血容量。

一般可经口服补液,严重腹泻、伴恶心与呕吐、禁食或全身症状显著者经静脉补充水分和电解质。注意输液速度的调节。

老年患者尤其应及时补液并注意输液速度,因老年人易因腹泻发生失水,也易因输液过快引起循环衰竭。

6.营养状况评估

观察并记录患者每日进餐次数、量、品种,以了解其摄入营养能否满足机体需要。定期测量体重,监测有关营养指标的变化,如血红蛋白浓度、血清蛋白等,并及时将营养状况的改善转告患者,以增强其的信心。

五、护理评价

患者的腹泻及其伴随症状减轻或消失;机体获得足够的热量、水、电解质和各种营养物质,营养状态改善。

(刘桂兰)

第四节　黄疸患者的护理

一、护理评估

(一)健康史

评估患者黄疸的起因、发展程度、持续时间、伴随症状、加重与缓解因素等;详细询问黄疸产生原因。按发生机制将黄疸分为以下 4 类。

(1)溶血性黄疸,由大量红细胞破坏入血生成非结合胆红素,且超出肝脏分解代谢所致。见于各种原因引起的溶血性疾病,如遗传性球形红细胞增多症、异型输血后溶血等。

(2)肝细胞性黄疸,由各种原因导致肝细胞广泛性损害,对胆红素摄取、结合及排泄功能下降,使结合胆红素增加所致,见于病毒性肝炎、肝硬化、中毒性肝炎等。

(3)胆汁淤积性黄疸(阻塞性黄疸),见于各种原因所致的肝内、肝外胆管阻塞,前者见于肝内泥沙样结石、原发性胆汁性肝硬化、药物性胆汁淤积等;后者见于肝外胆管、胆总管的炎症水肿、结石、肿瘤及蛔虫等。

(4)先天性非溶血性黄疸,由于肝细胞对胆红素摄取、结合及排泄先天缺陷,大多有家族遗传性,如 Gilbert 综合征和 Crigler - Najjar 综合征等。

(二)身体状况

1. 黄疸特点

(1)黄疸发生、发展、持续时间:急骤发生多为病毒性肝炎、胆石病、急性溶血等,缓慢发生多为肝硬化、慢性胰腺炎等;病毒性肝炎所致黄疸一般持续 1 个月左右消退;壶腹周围梗阻所致黄疸呈进行性加重。

(2)年龄:青少年黄疸,首先考虑病毒性肝炎所致;中年以后发生黄疸,多考虑肝硬化、胆石病、原发性肝癌所致;老年人黄疸,多由原发性肝癌、胰腺癌、胆道系统恶性肿瘤所致。

(3)各型黄疸特点:①溶血性黄疸:一般为轻度,呈浅柠檬色。急性溶血时有发热、寒战、头痛、呕吐及腰背痛,并有不同程度的贫血和血红蛋白尿(尿呈酱油色或浓茶色),严重者有急性肾衰竭。慢性溶血多为遗传性或家族性,除贫血外还有脾大。②肝细胞性黄疸:皮肤、黏膜浅黄至深黄色不等,有轻度皮肤瘙痒,及一些原发肝病表现,如疲乏、食欲减退,严重者有出血倾向。③胆汁淤积性黄疸:黄疸较重,皮肤呈暗黄色;完全阻塞者,呈黄绿色或绿褐色,常伴有皮肤瘙痒及心动过缓,尿色深,粪便颜色变浅或呈白陶土色。

2. 伴随状况

黄疸伴有发热,见于急性胆管炎、败血症、疟疾及各种原因所致急性溶血;伴有肝肿大,见于病毒性肝炎、肝癌、肝硬化等;伴有胆囊肿大,见于胰头癌、胆总管癌等;伴有脾大,见于肝硬化、疟疾、溶血性贫血等;伴有腹腔积液,见于肝硬化失代偿期、肝癌等。

（三）心理-社会状况

严重黄疸患者外观形象发生改变,患者短期内不能接受这种事实,害怕他人的反应或被别人排斥,感到无助;周围人群可能对黄疸的认识不足,害怕有传染性而不愿与患者接触,患者容易产生焦虑、恐惧和自卑等心理。

（四）辅助检查

血清胆红素及尿胆红素、尿胆原等检查,可鉴别对黄疸类型;血清各种酶类测定、影像学检查、肝穿刺活检及腹腔镜等检查,有助于黄疸诊断。

二、护理诊断

（一）有皮肤完整性受损的危险

有皮肤完整性受损的危险与胆盐刺激皮肤引起瘙痒有关。

（二）自我形象紊乱

自我形象紊乱与黄疸所致皮肤、黏膜和巩膜发黄有关。

三、护理目标

患者黄疸逐渐减轻或消失,不发生皮肤破损;患者能正确认识和接受容貌的改变。

四、护理措施

（一）有皮肤完整性受损的危险

1. 体息与饮食

急性期患者卧床休息,病情康复时可逐步恢复活动。饮食原则为清淡、易消化、富含维生素。食物类别依病因不同而异,肝病患者蛋白质供应视肝功能情况而定;伴有胆道阻塞患者,因肠道内胆汁缺乏而致脂肪和脂溶性维生素吸收障碍,给予低脂和含丰富脂溶性维生素的饮食,必要时肌内注射补充脂溶性维生素;伴有腹腔积液者,限制水、钠的摄入。禁忌烟酒。

2. 皮肤护理

皮肤瘙痒者,建议患者穿棉质、柔软舒适的衣服;加强皮肤清洁,沐浴时水温不宜过高,避免使用碱性较强的肥皂;及时给患者修剪指甲并磨平,必要时戴上棉布手套,以免搔破皮肤;遵医嘱使用氯苯那敏、异丙嗪,或局部涂擦炉甘石洗剂等止痒剂,减轻症状。

3. 病情观察

观察患者的尿、粪颜色,皮肤、巩膜黄染的动态变化及治疗效果等;观察尿量,及时发现有无急性肾衰竭的征象;观察意识和精神状态的变化,及时发现肝性脑病的先兆症状;观察患者神志、体温、血压、皮肤黏膜情况等,判断有无败血症、感染性休克等危重并发症的发生。急性病毒性肝炎所致的肝细胞性黄疸患者应隔离治疗。

4. 用药护理

禁用引起肝脏损害的药物,应用利胆消黄中药时,适当饮水利尿,以利排泄。

（二）自我形象紊乱

向患者解释黄疸的原因,说明随着疾病的康复,肤色会逐渐恢复正常,告知患者家属和周围人群,以关爱、接纳的态度去对待患者,不能歧视或用负性语言去刺激患者,使其平安度过黄疸期。

五、护理评价

患者黄疸逐渐减轻或消失,患者学会皮肤护理的方法;患者正确面对容貌的改变。

(程晓梅)

第五节　急性胃炎患者的护理

一、护理评估

(一)健康史

询问患者是否长期服用阿司匹林、吲哚美辛、糖皮质激素等损害胃黏膜的药物,是否长期酗酒;有无幽门螺杆菌及其他病原体感染史;有无严重脏器疾病、大面积烧伤、颅脑病变、休克等病史,近期是否接受过大手术。

(二)身心状况

1. 症状

轻者症状不明显,或仅有上腹痛、饱胀、嗳气、恶心、呕吐和食欲减退等表现。急性糜烂出血性胃炎常以突然呕血和(或)黑便为首发症状,为上消化道出血的常见原因之一,占上消化道出血的10%～25%,大量出血可引起昏厥或休克,持续少量出血可导致贫血。

2. 体征

上腹部可有程度不同的压痛,有时上腹胀气明显。

3. 心理－社会状况

患者及家属常因起病急,或有呕血和(或)黑便,出现焦虑、恐惧等心理反应,而患者的这些消极情绪反应,又可加重病情。

4. 辅助检查

(1)粪便检查:大便隐血试验阳性。

(2)胃镜检查:此项检查有助于急性胃炎的确诊,一般在急性大出血后24～48h内进行,镜下可见到胃黏膜多发性糜烂、出血和水肿,表面附有黏液和炎性渗出物。

二、主要护理诊断/医护合作性问题

(一)腹痛

腹痛与急性胃黏膜炎症病变有关。

(二)潜在并发症

上消化道出血。

(三)焦虑

焦虑与上消化道出血、病情反复有关。

三、护理措施

（一）一般护理

1. 休息与活动

为患者提供良好的环境休息,减少活动,避免紧张劳累保证充足睡眠,以利减少胃肠蠕动、缓解腹痛。由急性应激引起的患者宜卧床休息,起床时注意防护,以防晕倒或摔伤。

2. 饮食护理

注意饮食卫生,进食应定时、规律,不可暴饮暴食。一般进少渣、温凉、半流质饮食,少量多餐,每日 5~7 次。少量出血可给牛奶、米汤等流质饮食以中和胃酸,利于胃黏膜的修复;急性大出血或呕吐频繁时应暂禁食。恢复期选用富有营养易消化的软食,以促进胃黏膜的修复。

（二）心理护理

护理人员应向患者解释有关急性胃炎的基本知识,说明及时的治疗和护理能获得满意疗效。同时向患者说明保持轻松愉快的心情对疾病康复的重要性。此外,护理人员应经常巡视、关心、安慰患者,及时清除血迹、污物,以减少对患者的不良刺激,增加其安全感,从而减轻紧张、焦虑心理,使其积极配合治疗,利于疾病的康复。

（三）病情观察

观察有无上腹部不适、腹胀、食欲减退等消化不良表现。密切注意有无上消化道出血的表现,如呕血和(或)黑便等,同时监测粪便隐血试验过程,以便及时发现病情变化。

（四）对症护理

上消化道出血的护理,详见上消化道大出血患者护理相关内容。

（五）治疗指导

1. 治疗要点

主要是针对病因和原发病采取防治措施。对处于应激状态的患者除积极治疗原发病外,常规给予抑制胃酸分泌的 H_2 受体拮抗剂或质子泵抑制剂,或胃黏膜保护剂如硫糖铝作为预防措施;服用 NSAID 的患者立即停止服用,视情况使用 H_2 受体拮抗剂、质子泵抑制剂、米索前列醇等预防;以恶心、呕吐或上腹痛为主要表现的患者可应用甲氧氯普胺(胃复安)、多潘立酮(吗丁啉)等药物对症处理;脱水患者应补充水和电解质,若发生消化道大出血,应积极补液、输血治疗,积极补充血容量,详见上消化道大出血患者护理相关内容。

2. 用药护理

禁用或慎用阿司匹林、吲哚美辛等损害胃黏膜的药物,指导患者正确服用抑酸剂、胃黏膜保护剂等药物,详见消化性溃疡患者护理相关内容。

四、健康教育

（一）疾病知识指导

向患者说明引起急性胃炎的常见病因、预防方法和自我护理措施,帮助患者寻找并及时去除发病因素,控制病情的进展。

（二）生活指导

根据患者的病因、具体情况进行指导,如避免使用损害胃黏膜的药物,必须使用时应同时服用抑酸剂和胃黏膜保护剂;注意饮食卫生,进食有规律,避免过冷、过热、辛辣等刺激性食物及浓茶、咖啡等饮料;嗜酒者应戒酒,防止乙醇损伤胃黏膜;生活规律,保持轻松愉快的心情,积极治疗原发病。指导患者出院后发现病情变化及时就诊。

(马翠云)

第六节　慢性胃炎患者的护理

一、护理评估

(一)健康史

询问患者有无长期饮浓茶、咖啡、烈酒的习惯,是否吸烟,是否长期摄入过热、过冷、过于粗糙的食物,有无无规律的饮食习惯;有无造成胆汁反流的因素;有无长期大量服用非甾体类消炎药、糖皮质激素的情况;家庭成员有无相同病史。

(二)身心状况

1. 症状

慢性胃炎进展缓慢,病程迁延。大多数患者无明显症状,部分患者表现为上腹饱胀不适、疼痛,尤以餐后明显,可伴有食欲缺乏、嗳气、反酸、恶心、呕吐等表现。少数患者可有少量上消化道出血,自身免疫性胃炎患者可出现明显厌食、贫血和体重减轻等症状。

2. 体征

体征多不明显,有时可有上腹轻压痛。

3. 心理-社会状况

慢性胃炎病程长,反复迁延不愈,患者容易产生焦虑情绪,并对治疗失去信心,少数患者可因害怕"癌变"而存在恐惧心理。

4. 辅助检查

(1)胃镜及胃黏膜活组织检查:该法是最可靠的确诊方法。在内镜直视下观察胃黏膜受损情况,取活组织检查,并检测幽门螺杆菌。浅表性胃炎在内镜下可见红斑(点、片状或条索状)、黏膜粗糙不平、出血点/斑、水肿、渗出、糜烂;慢性萎缩性胃炎在内镜下可见黏膜呈颗粒状、黏膜血管显露、色泽灰暗、皱襞细小和糜烂。

(2)幽门螺杆菌检查:可通过胃黏膜直接涂片或组织切片镜检、快速尿素酶试验、细菌培养、^{13}C 或 ^{14}C 尿素呼气试验等方法检测。

(3)胃液分析:自身免疫性胃炎时胃酸缺乏;多灶萎缩性胃炎时胃酸分泌正常或偏低;浅表性胃炎时胃酸正常或偏高。

(4)血清学检查:自身免疫性胃炎时,壁细胞抗体和内因子抗体可呈阳性,血清促胃泌素水平明显升高。多灶萎缩性胃炎时,血清胃泌素水平正常或偏低。

二、主要护理诊断/医护合作性问题

(一)腹痛

腹痛与胃黏膜炎性病变有关。

（二）营养失调（低于机体需要量）

营养失调与食欲缺乏、消化吸收不良等有关。

（三）焦虑

焦虑与病情反复、病程迁延有关。

（四）活动无耐力

活动无耐力与自身免疫性胃炎致恶性贫血有关。

三、护理措施

（一）一般护理

1.休息与活动

指导患者日常生活规律,急性剧烈腹痛和伴有上消化道出血的患者应卧床休息,协助患者取适当的体位,以减少疲劳感和体力消耗,并加强巡视,随时了解和满足患者所需,做好生活护理。病情缓解时,可参加正常活动,进行适当锻炼,但应避免过度劳累。

2.饮食护理

（1）饮食原则:向患者说明摄取足够营养的重要性,鼓励患者少量多餐进食,以高热量、高蛋白、高维生素、易消化的饮食为原则。避免摄入粗糙、过咸、过甜、过辣的刺激性食物和饮料,戒除烟酒。

（2）饮食选择:根据病情选择适宜的食物,胃酸低者给予刺激胃酸分泌的食物如肉汤、鸡汤等,或者酌情食用酸性食物如山楂、食醋等,食物完全煮熟后食用,以利于消化吸收;高胃酸者应避免进食浓汤、酸性食品及多脂肪食物,以免引起胃酸分泌过多,可食用牛奶、菜泥、面包等,口味宜清淡,少食盐。

（3）进食环境:保持环境清洁、空气新鲜、温度适宜,提供舒适的进餐环境,避免不良刺激如噪声、异味等,以利患者进餐。鼓励患者在晨起、睡前、进餐后刷牙或漱口,保持口腔清洁舒适,促进食欲。

（4）营养状况评估:观察并记录患者每日进餐次数、量、品种,定期测量体重,监测血红蛋白浓度、血清蛋白等可反映营养状况的指标变化,将营养状况改善的情况告知患者,以增强患者的治疗信心。

（二）心理护理

主动安慰患者,和患者建立良好的关系,向患者说明该病经过正规治疗可以好转,使其消除焦虑、恐惧心理,树立治疗信心,积极配合治疗。

（三）病情观察

密切观察腹痛的部位、性质等有无改变;观察患者每天进食的情况并定期测量体重,以判断其营养能否满足机体需要;观察用药前后患者症状是否改善,以便及时发现病情变化。如果疼痛性质突然发生改变,且经一般对症处理疼痛不能减轻反而加重,需警惕某些并发症的出现,如并发消化性溃疡或演变成胃癌等。

（四）腹痛护理

指导患者精神放松、心情愉快,采用转移注意力（如回忆往事、数数、谈话、听音乐、看电视等）、针灸（内关、合谷、足三里等穴位）和深呼吸等方法缓解疼痛,也可用热水袋热敷,以解除胃部痉挛,减轻疼痛,遵医嘱给予药物治疗。

（五）用药护理

1. 胶体铋剂

枸橼酸铋钾(CBS)为常用制剂,因其在酸性环境中才起作用,故宜餐前半小时服用,服用CBS可使齿、舌变黑,可用吸管直接吸入;部分患者服药后出现便秘和粪便变黑,停药后可自行消失;少数患者有恶心、血清转氨酶一过性升高等,极少数患者出现急性肾衰竭。

2. 促胃动力药

多潘立酮的不良反应较少,偶可引起惊厥、肌肉震颤等锥体外系症状,口服用药时应饭前给药,栓剂最好在直肠排空后插入肛门;莫沙必利可有腹泻、腹痛、口干等不良反应,用药2周后,如果消化不良症状无改善,应停止服用。

3. 抗菌药物

服用阿莫西林前应询问患者有无青霉素过敏史,应用过程中注意有无迟发性过敏反应出现。甲硝唑可引起恶心、呕吐等胃肠道反应,应在餐后半小时服用,并可遵医嘱服甲氧氯普胺、维生素 B_{12} 等对症处理。

四、健康教育

（一）疾病知识指导

向患者及家属介绍本病的病因、治疗和预后,指导患者避免诱发因素,保持良好心态,注意劳逸结合,积极配合治疗。

（二）饮食指导

指导患者注意饮食卫生,养成良好的饮食习惯,摄入营养丰富的食物,避免摄入过冷、过热、辛辣食物,不饮浓茶、咖啡,戒烟戒酒。

（三）用药指导

指导患者遵医嘱按时服药,并向患者介绍药物可能的不良反应,如有异常及时复诊。

（四）复查指导

少数慢性浅表性胃炎可演变为慢性多灶萎缩性胃炎,极少数慢性多灶萎缩性胃炎可发展为胃癌,因此应指导患者定期复查胃镜。

（刘桂兰）

第七节　消化性溃疡患者的护理

一、护理评估

（一）健康史

询问有关疾病的诱因和病因,如发病是否与天气变化、饮食不当或情绪激动等有关;有无暴饮暴食、喜食酸辣等刺激性食物的习惯;是否嗜烟酒;有无慢性胃炎病史;有无经常服用阿司匹林等药物;家族中有无溃疡病患者等。

（二）身心状况

1. 症状

少数患者可无症状或症状轻，而以出血、穿孔等并发症作为首发症状；多数患者有慢性过程、周期性发作和节律性疼痛的特点。其发作常与不良精神刺激、情绪波动、饮食失调等有关。

（1）腹痛：上腹部疼痛是本病的主要症状，性质可为钝痛、烧灼痛、胀痛甚至剧痛，或呈饥饿样不适感，一般为轻至中度持续疼痛。

疼痛部位多位于上腹中部、偏右或偏左。多数患者疼痛有典型的节律性，与进食有关，DU的疼痛常在餐后 3～4h 开始出现，如不服药或进食则持续至下次进餐后才缓解，即疼痛→进餐→缓解，故又称空腹痛，约半数患者午夜出现疼痛，称夜间痛；GU 的疼痛多在餐后 1/2～1h 出现，至下次进餐前自行消失，即进餐→疼痛→缓解，夜间痛也可发生，但较 DU 少见。部分患者无上述典型疼痛，而仅表现为无规律性的上腹隐痛不适，也可因并发症的出现而发生疼痛性质及节律的改变。

（2）其他：消化性溃疡除上腹部疼痛外，尚可有反酸、嗳气、恶心、呕吐、食欲减退等消化不良症状，也可有失眠、多汗、脉缓等自主神经功能失调的表现。

2. 体征

溃疡活动期可有剑突下固定而局限的压痛点，缓解期则无明显体征。

3. 心理 - 社会状况

消化性溃疡因病程长及反复发作等特点，直接影响患者的学习、工作和生活，因而患者易产生焦虑、忧郁等心理反应。

当合并上消化道出血等并发症时，患者可表现为紧张、害怕，年龄大、病程长的患者往往因担心癌变而恐惧不安。部分患者因症状轻而不重视。

4. 辅助检查

（1）幽门螺杆菌检测：为消化性溃疡的常规检查项目，主要通过侵入性（快速尿素酶试验、组织学检查和幽门螺杆菌培养）和非侵入性（^{13}C 或 ^{14}C 尿素呼气试验、粪便幽门螺杆菌抗原检测和血清学检测）检测方法检测幽门螺杆菌。

快速尿素酶试验操作简单、价格便宜，是侵入性检查的首选方法；^{13}C 或 ^{14}C 尿素呼气试验检测 Hp 感染的敏感性和特异性均较高而无须胃镜检查，常作为根除 Hp 治疗后复查的首选方法。

（2）大便隐血试验：隐血试验阳性提示溃疡有活动，如 GU 患者隐血试验持续阳性应怀疑癌变的可能。

（3）X 线钡餐检查：是最常用于诊断消化性溃疡的辅助检查方法，溃疡的 X 线直接征象是龛影，对溃疡有确诊价值。适用于胃镜检查有禁忌证或不愿接受胃镜检查者。

（4）胃镜检查和黏膜活检：是诊断消化性溃疡最有价值的方法，可直接观察溃疡部位、大小、性质，并可在直视下取活组织作病理检查和 Hp 检测，其诊断的准确性高于 X 线钡餐检查，对治疗有指导意义。

二、主要护理诊断/医护合作性问题

（一）腹痛

腹痛与胃、十二指肠溃疡有关。

（二）营养失调（低于机体需要量）

营养失调与摄食量减少、消化吸收障碍有关。

（三）焦虑

焦虑与疾病反复发作、病程迁延有关。

（四）潜在并发症

上消化道出血。

三、护理措施

（一）一般护理

1.休息与活动

溃疡活动期、症状较重或有上消化道出血的患者应卧床休息，以减轻疼痛、缓解不适。溃疡缓解期鼓励适当活动，根据病情严格掌握活动量，宜劳逸结合，以不感到劳累和诱发疼痛为原则，餐后避免剧烈活动。有夜间痛的患者可遵医嘱夜间加服1次抑酸剂，以保证夜间睡眠。

2.饮食护理

（1）饮食原则：选择营养丰富、清淡、易于消化的食物，以减少对溃疡病灶的刺激，促进胃黏膜的修复。

（2）进餐要求：溃疡活动期患者进餐应做到如下。

1）定时进食，规律进餐，避免餐间进食零食和睡前进食，以维持消化活动的节律性，促进胃酸规律分泌。

2）少食多餐，每天4~5餐，不宜过饱，少食可以避免胃窦部过度扩张而引起的胃泌素分泌增加，以减少胃酸对溃疡面的刺激，多餐可使胃内保持适量的食物以中和胃酸，利于溃疡面的愈合。

3）细嚼慢咽，以减少食物对消化道的机械刺激，同时咀嚼可增加唾液分泌，具有稀释和中和胃酸的作用。

（3）食物选择。

1）选择营养丰富而刺激性小的食物，如牛奶、鸡蛋、鱼等。在溃疡活动期以柔软的面食、稍加碱的软米饭或米粥等偏碱性食物为宜。

脱脂牛奶有中和胃酸作用，但牛奶中的钙可刺激胃酸分泌，故可适量摄取，宜安排在两餐之间饮用。

脂肪能刺激小肠黏膜分泌抑胃液素从而抑制胃酸分泌，但同时又可引起胃排空减慢和胃窦扩张，致胃酸分泌增多，故脂肪摄取亦应适量。

2）避免刺激性食物。避免食用对胃黏膜有较强机械刺激作用的生、冷、硬食物和粗纤维多的蔬菜与水果，忌食对胃黏膜化学刺激性较强的浓肉汤、咖啡、浓茶、辣椒、酸醋等。适当控制调味品的使用，食物不宜过酸、过甜、过咸。忌食生姜、生蒜、生萝卜等，以免产生气体、扩张胃肠道而致腹胀。

（二）心理护理

患者常因病情反复、病程迁延表现出烦躁、焦虑等负性情绪。护理人员在全面评估患者及家属对疾病的认识程度，了解患者及家属的心理状态，以及家庭经济状况和社会支持情况后，有针对性地对患者及家属进行解释和鼓励。向患者说明紧张焦虑心理，可增加胃酸分泌，诱发并加重溃疡,指导患者采用放松技术,如转移注意力、听轻音乐等,放松精神,保持乐观情绪。向患者及家属解释疾病相关知识,告知患者经过系统治疗后溃疡可以痊愈,使患者对治疗充满信心,积极配合治疗。同时,积极协助患者取得家庭和社会的支持,以缓解其焦虑急躁情绪,促进溃疡的愈合。

(三)病情观察

密切观察腹痛的部位、性质、时间、程度、发作规律、与饮食的关系,观察腹痛节律性有无改变。观察有无消化道出血、幽门梗阻、穿孔等并发症表现,一旦出现,立即报告医师进行处理。定期进行胃镜、X 线钡餐、幽门螺杆菌检测等检查,动态观察病情变化。

(四)腹痛护理

1. 帮助患者认识和去除病因

向患者解释疼痛的原因,减少或去除加重和诱发疼痛的因素:尽可能停服非甾体类抗感染药,必须用药者选用对胃黏膜损伤小的药物,如塞来昔布或罗非昔布;避免暴饮暴食和刺激性饮食,以免加重对胃黏膜的刺激和损伤;嗜烟酒的患者要戒除。

2. 疼痛护理

注意观察及详细了解患者疼痛的规律和特点,并按其特点指导治疗以缓解疼痛。病情许可的情况下鼓励患者适当活动,以分散对疼痛的注意力。疼痛发作时进流质饮食,如鲜牛奶、豆浆等,以中和胃酸、减轻疼痛。DU 表现为空腹痛或夜间痛时,指导患者准备抑酸性食物(苏打饼干等)在疼痛前进食,或服用抑酸剂以防止疼痛。药物治疗同时也可采用局部热敷或针灸止痛。

(五)用药护理

1. 抗酸药

抗酸药不宜与酸性食物及饮料同服,避免与奶制品同时服用,因两者相互作用形成络合物。氢氧化铝凝胶应在饭后 1~2h 和睡前服用,片剂应嚼服,乳剂给药前应充分摇匀,其能阻碍磷的吸收,引起磷缺乏症,表现为食欲缺乏、软弱无力等症状,甚至可导致骨质疏松,长期服用还可引起严重便秘、代谢性碱中毒与钠潴留,甚至造成肾损害。服用镁制剂则易引起腹泻。

2. H_2 受体拮抗剂

药物应在餐中或餐后即刻服用,也可将一日剂量安排在睡前服用;如需同时服用抗酸药,则两药服用时间应间隔 1h 以上;长期大量服用者,不可突然停药,以防出现反跳;静脉给药时应注意控制给药速度,速度过快可引起低血压和心律失常。西咪替丁常见的不良反应有腹泻、腹胀、口苦、咽干、头痛、乏力、皮疹等,可通过血-脑屏障,偶可致精神异常,对雄激素受体有亲和力,可引起男性乳腺发育、阳痿以及性功能紊乱;肾脏是其主要排泄器官,少数患者还可出现一过性肝功能损害和粒细胞缺乏,因此用药期间应注意监测肝、肾功能和血常规;药物从母乳排出,哺乳期应停止用药。雷尼替丁的不良反应较少,静脉注射后部分患者出现面部潮热感、头晕、恶心等,持续 10 余分钟可自行消失。法莫替丁较雷尼替丁的不良反应少,偶见过敏反应,一旦发生应立即停药。

3. PPI

奥美拉唑可引起个别患者头晕,特别是用药初期,嘱患者用药期间避免开车或做其他必须高度集中注意力的工作。

此外,奥美拉唑还有延缓地西泮及苯妥英代谢和排泄的作用,合用时须慎重。兰索拉唑的主要不良反应包括荨麻疹、皮疹、瘙痒、头痛、口苦、肝功能异常等,轻者不影响继续用药,较为严重者及时停药。泮托拉唑的不良反应较少,偶可引起头痛和腹泻。

4.其他药物

硫糖铝片宜在进餐前 1h 服用,睡前再服用一次,可有便秘、口干、皮疹、眩晕、嗜睡等不良反应,不与多酶片同服,以免降低两者的效价,另外因其含糖量较高,糖尿病患者慎用。枸橼酸铋钾在酸性环境中方起作用,故宜在餐前半小时服用,因其可使齿、舌变黑,应用吸管直接吸入,部分患者服药后出现便秘和大便呈黑色,停药后可自行消失。服用阿莫西林前应询问患者有无青霉素过敏史,服用过程中应注意有无迟发性过敏反应,如是否出现皮疹等。甲硝唑可引起恶心、呕吐等胃肠道反应,可遵医嘱用甲氧氯普胺等对症处理。

四、健康教育

(一)生活指导

指导患者保持乐观的情绪、规律的生活,避免过度紧张与劳累,建立合理的饮食习惯和结构,戒除烟酒,避免摄入刺激性食物。

(二)用药指导

嘱患者慎用或勿用致溃疡药物,如阿司匹林、咖啡因、泼尼松等。指导患者遵医嘱正确服药,不随便停药,以减少复发,教会患者观察药效及不良反应。

(三)复查就诊指导

嘱患者定期复诊,若上腹疼痛节律发生变化并疼痛加剧,或者出现呕血、黑便时,应立即就医。

(刘桂兰)

第八节　肠结核患者的护理

一、护理评估

(一)健康史

评估患者的既往病史,重点询问结核病史,如是否得过肺结核或其他肺外结核以及诊治情况。评估患者的个人生活史、身体状况以了解是否有与传染性或潜在传染性结核病患者的密切接触史和患者抵御结核病的能力。

(二)身心状况

1.症状

(1)腹痛:多位于右下腹,也可有上腹或脐周疼痛,后者是回盲部病变引起的牵涉痛,但此时体检仍可发现压痛点位于右下腹。

疼痛多为隐痛或钝痛,有时进餐可诱发或加重,同时伴有排便感,排便或排气后即有不同程度的缓解。增生型肠结核或并发肠梗阻时有腹部绞痛,常位于右下腹或脐周,伴有腹胀、肠鸣音亢进、肠型与蠕动波。

（2）腹泻与便秘:腹泻是溃疡型肠结核的主要临床表现之一,排便次数因病变严重程度和范围不同而异,一般每天2~4次,重者每天达10余次,粪便多呈糊样,一般不含黏液、脓血,无里急后重感。

有时患者会出现腹泻与便秘交替,此为肠结核引起的胃肠功能紊乱所致。增生型肠结核多以便秘为主要表现。

（3）全身症状和肠外结核表现:溃疡型肠结核常有结核毒血症症状,表现为长期发热、盗汗、怠倦、消瘦、贫血,随病情发展而出现维生素缺乏、营养不良等表现,并可同时有肠外结核特别是活动性肺结核的临床表现。增生型肠结核病程较长,全身情况一般较好,无发热或有时低热,多不伴肠外结核表现。

2. 体征

可扪及腹部肿块,常位于右下腹,一般比较固定,中等质地,伴有轻度或中度压痛。腹部肿块主要见于增生型肠结核,也可见于溃疡型肠结核,系肠壁增厚、病变肠段和周围组织粘连或同时有肠系膜淋巴结结核所致。

3. 并发症

并发症见于晚期患者,以肠梗阻多见,其次为瘘管形成及腹腔脓肿,肠出血、急性肠穿孔少见,也可合并结核性腹膜炎。

4. 心理－社会状况

患病后因病程长、疗程长或经济负担重等原因,患者常出现焦虑和对治疗失去信心等心理反应。

5. 辅助检查

（1）实验室检查:溃疡型肠结核可有中度贫血,无并发症时白细胞计数一般正常。血沉多明显增快,可作为估计结核病活动程度指标之一。粪便隐血试验可呈阳性。结核菌素试验呈强阳性有助于本病诊断。

（2）X线检查:X线胃肠钡餐造影对肠结核的诊断具有重要价值,但并发肠梗阻时慎作此项检查,以免加重肠梗阻。溃疡型肠结核钡剂在病变肠段呈现激惹征象,排空很快,充盈不佳,而在病变的上下肠段则钡剂充盈良好,称为X线钡影跳跃征象。病变肠段如能充盈,则显示黏膜皱襞粗乱、肠壁边缘不规则,有时呈锯齿状,也可见肠腔变窄、肠段缩短变形、回肠盲肠正常角度消失。

（3）结肠镜检查:可直接观察全结肠和回盲末段,对诊断具有重要价值。镜下见病变肠黏膜充血、水肿、溃疡形成(常呈环形、边缘呈鼠咬状)、大小及形态各异的炎性息肉、肠腔变窄等,镜下取病变肠黏膜组织活检具有确诊价值。

二、主要护理诊断／医护合作性问题

（一）腹痛

腹痛与结核分枝杆菌侵犯肠壁有关。

（二）腹泻

腹泻与溃疡型肠结核有关。

（三）营养失调（低于机体需要量）

营养失调与结核分枝杆菌毒性作用、消化吸收功能障碍有关。

（四）便秘

便秘与肠道狭窄或梗阻有关。

（五）焦虑

焦虑与病程长、疗程长有关。

（六）潜在并发症

肠梗阻。

三、护理措施

（一）一般护理

1. 活动与休息

保持室内空气清新，提供良好的休息环境。急性发作期或病情严重时，均应卧床休息，以减少机体消耗，减轻症状。缓解期指导患者适当活动，并注意劳逸结合。

2. 饮食护理

结核病是一种慢性消耗性疾病，只有保证营养的充足供给，才能提高机体抵抗力，促进疾病的康复。

因此，应向患者介绍营养的重要性，与患者及家属共同制订饮食计划，提供舒适的进食环境，以增加患者食欲，保证营养物质的摄入。提供高热量、高蛋白、高维生素、易于消化的食物，如新鲜蔬菜、水果、鲜奶、肉类及蛋类等，注意补充维生素和矿物质。腹泻明显的患者少食乳制品、粗纤维食物和富含脂肪的食物，以免加快肠蠕动。肠梗阻患者禁食，严重营养不良者静脉补充营养，以满足机体代谢需要。

（二）心理护理

由于结核毒血症症状，以及腹痛、腹泻等不适，加之病程长，需长期服药，患者易产生焦虑情绪。护理人员应充分理解患者，多与患者交谈，为患者提供多方位的心理支持。介绍肠结核的相关知识，说明只要早期、合理、足量应用抗结核药物，症状可以逐渐缓解并能治愈，以增强患者战胜疾病的信心。

与患者家属配合，最大限度地满足患者的愿望，为患者创造一个良好的治疗环境，以促进患者康复。指导患者学会身心放松的技巧，保持轻松愉快的心情。

（三）病情观察

定期监测患者体温、脉搏、血压，观察腹痛程度与部位、腹泻次数、腹胀程度，准确记录每日进食量、液体出入量，一旦发现异常应及时报告医师，配合治疗并做好相应的护理。

（四）对症护理

1. 腹痛

严密观察腹痛的性质、特点，正确评估病程进展状况。患者出现腹痛症状时，指导患者分散注意力，如默数、谈话、深呼吸等，或运用行为疗法，如生物反馈、听音乐、冥想等，以缓解疼痛。除急腹症外，可采用热敷、按摩、针灸等方法，必要时遵医嘱给予镇痛药。肠梗阻所致疼痛应禁食、胃肠减压。

如疼痛突然加重、压痛明显，或出现便血、肠鸣音亢进等，应考虑肠梗阻、肠穿孔或肠出血等并发症，应及时报告医师并积极配合采取抢救措施。

2. 腹泻

（1）监测患者排便情况（次数、量、颜色、形状）、伴随症状、全身情况及粪便的化验检查结果，以便及时发现病情变化。

（2）加强肛周皮肤护理，便后用温水清洗肛门及周围皮肤并保持干燥，必要时涂凡士林或抗生素软膏。

（3）按需要留取标本，并注意及时送检，留取大便标本时注意采集大便脓血、红白胶冻状物等有诊断价值部分。

（4）遵医嘱给予乐托尔、思密达等药物，并补充水和电解质，纠正水、电解质紊乱及酸碱失衡。

（5）选择恰当的饮食，对长期不能进食患者尽早采用完全胃肠外高营养，以保证机体营养物质的摄入。

四、健康教育

（一）预防指导

指导患者积极、正规治疗结核病，并进行严格消毒、隔离，以防止结核分枝杆菌传播。教育人们注意个人卫生，提倡分餐，使用消毒餐具，不饮用未经消毒的牛奶，不吞咽痰液。

（二）生活指导

加强身体锻炼、合理摄入营养、生活规律、劳逸结合，保持良好心态，以增强抵抗力。

（三）用药指导

指导患者遵医嘱坚持服药，不自行停药，同时注意药物的不良反应，如恶心、呕吐等胃肠道反应以及肝肾功能损害等。

（四）复查指导

指导患者定期复查，及时了解病情变化，以利于治疗方案的调整。

（刘桂兰）

第九节　结核性腹膜炎患者的护理

一、护理评估

（一）健康史

询问患者以往有无肺结核、肠结核、关节结核、骨结核等病史，女性患者有无输卵管结核，家族中有无类似患者。

（二）身心状况

1. 临床表现

结核性腹膜炎一般起病缓慢，早期症状较轻。少数起病急骤，以急性腹痛或骤起高热为主要表现。有时起病隐袭，无明显症状，仅因和本病无关的腹部疾病在手术进入腹腔时被意外发现。

（1）全身症状：结核毒血症常见，主要表现是发热与盗汗，热型以低热与中等热为最多，约1/3 患者有弛张热，少数可呈稽留热。高热伴有明显毒血症者主要见于渗出型、干酪型肠结核，或见于伴有粟粒型肺结核、干酪样肺结核等严重结核病的患者。后期有营养不良，表现为消瘦、水肿、贫血、舌炎、口角炎等。

（2）腹部症状

1）腹痛：早期腹痛不明显，以后可出现持续性隐痛或钝痛，也可始终没有腹痛，并发不完全性肠梗阻时有阵发性绞痛。

疼痛多位于脐周、下腹，有时在全腹。腹痛除由腹膜炎本身引起外，常和伴有的活动性肠结核、肠系膜淋巴结结核或盆腔结核有关。偶可表现为急腹症，系肠系膜淋巴结结核或腹腔内其他结核的干酪样坏死病灶破溃引起，也可由肠结核急性穿孔所致。

2）腹胀：患者可有不同程度的腹胀，多为结核毒血症和胃肠功能紊乱引起，少数为腹腔积液、肠梗阻所致。

3）腹泻与便秘：腹泻常见，一般每日不超过 3～4 次，大便呈糊状，与腹膜炎所致的肠功能紊乱有关。少数患者表现为腹泻与便秘交替出现。

（3）腹部体征

1）腹壁揉面感：结核性腹膜炎的常见体征，为腹膜受轻度刺激或慢性炎症所致。

2）腹部压痛与反跳痛：压痛一般轻微，少数可有明显的压痛、反跳痛，常见于干酪型结核性腹膜炎。

3）腹部肿块：见于粘连型或干酪型结核性腹膜炎，常位于脐周，也可见于其他部位，其大小不一、边缘不整、表面不平，有时呈结节感，活动度小。肿块多由增厚的大网膜、肿大的肠系膜淋巴结、粘连成团的肠曲或干酪样坏死脓性物积聚而成。

4）腹腔积液：结核性腹膜炎的腹腔积液以少量至中量多见，少量腹腔积液在临床检查中不易察出，超过 1000mL 时可出现移动性浊音。

2. 并发症

粘连性肠梗阻多见，主要发生在粘连型结核性腹膜炎。也可并发急性肠穿孔、肠瘘和腹腔脓肿。

3. 心理－社会状况

患者常同时伴有肺结核或其他部位结核，抗结核药物治疗效果较差，或出现并发症，影响患者的学习、工作等，因而易出现急躁、焦虑等不良心理反应。

4. 辅助检查

（1）实验室检查：病程较长且有活动性病变的患者有轻度至中度贫血，多是正细胞正色素贫血，白细胞计数多正常，病变活动期血沉加快。结核菌素试验呈强阳性有助于本病的诊断。

（2）腹腔积液检查：多为草黄色渗出液，少数为淡红色。腹腔积液结核分枝杆菌培养或查找结核分枝杆菌阳性率均低，腹腔积液动物接种阳性率可达 50% 以上。

（3）腹腔镜检查：适用于有游离腹腔积液的患者，可见到腹膜、网膜及内脏表面有散在或聚集的灰白色结节，浆膜粗糙混浊，活组织检查可确诊。腹膜有广泛粘连者禁做此项检查。

（4）X 线检查：腹部 X 线片有时可见到钙化影，提示钙化的肠系膜淋巴结结核。胃肠 X 线钡餐检查可发现肠粘连、肠结核、肠瘘等征象，具有协助诊断价值。

二、主要护理诊断/医护合作性问题

（一）腹痛

腹痛与腹膜炎症及肠梗阻等并发症有关。

（二）营养失调

营养失调与结核毒血症导致营养消耗过多和摄入量减少、消化吸收障碍有关。

（三）潜在并发症

肠梗阻、肠穿孔、肠瘘等。

三、护理措施

参见肠结核相关内容。

四、健康教育

参见肠结核相关内容。

（谢晓芬）

第十节　溃疡性结肠炎患者的护理

一、护理评估

（一）健康史

询问家族中有无患溃疡性结肠炎的患者,有无感染、精神刺激及饮食不调等诱发因素。

（二）身心状况

1. 症状

多数起病缓慢,少数急性起病,偶有急性爆发起病。病程呈慢性经过,多表现为发作与缓解交替,少数表现为症状持续并逐渐加重。

（1）消化系统表现

1）腹泻:腹泻为最主要的症状,主要与炎症导致结肠黏膜对水钠吸收障碍以及结肠运动功能失常有关。

黏液脓血便是活动期重要表现,黏液或黏液脓血为炎症渗出、黏膜糜烂及溃疡所致。排便次数和便血程度可反映病情严重程度,轻者每天排便 2~4 次,粪便呈糊状,可混有黏液、脓血,便血轻或无;重者每天排便达 10 次以上,脓血显见,甚至大量便血。病变局限于直肠和乙状结肠者偶有腹泻与便秘交替,与病变直肠排空功能障碍有关。

2）腹痛:轻者或缓解期患者多无腹痛或仅有腹部不适,活动期一般为轻或中度腹痛,多为左下腹或下腹的阵痛,亦可涉及全腹。有疼痛→便意→便后缓解的规律,大多伴有里急后重,为直肠炎症刺激所致。若并发中毒性巨结肠或腹膜炎,则腹痛持续且剧烈。

3）其他症状:可有腹胀、食欲缺乏、恶心、呕吐等。

（2）全身表现:中、重型患者活动期有低热或中度发热,高热多见于急性暴发型或提示有并发症。重症患者可出现衰弱、消瘦、贫血、低清蛋白血症、水和电解质平衡紊乱等表现。

（3）肠外表现：本病可伴有一系列肠外表现，包括口腔黏膜溃疡、结节性红斑、外周关节炎、坏疽性脓皮病、虹膜睫状体炎等。

2.体征

腹部检查轻、中型患者仅有左下腹轻压痛，有时可触及痉挛的降结肠和乙状结肠。重症和暴发型患者常有明显腹部压痛和鼓肠。若有反跳痛、腹肌紧张、肠鸣音减弱等则提示并发中毒性巨结肠和肠穿孔等。

3.并发症

可并发中毒性巨结肠、直肠结肠癌变、大出血、急性肠穿孔、肠梗阻等。

4.心理－社会状况

患者因病程漫长、反复发作、需要长期治疗等原因，易产生焦虑、紧张、抑郁等不良心理反应。本病目前治疗效果差，患者容易丧失治疗信心，出现不配合诊治和护理的现象。

5.辅助检查

（1）血液检查：可有红细胞和血红蛋白减少，活动期白细胞计数增高，红细胞沉降率增快和C反应蛋白增高是活动期的标志。重症患者可有血清蛋白下降，凝血酶原时间延长和水、电解质紊乱。

（2）粪便检查：肉眼检查粪便常可见黏液、脓血，显微镜检查可见多量红细胞和脓细胞，急性发作期可见巨噬细胞。粪便病原学检查的目的是排除感染性结肠炎，是本病诊断的一个重要步骤。

（3）自身抗体检测：血中外周型抗中性粒细胞胞浆抗体和抗酿酒酵母抗体分别为UC和CD的相对特异性抗体，这两种抗体的检测有助于UC和CD的诊断和鉴别诊断。

（4）结肠镜检查：是本病诊断的最重要手段之一，可直接观察病变肠黏膜并进行活检。镜下可见病变黏膜充血和水肿，粗糙呈颗粒状，质脆易出血，黏膜上有多发性浅溃疡，散在分布，亦可融合，表面附有脓性分泌物，也可见假息肉形成，结肠袋变钝或消失。

（5）X线钡剂灌肠检查：可见黏膜粗乱或有细颗粒样改变，也可呈多发性小龛影或小的充盈缺损，有时病变肠管缩短，结肠袋消失，肠壁变硬，可呈铅管状。重型或暴发型一般不宜作此检查，以免加重病情或诱发中毒性巨结肠。

二、主要护理诊断／医护合作性问题

（一）腹泻
腹泻与炎症导致肠黏膜对水、钠吸收障碍以及结肠运动功能失常有关。

（二）疼痛（腹痛）
疼痛与肠道炎症、溃疡有关。

（三）营养失调（营养低于机体需要量）
营养失调与长期腹泻及吸收障碍有关。

（四）体液不足的危险
体液不足的危险与肠道炎症导致长期、频繁腹泻有关。

（五）焦虑
焦虑与病情反复、迁延不愈有关。

三、护理措施

（一）一般护理

1. 休息与活动

根据患者的病情,合理安排其休息与活动。急性发作期或病情严重时,患者卧床休息,以减少胃肠蠕动,减轻腹泻、腹痛症状;缓解期及病情较轻时,注意休息,减少活动量,避免劳累。

2. 饮食护理

（1）饮食指导:摄入质软、易消化、纤维素少、富含营养、含足够热量的食物,以利于机体吸收,同时,减轻对肠黏膜的刺激,并供给足够的热量,维持机体代谢需要。避免食用冷饮、水果、多纤维的蔬菜及其他刺激性食物,忌食牛乳和乳制品。急性发作期患者应进流质或半流质饮食。病情严重者应禁食,遵医嘱给予静脉营养。注意为患者提供良好的进餐环境,避免不良刺激,以增进患者食欲。

（2）营养监测:观察患者进食情况,定期测量患者的体重、血红蛋白、血清电解质和清蛋白变化,以了解其营养状况的变化。

（二）心理护理

关心体贴患者,向患者介绍疾病防治知识,解答患者提出的问题,使其正确对待疾病,积极配合治疗;告知患者不良情绪反应可诱发或加重病情,不利于疾病康复;指导患者身心放松,树立战胜疾病的信心。

（三）病情观察

注意观察患者下列情况。

（1）生命体征的变化。

（2）腹痛的次数、性质、程度和持续时间。

（3）腹泻的次数、颜色、性状和量,有无脱水、电解质酸碱失衡表现。

（4）进食情况,体重情况,粪便检查结果。

（5）有无中毒性巨结肠、大出血、急性肠穿孔、肠梗阻等并发症表现。

（四）对症护理

腹泻护理、腹痛护理参阅肠结核相关内容。

（五）用药护理

柳氮磺吡啶(SASP)的不良反应分为两类:一类是与剂量相关的不良反应,如出现恶心、呕吐、食欲缺乏(餐后服用可减轻胃肠道反应)、头痛、可逆性男性不育;另一类不良反应属于过敏反应,有皮疹、粒细胞减少、自身免疫性溶血、再生障碍性贫血等。因此服药期间必须定期复查血常规,一旦出现此类不良反应改用其他药物。长期应用糖皮质激素,应注意观察是否有不良反应,如高血压、低血钾、钠水潴留、血糖升高、感染扩散等,注意定期查血压、血钾、血糖,还应注意用药不可过快减量、突然停药,以防出现反跳现象。硫唑嘌呤或巯嘌呤的主要不良反应有骨髓抑制,因此,用药期间应注意监测白细胞计数。

四、健康教育

（一）生活指导

指导患者正确对待疾病,告知其保持稳定情绪,充分休息,劳逸结合,合理饮食。

（二）用药指导

嘱患者遵医嘱坚持治疗,切忌随意更换药物或停药。教会患者识别药物的不良反应,出现异常情况如疲乏、头痛、发热、手脚发麻、排尿不畅等症状要及时就诊,以免耽误病情。

（刘桂兰）

第十一节　肝硬化患者的护理

一、护理评估

（一）健康史

评估患者有无病毒性肝炎、胆道疾病、血吸虫、心脏疾病病史,是否长期酗酒、接触化学毒物,是否长期服用对肝细胞有损害的药物,有无慢性肠道感染、消化不良、黄疸和出血史。

（二）身心状况

1. 临床表现

肝硬化起病隐匿,病程发展缓慢,可隐伏 3~5 年至数 10 年以上。临床上将肝硬化分为代偿期和失代偿期,但两期界限常不清楚。

（1）代偿期临床表现:代偿期肝硬化症状轻,而且缺乏特异性。可有乏力、食欲减退、厌油腻、腹泻、腹部不适等症状,症状常因劳累诱发,经休息或治疗可缓解。患者营养状况一般,能触及轻度肿大、质地偏硬的肝脏,脾亦可触及。肝功能检查正常或轻度异常。

（2）失代偿期临床表现:失代偿期肝硬化临床表现明显,主要为肝功能减退和门静脉高压,可发生多种并发症。

1) 肝功能减退的临床表现。

A. 全身症状:患者一般状况和营养状况较差,可有乏力、消瘦、不规则低热、面色灰暗黝黑（肝病面容）、皮肤干枯粗糙、水肿、夜盲、口角炎等表现。

B. 消化道症状:食欲减退为最常见症状,可伴恶心、呕吐,主要与胃肠道淤血水肿、消化吸收功能障碍等有关。腹胀亦为常见症状,与胃肠积气、腹腔积液、肝脾大有关。腹泻主要表现为不能耐受脂肪和蛋白质,稍进油腻肉食即可引起。部分病例有腹痛,多为肝区隐痛,与肝大累及肝包膜有关。少数病例有中度、重度黄疸,主要与肝细胞进行性或广泛坏死有关。

C. 出血倾向与贫血:常有鼻出血、牙龈出血、皮肤紫癜、女性月经血量过多等表现,主要与肝脏合成凝血因子减少、脾功能亢进和毛细血管脆性增高有关。此外,患者常有不同程度的贫血,此与食欲缺乏、肠道吸收障碍、胃肠失血和脾功能亢进等有关。

D. 内分泌功能紊乱:肝脏对雌激素的灭活能力降低,患者雌激素水平升高,雌激素与雄激素水平失调,男性表现为乳房发育、毛发脱落、性功能减退等,女性表现为月经失调、闭经、不孕等;部分病例有肝掌和蜘蛛痣,蜘蛛痣以面部、颈、双上肢等部位多见。此外,肝脏对醛固酮和抗利尿激素的灭活作用减弱,以致醛固酮和抗利尿激素增多,引起水、钠潴留,导致出现腹腔积液、尿少和水肿。

2) 门静脉高压表现:脾大、腹腔积液、侧支循环的建立和开放是门静脉高压的三大临床表现。

A.脾大:脾脏因长期淤血而肿大,多为轻度、中度肿大,晚期脾功能亢进常伴有白细胞、血小板、红细胞计数减少。

B.腹腔积液:腹腔积液是肝硬化失代偿期最突出的表现,患者自觉腹胀、呼吸困难、心悸,有大量腹腔积液患者,腹部膨隆呈蛙腹状,可发生脐疝,腹部检查有移动性浊音。

C.侧支循环的建立与开放门静脉高压时,来自消化器官和脾的回心血液流经肝脏受阻,使门、腔静脉交通支充盈扩张,血流增加,体侧支循环建立与开放。临床重要的侧支循环如下:a.食管下段和胃底静脉曲张:常因恶心、呕吐、咳嗽、负重等腹内压突然升高因素,或因粗糙食物机械损伤、胃酸反流腐蚀等原因,导致曲张静脉破裂出血,出现呕血、黑便甚至休克等表现。b.腹壁脐静脉曲张:可见脐周和腹壁静脉迂曲,以脐为中心向上和向下腹延伸,外观呈水母头状。c.痔静脉曲张:容易形成痔核,破裂时可引起便血。

3)肝脏情况:早期肝脏增大,质地中等硬度;晚期肝脏缩小,质地坚硬,呈结节状。

2.并发症

(1)上消化道出血:为本病最常见的并发症,常大量出血,病死率高。多突然发生呕血或(和)黑便,严重者周围循环衰竭、失血性休克,并可诱发肝性脑病。多数因食管下段或胃底曲张静脉破裂所致,部分因急性胃黏膜糜烂、消化性溃疡引起。

(2)肝性脑病:为本病最严重的并发症,亦为最常见的死亡原因。

(3)感染:由于免疫力低下、门静脉侧支循环开放等原因,患者易并发感染,常见呼吸道、胆道感染,甚至可并发败血症、自发性腹膜炎等。

(4)原发性肝癌:若肝硬化患者短期内出现肝脏迅速增大、持续性肝区疼痛、腹腔积液增加且为血性、不明原因的发热等,应考虑并发原发性肝癌。

(5)肝肾综合征:肝肾综合征(hepatokidney syndrome)患者可有少尿或无尿、氮质血症、稀释性低钠血症和低尿钠等表现,但肾脏无明显器质性损害,故又称功能性肾衰竭。主要是由于肝硬化大量腹腔积液时,有效循环血量不足,肾血管收缩和肾内血液重新分布,使肾皮质血流量和肾小球滤过率下降所致。

(6)电解质和酸碱平衡紊乱。

1)低钠血症:与长期低钠饮食、大量放腹腔积液、利尿等导致钠丢失有关。

2)低钾低氯血症:与钾的摄入不足、呕吐腹泻、长期应用利尿剂或高渗葡萄糖、继发性醛固酮增多有关,低钾低氯血症可致代谢性碱中毒。

3.心理-社会状况

肝硬化患者可有细微或明显的性格、认知和行为改变,可表现为情绪不稳定、欣快、抑郁、睡眠障碍等。此外,肝硬化病程漫长,由于长期治疗影响家庭生活,导致患者经济负担沉重,患者还可出现消极悲观、愤怒绝望等不良心理反应。

4.辅助检查

(1)血常规检查:代偿期血常规多正常,失代偿期多有不同程度的贫血。脾功能亢进者白细胞、红细胞、血小板计数减少。

(2)肝功能检查:代偿期肝功能正常或轻度异常。失代偿期多有异常:转氨酶轻度、中度增高,以 ALT 增高较显著,但肝细胞严重坏死时,AST 升高更明显;白蛋白降低、球蛋白增高,清蛋白/球蛋白比值降低或倒置;凝血酶原时间不同程度延长。

（3）腹腔积液检查：腹腔积液一般为漏出液，若性质发生改变，应警惕自发性腹膜炎、结核性腹膜炎、癌变。

（4）影响学检查：X线钡餐检查食管静脉曲张者，可见虫蚀样或蚯蚓状充盈缺损；胃底静脉曲张时，钡剂检查呈菊花样充盈缺损。超声显像、CT和MRI检查可显示肝、脾形态改变，腹腔积液。

（5）内镜检查：可直视曲张静脉的分布和程度。

（6）免疫功能检查：体液免疫检查血清IgG、IgA、IgM均可升高，以IgG增高最为显著；细胞免疫检查T淋巴细胞数常低于正常；病毒性肝炎所致者，乙型、丙型、丁型肝炎病毒标记可呈阳性反应。此外，部分患者还可出现非特异性自身抗体，如抗核抗体、平滑肌抗体等。

二、主要护理诊断/医护合作性问题

（一）营养失调（低于机体需要量）

营养失调与肝功能减退引起食欲减退、消化和吸收障碍有关。

（二）体液过多

体液过多与门静脉高压、肝功能减退引起的水、钠潴留有关。

（三）焦虑

焦虑与病程长、患者担心疾病预后有关。

（四）活动无耐力

活动无耐力与患者消瘦、营养不良、贫血有关。

（五）潜在并发症

上消化道出血、肝性脑病。

三、护理措施

（一）一般护理

1. 休息与活动

休息是保护肝脏的重要措施之一，能减轻肝脏代谢负担，有助于肝细胞修复，有助于改善腹腔积液和水肿。

可根据患者病情安排休息和活动计划。代偿期患者可参加日常轻体力活工作，适当减少活动，避免劳累；失代偿期当出现并发症时以卧床休息为主，但不宜卧床过久，活动以不感疲劳、不加重症状为度。

2. 饮食护理

合理的饮食是改善肝功能、延缓病情进展的基本措施。以食用高热景、高蛋白质、含丰富维生素、易消化的食物为原则，根据病情变化随时调整。禁忌烟酒。必要时静脉补充营养，如高渗葡萄糖、复方氨基酸、清蛋白、新鲜血。

（1）增加蛋白质：足够的蛋白质摄入是肝细胞修复和维持血浆清蛋白正常水平的重要物质基础。肝性脑病除外，蛋白质每日摄入量为每千克体重1~1.5g，选择高生物效价的蛋白质，如鸡蛋、牛奶、鱼、鸡肉、豆制品等，血氨升高或有肝性脑病先兆者限制或禁食蛋白质，详见肝性脑病患者护理相关内容。

（2）补充维生素：多食新鲜蔬菜和水果，如西红柿、柑橘等，以保证足够的维生素摄入，尤其脂溶性维生素和维生素 K 的摄入。

（3）限制水、钠：有腹腔积液者给予低盐或无盐饮食，其钠摄入量限制在 60～90mmol/d（相当于食盐 1.5～2.0g），液体摄入量限制在 1000mL/d 左右。向患者介绍各种食物的成分，尽量少食高钠食物如咸肉、酱菜、酱油等。低盐或无盐饮食常使患者感到淡而无味，故可适量添加柠檬汁、食醋等，以增进食欲。

（4）避免损伤静脉：食管胃底静脉曲张者可进半流质或软食，进食时应细嚼慢咽，避免进食干硬、刺激性强、粗纤维多的食物，食物中勿混入糠皮、硬肩、鱼刺等，以防损伤曲张血管而导致出血。

3. 皮肤护理

肝硬化患者常因皮肤干燥、水肿、黄疸、长期卧床等原因，容易发生皮肤破损和继发感染。除常规的皮肤护理外，还应保持床单及自身皮肤清洁，沐浴时避免水温过高，避免使用刺激性的皂类和沐浴液，沐浴后使用性质柔和的润肤品，以减轻皮肤干燥和瘙痒。对于皮肤瘙痒者，给予止痒处理，嘱患者勿用手抓搔，以免导致皮肤破损引起继发感染。

（二）心理护理

护理人员应与患者建立良好的关系，以便及时了解患者的心理和需要，鼓励他们说出内心的感受，与他们一起讨论可能面对的问题，在精神上给予其真诚的安慰和支持。同时应注重患者家庭的支持作用，指导患者家属在情感上关心支持患者，从而减轻患者的心理压力。对表现出严重焦虑和抑郁的患者，应加强巡视并及时进行心理干预，以免发生意外。

（三）病情观察

密切观察患者的病情变化和腹腔积液消长情况，准确记录出入量，定期测量腹围、体重，监测血电解质和酸碱度的变化，以及时发现并纠正水、电解质、酸碱平衡紊乱，防止并发症的发生。

（四）腹腔积液护理

1. 饮食护理

限制水、钠的摄入，详见饮食护理相关内容。

2. 休息和体位

少量腹腔积液患者取平卧位休息，大量腹腔积液患者取半卧位休息，可使横膈肌下降，增加肺活量，改善呼吸。避免使腹内压突然增加的因素，如剧烈咳嗽、打喷嚏、用力排便等。

3. 观察腹腔积液情况

严格记录液体出入量，测量腹围和体重，以观察腹腔积液和水肿消长情况。

4. 皮肤护理

保护水肿部位皮肤，防止破损和感染。

5. 遵医嘱治疗

（1）利尿剂：常用的利尿剂有螺内酯和呋塞米，目前主张两者合用，既能增加利尿效果，又能减轻不良反应。注意用药剂量不宜过大，速度不宜过快。

（2）放腹腔积液：当大量腹腔积液引起高度腹胀、影响心肺功能时，可穿刺放腹腔积液以减轻症状。

（3）提高血浆胶体渗透压：定期输注血浆、新鲜血或清蛋白，可提高胶体渗透压而促进腹腔积液消退。

(4)腹腔积液浓缩回输:可用于难治性腹腔积液的治疗,以避免蛋白质丢失。

(五)用药护理

嘱患者遵医嘱服药,并观察药物的不良反应。有食管－胃底静脉曲张患者,药物应磨成粉末后服用。使用利尿剂治疗期间,应准确记录出入水量,观察腹腔积液消长情况,定期测量腹围、体重,每日体重减轻不宜超过0.5kg,注意监测电解质和酸碱平衡情况,若出现低钾,可由含钾丰富的水果或口服、静脉补钾。

四、健康教育

(一)疾病知识指导

向患者和家属介绍疾病相关知识,教会患者自我护理方法,指导患者积极治疗病毒性肝炎等原发病,避免酗酒等诱发加重因素,使其树立战胜疾病的信心,积极配合治疗。

(二)生活指导

要求患者精神愉快,生活起居规律,保持充足休息与睡眠,适当运动与锻炼,注意劳逸结合,讲究个人卫生。

(三)饮食指导

向患者和家属说明饮食治疗的意义与原则,督导患者切实遵循饮食治疗的要点和计划。

(四)用药指导

向患者和家属介绍用药方法、用药注意事项和药物不良反应,指导患者严格遵医嘱服药,注意观察不良反应,不滥用护肝药,不服用对肝脏有损害的药物如双醋酚汀、甲基多巴、异烟肼等。

(五)就诊复查指导

指导患者据病情变化,定期门诊随诊。指导家属细心观察、及早识别患者的病情变化,尤其注意观察患者性格、行为有无改变,当出现先兆症状或并发症时立即就诊。

(刘桂兰)

第十二节　原发性肝癌患者的护理

一、护理评估

(一)健康史

询问患者有无慢性肝脏疾病;是否长期食用霉变、腌制、农药污染的食物,是否长期饮用被有机致癌物污染的水,是否长期大量酗酒,家族中有无肝癌患者。

(二)身心状况

1. 症状

原发性肝癌起病常隐匿,早期缺乏典型症状。因出现症状而就诊者病程大多已进入中晚期。经甲胎蛋白(AFP)普查检出的早期病例无任何症状和体征,称为亚临床肝癌。

(1)肝区疼痛:是肝癌最常见的症状。半数以上患者有肝区疼痛,多呈持续性钝痛或胀痛,是由于肿瘤迅速生长、肝包膜被牵拉所致。

如肿瘤生长缓慢,则完全无痛或仅有轻微钝痛;若肿瘤侵犯到膈,疼痛可牵涉右肩或右背部;如肝表面癌结节出血、破溃时,则疼痛剧烈,疼痛迅速从肝区波及全腹,并出现腹膜刺激征等急腹症表现,如出血量大则引起休克。

(2)消化系统症状:常有食欲减退、腹胀、恶心、呕吐;腹泻等表现。

(3)全身症状:有乏力、进行性消瘦、发热、营养不良等表现,晚期可呈恶病质。

(4)转移灶症状:癌细胞转移至肺、骨、脑等部位可出现相应的症状,如咯血、胸痛、骨痛、神经受压症状、神经定位体征等。

2. 体征

(1)肝大:肝脏呈进行性肿大,质地坚硬,表面凹凸不平,有大小不等的结节,边缘钝而不整齐,常有不同程度的压痛。

当肿瘤突出于右肋弓下或剑突下时,上腹部可有局部隆起或饱满;当肿瘤位于膈面时,则主要表现为膈抬高而肝下缘不下移。

(2)黄疸:一般在晚期出现,多数为阻塞性黄疸,少数为肝细胞性黄疸。前者由于肿瘤压迫、侵犯肝门附近的胆管,或癌组织和血块脱落引起胆道梗阻所致。后者由于癌组织肝内广泛浸润或合并肝硬化、慢性肝炎致肝细胞损害所致。

(3)肝硬化征象:肝癌伴肝硬化门脉高压患者,可有脾大、静脉侧支循环形成及腹腔积液等表现。腹腔积液一般为漏出液,血性腹腔积液多为肝癌侵犯肝包膜或向腹腔内破溃所致。

3. 并发症

(1)肝性脑病:常为肝癌终末期最严重的并发症,约 1/3 的患者因此死亡。

(2)上消化道出血:约占肝癌死亡原因的 15%。肝癌常因合并肝硬化或门静脉、肝静脉癌栓导致门静脉高压,引起食管胃底静脉曲张破裂出血,可出现呕血和(或)黑便;也可因胃肠道黏膜糜烂、凝血功能障碍等引起出血。

(3)肝癌结节破裂出血:约 10% 的肝癌患者因癌结节破裂出血致死。癌结节可因肝癌组织坏死、液化引起自发破裂,也可因外力作用而破裂。如限于包膜下可形成压痛性包块,如破入腹腔可引起急性腹痛和腹膜刺激征。

(4)继发感染:患者因长期消耗、放疗、化疗等导致抵抗力低下,容易并发肺炎、败血症、肠道感染、压疮等各种疾病。

4. 心理 - 社会状况

确诊之前,患者多存怀疑与侥幸心理,十分关心各项检查结果,并多方打听和求诊,希望最终能排除癌症诊断。

一旦确诊,大多数患者既希望了解治疗方案和治疗手段,盼望治疗的奇迹出现,又表现出退缩、逃避、悲观、绝望等心理。

5. 辅助检查

(1)甲胎蛋白:甲胎蛋白(AFP)是诊断肝细胞癌最特异性的标志物,AFP 的检查为早期诊断肝癌的重要方法之一,肝癌 AFP 阳性率为 70% ~90%,AFP 浓度通常与肝癌大小呈正相关。

(2)γ-谷氨酰转移酶同工酶 Ⅱ(GGT - Ⅱ):GGT - Ⅱ在原发性和转移性肝癌的阳性率可达到 90%,特异性达 97.1%;在小肝癌中 GGT - 的阳性率为 78.6%。

(3)影像学检查。

（4）肝穿刺活检:CT 或超声引导下细针穿刺行细胞学检查是目前确诊肝癌最可靠的方法,癌细胞检查阳性即能确诊。此方法为创伤性检查,非侵入性检查不能确诊者可以考虑应用。

（5）剖腹探查:怀疑肝癌而上述检查仍不能确诊的病例,如患者情况许可,可进行剖腹探查,以争取早期诊断和手术治疗。

二、主要护理诊断/医护合作性问题

（一）疼痛（腹痛）

疼痛与肿瘤生长迅速、肝包膜被牵拉或肝动脉栓塞术后产生栓塞后综合征有关。

（二）营养失调（低于机体需要量）

营养失调与化疗所致的胃肠道反应、恶性肿瘤对机体的慢性消耗有关。

（三）恐惧

恐惧与上腹部剧烈疼痛或患者担心疾病预后有关。

（四）有感染的危险

感染的危险与营养不良、化疗致白细胞减少、机体力降低有关。

（五）潜在并发症

消化道出血、肝性脑病、肝癌结节破裂出血。

三、护理措施

（一）一般护理

1. 环境护理

保持环境清洁舒适,定期消毒空气、衣物,减少病房人员探视,保证患者充足休息,以促进疾病康复。

2. 饮食护理

向患者解释进食的意义,鼓励患者进食。饮食应多样化,并注意食物的色、香、味,保持患者口腔清洁,提供清洁舒适的进食环境,以增加患者的食欲。饮食以高蛋白、适当热量、高维生素食物为宜,避免摄入高脂、高热量和刺激性食物,以防加重肝脏负担。疼痛剧烈者暂停进食,待疼痛减轻后进食;恶心、呕吐者可在服用止吐剂后进少量食物,并增加进餐次数;如有肝性脑病倾向,应减少蛋白质摄入。

3. 休息与活动

轻症患者可适当参加日常活动、进行身体锻炼,以不感到劳累、腹痛为原则。重症患者卧床休息,给予舒适体位,避免诱发疼痛。

（二）心理护理

医护人员应充分认识癌症患者的心理反应,和患者建立良好的人际关系,多与患者沟通交流,鼓励患者说出内心感受,并给予适当的解释和安慰,以消除患者的恐惧心理。鼓励患者参与治疗和护理计划的制订与实施,以提高其自护能力和自信心。对于晚期肝癌患者,尽量满足其提出的各种要求,积极协助处理其出现的各种不适与并发症,以提高生命的质量。

（三）病情观察

严密观察患者的生命体征,监测疼痛的性质、部位、程度及伴随症状,及时发现和处理异常情况,警惕并发症的发生。

(四)对症护理

对症护理主要是疼痛护理。应提供安静、舒适的环境,以减少对患者的不良刺激;关心患者,认真倾听患者的感受,及时做出适当的反应,并进行恰当的安慰与鼓励;教会患者放松和转移注意力的技巧,如进行深呼吸、听音乐、看电视、与人交谈等,以缓解疼痛;必要时遵医嘱使用止痛药物或自控镇痛泵(patient control analgesia,PCA)止痛,注意观察药物疗效和不良反应。

(五)肝动脉栓塞化疗护理

TACE 是肝癌非手术治疗的首选方案。TACE 的主要步骤是经皮穿刺股动脉,在 X 线透视下将导管插至肝固有动脉或其分支,注射抗肿瘤药物和栓塞剂。常用栓塞剂有碘化油混合剂和明胶海绵碎片,目前临床多用抗肿瘤药物和碘化油混合后,注入肝动脉,以发挥持久的抗肿瘤作用。TACE 的护理措施如下。

1. 术前护理

向患者及其家属解释有关治疗的必要性、方法和效果,以减轻其对手术的恐惧;做好各种检查,记录股动脉和足背动脉搏动的情况;术前 6h 禁食禁水,术前半小时遵医嘱给予镇静剂;准备各种抢救药物和器械。

2. 术中配合

及时安慰患者,指导患者正确呼吸和放松;术中密切观察患者病情变化,监测血压;若出现恶心、呕吐等症状,指导其深呼吸,将头偏向一侧,口旁置污物盘;若出现腹痛,应观察疼痛的部位、程度、性质,协助转移患者的注意力,对于疼痛剧烈者,遵医嘱予以镇痛处理。

3. 术后护理

术后由于肝动脉血供突然减少,可产生栓塞后综合征,出现腹痛、发热、恶心、呕吐、血清蛋白降低、肝功能异常等情况。因此,应注意以下事项。

(1)防止出血:穿刺部位压迫止血 15min 后,再加压包扎,并沙袋压迫 6h,穿刺侧肢体伸直 24h,注意观察穿刺部位有无血肿、渗血及足背动脉搏动情况。

(2)观察体温:多数患者术后 4～8h 体温升高,并可持续 1 周左右。因此,应密切观察患者体温变化,高热时遵医嘱物理降温或药物降温。

(3)饮食护理:由于抗癌药物对胃肠道的影响,患者多于 24h 内发生恶心、呕吐,护理时应注意观察呕吐的情况和水、电解质平衡情况,记录出入水量;禁食 2～3d 后逐渐过渡到流质饮食,并注意少量多餐。

(4)预防感染:病房应保持清洁,定期消毒,减少人员探视;注意保暖,防止受凉;鼓励患者深呼吸、有效排痰,以预防肺部感染。

(5)减轻疼痛:TACE 术后因肝脏水肿、肝包膜张力增加可导致右上腹疼痛,一般 48h 之内可以缓解。

因此,TACE 术后应注意观察腹痛的部位、程度、持续时间,向患者进行解释,采取分散注意力等方式帮助患者减轻疼痛,对于疼痛剧烈或 48h 内未缓解者,遵医嘱给予哌替啶等药物止痛。

(6)补充清蛋白和葡萄糖:TACE 术 1 周后,常因肝缺血影响肝糖原储存和蛋白质的合成,应遵医嘱静脉输注清蛋白和适量葡萄糖溶液。

四、健康教育

（一）预防指导

积极宣传和普及肝癌的预防知识，积极预防和治疗病毒性肝炎、肝硬化等可能导致肝癌的疾病，合理保管粮食，不食霉变食物，防止水源污染，定期对肝癌高发区人群和肝癌高危人群进行普查，以预防肝癌发生和早期诊治肝癌。

（二）生活指导

保持生活规律，注意劳逸结合，保持乐观情绪，选择合理饮食，坚持戒烟戒酒。

（三）用药指导

指导患者遵医嘱服药，注意观察疗效和不良反应，早服对肝脏有损害的药物。

（四）复查指导

指导患者定期到医院复查，并为患者和家属介绍肝癌并发症的预防和识别，以便随时发现病情变化，及时就诊。

（刘桂兰）

第十三节　肝性脑病患者的护理

一、护理评估

（一）健康史

询问患者既往有无肝脏疾病、上消化道出血、手术创伤、穿刺放腹腔积液、感染等病史，了解患者的饮食、排便、用药情况。

（二）身心状况

1. 临床表现

肝性脑病的临床表现常因原有肝病的性质、肝细胞损害的轻重缓急以及诱因的不同而不相同。一般根据意识障碍程度、神经特征和脑电图改变，将肝性脑病由轻到重分为四期。

一期（前驱期）：以轻度性格改变和行为异常为主要表现，如欣快激动、淡漠少言、睡眠倒错、健忘等，可有扑翼样震颤，脑电图多数正常。此期历时数日或数周。部分病例症状不明显，易被忽视。

二期（昏迷前期）：前一期症状加重，以意识障碍、睡眠障碍、行为异常为主要表现。其理解力减退（不能写成简单的计算和智力构图）、定向力障碍（对时间、地点、人物的概念混乱）、言语不清、书写障碍、举止反常（衣冠不整，随地大小便）。有腱反射亢进、肌张力增高、踝阵挛及 Babinski 征阳性等神经体征，有扑翼样震颤，脑电图有特性异常。

三期（昏睡期）：以昏睡和精神错乱为主要表现。患者大部分时间呈昏睡状态，但可以唤醒，醒时尚可应答，但常有神志不清和幻觉。各种神经体征持续或加重，如肌张力增高、腱反射亢进、锥体束征常阳性，扑翼样震颤仍可引出，脑电图明显异常。

四期（昏迷期）：神志完全丧失，不能被唤醒。此期脑电图明显异常，由于患者不合作，扑翼样震颤无法引出。浅昏迷时,腱反射亢进、肌张力增加;深昏迷时,各种反射消失、肌张力减退。

肝性脑病以上各期的分界常不清楚,前、后期的表现可有重叠,可因疾病发展或治疗情况而变化。

2. 心理－社会状况

肝性脑病常发生在各类严重肝病的基础上,生活能力的降低、长期的治疗给家庭带来了沉重的经济负担,因而,患者及家属容易出现抑郁、焦虑、恐惧等心理反应。同时,肝性脑病发作时患者的性格行为改变,容易导致患者的自卑心理。

3. 辅助检查

(1)血氨:慢性肝性脑病特别是门体分流性肝性脑病患者多有血氨增高;急性肝性脑病患者血氨多正常。

(2)脑电图检查:肝性脑病患者脑电图典型改变为节律变慢,Ⅱ～Ⅲ期患者表现为每秒4～7次的δ波或三相波;昏迷时表现为每秒少于4次的高波幅δ波。

(3)心理智能测验:一般将木块图试验、数字连接试验、数字符号试验联合,用于肝性脑病的诊断和轻微肝性脑病的筛选。其缺点是检查结果易受年龄和教育程度影响。

二、主要护理诊断／医护合作性问题

(一)意识障碍

意识障碍与血氨增高、干扰脑细胞的能量代谢与神经传导有关。

(二)感知改变

感知改变与血氨增高、干扰脑细胞能量代谢有关。

(三)营养失调(营养低于机体需要量)

营养失调与肝功能减退、消化吸收障碍有关。

(四)活动无耐力

活动无耐力与肝功能减退、营养不良有关。

三、护理措施

(一)一般护理

1. 安全护理

患者出现意识障碍时应加强巡逻,专人看护,如有烦躁应加床栏,必要时使用约束带,防止其坠床。

2. 饮食护理

(1)限制蛋白质:食物蛋白质能被肠道细菌分解产氨,故肝性脑病患者应限制蛋白质摄入。意识障碍者应禁食蛋白质数日,待神志清楚后逐渐增加蛋白质摄入,开始每天20g/d,以后每3～5日增加10g,但短期内不能超过40～50g/d,以植物蛋白(如豆制品)为佳,一方面植物蛋白富含支链氨基酸,而含芳香族氨基酸较少;另一方面植物蛋白含非吸收纤维,被肠菌酵解产酸有利于氨的排除和通便。

(2)补充热量:每日供给足够的热能,以减少蛋白质分解,降低血氨。食物以糖类为主,可口服蜂蜜、葡萄糖、果汁、面条、稀饭等,昏迷患者鼻饲或静脉注射25%葡萄糖液供给热量。脂肪可延缓胃的排空,应尽量少食。大量静脉滴注葡萄糖时,应警惕低血钾、心力衰竭和脑水肿。

(二)心理护理

在患者清醒时向其讲解意识模糊的原因,安慰患者,尊重患者的人格,切忌嘲笑患者的异常行为。向患者家属解释患者行为异常的原因,使其理解患者并能更好地参与疾病的治疗与护理计划。

(三)病情观察

观察患者的理解、定向、思维、认知能力,监测并记录血压、脉搏、呼吸、体温、瞳孔变化,定期复查肝功能、肾功能、电解质。有明显诱因时,应观察其性格与行为的变化,必要时进行智能测验,一旦出现异常,立即报告医师。

(四)昏迷患者护理

1. 保持呼吸道通畅

患者取仰卧位,头略偏向一侧,以防舌后坠阻塞呼吸道,对于深昏迷患者,行气管切开排痰。

2. 皮肤护理

保持床单干燥、平整,嘱患者勤换衣、勤洗澡,保持皮肤清洁干燥,定时翻身,按摩受压部位,防止压疮。

3. 口腔护理

每天晨起、睡前进行口腔护理,保持口腔清洁,防止口腔感染。

4. 眼睛护理

眼睑闭合不全、角膜外露者,用生理盐水纱布覆盖眼部。

5. 尿潴留患者护理

遵医嘱留置导尿管,详细记录尿量、颜色、气味。

6. 肢体护理

保持肢体功能位置,定期做肢体的被动运动,防止静脉血栓形成及肌肉萎缩。

(五)去除和避免诱因

1. 慎用中枢抑制药物

催眠、镇静、镇痛、麻醉药物可直接抑制呼吸中枢,诱发肝性脑病,肝硬化或严重肝功能减退时尽量避免使用,肝性脑病躁动、抽搐时禁用鸦片类、巴比妥类、苯二氮卓类镇静剂,遵医嘱使用异丙嗪、氯苯那敏(扑尔敏)等抗组胺药物。

2. 防止电解质、酸碱平衡紊乱

进食过少、利尿过多、大量放腹腔积液后易致低钾性碱中毒,此为诱发和加重 HE 的原因之一。

因此,应及时处理呕吐和腹泻,避免快速利尿和大量放腹腔积液,放腹腔积液后及时补充蛋白质,有助于维持循环血量和电解质平衡。注意监测电解质,低钾者补充氯化钾,碱中毒者遵医嘱静脉滴注精氨酸。

3. 预防控制感染

感染既可加重肝脏吞噬、免疫和解毒负荷,又可使组织分解代谢增加,导致产氨增多。因此,肝性脑病患者应积极防治感染,一旦发生感染,应及时应用对肝损害小的抗生素。

4.**防止便秘**

便秘能使氨、胺类和其他有毒物质与结肠黏膜接触时间延长,促进毒物吸收。因此,肝性脑病患者应酌情适当活动、增加粗纤维食物,按摩组部,以保持大便通畅。

5.**防治上消化道出血**

上消化道出血时肠道产氨增多,导致血氨增高,可诱发本病。因此,一旦出血应及时止血,详见上消化道大出血患者护理相关内容。

6.**防止低血糖**

对于禁食或限食者,及时供给营养物质,避免低血糖发生。因葡萄糖是大脑产生能量的重要来源,低血糖时能量产生减少,脑内去氨活动停滞,氨的毒性增加。

(六)用药护理

1.**降血氨药**

常用降血氨药有谷氨酸钾与谷氨酸钠,宜根据血钾、血钠浓度和病情选择,患者尿少时慎用谷氨酸钾,明显腹腔积液和水肿时慎用谷氨酸钠;谷氨酸盐为碱性,使用前可先注射 3~5g 维生素 C。

应用精氨酸时,滴注速度不宜过快,否则可出现流涎、呕吐、面色潮红等反应;因精氨酸呈酸性,含氯离子,不宜与碱性溶液配伍使用。

2.**乳果糖**

乳果糖是一种合成的不吸收双糖,在肠内产气较多,可引起腹胀、腹绞痛、恶心、呕吐及电解质紊乱等。应用时应从小剂量开始,观察患者排便次数,以调节到每日排便 2~3 次,粪 pH 值 5~6 为宜。

3.**抗生素**

长期服用新霉素可出现听力障碍或肾功能损害,故服用新霉素不宜超过一个月,用药期间应做好听力和肾功能的监测。甲硝唑可导致较大的胃肠道反应,应饭后服用。

4.**支链氨基酸**

静脉注射速度不宜过快。

四、健康教育

(一)预防指导

向患者和家属介绍肝脏疾病和肝性脑病的有关知识,指导其认识肝性脑病的各种诱发因素,要求患者自觉避免诱发因素,如限制蛋白质的摄入,不滥用对肝有损害的药物,保持大便通畅,避免各种感染,戒烟酒等。

(二)用药指导

指导患者严格按医嘱规定的剂量、用法服药,了解药物的主要不良反应,并定期随访复诊。

(三)家庭指导

指导患者家属识别肝性脑病的早期征象,以便患者发生肝性脑病时能及时被发现,及时得到诊治。指导家属给予患者精神支持和生活照顾,协助患者提高自我保健能力,树立战胜疾病的信心。

(刘桂兰)

第十四节　上消化道大出血患者的护理

一、护理评估

（一）健康史

询问患者是否有胃、十二指肠、肝、胆、胰腺等慢性疾病，是否有重大创伤、休克、重症心力衰竭、急性感染性疾病，是否存在饮食不当、劳累过度、精神紧张、嗜酒、长期服用损害胃黏膜药物等诱因；了解本次呕血和黑便发生的时间、次数及性状，以便估计出血量和速度，了解既往消化道出血史及治疗情况。

（二）身心状况

1. 症状、体征

上消化道大出血的临床表现取决于出血病变的性质、部位、出血量与速度，并与患者出血前的全身状况如有无贫血及心、肾、肝功能有关。

（1）呕血与黑便：是上消化道出血的特征性表现。上消化道出血均有黑便，但不一定有呕血。出血部位在幽门以上者常有呕血和黑便，在幽门以下者可仅表现为黑便。但出血量少而速度慢的幽门以上的出血可仅见黑便而无呕血，而出血量大、速度快的幽门以下的出血可因血液反流入胃而引起呕血。

呕血与黑便的颜色、性质亦与出血量和速度有关。呕血呈鲜红色或血块提示出血量大且速度快，血液在胃内停留时间短，未经胃酸充分混合即呕出；如呕血呈棕褐色咖啡渣样，则表明血液在胃内停留时间长，经胃酸作用形成正铁血红素所致。柏油样黑便，黏稠而发亮，是血红蛋白中铁与肠内硫化物作用形成硫化铁所致；当出血量大且速度快时，血液在肠内推进快，粪便可呈暗红甚至鲜红色，需与下消化道出血鉴别。

（2）失血性周围循环衰竭：上消化道大出血时，患者常发生急性周围循环衰竭，其程度轻重因出血量大小和失血速度快慢而异。一般为头昏、心悸、乏力、出汗、口渴、黑蒙、昏厥等组织缺血表现，严重者出现休克。

休克早期脉搏细速、脉压变小，血压可因机体代偿作用而正常甚至一时偏高。进入休克状态时，表现为面色苍白、口唇发绀、呼吸急促、皮肤湿冷呈灰白色或紫灰花斑，体表静脉塌陷；精神萎靡、烦躁不安，重者反应迟钝、意识模糊；收缩压在 80mmHg 以下，脉压差小于 25 ～30mmHg，心率 120 次/分以上。

（3）发热：大出血后，多数患者在 24h 内出现发热，一般不超过 38.5℃，持续 3 ～5d 降至正常。发热机制尚不清楚，可能与急性周围循环衰竭导致体温调节中枢功能障碍有关。

（4）氮质血症：上消化道大出血后，肠道中大量血液蛋白质的消化产物被吸收，引起血中尿素氮浓度暂时增高，称为肠性氮质血症。

同时，大量出血可致周围循环衰竭，使肾血流量和肾小球滤过率减少，也可导致氮质潴留。血尿素氮多在一次出血后数小时上升，24 ～48h 达到高峰，一般不超过 14.3mmol/L，3 ～4d 降到正常。

（5）贫血：上消化道出血后，均有急性失血性贫血，贫血的严重程度取决于失血量及之前有无贫血性疾病等因素。

出血早期贫血指标变化并不明显,3～4h 后由于组织液渗透入血管内,使血液稀释才出现血常规改变,出血后 24～72h 血液稀释到最大限度。

2.心理－社会状况

患者突然大出血,易产生紧张、恐惧等心理反应,特别是反复出血者,常对治疗失去信心。

3.辅助检查

(1)实验室检查。

1)血常规出血早期,红细胞计数、血红蛋白浓度及血细胞比容变化不大,3～4h 后下降。白细胞和血小板出血后应激性增高,但肝硬化脾功能亢进的患者,白细胞、血小板计数可不增高或低于正常。

出血后 24h 内网织红细胞增高,4～7d 可达高峰,以后逐渐降至正常,如出血未止网织红细胞则持续升高。

2)其他大便隐血试验呈强阳性;肝、肾功能检查等有助于估计失血量及活动性出血的动态观察,协助诊断及治疗。

(2)内镜检查:是目前诊断上消化道出血病因的首选检查方法。出血后 24～48h 内行急诊内镜检查,可以直接观察出血部位,明确出血病因。同时能进行止血治疗,且能在胃镜直视下取活组织进行活检,明确病理诊断。

(3)X 线钡剂检查:主要适用于不宜或不愿进行内镜检查的患者;或虽经胃镜检查但出血原因未明、疑病变部位在十二指肠降段以下小肠段的患者。检查宜在出血停止且病情基本稳定数日后进行。

(4)其他:选择性动脉造影如腹腔动脉、肠系膜上动脉造影能帮助确定出血部位。

二、主要护理诊断/医护合作性问题

(一)体液不足

体液不足与上消化道大量出血有关。

(二)活动无耐力

活动无耐力与失血性周围循环衰竭有关。

(三)潜在并发症

失血性休克、窒息。

(四)有皮肤黏膜受损的危险

有皮肤黏膜受损的危险与双气囊三腔管压迫食管胃底黏膜有关。

三、护理措施

(一)一般护理

1.休息与体位

大出血时患者应绝对卧床休息,取平卧位并将下肢略抬高,以保证脑部供血;休克时取中凹卧位。

2.维持呼吸道通畅

呕吐时患者头偏向一侧,以防窒息或误吸;必要时用负压吸引器清除口腔与气道内的分泌物、血液或呕吐物,保持呼吸道通畅。给予吸氧。

3.饮食护理

少量出血无呕吐者,可进温凉、清淡流质,此对消化道溃疡患者尤为重要,因进食可减少胃的收缩运动,并能中和胃酸,促进溃疡愈合。急性大出血伴恶心、呕吐者应禁食,出血停止后改为营养丰富、易消化、无刺激性半流质、软食,少量多餐,逐步过渡到正常饮食。食管－胃底静脉曲张即使是少量出血也应禁食,待止血后 1～2d 才逐渐进高热量、高维生素流质饮食,限制钠和蛋白质摄入,避免食用粗糙、坚硬、刺激性食物,并注意细嚼慢咽,防止损伤曲张静脉导致再次出血。

4.生活护理

限制活动期间,协助患者完成个人日常生活活动。对于卧床者特别是老年人和重症患者,要注意预防压疮。

(二)心理护理

护理人员应关心体贴患者,向患者说明紧张、恐惧心理不利于止血,解释各项检查、治疗措施的目的和意义,听取并解答患者或家属的提问,以减轻他们的疑虑和心理压力。在抢救过程中,行动应敏捷迅速,以减轻患者的紧张情绪,并加强巡视,陪伴患者,使其有安全感。在呕血或黑便后,及时清除血迹、污物,以减少对患者的不良刺激。

(三)病情观察

上消化道大量出血患者,可在短时间内出现休克症状,此为临床常见的急症,应做好病情的观察。

1.观察指标

观察患者生命体征、神志、尿量,观察呕吐物和粪便的性质、颜色及量,观察皮肤黏膜色泽及温度,记录 24h 出入水量,监测血常规、血清电解质和血气分析的变化,必要时进行心电监护。

2.出血量的估计

详细询问呕血和(或)黑便的发生时间、次数、量及性状,以便估计出血量和速度。一般来说,大便隐血试验阳性提示每日出血量 >5～10mL;出现黑便表明出血量在 50～70mL 以上,出血后黑便持续时间取决于患者排便次数,如每日排便一次,粪便色泽约在 3d 后恢复正常;胃内积血量达 250～300mL 时可引起呕血。一次出血量在 400mL 以下时,一般不引起全身症状;如出血量达 400～500mL,可出现头晕、心悸、乏力等症状;如超过 1000mL,临床即出现急性周围循环衰竭的表现,严重者引起失血性休克。

3.继续或再次出血的判断

若出现下列迹象,提示有活动性出血或再次出血。

(1)反复呕血,甚至呕吐物由咖啡色转为鲜红色。

(2)黑便次数增多且粪质稀薄,色泽转为暗红色,伴肠鸣音亢进。

(3)胃管抽出物有较多新鲜血。

(4)周围循环衰竭表现经补液、输血治疗而未改善,或好转后又恶化,血压波动,中心静脉压不稳定。

(5)红细胞计数、血细胞比容、血红蛋白浓度持续下降,网织红细胞计数持续增高。

(6)补液充足与尿量足够的情况下,血尿素氮持续或再次增高。

(7)门静脉高压脾大患者,出血后脾常暂时缩小,如不见脾恢复肿大亦提示出血未止。

（四）用药护理

血管加压素禁用于冠心病、高血压患者,静脉滴注速度缓慢,在用药过程中注意观察有无头晕、恶心、面色苍白、胸部不适、腹痛、腹泻等不良反应。药物 H_2 受体拮抗剂或质子泵抑制的护理,详见消化性溃疡患者护理相关内容。

四、健康教育

（一）饮食指导

合理饮食是避免诱发上消化道出血的重要环节。指导患者注意饮食卫生,进食营养丰富、易消化的食物,避免过冷、过热、粗糙、刺激性食物,饮食规律,戒烟戒酒。

（二）生活指导

指导患者生活起居规律,充分休息,劳逸结合,情绪乐观。在医师指导下用药和定期随访。

（三）疾病知识指导

告诉患者和家属上消化道出血的基本知识,指导他们积极治疗原发病,预防各种诱因,以减少再出血的危险。教会患者和家属识别早期出血征象,如头晕、心悸、呕血、黑便,指导患者一旦出血,立即卧床休息,头偏一侧,保持安静,并及时送医院诊治疗。

（刘桂兰）

第十五节　胆石症患者的护理

一、胆囊结石

胆囊结石(cholecystolithiasis)为发生在胆囊内的结石,主要为胆固醇结石和以胆固醇为主的混合性结石和黑色素结石,常与急性胆囊炎并存。是常见病、多发病。主要见于成年人,发病率在 40 岁后随年龄增长,女性多于男性。

（一）护理诊断/合作性问题

1. 疼痛与胆囊结石突然嵌顿、胆汁排空受阻导致胆囊强烈收缩有关。

2. 知识缺乏:缺乏胆石症和手术相关的知识。

3. 潜在并发症胆瘘。

（二）护理措施

1. 术前护理

（1）疼痛的护理

1）加强观察:观察疼痛的程度、性质;发作的时间、诱因及缓解的相关因素;与饮食、体位、睡眠的关系;腹膜刺激征及 Murphy 征是否阳性等。为进一步治疗和护理提供依据。

2）卧床休息:协助患者采取舒适体位,指导其有节律地深呼吸,达到放松和减轻疼痛的效果。

3）合理饮食:根据病情指导患者进食清淡饮食,忌油腻食物;病情严重者予以禁食胃肠减压,以减轻腹胀和腹痛。

4)药物止痛:对诊断明确的剧烈疼痛者,可遵医嘱通过口服、注射等方式给予消炎利胆、解痉止痛药物,以缓解疼痛。

(2)合理饮食:进食低脂饮食,以免诱发急性胆囊炎而影响手术治疗。

(3)提供相关知识:介绍胆石症和腹腔镜手术相关的知识,如疾病的发生发展;手术的适应证、术前准备、手术的基本过程等,让患者了解相关知识,更好地配合治疗和护理。告知患者腹腔镜手术时要将 CO_2 注入腹腔形成气腹,以达到和维持术中手术视野清晰及保证腹腔镜手术操作所需的空间,但腹腔中 CO_2 亦可聚集在膈下产生碳酸,并刺激膈肌及胆囊床创面而引起术后不同程度的腰背部、肩部不适或疼痛等,一般无须做特殊处理,可自行缓解。

(4)LC 术前特殊准备

1)皮肤准备:腹腔镜手术多在脐部附近进入,嘱患者用肥皂水清洗脐部,脐部污垢可用松节油或液体石蜡清洁。

2)呼吸道准备:LC 手术中将 CO_2 注入腹腔形成气腹, CO_2 弥散入血可导致高碳酸血症及呼吸抑制,因此,术前患者需进行呼吸功能锻炼;患者还需避免感冒,戒烟,以减少呼吸道分泌物,利于术后早日康复。

2.术后护理

(1)体位:协助患者取舒适卧位,有节律地深呼吸,达到放松和减轻疼痛的目的。

(2)LC 手术后的护理

1)饮食护理:术后禁食 6h。术后 24h 内饮食以无脂流质、半流质饮食为主,逐渐过渡到低脂饮食。

2)高碳酸血症的护理:表现为呼吸浅慢、 $PaCO_2$ 升高。为避免高碳酸血症的发生,LC 手术后常规给予低流量吸氧,鼓励患者深呼吸,有效咳嗽,促进体内 CO_2 排出。

3)肩背部酸痛护理:腹腔中 CO_2 可聚集在膈下产生碳酸,刺激膈肌及胆囊床创面,引起术后不同程度的腰背部、肩部不适或疼痛等。一般无须处理,可自行缓解。

(3)并发症的观察和护理:观察生命体征、腹部引流和引流液的情况。若患者出现发热、腹胀和腹痛等腹膜炎表现,或腹腔引流液呈黄绿色胆汁样,常提示发生胆瘘。一旦发生,及时报告医生并协助处理。

二、胆管结石

(一)护理评估

1.术前评估

(1)健康史:①一般情况:年龄、性别、出生地、居住地、饮食习惯、营养状况、工作环境、劳动强度、妊娠史等;②既往史:有无反酸、嗳气、饭后饱胀、厌油腻食物或因此而引起腹痛发作史;既往有无类似发作史,有无胆石症、胆囊炎和黄疸病史;家族中有无类似疾病史。

(2)身体状况

1)局部:腹痛的诱因、部位、性质及有无放射痛;有无肝大、肝区疼痛和叩击痛等,是否触及肿大的胆囊,有无腹膜刺激征等。

2)全身:有无神志淡漠、烦躁、谵妄、昏迷等意识障碍;有无食欲减退、恶心呕吐、体重减轻、贫血、黄疸、发热、寒战、腹腔积液等症状。

3)辅助检查:白细胞计数及中性粒细胞比例是否明显升高;肝功能是否正常,凝血酶原时

间有无延长;胆道系统特殊检查及重要脏器功能检查的结果

（3）心理—社会状况:患者对疾病的发展、医疗及护理措施了解的程度;患者有无烦躁不安、焦虑、恐惧等情绪变化;其应对能力如何;家庭的经济承受能力,家庭和社会对患者的支持程度。

2.术后评估

（1）手术情况:麻醉方式、手术名称、术中情况、引流管的位置及数量。

（2）身体情况:动态评估生命体征,引流管是否通畅,引流液的颜色、性质、量,切口及引流管出口情况,有无并发症发生。

（3）认知—心理状况:患者及家属对术后康复知识的掌握程度,是否担心并发症及预后,社会支持力量如何。

（二）护理诊断/合作性问题

1.疼痛与胆道结石、胆道梗阻所致胆汁流出不畅及 Oddi 括约肌痉挛、胆道感染等有关。

2.体温过高与胆道感染、炎症反应有关。

3.体液不足与 T 管引流、感染性休克有关。

4.营养失调:低于机体需要量与发热、恶心、呕吐、食欲缺乏、感染、手术创伤等有关。

5.皮肤完整性受损与皮肤瘙痒、引流液刺激等有关。

6.焦虑/恐惧与胆道疾病反复发作,担心预后等有关。

7.潜在并发症:黄疸、胆道出血、胆瘘。

（三）预期目标

1.患者疼痛减轻。

2.患者体温恢复正常。

3.患者体液维持在正常范围。

4.患者营养状况得到改善。

5.患者皮肤黏膜无破损和感染。

6.患者情绪稳定,自述焦虑减轻。

7.患者并发症得到及时发现和处理或无并发症发生。

（四）护理措施

1.术前护理

（1）病情观察:密切观察患者病情变化,若出现寒战、高热、腹痛加重、腹痛范围扩大等。

（2）降低体温:根据患者的体温情况,采取物理降温和（或）药物降温;遵医嘱应用足量的抗生素,控制感染,恢复正常体温。

（3）缓解疼痛

1）针对患者疼痛的部位、性质、程度、诱因、缓解和加重的因素,有针对性地采取措施以缓解疼痛。先用非药物缓解疼痛的方法止痛,必要时遵医嘱应用镇痛药物,并评估其效果。

2）指导患者卧床休息,采取舒适卧位。

（4）改善和维持营养状态

1）入院后即准备手术者,禁食、休息,并积极补充液体和电解质,以维持水、电解质、酸碱平衡。非手术治疗者根据病情再决定饮食种类。

2）营养不良会影响术后伤口愈合,应给予高蛋白、高糖类、高维生素、低脂的普通饮食或半流质饮食。不能经口饮食或进食不足者,可经胃肠外途径补充足够的热量、氨基酸、维生素、电解质,以维持患者良好的营养状态。

(5)保护皮肤完整性:指导患者修剪指甲,不可用手抓挠皮肤,防止破损。保持皮肤清洁,用温水擦浴,穿棉质衣裤。瘙痒剧烈者,遵医嘱使用外用药和(或)其他药物治疗。

(6)心理护理:观察了解患者及家属对手术的心理反应,有无烦躁不安、焦虑、恐惧的心理。耐心倾听患者及家属的诉说。根据具体情况给予详细解释,说明手术的重要性,疾病的转归,以消除其顾虑,积极配合手术。

(7)并发症的预防

1)拟行胆肠吻合术者,术前3日口服卡那霉素、甲硝唑等,术前1日晚行清洁灌肠。观察药物疗效及不良反应。

2)肌内注射维生素 K_1 10mg,每日2次。纠正凝血机能障碍,应观察其疗效及有无不良反应出现。

2.术后护理

(1)病情观察

1)生命体征:尤其是心率和心律变化。术后患者意识恢复慢时,注意有无因肝功损害、低血糖、脑缺氧、休克等所致的意识障碍。

2)观察、记录有无出血和胆汁渗出:包括量、速度、有无休克征象。胆道手术后易发生出血,量小时,表现为柏油样便或大便隐血;量大时,可导致出血性休克。若有发热和严重腹痛,可能为胆汁渗漏引起的胆汁性腹膜炎,需立即报告医师处理。

3)黄疸程度、消退情况:观察和记录大便的颜色,检测胆红素的含量,了解胆汁是否流入十二指肠。若黄疸加重,可能有胆汁引流不畅。

(2)T管引流的护理:胆总管探察或切开取石术后,在胆总管切开处放置T管引流,一端通向肝管,一端通向十二指肠,由腹壁戳口,穿出体外,接引流袋。

1)妥善固定:术后除用缝线将T管固定于腹壁外,还应用胶布将其固定于腹壁皮肤。但不可固定于床上,以防因翻身、活动、搬动时牵拉而脱出。对躁动不安的患者应有专人守护或适当加以约束,避免将T管拔出。

2)保持有效引流:平卧时引流管的高度不能高于腋中线,站立或活动时应低于腹部切口,以防胆汁逆流引起感染。若引流袋的位置太低,可使胆汁流出过量,影响脂肪的消化和吸收。T管不可以受压、扭曲、折叠,经常予以挤捏,保持引流通畅。若术后1周内发现阻塞,可用细硅胶管插入管内行负压吸引。1周后,可用生理盐水低压冲洗。

3)观察并记录引流液的颜色、量和性状。正常成人每日的胆汁分泌量为800~1200mL,呈黄或黄绿色,清亮无沉渣。术后24h内引流量为300~500mL,恢复饮食后,可增至每日600~700mL,以后逐渐减少至每日200mL左右。术后1~2d胆汁呈混浊的淡黄色,以后逐渐加深、清亮、呈黄色。若引流的胆汁突然减少甚至无胆汁流出,则可能有受压、扭曲、折叠、阻塞或脱出,应立即检查,并通知医师及时处理。若引流量多,提示胆道下端有梗阻的可能。若胆汁混浊,应考虑结石残留或胆管炎症未被控制。

4)预防感染:严格无菌操作。长期带T管者,应定期冲洗,每周更换无菌引流袋。引流管周围皮肤每日以75%酒精消毒,T管周围垫无菌纱布,防止胆汁浸润皮肤引起发炎、红肿。行T管造影后,应立即接好引流管进行引流,以减少造影后反应和继发感染。

5）拔管：一般在术后 2 周，患者无腹痛、发热、黄疸消退，血常规、血清黄疸指数正常，胆汁引流量逐渐减少、清亮，胆管造影或胆道镜证实胆管无狭窄、结石、异物、胆道通畅，夹管试验无不适时，可考虑拔管。拔管前引流管应开放 2～3 日，使造影剂完全排出。拔除后残留窦道用凡士林纱布填塞，1～2 日内可自行闭合。若胆道造影发现有残余结石，则需保留 T 管 6 周以上，再做取石或其他处理。

（3）并发症的观察和预防

1）黄疸：术前有肝硬化、慢性肝炎或肝功能损害者，术后可出现黄疸，一般于术后 3～5 日减退；若术前有较重的肝功能损害、胆管狭窄或术中损伤胆管，术后黄疸时间较长。护理应注意：密切观察血清胆红素浓度，发现问题及时报告医师，并遵医嘱肌内注射维生素 K_1。将患者指甲剪短，防止因黄疸所致皮肤瘙痒时抓破皮肤。以温水擦洗皮肤，保持清洁。

2）出血：术后早期出血多由于止血不彻底或结扎血管线脱落所致。观察患者出血量，若每小时出血大于 100mL，持续 3h 以上，或患者有血压下降、脉细速、面色苍白等休克征象，应立即与医师联系，并立即配合医师进行抢救。

3）胆瘘：由于胆管损伤、胆总管下端梗阻、T 管脱出所致。注意观察腹腔引流情况，若患者切口处有黄绿色胆汁样引流物，每小时 50mL 以上者，应疑有胆瘘，立即与医师联系协助处理。长期大量胆瘘者，遵医嘱及时补充水和电解质，以维持平衡。长时期胆汁丢失将影响脂肪消化、吸收，可引起营养障碍和脂溶性维生素缺乏，应补充热量和维生素。能进食者，鼓励进低脂、高蛋白、高维生素饮食，少量多餐。

（五）护理评价

1. 患者对疼痛的缓解是否满意，有无疼痛的症状和体征。

2. 患者体温是否恢复正常。

3. 患者水、电解质、酸碱平衡紊乱是否得到纠正。

4. 患者营养状况是否改善，体重是否增加或得到控制。

5. 患者切口和引流管口有无感染，血常规是否正常。

（六）健康指导

1. 指导患者选择低脂、高糖、高蛋白、高维生素易消化的饮食，忌油腻食物及饱餐。肥胖者应适当减肥，糖尿病者应遵医嘱坚持药物和饮食治疗。养成良好的工作、休息和饮食规律，避免劳累及精神高度紧张。

2. 非手术治疗的患者，应遵医嘱坚持治疗，按时服药，定期复查。若出现腹痛、黄疸、发热、厌油腻等症状时，应立即到医院就诊。告诉中年以上胆囊结石患者，应定期复查或尽早行胆囊切除术，以防胆囊癌发生。

3. 向带 T 管出院的患者解释 T 管的重要性，告知出院后的注意事项。尽量穿宽松柔软的衣服，以防引流管受压；沐浴时采用淋浴，用塑料薄膜覆盖引流管处，以防增加感染的机会。日常生活中避免提举重物或过度活动，以免牵拉 T 管而致其脱出。在 T 管上标明记号，以便观察其是否脱出。引流管口每日换药 1 次，周围皮肤涂氧化锌软膏加以保护。若敷料渗混，应立即更换。每日在同一时间更换引流袋，并记录引流液的颜色、量和性状。若发现引流液异常或身体不适等，应及时就医。

（李　婷）

第十六节　胆道感染患者的护理

胆道感染是指胆囊壁和(或)胆管壁受到细菌的侵袭而发生炎症反应,胆汁中有细菌生长。胆道感染与胆石症常互为因果关系,胆石症可引起胆道梗阻,梗阻可造成胆汁淤滞、细菌繁殖而致胆道感染;胆道反复感染又是胆石形成的致病因素和促发因素。

一、胆囊炎

(一)护理评估

1.术前评估

(1)健康史及相关因素

1)一般情况:患者的年龄、性别、职业、居住地及饮食习惯;女性患者的月经周期及生育史。

2)腹痛的病因及诱因:腹痛发生的时间,是否与饱餐、进食油腻食物及夜间睡眠改变体位有关。

3)腹痛的性质:是否为突发性腹痛,腹痛为绞痛还是隐痛,是阵发性或持续疼痛,有无放射至右肩背部或右肩胛下等。

4)既往史:有无胆石症、胆囊炎、胆道蛔虫史;有无消化性溃疡及类似疼痛发作史;有无用(服)药史、过敏史及腹部手术史等。

(2)身体状况

1)局部:腹痛的部位,是位于右上腹还是剑突下,有无全腹疼痛;有无压痛、肌紧张及反跳痛;能否触及胆囊及胆囊肿大的程度,Murphy 征是否阳性等。

2)全身:患者有无寒战、发热、恶心、呕吐;有无面色苍白等贫血现象;有无黏膜和皮肤黄染等;有无体重减轻;有无意识及神经系统的其他改变等。

3)辅助检查:血常规检查中白细胞计数及中性粒细胞比例是否升高;血清胆红素、转氨酶、AKP 及淀粉酶有无升高;B 超是否观察到胆囊增大或结石影;^{99m}Tc – EHIDA 检查胆囊常是否显影;心、肺、肾等器官功能有无异常。

(3)心理—社会支持状况:了解患者及其家属对本病的认知、家庭经济状况、心理承受程度及对治疗的期望等。

2.术后评估

(1)手术中情况:了解手术的方式和手术范围,如是胆囊切除还是胆囊造口术,是开腹还是腹腔镜手术;术中有无行胆总管探查。术中出血量及输血、补液情况;有无留置引流管及其位置和目的。

(2)术后病情:术后生命体征及手术切口愈合情况;T 管及其他引流管引流情况,包括引流液的量、颜色和性质等;对老年患者尤要评估其呼吸及循环功能等状况。

(3)心理及认知情况:患者及其家属对手术和术后康复的认知及期望。

(二)护理诊断/合作性问题

1.疼痛　与结石突然嵌顿、胆汁排出受阻导致胆囊强烈收缩或继发感染有关。

2.营养失调:低于机体需要量　与不能进食和手术前后禁食有关。

3. 潜在并发症:胆囊穿孔、出血、胆瘘等。

(三)护理措施

1. 病情观察

严密监测生命体征,观察腹部体征变化。若出现寒战、高热、腹痛加重、范围扩大等,应考虑病情加重,及时报告医生,协助处理。

2. 缓解疼痛

患者卧床休息,取舒适卧位;指导患者有节律深呼吸。对诊断明确且疼痛剧烈者,给予消炎、利胆,解痉止痛药物,缓解疼痛。

3. 控制感染

遵医嘱合理使用抗生素,选用对革兰阴性细菌及厌氧菌有效的抗生素并联合用药。

4. 改善和维持营养状况

对非手术治疗的患者,根据病情决定饮食种类,病情轻者可给予清淡饮食;病情严重者需禁食和(或)胃肠减压。

不能经口进食者或进食不足者,可经胃肠外营养支持,改善营养状况。

拟行急诊手术的患者应禁食,经静脉补充足够的水、电解质、热量和维生素等,维持水、电解质和酸碱平衡。

二、急性梗阻性化脓性胆管炎

(一)护理评估

1. 术前评估

(1)健康史及相关因素

1)发病情况:是否为突然发病,有无表现为起病急、症状重、进展快等特点。

2)发病的原因及诱因:此次发病与饮食、活动等的关系,有无肝内、外胆管结石或胆管炎反复发作史,有无类似疼痛史等。

3)病情及其程度:是否表现为急性病容,有无神经精神症状,是否为短期内即出现感染性休克的表现。

4)既往史:有无胆道手术史;有无用(服)药史、过敏史及其他腹部手术史。

(2)身体状况

1)全身:①生命体征:患者是否在发病初期即出现畏寒发热。体温持续升高至 39～40℃或更高。有无伴呼吸急促、出冷汗、脉搏细速及血压在短时间内迅速下降等;②黄疸:患者有无巩膜及皮肤黄染及黄染的程度;③神志:有无神志改变的表现,如神志淡漠、谵妄或嗜睡、神志不清甚至昏迷等;④感染:有无感染、中毒的表现,如全身皮肤湿冷、发绀或皮下淤斑等。

2)局部:腹痛的部位、性质、程度及有无放射痛等;腹部有无不对称性肿大;肝区有无压痛及叩痛;腹膜刺激征是否为阳性等。

3)辅助检查:血常规检查白细胞计数及中性粒细胞比例是否明显升高,细胞质内是否出现中毒颗粒;尿常规检查有无异常;凝血酶原时间有无延长;血生化检查是否提示肝功能损害、电解质紊乱、代谢性酸中毒及尿素氮升高等;血气分析检查是否出现血氧分压降低。B 超及其他影像学检查是否提示肝、内外胆管扩张和结石。心、肺、肾等器官功能有无异常。

(3)心理—社会支持状况:患者及其家属对疾病的认识,家庭经济情况及心理承受程度。

（二）术后评估

1. 手术中情况

了解术中胆总管探查及解除梗阻、胆道减压、胆汁引流情况；术中患者生命体征是否平稳；肝内、外胆管结石清除及引流的情况；有无多发性肝脓肿及处理情况；各引流管放置的位置及目的等。

2. 术后病情

生命体征是否平稳；T 管及其他引流管是否通畅及引流的情况。

3. 心理及认知状况

患者及其家属对手术的认知及对术后康复的期望程度。

（三）护理诊断/合作性问题

1. 体液不足与呕吐、禁食、胃肠减压和感染性休克有关。
2. 体温过高与胆管梗阻并发感染有关。
3. 低效性呼吸型态与感染中毒有关。
4. 营养失调：低于机体需要量与胆道疾病导致长时间发热、肝功能损害及禁食有关。
5. 潜在并发症：胆道出血、胆瘘、多器官功能障碍或衰竭。

（四）护理目标

1. 患者体液得到及时补充，血容量得到恢复，未发生体液平衡失调。
2. 患者感染得到有效控制，体温恢复正常。
3. 患者能够维持有效呼吸，未发生低氧血症或及时发现和纠正已发生的低氧血症。
4. 患者营养失调得到改善和纠正。
5. 患者未发生胆道出血、胆瘘、多器官功能障碍等并发症，或发生后能得到及时发现处理和护理。

（五）护理措施

1. 病情观察

观察神志、生命体征、腹部体征、皮肤黏膜情况，监测血常规、电解质、血气分析等结果的变化。

若患者出现神志淡漠、黄疸加深、少尿或无尿、肝功能异常、PaO_2 降低、代谢性酸中毒及凝血酶原时间延长等，提示发生 MODS，及时报告医生，协助处理。

2. 维持体液平衡

（1）观察指标：严密监测生命体征，特别是体温和血压的变化；准确记录 24h 出入量，必要时监测中心静脉压及每小时尿量，为补充液体提供依据。

（2）补液扩容：迅速建立静脉通路，使用晶体液和胶体液扩容，尽快恢复有效循环血量；必要时使用肾上腺皮质激素和血管活性药物，改善组织器官的血流灌注及供氧。

（3）纠正水、电解质及酸碱平衡失调：监测电解质、酸碱平衡情况，确定补液的种类和量，合理安排补液的顺序和速度。

3. 维持正常体温

根据患者体温升高程度，合理使用物理降温和药物降温；联合使用足量的有效抗生素，控制感染，使体温恢复正常。

4.维持有效气体交换

（1）加强观察：密切观察患者呼吸的频率、节律和深浅度；动态监测血氧饱和度的变化，定期进行动脉血气分析检查，以了解患者的呼吸功能状况。若患者呼吸急促、血氧饱和度下降、氧分压降低，提示患者呼吸功能受损。

（2）采取合适体位：协助患者卧床休息，以减少耗氧量。非休克患者取半卧位，使腹肌放松、膈肌下降，有助于改善呼吸和减轻疼痛；半卧位还可促使腹腔内炎性渗出物局限于盆腔，减轻中毒症状。休克患者应取仰卧中凹位。

（3）禁食和胃肠减压：禁食可减少消化液的分泌，减轻腹部胀痛；通过胃肠减压，可吸出胃内容物，减少胃内积气和积液，从而达到减轻腹胀、避免膈肌抬高和改善呼吸功能的效果。

（4）解痉镇痛：对诊断明确的剧烈疼痛患者，可遵医嘱通过口服、注射等方式给予消炎利胆、解痉或止痛药，减轻腹痛，有利于平稳呼吸，尤其是腹式呼吸。

（5）吸入氧气：根据患者呼吸的频率、节律、深浅度及血气分析情况选择给氧方式和确定氧气流量或浓度，如可通过鼻导管、面罩、呼吸机辅助等方法给氧，以维持患者正常的血氧饱和度及动脉血氧分压，改善缺氧症状，保证组织器官的氧气供给。

5.营养支持

不能进食或禁食及胃肠减压的患者，可从静脉补充能量、氨基酸、维生素、水及电解质，以维持和改善营养状况。对凝血机制障碍的患者，遵医嘱予以维生素 K_1 肌内注射。

6.完善术前检查及准备

积极完善术前相关检查，如心电图、B超、血常规、凝血时间、肝肾功能等。准备术中用药，更换清洁病员服，按上腹部手术要求进行备皮。待术前准备完善后，送入手术室。

（六）护理评价

1.患者是否及时得到补液，体液代谢是否维持平衡。

2.患者感染是否得到控制，体温是否恢复正常。

3.患者能否维持有效呼吸，是否发生低氧血症或发生后得到及时发现和纠正。

4.患者的营养状况是否得到改善和维持。

5.患者是否发生胆道出血、胆瘘及多器官功能障碍或衰竭等并发症，或发生后得到及时发现和处理。

（李　婷）

第十七节　先天性胆道闭锁和胆管扩张症患者的护理

一、护理诊断／合作性问题

1.营养失调：低于机体需要量与肝功能受损有关。

2.生长发育迟缓与肝功能受损导致消化吸收功能障碍有关。

3.慢性疼痛与胆管扩张胰胆液反流有关。

4.有感染的危险与肝功能受损机体抵抗力下降有关。

二、护理措施

（一）术前护理

（1）改善营养状况：由于肝功能受损，术前应积极纠正贫血低蛋白血症，电解质及酸碱平衡失调。按医嘱静脉输注清蛋白、全血或血浆、脂肪乳、氨基酸以改善患儿营养状况及贫血。

（2）做好肠道术前准备。

（3）心理护理：向家长介绍预后及手术的必要性，使其对患儿的疾病及病情有所了解，增强对手术的信心，并能积极配合疾病的治疗和病情的观察。

（二）术后护理

1. 常规护理

监测生命体征，麻醉清醒后即取头高位或半卧位。

2. 保持引流通畅

①适当约束患儿，妥善固定导管，严防脱出；②妥善连接导管与各型引流收集器具，维持其重力引流或负压引流状态；③观察并记录引流液性状，准确计量，若有异常引流，立即报告；④保持导管通畅，必要时按无菌原则疏通管腔；⑤万一发生导管脱出，应立即报告，不可试行重新置入，防止损伤吻合口或脏器，导致出血、感染或吻合口瘘；⑥加强导管周围皮肤护理，可涂氧化锌软膏，及时更换敷料；⑦拔除导管时间须待组织愈合，或在体腔内导管周围形成纤维包绕，或经造影检查确定。

3. 饮食护理

术后应尽早恢复母乳喂养。指导产妇定时哺乳或挤出奶汁喂养婴儿，是保证妇婴健康的最佳选择。对贫血、低蛋白血症或术后并发食胆瘘、肠瘘等患儿，应给予静脉补液，或短期实施胃肠外营养支持。

4. 并发症的处理

胆瘘及腹部切口裂开是术后主要的并发症，术后高度腹胀导致腹内压过高是切口裂开的直接原因，多发生在术后 3～7d。患儿突然哭闹不安、全腹紧张、压痛、切口有胃肠液、胆汁样液溢出，应警惕胆、肠瘘，立即报告。持续胃管、肛管减压，能促进肠蠕动尽早恢复；腹带保护等是减轻腹胀，防止切口裂开的有效方法。

5. 心理护理

治疗和护理按计划按时集中进行，保证患儿充分的睡眠。鼓励家长参与护理过程。

（李　婷）

第十八节　慢性便秘患者的护理

便秘（constipation）是指排便困难或费力、排便不畅、排便频率减少，一周内排便次数少于 2～3 次，粪便干结量少。调查显示，部分正常人习惯隔几天排便一次，不伴有排便困难及大便干结，所以不能以每天排便一次作为正常排便的标准。我国老年人便秘高达 15%～20%，女性多于男性，随着年龄的增长，患病率明显增加。

一、护理评估

（一）健康史

1. 患病经过

便秘发生的时间、频率、原因或诱因,与进食的关系;是否伴有腹痛、便血、食欲减退、头晕、失眠等症状;患者的精神状态,有无疲乏无力、焦虑等是否与精神因素有关。

2. 检查及治疗经过

既往检查、治疗经过及效果,是否遵从医嘱治疗。询问用药史,包括药物种类、剂量和用法,是按医师处方用药还是自行购药使用。有无特使的饮食医嘱及患者是否遵从。

3. 目前病情与一般状况

目前排便情况及体重、营养状况、饮食习惯、饮食方式等。

（二）身体状况

1. 注意观察

注意观察患者的生命体征、神志,有无消瘦及贫血。

2. 腹部检查

腹部外形有无膨隆;有无胃肠型及蠕动波;有无腹壁静脉显露。肠鸣音是否正常。腹壁有紧张度、有无压痛、反跳痛及肌紧张,其部位、程度;有无腹块。

（三）心理—社会状况

1. 疾病知识

患者对疾病的性质、过程、预后及预防知识的了解程度。

2. 心理状况

患者的性格、精神状态;患病对患者日常生活、工作的影响;有无焦虑、抑郁、悲观等负性情绪及程度。

3. 社会支持系统

患者的家庭成员组成,家庭经济、文化、教育背景,对患者所患疾病的认识,对患者的关怀、支持程度;医疗费用的来源或支付方式等。

二、护理诊断／合作性问题

（1）便秘与肠蠕动减慢有关。
（2）腹痛与大便干结,粪块不易排出有关。
（3）焦虑与便秘、不能进食有关。
（4）有体液不足的危险

三、护理目标

（1）患者排便频率正常,无大便干结及排便困难。
（2）患者腹痛减轻或消失,进食正常。
（3）患者焦虑程度减轻。
（4）患者生命体征在正常范围内,无水、电解质和酸碱失衡。

四、护理措施

1. 鼓励患者多饮开水,每天清晨可饮一杯温开水或盐水。多食用含粗纤维丰富的食物,如芹菜、豆角、白菜等。另外水果或其他多渣食物如笋类、面粉、麦片、麸皮等也利于通便。

2.培养患者养成定时排便的习惯,即使患者无便意,也应坚持定时去蹲坐10~20min。

3.全身状况欠佳或腹肌衰弱的患者,应加强活动和体育锻炼。也可做排便动作,即正常排便时的一收一放的动作,以锻炼提肛肌的收缩。

4.治疗与急救

(1)给予容积扩充剂:适用于吃少渣饮食的功能性便秘。此类药物性温和,能吸收水分,增加粪便体积,使其容易排出。它也缩短粪便在肠道内的通行时间,使结肠细菌产生致癌原的可能减少,因此能预防各种结肠疾病。它们主要是麦片、麸皮及嗜水性半合成的纤维素胶液或黏液性物质,应与足量流汁一起服用。

(2)给予润滑性泻剂:如甘油或石蜡油,睡前10~20mL口服,用于粪便特别干结,或排便动力较差的患者。也可将9g柏子仁打碎,每日吞服。

(3)给予稀释性泻剂:如钠、钾或镁的或溶性盐、硝酸盐或磷酸盐,宜于食物中毒,但它们在肠腔内吸收大量水分,易导致肠道水与电解质紊乱。硫酸镁15~20g,顿服。镁乳10mL或氧化镁0.5~1.0g,每日3次口服。玄明粉(硝酸钠)9g,1~2日1次口服。注意口服此类药应多饮水。

5.积极补充水分和电解质:非禁食者口服补液时,应少量多次饮用,以免引起恶心呕吐。如口服补液未能达到所需补液量时,需静脉补液以恢复机体的液体平衡状态。

6.心理疏导:耐心解答患者及家属提出的问题,消除其紧张情绪,特别向患者解释焦虑、紧张还会影响消化能力,而对于治疗的信心及情绪稳定则有利于缓解症状。对于社会心理因素引起的便秘患者,可指导其做一些放松运动,如瑜伽等。

指导患者学会自我放松方法,培养业余爱好,多参加娱乐性活动,保持乐观心态,避免长时间精神受抑。

五、护理评价

(1)患者排便正常,无大便干结及排便费力。

(2)患者无腹痛、腹胀症状,饮食量逐渐增加。

(3)患者能够摄入足够的热量、水分、电解质和各种营养素,营养状态改善。

(4)患者能认识自己的焦虑状态并运用适当的应对技术。

六、健康指导

(一)饮食指导

(1)指导患者采取合适的饮食习惯,饮食上注意荤素搭配,多进食富含纤维素食物,如水果、香蕉、芹菜、韭菜、白菜、麦片、玉米、茄子、海带等。

(2)对于血脂不高、体重正常的患者,可指导其多食用含油性食物,如黑芝麻、蜂蜜及植物油等,已达到润滑肠道、稀释粪便、促进粪便的排出。

(3)嘱患者多饮水,每日摄入水量应达到2000~300mL。每日清晨饮一杯温开水或温盐水可较好地刺激胃结肠反射而达到缓解便秘的效果。

(二)运动疗法

指导患者每天适当运动,如散步、慢跑、打太极等,可促进胃肠蠕动,避免久坐。

（三）养成良好排便习惯

（1）晨起后或早餐后按时如厕。

（2）无论有无便意或能不能达到满意的排便效果，都应坚持蹲厕所。

（3）排便时应注意力集中，不看报纸、小说等，以免抑制排便反射。

（四）预防意外

有高血压及心脑血管疾病的老年患者要避免用力排便，以防发生意外。

（李　婷）

第十九节　胃食管反流病患者的护理

一、护理评估

1. 健康史

（1）评估患者是否存在年龄增加、男性、白种人、吸烟、过度饮酒、社会因素、心身疾病、家族史等高危因素。

（2）既往有无胃病史。

（3）有无服用对食管和胃有刺激的药物，如硝酸甘油制剂及茶碱、多巴胺等受体激动剂。

2. 身体状况

评估患者是否有胃灼热、反流等典型症状，是否存在胸骨后烧灼感或疼痛等主要症状。

3. 心理—社会评估

评估患者是否有紧张、焦虑、恐惧心理。

二、护理诊断/合作性问题

1. 疼痛

疼痛与腹痛和胃酸反流刺激食管黏膜有关。

2. 吞咽障碍

吞咽障碍与反流引起食管狭窄有关。

3. 焦虑

焦虑与病程长、症状持续、生活质量受影响有关。

三、护理目标

（1）患者疼痛不适等情况减轻或消失。

（2）患者能说出疾病的相关病因及防治知识，积极参与治疗、护理。

（3）患者焦虑情绪缓解。患者未发生并发症或并发症得到积极的预防和控制。

四、护理措施

1. 病情观察

注意观察患者疼痛的部位、性质、程度、持续时间及伴随症状，及时发现和处理异常情况。

2. 去除和避免诱发因素

①避免应用降低 IES 的药物及引起胃排空延迟的药物,如激素、抗胆碱能药物、茶碱、地西泮、钙拮抗剂等;②避免饭后剧烈活动,避免睡前2h 进食,白天进餐后不宜立即卧床,睡眠时将床头抬高 15~20cm,以改善平卧位状态下食管的排空功能;③应避免进食使 LES 压降低的食物,如高脂肪、巧克力、咖啡、浓茶等,以高蛋白、低脂肪、无刺激、易消化饮食为宜,少食多餐。戒烟戒酒;④注意减少一切引起腹内压增高的因素,如肥胖、便秘、紧束腹带等。

3. 指导并协助患者减轻疼痛

①保持环境安静、舒适、减少对患者的不良刺激和心理压力;②疼痛时尽量深呼吸,以腹式呼吸为主,减轻胸部压力刺激;③取舒适体位;④保持情绪稳定,焦虑的情绪易引起疼痛加重;⑤教会患者一些放松和转移注意力的技巧,如做深呼吸听音乐、看小说等,有利于缓解疼痛。

4. 用药护理

遵医嘱使用促胃肠动力药和抑酸药。

五、护理评价

(1)患者疼痛与反流情况得到治愈或缓解。

(2)患者能说出疾病的相关病因及防治知识。

(3)积极配合参与治疗、护理。

(4)患者焦虑情绪缓解。

(5)患者未发生并发症,或并发症得到积极的预防和控制。

六、健康指导

1. 保持口腔卫生

保持口腔卫生可减少口臭,增进食欲。术前若患者口腔不洁或有慢性感染,可能成为术后发生吻合口感染或瘘的危险因素。

2. 体位指导

指导患者餐后直立位,以防食物反流;卧床休息时,抬高床头 15~20cm 比高,枕头更为有效。

(李　婷)

第二十节　食管-贲门失弛缓症患者的护理

食管贲门失弛缓症又称贲门痉挛、巨食管,是食管神经肌肉功能障碍所致的疾病。主要特征是食管缺乏蠕动,食管下端括约肌(LES)高压和对吞咽动作的松弛反应减弱。临床表现为咽下困难、食物反流和下端胸骨后不适或疼痛。

一、护理评估

(一)健康史

患者自诉反酸、吞咽困难、呕吐等。

（二）身体状况

1. 症状

吞咽困难、反流、胸痛、夜间阵发性呛咳等。

（1）吞咽困难：几乎所有患者均有吞咽困难。起病多较缓慢，初起较轻，仅在餐后有饱胀感，此后可逐渐发展，达到一定程度后，常不再加重。患者常可感到有食物进入胃，尤其在进食或取某种姿势，如挺胸、举手高于头部或站立使食管内压增加时感觉明显。吞咽困难时轻时重，与人共餐或情绪波动时，症状往往加重。

（2）反流：随着吞咽困难加重，食管进一步扩张，大量内容物留于食管内，体位改变时可以反流，因反流物未进入胃腔，故无酸臭。并发食管炎、食管溃疡时反流物可含有血液。

（3）胸痛：发生率为40%～90%。可为闷痛、灼痛、针刺样痛或锥痛。有时酷似心绞痛，舌下含服硝酸甘油片后可缓解。可能与食管平滑肌强烈收缩或食物潴留性食管炎有关。

（4）体重减轻：体重减轻与咽下困难影响食物的摄取有关。患者多采取选食、慢食、进食时或食后多饮汤水将食物冲下，或食后伸直胸背部、屏气等方法以协助咽下。但病程长久者仍可有体重减轻、营养不良和维生素缺乏等表现，恶病质罕见。

（5）呼吸道症状：反流物可流入呼吸道引起吸入性呼吸道感染，约1/3的患者可出现夜间阵发性呛咳或反复呼吸道感染。

（6）其他：贫血或出血。疾病后期，极度扩张的食管可压迫胸腔内器官而产生干咳、气急、发绀和声音嘶哑等。很少发生呃逆。

2. 体征

体重减轻、营养不良、贫血等。

（三）并发症

可继发食管炎、食管黏膜糜烂、溃疡和出血、食管气管瘘、自发性食管破裂及食管癌。食管癌的发生率为2%～7%，多见于病程达10年以上、食管明显扩张潴留严重的患者。

二、护理诊断及合作性问题

（1）疼痛与胃酸、大量食物和分泌物长期刺激食管黏膜有关。

（2）营养失调：与吞咽困难、因胸骨后不适而惧怕进食有关。

（3）焦虑：与疾病长期迁延不愈有关。

（4）潜在并发症：有窒息的危险。

三、护理目标

1. 患者疼痛症状减轻。

2. 患者营养均衡，满足机体需要量。

3. 患者对治疗有信心，积极配合治疗。

4. 患者无窒息的发生，掌握预防窒息的方法。

四、护理措施

（1）早期患者应注意饮食习惯，宜少量多餐，以进食柔软而富于热量的饮食为主。晚期患者因食管极度扩张，适当禁食，并冲洗食管，补充必要的热量、维生素、水和电解质，保证每日摄入足够热量。

（2）鼓励患者进餐，细嚼慢咽，保持愉快心情。进餐时伴以汤水，以便食物顺利通过食管减少哽咽。进餐时可采取站立位，餐后半小时忌卧躺。

（3）经常评估患者的饮食和营养状况，包括每日的进食量、体重和实验室检查有关指标的变化。

（4）患者胸骨后不适症状明显时，遵医嘱给予黏膜保护药或制酸药。

（5）避免过度劳累，饭后散步有助于促进胃的排空。

（6）在进食期间保持安静，避免分散患者注意力。

（7）进食时，嘱患者不要说话，以免引起误吸。

（8）协助患者做口腔护理，使之进食前后保持口腔清洁卫生。

五、健康教育

1. 心理护理

告知患者保持乐观开朗的情绪对疾病康复起积极作用，消极悲观对康复是非常不利的。

2. 饮食护理

出院后可继续半流质饮食或软食，如藕粉、蒸蛋、麦片粥、大米粥、烂糊面等，逐渐由稀变稠。注意少食多餐，根据需要每天可进餐 5~8 顿，进食时要细嚼慢咽。不忌口，不吃辛辣刺激的食物，禁烟酒，进食时体位保持端坐位，不宜平卧或半卧位进食，饭后不要马上平卧，可适当散步约 30min。

3. 生活护理

注意气候冷暖变化，尽量避免感冒、咳嗽，不做屏气等使腹内压增加的动作，保持大便通畅，防止便秘，避免穿紧身衣，特别是胸、腹部不能紧缩，以免增加胃内压力，导致胃食管反流。

（李　婷）

第二十一节　食管裂孔疝患者的护理

食管裂孔疝是指腹腔内脏器（主要是胃）通过膈食管裂进入胸腔所致的疾病。食管裂孔疝是膈疝中最常见的，达 90% 以上。

一、护理评估

（一）健康史

患者主诉反酸、夜间阵发性呛咳、消化不良。

（二）身体状况

1. 症状

（1）胸骨后烧灼感及反胃：为滑动型裂孔疝最常见的症状。约 1/3 的患者伴有反流性食管炎，表现为胸骨下端、剑突下烧灼感或疼痛，可放射至背部或肩胛间区、左前胸。疼痛可因嗳气、弯腰、蹲下、咳嗽、饱食后用力而加重，站立、呕吐食物或酸水后症状可减轻，一般在 1h 内自行缓解。反胃也是常见症状，症状的轻重与疝囊的大小有关，疝囊小者往往疼痛较重，可能与食管的清除能力有关。

（2）吞咽困难：患者常于进食后有食物停滞于胸骨下段的感觉；伴食管炎症、糜烂和溃疡者可有明显的吞咽疼痛；食管瘢痕收缩、食管狭窄时可出现吞咽困难，进食过快或进食过热、过冷、粗糙食物时更易发作。此外，食管旁疝即使无并发症，也易有吞咽困难的感觉。

（3）贫血：15%的裂孔疝患者伴有缺铁性贫血。食管旁疝患者的贫血与消化道出血的发生率明显高于滑动型裂孔疝。除食管炎和食管溃疡引起出血外，较大疝囊本身也可出血。

（4）其他：几乎所有患者均有反复嗳气；进食后上腹饱胀、不适；反流可引起吸入性肺部感染；巨大裂孔疝压迫心肺、纵隔引起气急、心悸、发绀等。

2.体征

本病无并发症时通常无特殊表现，但巨大食管裂孔疝患者的胸部可叩出不规则鼓音区和浊音区。饮水后或被振动时，胸部可听到肠鸣音和振水声。

二、护理诊断及合作性问题

（1）营养缺乏（低于机体需要量）：与反酸、吞咽困难、进食少有关。

（2）与焦虑、疾病长期迁延不愈有关。

（3）缺乏疾病治疗及护理知识。

（4）潜在上消化道出血并发症。

三、护理目标

营养改善、焦虑减轻、学会有效的进食方法、无并发症发生。

四、护理措施

1.非手术治疗

指导患者按时服药，进食后可取站立位，避免反流。

2.术前护理

（1）心理护理：患者有进行性吞咽困难，日益消瘦，对手术的耐受能力差，对治疗缺乏信心，同时对手术存在着一定程度的恐惧心理。因此，应针对患者的心理状态进行解释、安慰和鼓励，建立充分信赖的护患关系，使患者认识到手术是彻底的治疗方法，使其乐于接受手术。

（2）加强营养：尚能进食者，应给予高热量、高蛋白、高维生素的流质或半流质饮食。不能进食者，应静脉补充水分、电解质及热量。低蛋白血症的患者，应输血或血浆蛋白给予纠正。

（3）胃肠道准备：①注意口腔卫生；②术前安置胃管和十二指肠滴液管；③术前禁食：有食物潴留者，手术前一晚用等渗盐水冲洗食管，有利于减轻组织水肿，降低术后感染和吻合口瘘的发生率；④拟行结肠代食管者，术前须按结肠手术准备护理，见大肠癌术前准备。

（4）术前练习：教会患者深呼吸、有效咳嗽、排痰、床上排便等活动。

3.术后护理

（1）保持胃肠减压管通畅：术后24~48h引流出少量血液，应视为正常，如引出大量血液应立即报告医生处理。胃肠减压管应保留3~5d，以减少吻合口张力，以利愈合。注意胃管连接准确，固定牢靠，防止脱出，引流通畅。

（2）密切观察胸腔引流量及性质：胸腔引流液如发现有异常出血、混浊液、食物残渣或乳糜液排出，则提示胸腔内有活动性出血、食管吻合口瘘或乳糜胸，应采取相应措施，明确诊断，予以处理。如无异常,术后 1 ~ 3d 拔除引流管。

(3)严格控制饮食:食管缺乏浆膜层,故吻合口愈合较慢,术后应严格禁食和禁水。禁食期间,每日由静脉补液。安放十二指肠滴液管者,可于手术后第二日肠蠕动恢复后,经导管滴入营养液,减少输液量。手术后第五日,如病情无特殊变化,可经口进食牛奶,每次 60mL,每两小时一次,间隔期间可给等量开水,如无不良反应,可逐日增量。术后第十至第十二日改无渣半流质饮食,但应注意防止进食过快及过量。

(4)观察吻合口瘘的症状:食管吻合口的临床表现为高热、脉快、呼吸困难、胸部剧痛、不能忍受;患侧呼吸音低,叩诊浊音,白细胞升高甚至发生休克。处理原则如下:①胸膜腔引流,促使肺膨胀;②选择有效的抗生素抗感染;③补充足够的营养和热量。

目前多选用完全胃肠内营养(TEN)经胃造口灌食治疗,效果确切、满意。

五、健康教育

1. 心理护理、饮食护理、生活护理:同"食管—贲门失弛缓症"。
2. 伤口拆线后可洗澡,切口处勿用肥皂用力擦洗,如有红、肿、化脓,来院就诊。

(李　婷)

第二十二节　克罗恩病患者的护理

克罗恩病(Crohns disease,CD)是一种病因尚不十分清楚的胃肠道慢性炎性芽肿性疾病。病变多见于末段回肠和邻近结肠,但从口腔至肛门各段消化道均可受累,呈节段性或跳跃式分布。临床上以腹痛、腹泻、腹部包块、瘘管形成和肠梗阻为特点,可伴有发热、营养障碍等全身表现以及关节、皮肤、眼、口腔黏膜、肝等肠外损害,本病有终生复发倾向,重症患者迁延不愈,预后不良。

一、护理评估

本病起病大多隐匿,缓慢渐进,从发病至确诊往往需数月至数年,病程呈慢性,长短不等的活动期与缓解期交替,有终生复发倾向。少数急性起病,可表现为急腹症,酷似急性阑尾炎或急性肠梗阻。本病在不同病例临床表现差异较大,多与病变部位、病期及并发症有关。

(一)健康史

询问患者腹痛、腹泻症状是否与饮食有关,有无间歇期;病程中有无关节的红肿;是否伴有发热;有无口腔及其他部位黏膜的溃疡;肛周皮肤是否完好。

(二)身体状况

1. 症状

(1)消化系统表现:①腹痛:为最常见症状。多位于右下腹或脐周,间歇性发作,常为痉挛性阵痛或腹鸣。常于进餐后加重,排便或肛门排气后缓解。腹痛的发生可能与肠内容物通过炎症、狭窄肠段,引起局部肠痉挛有关。亦可由部分或完全性肠梗阻引起。出现持续性腹痛和明显压痛提示炎症波及腹膜或腔内脓肿形成。全腹剧痛和腹肌紧张可能系病变肠段急性穿孔所致;②腹泻:为本病常见症状之一,主要由病变肠段炎症渗出、蠕动增加及继发性吸收不良引起。病程早期间歇发作,病程后期可转为持续性。粪便多为糊状,一般无肉眼脓血。病变涉及下段结肠或肛门直肠者,可有黏液脓血便及里急后重;③腹部包块:见于 10% ~20% 患者,由于肠粘连、肠壁增厚、肠系膜淋巴结肿大、内瘘或局部脓肿形成所致。多位于右下腹与脐周。固定的腹块提示有粘连,多已有内瘘形成;④瘘管形成:因炎性病变穿透肠壁全层至肠外组织或器官而形成。瘘管形成是克罗恩病的临床特征之一,往往作为与溃疡性结肠炎鉴别的依据;⑤肛门周围病变:肛门周围病变包括肛门直肠周围瘘管、脓肿形成及肛裂等病变,见于部分患者,有结肠受累者较多见。有时这些病变可为本病的首发或突出的临床表现。

(2)全身表现:①发热:为常见的全身表现之一,与肠道炎症活动及继发感染有关。间歇性低热或中度热常见,少数呈弛张高热伴毒血症。少数患者以发热为主要症状,甚至较长时间不明原因发热之后才出现消化道症状;②营养障碍:由慢性腹泻、食欲减退及慢性消耗等因素所致。表现为消瘦、贫血、低蛋白血症和维生素缺乏等。青春期前患者常有生长发育迟滞。

2.体征

可出现全身多个系统损害,因而伴有一系列肠外表现,包括:杵状指(趾)、关节炎、结节性红斑、坏疽性脓皮病、口腔黏膜溃疡、虹膜睫状体炎、葡萄膜炎、小胆管周围炎、硬化性胆管炎、慢性活动性肝炎等,淀粉样变性或血栓栓塞性疾病亦偶有所见。

3.并发症

肠梗阻最常见,其次是腹腔内脓肿,偶可并发急性穿孔或大量便血。直肠或结肠黏膜受累者可发生癌变。肠外并发症有胆结石症、尿路结石、脂肪肝等。

二、护理诊断与合作性问题

1.腹泻:与病变肠段炎症渗出、肠蠕动增加及继发吸收不良有关。

2.腹痛:与食物通过炎症、狭窄肠腔,引起肠痉挛或发生肠梗阻有关。

3.体温过高:与肠道炎症、继发感染有关。

4.焦虑:与疾病反复发作、迁延不愈、生活质量下降有关。

5.营养失调:与慢性腹泻、食欲减退、慢性消耗等因素有关。

三、护理目标

1.腹泻次数减少,大便成型,无黏液血便。

2.腹痛症状减轻或消失。

3.体温控制在正常范围内或接近正常。

4.情绪平稳,能正确面对疾病,积极配合医护治疗。

5.食欲好转,进食量逐渐增多,营养不良逐渐纠正。

四、护理措施

1.病情观察

(1)密切观察病情变化,监测生命体征。卧床休息,避免肠蠕动和肠痉挛。

(2)观察患者是否有口渴、皮肤弹性减弱、乏力、心悸、血压下降、水与电解质酸碱平衡失调和营养障碍的表现。遵医嘱及时补充液体和电解质、血制品,以纠正贫血、低蛋白血症等。

(3)如病情恶化、毒血症明显、高热伴腹胀、腹部压痛、肠鸣音减弱或消失,或出现腹膜刺激征,提示有并发症,应立即通知医生协助抢救。

2.腹泻护理

(1)连续便血和腹泻时要特别注意预防感染,便后温水坐浴或肛门热敷,改善局部循环,并局部涂擦抗生素软膏。

(2)注意监测患者水、电解质情况,遵医嘱补液,有计划安排输液顺序。

(3)观察患者腹泻的频率、次数和大便的性状。保持皮肤清洁干燥。

3.腹痛护理

(1)倾听患者主诉,正确评估疼痛程度,观察疼痛性质。

(2)鼓励安慰患者,协助采取舒适体位。

(3)酌情采用分散注意力等非药物疼痛护理,帮助患者减轻痛觉。必要时应用解痉剂,剂量宜小,避免引起中毒性结肠扩张。

4.高热护理

(1)注意观察患者面色、脉搏、呼吸、血压及出汗量。

(2)物理降温欠佳时,遵医嘱给予退热药物,使体温控制在38℃左右,减轻高热给机体造成的消耗。

(3)退热过程中,及时更换衣服、被褥,增加患者的舒适感。保持口腔清洁,做好皮肤护理。

5.饮食护理

(1)指导患者进刺激性小、纤维素少、高热量、高营养饮食。大出血时禁食,根据病情过渡到流质和无渣饮食,慎用牛奶和乳制品等。

(2)病情严重者需遵医嘱采用胃肠外营养。

6.心理护理

病情反复发作,患者多有紧张、忧虑、担心、恐惧等交织而成的复杂情绪。给予针对性的疏导,协助患者适应实际的健康状况,讲解疾病的发病特点,配合治疗方法和注意事项,尽量提高患者的认知和行为能力,改变家属的消极情绪,指导家属在治疗和护理上密切配合、关心体贴患者。

7.用药护理

(1)应用糖皮质激素与免疫抑制剂,告知患者药名、剂量、用法、功效及不良反应,糖皮质激素与免疫抑制剂能诱发加重感染与溃疡、低血钾、高血压与糖尿病,指导患者注意个人卫生,定期检查血生化,观察消化道出血倾向。

(2)需行药物保留灌肠时,先嘱患者排净大便,取左侧卧位抬高臀部,灌肠后根据炎症部位变换体位。

(3)遵医给予水杨酸、柳氮磺胺吡啶(SASP)等药物,同时观察药物的不良反应,如恶心、呕吐、皮疹、白细胞减少或溶血反应等。

(4)遵医嘱予类克(英夫利昔)治疗:①输注类克时,监测患者的生命体征,第一次监测生命体征后每15min一次,连续三次,以后予30min一次,监测直至结束。类克输液反应更易发生在第三次以后;②起始输液速度为15~20滴/分,滴注速度根据生命体征是否平稳依次递增。每15min调整输液速度一次,输液时间严格在2~4h之内;③由于类克瓶中不含防腐剂,因此应现用现配,一经开启,不得继续储藏后使用。溶解该药时使用小于0.8mm针头的注射器,用0.9%氯化钠注射液将本品的无菌注射用水溶液稀释至250mL。输液装置上应配有一个内置的、无菌、无热源、低蛋白结合率的滤膜;④监测患者有无非特异性症状:例如,发热和寒战,有无心肺反应(胸痛、低血压、高血压或呼吸困难),有无红斑(瘙痒/荨麻疹),有无严重输液反应(过敏反应、抽搐);⑤类克的免疫抑制作用可使感染风险增加。使用前应行PD试验及相关检查以排除结核病。乙肝病毒感染复制时禁用。

五、健康教育

1.告知患者本病诱发因素:精神刺激、饮食因素和不良卫生习惯,经常熬夜、长期疲劳吸烟、经常食用可乐和巧克力等都可能诱发本病复发。

2.长期治疗的过程中,嘱患者保持心情舒畅,避免不良的精神刺激,减少情绪紧张。

3.帮助患者及家属正确认识疾病易复发的特点,强调预防复发的重要性。嘱之宜生活有规律,劳逸结合。腹泻严重的时候,应卧床休息,减少体力消耗,恢复期可选择适合的体育项目,增强体质。预防肠道感染,对防止复发或病情进一步发展有一定作用。

4.饮食应该以质软、易消化、高营养为原则,宜少食多餐、定时定量。对腹痛、腹泻者,易吃少渣、易消化、低脂肪、高蛋白饮食;忌食生、冷、辛、辣食品、高纤维素的蔬菜水果、牛奶和乳制品等引起肠胀气的食物;对可疑不耐受的食物,如鱼、虾、蟹、蛋、牛奶、花生等应尽量避免食用。戒除烟、酒。

5.注意观察粪便性状,观察有无腹痛、便血、体温升高,病情如较前加重,应及时就医。

(李　婷)

第二十三节　功能性消化不良患者的护理

功能性消化不良曾被称为"非溃疡性消化性不良",是指起源于胃、十二指肠区域的消化不良症状,生化学及内镜等检查无明显异常(可有慢性胃炎)发现,其临床表现难以用器质性疾病解释,主要症状包括餐后饱胀感、早饱、上腹痛和上腹烧灼感等。

一、护理评估

(一)健康史

患者主诉有上腹饱胀或疼痛、早饱、恶心、呕吐,追问病史可知患者的不适症状发生于家庭重大突发事件之后或某一次胃肠道感染之后。

(二)症状

1.食物长时间存留于胃内引起的餐后饱胀。

2.进食少许食物即感胃部饱满,不能继续进餐。

3.上腹痛:位于胸骨剑突下与脐水平以上、两侧锁骨中线之间区域的疼痛。

4.上腹烧灼感:上腹部局部的灼热感。

5.患者还可有其他上消化道症状,如嗳气、畏食、恶心、呕吐等。部分患者可重叠有下消化道症状,如腹泻、便秘等。有些患者有饮食、精神等诱发因素,多数难以明确指出引起或加重病情的诱因。

（三）体征

部分患者有腹部轻压痛,体质消瘦。

二、护理诊断与合作性问题

1. 餐后腹胀、早饱

餐后腹胀、早饱与消化道运动功能障碍有关。

2. 抑郁、焦虑

抑郁、焦虑与患者的精神、心理障碍有关。

3. 上腹腹痛

上腹腹痛与患者内脏高敏感性和自主神经功能状态出现异常有关。

4. 上腹烧灼感

上腹烧灼感与胃酸分泌异常或酸敏感性增加有关。

三、护理目标

1. 患者进食量增加,餐后腹部不适减轻或消失。
2. 精神状态改善,能正确认识疾病并积极配合治疗。
3. 上腹腹痛减轻或消失。
4. 上腹烧灼感减轻或消失。

四、护理措施

1. 运动指导

加强腹式呼吸和腹肌锻炼,使膈肌和腹肌活动增加,对内脏起到按摩和被动牵拉运动的作用,从而促进了胃肠蠕动和消化腺的分泌,改善腹胀、气症状。要求患者做到每天晨起、饭前(后)半小时、入睡前在绿色植物多的道路上匀速行走,活动量以不感到劳累为宜。对长期便秘、腹胀的患者指导患者晨起空腹饮 200mL 温水后,跪坐在床上双手以顺时针和逆时针方向以打圈的方式按摩腹部各 50 次。鼓励患者多做一些平常感兴趣的事,老年人可打太极拳,中年人可慢跑。

2. 心理干预

首先建立良好的护患关系,使患者对护土有信赖感。针对患者精神、心理、社会因素与本病的关系,不同的心理状态,掌握个体化原则,进行有效的心理护理。护理人员应热情、和蔼可亲,以取得患者的信任。对患者要做耐心的解释,交谈前应了解患者的知识水平,选择合适的谈话内容,使之产生亲切感。满足患者的生理和心理需要,给予精心关照,对患者提出的合适要求给予解决。指导患者面临症状时,把注意力引向外部世界。让患者懂得相关的医学知识,通过权威性劝说和解释干预患者的心理活动,使患者改变错误的认识。可采用放松疗法,即采用暗示和鼓励的方法,通过自身意识的调整,放松全身的骨骼、肌肉和腺体活动。

3. 饮食护理

功能性消化不良对饮食要求比较严格,其重要性有时甚至胜过药物治疗合理的饮食调养常可收到事半功倍之效。一般来说,本病应以清淡、易消化、富有营养的食物为主,不主张刻意进补。协助患者建立良好的饮食习惯,禁止烟、酒,合理饮食。原则是少量多餐、不要过饱、营养适中、少渣、少盐、少油腻、易消化、清淡等。也可根据不同年龄患者进行个性化饮食指导,如以胃灼热、上腹痛症状为主的患者应尽量避免咖啡、巧克力、酸性食物及暴饮暴食;以腹胀、早饱、嗳气症状为主的患者,应避免摄入过多的红薯、土豆等;对于高脂肪、高蛋白的食物要少量多餐,有利于胃的排空。

4. 用药护理

功能性消化不良属多病因的复杂性疾病,临床治疗方法多样,用药往往非常繁杂,告知患者应在医生的指导下服用药物,不要盲目停药和更改剂量;向患者讲解药物的用法及药物的不良反应,特别是抗抑郁药的不良反应,要及时与医务人员联系,调整用药;对胃肠功能有损害但又必须使用的药物,一定要求其饭后服用,以减少对胃黏膜的不良刺激。另外,要做好长期服药的准备,按时足量用药。

五、健康宣教

对已确诊的患者进行疾病的相关知识的教育,如疾病的病因、治疗的方法、疾病与心理的关系,护士积极寻找个体发病因素,进行心理疏导,减轻患者的压力,增强战胜疾病的信心。教育患者养成良好的生活习惯,如生活规律、戒烟、不易过量饮酒等。针对患者不同境况下的心理状态,帮助患者摆脱疾病的困扰。引导其娱乐、听音乐、观看令人愉快的电视节目等,以调动其积极情绪,解除心理负担,缓解焦虑,使良好的情绪状态与治疗效果同步发展,以促进康复。

(李　婷)

第二十四节　急性胰腺炎患者的护理

一、护理评估

(一)术前评估

1. 健康史

有无胆道疾病、酗酒、饮食不当、腹部手术、胰腺外伤、感染及用药等诱发因素;了解疾病的性质、严重程度及对手术的耐受性,包括重要脏器功能状态和营养状况。

2. 身体状况

腹痛部位及特点,影响疼痛的因素及药物镇痛效果;有无恶心、呕吐或腹胀等;有无消化道症状,如食欲减退、上腹饱胀等,有无黄疸及黄疸出现的时间、程度,是否伴有皮肤瘙痒;了解辅助检查结果,如血尿淀粉酶的测定,腹部超声等。

3. 心理—社会状况

对疾病、拟采取手术及治疗护理的配合知识掌握情况;有无焦虑、恐惧、失望等情绪;家属的配合情况及家庭经济承受能力。

(二)术后评估

1. 手术情况

了解麻醉方式和手术类型、范围、术中出血量、补液量及引流管安置情况。

2. 身体状况

腹部症状和体征,有无伤口渗血、渗液,各种引流管是否保持有效引流,引流液性状和量;血清蛋白水平、体重、免疫功能变化;有无多器官功能障碍、感染、出血、胰瘘、肠瘘的发生;术后患者疼痛程度及睡眠情况。

3. 心理—社会状况

患者对长期接受治疗的心理反应,对有关胰腺炎复发因素及出院康复知识的掌握程度。

二、护理诊断/合作性问题

1. 疼痛

疼痛与胰腺及其周围组织炎症有关。

2. 有体液不足的危险

有体液不足的危险与炎症渗出、出血、呕吐、禁食等有关。

3. 营养失调:低于机体需要量

营养失调:低于机体需要量与恶心、呕吐、禁食和应激消耗有关。

4. 知识缺乏

缺乏有关疾病防治及康复的知识。

5. 潜在并发症

休克、MODS、感染、出血、胰瘘或肠瘘。

三、护理目标

1. 患者疼痛减轻或得到控制。
2. 患者体液维持平衡。
3. 患者营养状态逐渐得到改善。
4. 患者掌握与疾病有关的知识。
5. 患者并发症得到预防、及时发现和处理。

四、护理措施

(一)疼痛护理

(1)禁食、胃肠减压,以减少对胰腺的刺激。

(2)遵医嘱给予抗胰酶药物、阿托品等解痉药物或盐酸哌替啶,必要时在 4～8h 重复使用。

(3)协助患者变换体位,使之膝盖弯曲、靠近胸部以缓解疼痛;按摩背部,增加舒适感。

(二)防治休克,维持水、电解质平衡

(1)密切观察患者生命体征、神志、皮肤黏膜温度和色泽。

(2)准确记录 24h 出入水量和水、电解质失衡状况。

(3)必要时留置导尿,记录每小时尿量。

(4)早期应迅速补充液体和电解质。根据脱水程度、年龄和心功能,调节输液速度,输全血、血浆。

(5)重症胰腺炎患者易发生低钾血症、低钙血症,应根据病情予以及时补充。

(6)观察过程中,若发现患者突然烦躁不安,面色苍白,四肢湿冷,脉搏细弱,血压下降,少

尿、无尿时,提示已发生休克,应立即通知医生,并备好抢救物品。

（7）置中心静脉导管,监测中心静脉压的变化。

（8）给予休克体位。注意保暖,加盖被、毛毯等,禁用热水袋。建立两条静脉输液通路,注意调节输液速度。

（三）维持有效呼吸型态

（1）观察患者呼吸型态,根据病情,监测血气分析。

（2）若无休克,协助患者取半卧位,利于肺扩张。

（3）鼻导管吸氧,3L/min。

（4）保持呼吸道通畅,协助患者翻身、拍背,鼓励患者深呼吸、有效咳嗽、咳痰。

（5）给予雾化吸入,每日 2 次,每次 20min。

（6）若患者出现严重呼吸困难及缺氧症状,应予气管插管或气管切开,应用呼吸机辅助呼吸。

（四）维持营养需要量

病情较轻者,可进少量清淡流质或半流质饮食。病情严重者,早期应禁食和胃肠减压。向患者讲解禁食的重要性,以取得配合。此期间可予 TPN 支持。待 2～3 周后,若病情稳定,淀粉酶恢复正常,肠麻痹消除,可在肠外营养的同时,通过空肠造瘘管给予肠内营养（EN）,以选择要素膳或短肽类制剂为宜。患者若无不良反应,可逐步过渡到全肠内营养和经口进食。开始进食少量米汤或藕粉,再逐渐增加营养素量,但应限制高脂肪膳食。

（五）引流管护理

引流管护理包括胃管、腹腔双套管、T 型管、空肠造瘘管、胰引流管、导尿管等。

（1）护士应分清每根导管的名称、放置部位及其作用。

（2）将导管贴上标签后与相应引流装置正确连接固定,防止滑脱;对昏迷患者尤其注意。

（3）防止引流管扭曲、堵塞和受压。

（4）定时更换引流瓶、袋,注意无菌操作。

（5）分别观察记录各引流液的色、质、量。

（6）腹腔双套管灌洗引流护理:①持续腹腔灌洗,以稀释腹腔内渗出物,可在生理盐水内加抗生素,以维持 20～30 滴/分为宜,冲洗液现配现用;②保持通畅,维持一定的负压,但吸引力不宜过大,以免损伤内脏组织和血管。若有坏死组织脱落、稠厚脓液或血块堵塞管腔,可用 20mL 生理盐水缓慢冲洗,无法疏通时在无菌条件下更换内套管;③观察并准确记录 24h 引流液的色、质、量:引流液开始为暗红色混浊液体,内含血块及坏死组织,2～3d 后颜色渐淡、清亮。若引流液呈血性,并有脉速和血压下降,应考虑大血管受腐蚀破裂继发出血,应立即通知医生处理,并积极做好紧急手术的准备;若引流液含有胆汁、胰液或肠液,应考虑胆瘘、肠瘘或胰瘘的可能;④动态监测引流液的胰淀粉酶值并做细菌培养;⑤保护引流管周围皮肤:局部涂氧化锌软膏,防止胰液腐蚀。拔管护理:患者体温正常并稳定 10d 左右,血白细胞计数正常,腹腔引流液少于 5mL/d,引流液的淀粉酶值正常后可考虑拔管。拔管后注意拔管处伤口有无渗漏,若有渗出应及时更换敷料。

（六）控制感染,降低体温

（1）监测体温和血白细胞计数变化,根据医嘱给予抗生素,并评估效果。

（2）协助并鼓励患者多翻身，深呼吸、有效咳嗽及排痰。

（3）加强口腔和尿道口护理，预防口腔、肺部和尿路感染。

（4）由于长期、大剂量应用抗生素，易并发真菌感染，可做血、尿、痰、引流液等的真菌培养，以助诊断。

（5）患者体温高于38.5℃时，应补充适量液体，调节室温，给予物理降温措施，如冷敷、温水或酒精擦浴，必要时可于药物降温。出汗多时及时擦干汗液，更衣保暖。

（七）并发症的观察与护理

（1）急性肾衰竭：详细记录每小时尿量、尿比重及24h出入水量。遵医嘱静脉滴注碳酸氢钠，应用利尿剂，或做血液透析。

（2）术后出血：按医嘱给予止血药物，定时监测血压、脉搏，观察患者的排泄物、呕吐物色泽。若因胰腺坏死引起胃肠道糜烂、穿孔、出血，及时清理血迹和倾倒胃肠引流液，避免不良刺激；并立即做好急诊手术止血的准备。

（3）胰腺或腹腔脓肿：急性胰腺炎患者术后2周出现发热、腹部肿块，应检查并确定有无胰腺脓肿或腹腔脓肿的发生。

（4）胰瘘：可从腹壁渗出或引流管引流出无色透明的腹腔液，合并感染时引流液可呈脓性。除注意保持负压引流通畅外，还应保护创口周围皮肤，如保持瘘口周围皮肤干燥、涂以氧化锌软膏，防止胰液对皮肤的浸润和腐蚀。

（5）肠瘘：腹部出现明显的腹膜刺激征，有含粪便的内容物流出，即可明确诊断。应注意：①保持局部引流通畅；②保持水、电解质平衡；③加强营养支持。

（八）心理护理

患者由于发病突然，病情重，又多需在重症监护病房治疗，常会产生恐惧心理。此外，由于病程长，患者易产生悲观消极情绪。护士应为患者提供安静舒适的环境与患者多作语言和非语言的交流，耐心解答患者的问题，讲解有关疾病知识和必要的治疗、护理措施，帮助患者树立战胜疾病的信心。

五、护理评价

1. 患者腹痛是否减轻，有无痛苦面容和疼痛主诉是否减少。

2. 患者水、电解质是否维持平衡，生命体征是否平稳，有无休克发生。

3. 患者营养是否得到适当补充，是否逐步恢复经口进食。

4. 患者是否掌握与疾病有关的知识，能否复述健康教育内容并配合护理工作。

5. 并发症是否得到预防、及时发现和处理，康复程度。

六、健康指导

1. 帮助患者及家属正确认识胰腺炎易复发的特性，强调预防复发的重要性。

2. 积极治疗胆道结石，消除诱发胰腺炎的因素。

3. 告知患者饮酒与胰腺炎的关系，强调戒酒的重要性。

4. 告诉患者维持低脂肪饮食和少量多餐进食方式的意义。

5. 告知患者及家属易引发胰腺炎的药物，指导患者遵医嘱服药及服药须知，如药名、作用、剂量、途径、不良反应及注意事项。

6. 指导并发糖尿病的患者进行饮食控制，并遵医嘱用药。

7. 注意腹部体征，若出现左上腹剧烈疼痛应及时就诊。

8. 出院后 4～6 周，避免举重物和过度疲劳。

9. 避免情绪激动，保持良好的精神状态。

10. 门诊定期复查。

（李　婷）

第二十五节　慢性胰腺炎患者的护理

一、护理评估

早期 CP 可无明显临床症状或仅有轻度消化不良，晚期可有 CP 本身、胰腺分泌功能不全以及并发症的表现。

（一）健康史

询问患者有无胆道疾病，如胆道结石、蛔虫、感染等；有无长期大量饮酒的习惯；有无十二指肠病变；有无高脂、高钙血症；是否有胰腺炎家族史。

（二）身体评估

1. 症状

（1）腹痛：是最突出的症状，见于 50%～90% 的患者，无明显特点。多位于中上腹或左上腹，可放射至腰背部。疼痛性质可为隐痛、钝痛、剧痛或钻痛，常伴恶心、呕吐。早期疼痛多为间歇性，随病情加重发作频度增多，持续时间延长，最后转为持续性腹痛。进食、饮酒、高脂肪餐均可诱发腹痛，往往因恐惧进食而限制食量，导致体重下降。前倾坐位、侧卧屈膝时疼痛可减轻，平卧位加重。疼痛常使患者营养不良、生活质量下降、日常活动受限。

（2）吸收不良综合征：胰腺具有很强的代谢能力，大多数腺泡组织损坏后才会出现胰腺外分泌功能不全，最终 50%～80% 的患者可出现吸收不良综合征，包括脂肪、蛋白、糖类吸收障碍，其中以脂肪吸收不良最早出现。轻症患者仅有餐后上腹饱胀、嗳气、不耐受油腻食物等症状。部分患者发生脂肪性腹泻，表现为排便次数增多，可达每日 10 次，大便量多，泡沫样并有恶臭，表面发油光或含有油滴，镜检可见脂肪滴。严重患者因脂溶性维生素缺乏造成夜盲症、皮肤粗糙和出血倾向等。食欲差、惧食，外加长期丢失脂肪和蛋白质可导致消瘦和严重营养不良。

（3）糖尿病：胰腺慢性炎症最后破坏胰岛，使其功能受损，胰岛素分泌减少。胰腺内分泌功能不全表现为糖尿病，约 60% 的患者为隐性糖尿病，出现糖耐量异常，10%～20% 的患者为典型的糖尿病。长期饮酒导致的慢性胰腺炎更易并发糖尿病。

2. 体征

无特异性体征。轻微腹部压痛，与腹痛程度不相称。胰腺假性囊肿形成时，腹部可扪及表面光整包块，少数可闻及血管杂音，是由假性囊肿压迫脾动、静脉所致。胰头显著纤维化或假性囊肿压迫胆总管下段，可出现持续或逐渐加深的黄疸。

3. 并发症

（1）胰腺假性囊肿：约25%的患者可有假性囊肿形成，囊肿体积大小不等，大囊肿如压迫门静脉或脾静脉，可致脾大、脾静脉血栓形成和门脉高压，压迫胃、十二指肠和胆总管等周围器官，可分别引起上消化道梗阻和阻塞性黄疸。

（2）上消化道出血：主要原因有：①胰源性门脉高压导致胃底静脉曲张破裂出血或胃糜烂；②假性囊肿壁的血管或胰周血管受消化酶侵蚀破裂出血；③合并消化性溃疡；④酒精性慢性胰腺炎常合并出血糜烂性胃炎，剧烈呕吐诱发贲门撕裂症引起出血。

（3）胰腺癌：少数患者合并胰腺癌，常有腹痛进行性加剧、消瘦、黄疸。

（4）其他：少数患者可出现胰源性腹腔积液，多由胰腺囊肿破裂所致；个别患者可发生多发性脂肪坏死，皮下脂肪坏死多见于下肢；另有少数患者可有忧郁、躁狂、性格改变等精神症状。

二、护理诊断与合作性问题

1. 营养不良：与食欲差、惧食、脂肪和蛋白质长期的吸收不良有关。

2. 腹痛：与胰腺神经受炎性介质刺激胆管阻塞有关。

3. 活动无耐力：与进食少，营养不良有关。

4. 血糖升高：与胰岛细胞被破坏，功能受损有关。

三、护理目标

1. 食欲好转，营养状况得到改善，正常饮食。

2. 腹痛减轻，生活质量提高

3. 生活自理，能从事正常轻体力工作。

4. 血糖控制在理想范围内，无糖尿病并发症出现。

四、护理措施

1. 一般护理

（1）体位：注意休息，以降低机体代谢率，增加脏器血流量，促进组织修复。取舒适体位，以减轻疼痛。

（2）饮食护理：饮食宜清淡、易消化，适量进食蔬菜、水果，忌高蛋白质、高脂、高糖饮食，严格禁酒。帮助患者制订饮食计划，使患者营养状况逐步得到改善。

2. 病情观察

严密观察患者的生命体征，评估患者营养状况，科学合理补液；监测血、尿淀粉酶及血糖变化。观察患者腹痛的部位及性质，有无放射痛、腹胀等，经治疗后疼痛有无减轻，疼痛性质和特点有无改变，若疼痛持续存在伴高热，则应考虑是否并发胰腺脓肿。

3. 对症护理

（1）高血糖护理：遵医嘱监测血糖，有计划更换取血部位；根据血糖情况，为患者制订食谱；指导患者科学适量运动；教会患者如何保护足部，防止糖尿病足的发生。

（2）腹痛的护理：同"急性胰腺炎"的护理。

4. 心理护理

医护人员尽量满足患者的心理需求，告知患者本病的治疗过程和相关注意事项，以排除患者的疑虑,从而帮助患者树立战胜疾病的信心。

五、健康教育

1.疾病知识指导

向患者及家属介绍本病的有关因素和疾病发展过程,解释各项检查前后的注意事项。

2.生活指导

指导患者按时服药,养成规律进食习惯。戒除烟、酒,清淡、易消化饮食,避免进食刺激强、高脂肪和高蛋白食物。教会患者识别高血糖食物及如何计算食物的热量,并能根据热量合理饮食。

3.定期复查,疾病变化随诊。

(李　婷)

第二十六节　胰腺癌患者的护理

一、护理评估

(一)健康史

询问患者既往是否有高脂和高蛋白饮食、慢性胰腺炎、胆石症、嗜烟及酒等胰腺癌发生的高危因素;近期是否出现无法解释的体重下降 >10%;出现不能解释的上腹或腰背部疼痛;突发糖尿病而又无遗传、肥胖的诱发因素等。胰腺癌起病隐匿,相对来说胰头癌比胰体尾癌出现症状早,但早期仍无特殊表现,即使晚期出现的症状也为非特异性的,难以与胃肠、肝胆疾病鉴别。

(二)身体状况

1.症状

(1)腹痛:60%的患者以腹痛为首发症状,病程中有90%出现腹痛。早期腹痛常位于中上腹,其次为左侧季肋部,后期常伴有腰背部放射性疼痛。胰头癌常向右侧腰背部放射,胰体尾癌则多向左侧腰背部放射。仰卧与脊柱伸展时疼痛加剧,弯腰前倾坐位或屈膝侧卧时可稍缓解。当癌肿压迫或浸润腹膜后神经丛引起严重的持续性腰背痛。

(2)黄疸:黄疸是胰头部癌的突出症状,可伴有腹痛,也可表现为无痛性黄疸,多由胰头癌压迫或浸润胆总管引起,也可是肝内、肝门、胆总管淋巴结肿大所致。

(3)体重减轻:在黄疸之前常有短期内显著的体重减轻,晚期呈恶病质。

(4)其他:患者可有不同程度的其他消化道症状(如食欲减退、消化不良、脂肪泻)。少数患者出现胰源性糖尿病,个别患者可为首发症状。部分患者发生游走性血栓性静脉炎或动脉血栓症。

下肢深静脉血栓形成时可引起患侧下肢水肿,脾静脉、门静脉血栓形成可致脾大、腹腔积液和食管胃底静脉曲张。少数患者可表现为焦虑、急躁、抑郁、个性改变等精神症状。患者多有持续或间歇性低热。

2. 体征

早期无明显体征。常见消瘦、黄疸和上腹压痛。黄疸时扪及无压痛肿大胆囊为库瓦济埃征(Courvoisier)是诊断胰腺癌的重要体征。胆汁淤积、肝转移癌可致肝大,胰腺癌压迫脾静脉造成脾大。晚期有腹部包块、腹腔积液、远处转移征象。

二、护理诊断与合作性问题

1. 营养失调

营养失调低于机体需要量,与食欲下降、恶心、呕吐、吸收不良有关。

2. 活动无耐力

活动无耐力与进食少、营养失调、肿瘤消耗有关。

3. 腹痛

腹痛与疾病过程及手术伤口有关。

4. 有感染的危险

有感染的危险与机体抵抗力降低有关。

5. 恐惧

恐惧与身体日渐衰退,生命受到威胁有关。

三、护理目标

1. 患者体重不再下降。

2. 患者可以生活自理,能下床活动。

3. 患者自诉疼痛减轻或疼痛可以忍受。

4. 患者未发生感染。

5. 患者情绪稳定,自诉恐惧感减轻,积极配合治疗。

四、护理措施

(一)非手术治疗的护理

1. 密切观察患者生命体征

①注意有无发热,若体温超过38.5℃,立即通知医生,予以物理或药物降温,及时为患者更换衣物,保持床单元干燥,注意保暖;鼓励患者多饮水,必要时静脉补液;②密切观察病情变化,加强生命体征监测。

2. 体位

患者应卧床休息,以降低机体代谢率,增加脏器血流量。取俯卧、弯腰坐位、屈膝侧卧位,以减轻疼痛。

3. 疼痛的护理

遵医嘱应用止痛药物。

4. 皮肤护理

放疗部位皮肤应加强保护,避免感染。皮肤瘙痒者每日用温水擦浴1~2次,擦浴后涂止痒剂。

出现瘙痒时,可用手拍打,切忌用手抓。瘙痒部位严禁使用肥皂类的清洗剂,瘙痒难忍影响睡眠者,遵医嘱予以镇静催眠药物。

5. PICC 置管的护理

PICC 置管是患者静脉输注化疗药物的保证。①每日使用前要注意观察局部穿刺点情况并测量臂围;②治疗结束后先用生理盐水冲管后肝素液封管,12h 封管一次;③治疗间歇期每七天冲管一次;④穿刺侧肢体避免负重,经常做握拳、松拳动作,促进肢体血液循环;⑤局部每周更换敷料一次。

6. 经皮肝穿刺胆道引流(PTCD)术的护理

①置管前检查和纠正凝血功能;②置管前一晚服缓泻剂或灌肠;③当日晨起禁食水;④术后平卧 4～6h,卧床 24h;⑤密切观察腹部情况穿刺点有无渗血;引流管是否通畅。

(二)手术治疗的护理

行胰、十二指肠切除术者,应密切观察腹腔引流管和香烟式引流条内渗出物的量和性状,警惕术后胆漏、胰瘘和腹腔内出血等并发症。行胰体和胰尾切除术者,要注意置于胰腺断面处的引流管内有无清亮、无色的水样胰液渗出,疑有胰瘘时,应立即将引流管持续负压吸引,并涂擦氧化锌软膏,保护引流管口周围皮肤。

(三)饮食护理

饮食宜清淡、易消化,富有营养。充分了解患者的饮食喜好,配合医生制订患者食谱,记录饮食量,并观察进食后消化情况,根据医嘱给予助消化药物,对于有摄入障碍的患者,按医嘱合理安排补液,补充营养物质,纠正水、电解质和酸碱失衡等,按医嘱输入清蛋白、氨基酸、新鲜血、血小板等,纠正低蛋白血症、贫血、凝血机制障碍等。

(四)心理护理

应帮助患者消除焦虑及恐惧情绪,鼓励患者说出不安的想法和感受,同时应及时向患者例举手术后康复的病例,给予其治愈疾病的信心,鼓励手术患者之间的互相探访,加强与家属及其社会支持系统的沟通和联系,解决其后顾之忧,并教会患者减轻焦虑的方法。在治疗过程中,医护人员要表现出真诚,与胰腺癌患者交流,给予患者希望、信任、勇敢、求生的良好心理。

(李　婷)

第二十七节　非酒精性脂肪性肝病患者的护理

非酒精性脂肪性肝病是指除酒精外和其他明确的肝损害因素所致的,以弥散性肝细胞大泡性脂肪变为主要特征的临床病理综合征。非酒精性脂肪性肝病包含一系列肝损伤,从单纯脂肪变性到脂肪性肝炎,进展到肝纤维化,甚至肝硬化。本病有遗传易感性,发生于不酗酒的人群,胰岛素抵抗和氧化应激在非酒精性脂肪性肝病的发病中起主要作用。在过去的 10～15 年中,美国和其他发达国家,各年龄组中脂肪性肝炎的发病与肥胖和糖尿病的增多是平行的,随着肥胖和糖尿病的发病率增加,非酒精性脂肪性肝病现已成为我国常见的慢性肝病之一。

一、护理评估

1. 健康史

非酒精性脂肪性肝病起病隐匿,慢性病程,常无症状。

2.症状

少数患者有乏力、右上腹轻度不适、肝区隐痛或上腹胀痛等非特异症状。严重脂肪性肝炎时可出现黄疸、食欲缺乏、恶心、呕吐等症状。

3.体征

部分患者肝大。发展至肝硬化失代偿期时其临床表现与其他原因所致肝硬化相似。

4.辅助检查

(1)血液检查:常有血清 ALT、AST、γ – CT 水平正常或轻、中度升高(<5 倍正常值上限)常以 ALT 升高为主。

(2)影像学检查:B 超检查是诊断脂肪性肝病重要而实用的手段,脂肪性肝病的准确率达 70% ~80% 左右。CT 特别是 MRI 对区分局灶脂肪浸润和局灶肝转移有意义。

(3)肝穿刺活组织检查:肝活检不仅是确诊 NAFLD 的最好方法,对鉴别诊断有重要意义,而且是提供重要预后信息的最敏感和特异的方法。

二、护理诊断与合作性问题

1.营养失调

高于机体需要量与高热量及高脂肪食物摄入过多致营养过剩有关。低于机体需要量与酒精摄入影响蛋白质和维生素摄入致营养不良有关。

2.知识缺乏

缺乏有关脂肪肝致病因素的防治知识。

3.焦虑

焦虑与担心疾病预后有关。

4.潜在并发症

戒断综合征。

三、护理目标

1.通过饮食控制,患者体重明显减轻。

2.成功戒除烟、酒,改变饮食习惯。

3.掌握非酒精性脂肪性肝病常见病因并自觉规避。

4.情绪平稳,积极治疗。

5.平稳度过戒断期。

四、护理措施

1.起居护理

减肥和运动是对非酒精性脂肪性肝病的最佳措施。以各种运动代替传统的久坐不动的生活方式是增加能量消耗的常用方法。

在日常轻体力活动的基础上,每天从事 30min 中等强度的体力活动,每周 5d;或每天从事 20min 强体力活动,每周 3d;或中等强度和强体力活动相结合,达到每周运动量 450 ~750MET(代谢当量),是目前推荐的获得显著健康的最低运动量。每天至少 30min 的运动量也可以由每次 10min 的间断性运动累积达到。经常性的体力活动对个体和公众健康都很重要,坚持足量的运动锻炼对脂肪肝患者尤为重要。

2. 饮食护理

对非酒精性脂肪性肝病(NAFLD)患者,限制及调整高脂血症者饮食结构,尤其是饱和脂肪酸及糖类物质的摄入,是最佳护理措施。水果、蔬菜、奶制品和很多谷物中所固有的糖称为自然存在的糖,在食品制作过程中或餐桌上额外加入的糖称为添加糖。因软饮料、水果饮料、甜点和方便食品中应用大量添加糖,摄入过多则能量过多,进而出现脂质代谢异常、空腹血糖升高、胰岛素敏感性降低及腹部脂肪沉积,故应限制摄入,其中添加糖总量不应超过总热量的25%,即女性每日在饮食中应摄入不超过 100kcal 的添加糖,而男性每日在饮食中应摄入不超过 150kcal 的添加糖。

对酒精性肝病患者,困酒精摄入致吸收不良,一方面应限制添加糖的摄入;另一方面,还应强调在戒酒的基础上给予高热量、高蛋白、低脂饮食,并补充多种维生素(如 B 族维生素、维生素 C、K 及叶酸)以避免营养不良。

3. 用药护理

(1)多烯磷脂酰胆碱(易善复):为必需磷脂,内含天然胆碱磷酸二甘油酯、不饱和脂肪酸等,有助于肝细胞修复。注意胶囊不应咀嚼,用足够液体整体吞服,餐后或餐中服,视病情轻重疗程可达一年。因本药注射液的性质极稳定,胶囊或注射液保存温度不宜大于 25℃;静脉注射时不可与其他任何注射液混合;静脉滴注时只能用 5%(或 10%)葡萄糖注射液或 5% 木糖醇注射液稀释,若用其他溶液配制,配制后溶液应 pH < 75,严禁用生理盐水或林格液稀释,只能使用澄清液体。口服本药时注意胃肠不适、腹泻等不良反应,以及是否有过敏反应。

(2)S - 腺苷甲硫氨酸(思美泰):为利胆药,可减轻肝内胆汁淤积,延缓肝硬化发生。本药肠溶片须整片吞服,不得嚼碎,两餐间服用,静脉注射时应缓慢,不与碱性液体、含钙离子溶液及高渗溶液(如 10% 葡萄糖)配伍,粉针剂须在使用前用所附溶剂溶解,溶解后的注射液保存时间不超过 6h。长期应用本药未见严重不良反应,以下不良反应轻微且短暂,无须停药,如浅表性静脉炎、头痛、出汗、灼热、上腹痛、恶心、腹泻,特别敏感者可有昼夜节律紊乱睡前服用催眠药可减轻症状。有血氨增高的肝硬化前或肝硬化者,用药期间应监测血氨水平。

(3)维生素 E:具有抗氧化作用,可减轻氧化应激反应,从而防止肝细胞损伤。维生素 E 生理需要量成年男性 10mg/d,女性 8mg/d,如需长期服用,一日剂量不宜超过 200mg。若长期过量用药可减少维生素 A 的体内贮存,出现恶心、呕吐、眩晕、头痛、视力模糊、皮肤皲裂、唇炎、口角炎、腹泻、乳腺肿大、乏力等不良反应。

(4)戒酒药物:酒精过量中毒者可用纳曲酮 0.4mg,缓慢静推,以缓解中毒症状;酒精成瘾者常规用苯二氮卓类药物进行脱瘾治疗,与乙醇有交叉耐受性,可明显缓解戒断症状,遵医嘱用量,注意观察疗效及有无嗜睡和共济失调等不良反应,酒精戒断症状出现时需很谨慎使用镇静剂。

1)在戒酒过程中,应向患者说明戒酒后肝功的异常不会立即恢复,须告知脂肪型肝炎患者在其完全戒酒 2~4 周后,肝功才明显改善甚至恢复,若戒酒 3~6 个月后血清转氨酶仍未能恢复,则考虑其存在酒精性肝炎(AH),让患者心中有数,做好充分的思想准备,制订现实的目标,使之增强信心,不要急于求成,以免因失望而出现沮丧心理。

2)对于严重酒依赖者,戒酒过程中要注意以下几点:a. 戒酒时最好住院,一方面可以断绝酒源,另一方面有医生和护士的照顾,也比较安全;b. 注意发生戒断综合征,可采用递减法逐渐戒酒,无论一次或分次戒酒,临床上均要密切观察和监护,尤其在戒酒后第一周注意评估患者体温、脉搏、血压、意识状态和定向力,及时处理可能发生的戒断症状,以免危及生命;c. 在戒酒过程中可能出现癫痫发作;d. 应注意补充 B 族维生素,改善营养状态;e. 遵医嘱给予戒酒药物纳洛等辅助治疗,观察该药疗效及是否有恶心、呕吐、烦躁不安、心动过速,原有低血压应用异丙基肾上腺素者,可出现室速甚至室颤等不良反应,应及时备好抢救药品和器械。

4. 心理护理

(1)向患者讲解单纯性脂肪性肝病经减肥和运动等积极治疗可完全恢复,酒精性脂肪肝戒酒后亦可完全恢复,以免其担心预后,减轻焦虑。

(2)根据患者的年龄、文化、社会背景、性格特点制订心理护理策略,并自始至终贯穿于治疗与护理的全过程中。不论是减肥、运动锻炼,还是戒酒,均应强调持之以恒的重要性。

(3)酒精性肝病患者在疾病严重发作、社会生活打击(如失业、家庭破裂)以及医生劝告之后而自愿戒酒,但戒除却很困难,指导患者进行有效的情绪控制,提供其情感支持,患者每前进一步都要予以表扬,鼓励其坚持治疗。

(4)对酒精依赖者应针对性开展认知领悟疗法,帮助其认识成瘾物质的特点、危害性治疗的艰巨性和重要性;通过心理支持疗法给予患者充分地理解、支持,必要的同情、鼓励和包容;通过摆脱不良环境刺激,法制教育和管理,帮助其建立起新的支持系统;通过工娱治疗,增强个体的社会适应能力、意志力;必要时给予厌恶疗法,抑制并矫正其不良行为等。

(5)定期组织患者与病情类似且控制较好的患者建立联系,交流有效的控制方法。

五、健康教育

1. 知识宣教

向患者及家属讲解非酒精性脂肪性肝病和酒精性肝病的发病原因、机理、临床表现和转归。告知患者如能对病因加以控制,单纯性脂肪性肝病和脂肪性肝炎、单纯酒精性肝病均可逆转至恢复正常。

2. 休息与活动

减肥和运动可改善胰岛素抵抗,是治疗肥胖相关 NAFLD 的最佳措施,鼓励患者建立健康的生活方式,鼓励运动,强身健体。

3. 饮食指导

戒酒可使单纯性酒精性肝病患者恢复正常,但在其基础上应给予高热量、高蛋白、低脂、高维生素饮食,以保证营养摄入的均衡。

(李 婷)

第二十八节 酒精性肝炎患者的护理

一、护理评估

酒精性肝炎患者临床表现差异较大,一般与饮酒的量和酗酒的时间长短有关,因个体遗传代谢特征,营养状态以及原有肝脏损害程度的不同而有明显差异,肝脏可长时间代偿而无任何症状。

（一）健康史

酒精性脂肪肝患者有长期饮酒史，一般状态良好，常无症状或症状轻微，可有乏力、食欲缺乏、右上腹隐痛或不适等。

（二）症状和体征

常在近期（数周至数月）大量饮酒后，出现全身不适、食欲缺乏、恶心与呕吐、乏力肝区疼痛等症状。查体一般为低热伴黄疸、肝大并有压痛。严重者可并发急性肝衰竭。酒精性肝硬化发生于长期大量饮酒者，以门脉高压为主要表现，与其他原因所致肝硬化临床表现相似，可伴慢性酒精中毒的精神神经症状、慢性胰腺炎等其他表现查体见肝脏不同程度肿大。

二、护理诊断与合作性问题

1. 营养失调：低于机体需要量与患者进食少有关。
2. 受伤的危险：与大量饮酒后外伤有关。
3. 酒精戒断表现：与长期大量饮酒致酒精依赖有关。

三、护理目标

1. 营养状态改善，进食量增加。
2. 无外伤发生
3. 成功戒酒。

四、护理措施

1. 戒酒

协助患者戒酒，传授患者健康饮酒知识。喝酒时不要喝碳酸饮料，如可乐、汽水等，以免加快身体吸收酒精的速度；喝白酒时，要多喝白开水，以利于酒精尽快随尿排出体外；喝烈酒时最好加冰块。空腹喝酒时酒吸收快且易刺激胃黏膜，应在饮酒前口服牛奶，也可吃几片面包，利用食物中脂肪不易消化的特性来保护胃部。指导患者如何戒酒。

2. 心理护理

良好的心态对于疾病的治疗很有效，要有战胜疾病的信心。

3. 休息与运动

酒精性肝病的患者生活上更要注意休息，根据病情的不同阶段掌握动静结合的关系，以休息为主，工作上不能太劳累，不能参加太剧烈的活动。做到生活自理，适当休息。酒精肝恢复的时候应适当地运动，活动以无疲乏感为度，避免劳累过度，耗伤气血。酒精肝患者平时还要锻炼身体，增强自身的体质，减少或防止其他疾病的发生。在治疗中要根据自己的病情选择适当的锻炼方法。

4. 饮食护理

平时应多吃富含 B 族维生素的动物肝脏，猪、牛、羊肉，蛋黄，蔬菜，燕麦等粗粮。酒精对肝脏的伤害较大，喝酒时多吃绿叶蔬菜，其中的抗氧化剂和维生素可保护肝脏，豆制品中的卵磷脂有保护肝脏的作用，饮酒时也应多食。

（李　婷）

第二十九节　食管肿瘤患者的护理

一、食管平滑肌瘤

（一）护理评估

1. 健康史

轻微下咽不畅。

2. 身体状况

约半数平滑肌瘤患者完全没有症状,因其他疾病行胸部 X 线检查或胃肠道造影而被发现。即使有症状也多轻微,最常见的是轻度下咽不畅,很少影响正常饮食。病程可达数月至十多年,即使肿已相当大,因其发展很慢,梗阻症状也不重。进食哽咽可能是间歇性的,其严重程度与肿瘤大小和部位并不完全平行,主要取决于肿瘤环绕管腔生长的情况,与肿瘤表面黏膜水肿、糜烂有关。少数患者主诉疼痛,可为胸骨后、胸部、背部及上腹部隐痛,很少剧烈疼痛。约33%的患者有消化功能乱,表现为胃灼热(烧心)、反酸、腹胀、饭后不适及消化不良等。个别患者有呕血及黑便等上消化道出血症状。伴发的疾病有食管癌、食管裂孔疝、憩室、食管血管瘤及贲门失弛缓症等。

（二）护理目标

减轻焦虑、加强营养、减少或不发生术后并发症、学会有效的进食方法。

（三）护理措施

1. 术前护理

（1）心理护理:患者有进行性吞咽困难,日益消瘦,对手术的耐受能力差,对治疗缺乏信心,同时对手术存在着一定程度的恐惧心理。因此,应针对患者的心理状态进行解释、安慰和鼓励,建立充分信赖的护患关系,使患者认识到手术是彻底的治疗方法,使其乐于接受手术。

（2）加强营养:尚能进食者,应给予高热量、高蛋白、高维生素的流质或半流质饮食。不能进食者,应静脉补充水分、电解质及热量。低蛋白血症的患者,应输血或血浆蛋白给于纠正。

（3）胃肠道准备:①注意口腔卫生;②术前安置胃管和十二指肠滴液管;③术前禁食,有食物潴留者,手术前一晚用等渗盐水冲洗食管,有利于减轻组织水肿,降低术后感染和吻合口瘘的发生率。

（4）术前练习:教会患者深呼吸、有效咳嗽、排痰、床上排便等活动。

2. 术后护理

（1）保持胃肠减压管通畅:术后 24～48h 引流出少量血液,应视为正常,如引出大量血液应立即报告医生处理。胃肠减压管应保留 3～5d,以减少吻合口张力,以利愈合。注意胃管连接准确,固定牢靠,防止脱出,引流通畅。

（2）密切观察胸腔引流量及性质:胸腔引流液如发现有异常出血、混浊液、食物残渣或乳糜液排出,则提示胸腔内有活动性出血、食管吻合口瘘或乳糜胸,应采取相应措施,明确诊断,予以处理。如无异常,术后 1～3d 拔除引流管。

（3）严格控制饮食:食管缺乏浆膜层,故吻合口愈合较慢,术后应严格禁食、禁水。禁食期间,每日由静脉补液。安放十二指肠滴液管者,可于手术后第二日肠蠕动恢复后,经导管滴入营养液,减少输液量。手术后第五日,如病情无特殊变化,可经口进食牛奶,每次 60mL,每 2h 一次,间隔期间可给等量开水,如无不良反应,可逐日增量。术后第十至第十二日改无渣半流质饮食,但应注意防止进食过快及过量。

(4)观察合口瘘的症状:食管吻合口的临床表现为高热、脉快、呼吸困难、胸部剧痛、不能忍受。患侧呼吸音低,叩诊浊音,白细胞升高甚至发生休克。处理原则:胸膜腔引流促使肺膨胀、选择有效的抗生素抗感染、补充足够的营养和热量。

目前多选用完全胃肠内营养(TEN)经胃造口灌食治疗,效果确切、满意。

(四)健康教育

注意饮食保健,可以多吃营养丰富、好吸收、好消化的食物。口味清淡,少食多管,多吃新鲜蔬菜、瓜果、豆类、蘑菇类食物。可吃猪肉、鸭肉、鸽子肉,不要吃牛肉、羊肉、狗肉、鸡肉、鱼虾及辛辣食物,不要吃生冷的、油腻的、油炸的、腌制的、烟熏的食物等。

二、食管癌

(一)护理评估

1. 健康史

长期饮烈性酒、吸烟,食物过硬、过热、进食过快。

2. 身体状况

(1)症状

1)早期症状:一般较轻,持续时间较短,常反复出现,时轻时重,可有无症状的间歇期,持续时间可达 1~2 年,甚至更长。主要症状为胸骨后不适、烧灼感或疼痛,食物通过时局部有异物感或摩擦感,有时吞咽食物在某一部位有停滞感或轻度梗阻感。下段癌还可引起剑突下或上腹部不适、呃逆、嗳气等。

2)后期症状:①吞咽困难:是食管癌的典型症状。吞咽困难在开始时常为间歇性,可以因食物堵塞或局部炎症水肿而加重,也可因肿瘤坏死脱落或炎症消退而减轻。但总趋势进行性加重,如出现明显吞咽障碍时,肿瘤常已累及食管周径的 2/3 以上。吞咽困难的程度与食管癌的病理类型有关,缩窄型和髓质型癌较为严重。有约 10% 的患者就诊时可无明显吞咽困难;②反流:食管癌的浸润和炎症反射性地引起食管腺和唾液腺黏液分泌增加。当肿瘤增生造成食管梗阻时,黏液积存于食管内引起反流,患者可以表现为频繁呕吐黏液,所吐黏液中可混有食物、血液等,反流还可引起呛咳,甚至吸入性肺炎;③疼痛:胸骨后或背部肩胛间区持续性疼痛常提示食管癌已向外浸润,引起食管周围炎、纵隔炎,疼痛也可由肿瘤导致的食管深层溃疡引起。下胸段或贲门部肿瘤引起的疼痛可位于上腹部;④其他:肿瘤侵犯大血管,特别是胸主动脉可造成致死性大出血;肿瘤压迫喉返神经可致声音嘶哑,侵犯膈神经可致呃逆;压迫气管或支气管可致气急或干咳;并发食管气管瘘或食管支气管,肿瘤位于食管上段时、吞咽食物时常可产生呼吸困难或呛咳。

(2)体征:早期体征不明显。晚期因患者进食困难,营养状况日趋恶化,患者可出现消瘦、贫血、营养不良、失水和恶病质。当肿瘤向肝、腹膜转移时,可有大量腹腔积液形成。

(二)护理诊断及合作性问题

1. 疼痛:与肿瘤压迫神经有关。

2. 营养失调:低于机体需要量,进食困难与肿瘤消耗有关。

（三）护理目标

1.疼痛减轻或消失。

2.能够进食,营养状况改善。

3.无并发症发生。

（四）护理措施

1.改变不良饮食习惯,不吃不新鲜的蔬菜和霉变食物,避免进食过热、粗糙或酸性食物以减少局部刺激。

2.提供安静、舒适的休息环境,保证充足的睡眠,以减轻疼痛。

3.观察患者疼痛的部位、性质、程度及持续时间。

4.教会患者分散注意力的方法,如自我放松术、催眠术、听音乐等。

5.积极治疗与食管癌相关的疾病,同时积极应用维生素 E、维生素 C、维生素 B_2、叶酸等治疗食管上皮增生以阻断癌变过程。

6.对易感人群监测,普及防癌知识,提高防癌意识。

（五）健康教育

1.遵医嘱坚持治疗。

2.养成良好的饮食习惯,少食多餐,睡前 2h 勿进食。

3.进行适当的体育锻炼,以不感到劳累为宜。

4.定期复查,若出现体温升高、呕吐、伤口渗血等情况时,应及时就诊。

（王颖琦）

第三十节　胆囊肿瘤患者的护理

一、胆囊良性肿瘤

胆囊良性肿瘤分为真性肿瘤及假性肿瘤两大类。真性肿瘤有腺瘤、胆囊腺肌瘤和中胚层来源的血管瘤、淋巴管瘤、脂肪瘤、平滑肌瘤、纤维瘤等。假性肿瘤中有息肉(胆固醇性炎症性、增生性)、异位组织(如胃、肠黏膜及胰、肝、肾上腺、甲状腺等)。真性肿瘤以腺瘤为主,假性肿瘤中以胆固醇性息肉为多见。

（一）护理评估

1.健康史

既往有胆囊结石、胆囊炎。

2.身体状况

（1）症状:胆囊良性肿本身大多无症状,多于检查时偶然发现。部分患者以右下腹或剑突下痛为表现,腹痛无特异性,与慢性胆囊炎、胆石症相似,常于餐后发生右上腹的疼痛或较痛,尤其是在食油性食物后。其他症状包括消化不良和偶有恶心、呕吐等,常在健康检查或人群普查时才被发现。

（2）体征:患者多无明显体征,部分可有右上腹深压痛,如存在胆囊管梗阻时,可扣及肿大的胆囊。

3. 护理诊断及合作性问题

（1）焦虑：与担心疾病预后不良有关。

（2）疼痛：与肿瘤压迫神经有关。

（3）营养不良：与进食少，消化、吸收不良有关。

（二）护理目标

1. 焦虑减轻，积极配合治疗。

2. 学会应用减轻疼痛方法，疼痛减轻。

3. 营养状况改善，生活自理。

（三）护理措施

1. 保持愉快的心理状态，养成良好的饮食习惯，禁食辛辣刺激性食物，少食油腻食品，不要饮烈性酒。

2. 对于 40 岁以上的人，特别是妇女，要定期进行 B 超检查，发现有胆囊炎、胆结石或息肉等，更应追踪检查，发现病情有变化应及早进行治疗。

3. 积极治疗癌前病变，进早根除可能引起癌变的诱因，如积极治疗胆囊炎，对于有症状的胆结石或较大的结石要尽早行胆囊切除术。

（四）健康教育

1. 控制脂肪对胆囊疾病患者较为重要。一般来说，昼夜供应油 20g，但不要集中在一餐，应均匀分配在三餐中。因为脂肪容易引起绞痛，禁用油煎、油炸食品，最好使用植物油，有助于胆汁排泄，不食用动物油（如猪油）。

2. 少吃或不吃高胆固醇食物。如皮蛋、蛋黄、鱼卵及动物的肝脏、心、肾、胃、肝以及肥肉等。日供应量不能超过 300mg 胆固醇。

3. 避免烟、酒及辛辣刺激性食物。

4. 避免发霉、油炸、烟熏及腌制食物。

5. 忌不易消化的硬、黏食物。

总之，胆囊良性肿瘤患者饮食宜多样化，切勿偏食，主食可食用米饭、面条、稀饭、面包类；宜食富含各种维生素的食物，如橘子、苹果、西红柿等水果和蔬菜；忌食高胆固醇食物。在日常饮食中，注意合理搭配，以免病情加重，引发癌变。

二、胆囊癌

胆囊癌为胆道系统中常见的恶性肿瘤之一，占消化道癌肿的 8.5%，仅次于胃、结肠、直肠、食管及胰腺而居第六位。女性远较男性多见，男女之比为 1：（3～5），年龄多在 45～75 岁，以胆囊底部和颈部多见。

（一）护理评估

1. 健康史

既往慢性胆囊炎、胆石症。

2. 症状

胆囊癌起病隐匿，早期大多无症状。临床上主要表现为上腹痛（90% 以上）、右上腹块（50%）、黄疸（40%）、腹痛，无特异性，可酷似急、慢性胆囊炎或胆石症。出现腹块和进行性黄疸往往提示病程已近晚期。

3. 体征

胆囊癌晚期还可出现肝大、发热、腹腔积液、贫血和消瘦等。

4. 并发症

有胆囊感染、积脓、穿孔以及肝脓肿、膈下脓肿、胰腺炎、胃肠道出血等,也可与附近胃肠道形成瘘管。

5. 转移途径

75％的胆囊癌可直接侵犯周围脏器,发生频率依次为肝、胆管、胰、胃、十二指肠、网膜和结肠。60％的患者有淋巴转移,远处转移者约占15％,腹膜转移者不到20％。沿神经鞘扩散是肝胆系统癌肿特点之一,在进展期,有近90％的胆囊癌患者发生神经侵犯,是本病引起疼痛的主要原因。

(二)护理诊断及合作性问题

1. 焦虑:与担心治疗效果有关。

2. 疼痛:与肿瘤浸润压迫有关。

3. 体温过高:与术后感染有关。

4. 营养失衡:与肿瘤消耗有关。

5. 活动无耐力:与禁食有关。

(三)护理目标

1. 焦虑减轻,积极治疗。

2. 学会减轻疼痛方法,疼痛减轻或缓解。

3. 体温控制在正常范围内。

4. 营养状况改善。

5. 体力恢复好,生活自理。

(四)护理措施

1. 预防并发症

密切观察患者体温、脉搏、呼吸、血压的变化,防止并发症的发生。

2. 注意饮食的调节

胆囊癌患者因胆汁排泄不畅影响食物的消化和吸收,特别是对脂肪性食物更难消化,患者常表现纳呆、食少、腹胀、大便不畅。选择易消化、易吸收并富有营养的食物,如新鲜水果和蔬菜,少吃或不吃高脂肪食物,禁烟,多饮开水。

3. 心理护理

情绪因素对疾病的发展和治疗效果及预后都有着重要关系。医护人员应鼓励患者保持愉快的心情,树立战胜疾病的信心,充分发挥机体的潜在能力,使患者能够积极配合治疗,提高效果。

4. 休息护理

静卧休息时应保持舒适的卧位,一般以左侧卧位、仰卧位为佳,以防胆囊部位受压。

5. 其他护理

鼓励患者做一些力所能及的事,以转移不良情绪,自我调理心态,如练气功、散步、听科普知识,做到动静结合。

（五）健康教育

1. 适当参加体育锻炼和轻体力劳动,忌长时间坐、卧,以利机体功能的恢复。
2. 多吃易消化、易吸收且富含蛋白质丰富的食物。
3. 定期复查。

（王颖琦）

第三十一节　肠梗阻患者的护理

一、护理评估

（一）术前评估

1. 健康史和相关因素

询问患者的年龄,有无感染、饮食不当、过劳等诱因,既往有无腹部手术及外伤史、克罗恩病、溃疡性结肠炎、结肠憩室、肿瘤等病史。

2. 身体状况

腹痛、腹胀、呕吐、停止排气排便症状出现的时间及动态变化;呕吐物、肛门排出物、胃肠减压抽出液的性质和量;腹部体征的动态变化,有无腹膜刺激征出现。生命体征的变化;有无眼窝内陷、皮肤弹性差、尿少等明显的脱水征象,脱水的性质与程度;有无脉搏细弱、血压下降、面色苍白、四肢冰冷等休克的表现。各项检查的结果,判断患者有无体液及酸碱平衡失调。

3. 心理—社会状况

肠梗阻的急性发生是否引起患者和家属的焦虑或恐惧,患者和家属对疾病的认知程度。

（二）术后评估

麻醉方式、手术方式、术中输血和输液情况。生命体征如血压、脉搏、呼吸的变化。腹部有无腹痛、腹胀、恶心呕吐等不适。术后恢复情况、有无切口感染、腹腔内感染或肠瘘等并发症发生。腹腔引流管是否通畅,引流液的颜色、性状和量。

二、护理诊断/合作性问题

1. 疼痛与肠内容物不能正常运行或通过障碍有关。
2. 不舒适与肠梗阻致肠腔积液积气有关。
3. 体液不足与呕吐、禁食、肠腔积液、胃肠减压有关。
4. 体温升高与肠腔内细菌繁殖有关。
5. 潜在并发症肠坏死、腹腔感染、休克。

三、护理目标

1. 腹痛程度减轻,腹胀缓解。
2. 体液平衡能得到维持。
3. 体温能维持在正常范围。
4. 并发症得到预防、及时发现和处理。

四、护理措施

（一）术前护理

1. 饮食

肠梗阻患者应禁食,若梗阻缓解,如患者排气、排便,腹痛、腹胀消失后可进流质饮食,忌食产气的甜食和牛奶等。

2. 胃肠减压

胃肠减压期间应观察和记录引流液的颜色、性状和量,若发现有血性液,应考虑有绞窄性肠梗阻的可能。

3. 体位

生命体征稳定可取半卧位,可使膈肌下降,减轻腹胀对呼吸循环系统的影响。

4. 缓解腹痛和腹胀

若无肠绞窄或肠麻痹,可应用阿托品类抗胆碱药物解除胃肠道平滑肌痉挛,使腹痛得以缓解。但不可随意应用吗啡类止痛剂,以免掩盖病情。此外,还可热敷腹部、针刺双侧足三里穴,如无绞窄性肠梗阻,也可从胃管注入液体石蜡,每次 20～30mL。

5. 呕吐的护理

呕吐时嘱患者坐起或头侧向一边,以免误吸引起吸入性肺炎或窒息;及时清除口腔内呕吐物,给予漱口,保持口腔清洁,并观察记录呕吐物的颜色、性状和量。

6. 记录出入液量和合理输液

观察和记录呕吐量、胃肠减压量和尿量等,结合血清电解质和血气分析结果,合理安排输液种类和调节输液量。

7. 防治感染和脓毒症

正确、按时应用抗生素可有效防治细菌感染,减少毒素产生,同时观察用药效果和不良反应。

8. 严密观察病情

定时测量记录体温、脉搏、呼吸、血压,严密观察腹痛、腹胀、呕吐及腹部体征情况;若患者症状与体征不见好转或反有加重,应考虑有肠绞窄的可能。绞窄性肠梗阻的临床特征:①腹痛发作急骤,起始即为持续性剧烈疼痛,或在阵发性加重期间仍有持续性疼痛。肠鸣音可不亢进。呕吐出现早、剧烈而频繁;②病情发展迅速,早期出现休克,抗休克治疗后症状改善不显著;③有明显腹膜刺激征,体温升高,脉率增快,白细胞计数和中性粒细胞比例增高;④不对称性腹胀,腹部有局部隆起或触及有压痛的肿块;⑤呕吐物、胃肠减压抽出液、肛门排出物为血性,或腹腔穿刺抽出血性液体。经积极非手术治疗后症状体征无明显改善;⑦腹部 X 线检查所见符合绞窄性肠梗阻的特点。此类患者因病情危重,多处于休克状态,需紧急手术治疗。应积极做好术前准备。

（二）术后护理

1. 观察病情

观察患者的生命体征、腹部症状和体征的变化。观察腹痛、腹胀的改善程度,呕吐及肛门排气、排便情况等。

留置胃肠减压和腹腔引流管时,观察和记录引流液的颜色、性状及量。

2.体位

血压平稳后给予半卧位。

3.饮食

禁食,禁食期间给予补液。待肠蠕动恢复并有肛门排气后可开始进少量流质;进食后若无不适,逐步过渡至半流质。

4.胃肠减压和腹腔引流管的护理

妥善固定引流管,保持引流通畅,避免受压、扭曲。

5.并发症的观察与护理

术后,尤其是绞窄性肠梗阻术后,若出现腹部胀痛、持续发热、白细胞计数增高,腹壁切口处红肿,或腹腔引流管周围流出较多带有粪臭味的液体时,应警惕腹腔内或切口感染及肠瘘的可能,应及时报告医师,并协助处理。

6.活动

病情允许,鼓励患者早期下床活动,促进肠蠕动恢复,防止肠黏连。

五、护理评价

1.疼痛程度是否减轻;腹胀有否缓解。

2.体液平衡能否得到维持,生命体征是否稳定、有无脱水征、是否保持尿量大于30mL/h。

3.患者的体温是否维持在正常范围。

4.有无发生肠坏死、腹腔感染、休克等术后并发症,若发生,是否得到及时发现和处理。

六、健康指导

1.告知患者注意饮食卫生,不吃不洁的食物,避免暴饮暴食。

2.嘱患者出院后进易消化食物,少食刺激性食物;避免腹部受凉和饭后剧烈运动保持大便通畅。

3.老年便秘者应及时服用缓泻剂,以保持大便通畅。

4.出院后若有腹痛、腹胀、停止排气排便等不适,及时就诊。

（王新玲）

第三十二节　肠瘘患者的护理

一、护理评估

（一）术前评估

1.健康史和相关因素

询问患者有无腹部外伤或手术史,若系手术并发症,则需要手术情况及肠瘘发生后的治疗经过和效果。肠瘘的类型、数目、腹壁上多个瘘口相互间的关系;有无腹痛、腹部压痛、反跳痛、腹肌紧张等腹膜炎征象;肠液外漏情况,瘘口周围皮肤受损程度;非手术治疗者:双套管负压引流及堵瘘效果。

2. 身体状况

营养状况,有无消瘦、乏力、水肿表现;有无寒战、高热、呼吸急促、脉率加速等脓毒症的表现。结合实验室检查结果判断有无贫血及水、电解质及酸碱平衡失调。

3. 心理—社会状况

患者是否因病程长、工作和生活受到影响、家庭经济负担增加、担心疾病的预后而感到焦虑不安;是否因肠内容物不断流出刺激皮肤并引起破损而感到非常痛苦;是否因治疗时间长、效果欠佳而对治疗失去信心;家庭成员能否给予足够的心理支持。

(二)术后评估

手术情况包括麻醉方式、手术名称、术中输血和输液情况。生命体征、伤口渗血、渗液情况有无出血性休克征象;腹腔引流管是否通畅,引流液的色、量和性状,有无持续发热、伤口红肿、腹痛、腹部压痛、反跳痛和肌紧张等腹壁皮肤和腹腔感染的征象。有无发生肺炎、腹腔内感染、胃肠道或瘘口出血、肝肾损害等并发症的征象。对术后早期活动的重要性、活动内容与方法的程度。

二、护理诊断/合作性问题

1. 营养失调:低于机体需要量与肠液大量外漏、炎症和创伤等所致的高消耗有关。
2. 体液不足与禁食、肠液大量外漏有关。
3. 皮肤完整性受损与瘘口周围皮肤被消化液侵蚀致糜烂有关。
4. 焦虑与长期肠液外漏的视觉和痛觉刺激及担心预后有关。
5. 潜在并发症:腹腔感染、胃肠道或瘘口出血、肝肾功能障碍。

三、护理目标

1. 患者营养状况得到改善和维持。
2. 患者体液平衡能得到维持。
3. 患者瘘口周围皮肤得到保护,愈合良好。
4. 患者焦虑程度减轻。
5. 患者并发症能得到预防或及时发现和处理。

四、护理措施

(一)非手术治疗的护理

1. 心理护理

向患者及家属解释肠瘘的发生、发展过程和治疗方法,消除其顾虑,增强对疾病治疗的信心,并配合各项医疗和护理。

2. 体位

采取低半卧位,利于呼吸和引流,并使炎症局限。

3. 负压引流的护理

瘘口内放置持续负压吸引管和滴液管,以充分稀释、引流溢出的肠液,减少肠液对瘘口周围组织的侵蚀,利于炎症、水肿消退、肉芽组织生长,从而促进瘘口愈合。

(1)引流管的选择与安放:根据瘘口情况选用合适的引流管。引流管的顶端应放置在肠壁内口附近,但不可放入肠腔内,滴液管应放在引流管顶端附近。固定引流管并覆盖敷料。

（2）调节负压大小：根据肠液黏稠度、流出量调整。一般负压以 10～20kPa 为宜，肠液黏稠、流出量大时，负压可调高，但应避免负压过小致引流不充分或过大造成肠黏膜损伤、出血。

（3）调节冲洗液的速度：冲洗的目的是保持引流管内湿润，防止分泌物干涸成痂状妨碍引流。肠液稠厚、流出量多、刺激性强时，应加快冲洗速度。一般每日的冲洗液量为 2000～4000mL，速度为 40～60 滴/分。冲洗液为等渗盐水，如若内有感染，可加入敏感抗生素。

（4）观察记录冲洗液量及肠液量：肠液量的计算是 24h 引出液总量减去已冲洗的等渗盐水量。多发瘘需同时冲洗和引流时，冲液瓶和吸引瓶应作标记，以便分别观察和记录。

（5）保持引流管通畅：及时清除双套管内的堵塞物，可将双套管的内管取出清洗，或缓慢作顺时针方向旋转松动外套管，若无效，另行更换双套管。

4. 堵瘘的护理

肠瘘经过引流冲洗后，成为被控制的瘘（肠液能按治疗的要求引流至体外）。此时可根据瘘的情况选用不同的堵瘘方法，包括外堵法和内堵法两种。

（1）外堵法：适用于经过充分引流、冲洗，已经形成完整、管径直的瘘管。用医用粘合胶、盲端橡胶管或塑料管、水压等方法将瘘管堵塞，达到肠液不外溢、瘘口自行愈合的目的。瘘口外堵后，护理时应注意外堵物是否合适、肠液有无继续外漏、患者有无主诉疼痛不适、瘘口周围组织有无红肿，以及体温、脉搏、呼吸的变化。若有肠液外渗，除调整外堵方法外，还需及时更换敷料，瘘口周围皮肤涂复方氧化锌软膏保护。

（2）内堵法：适用于须手术才能治愈的唇状瘘及瘘管短且口径大的瘘。用乳胶片或硅橡胶片等放入肠腔内，将瘘口堵住，使肠液不再流至肠外。护理应注意观察有无因堵片损伤周围组织而致炎症；堵片位置是否合适，肠液外溢的量；若肠液溢出量大，应注意堵片位置有无移动或堵片质地变软、弹性不够、不能与肠黏膜紧贴，必要时更换堵片。听取患者的主诉并观察腹部体征，若出现腹痛、腹胀、恶心呕吐、肠鸣音亢进等，可能为堵片位置不合适引起机械性肠梗阻，应予及时处理。

5. 瘘口周围皮肤的护理

（1）及时清除溢出肠液：是防止肠液腐蚀皮肤的最有效方法。若引流管或瘘口阻塞，必须设法改进引流或瘘口堵塞的方法，使肠液的溢出量减至最少程度。

（2）敞露瘘口：敞露瘘口周围皮肤，不加盖敷料，有肠液漏出则及时吸净保持干燥、清洁，若局部皮肤发生糜烂，可用红外线灯照射使其干燥。

（3）保护瘘口周围皮肤：应用具有附着力强、收敛、耐消化液腐蚀等特点的复方氧化锌油膏保护瘘口周围皮肤。肠瘘管理较困难、局部肠液溢出较多时，可与敞露疗法相结合，白天敞露，夜间休息时涂敷油膏，并加盖敷料包扎。

6. 营养支持

肠外瘘患者丢失大量肠液，又不能正常饮食，加之感染和消耗，将迅速发生营养不良，因此需加强营养支持，包括肠外营养和肠内营养。

（二）术前护理

除常规护理外，还要做好以下几方面的护理。

1. 肠道准备

术前 3～5d 开始禁食；口服肠道不吸收抗生素；做好瘘口及旷置肠祥的灌洗，术日晨作清洁灌肠（从肛门及瘘口两个进路）。

2. 皮肤准备

去除胶布,暴露局部皮肤,清除瘘口周围的油膏等污垢,使其保持干燥。

3. 应用抗生素

根据创面与瘘口分泌物的细菌培养和药敏试验结果,术前2d给予合适的抗生素。

(三)术后护理

1. 严密观察

病情复杂的肠外瘘手术创伤大、术中失血失液多,术后腹腔内可继续渗血、渗液。故应严密观察生命体征的变化、伤口渗血、渗液情况,以及腹腔引流管引流液的性状、颜色和量,警惕出血性休克的发生。

2. 观察有无伤口感染、腹腔感染和再次瘘的发生

观察伤口局部有无红、肿、痛的感染征象;观察有无持续高热、腹痛、腹胀、恶心呕吐、腹部压痛、腹肌紧张等腹腔内感染的征象;术后可能因远端肠道不通畅、功能失调、胃肠减压不充分或营养状况欠佳等,有再次发生瘘的可能,临床可有"先胀后瘘"的表现,应注意观察。

3. 营养支持

继续应用TPN,直至肠功能恢复,并做好相应的护理。

4. 各种引流管护理

肠瘘术后常留置各种引流管,如肠排列管、肠造口管、腹腔负压引流管、胃肠减压管、导尿管等。应明确各种管道的作用,严格无菌操作,注意勿错接;妥善固定、防止其移位、脱出;保持各管道的通畅;观察并记录各引流液的颜色、性状和量。

5. 术后并发症的预防与护理

(1)腹腔感染:观察患者腹部和全身情况的变化,一旦发生腹腔感染,协助医师行腹腔引流、保持引流通畅、全身应用抗生素等。

(2)胃肠道或瘘口出血:原因包括①消化液腐蚀瘘附近组织,导致血管破裂出血;②胃肠黏膜弥散性糜烂出血;③应激性溃疡。应安慰患者,使之保持安静;局部应用血管收缩剂。预防胃肠道出血的有效措施是充分引流漏出肠液、有效控制感染。

(3)肝、肾功能障碍:大量肠液丧失致水、电解质、酸碱平衡失调、循环血流量减少及腹腔内感染,是肠外瘘早期并发肝、肾功能障碍的主要原因。因此应定期复查肝、肾功能,尿常规等,详细记录24h出入液量,合理输液、有效控制感染、减少毒素吸收,以期预防和早期发现肝、肾功能障碍。

五、护理评价

1. 患者营养状况是否得到改善,体重、血浆蛋白水平、总淋巴细胞计数等是否维持在正常范围。

2. 患者体液平衡是否得到维持,是否生命体征稳定、有无脱水征、是否保持尿量30mL/h。

3. 患者瘘口周围皮肤是否得到保护,若有糜烂,是否得到有效处理,愈合是否良好。

4. 患者焦虑有无减轻,如情绪是否稳定、能否配合各项治疗和护理。

5. 患者有无发生腹腔感染、胃肠道或瘘口出血、肝肾功能障碍,若发生,能否得到及时发现和处理。

六、健康指导

1. 指导患者进食

肠瘘患者由于较长时间未能正常饮食及手术切除部分肠段,消化吸收功能有所减退,因此开始进食时应以低脂肪、适量蛋白质、高糖类、低渣饮食为主;随着肠功能的恢复,可逐步增加蛋白质与脂肪量。

2. 鼓励和指导患者早期活动

早期活动可增强肌肉收缩力、防止肌肉萎缩和关节僵直,避免骨突处组织受压过久而发生压疮;还可增加肺通气量,避免肺泡萎缩,有利于气管内分泌物排出,预防坠积性肺炎、肺不张;还可加强心肌收缩力,增加心搏量,改善血液循环,从而增加局部组织灌流量。

活动多在瘘口封闭后进行。包括床上被动和主动活动、早期下床活动三种方法。先开始被动性肢体活动,如按摩四肢、肢体伸屈运动;指导患者做深呼吸。随着体质的恢复,指导患者自行床上活动,并逐渐增加活动量。若腹部伤口愈合、无其他制动因素,可指导患者早期离床活动。

（王新玲）

第三十三节　肠易激综合征患者的护理

肠易激综合征(IBS)系一组以腹部不适或腹痛伴有排便习惯改变为特征的功能性肠病,缺乏可解释症状的形态和生化异常。欧美 IBS 的人群患病率约为 10% ～22%,我国为5.7% ～7.3%。发病年龄在 20～50 岁之间,女性的患病率是男性的 1.1～2.6 倍。

一、护理评估

（一）健康史

患者主诉长期睡眠形态紊乱,腹痛或不适,排便异常;腹泻、便秘或两者交替发生。上述症状多发生于情绪变化时;有家族史。

（二）身体状况

1. 症状

症状以腹部不适或腹痛、排便异常为主。腹部不适或腹痛以下腹部为多,也可游走发作和持续时间不定,常在排气或排便后缓解。腹泻多在晨起或餐后出现,无血便。便秘往往伴有便后不尽感,部分患者出现腹泻与便秘交替。常有消化不良症状。常伴有不同程度的精神症状。

2. 体征

多数患者一般身体状况良好,可有腹部压痛,直肠指检可发现肛门痉挛和痛感。

二、护理诊断与合作性问题

1. 焦虑:与疾病长期反复发作,影响患者生活有关。
2. 营养失调:与便秘、腹泻导致肠道功能紊乱有关。
3. 腹痛、腹部不适:与肠道感染、内脏功能异常有关。

4.睡眠形态紊乱：与疾病导致患者神经功能异常有关。

三、护理目标

1.患者焦虑情绪减轻，能正确认识所患疾病，生活质量有所改善。
2.患者营养状态改善，体重增加，食欲好转。
3.腹痛、腹部不适的症状减轻或消失。
4.睡眠质量及睡眠时间明显提高，醒后精神饱满。

四、护理措施

1.一般护理

嘱患者定时按量服药，但药物主要是对症处理，因此，如无必要可不使用药物治疗。为患者创造安静、舒适的睡眠环境。

2.症状护理

若患者存在腹泻症状，则观察患者大便性状、次数，做好肛周护理，采用温水擦净肛周；若肛周发红，则给予氧化锌软膏涂抹。指导患者适当进行运动，促进胃肠的运动，以确保患者排便的通畅。

3.心理护理

IBS多发生于中青年尤以女性居多。多数患者由于工作、家庭、生活等引起长期而过度的精神紧张，因此我们对他们应该给予更多的关怀，自入院始尽可能给予他们方便，使他们对新的环境产生信任感和归属感。在明确诊断后要耐心细致的讲解病情，使他们对所患疾病有深刻的认识。讲解一些成功案例，以增强患者的信心，让患者积极配合治疗及护理工作。耐心解答患者提出的问题，尽量满足患者的心理、生理需求，避免对疾病产生恐惧，消除紧张情绪。我们耐心细致的讲解，也会使患者产生信任感和依赖感，有利于病情缓解。

4.饮食护理

IBS不论哪种类型都或多或少与饮食有关，腹泻型IBS患者80%的症状发作与饮食有密切的相关性。因此应避免食用诱发症状的食物，通常应避免产气的食物，如牛奶、大豆，给予低脂肪、高蛋白、富含维生素、低纤维素的饮食。便秘型患者可进高纤维素饮食，以改善便秘症状。以腹痛、腹胀为主的IBS，给予低脂肪、高蛋白、富含维生素的饮食，避免摄入产气饮食。

5.改变排便习惯

尤其是对于腹泻型患者，可以通过人为的干预尽量改变排便习惯，以终止恶性循环利于病情缓解。

6.建立健康的生活模式

①保持良好的心理状态，心胸开阔、性格开朗，遇事多与人沟通，建立良好的工作、家庭及社会关系；②适度的体育锻炼，不仅可以增强自身的抵抗力，增加腹肌和膈肌的运动刺激肠动，更可以缓解压力减轻焦虑、忧郁等不良情绪；③戒除烟酒，保持积极乐观的生活态度；④作息规律，保证足够的睡眠时间，睡前温水泡足，不饮咖啡、茶等兴奋性的饮料。

五、健康教育

1.饮食上因人而异，腹泻型以低纤维少渣为主，而便秘型恰恰相反，告知家属注意患者饮食的调配。

2.指导患者采用健康的生活方式,按时休息,加强锻炼,规律排便。

3.向患者及家属讲解 IBS 病程长,反复发作,但预后一般较好,大部分患者在 12 个月内症状消失,并很少引起新的疾病,减轻患者思想负担,利与疾病早期恢复。

4.在患者病情不稳定时,告知家属注意看护患者,避免患者有过激行为。

(王新玲)

第三十四节　结直肠癌患者的护理

大肠癌(large intestine cancer)是世界范围内最常见的恶性肿瘤之一。随着经济的发展,人民生活水平的提高和我国平均寿命的普遍延长,老年人大肠癌的发病率呈逐年上升趋势,年增长率为 4.2%。

一、护理评估

(一)病史评估

1.起病情况

评估老年患者现病史及健康史两部分,现病史包括发病时间、原因和(或)诱因、症状、有无腹泻、便秘、大便带血等表现,腹部有无包块及相关检查等。

健康史包括患者一般资料、既往史、家族史、遗传史、生育史、药物过敏史及可能影响手术伴随疾病的其他系统疾病。

2.病因和危险因素

(1)饮食习惯:结直肠癌高发地区以高蛋白质、高脂肪、低纤维素食品为主。成肉、火腿、香肠、成鱼及熏制食物中均含有亚硝酸盐,而亚硝胺是导致肠癌发生最强烈的致癌物质。

(2)肠道内细菌:特别是厌氧菌对结直肠癌的发生具有极为重要的作用。结肠癌患者粪便中厌氧菌数量明显增加。

(3)吸烟:香烟中含肼类化合物,肼类化合物在实验动物中可诱发结肠癌,香烟中还含有另一种致癌物质苯并芘。因此,老年人长期吸烟可诱发结直肠癌。

(4)环境因素:有报道在美国土壤中缺钼和缺硒最显著的地区,结直肠癌的发病率最高。土壤缺钼可导致硝酸盐在农作物内积聚,从而使食物中亚硝酸盐含量显著增高。

(5)癌前病变:多数大肠癌有腺瘤癌变而来,其中以绒毛状腺瘤多见。大肠癌的发生与多种慢性肠道疾病也有一定关联,包括慢性溃疡性结肠炎、克罗恩病、血吸虫性结肠炎等。

(6)遗传因素:大肠癌患者的子女患大肠癌的概率比一般人群高 2～4 倍,遗传性结直肠癌发病率约占总体结直肠癌发病率的 6%,主要包括林奇综合征(Lynch syndrome)、家族性腺瘤性息肉病(familial adenomatous polyposis,FAP)、黑斑息肉综合征(Putz – Jeghers syndrome)等。

(7)基因变异:结直肠正常上皮发生恶变的过程中,基因改变形成异常上皮,再发展成腺瘤,最后形成癌。在结直肠癌高发的地区,腺瘤的发病率明显增高,多数学者认为当结直肠腺瘤发展为癌肿时,平均需要约 10 年时间。

3. 生活方式与饮食习惯

询问患者有无长期高蛋白质、高脂肪、低纤维素饮食史，是否长期食用咸肉、火腿、香肠、咸鱼及熏制食物等，有无吸烟、喝酒、饮浓茶爱好。

（二）身体状况评估

1. 生命体征

监测患者生命体征。

2. 体格检查

（1）一般状况评价：全身浅表淋巴结特别是腹股沟淋巴结的情况。

（2）腹部视诊和触诊：检查有无肠型、肠动波、腹部叩诊及听诊检查了解有无移动性浊音及肠鸣音异常。

（3）直肠指检：了解直肠肿瘤大小、大体形状、质地、占据肠壁周径的范围、基底部活动度、肿瘤下缘距肛缘的距离、肿瘤向肠外浸润状况、与周围脏器的关系、有无盆底种植等，同时观察有否指套血染。

3. 临床表现

老年人结直肠癌早期症状不明显，就诊时多属晚期，切除率仅50%左右，并发结肠梗阻或穿孔者较年轻者或总的结直肠癌中的比例高。

（1）右半结肠癌：①贫血：右半结肠的肿瘤瘤体较大，肿瘤表面易发生缺血而引起坏死、脱落、继发感染、溃烂、出血。盲肠及升结肠的蠕动细小而频繁，粪便在右半结肠呈稀糊状，血液和粪便混合均匀，以致肉眼不易察觉。由于长期的慢性失血，老年患者往往因贫血而就诊；②腹部肿块：右半结肠癌肿以隆起型病变多见，癌肿向肠腔内发展可生长成较大。腹部可扪及质硬肿块，因右半结肠肠腔大，梗阻发生率低，但老年患者发生横结肠癌伴梗阻的情况多见；③腹痛：由肿瘤侵及肠壁肌层而致病灶部位的隐痛，当肿瘤穿透肠壁侵犯腹膜或其他脏器时，疼痛逐渐加重；④大便习惯改变：排便不规则，便秘与腹泻交替。血液与粪便混合均匀，肉眼不易看出便血。

（2）左半结肠癌：①便血：当粪便进入左半结肠，由于水分的再吸收，大便由糊状逐渐变成固体状，因而由大便磨擦病灶而引起便血，血液与粪便相混，多呈暗红色或紫褐色；②黏液便：左半结肠癌以溃疡型多见，由于溃疡常伴有继发性感染，使肠黏膜分泌黏液较多，便次增多，且有黏液血便；③肠梗阻：因左半结肠的肠腔狭小，浸润型癌肿呈环形生长导致肠腔环形狭窄，患者常有左侧腹部或下腹部隐痛，随着肠腔狭窄的发展，出现进行性便秘，排便困难，腹胀及发生梗阻。

（3）直肠癌：直肠癌早期仅限于黏膜层，常无明显症状，仅有少量便血及大便习惯改变，患者常不介意。癌肿发展后，中心部分破溃，继发感染，症状如下。

1）直肠刺激症状：癌肿直接刺激直肠产生腹泻，里急后重，便不尽感。

2）病变溃破感染症状：癌肿表面破溃后，排粪时即有明显出血，量少，同时有黏液排出。感染严重时有脓血便，大便次数增多。

3）肠壁狭窄梗阻症状：癌肿引起肠腔狭窄可致腹胀、腹痛，晚期有排便困难，粪便变细变形等。

二、护理目标与评价

（1）患者焦虑/恐惧情绪未发生或减轻。

（2）患者能够摄入足够的营养,其营养状况得到维持或改善。

（3）患者能运用有效方法消除或减轻疼痛。

（4）患者能够接受新的排便方式。

（5）患者掌握术后有效咳嗽方法,未发生肺部感染。

（6）患者术后未发生并发症或并发症得到及时的发现和处理。

三、护理措施

（一）非手术患者的护理

（1）创造良好的病房环境,注意开窗通风提高患者舒适感。

（2）营养支持:鼓励患者摄取足够的营养,进食易消化、高蛋白质、富含维生素、少渣饮食,对食欲差的老年患者可根据患者爱好适当调整饮食,少量多餐,必要时给予肠外营养支持。

（3）做好基础护理,保持患者个体清洁,提高舒适度。对于生活不能自理者,应协助患者床上洗头、洗脚、擦浴等。

（4）药物指导:应做好患者疼痛的管理,通过疼痛知识教育使患者及家属正确认识镇痛药的使用和药物成瘾性,告知药物的使用剂量、给药途径、使用方式等。在患者化疗期间耐心向患者及家属做好解释,告知药物常见的不良反应及预防措施,做好 PICC 导管的维护。在放疗期间应指导患者注意保护皮肤黏膜,预防感染的发生。

（5）心理护理:老年胃癌患者可有不同程度的心理变化,护理人员应积极主动的与患者进行交流,了解患者内心想法,通过针对性的心理护理减轻患者的不良情绪,消除患者对药物和治疗效果的担忧,也可采用音乐、视频等方式缓解患者的负面情绪。同时应做好家属的心理护理。

（二）手术患者的护理

1. 术前护理

（1）心理护理:对于肿瘤位置低的老年患者,因患者欲行临时性或永久性肠造口,而导致其排便方式的改变,使患者难以接受,应对患者及家属及时进行多种方式的讲解,包括造口的目的、类型、功能、术后可能发生的问题等,指导患者出院后肠造口扩理得当,不会影响其正常生活和社交,减少其恐慌焦虑情绪,提高社会适应能力。

（2）营养支持:术前给予老年患者补充高蛋白、高热量、富含维生素、易消化饮食。严重营养不良的患者,术前 7 ~ 10d 即可给肠内或肠外营养支持,可减少感染相关并发症及吻合口的风险。联合术前口服糖类、硬膜外镇痛及术后肠内营养,有助于术后氮平衡及缓解胰岛素抵抗。与完全禁食相比,早期口服或行肠内营养支持可促进术后肠功能的恢复,减少术后感染并发症,缩短住院时间。及时纠正患者术前低蛋白血症、贫血、电解质紊乱等症状。

（3）肠道准备:告知患者肠道准备的目的,指导患者进行术前饮食调整及口服泻药准备。

1）饮食准备:术前 1d 给于流质饮食,对于有胃排空障碍或胃肠梗阻的患者,需要延长禁食时间,且术前需要行胃肠减压,并及时应给予补液。

2）清洁肠道:目前临床上常见的口服泻药有硫酸镁和聚乙二醇电解质散。术前 3 日每晚口服 50% 硫酸镁 30mL,术前 1 日下午 14:00 ~ 16:00 口服 50% 硫酸镁 100mL,为减少对胃黏膜刺激,加入 100mL 温开水稀释成 25% 硫酸镁口服,然后在 2h 内服 5% 葡萄糖盐水 1500 ~ 2000mL,糖尿病患者可喝白开水或生理盐水。若患者服药后出现呕吐需补充药量或肌内注射胃复安 10mg。年老体弱患者可服复方聚乙二醇电解质散 2 袋(137.12g),将每袋加水至 1000mL 溶解口服。第一次口服 500mL,以后每隔 15min 口服 250mL 直至喝完。不完全性肠梗阻患者术前肠道准备时间需延长,必要时可给予低压灌肠。

(4)术前造口定位:对于低位和极低位直肠癌患者常需要进行临时性或永久性肠造口,文献显示肠造口术后并发症发生率高达 21%～70%,而给予拟行肠造口患者术前造口定位,则能够减少患者术后造口并发症,提高患者生存质量。乙状结肠造口或永久性造口常选择在左下腹,回肠造口或预防性造口选择在右下腹,横结肠造口在剑突至脐连线中点的右侧,旁开中线 2 横指。

2.术后护理

(1)病情观察:患者术后常规监测血压、脉搏、呼吸、氧饱和度。

(2)体位:对于全麻清醒患者,病情平稳后可给予半卧位,以减轻患者腹部伤口张力,缓解疼痛、利于腹腔引流。

(3)早期活动:早期下床活动可促进呼吸、胃肠、肌肉骨骼等多系统功能恢复,有利于预防肺部感染、压力性损伤、下肢深静脉血栓形成及胰岛素抵抗。实现早期下床活动应建立在术前宣教、多模式镇痛以及早期拔除鼻胃管、尿管和腹腔引流管等各种导管特别是患者自信的基础之上。老年患者术后第一天活动受限与镇痛不足、持续静脉输液、导尿管留置、合并疾病等因素相关。术后清醒即可半卧位或适量床上活动,视老年患者的恢复情况术后 24h 后开始下床活动,并注意专人陪护,预防跌倒,建立每日活动目标,逐日增加活动量。

(4)术后镇痛:采用视觉模拟评分法或"长海痛尺"进行评估,建议患者疼痛评分控制在≤3 分,较低的镇痛相关不良反应发生率,有效控制患者术后疼痛。对于开放性手术,推荐留置中胸段硬膜外导管进行术后镇痛。腹腔镜手术术后疼痛持续时间短于开放手术,如腹腔镜手术术后早期恢复饮食,亦可口服镇痛药物,不推荐术后硬膜外镇痛。

(5)术后营养:支持择期腹部手术术后尽早恢复经口进食、饮水及早期口服辅助营养可促进肠道运动功能恢复,有助于维护肠黏膜功能,防止菌群失调和异位,还可以降低术后感染发生率及缩短术后住院时间。一旦老年患者恢复通气可改为流质饮食,摄入量根据胃肠耐受量逐渐增加。当经口能量摄入少于正常量的 60% 时,应鼓励添加口服肠内营养辅助制剂,出院后可继续口服辅助营养物。

(6)引流管护理:在患者有引流管的情况下需加强护理:①妥善固定各导管并做好管道标识,避免管道脱出;②保持导管引流通畅,防止受压、折叠、扭曲等,定期挤压引流管避免堵塞;③需负压引流的引流管要保持负压状态,如腹腔引流管的负压为负 50～70mmHg;④每班观察并记录引流液的量、色、质等,并做好交接班。

(7)术后常见并发症的护理

1)出血是术后常见的并发症之一,一般发生在术后 24h 内,表现为血液积聚在腹腔或盆腔内,短时间内有大量的血性液引流出或每小时引流液超过 200mL,患者出现腹胀不适并伴有心率加快、血压下降等表现。常与术后血管结扎线脱落、患者合并有出血性疾病、肝脏疾病及长期应用激素等多种因素有关。①密切观察生命体征变化及腹部体征;②密切观察引流液性状及量:当短时间内有大量的血性液引流出或引流液量超过 200mL/h,应警惕活动性出血,及时告知主治或主诊医生。保持引流通畅:手术后因盆腔渗血渗液多,可将双套管外管接负压吸引,内管接酒精小瓶过滤空气。严密观察,发现引流不畅,及时检查负压装置及管道连接情况,必要时告知医生,防止管道不通掩盖病情。

2)吻合口瘘一般发生在术后5~7d,表现为当进食后引流液突然增多、混浊并有粪臭味,通常与术后吻合口张力大、血供差、肠管水肿、合并糖尿病、贫血、低蛋白血症、组织修复能力差、引流管负压过大有关。

3)伤口感染临床表现为伤口红肿并有积液、体温升高、白细胞计数$>4.0 \times 10^9$/L,常与糖尿病或低蛋白血症、伤口创面较大、引流不彻底、术前行放化疗术后渗出多等有关。

(8)造口并发症观察与护理:造口手术常见的并发症有:造口黏膜缺血坏死、造口水肿、造口回缩、造口狭窄、造口出血、造口黏膜与周围皮肤分离、造口周围皮炎等。术后第1d开放造口,注意观察造口黏膜颜色、排泄量等。选择合适的造口产品,保持肠造口周围皮肤的清洁干燥。长期服用抗生素、免疫抑制剂和激素的患者,应当特别注意肠造口部位真菌感染。

1)造口黏膜缺血坏死:临床表现为坏死性肠造口外观局部或完全变紫,若及时给予适当处理,变紫的黏膜可能会恢复正常;但如无改善则会变黑,最后导致造口坏死。检查造口缺血的方法:①拆除围绕造口的纱条,当肠黏膜外观变紫时,应立即报告医生并密切观察造口黏膜变化;②检查肠管血运情况及坏死的深度;③更换造口袋时,在黏膜上洒护肤粉,促进自溶清创;④当坏死组织与正常黏膜界线明显时,可适当清除坏死组织;⑤有腹膜炎症状者必须行剖腹探查,切除坏死的肠管,造口重建;⑥密切观察患者的转归,防止造口狭窄和造口回缩的发生。

2)造口回缩:临床表现为造口开口平齐或低于造口周围皮肤水平,当粪便稀软时,尤其是回肠造口者,容易引起排泄物渗漏,导致造口周围皮肤损伤。

常由以下几个因素引起:①造口黏膜缺血性坏死后,坏死黏膜脱落肠管回缩;②肠管游离不充分,外翻肠管长度不够;③造口处缝线固定不牢或缝线过早脱落;④襻式造口支撑棒过早拔除;⑤造口周围脂肪组织过多。

(三)用药护理

(1)护士应及时向患者解释用药的作用、目的、注意事项,积极治疗高血压、糖尿病等伴随疾病,按医嘱给药,指导患者切勿私自调节剂量。

(2)输注液体时应及时进行巡视,保持静脉通路通畅、指导家属与患者勿随意调节滴速,询问患者是否有不适表现及生活需求等。

(3)术前使用镇静剂不利于术后早期下床活动及口服进食,除严重紧张或焦虑时可酌情使用外,应尽量避免使用。

(四)基础与生活护理

1.休息与活动

术前可鼓励患者适当进行活动,促进睡眠。术后早期下床活动可促进呼吸、胃肠、肌肉骨骼等多系统功能恢复,有利于预防肺部感染、压力性损伤和下肢深静脉血栓形成。为保证护理安全和加速患者康复,指导患者术后清醒或24h内即可半卧位或适量床上活动;术后24h开始下床活动,由护士协助下床活动1~2h,逐渐过渡至出院时每天独立下床活动4~6h。建立每日活动目标,逐日增加活动量。

2.生活护理

对不能下床患者,协助其完成床上大小便。协助患者扣背、排痰、进行有效咳嗽,防止痰液聚集于肺部,引起肺部感染。

保持肛周皮肤清洁干燥,经常用温水清洗,洗干净后用软毛巾轻轻吸干,不能用力擦拭,防止加重局部症状。必要时药物涂抹皮肤形成保护层,隔离粪水对肛周皮肤的刺激。

(王　莉)

第三十五节　胃癌患者的护理

一、护理诊断

胃癌的早期诊断是关键,尤其是纤维内镜结合检查加在直视下活组织检查,X线钡餐检查对确诊有重要价值。

本病自然病程为一年左右,胃癌的预后,取决于癌肿发生的部位、范围、病理类型、浸润胃壁的活动和转移情况。

二、护理目标

减轻恐惧与焦虑,以良好的心态对待疾病与手术,术后疼痛减轻,接受术后饮食知识及时发现并发症。

三、护理措施

(一)心理护理

向患者耐心解释、安慰和鼓励。解释胃癌的可治性和手术的必要性。消除其悲观情绪和焦虑心态,增加患者对治疗的信心,积极配合治疗和护理。

(二)营养护理

进食高热量、高蛋白、高维生素饮食,食物应新鲜、易消化。重患者需要实施胃肠外营养支持。

(三)术前护理

(1)心理护理:手术前要安慰患者,耐心解答患者提出的问题。

(2)饮食:给高蛋白、高热量、高维生素易消化饮食,注意少量多餐。

(3)手术日晨留置胃管,便于手术操作,减少手术时对腹腔的污染。

(4)有幽门梗阻者禁饮食并给予高渗盐水洗胃以减轻水肿。

(四)术后护理

(1)观察生命体征,病情较重或有休克者应及时观察患者神志、尿量、体温等。

(2)体位:患者神志清楚、血压平稳后给予半卧位。

(3)鼓励患者深呼吸,有效咳嗽排痰,预防术后并发症。

(4)禁食,做好胃肠减压的护理。

(5)禁食期间应静脉补液,并记录出入量,防止水电解质失衡。

(6)饮食胃肠功能恢复后,拔出胃管当日可少量饮水,第二日进半量流食,每次50～80mL,第5d进全量流食,无不适逐渐过渡到流食、软食。

（7）鼓励患者早期下床活动。

四、健康教育

（1）环境要安静、舒适、无噪声。

（2）注意劳逸结合，行为规律的健康生活方式，饮食少量多餐。

（3）加强自我情绪调控，保持乐观向上的精神状态。

（4）遵医嘱完成术后化疗。

（5）术后每隔 2～3 个月复查一次，出现异常情况随时就诊。

（马翠云）

第三十六节　萎缩性胃炎患者的护理

萎缩性胃炎也称慢性萎缩性胃炎，以胃黏膜上皮和腺体萎缩，数目减少，胃黏膜变薄，黏膜基层增厚，或伴幽门腺化生和肠腺化生，或有不典型增生为特征的慢性消化系统疾病。常表现为上腹部隐痛、胀满、嗳气、食欲缺乏，或消瘦、贫血等，无特异性。是一种多致病因素性疾病及癌前病变。

一、病因

1. 幽门螺杆菌（Hp）感染

在 60%～90% 的慢性胃炎患者的胃黏膜中可培养出 Hp，1986 年世界胃肠病学会第八届会议上便提出了 Hp 感染是慢性胃炎的重要病因之一。

2. 饮食习惯

吸烟，饮酒，食物刺激，损坏胃黏膜的药物等。

3. 免疫因素

在萎缩性胃炎，特别是胃体胃炎患者的血液、胃液或在萎缩黏膜的浆细胞内，常可找到壁细胞抗体或内因子抗体，故认为自身免疫反应是萎缩性胃炎的有关病因。

4. 胆汁或十二指肠液反流。

5. 体质因素

临床统计结果显示本病的发生与年龄呈显著的正相关。年龄愈大，胃黏膜机能"抵抗力"也愈差，容易受外界不利因素的影响而造成损伤。

6. 遗传因素

在 A 型萎缩性胃炎发病中的地位已被证实，在恶性贫血家庭成员中 PCA、IFA 阳性率高，萎缩性胃炎常见。

7. 金属接触

铅作业工作者胃溃疡发病率高，胃黏膜活组织检查发现萎缩性胃炎发病率也增高。除铅外很多重金属如汞、铜及锌等对胃黏膜都有一定的损伤作用。

8. 放射

放射治疗溃疡病或其他肿瘤，可使胃黏膜损伤甚至萎缩。

9.缺铁性贫血

很多事实说明缺铁性贫血与萎缩性胃炎关系密切。

10.慢性浅表性胃炎的继续等。

二、临床表现

慢性萎缩性胃炎的临床表现不仅缺乏特异性,而且与病变程度并不完全一致,临床上,有些慢性萎缩性胃炎患者可无明显症状,但大多数患者可有上腹部灼痛、胀痛、钝痛或胀满、痞闷,尤以食后为甚,食欲缺乏、恶心、嗳气、便秘或腹泻等症状,严重者可有消瘦、贫血、脆甲、舌炎或舌乳头萎缩,少数胃黏膜糜烂者可伴有上消化道出血,其中 A 型萎缩性胃炎并发恶性贫血在我国少见,本病无特异体征,上腹部可有轻度压痛。

三、诊断依据

慢性萎缩性胃炎的症状、体征无特异性,不能作为诊断的依据,确诊主要靠纤维胃镜和胃黏膜活组织病理检查。

1.年龄

多在中年以上,病程长,常有慢性浅表性胃炎病史。

2.症状体征

长期消化不良,胃脘部胀满不适,食欲缺乏、乏力、消瘦、贫血等。

3.纤维胃镜检查

胃黏膜有颜色改变、变薄、血管透见及增生性改变。正常胃黏膜为橘红色,萎缩时呈灰白、灰黄或灰绿色,同一部位的黏膜颜色也不一样,红色强的部位也带灰白色,而灰白、灰黄的部位也有略隆起的小红点或红斑存在;萎缩黏膜的范围也不一致,可以以弥散性的,也可以是局部的,甚至呈小灶状,境界常不明显。因腺体萎缩而使胃黏膜变薄,血管隐约可见,萎缩初期可见到黏膜内小血管,重者可见到黏膜下大血管,呈暗红色树枝状。腺体萎缩后,腺窝可增生延长或有肠上皮化生的表现,黏膜层变厚,此时不能看到黏膜下血管,只见黏膜表面粗糙不平、颗粒或结节,有僵硬感,光泽也有变化。

4.病理检查

表现为固有腺体萎缩、黏膜肌层增厚,以及固有膜炎症、淋巴滤泡形成、肠上皮化生或假幽门腺化生(可有可无)等。

5.X 线钡餐检查

可见黏膜皱襞减少、平坦,胃窦胃炎可见胃窦轮廓呈钝锯齿状,窦部痉挛,也可有黏膜紊乱、充盈缺损、向心性狭窄等改变。胃液分析胃酸正常或缺乏。

四、治疗

1.一般治疗

戒烟忌酒,避免使用损害胃黏膜的药物如阿司匹林、消炎痛、红霉素等,饮食宜规律,避免过热、过咸和辛辣食物,积极治疗慢性口、鼻、咽部感染病灶。

2.弱酸治疗

经五肽胃泌素试验测定证实低酸或无酸患者可适量服用米醋,每次 1~2 匙,一天 3 次;或 10% 稀盐酸 0.5~1.0mL,饭前或饭时服,同时服用胃蛋白酶合剂,每次 10mL,1 天 3 次;亦可选用多酶片或胰酶片治疗,以改善消化不良症状。

3. 抗幽门螺杆菌治疗

萎缩性胃炎时,胃酸降低或缺乏,胃内细菌孳生,尤其是幽门螺杆菌检出阳性率很高。应行抗 Hp 治疗。

4. 抑制胆汁反流和改善胃动力

消胆胺可络合反流至胃内的胆盐,防止胆汁酸破坏胃黏膜屏障。硫糖铝可与胆汁酸及溶血卵磷脂结合,也可用于治疗胆汁反流。亦可给予熊去氧胆酸。胃复安、吗叮啉、西沙比利等药可增强胃蠕动,促进胃排空,协助胃、十二指肠运动,防止胆汁反流,调节和恢复胃肠运动。

5. 增加黏膜营养

合欢香叶酯能增加胃黏膜更新,提高细胞再生能力,增强胃黏膜对胃酸的抵抗能力,达到保护胃黏膜作用。也可选用活血素;或选用硫糖铝、尿素囊、生胃酮、前列腺素 E 等。

6. 五肽胃泌素

五肽胃泌素除促进壁细胞分泌盐酸,增加胃蛋白酶原分泌外,还对胃黏膜以及其他上消化道黏膜有明显的增殖作用,可用于治疗低酸无酸或有胃体萎缩的萎缩性胃炎患者,早餐前半小时肌内注射,每天 1 次,第三周改为隔日 1 次,第 4 周改为每周 2 次,以后每周 1 次,3 个月为一疗程。轻中度萎缩性胃炎应用,治疗疗效佳,有效的促进了腺体修复。

五、护理措施

我们如果平时不注意饮食习惯,或者是吃放不规律都会造成肠胃疾病的发生,萎缩性胃炎是胃病的一种,他严重影响着患者的身心健康。所以我们一定要注意,在平时多多注意护理。

专家说,萎缩性胃炎,危害极为严重,他与胃癌关系密切,根据各种报告萎缩性胃炎的发病率为 2.5% ~ 10%。由于萎缩性胃炎及胃癌是密切相关的发展。所以我们一定要注意护理原则。

萎缩性胃炎护理要注意蛋白质,维生素和铁摄入量;饮食上的时间,不暴饮暴食;适度,不吸烟;定期检查;症状加重,一定要及时到医院。萎缩性胃炎护理要点:

(1)定期检查,必要时作胃镜检查。

(2)节制饮酒,不吸烟,以避免尼古丁对胃黏膜的损害;避免长期服用消炎止痛药,如阿斯匹林及皮质激素类药物等,以减少胃黏膜损害。

(3)食品要新鲜并富于营养,保证有足够的蛋白质、维生素及铁质摄入。按时进食,不暴饮暴食,不吃过冷或过热的食物,不用或少用刺激性调味品如鲜辣粉等。

(4)遇有症状加重、消瘦、厌食、黑粪等情况时应及时到医院检查。

所以日常生活中我们一定要注意这种疾病,平时饮食一定要合理。切忌吃一下刺激胃黏膜的食物,如果您如果经常出现上腹胀痛、反酸等症状,还是希望您尽早去医院检查一下,以免延误了佳治疗时间。

(郭玺庆)

第九章 消化内科常用诊疗技术及护理

第一节 无痛内镜技术的护理配合

无痛内镜技术是指在静脉麻醉或清醒镇静状态下实施胃镜和结肠镜检查,使整个检查在不知不觉中完成,具有良好的安全性和舒适性。

目前多采用清醒镇静(conscious sedation)的方法,在镇静药物的诱导下使患者能忍受持续保护性反应而导致的不适,以减轻患者的焦虑及恐惧心理,提高痛阈,但患者仍保持语言交流能力和浅感觉,可配合医师的操作。

无痛内镜克服了传统内镜操作过程中患者紧张、恶心、腹胀等缺点,消除患者紧张、恐惧的情绪,提高对检查的耐受性;胃肠蠕动减少,便于医师发现细微病变;减少了患者因痛苦躁动引起的机械性损伤的发生及因紧张、恐惧和不合作而产生的心脑血管意外。护士应严格掌握各种药物的正确使用、注意术中的监测及并发症的及时发现与处理,密切配合医师完成检查,确保患者安全。

一、适应证

(1)有内镜检查适应证但恐惧常规内镜检查者。

(2)呕吐剧烈或其他原因难以承受常规内镜检查者。

(3)必须行内镜检查但伴有其他疾病者,如伴有癫痫史、小儿、高血压、轻度冠心病、陈旧性心肌梗死、精神病等不能合作者。

(4)内镜操作时间长、操作复杂者,如内镜下取异物等。

二、禁忌证

(1)生命处于休克等危重症者。

(2)严重肺部疾病,如 COPD、睡眠呼吸暂停;严重肺心病、急性上呼吸道感染、支气管炎及哮喘病。

(3)腐蚀性食管炎、胃炎、胃潴留。

(4)中度以上的心功能障碍者、急性心肌梗死、急性脑梗死、脑出血、严重的高血压者。

(5)急剧恶化的结肠炎症(肠道及肛门急性炎症、缺血性肠炎等)、急性腹膜炎等。

(6)怀疑有胃肠穿孔者、肠瘘、腹膜炎及有广泛严重的肠粘连者。

(7)极度衰弱,不能耐受术前肠道准备及检查者。

(8)肝性脑病(包括亚临床期肝性脑病)。

(9)严重的肝肾功能障碍者。

(10)妊娠期妇女和哺乳期妇女。

(11)重症肌无力、青光眼、前列腺增生症有尿潴留史者。

(12)严重过敏体质,对异丙酚、咪达唑仑、芬太尼、东莨菪碱、脂类局麻药物过敏及忌用者。

（13）严重鼻鼾症及过度肥胖者宜慎重。

（14）心动过缓者慎重。

三、术前准备

（一）器械准备

（1）内镜及主机。

（2）常规内镜检查所需的物品（同常规胃肠镜检查）。

（3）镇静麻醉所需设备：麻醉机、呼吸机、心电监护仪、简易呼吸球囊、中心负压吸引、中心吸氧装置等。

（4）必备急救器材：抢救车（包括气管切开包、静脉切开包等）、血压计、听诊器、专科特殊抢救设备等。

（5）急救药品：肾上腺素、去甲肾上腺素、阿托品、地塞米松等。

（6）基础治疗盘（包括镊子、碘伏、棉签等）。

（7）各种型号注射器、输液器、输血器。

（8）镇静药物：主要包括苯二氮卓类抗焦虑药和阿片类镇痛药。在镇静内镜检查中，一般都采取某几种药物联合应用，因为联合用药可以发挥协同作用，达到更好的镇静效果，但是这也增加了呼吸抑制和低血压等不良事件的发生。因此在用药类型和剂量选择时应因人而异，在联合用药时适当减量。在镇静期间需追加药物时，应与上次给药时间有充分的间隔，以保证药物起效。

（二）患者准备

镇静剂在内镜操作中，既要减轻患者操作中的痛苦，又要保证操作安全。因此，除按常规内镜检查准备外，还要注意以下方面。

（1）仔细询问患者病史，了解重要脏器功能状况、既往镇静麻醉史、药物过敏史、目前用药、烟酒史等。体格检查包括生命体征、心肺听诊和肺通气功能评估。

（2）向患者说明检查的目的和大致过程，解除患者焦虑和恐惧心理，取得合作，签署检查和麻醉知情同意书。

（3）完善术前准备：如心电图、胸片等。

（4）除内镜检查常规术前准备外，检查当天禁食 8h，禁水 4h。

（5）建立一条静脉通道，维持到操作结束和患者不再有心肺功能不全的风险时。

（6）协助患者取左侧卧位，常规鼻导管给氧，行心电监护，监测血压、脉搏、平均动脉压、心电波形及血氧饱和度。由麻醉医师缓慢注射药物。

四、术中护理配合

（一）患者护理

（1）病情监测：观察患者意识、心率、血氧饱和度、皮肤温度和觉醒的程度等变化，在镇静操作前、中、后做好记录。

1）意识状态：镇静内镜检查需等患者睫毛反射消失后开始进镜。检查中，护士应常规监测患者对语言刺激的反应能力，除儿童、智力障碍者和不能合作者（这些患者应考虑予以深度镇静)。

同时,注意观察患者的"肢体语言"(如发白的指关节开始放松、肩下垂、面部肌肉放松、面色安详等)也有利于判断是否达到松弛和无焦虑状态。一旦患者只对疼痛刺激发生躲闪反应时,提示镇静程度过深,有必要使用拮抗药对抗药物反应。

2)呼吸状况:镇静内镜的主要并发症是呼吸抑制。因此,镇静内镜检查中对呼吸状况的监测尤为重要。

呼吸抑制的主要表现是低通气,护士在检查中要注意观察患者的自主呼吸运动或者呼吸音听诊,一旦发现患者呼吸异常或血氧饱和度下降,可指导患者深呼吸,并吸氧,同时通知术者并配合处理。

3)循环变化:镇静内镜过程中循环系统的并发症包括高血压、低血压、心律失常等。护士应严密观察患者的血压及心电图情况,如有异常应及时通知术者并配合处理。检查中早期发生心率、血压的改变有利于及早发现和干预阻止心血管的不良事件。

血氧饱和度的监测有利于及时发现低氧血症,避免由此带来的心肌缺血和严重心律失常,降低了心搏骤停的危险性。

(2)对有恶心呕吐反应的患者,给予异丙嗪注射液25mg静脉滴注。

(3)由于患者在检查中处于无意识状态,因此护士应特别注意防止患者坠床。

(4)将患者的头部向左侧固定,下颌向前托起,以保持呼吸道通畅。

(5)妥善固定牙垫以免滑脱而咬坏仪器。

(二)治疗过程中的护理配合

镇静内镜的医护配合同常规内镜检查的配合。

1. 无痛胃镜及经口小肠镜

患者咽喉部均喷洒2%利多卡因2～3次行咽部麻醉或给予利多卡因凝胶口服。静脉缓慢注射阿托品0.25～0.5mg,芬太尼0.03～0.05mg,继而静脉注射异丙酚1～2mg/kg(速度20～30mg/10s),待其肌肉松弛,睫毛反射消失后停止用药,开始插镜检查。根据检查时间的长短及患者反应,酌情加用异丙酚和阿托品。

2. 无痛肠镜及经肛小肠镜

先小剂量静脉注射芬太尼0.5μg/kg,后将丙泊酚以低于40mg/10s的速度缓慢静脉注射,患者睫毛反射消失,进入睡眠状态,全身肌肉松弛后,术者开始操作,术中根据检查时间的长短及患者反应(如出现肢体不自主运动),酌情加用丙泊酚,最小剂量50mg,最大剂量280mg,退镜时一般不需要加剂量。

五、术后护理

(一)患者护理

(1)每10min监测一次意识状态、生命体征及血氧饱和度,直到基本恢复正常。

(2)因使用了镇静剂及麻醉剂,检查结束后不应急于起身,应该保持侧卧位休息,直到完全清醒,如有呛咳可用吸引器吸除口、鼻腔分泌物。

(3)胃镜检查后宜进食清淡、温凉、半流质饮食1d,勿食过热食物,24h内禁食辛辣食物,12h内不得饮酒。肠镜检查后当天不要进食产气食物,如牛奶、豆浆等。

(4)注意观察有无出现并发症如出血、穿孔、腹部不适等。

（5）门诊的患者需在内镜室观察 1h，神志清楚、生命体征恢复至术前或接近术前水平、能正确应答、无腹痛、恶心呕吐等不适可回家，需有家属陪同。个别有特殊病情的患者需留院观察。

（二）器械及附件处理

内镜的处理按内镜清洗消毒规范进行处理。

六、并发症及防治

（一）低氧血症

其原因除与丙泊酚和咪达唑仑本身药物作用外，可能与舌根后坠、咽部肌肉松弛阻塞呼吸道及检查过程中注气过多，引起肠肌上抬和肺压迫，导致肺通气不足有关。

1. 处理

立即托起下颌，增加氧流量至 5～6L/min 及面罩吸氧。

2. 预防

严格掌握适应证，遇高龄、肥胖、短颈、肺功能较差的患者时，要尽量托起下颌，使其头部略向后仰 15°～20°，以保持呼吸道通畅，防止舌根后坠等阻塞呼吸道。同时，要加大给氧流量，避免操作过程中注气过多。

（二）低血压

其原因除与药物本身作用外，也与用药量偏大且推注速度较快有关。处理如下。

（1）血压下降 >30% 以上者，予以麻黄碱 10mg 静脉推注。

（2）心率明显减慢，低于 60 次/分者，予以阿托品 0.5mg 静脉推注。预防：严格掌握给药速度和给药剂量，若以手控给药时，最好将药用生理盐水稀释后缓慢匀速静脉推注，可有效预防注射过快和用药量偏大引起的循环抑制并发症；有条件时，建议靶控输注给药，能更准确地调控血药浓度，从而降低不良反应。

（三）误吸

误吸的主要原因为麻醉深度不够以及液体或咽部分泌物误入气管。

1. 处理

增加丙泊酚首剂用药量；口腔及咽喉部有分泌物时快速去除。

2. 预防

增加首剂用药量，待药物作用充分后再进镜；及时抽吸口腔和咽部分泌物；有胃潴留和检查前 6h 内有进食、饮水者列为禁忌。

（四）心律失常

心率减慢在无痛内镜检查中较为常见，可能与迷走神经反射有关。处理：一般只要暂停操作即可恢复。如心率减慢 <60 次/分者，静脉注射阿托品 0.5～1.0mg 后心率恢复正常。发生心动过速一般为麻醉剂量不足所致，如心率 >100 次/分时，可追加异丙酚剂量。出现频发性室性期前收缩用利多卡因静脉注射。

（五）眩晕、头痛、嗜睡

麻醉苏醒后部分患者出现头晕、头痛、嗜睡及步态不稳。主要与药物在人体代谢的个体差异有关，也与异丙酚引起血压下降脑供血不足有关。多见于高血压、平素不胜酒力的患者和女性患者，绝大多数经卧床或端坐休息后缓解。

（六）注射部位疼痛

异丙酚为脂肪乳剂，浓度高，刺激性强，静脉推注时有胀痛、刺痛、酸痛等不适。处理：注射部位疼痛一般持续时间短且能忍受，麻醉后疼痛会消失，无须特别处理。如在穿刺时将穿刺针放于血管中央，避免针头贴住血管壁，或选择较大静脉注药可减轻疼痛。

七、注意事项

（1）检查前全面评估，严格掌握适应证与禁忌证，充分与患者沟通，解除其顾虑。

（2）术后 2h 需有人陪护，24h 内不得驾驶机动车辆、进行机械操作和从事高空作业，以防意外。

（3）选择镇静麻醉药物时，注意药物类型和剂量应因人而异，在联合用药时适当减过。在镇静期间需追加药物时，应与上次给药时间有充分的间隔，以保证药物起效。

（4）给药时应通过缓慢增加药物剂量来达到理想的镇静/镇痛程度，比单纯一次给药效果更理想。根据患者的体表面积、年龄、体重和伴随病，从小剂量开始给药。

（5）应用异丙酚镇静时，该药物使诱导全身麻醉和呼吸暂停的风险增加，必须由受过专业训练的麻醉医师来应用。

（6）门诊患者严格把握离院指征，注意患者安全。

（7）其他同常规胃肠镜检查。

（刘桂兰）

第二节　内镜下多环黏膜切除术的护理配合

内镜下多环黏膜切除术是治疗早期食管癌的新技术，该技术主要是利用胃镜观察病变范围，高频电凝后标识出界限，然后在胃镜前端安装多环黏膜切除器，套扎病变黏膜，用高频电圈套器将病变分次切除，然后进行创面处理，最终达到切除病变，防止远期并发症的目的。

这种技术相对于传统手术治疗或其他早期癌切除方法来讲，具有不开刀、操作简便、发生穿孔等并发症风险显著降低、治疗器械少、时间短、创伤小、费用低、恢复快等优势，现今已成为内镜下早期食管癌及癌前病变切除的有效的微创治疗方法。

该技术不仅要求术者具备相当的内镜技术，同时需要护理人员掌握相关操作技术，更好地配合术者，以取得更好的治疗效果。

一、适应证

（1）黏膜层病变。

（2）病理学检查为低级到高级的上皮肉瘤病变或原位癌变者。

（3）经内镜活检证实为早期食管癌或中重度异型增生病例。

（4）超声内镜证实病变浸润不超过黏膜下层。

（5）内镜下病变部位距门齿 20cm 至齿状线之间。

二、禁忌证

(1)严重的心肺疾病或极度衰竭不能耐受检查者。

(2)精神病或严重智力障碍不能合作者。

(3)咽部急性炎症者。

(4)主动脉瘤患者。

三、术前准备

(一)器械准备

(1)电子胃镜。

(2)主机和光源根据内镜型号选用相匹配的类型及配置。

(3)高频电发生器:参数设定根据功率输出及个人习惯设定。

(4)六连发套扎器(内含圈套器及透明帽):按要求安装好套扎器。

(5)泡沫板和大头针,2%复方碘溶液,注水瓶;活检钳、钛夹及释放器,取石网篮,染色剂。

(6)各种型号的注射器。

(7)生理盐水、蒸馏水。

(8)急救用物及器材,心电监护仪及供氧和吸引装置。

(二)患者准备

(1)询问病史,阅读患者相关检查资料,以便了解病情,掌握适应证。签署手术知情同意书。

(2)麻醉医师术前访视患者及家属,签署麻醉知情同意书。

(3)做好心理护理,详细向患者及家属解释手术的目的、方法及注意事项等,帮助患者消除恐惧、紧张心理,以良好的情绪接受治疗。

(4)了解患者过敏史及用药情况,如近期正在服用阿司匹林、NSAIDs类和抗血小板凝集药物,应停用7~10d后才可行手术。

(5)术前常规检查血常规、血型、肝肾功能、凝血酶原时间、出凝血时间及做心电图检查等。如有异常,应予以纠正后才能施行切除术。

(6)指导患者术前禁食、禁水6~8h。口服盐酸利多卡因。

(7)术前建立静脉通道,以便术中使用药物。

(8)将高频电发生器的电极片粘贴在患者臀部或肌肉组织厚实处,避免与金属物接触。

四、术中护理配合

(一)患者护理

(1)协助患者取左侧屈膝卧位,解开衣领扣,放松裤带,注意枕头与肩同高,头微曲,于嘴角下垫一弯盘及治疗巾,防止口水污染检查床及患者衣物,指导患者张口轻轻咬住牙垫,并用胶布固定好。

(2)给予吸氧、心电监护,以监测生命体征,协助麻醉医师进行全身静脉麻醉。

(3)手术过程中,注意观察患者神志、面色、生命体征变化,如有异常,立即停止手术,并做对症处理。

（二）治疗过程中的护理配合

（1）操作时护士位于患者头侧或术者旁，以便观察和配合操作。

（2）进镜后配合术者全面检查患者食管黏膜情况，发现病灶后，用清水反复冲洗病灶及周围黏膜。

（3）护士抽取注射液，通过内镜活检孔进行碘染色，确定病灶位置和大小。

（4）遵医嘱抽取注射液，通过活检孔在距病变 5～10mm 处黏膜下多处注射去甲肾上腺素生理盐水，须分离黏膜层和肌层，确定病变黏膜和黏膜下组织充分分离后退镜，标记病变范围。

（5）配合者安装多环黏膜套切器，进镜后根据病变的范围和大小进行分次套扎，将半月形圈套容插入，吸引病变黏膜至透明帽收紧圈套器，再将阐套器和食管壁平行展开，应用高频电切除黏膜。

（6）观察创面是否出血，协助术者对创面进行彻底冲洗。最后再次插入胃镜行碘染色，观察是否有残留病灶，如若残留较多，需再次切除。若残留较少，可应用氩离子凝固进行治疗。

（7）标本处理：内镜下多环黏膜切除术要求标本的完整性，护士配合术者取检，切除的病变组织连同切环在透明帽内取出。观察标记点是否完整，如有滑脱必须重新找回。标本取出后，黏膜面向上展平，用大头针固定在泡沫板上，旁边置标尺，用胃镜拍照后，切除的大体组织黏膜标本写上姓名等相关信息放入 10% 甲醛溶液中及时送病理检查。

五、术后护理

（一）患者护理

（1）术后待患者清醒后送入复苏室，观察患者意识状态、生命体征、有无皮下气肿及呕吐、腹痛、便血等情况，待患者病情稳定后护送入病房。

（2）遵医嘱建立静脉通道，行抑酸、护胃、补充营养等支持对症治疗，指导患者禁食、禁水，具体时间视病情而定。

（3）绝对卧床休息，给予吸氧、心电监护，指导患者避免剧烈活动，避免用力咳嗽和用力排便。密切观察患者生命体征及病情变化，及时对症处理，关心、安慰患者，提供必要的生活协助。

（4）根据患者病情，行压疮、跌倒、坠床及生活自理能力评估，落实分级护理制度及专科护理常规，做好患者术后基础护理，避免并发症的发生。

（5）若切除创面较大、可疑出血者，遵医嘱常规给予止血和制酸剂，并备血交叉，以备急诊输血。

（6）根据患者病理结果决定是否追加外科手术。

（7）指导患者定期复诊，对出现食管狭窄者，给予食管探条扩张或全覆膜支架置入扩张治疗及护理。

（二）器械及附件处理

检查结束后，胃镜及其附件按消毒规范进行处理。

六、并发症及防治

（一）出血

内镜下多环黏膜切除术术后出血最多见，因此，护士要密切观察和监测生命体征的变化，若患者腹痛、腹胀加重,有呕血、黑便,提示患者有出血,应立即报告医师,及时采取止血治疗等相应措施。

必要时立即给予内镜下治疗,具体可以行内镜下注射硬化剂、创面局部喷洒去甲肾上腺素生理盐水、黏膜下注射止血剂、电凝止血或氩气止血。小动脉出血者可用钛夹止血,内镜下止血无效时考虑手术。

(二)穿孔

若患者出现腹部压痛、反跳痛、腹肌紧张,应行腹部 X 线片确认是否为穿孔。如果患者确定发生穿孔,护士应严密观察患者生命体征,有无胸闷、憋气、腹痛、腹胀、神志等变化及皮下气肿等情况,及时通知医师,做好处理。

对小的穿孔,可保守治疗,嘱患者卧床休息,禁食,胃肠减压,补液,消炎等处理。如镜下明确穿孔者可行内镜下钛夹止血,经内镜下处理后,需继续观察有无继发穿孔的表现。对内科不能处理者,应行外科手术。

七、注意事项

(1)术者应全面了解此项手术的适应证及禁忌证,充分沟通,取得患者及家属的信任及配合。

(2)配合操作时动作轻柔,遇有阻力勿强行通过以免发生意外或损坏器械。

(3)手术中随时观察患者的面色、呼吸、脉搏等生命体征的变化。术后密切观察患者有无出血、穿孔等并发症的发生,发现异常及时通告医师。

(4)妥善放置标本于 10% 甲醛溶液内,标贴标本,与术者一起核对病理和标本,及时送病理科。

(5)指导患者定期复查胃镜,告知饮食、休息、用药、随访等事项,如出血、腹痛、腹胀、呕血、黑便等应及时就医。

(刘桂兰)

第三节　经皮内镜下胃造瘘术的护理配合

经皮内镜下胃造瘘术(percutaneous endoscopic gastrostomy,PEG)是指在内镜引导下经腹部皮肤穿刺放置造瘘管,直接给予胃肠营养支持的一种内镜下治疗技术。对于不能经口进食的患者,留置鼻胃管是临床常用的治疗方法,但长期留置鼻胃管容易导致吸入性肺炎,同时鼻腔、咽喉、食管长期受压易发生局部黏膜糜烂、出血等并发症。经皮内镜下胃造瘘术能建立肠内营养支持治疗,有效地改善各种不能经口进食患者的营养状况,提高生活质量,操作简单安全,也能较好地解决留置鼻胃管注食所引发的并发症问题。

护士应积极掌握其适应证及置,后注意事项,术中顺利配合术者操作,以达到满意的治疗效果。

一、适应证

(1)食管广泛瘢痕形成者。

（2）严重的胆外漏需将胆汁引流回胃肠道者。

（3）各种中枢神经系统疾病或全身性疾病导致的吞咽障碍。

1）脑血管意外，脑肿瘤，脑干炎症、变形或咽肌麻痹。

2）系统性硬化、重症肌无力。

3）完全不能进食的神经性厌食或神经性呕吐。

4）意识障碍、痴呆。

（4）耳鼻喉科肿瘤（咽部、喉部、口腔）。

（5）颌面部肿瘤。

（6）气管切开，同时需行经皮内镜下胃造瘘术者。

二、禁忌证

（1）严重的凝血功能障碍者。

（2）完全性口、咽、食管、幽门梗阻者。

（3）大量腹腔积液者。

（4）胃前壁有巨大溃疡、肿瘤或穿刺部位腹壁广泛损伤，皮肤感染者。

（5）器官变异或胃大部切除术后残胃极小者。

（6）胃张力缺乏或不全麻痹者。

三、术前准备

（一）器械准备

（1）前视或前斜视治疗胃镜：胃镜的安装与检查同常规胃镜检查。

（2）牵拉式置管法：备 3 号粗丝线或引导钢丝 150cm、16 号套管穿刺针、造瘘管等。

（3）直接置管法：备 18 号穿刺针、16F 或 18F 特制套有塑料外鞘的中空扩张器、12F 或 14F 的 Foley 球囊造瘘管、长 40cm 的 J 形引导钢丝。

（4）1% 利多卡因、生理盐水、注射器、润滑剂、抗生素软膏。

（5）手术切开包：消毒剂、棉签、无菌洞巾、无菌敷料、无菌止血钳和剪刀等。

（6）圈套器。

（7）两个吸引装置。

（8）必要时备齐急救药品，确保各种抢救及检查仪器性能良好。

（9）其他物品同常规胃镜检查。

（二）患者准备

（1）向患者及家属讲明手术的目的和风险性，取得患者及家属同意后，签署手术同意书。

（2）术前评估患者身体状况。检查血常规、出凝血时间、肝功能等。凝血功能障碍者禁忌。

（3）了解患者过敏史及用药情况，如近期正在服用阿司匹林、NSAIDs 类和抗血小板凝集药物，应停药至少 7d 后才可行经皮内镜下胃造瘘术。

（4）做好心理护理。清醒患者置管前向患者解释经皮内镜下胃造瘘术的目的、方法及注意事项，告之术中可能出现恶心、腹痛、腹胀等不适，可以通过深呼吸缓解，以消除其紧张、恐惧心理。

（5）术前禁食 12h，禁水 4h。

（6）建立静脉通道，术前 1h 给予静脉滴注抗生素预防感染。术前 30min 肌内注射地西泮 10mg，654 - 2 10mg。

（7）其他同常规胃镜检查护理。

四、术中护理配合

（一）患者护理

（1）给予持续低流量吸氧，有效提高其血氧饱和度，减少心肺意外的发生。

（2）根据术者指令协助患者调整体位，保证患者安全，防止坠床。

（3）术中注意观察患者神志、面色、生命体征变化，如有异常，立即停止手术，并做对症处理。

（4）由于患者是在局部麻醉下接受手术，术中处于清醒状态，随时了解和安慰患者，消除其紧张情绪。

（5）及时清理口咽分泌物，保持呼吸道通畅，防止误吸。

（二）治疗过程中的护理配合

1. 牵拉式置管法

（1）体表定位：协助患者取左侧卧位，术者插入胃镜后取平卧位，抬高头部 15°～30°并左转，双腿伸直。向胃内注气使胃前壁与腹壁紧密接触。将室内灯光调暗，观察胃镜在腹壁的透光点，胃镜下可见到胃前壁压迹，即确定该处为造瘘部位。

助手在腹壁透光处用手按压此点，术者在内镜直视下可见胃腔内被按压的隆起，指导助手选定体表经皮内镜下胃造瘘术最佳穿刺位置，一般在左上腹左肋缘下 4～8cm 处。术者固定胃镜并持续注气，保持胃腔张力。护士将圈套器经胃镜活检孔插入胃腔内并张开置于胃内被按压的隆起处。

（2）局部麻醉：助手消毒穿刺点皮肤，铺无菌巾。抽 1% 利多卡因在腹壁各层注入。

（3）助手于穿刺部位皮肤做小切口至皮下，再钝性分离皮下筋膜至肌膜下。

（4）助手将经皮内镜下胃造瘘术套管穿刺针经皮肤切口垂直刺入胃腔的圈套器内，退出针芯，沿套管将长 150cm 的粗丝线或导丝插入胃腔。圈套器套紧粗丝线或导丝后，连同胃镜一起退出口腔外，使粗丝线或导丝一端在口腔外，一端在腹壁外。

（5）术者将口端粗丝线或导丝与造瘘管尾部扎紧，将造瘘管外涂抹润滑油。助手缓慢牵拉腹壁外粗丝线或导丝，将造瘘管经口、咽喉、食管、胃和腹壁拉出腹壁外。

（6）再次插入胃镜，观察造瘘管头端是否紧贴胃壁，确认后退镜。用皮肤垫盘固定锁紧造瘘管，于造瘘管距腹壁 20cm 处剪断，装上 Y 形管。

2. 直接置管法

（1）体表定位、麻醉同牵拉置管法。

（2）术者插入胃镜，向胃内注气使胃前壁与腹壁紧密接触。助手用 18 号穿刺针在确定好的腹壁穿刺点处垂直穿刺入胃内，拔出针芯，将 J 形导丝头端由针管插入胃腔。

（3）助手拔出穿刺针，沿导丝切开皮肤至肌膜，根据扩张器的直径确定皮肤切口的大小。将特制套有外鞘的中空扩张器在导丝引导下旋转进入胃腔内。拔出扩张器，保留外鞘于胃腔内。

（4）将 Foley 球囊造瘘管通过外鞘插入胃腔，向球囊内注气或注水，使其充分扩张。向外牵拉造瘘管，使扩大的球囊壁紧贴胃黏膜，拔出外鞘。固定腹壁外造瘘管，锁紧或缝于皮肤上，剪去多余造瘘管，装上 Y 形管。

五、术后护理

（一）患者护理

（1）术后患者保持头背部抬高或取侧卧位，防止误吸。

（2）术后注意观察患者有无发热、呼吸困难等表现，发现异常及时报告医师处理。遵医嘱应用抗生素及止血剂。

（3）经皮内镜下胃造瘘术喂饲护理。

1）经皮内镜下胃造瘘术术后 24h 禁食、禁水。24h 后先从造瘘口注入 50mL 生理盐水，4h 后再注入 50mL，如无不适，可给予营养液。

2）每次喂饲量为 100～300mL，由低浓度到高浓度，由慢到快。喂饲时，清醒患者取坐位或半卧位，昏迷患者抬高床头 30°，以防止食物反流和吸入性肺炎。每次注入食物或药物后，应用 50mL 温水冲管，以防堵塞。

3）每次喂饲前应用 50mL 注射器抽吸，以检查食物潴留情况。如果食物潴留超过 50mL，应停止食物注入，并且报告医师。

4）尽量不经营养管给片剂药物，必要时需研碎溶解后输注。

（4）造瘘管周围皮肤护理。

1）术后 24h 内密切观察穿刺口周围敷料，如有脓性或血性分泌物污染应及时更换。

2）注意观察造瘘口周围皮肤的情况，注意有无红、肿、热、痛以及胃内容物渗漏。

3）保持造瘘管周围清洁，可以用肥皂和清水清洗。保持敷料清洁、干燥直到造瘘管周围切口闭合为止。

如造瘘管周围切口闭合，无分泌物排出，可撤掉敷料。

4）保持造瘘口周围皮肤清洁、干燥，防止感染。

5）每天用 2% 碘伏液消毒造瘘口 2 次，无菌纱布遮盖，胶布固定。

（5）造瘘管的护理。

1）妥善固定造瘘管，注意保持造瘘管的适当松紧度，过松易于出现胃内容物沿管侧向腹壁流出，过紧则易造成局部缺血，进而出现红肿，甚至局部坏死等情况。

2）保持造瘘管通畅，每次灌注营养液后用温开水冲洗导管，如需喂饲药物，必须充分捣碎溶解后方可注入，并用温开水冲洗导管。

3）如长时间不喂养，至少每 8h 应冲洗管道 1 次。

（二）器械及附件处理

检查结束后，一次性物品应销毁，内镜及其附件按消毒规范进行处理。

六、并发症及防治

（一）恶心呕吐

常因营养液灌注过多和过快所致。营养液的量以递增方式注入，配方根据患者的能量需求、耐受程度及全身疾病状况而定。从少量开始，根据患者的适应能力逐渐调快输注的速度，保持在注入食物时将床头抬高 30°~40°或坐起。

如出现恶心呕吐,应暂停灌注,用 30~50mL 温开水冲洗导管并夹闭,清洁口腔,保持呼吸道通畅,必要时肌内注射胃复安 10mg。

(二)腹泻和腹胀

营养液乳酸和脂肪过多以及长期大量抗生素使肠道菌群失调可引起腹胀、腹泻。温度过高可能灼伤肠道黏膜,过低则会刺激肠道引起痉挛。同时输注食物应遵循由少到多、由慢到快、由稀到浓的原则进行。

指导患者床上勤翻身,多下床活动,促进肠蠕动,同时辅助应用促进消化或增强胃肠动力的药物。

(三)造瘘口皮肤感染

在经皮内镜下胃造瘘术后一周内每天检查造瘘口周围的皮肤,观察有无红、肿、热、痛以及胃内容物渗漏,保持造瘘口周围皮肤清洁、干燥,防止感染。

造瘘口根据具体情况换药,有胃内容物渗漏者,用锌氧油保护皮肤。沐浴时避免淋湿造瘘口,保持造瘘口的清洁、干燥。

(四)肉芽生长

预防的主要方法如下。

(1)保持造瘘口清洁、干燥。

(2)帮助患者翻身时动作轻柔,保护管道不被拉扯,减少管道刺激瘘口变大或使渗液从管口旁渗出。

(3)每次从造瘘管注入食物量不超过 300mL,每次鼻饲的时间为 15~20min。出现肉芽组织时,用 10% 氯化钠局部湿敷半小时,再用 0.9% 外用生理盐水清洗后用氧气吹干或棉签抹干,用无菌纱布 Y 形固定,直至肉芽组织痊愈。出现肉芽生长时用 3%~10% 的高渗盐水局部湿敷。

(五)造瘘管堵管、断管及脱管

食物的颗粒过大、输注速度太慢、药物与食物配伍不当形成凝块都可堵塞管道。因此所有食物均用搅拌机搅碎调匀;喂药时药片要研碎溶解后注入,保持造瘘管的清洁、通畅,每次注入食物或药物前后均用 30~50mL 温开水冲洗造瘘管,每次注完食物后不要平睡,应坐起 30min,以免食物反流阻塞造瘘管。

为防止造瘘管滑脱,应定期检测球囊的完整性,必要时重新充气,至少维持 8mL 的体积。造瘘管体外段断裂时可用力拔出残端,更换造瘘管;造瘘管胃内段断裂时应及时在胃镜下取出残端。

(六)误吸

误吸常因呕吐时食物进入气管或食物反流所致,管饲过程中及管饲后 30min 内给患者采取半坐位。合理安排吸痰时间,在给患者管饲前应进行较彻底吸痰,管饲后 1h 内尽量不吸痰。患者一旦发生误吸,尽快吸出口腔、咽喉、气管内的食物,情况较严重时用纤维支气管镜冲洗,配合抗生素治疗。

(七)咽喉部疼痛或异物感

主要原因与胃镜检查,管腔压迫或损伤咽喉部组织有关。必要时行雾化吸入,每天两次,缓解咽喉部不适症状。

七、注意事项

（1）造瘘管放置后即可进行间歇性喂养，每次应注入适量的肠内营养物，避免快速大量输注而发生胃食管反流。

（2）患者应保持半卧位，减少误吸的危险。

（3）患者出院后可继续利用造瘘管进行持续肠内营养支持，维持正常营养状态。

（4）造瘘管要及时更换和拔除，如果造瘘管出现磨损、破裂或梗阻时就应及时更换。患者病情好转，可以自主经口进食时，则可拔除造瘘管。但拔管必须在窦道形成以后，通常至少在放置术后 10d。

目前常用的造瘘管借助内镜帮助即可拔除，不需手术，有些造瘘管还可直接从体外拔除。为了更加方便、更加美观，拔除原造瘘管后还可为患者更换一种按压式的胃造瘘装置，该装置一般应在腹壁窦道形成、拔除之前的造瘘管后放置。

（5）患者出院前，要对患者及其家属进行相关教育。

1）管饲指导：指导患者如何正确地进行管饲，包括一些注意事项。

2）营养指导：根据每个患者的实际情况，合理科学地进行营养成分的搭配，保证量与质的需求。

3）造瘘口、造瘘管清洁护理的指导。

4）并发症预防指导，告知相关的并发症，如有发生可及时就医。

5）定期复诊。

（刘桂兰）

第四节　经皮内镜下空肠造瘘术的护理配合

经皮内镜下空肠造瘘术（percutaneous endoscopic jejunostomy，PEJ）是通过内镜在空肠放置饲养管的造瘘技术。

空肠营养管（空肠管）适用于不宜经胃、十二指肠进食的患者或胰腺疾病的患者，可通过肠道吸收人体各种必需的营养。空肠上端滴注营养液是完全胃肠内营养的方法之一，可获得与胃肠外营养相同的疗效，又有助于胃肠道功能和形态的恢复，因此在临床营养支持中占有越来越重要的地位。临床护士应掌握放置空肠营养管的相关知识，配合术者在内镜下进行此项操作。

一、适应证

（1）上消化道吻合口瘘者。

（2）急性重症胰腺炎患者。

（3）胃大部分切除术后输出襻近端梗阻患者。

（4）胃肠功能障碍患者。

（5）胃底贲门癌等胃内广泛侵犯转移等病症必须行肠内营养者。

二、禁忌证

除大量腹腔积液外,其余同经皮内镜下胃造瘘术。

三、术前准备

（一）器械准备

（1）空肠营养管。

（2）其他同经皮内镜下胃造瘘术。

（二）患者准备

同经皮内镜下胃造瘘术。

四、术中护理配合

（一）患者护理

同经皮内镜下胃造瘘术。

（二）治疗过程中的配合

（1）将空肠营养管润滑备用。

（2）协助术者进镜,经鼻前庭、后鼻道到达咽喉部,进入食管、胃直至十二指肠降段的远端,护士将准备好的超细导丝用二甲硅油润滑后递给术者,从活检孔道插入到达十二指肠降段的远端后开始退出内镜,在退出内镜的同时,等距离插入导丝,直至内镜完全退出,护士将导丝固定好,防止滑脱,并将露在鼻腔外的导丝以直径不小于 20cm 的圈盘好,然后将二甲硅油注进空肠营养管并将表面涂二甲硅油,拉直并固定导丝,再沿导丝将空肠营养管插入至十二指肠远端或空肠,之后固定营养管将导丝拔出,即完成营养管的置放过程,最后用胶布固定营养管。

（3）确定小肠营养管放置成功的方法如下。

1）从小肠营养管中抽吸液体测定其酸碱度,如为碱性,即可确定在小肠内。

2）在 X 线透视下直接检查小肠营养管的位置。

（4）退镜后,协助患者将牙垫取下,并嘱其将口中分泌物吐出,用纸巾擦干净。

五、术后护理

（一）患者护理

（1）全麻的患者需保持左侧卧位直到完全苏醒并能控制分泌物的排出,且有人陪同,交代麻醉术后注意事项。

（2）置管后注意观察患者腹部情况,有无食物反流和消化道出血等症状,胰腺炎患者置管后监测患者血糖和血、尿淀粉酶。喂养前后用等渗盐水冲洗鼻肠管,以防堵塞。

（3）其他同经皮内镜下胃造瘘术术后护理。

（二）器械及附件处理

胃镜及其附件按消毒规范进行处理。

六、并发症及防治

（一）腹泻

腹泻最常见,营养液的配制及灌注方法不当是引起腹泻的主要原因。脂肪过多、纤维素少、渗透压高的营养液均可引起腹泻,因此要注意观察患者的大便次数、量及性质,定时送检,并注意调整灌注的速度、营养液的温度。发生腹泻时,及时分析原因,给予处理。

(二)营养管移位

妥善固定营养管是防止营养管移位的最重要措施。定期检查营养管的位置,测量外露部分的长度,做好记录,回抽液体,以确保其在小肠内。对烦躁的患者可适当约束或戴上无指手套,防止患者自己拔管。

(三)导管堵塞

连续输注营养液时,尤其是高浓度营养液时,应用无菌水冲洗营养管,以防止营养物沉积于管腔内堵塞导管。每天输注完毕后,应用无菌水冲洗营养管。应用细的小肠营养管时,禁止经该导管输注颗粒性或粉末状药物,以防止导管堵塞。当营养管堵塞时应先查明原因,排除了导管本身的因素后,用注射器试行向外(而不是向内)负压抽取内容物,不要用导丝插入导管内疏通管腔,以免引起小肠营养管破裂。

七、注意事项

(1)必须保证胃镜前端到达空肠上段,对手术或术后出现瘘的患者进镜时避开瘘口,由吻合口进入胃腔直至空肠上段,需要术者动作轻巧熟练。

(2)置管成功后要外固定好鼻肠管。使用黏度高、透气性好的胃管贴,贴在鼻翼两侧并将管道牢牢固定好,导管尾端固定在耳上、头侧,避免压迫管道。4h检查营养管的位置1次,测量外露部分的长度,做好记录,做到班班交接。固定管道的胶布如出现潮湿、污染、脱落等及时更换。

(3)营养液的选择:鼻空肠营养管营养给予不同于经胃的营养,对营养液的配方、浓度、渗透压及污染情况要求相对较高。

由于空肠内无胃酸的杀菌作用,因而对营养液的细菌污染要特别注意,要求按静脉输注标准操作,尽量避免污染。如自行配制营养液每次仅配制当天量,于4℃保存。输注时饮食的温度应接近体温,配好的饮食在容器中悬挂的时间不应超过8h,新鲜饮食不应与已用过的饮食混合。配制时间过久食物可能变质凝固,也可导致导管堵塞并注意防止霉变、腐败的食物引起细菌或真菌性肠炎。

(4)输注方式:实践表明,连续输注营养液吸收效果较间歇性输注好,患者胃肠道不良反应少,营养支持效果好。插管后应立即注入生理盐水50mL,以冲洗插管时分泌的胃液及胆汁等黏液。

在情况允许时,尽量使用输液泵输入,第1次泵注营养液前,应缓慢泵入5%葡萄糖生理盐水500mL,以检查管道是否通畅,并使肠道有个适应过程,先以60mL/h速度输入,如果耐受良好,可以逐渐增加速度,直至120mL/h为止。开始输注时速度较慢,易发生堵管,应加强观察,发现问题及时处理。输注完毕后应使用温开水或生理盐水冲洗管道。一旦发生灌注不畅,考虑堵管的可能,可使用20mL注射器反复冲洗、抽吸,或将胰酶溶于温水后注入。

(5)做好健康教育与沟通:做好患者和家属的健康教育,讲解鼻肠管的固定方法、输注方式及营养液的配制方法,告知家属如何防止及观察并发症。

(刘桂兰)

第五节　内镜下隧道技术的护理配合

消化内镜隧道技术是一项全新的技术,在隧道技术中,通过在消化道的黏膜层与固有肌层之间建立一条黏膜下隧道来进一步实施各种内镜下干预,例如环形肌切开术治疗贲门失弛缓症、切除黏膜下肿瘤、通过隧道进入胸腔和腹腔进行内镜下诊治。充分的术前准备、熟练的术中配合是手术成功的关键。护理人员应掌握每个器械的正确使用及每一个手术步骤,娴熟地与术者配合,确保手术的顺利开展及患者的安全。

一、隧道技术的应用领域

(一)黏膜层疾病的治疗

如经内镜隧道式黏膜下剥离(endoscopic submucosal dissection through tunnel,ESDTT)术等。

(二)肌层相关病变的治疗

如黏膜下隧道内镜肿瘤切除术(submucosal tunneling endoscopic resection,STER)、经口内镜括约肌切开术(peroral endoscopic myotomy,POEM)等。

(三)诊断与治疗胃肠道腔外疾病

如淋巴结切除、肿瘤切除、经人体自然腔道内镜手术(natural orifice transluminal endoscopic surgery,NOTES)等。

二、隧道技术的优点

(一)保证人体结构的完整

将消化道由1层变成了2层,尽可能将操作的入口、途径、目标位置放在同一个腔隙内。利用黏膜层或固有肌层隔离消化道与人体的其他腔隙,避免气体和消化液进入其他间隙。

(二)符合未来腔镜手术原则

(1)遵循腔隙完整原则。

(2)在有菌与无菌条件下,以无菌条件为首选。

(3)在有化学刺激与无化学刺激条件下,以无化学刺激为首选。

(4)在有自然腔道与无自然腔道条件下,以有自然腔道为首选,自然腔道的选择,应该首先符合第(2)、(3)条原则。

(5)在入口与手术部位距离方面,在遵循上述原则的同时,遵循就近原则。

(6)具有良好的预防与止血技术,并有候补措施能够保证几乎100%的止血率。

(7)具有熟练预防与封闭腔隙间相互贯通的技术,保证能够恢复人体原有腔隙的完整与闭合状态。

(8)遵循肿瘤完整切除与防止转移原则。

三、适应证

(一)黏膜层病变

食管长环周病变;食管、贲门、胃底体小弯横径在2cm以上的病变。

（二）固有肌层病变

直径小于 2.5cm 的食管、贲门固有肌层肿瘤，未经外科手术的 Ling Ⅰ 型、Ling Ⅱa 型、Ling Ⅱb 型原发性贲门失弛缓症。

（三）相对适应证

1. 黏膜层病变

食管、贲门、胃底体小弯横径小于 2cm 的病变。

2. 固有肌层病变

横径在 2.5~3.5cm 的食管、贲门固有肌层肿瘤；未经外科手术的 Ling Ⅱc 型、Ling Ⅲ 型原发性贲门失弛缓症。

四、禁忌证

（1）常规内镜检查禁忌者。

（2）建立隧道部位有大面积瘢痕形成或存在吻合口瘘者。

（3）相对禁忌证。

1）黏膜层病变：食管、贲门、胃底体小弯病变内有明显瘢痕形成者。

2）固有肌层病变：固有肌层肿瘤，但没有建立隧道的余地或肿瘤与上皮层粘连不能分离者；肿瘤横径在 3.5cm 以上，肿瘤不能经隧道完整取出者；外科手术后原发性贲门失弛缓症者。

五、术前准备

（一）器械准备

1. 内镜

常规使用带辅助送水的内镜，如无辅助送水内镜，可使用具有喷水功能的切开刀。

2. 送气装置

常规使用 CO_2。

3. 高频电发生器

参数设定根据功率输出及个人习惯设定。

4. 附件

各种型号的注射针、各种切开刀、止血钳、钛夹等。

5. 黏膜下注射液

（1）生理盐水 + 肾上腺素 + 美蓝：生理盐水 250mL + 肾上腺素 1mg + 美蓝 0.1~0.4mL。

（2）甘油果糖 + 肾上腺素 + 美蓝：甘油果糖 250mL + 肾上腺素 1mg + 美蓝 0.1~0.4mL。

6. 其他

还需准备注射针、喷洒导管、祛泡剂、生理盐水、肾上腺素等，其他物品同一般胃肠镜常规检查。

（二）患者准备

（1）询问病史，查阅患者的内镜报告，严格掌握内镜下黏膜剥离术的适应证及禁忌证。向患者及家属讲明手术的意义和存在的风险，取得同意后签署手术同意书。

（2）做好心理护理，详细向患者及家属解释内镜下黏膜剥离术的目的、方法及注意事项等,帮助患者消除恐惧、紧张心理,以良好的情绪接受治疗。

（3）了解患者过敏史及用药情况,如近期正在服用阿司匹林、NSAIDs 类和抗血小板凝集药物,应停用 7 ~ 10d 后才可行内镜下黏膜剥离术。

（4）术前常规检查血常规、血型、肝肾功能、凝血酶原时间、出凝血时间及心电图检查等。如有异常,应予纠正后才能施行切除术。女性患者避开月经期。

（5）由于内镜下黏膜剥离术的手术时间长,通常需进行静脉全身麻醉或气管内麻醉。术前麻醉医师需全面评估者身体状况,签署麻醉同意书。根据患者实际情况,选择合适的麻醉方式。

（6）上消化道病变者,禁食、禁水 6 ~ 8h。口服盐酸利多卡因胶浆。

（7）肠道病变者,同结肠镜检查于术前做好肠道准备,禁用甘露糖醇准备。

（8）术前建立静脉通道,以便术中使用药物。

（9）将高频电发生器的电极片粘贴在患者臀部或肌肉组织厚实处,避免与金属物品接触。

六、术后护理

（一）患者护理

（1）上消化道病变者,协助患者取左侧屈膝卧位,解开衣领扣,放松裤带,注意枕头与肩同高,头微曲,于嘴角下垫一弯盘及治疗巾,防止口水污染检查床及患者衣物,指导患者张口轻轻咬住牙垫,并用胶布固定好。

（2）肠道病变者,协助患者更换检查裤,检查床上垫一次性中单于患者腰部以下,以防粪水污染检查床及衣物。取左侧卧位,膝盖弯至胸部,以利于手术。注意保护患者隐私,检查前用毛巾适当遮盖。

（3）监测患者生命体征、心电图、血氧饱和度。麻醉开始的时候每 2min 监测一次,然后每 15min 一次。出现异常及时配合麻醉医师处理。

（4）保持呼吸道通畅:及时清除呼吸道分泌物,随时吸痰。

（5）保持输液通畅。

（6）注意观察有无并发症,发现异常及时配合术者处理。

（二）器械及附件处理

（1）检查结束后,护士首先对胃镜进行床侧初步清洁,接着将胃镜及其附件按消毒规范进行处理。

（2）附件:一次性耗材,毁形后按医疗垃圾处理。其他附件按消毒规范处理。

七、并发症及防治

（一）气体相关并发症

气体相关并发症包括气胸、皮下气肿、纵隔积气及腹腔积气等。多数患者可自行缓解,少数气胸或腹腔积气者需要引流处置。术后应及时复查 X 线片,了解有无气胸、气腹等并发症,给予迅速处理。

（二）隧道黏膜穿孔

隧道黏膜穿孔较常见。可以在隧道内喷洒纤维蛋白胶或用止血夹夹闭。术中对较大的血管进行预凝固处理,对创面的出血及时电凝止血。

（三）感染

感染包括隧道内感染、纵隔感染、腹腔感染等。应充分做好术前准备，防止术中食物反流导致误吸。术后加强饮食管理，一般由流质饮食逐步过渡到普通饮食。

（四）其他

如迟发性出血、胸腔积液、食管狭窄、溃疡和胃食管反流病、隧道入口裂开等。

八、注意事项

建立隧道的主要目的就是要保持其完整性，因此在隧道建立之初，就要确定使用隧道的哪侧壁做屏障。

如果要切除黏膜，则要保持固有肌层的完整性，以免造成损害，若发生破裂要及时处理。如果要对固有肌层进行手术，以及穿破固有肌层进行固有肌层以外的手术，则要保护黏膜层的完整，这样隧道技术才能起到应有的作用。

（刘桂兰）

第六节　经皮经肝胆道镜检查的护理配合

胆管结石是消化系统的常见疾病。经皮经肝胆道镜（percutaneous transhepatic cholangioscope，PTCS）技术是在经皮经肝穿刺胆道引流（percutaneous transhepatic cholangial drainage，PTCD）的基础上逐步进行窦道扩张，待窦道扩张到一定口径时再置入胆道镜进行检查和治疗的技术。

经皮经肝胆道镜技术的应用，为胆管结石的患者开辟了新的治疗途径，并取得了良好的疗效。经皮经肝胆道镜技术的优点在于可以在无法经自然通道（经口）或手术通道（术中或术后）进入胆道系统时，通过人工建立一条通道进入胆道，完成诊断与治疗；缺点是需要联合超声、X线、内镜三种微创技术，技术要求较高、过程复杂且需要花费一定时间才能建成。

一、适应证

（1）已行包括胆肠内引流术在内多次手术后肝内胆管结石又复发者。

（2）合并胆管狭窄的肝内胆管结石患者，行胰十二指肠镜逆行插管困难或操作失败者。

（3）胆管畸形和狭窄，可经胆道镜行球囊导管扩张或支架置放术。

（4）梗阻性黄疸：由恶性肿瘤所致者在经皮经肝胆道镜下放置内引流管，也可局部灌注抗肿瘤药物或留置放射探头进行局部放化疗。

（5）胆管晚期肿瘤或肿瘤所在部位难以切除，可经胆道镜导入激光汽化治疗或放置胆道支架，并可进行肿瘤活检。

（6）胆道出血，可行胆道镜下止血治疗。

（7）胆道内异物或寄生虫，可行胆道镜取出。

（8）胆总管末端狭窄，可行胆道镜下 Oddis 括约肌切开。

二、禁忌证

（1）肝内胆管不扩张。

（2）出凝血功能异常。

（3）严重心肺功能不全。

（4）大量腹腔积液及肝内胆管结石疑有癌变者不宜行经皮经肝胆道镜技术。

（5）肝衰竭者。

（6）恶性肿瘤晚期极度衰竭者。

三、术前准备

（一）器械准备

（1）胆道镜手术包。

（2）PTCD 19G 穿刺套管针。

（3）泥鳅导丝、内镜逆行胰胆管造影术导管、冲洗管、8～22F 引流管、窦道扩张管一套、9～18F 探条。

（4）吸引器。

（5）电子胆道镜。

（6）球囊扩张导管 2 条：8mm 1 条和 10mm 1 条。

（7）活检钳、取石网篮。

（8）超声装置及穿刺探头或穿刺架。

（9）头架：用于消毒铺巾显露患者头部。

（10）器械台：用于摆放内镜仪器及胆道镜治疗中的各种附件。

（11）液电碎石装置包括振波发生器（shock－wave generator）、液电导线（EHL probes）、液电电极。

（12）其他：造影剂、生理盐水、液体收集袋、剪刀、各种急救物品及器械。

（二）患者准备

（1）充分评估患者的身体状况以及适应证和禁忌证。

（2）检查血常规、肝肾功能及出凝血时间，老年患者还应检查水、电解质和心功能。

（3）向患者详细介绍胆道镜检查对诊断疾病的必要性和安全性；耐心做好解释工作解除思想顾虑，以取得患者的配合。

（4）签署知情同意书。

（5）体毛过多者，术前 1d 给予常规备皮。

（6）常规行碘过敏试验，皮试阳性者应选择非离子型造影剂。

（7）PTCD 术前半小时肌内注射地西泮 10mg，哌替啶 75mg。

（8）术前禁食、禁水 6h。

（9）留置套管针，建立静脉通道。

（三）建立窦道

（1）通过超声及 CT 进行肝内胆管影像检查，了解肝内胆管结石分布及胆管扩张情况，选择适当的穿刺点及穿刺途径。

（2）准备好建立窦道所需用的器械 PTCD 19G 穿刺套管针、导丝、8～22F 引流管、9～18F 探条，超声装置。

（3）患者取仰卧位常规消毒，超声定位后，局部麻醉至肝被膜，切开皮肤 4～5mm（便于扩张窦道），超声引导下用 18G 套管针向所选择的肝内胆管穿刺。PTCD 穿刺部位有经右侧肝内胆管和经上腹部穿刺左侧肝内胆管两种途径，根据结石部位和胆管扩张情况选择，胆管扩张明显和结石多的肝叶为首选穿刺部位。

（4）移去针芯，缓慢后退外套管直至胆汁流出，插入导丝至导丝头达狭窄段的近端，固定导丝并将外套管退出。

（5）沿导丝导入带 4～6 个侧孔的 6～7F 导管，直至狭窄部，使侧孔全部位于胆管内。

（6）将导管固定于皮肤上，导管外接引流袋（瓶）。

（7）术后需严密观察生命体征和腹部体征，并给予抗生素 2～3d。

（8）扩张窦道：PTCD 术后一周开始窦道扩张。局部常规消毒，窦道外口皮肤处局部麻醉（非静脉麻醉者），探条由细至粗逐级扩张达 18～20F，通常每周 2 次，每次扩张 2F，总共需 4～6 次完成。可容纳 16～18F 扩张探条进入即可进行胆道镜检查和治疗。

四、术中护理配合

（一）患者护理

（1）协助患者取合适体位，多取平卧位，少数 T 管窦道开在腹中线上者，应在患者背部垫一小垫使患者向右倾斜 15°左右，避免术中使用的盐水从患者身体两侧流出。嘱患者勿随意摆动躯体，以免造成不必要的伤害。

（2）行经皮经肝胆道镜技术前先不拔出 T 管，常规消毒患者腹部皮肤。消毒完毕后，用一无菌纱布按住 T 管瘘口，另一手轻轻用力将 T 管从窦道中拔出，拔出 T 管后立即用一无菌棉球堵住窦道口，防止胆汁从窦道口中溢出。

（3）为防止胆道镜术中大量灌流液流到手术床及地面，应在患者体下放一腹单，引导溢出液流入床边的桶中。用手术粘贴膜粘贴在消毒窦道口的皮肤上及消毒巾与腹单上，用血管钳捅破窦道口的手术粘贴膜，将棉球取出，这样胆汁与灌流液便可顺粘贴膜经过腹单流入床边的水桶中。

（4）常规给予患者吸氧，吸氧浓度一般为 2～3L/min，或根据患者血氧饱和度来调节氧流量。

（5）护士应注意观察患者的神志，心电图、血压、脉搏、血氧饱和度应该在镇静时每 2min 测一次，在操作过程中每 5min 测一次，如有异常及时报告术者。

（6）在整个操作过程中，护士要注意观察患者的反应，若患者出现腹痛、腹胀等不适，可给患者做轻微的背部按摩以提高患者的舒适度，也可嘱患者重复做深而慢的呼吸 2～3 次，以缓解症状。

注意倾听其主诉，如感觉疼痛难忍，应及时报告术者，稍事休息后再继续进行手术，必要时可加大镇痛药物剂量。

（二）治疗过程中的护理配合

（1）打开消毒包，协助术者穿好消毒手术衣、戴手套。

（2）进镜配合：术者单人操作胆道镜，护士需协助术者拔出扩张管，插入胆道镜或协助导丝插入。

当需治疗时或内镜要固定在某一位置时,护士应用右手轻轻固定窦道口的镜身,防止治疗操作时的摆动造成视野改变。在递送各种附件时,护士应将附件的前端递于术者的右手中,使得附件插入方便。

(3)根据结石的部位、大小、形状选择合适的取石网篮。对于泥沙样结石,不宜过紧收紧取石网篮,以免绞碎结石难以取出,此时可轻轻拉紧取石网篮,尽量靠近胆道镜的前端,配合术者将取石网篮连同胆道镜一同退出体外。护士应尽快用纱布将结石取出,然后将取石网篮放入盛有生理盐水的治疗碗中清洗干净。由于肝内胆管的变异及结石的形状、大小各异,在胆道镜下取石时,尽可能地应用一切可使用的附件,如活检钳、取石网篮、冲洗管、导丝、内镜刮匙等都可用来尝试取石。

(4)对于结石较大又有嵌顿者,可先行液电碎石后再用取石网篮取出碎石,以避免暴力牵拉造成瘘管出血。碎石方法如下。

1)从活检孔道插入高压放电碎石探头,并让其接触胆石。

2)助手将碎石器电源接通,选择好所需放电频率和强度。

3)在连续注水情况下,使胆石完全浸泡在液体中,术者启动脚踏开关放电,将胆石击碎。

4)每次放电1~2s。如一次未能击碎胆石,可多次重复放电,直至击碎成可取出的小块为止。

(5)术中若窦道出血,可用含去甲肾上腺素的盐水冲洗或用内镜、球囊压迫均可止血。若少量渗血,可在灌流液中加肾上腺素2~5支,很快即可止血。若胆管狭窄撕裂造成的出血较难处理,应中止胆道镜治疗,置一条引流管,观察引流管引流液的情况;静脉使用止血药,密切监测血压、脉搏,防止大出血,必要时做好手术止血准备。

(6)护士应配合术中活检,做好标本收集工作。

(7)一次经皮经肝胆道镜术取净结石的患者可封管。需要再次行胆道镜治疗者,必须经窦道再放置一条短臂T管或普通引流袋至胆总管继续留置引流,协助术者将引流管妥善固定在患者的腹部。

五、术后护理

(一)患者护理

(1)操作完毕拔镜后嘱患者卧床24h,观察生命体征和腹部情况,监测血常规及肝功能。记录胆汁性状、颜色、引流量,注意有无腹膜刺激征。

(2)对留置引流管的患者,将引流管用别针妥善固定于患者腹部,防止脱落,交代患者引流管应保持于膈下平面,勿将引流袋倒置以防止引流液倒流。

(3)术后要注意保持引流通畅,碎石取出后,结石碎片容易堵塞PTCD管,造成引流不畅,应注意及时清理管内结石碎片。

(4)术后应用广谱抗生素、止血药和维生素K_1,注意补充电解质,必要时输血。

(5)术后5~7d,每天用50~100mL等渗盐水加庆大霉素16万单位冲洗引流管1~2次。胆汁从混浊墨绿色变清黄后,可以隔天冲洗一次。一般引流管可应用3个月。

(6)做好健康宣教,嘱患者术后进低脂、富含营养的饮食。注意休息,保持积极乐观的情绪。

（二）器械及附件处理

1.胆道镜

胆道镜检查完毕后先将冷光源亮度调到最暗,然后关闭冷光源电源;表面用清水冲洗干净,内道用 50mL 注射器抽水加压冲洗,直至冲出的水干净为止。因胆道镜注水孔为一狭长管道,里面的残留水分不易挥发,可用氧气管连接注水孔吹干,以免管腔内霉斑影响视野。在取、放、安装、操作、拆卸、洗涤时动作要轻巧、要稳,将胆道镜放在清洁、干燥的器械柜内,由专人保管,定期检查。

2.活检钳、取石网篮

注意洗净活检钳、取石网篮上的血凝块及纤维组织。洗净拭干后用拭镜纸或绸布涂少许硅油,轻涂以防生锈及老化。取石网篮保持张网状态,以防张力过小,影响取石效果。

六、并发症及防治

（一）胆道出血

胆道出血多发生于出凝血功能异常的患者,在穿刺肝实质或扩张窦道时发生,也可因拉取较大结石时发生。处理:绝对卧床休息,观察患者的生命体征、面色及胆汁引流量、性质,遵医嘱静脉输注止血药物。

（二）胆漏或胆汁性腹膜炎

一般发生在穿刺或更换引流管过早或引流管脱落时。处理:严密观察患者的生命体征;有无高热、寒战及意识改变的情况;有无腹痛,腹痛的部位、性质。及时更换敷料并注意保护皮肤;定时冲洗引流管并保持引流通畅,每天更换引流袋;遵医嘱合理使用抗生素。

（三）发热

发热多为一过性,应保持引流管通畅,必要时使用抗生素。

（四）恶心呕吐

一般发生在进行窦道扩张时或检查、取石过程中,由注水过快刺激所致。

（五）心血管意外

可导致心力衰竭、急性心肌梗死、心搏骤停等并发症。患者一旦出现心血管意外,必须立即停止手术,根据具体情况给予积极治疗及抢救。

七、注意事项

（1）术前护士应详细检查手术设备,保证冷光源、吸引器、碎石机等各种仪器设备的正常工作。摆放好电视监视系统及胆道镜中用的各种仪器,以患者的左侧为宜。

（2）连接盐水瓶和胆道镜时注意无菌操作。滴注管的长度不应少于 70cm,最好大于 100cm,这样在医师转动镜身时不会因镜外的滴注管长度过短而影响操作,但要注意生理盐水的流注压应小于 $30cmH_2O$。

（3）如患者窦道细,胆道镜进入困难,可先在窦道内注入 2% 利多卡因溶液 10mL 后用扩张探条逐级扩张至胆道镜能进入为止。

（4）胆道镜在沿窦道插入胆管或取石网篮反复取石过程中,有些患者腹部有胀痛感,也可因检查刺激肝内胆管引起恶心呕吐,应嘱患者尽量放松,张口呼吸,利用谈话转移患者的注意力,必要时检查稍停,待症状缓解后再进行。

（5）注意胆道灌流液的补充,可用 2~3 瓶生理盐水串联,减少接瓶次数,并保证灌流液中无空气进入。空气进入胆道后可影响胆道的视野及操作。

（6）如果取石网篮套住较大结石拉不出时,可先用力收紧取石网篮绞碎结石,再放松网篮退出结石,或者将取石网篮向体外牵引慢慢拖出结石,不要使用暴力猛拉,这样可能会造成出血。

（7）在碎石过程中,已破碎的小胆石会影响观察和继续碎石,可通过冲洗和运动镜身清除障碍。

冲洗碎石或取石时,护士配合术者推入生理盐水,有利于液电碎石（EHL）和清除结石。推注时最好选用 20mL 注射器,否则注射器过大会使推注费力。推注生理盐水时速度不宜过快,否则会因压力过高,患者出现腹痛及术后发热。

（8）高压放电探头在放电时,不应与胆管壁接触,以避免损伤胆管。注意绝缘,电极不能接触金属物品,患者及医护人员的身体也不要接触金属物品。

（9）术后及时清理设备及用物,定期检查设备性能,如有故障及时报告、维修。

（10）出院后,指导患者定期进行随访观察,一般 3 个月更换 1 次引流管。

（刘桂兰）

第七节　双气囊小肠镜检查的护理配合

双气囊小肠镜通过两个气囊交替固定小肠肠管,内镜与外套管交替插入,可完成全小肠的直视检查。

根据医师预先判断的可能病变部位,双气囊小肠镜检查可分为经口腔、经肛门及经胃肠的途径进镜检查。它具有内镜直视、操控性好、活检兼治疗、能完成全小肠检查等优点。双气囊小肠镜检查的开展是消化内镜的一场革命,它排除了消化内镜检查的最后盲区。

一、适应证

（一）国际上通用的适应证
（1）胶囊内镜检查后的深入检查。
（2）可疑小肠出血者。
（3）胃肠术后功能紊乱。
（4）小肠狭窄的内镜诊断及治疗。
（5）小肠肿瘤及肿块。
（6）胰腺炎及胆源性疾病。
（7）克罗恩病。
（8）小肠异体移植的观察。
（9）回收滞留胶囊内镜。
（10）清除肠道寄生虫。
（11）明确小肠梗阻的病因。

（12）肠套叠的内镜下处理。

（13）做结肠镜检查有困难的病例。

（二）中华医学会消化内镜学分会小肠学组提出的双气囊小肠镜检查的适应证

（1）原因不明的消化道（小肠）出血及缺铁性贫血。

（2）疑小肠肿瘤或增生性病变。

（3）疑小肠克罗恩病。

（4）不明原因小肠梗阻。

（5）不明原因腹泻或蛋白丢失。

（6）小肠内异物。

（7）外科肠道手术后异常情况（如出血、梗阻等）。

（8）已确诊的小肠病变治疗后复查。

（9）相关检查提示小肠存在器质性病变可能者。

二、禁忌证

（1）严重心肺功能异常者。

（2）有高度麻醉风险者。

（3）无法耐受或配合内镜检查者（如精神障碍者）。

（4）相关实验室检查明显异常（如重度贫血、严重凝血功能障碍等），在指标纠正前不能接受该检查。

（5）完全性小肠梗阻无法完成肠道准备者。

（6）多次腹部手术史者。

（7）低龄儿童、孕妇。

（8）其他高风险状态或病变者（如中度以上食管胃底静脉曲张、大量腹腔积液等）。

三、术前准备

（一）器械准备

1. 器械的准备

双气囊小肠镜检查主要的检查设备包括主机、光源、气泵、内镜、外套管、润滑剂、小肠镜活检钳、小肠镜注射针、牙垫、纱布、治疗巾、染剂等。内镜的准备如下。

（1）用一个20mL的注射器与内镜气囊管连接，抽吸空气反复冲注气囊管道，除去管道里的水分，以免影响气囊充气。

（2）用橡皮做成一个防逆流活瓣连接在外套管的近侧，调整橡皮近侧伸出的长度以保证橡皮不会被卷入外套管与镜身之间，防止产生阻力，用外科胶布固定橡皮。

（3）用专用软管将外套管和内镜的气囊管道分别与气泵相连。

（4）打开气泵电源，按压和启动控制面板上的内镜气囊充气/放气键，将内镜前端浸入水中以确定有无气泡从前端冒出。确定后，将内镜前端从水中取出，擦除水迹，然后按压暂停键。

（5）按压和启动控制面板上的外套管气囊充气/放气键，使气囊充气，然后将气囊浸入水中观察有无空气泄漏，确定后，按压暂停键。

（6）向外套管内注入 10～20mL 水或专用油，托住和移动外套管使水或专用油遍布外套管，减少内镜和外套管之间的阻力。

（7）打开气泵的内镜气囊充气开关，使空气从内镜前端的气孔持续喷出，与此同时，将内镜通过外套管，并将外套管滑向内镜的操作部，擦干内镜前端的水迹，按下镜身气囊的暂停键。

（8）用乙醇纱布湿润内镜的前端，将气囊安装到内镜前端。

（9）在安具上先装上一个固定用橡皮圈，安装工具套在镜身和气囊的外面慢慢滑向内镜的近端，将橡皮圈从安装工具上推出，用橡皮圈将内镜气囊牢牢地固定住。

（10）安装一个盖帽到内镜气囊的前端，观看内镜显示器，保证盖帽不会遮盖内镜的视野。

（11）使胶带环绕盖帽和内镜气囊远端之间的范围，在安装工具上装固定用橡皮圈，从安装工具上推出橡皮圈，使橡皮圈固定在气囊的远端。

（12）打开内镜气囊的充气开关，把内镜前端气囊浸入水中，观察内镜气囊是否漏气，然后关闭内镜气囊的充气开关，使气囊放气。

（13）使用防雾的清洁剂清洁内镜前端的镜头，保持内镜画面清晰。

2. 急救物品

（1）中心负压吸引、中心供氧装置、监护仪、治疗车。

（2）基础治疗盘（内有镊子、乙醇、碘伏、棉签、砂轮、止血钳、胶布等）。

（3）注射器（5mL、10mL、20mL 各两支、50mL 一支）、输液器、输血器。

（4）危重症抢救用盘（内有开口器、舌钳、压舌板、手电筒、叩诊锤、针灸针等）。

（5）气管切开包、静脉切开包。

（6）胸外心脏按压板、心内穿刺针。

（7）专科特殊抢救设备。

（8）血压计、听诊器。

3. 急救药品

肾上腺素、多巴胺、洛贝林、毛花苷 C（西地兰）、去甲肾上腺素、尼可刹米（可拉明）、氨茶碱、盐酸利多卡因、异丙肾上腺素、盐酸阿托品、地塞米松、间羟胺、山莨菪碱、氢化可的松、呋塞米注射液等。

（二）患者准备

（1）向患者及家属详细讲解检查目的、过程和配合要点，说明可能出现的意外及对策，签署检查知情同意书。

（2）术前常规检查血常规、肝肾功能、凝血功能、心电图等，排除严重的心肺疾病。

（3）术前禁食、禁水 8h。

（4）经不同途径进镜的患者准备。

1）经口进镜的双气囊内镜检查：术前需禁食 8～12h，于术前 10～20min 口服咽麻祛泡剂，取下活动性义齿、眼镜等。

2）经肛门进镜的双气囊内镜检查：内镜需要经过大肠才能进入回肠，因肠道粪渣有可能覆盖内镜视野，或进入外套管内而增加内镜与外套管的摩擦力。因此，肠道准备十分重要。清洁肠道的方法与结肠镜检查时的清洁基本相同。

3）经胃肠途径的双气囊内镜检查基本同经肛门进镜的术前准备。因做过胃部分切除术的患者，残胃蠕动较弱，可能会有食物残渣存留，这些食物残渣不但影响观察，一旦进入外套管内，还会增加镜身和外套管的摩擦力，使进镜困难，所以，对有过胃切除史的患者，术前禁食时间更长。

（5）术前用药：由于双气囊内镜检查比普通胃肠镜检查所需时间长，一次检查需要大约1.5h，内镜通过咽喉和勾拉肠道时会引起咽喉和腹部不适，患者会感到焦虑。因此给予患者合适的镇静剂或静脉麻醉是非常重要的，尤其是经口进镜时，最好行静脉麻醉。具体用药详见无痛内镜技术的护理配合的相关内容。

（6）心理护理：接受小肠镜检查的患者多数病程较长，且常规胃肠检查未明确病因，因此患者常表现出恐惧、焦虑等不良情绪，检查前应充分评估患者病情及心理状态，告知患者及家属检查过程及配合要点，介绍成功病例，消除患者紧张等不良情绪，使患者以最佳的心理状态接受检查。

（7）给予氧气吸入、心电监护。

（8）建立静脉通道，由麻醉医师进行静脉麻醉。

四、术中配合

（一）患者护理

（1）经口进镜的双气囊内镜检查：采用全身麻醉，协助患者取去枕平卧位，待麻醉医师插管完毕，改为左侧屈膝卧位，头微屈，于嘴角下垫一弯盘及治疗巾，防止口水污染床单，帮助患者装好牙垫，并用胶布固定。

（2）经肛门进镜的双气囊内镜检查：检查前，更换肠镜检查裤，在检查床上垫一次性中单于患者腰部以下，以防粪水污染检查床，协助患者取左侧卧位，双腿并拢弯曲。

（3）检查过程中，麻醉医师和护士必须密切观察患者的意识、呼吸及循环状况，检测呼吸、血压、血氧饱和度等。

对操作时间长的患者应密切观察腹部体征，了解有无肠穿孔等严重并发症的发生。在整个操作过程中注意密切观察患者的反应，有异常及时报告术者。

（二）治疗过程中的护理配合

（1）双气囊小肠镜检查通常由术者、护士和麻醉医师共同配合完成，检查过程中术者负责控制内镜镜身的推拉、旋转和角度钮调节，护士位于术者旁边负责外套管的进退、拉直、固定外套管，尽量使内镜的体外部分保持直线状态。

（2）操作前，将外套管套在小肠镜身上，当内镜头部进入十二指肠水平后，先将小肠镜头部气囊充气，使内镜头部固定住小肠壁不易滑动，然后将未充气的外套管沿镜身插至内镜的镜身50cm标记处，接着将外套管气囊充气。充气完毕后内镜及外套管同步回拉，消除肠襻后，继续将内镜缓慢向深部插入，直到无法进镜，再依次将内镜头部气囊充气，同时释放外套管气囊，外套管沿镜身向前滑。

（3）当内镜向深部推进困难时，护士可协助患者变换体位，或用手在患者腹部施加压力，以减少或防止内镜在胃肠道内结襻，若已结襻，可回拉镜身解襻后再向小肠深部推进。

（4）退镜时护士固定外套管，术者缓慢退镜，仔细观察肠腔有无病变。退至内镜的镜身50cm标记处时，给内镜气囊注气，同时外套管球囊放气，放气完毕后护士将外套管缓慢退至内镜操作部一端，然后给外套管球囊注气，同时内镜气囊放气，再次缓慢退镜观察，重复以上过程，完成小肠镜退镜，退镜过程中应及时抽气，以减轻术后患者腹胀、腹痛等不适。根据病情需要,有时小肠镜检查分两次进行,一端进镜困难时,应做好肠腔标记,以便从另外一端进镜时在此汇合。

（5）发现小肠病变后,配合术者进行活检、染色、注射、肠道标记等。

五、术后护理

（一）患者护理

（1）麻醉苏醒:因检查前或检查中使用了镇静剂、镇痛剂或麻醉剂,检查结束后应在麻醉苏醒室观察。患者保持侧卧位休息,直到完全清醒,若有呛咳,可用吸引器吸除口腔、鼻腔分泌物。

严密监测患者意识状态、生命体征及血氧饱和度。当患者的生命体征恢复到治疗前水平或神志清楚,对答切题时,方可终止观察。总结药物用量,术者确认签字,然后将患者送至病房。

（2）饮食护理:术后6h进行腹部体检,若患者无明显腹痛、腹胀,肠鸣音恢复正常,病情无禁忌,可逐步给予流质、半流质、易消化饮食,避免进食粗糙、易产气的食物。

（3）经肛门进镜的患者,检查后当天避免进食产气食物如牛奶、豆浆等,次日可进普食或根据医嘱进食。

（4）检查后可能存在不同程度的腹胀,多数可自行缓解,必要时可行肛管排气。若腹胀明显或出现腹痛,需及时告知医师,行相关治疗。

（5）经口进镜的患者,检查后1~3d可能会有咽喉部疼痛,此症状通常在2~3d内会自行消失,严重者可含服消炎片或行雾化吸入缓解症状。

（二）器械及附件处理

按软式内镜清洗消毒法清洗消毒小肠镜,用吹风机吹干各通道后将小肠镜悬挂于专用储存柜内备用。

六、并发症及防治

（一）咽喉疼痛

因外套管反复摩擦所致,一般不需特殊处理。向患者做好解释,症状严重者,可含服消炎片或行雾化吸入。

（二）误吸、肺部感染

经口小肠镜检查时,应及时清理咽喉部分泌物及反流胃肠液,防止误吸,必要时可采取气管插管,以减少误吸及肺部感染风险。

（三）食管贲门黏膜撕裂症

若检查时间短,检查过程中应注意患者有无恶心呕吐反应,进镜、退镜时仔细观察贲门有无损伤及出血;若检查时间长,应在静脉麻醉状态下进行。

（四）腹胀

少数患者术后出现腹胀,多数症状较轻,活动后可自行消失,必要时可行肛管排气等治疗。

（五）黏膜损伤

内镜进退过程中有时可损伤小肠黏膜,多数程度轻,无须特殊处理;若损伤较重,可服用小肠黏膜营养剂,如谷氨酰胺等。

(六)肠穿孔

检查中及检查后注意观察患者腹部体征,若出现腹部压痛、反跳痛、腹肌紧张等,需警惕肠穿孔的发生,应及时报告医师,尽早采取相应的治疗措施。

(七)出血

按消化道出血治疗原则处理,必要时可通过内镜下止血治疗。

(八)肠套叠

肠套叠发生率极低,缓慢退镜可减少肠套叠发生。

(九)急性胰腺炎

急性胰腺炎发生率极低,经口途径检查者,术后观察有无腹痛、呕吐等不适,如有以上症状,及时报告医师,检查淀粉酶等排除急性胰腺炎。

七、注意事项

(1)选择合适的进镜途径。通常,怀疑病灶位于空肠者,可先采用经口途径进镜;怀疑病灶位于回肠者,可先采用经肛门途径进镜。

当无法判断先采用何种途径进镜时,应先选择经肛门途径,因经肛门途径进镜,患者的不适感相对较轻。

(2)内镜进镜及外套管推进时必须在视野清晰的状态下进行,严格遵循"循腔而入"的操作原则,以免损伤肠黏膜或引起出血、穿孔等并发症。

(3)患者吞咽反射完全恢复,饮水无呛咳方可进食。因内镜检查时需反复进退,咽喉部可能会有擦伤,需进食清淡饮食一天,勿食过热、粗糙、坚硬及辛辣刺激性食物,以免加重咽喉不适,次日可正常饮食。

(4)检查后 3~6h 需有人陪护。

(5)24h 内不得驾驶机动车辆、进行机械操作和从事高空作业,以防意外。

(6)检查后 24h 内最好不做需精算和逻辑分析的工作。

(刘桂兰)

第八节 单气囊小肠镜检查的护理配合

单气囊小肠镜与双气囊小肠镜相比,具有器械准备时间短、清洗消毒更简便、高分辨率图像结合内镜窄带成像技术观察提高了病变的检出率等优势,临床常用的为 Olympus SIFQ260 小肠镜。

一、适应证

同双气囊小肠镜。

二、禁忌证

同双气囊小肠镜。

三、术前准备

（一）器械准备

1. 内镜准备

（1）测试气囊：取出送气管，连接外套管上的气囊送气接头与气囊控制装置上的接头，按下气囊控制装置遥控器的充气/放气按钮，确认气囊充气、放气性能及报警功能良好。一次性外套管使用前必须经过漏水测试。

（2）润滑外套管：外套管内层为亲水润滑涂层，抽取 20mL 无菌水或专用油注入外套管腔内，来回移动外套管，使无菌水或专用油与外套管内层充分接触。

（3）连接小肠镜：按照正确方向将小肠镜套入外套管内，因内镜镜身较长，必须特别注意保护内镜前端，避免碰及坚硬物体。

2. 其他物品准备

同双气囊小肠镜。

（二）患者准备

同双气囊小肠镜。

四、术中护理配合

（一）患者护理

（1）密切监测患者生命体征及血氧饱和度，发现异常及时告知术者。

（2）观察患者面部表情、身体活动、腹部体征等，若患者出现痛苦表情、身体活动或明显腹部膨隆，应及时报告麻醉医师及术者。

（3）经口检查者必须及时吸出患者口腔的分泌物，术中注意防止肠液经外套管反流，引起窒息或吸入性肺炎。

（4）保持静脉输液通畅。

（二）治疗过程中的护理配合

根据患者的症状、体征及其他辅助检查结果，确定首次进镜途径，怀疑十二指肠至小肠中上段病变者采用经口进镜，怀疑远端回肠病变者则采用经肛门进镜。

（1）操作过程中，护士用右手扶稳、固定接近内镜操作部的外套管一端，左手固定接近患者口腔或肛侧的外套管一端，两手用力外展，尽量保持体外的镜身处于直线状态。为保持外套管与镜身之间的润滑，可在外套管中适当添加无菌水。

（2）经口检查时，当小肠镜进入十二指肠后，术者操作时动作要轻、稳、缓慢，以免损伤小肠黏膜而引起出血、穿孔等并发症。

（3）当内镜向深部推进困难时，护士可协助患者变换体位，或用手在患者腹部施加压力，以减少或防止内镜在胃肠道内结襻，若已结襻，可回拉镜身解襻后再向小肠深部推进；当镜身全部进入外套管后，给外套管球囊放气，放气完毕后术者调整内镜角度钮以固定肠腔，护士缓慢送入外套管至内镜的镜身 50cm 标记处，给外套管球囊充气，内镜及外套管同步回拉，消除肠襻后再次插入内镜，重复以上过程，完成小肠镜检查。

（4）退镜时护士固定外套管，术者缓慢退镜，仔细观察肠腔有无间质瘤、梅克尔憩室等病变，退至内镜的镜身 50cm 标记处时，给外套管球囊放气，术者调整内镜角度钮以固定肠腔，护士将外套管缓慢退至内镜操作部一端,然后给外套管球囊注气,再次缓慢退镜观察,重复以上过程,完成小肠镜退镜。退镜过程中应及时抽气,以减轻术后患者腹胀、腹痛等不适。根据病情需要,有时小肠镜检查需分两次进行,一端进镜困难时,应做好标记,以便从另外一端进镜时在此汇合。

(5)需要行小肠活检时,要求医护人员必须技术熟练、细心,配合默契,同时护士要眼明手快,及时获取病理组织。

五、术后护理

(一)患者护理

(1)检查结束后,指导患者卧床休息,经口检查者,部分患者术后出现咽痛,可口服消炎片缓解症状,同时做好解释工作,告知是由于小肠镜检查时间长,检查时镜身反复摩擦咽喉部所致,消除患者紧张情绪。

(2)术后需观察患者有无腹痛、腹胀、便血、发热等症状,若无不适症状,检查6h后或次日嘱患者进食。

(3)采用静脉麻醉患者,检查结束后必须继续观察生命体征至患者完全苏醒,部分患者清醒后可能有头晕症状,嘱其卧床休息,必要时可吸氧;检查结束后注意观察有无腹痛、腹胀及腹部体征变化,若有异常情况,及时报告医师处理。

(二)器械及附件处理

检查完毕后向内镜送气/送水10s,采用蘸有多酶洗液的纱布擦拭镜身,由护士将内镜送至清洗消毒室,清洗要求及步骤同一般内镜。由于小肠镜镜身长,清洗过程中要注意防止损伤内镜头端,内镜清洗消毒、干燥后,将各旋钮置于自由位,悬挂于镜房储存备用。

(马翠云)

第九节　双气囊小肠镜下止血治疗的护理配合

小肠出血是不明原因消化道出血的主要原因,引起小肠出血的疾病包括溃疡、炎症、肿瘤、血管畸形、肠道解剖畸形(如憩室)及医源性损伤等。采用双气囊小肠镜,可在直视下明确小肠出血病灶的确切位置,并进行内镜下止血治疗,避免了手术治疗。如果内镜下止血困难,也可通过黏膜下注射特制印度墨汁或金属钛夹标记等方法标记肠腔出血位置,为外科手术提供标记点,提高手术效率,并可最大限度减少肠道切除范围。

目前,双气囊小肠镜下常用的止血治疗技术包括喷洒药物止血、氩离子血浆凝固术(argon plasma coagulation,APC)、电凝止血及金属钛夹止血等。氩离子血架凝固术在临床上最为常用,因其凝固深度为2~3mm,可防止薄壁器官穿孔、有利于组织修复,以及其非接触性、凝固深度浅的优势适用于各种类型病变出血。

一、适应证

各种原因引起的小肠出血,如小肠血管畸形、肿瘤、梅克尔憩室等疾病引起的小肠出血,射频消融手术或黏膜切除术引起的小肠出血等。

二、禁忌证

（1）出血量大，血流动力学不稳定者。

（2）严重心肺功能异常，无法耐受小肠镜检查或静脉麻醉者。

（3）出血量大使得双气囊小肠镜难以保持视野清晰者不适宜内镜下止血。

三、术前准备

（一）器械准备

除双气囊小肠镜检查常规用物之外，需准备镜下止血药物和内镜治疗辅助器械，根据不同止血治疗方法，所需药物及内镜器械不同，具体如下。

1. 药物喷洒止血

喷洒导管、8% 去甲肾上腺素（8mg/100mL）、5% ～ 10% 孟氏液、凝血酶溶液（500U/40mL）等。

2. 氩离子血浆凝固术

氩离子发生器、氩离子血浆凝固术探头等。

3. 电凝止血

钳道管直径在 2.8mm 及以上的双气囊内镜、高频电发生器、电凝电极等。

4. 金属钛夹止血

钳道管直径在 2.8mm 及以上的双气囊内镜、金属钛夹、金属止血夹释放器等。

（二）患者准备

1. 常规准备

（1）向患者及家属耐心讲解双气囊内镜操作及治疗中的意义和风险，使患者对该项检查有正确的认识，签署内镜诊疗知情同意书。

（2）提前开出检查申请单，联系麻醉科准备行术中麻醉。

（3）术前禁食、禁水 8 ～ 12h。

（4）术前注意预防呼吸道传染，同时进行针对性的体格检查，包括心肺的听诊和对气道的评估。

（5）患者术前需常规检查血常规、肝肾功能、心电图及凝血功能等，排除严重心肺疾病。详细了解有关病史，包括重要脏器的功能情况，既往镇静麻醉史、药物过敏史及目前用药、烟酒史等。

（6）给予留置静脉套管针、吸氧、心电监护。

（7）协助患者取左侧卧位，麻醉医师行静脉麻醉。

2. 经不同途径进镜的患者准备

（1）经口进镜的双气囊内镜下止血：经口进镜的患者，需术前禁食 8 ～ 12h。于术前 10 ～ 20min 口服咽麻祛泡剂一支，将活动性义齿、眼镜摘除。

（2）经肛门进镜的双气囊内镜下止血：经肛门进镜时内镜需要经过大肠才能进入回肠，因此，肠道准备十分重要。禁忌用甘露糖醇清洁肠道，有可能引起爆炸。

四、术中护理配合

（一）患者护理

（1）经口进镜时，协助患者取左侧屈膝卧位，指导患者张开口咬住牙垫，头微曲，头下放一治疗巾，防止口水污染诊床及患者衣物。

（2）经肛门进镜时，检查前，协助患者更换肠镜检查裤，在检查床上垫一次性中单于患者腰部以下，以防粪水污染检查床，取左侧卧位，双腿并拢弯曲。

（3）密切监测患者生命体征及血氧饱和度，发现异常及时报告术者。

（4）观察患者面部表情、身体活动、腹部体征等，若患者出现痛苦表情、身体活动或明显腹部膨隆，应及时报告麻醉医师及术者。

（5）经口进镜者必须及时吸出患者口腔的分泌物，术中注意肠液经外套管反流，引起窒息或吸入性肺炎。

（6）保持静脉输液通畅。

（二）治疗过程中的护理配合

术者根据出血病灶情况选择不同的止血治疗方法，护士则协助术者操作，具体如下。

1. 药物喷洒止血

双气囊小肠镜检查可确定出血部位、病变性质、范围及有无活动性出血；若内镜下见活动性出血病变，配合术者从钳道管插入喷洒导管，先以无菌生理盐水冲洗出血表面，仔细观察出血部位及出血性状，接着护士协助术者将止血溶液在内镜直视下喷洒在出血病灶。喷洒过程中，护士根据术者指令推注药物。治疗完毕，观察止血效果，确认无新鲜出血后退镜。

2. 氩离子血浆凝固术

双气囊小肠镜检查确定出血部位及出血性质，开启氩离子发生器钢瓶阀门，氩气流量设定为 2L/min，功率设定为 50～60W，将氩离子血浆凝固术探头由钳道管插入；将氩离子血浆凝固术探头置于距出血部位 2～3mm 处进行凝固治疗，直至组织发白凝固、出血停止，并观察数分钟，确认出血是否停止。

3. 电凝止血术

双气囊小肠镜检查确定出血部位、病变性质、范围及有无活动性出血，在病灶处用生理盐水冲洗，充分暴露病灶；从内镜钳道管插入电凝电极探头，对准出血病灶，轻轻压在病灶中心，运用单纯凝固电流，电流指数 3～4，每次通电时间 2～3s，反复数次，直至局部黏膜凝固发白、出血停止为止；轻轻撤离电极探头，以少量生理盐水冲洗创面，观察 1～2min 以确定出血是否停止。

4. 金属钛夹止血

双气囊小肠镜检查确定出血部位、病变性质、范围，视情况行内镜下金属钛夹止血术，手术方法同一般内镜下钛夹置入方法，根据病情需要使用 1 个或多个止血夹，以达到可靠的止血效果。

五、术后护理

（一）患者护理

（1）麻醉苏醒：因检查前或检查中使用了镇静、镇痛剂或麻醉剂，检查结束后应该保持侧卧位休息,直到完全苏醒。如有呛咳,则可用吸引器吸除口、鼻腔分泌物。

(2)密切观察患者意识状态,每5~10min监测一次生命体征及血氧饱和度。当患者的生命体征恢复到治疗前水平或神志清楚、对答切题时,方可终止观察。总结药物用量,术者确认签字,将患者送至病房。

(3)饮食护理:视内镜治疗术后患者状况决定进食时间,若病情无禁忌,可逐步从流质、半流质过渡到正常饮食。

(二)器械及附件处理

按软式内镜清洗消毒法清洗消毒小肠镜,用吹风机吹干各通道后将小肠镜悬挂于专用储存柜内备用。

六、并发症及防治

同双气囊小肠镜检查。

七、注意事项

(1)双气囊小肠镜检查的注意事项同本书中双气囊小肠镜检查的护理配合的相关内容。

(2)内镜下止血的注意事项同本书中内镜下非静脉曲张破裂出血治疗的护理配合的相关内容。

(3)小肠壁较薄,内镜下止血时应谨慎选择止血方式,防止发生穿孔。原则上不注射乙醇溶液和高渗盐水止血。

(4)小肠出血患者,在双气囊小肠镜检查中发现的血管畸形,无论是否为活动性出血,均应给予凝固治疗。

(马翠云)

第十节 双气囊小肠镜下息肉切除的护理配合

小肠息肉包括增生性息肉、肿瘤性息肉又称腺瘤、错构瘤性息肉及炎性息肉等。利用双气囊小肠镜进行内镜下息肉切除术,可避免传统外科手术治疗。

一、适应证

部分小肠息肉有引起肠道出血、肠套叠或息肉恶变的可能,属内镜下息肉切除适应证。

二、禁忌证

直径>2cm且病变起源较深的宽基小肠息肉,应避免行内镜下息肉切除术,以防止肠穿孔等并发症发生。

三、术前准备

(一)器械准备

除双气囊小肠镜检查常规用物之外,需准备内镜下息肉切除的药物和器械,包括内镜下止血药物(8% 去甲肾上腺素等)、黏膜注射针、内镜专用圈套器,高频电凝电切发生器、热活检钳、氩离子凝固装置及氩离子血浆凝固术探头等。

（二）患者准备

（1）向患者及家属介绍手术的目的、方法和并发症,告知手术注意事项,及时了解患者的心理动态,耐心解释患者提出的问题,消除其顾虑,取得患者的信任和配合,签署手术知情同意书。

（2）询问患者病史,了解息肉的部位、大小及形态,选择合适的内镜及附件。

（3）了解患者用药情况,若正在服用 NSAIDs 等抗血小板凝集药物,应停用 3～10d 后才可行手术。

（4）术前检查血常规、血型、凝血功能、肝肾功能、心电图等。如有凝血功能障碍,需要纠正后才能实施手术。

（5）经口进镜者,术前禁食 8～12h,其他同一般胃镜检查前准备。经肛门进镜者,术前一定要进行严格的肠道清洁准备,保持肠道内无粪便及残留液体。禁用甘露糖醇或山梨糖醇之类泻药,因其于肠道内经细菌分解或发酵会产生氢气及甲烷等易燃性气体,遇电火花时可能发生爆炸意外而致命。

（6）协助患者取掉所有金属物品,如项链、戒指、手表等,以免导电造成损伤。电极板敷以湿纱布,捆绑于患者右侧大腿或小腿部位,两者间必须有足够的接触面积。

（7）给予留置静脉套管针、吸氧、心电监护。

（8）协助患者取左侧卧位,麻醉医师行静脉麻醉。

四、术中护理配合

（一）患者护理

（1）密切监测患者生命体征及血氧饱和度,发现异常及时报告术者。

（2）观察患者面部表情、身体活动等,若患者出现痛苦表情或身体活动,应及时报告麻醉医师。

（3）经口进镜者须及时吸出患者口腔的分泌物,术中注意防止肠液经外套管反流,否则会引起窒息或吸入性肺炎。

（4）观察患者腹部体征有无变化,发现异常及时报告术者。

（5）注意安全,电极板必须按规定固定在患者腿上,防止电灼伤。

（二）治疗过程中的护理配合

（1）行双气囊小肠镜检查发现息肉时,应对息肉认真观察,用生理盐水充分冲洗病灶后,对息肉的大小、形状、表面腺管开口及息肉周围黏膜的相关情况进行判断。

（2）准备行息肉切除术时,由于双气囊内镜的钳道管位于 7 点钟位置,尽量将病变部位置于内镜视野 7 点钟位置,有助于术者切除息肉。

（3）根据息肉大小和有无蒂选择不同的切除方法:直径较小和无蒂息肉采用氩离子血浆凝固术治疗。

直径较大、有蒂息肉采用高频电凝电切术;直径较大、无蒂或短蒂息肉可行内镜下黏膜切除术。

五、术后护理

（一）患者产理

（1）麻醉苏醒：检查结束后应保持侧卧位休息，直到完全苏醒，若有呛咳，则可用吸引器吸除口、鼻腔分泌物。密切监测意识状态、生命体征、血氧饱和度，当患者的生命体征恢复到治疗前水平或神志清楚、对答切题时，总结药物用量，术者确认签字，将患者送至病房。

（2）告知患者一周内避免剧烈运动，小息肉切除者时间适当缩短，大息肉切除者时间适当延长。

（3）术后禁食6h，术后第一天进流质饮食，以后可进半流质或普食。保持大便通畅，防止便秘。

（4）经口进镜的患者，术后1~3d可能出现咽喉部疼痛，此症状通常在3d内会自行消失，严重者可含服消炎片或雾化吸入缓解症状。

（5）术后患者会有不同程度的腹胀，多数可自行缓解，若腹胀明显或出现腹痛，需及时告知医师。

（6）注意观察有无并发症，若出现发热、腹痛或黑便等现象，应及时处理。

（7）耐心向患者交代术后注意事项，告知患者1周内避免使用任何可能增加出血风险的药物（如阿司匹林），指导其按时随访和复查。

（二）器械及附件处理

按软式内镜清洗消毒法清洗消毒小肠镜，用吹风机吹干各通道后将小肠镜悬挂于专用储存柜内备用。

六、并发症及防治

（一）肠道出血

小量出血主要表现为粪便隐血试验阳性，通过禁食、药物治疗可达到止血目的；若出血量大或出血持续不停止，可再次插入双气囊小肠镜，行镜下止血治疗，必要时需介入治疗或外科手术治疗。

（二）肠穿孔

术后严密观察患者症状及腹部体征，及时发现穿孔征象尤为重要，第一时间行内镜下金属钛夹封闭穿孔创面，严格禁食，胃肠减压，适量应用抗生素及营养支持治疗，绝大多数肠穿孔可避免手术；对大的穿孔，尤其是金属钛夹封闭困难者，可行腹腔镜下修补术；若发现时间晚，患者出现发热、腹膜刺激征等症状，应考虑剖腹探查术。

（马翠云）

第十一节　双气囊小肠镜下支架置入术的护理配合

传统内镜因不能进入小肠深处，使得无法对空肠和回肠的恶性梗阻进行支架置入治疗，现在随着双气囊小肠镜在临床的应用，对空肠和回肠的狭窄和梗阻部位行支架置入术也得以开展。

一、适应证

（1）失去手术时机的小肠恶性梗阻。

（2）虽有实施手术的时机，但因全身其他情况不能耐受手术及拒绝接受手术的小肠恶性梗阻患者。

（3）某些小肠良性梗阻或狭窄患者，如果有严重的基础疾病，无法耐受外科手术治疗，内镜下扩张治疗又不能奏效者。

二、禁忌证

（1）有双气囊小肠镜检查禁忌证者。

（2）支架置入后并不能改善预后者。

三、术前准备

（一）器械准备

除双气囊小肠镜检查常规用物之外，内镜下支架置入术需准备如下相关器械。

（1）X线机：手术需要在X线监视下进行。

（2）小肠支架：最好选择经内镜钳道的支架。

（3）导丝：常用直径0.889mm、长450cm的J头导丝，其中硬度较高的导丝更为适宜。

（4）造影导管。

（5）内镜下扩张气囊及注气装置：用于狭窄肠管的扩张。

（6）造影剂。

（7）放射防护设施。

（二）患者准备

（1）向患者及家属解释手术的意义及可能出现的并发症，取得患者及家属的配合，并签署手术同意书。

（2）调整抗凝血药物治疗，做血常规、血型、凝血功能和肝、肾功能等化验检查。必要时行心肺功能检查，心肺功能较差者术前予以纠正。

（3）询问患者有无青光眼、高血压、心律失常、前列腺肥大，是否装有心脏起搏器等，若有以上情况，应及时与术者取得联系。

（4）行必要的检查，以明确狭窄的部位、长度、特点及病因等。根据患者情况选择合适型号的支架。

（5）经口进镜者，术前禁食、禁水8～12h，其他同一般胃镜检查前准备。经肛门进镜者，术前一定要行严格的肠道清洁准备，保持肠道内无粪便及残留液体。禁用甘露糖醇或山梨糖醇之类泻药。

（6）给予留置静脉套管针、吸氧、心电监护。

四、术中护理配合

（一）患者护理

（1）密切监测患者生命体征，发现异常及时报告术者。

（2）观察患者面部表情、身体活动等，若患者出现痛苦表情或身体活动，应及时报告麻醉医师。

（3）经口进镜者，须及时吸出患者口腔的分泌物，术中注意防止肠液经外套管反流，否则会引起窒息或吸入性肺炎。

（4）观察患者腹部体征有无变化，发现异常及时报告术者。

（二）治疗过程中的护理配合

（1）协助术者行双气囊内镜检查，到达病变处，仔细观察病变情况。

（2）经内镜钳道管送入造影导管，注入造影剂，了解狭窄肠管长度，根据狭窄段长度选择合适的支架长度。

（3）经内镜钳道管插入导丝，使其通过狭窄段。

（4）判断支架置入器能否沿导丝通过狭窄段，若不能通过，则先对狭窄段进行扩张，再沿导丝送入支架释放装置。

在内镜直视和 X 线监视下缓慢释放支架，观察支架的位置和膨胀情况，再次注入造影剂观察支架位置及扩张状况，必要时调整支架位置。

（5）退出支架释放装置和双气囊内镜。

五、术后护理

（一）患者护理

（1）麻醉苏醒：同本书中双气囊小肠镜下息肉切除的护理配合的相关内容。

（2）术后早期指导患者进温凉流质或半流质饮食，以减少粗糙食物对黏膜创面的摩擦，造成出血。选择食物不宜过热、过冷，严禁患者进食冰冷食物及液体，防止支架回缩、移位、脱落。

（3）术后指导患者避免进食粗纤维食物，保持每天 1~2 次软便，避免大便干结阻塞支架。便秘者可服用缓泻剂。

（4）术后 24h 拍腹部 X 线片，了解支架位置、回复形态及减压效果，观察有无膈下游离气体。

（5）术后患者可有咽喉部疼痛，同时咽后壁因局麻关系，可有异物感，嘱患者不要反复用力咳痰，以免损伤咽喉部黏膜。

（6）术后严密观察生命体征变化，注意有无呛咳、呕血、黑便、胸痛等症状及程度，若出现呕吐、腹痛、腹胀等不适情形，报告医师及时处理。观察有无并发症的发生。

（7）告知患者定期复诊，了解支架位置，有无移位、脱落等，一旦出现移位、脱落、再次梗阻等异常情况及时来院就诊。

（二）器械及附件处理

按软式内镜清洗消毒法清洗消毒小肠镜，用吹风机吹干各通道后将小肠镜悬挂于专用储存柜内备用。

六、并发症及防治

（一）肠穿孔

支架置入术后最严重的并发症，为避免肠道穿孔发生，需选择具有良好弹性的导丝和具有良好柔顺性的金属支架，同时避免反复操作导丝。

（二）支架移位

内镜下支架置入术后常见的并发症，为防止支架移位，手术时选择支架的硬度和管径必须符合患者肠道狭窄情况；术后卧床休息、避免活动，也能有效避免支架移位；此外，术后早期避免进食过凉的食物或饮料。

七、注意事项

（1）术前根据患者病变情况选择合适的支架。

（2）支架置入成功的关键是位置必须准确。护士术前应充分了解患者病情，配合术者准确定位。

（3）术中随时观察患者的面色、呼吸、脉搏等变化，术后注意有无腹痛、黑便、呕血等，术后一周内应密切观察有无消化道出血、穿孔、感染等并发症，发现异常及时报告医师处理。

（4）护士应控制造影剂推注的速度，注意推注力不宜太大，速度不宜太快，应以透视下观察部位显影满意并且患者无痛苦为准。

（5）做好健康教育，指导患者正确饮食，定期随访。

（马翠云）

参 考 文 献

[1]李小寒,尚少梅.基础护理学[M].北京:人民卫生出版社,2014.

[2]程梅,那娜,潘静,等.实用专科护理理论与实践[M].北京:科学技术文献出版社,2015.

[3]丁炎明,张大双.临床基础护理技术操作规范[M].北京:人民卫生出版社,2015.

[4]刘俐,吴琳娜.疼痛护理手册[M].成都:四川大学出版社,2013.

[5]宋秀红,张芙蓉,李岩,等.现代临床常见疾病护理[M].北京:科学技术文献出版社,2015.

[6]孙明,杨侃.内科治疗学[M].北京:人民卫生出版社,2010.

[7]陈灏珠,林果为,王吉耀.实用内科学[M].北京:人民卫生出版社,2013.

[8]林三仁.消化内科诊疗常规[M].北京:中国医药科技出版社,2012.

[9]蒋小玲,王雯.内科医嘱速查手册[M].北京:化学工业出版社,2013.

[10]葛均波,徐永健,梅长林,等.内科学(第8版)[M].北京:人民卫生出版社,2013.

[11]胡品津,谢灿茂.内科疾病鉴别诊断学[M].北京:人民卫生出版社,2014.

[12]赵久良,冯云路.协和内科住院医师手册(第2版)[M].北京:中国协和医科大学出版社,2014.

[13]王辰,王建安.内科学[M].北京:人民卫生出版社,2015.

[14]宋秀红,张芙蓉,李岩.现代临床常见疾病护理[M].北京:科学技术文献出版社,2015.

[15]王吉耀.内科学(第2版)[M].北京:人民卫生出版社,2010.